灾难医学救援知识与技术

U0307557

主　审　李宗浩

顾　问　陈玉国　陈德胜

主　编　曾　红　谢苗荣

副主编　马岳峰　张国强　潘曙明　王立祥
　　　　王　仲　曾　俊　黄　春　公保才旦

编　者（按姓氏汉语拼音排序）

蔡易廷　曹　钰　柴艳芬　陈　锋　陈　志　陈晋东　都海郎

方　跃　郭　伟　黄培培　菅向东　江利冰　李　杰　梁　勇

刘　波　刘禹赓　马剡芳　米玉红　宁　琼　潘伟刚　彭　勃

彭继茂　彭晓波　邱泽武　任英莉　沈伟锋　唐时元　田兵伟

王　欣　王虹虹　王力军　王如刚　王振杰　魏　捷　温妙云

肖　兵　萧雅文　熊　辉　徐爱民　许成哲　燕小薇　杨　赓

姚卫海　叶泽兵　尹　文　曾红科　张　红　张　涛　张劲松

张向群　张忠臣　赵　丽　朱海燕　朱华栋

人民卫生出版社

图书在版编目（CIP）数据

灾难医学救援知识与技术/曾红，谢苗荣主编.
—北京：人民卫生出版社，2017
ISBN 978-7-117-25427-4

Ⅰ.①灾…　Ⅱ.①曾…②谢…　Ⅲ.①灾害-急救
医疗　Ⅳ.①R459.7

中国版本图书馆 CIP 数据核字（2017）第 260713 号

| 人卫智网 | www.ipmph.com | 医学教育、学术、考试、健康，购书智慧智能综合服务平台 |
| 人卫官网 | www.pmph.com | 人卫官方资讯发布平台 |

灾难医学救援知识与技术

主　　编：曾　红　谢苗荣
出版发行：人民卫生出版社(中继线 010-59780011)
地　　址：北京市朝阳区潘家园南里 19 号
邮　　编：100021
E - mail：pmph @ pmph. com
购书热线：010-59787592　010-59787584　010-65264830
印　　刷：北京人卫印刷厂
经　　销：新华书店
开　　本：889×1194　1/16　印张：32
字　　数：1036 千字
版　　次：2017 年 12 月第 1 版　2017 年 12 月第 1 版第 1 次印刷
标准书号：ISBN 978-7-117-25427-4/R・25428
定　　价：138.00 元

打击盗版举报电话:010-59787491　E -mail:WQ @ pmph. com
（凡属印装质量问题请与本社市场营销中心联系退换）

21 世纪以来,全球及我国面临严重的灾难挑战。2004 年印度洋海啸,伤亡人数约 30 万人;2008 年中国汶川地震,69227 人遇难;2010 年海地大地震,22.25 万人死亡,19.6 万人受伤;2011 年日本大地震,1570 人死亡。

近年来中国芦山、鲁甸地震,尼泊尔地震以及韩国沉船事件……灾难事件频繁发生。

在灾难救援中,无疑医学救援担当了重要任务。我国于 2001 年 4 月率先成立国家地震灾害救援队即中国国际救援队,在国内外的医学救援中发挥了重要作用。自"十二五"期间(2009—2014 年),国家卫生行政部门先后建立了 38 支国家卫生应急医学救援队伍,他们为我国的灾难救援做出了贡献。但是,我国的医学救援体制、机制、法制还不完善,培训体系尚不健全,公众的灾难医学救援培训率低,知识普及不够。因此,迫切需要对专业救援队伍和志愿者进行系统、全面的教育培训。

中国是世界上自然灾难最为严重的国家之一,当今又处于经济高速发展,事故灾难不断发生。当灾难发生时,为挽救生命、降低伤残率,必须完善急救体制、机制和法制的建设,加强公众的急救知识技能的培训。在我国,应对突发事件主要有"三支力量",他们是军警、消防员和急救人员,他们是灾难救援的生力军。所以,对这"三支力量"及公众的急救专业技能及自救互救等能力提供理论指导及培训规范已刻不容缓。本书主编曾红、谢苗荣教授正基于此,会集我国急救急诊医学界包括香港特别行政区、台湾等急救医学专家的经验和智慧,编写出集医学救援、野外生存与搜救、卫生防疫、人文宗教与伦理法理等"大救援"理念的具有理论与实践指导意义的专著,相信本书的出版将对提升医学救援能力、促进我国医学救援事业的发展起到积极作用。

李宗浩
2017 年 7 月

前　言

随着科技的进步、交通的发达,灾难仍然是当今挥之不去、不可回避的话题,时常在拷问人们的良知。当人们尚未从汶川地震的伤痛中走出来,玉树地震、雅安地震、马航失联事件、监利沉船事件等一件件灾难事件又在摧残着人们的心灵。每一次灾难救援,保护生命成为灾难救援最核心的任务。面对因第一时间延误救援、救援不当或缺乏自救互救知识而致残致死的各种悲剧,我们深感痛心。如果灾民或救援人员在第一黄金救援时间能够自救互救或正确施救,诸多悲剧就不会发生。因此,社会需要更多的急救力量,公众尤其是从事应急救援工作的"第一响应者",在应对灾难降临时的第一时间的第一响应能力尤为重要。为此,国家提出全民急救知识与技能的普及教育。尤其在当今,人民对急救需求日益增长与急救医师相对紧缺的严峻形势下,更具有现实的重要性与紧迫性。借鉴海外成熟的灾难救援经验,加强"第一响应者"灾难医学救援知识与技术的宣教和培训既必要又迫切。

为此,编写一本这种图书,其旨在加强对我国从事灾难应急救援工作的急救医生、"第一响应者"、志愿者及公众的医学救援能力、基本搜救技术、野外生存技能及灾难中的伦理、法理等提供理论指导和技能培训,解决目前我国灾难医学救援力量紧缺的迫切现实问题,探索由经过规范化培训、考核后通过的急救员培训机制,提高全民急救意识及技能,扩大应急响应范围,提高应急救援力量,将灾难救援的生命线与接力棒延长得更远、更久。

本书分为十章,包括灾难与灾难医学总论、灾难医学救援各论、灾难现场生存与防护、基本搜救技术、灾难的卫生防疫、灾难救援的伦理与法理探讨及亚洲灾难事件回顾共七个模块,以医学救援为主体,但又不局限于此,还包括了野外生存与搜救、卫生防疫、人文宗教与伦理法理等,可谓是体现了"大救援"理念。避免走进学术的象牙塔,打破医院的围墙,力求"专而不深"、"广而不泛",紧扣主体,注重实践,内容全面、可操作性强,视频、图、文并茂,通过平面媒体实现立体传媒的效果,使读者阅读此书既形象生动又实用。

翻开那一页页的纸张,上面记录的都是本书编者们辛勤地耕耘。很喜欢用这种方式来诠释我们对急救事业的热爱与奉献,因为那是属于我们的理想与追求。本书经过了许多次的修改,总觉得还有许多的遗憾,虽然知道编写得不理想,但还是很喜欢翻看自己的作品,总觉得能把自己想写的记录下来,算是完成了一件大事,其心境平静又坦然。

本书承蒙中国医学救援协会李宗浩会长的指导,集我国各省市、香港及台湾等急诊急救领域的众家之长,共同承担起本书的编写工作。该书是站在巨人的肩上编写出来的,我深感其承载的分量,不敢有半点疏忽,尽管本书多次修改,仍不甚满意,望各位同行、学者批评指正。

在此,感谢全国各同行专家、学者的大力支持,更要感谢香港、台湾友人的支持,也要感谢人民卫生出版社的支持,感谢你们付出的辛劳与汗水,感谢你们对中国医学救援事业的厚爱!

曾　红

2017 年 7 月

目　录

视频目录

第一章

灾难事件概论

第一节　灾难的定义与种类

一、灾难的定义

人类的发展史总是伴随着诸多重大灾难,这些灾难带给人类不可估量的损失,同时也使人类增长对自然规律的认知,增强防灾减灾救灾的能力。因此,对灾难的认识,是促进人类进步的动力之一。

"灾难"一词在不同国家、不同学科和不同时代的定义不尽相同。在传统意义上,《辞海》中"灾"是指"自然发生的火灾";小篆中指出"水"也是灾难的组成部分;《现代汉语词典》中定义为"旱、涝、虫、雹、地震、海啸、火山爆发、战争、瘟疫等造成的一定规模的祸害";西方国家早期"灾难"一词是指"与星星有关的不良事件",随着人类的发展,除自然发生的外,人为制造的不良事件也归入"灾难"范围。

现代意义上,世界卫生组织将灾难定义为"一种突发的、超过受灾地区承受能力的、需要外界援助的生态环境破坏现象";联合国对灾难的定义为"受灾地区功能严重破坏、引起广泛人、物或环境损失,超过该地区自有资源承受能力"。灾难的经典学术定义为"灾难是指一切对自然生态环境、人类社会的物质文明和精神文明建设,尤其是生命、财产等造成危害的天然事件和社会事件。"

二、灾难的种类

灾难分类是灾难学研究的基础,合理、科学的分类有助于分析灾难的特征、致灾机制,从而使人类能够进行有针对性的防灾、减灾和监测。灾难分类应遵循科学性与合理性、概括性与唯一性、规范化等原则。

（一）按成因分类

1. 二元分类体系　按诱发因素将灾难分为两类:自然灾难和人为灾难。自然灾难是非人力支配和操纵的各种自然物质、自然力所导致的灾难,包括天文灾难、气象灾难、地质灾难、水文灾难、生物灾难、环境灾难等。人为灾难是指在社会经济建设和生活活动中失误或故意破坏所导致的灾难,包括火灾、核灾、爆炸、交通事故、建筑物事故、工伤事故、卫生灾难、自然资源耗竭、环境污染等。

2. 三元分类体系　在二元分类体系的基础上,将那些由自然和人为因素共同作用产生的灾难划分为准自然灾难或混合灾难,例如人类过度开采地下水造成地面沉降、土壤劣化和干旱等。

3. 四元分类体系　在三元分类体系基础上,加上社会灾难类型。但社会灾难也是人为因素造成的,因此与人为灾难相同或相似。

4. 三元三级分类体系　将灾难分为自然灾难、环境灾难和人文灾难。环境灾难就是准自然灾难,人文灾难是纯人为灾难。

（二）按行业分类

可以根据行业管理范围分为以下几种类型:

1. 农业灾难　包括农业气象灾难,如洪涝、干旱、低温冻害、大风、冰雹、沙尘暴等;生物灾难,如病、虫、鼠、杂草等。

2. 林业灾难　包括病、虫、鼠害,雨雪灾难、风灾、火灾等。

3. 工业灾难　包括工业污染、工业火灾、事故等。

4. 海洋灾难　包括赤潮、海啸、风暴潮、灾难性海浪、海冰等。

（三）按发生时间分类

许多自然灾难发生后,常常诱发一系列其他灾难的接连发生,这种现象叫作灾难链。

1. 原生灾难　灾难链中最早发生的、起主导作用的灾难称为原发灾难,如地震。

2. 次生灾难　由原发灾难所诱导出来的灾难称为次生灾难,如地震引发的海啸。

3. 衍生灾难　由原生灾难或次生灾难演变衍生形成的灾难称为衍生灾难,如地震后社会动乱和社会恐慌。

4. 首发灾难　如果同一种灾难在短时间内连续发生,首次发生的称为首发灾难。

5. 二次灾难　短时间内首次发生后的同种灾难称为二次灾难。因为生态系统、社会结构和功能已经产生破坏,因此很小的二次灾难会造成重大的损失,如地震后的余震。

（四）按发生速度分类

1. 突发性灾难　在很短时间内就表现出后果的灾难称为突发性灾难,如地震、洪水、飓风等。

2. 缓发性灾难　需要较长时间才能表现出后果的灾难称为缓发性灾难,如水土流失、土地沙漠化等。

（五）按灾难大小分类

灾难大小,一方面指灾难本身的强度大小,另一方面指灾难所造成的社会损失大小。在单位区域内,某次灾难所造成的损失量称为灾度,灾难划分为巨灾、大灾、中灾、小灾和微灾五个灾度,其中把死亡达到10万人、直接经济损失达到100亿元以上的灾难称为巨灾,以下每降低一个量级,即减小一个灾度。

第二节　灾难救援的概念及分类

救援方式分类见图1-2-1。

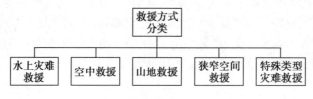

图 1-2-1　救援方式分类

一、灾难救援概念

灾难发生后,政府、社会团体、个人组织等各界力量参与救灾,以减轻人员伤亡和财产损失为目标的行为称为灾难救援。

灾难发生后,救援的目的包括:组织营救和救治受害人员,疏散、撤离并妥善安置受到威胁的人员以及采取其他救助措施;迅速控制危险源,标明危险区域,封锁危险场所,划定警戒区,实行交通管制以及其他控制措施;立即抢修被损坏的交通、通信、供水、排水、供电、供气、供热等公共设施,向受到危害的人员提供避难场所和生活必需品,实施医疗救护和卫生防疫以及其他保障措施;禁止或者限制使用有关设备、设施,关闭或者限制使用有关场所,中止人员密集的活动或者可能导致危害扩大的生产经营活动以及采取其他保护措施;启用本级人民政府设置的财政预备费和储备的应急救援物资,必要时调用其他急需物资、设备、设施、工具;组织公民参加应急救援和处置工作,要求具有特定专长的人员提供服务;保障食品、饮用水、燃料等基本生活必需品的供应;依法从严惩处囤积居奇、哄抬物价、制假售假等扰乱市场秩序的行为,稳定市场价格,维护市场秩序;依法从严惩处哄抢财物、干扰破坏应急处置工作等扰乱社会秩序的行为,维护社会治安;采取防止发生次生、衍生事件的必要措施。

灾难救援的首要任务是抢救生命,要遵循人道需求优先原则,同时也需要按照安全救援、科学救援原则进行救援,要保障救援者自身安全。

一般来说,灾后有效救援的时间很短,而灾区与外界的通路可能阻断,需要灾区内人们进行自救与互救。救援时需要专业技术、专业装备,救援人员需要经过专业培训,切不可无组织、无纪律地自行进行救援。

灾难一般发生在特定的区域内,应当建设区域灾难救援体系并以之为基础作为主要救援,跨区域救援作为支援和补充。受到自然灾难危害或者发生事故灾难、公共卫生事件的单位,应当立即组织本单位应急救援队伍和工作人员营救受害人员,疏散、撤离、安置受到威胁的人员,控制危险源,标明危险区域,封锁危险场所,并采取其他防止危害扩大的必要措施,同时向所在地县级人民政府报告;对因本单位的问题引发的或者主体是本单位人员的社会安全事件,有关单位应当按照规定上报情况,并迅速派出负责人赶赴现场开展劝解、疏导工作。

二、灾难救援分类

(一) 按国际灾难救援机构分类

主要包括:联合国系统、红十字国际委员会和非政府机构人道主义救灾组织。

1. 联合国系统　是各国之间的最高组织形式,其中的救灾机构在灾难救援中起到重要作用。

(1) 联合国粮食和农业组织:执行为农业发展提供资助和技术咨询的计划,搜集、分析和传播关于营养、粮食和农业方面的信息。在发生饥荒、粮食匮乏时给予紧急救助,致力于帮助农民从洪灾、牲畜疾病暴发和类似突发事件中恢复生产。

(2) 世界粮食计划署:负责为难民署管理的所有大规模难民粮食行动输送粮食和资金,提供援助。为灾难受难者快速提供食品,拯救生命,帮助民众积累资产、传播知识,建设充满生机和活力的社区。

(3) 联合国环境规划署:主要负责处理联合国在环境方面的日常事物,促进环境问题的调查研究,协调联合国内外的环境保护和环境管理工作,具体的工作范围包括地球大气层、海洋和陆上生态系统。帮助发展了关于可能有害化学物质的国际贸易、跨国界空气污染和国际水域污染等方面的条约和规则。负责干预和帮助恢复受破坏的生态环境。

(4) 联合国国际减灾战略:由 168 个国家、联合国机构、金融机构、民间社会组织、科学学术领域和普通大众共同参与,联合国主管人道主义事务的副秘书长直接领导,主要目标是减少自然灾难导致的人员伤亡。

(5) 世界卫生组织:主要职能包括促进流行病和地方病的防治、提供和改进公共卫生、疾病医疗和有关事项的教学与训练、推动确定生物制品的国际标准。负责人类健康问题,包括因灾难导致的儿童营养缺乏和疾病流行的控制。

(6) 联合国难民事务高级专员公署:基本活动是实施各项援助难民方案,帮助世界各地的流离失所者,在紧急情况下为他们提供帐篷、食品、水和药等生活必需品并为其寻求长久解决问题方案,包括自愿遣返回家或到新的国家开始新生活。

2. 红十字国际委员会　红十字国际委员会是一个独立、中立的组织,其使命是为战争和武装暴力的受害者提供人道保护和援助。国际法赋予红十字国际委员会的永久职责是为受到冲突影响的被关押者、伤病人员和平民采取公正行动。

3. 非政府机构人道主义救灾组织　世界范围内有上千个非政府组织,部分或全部任务为提供国际人道主义援助、人权、卫生问题,并提供物资、技术,有时提供现金。非政府机构比联合国机构更灵活地满足人们的需要。

(二) 按灾难救援模式分类

可分为非医学救援和医学救援两类。

1. 非医学救援　是指非医学专业人士进行的一切救援措施,包括组织搜救与营救受害人员,疏散、撤离并妥善安置受到威胁的人员以及采取其他救助措施;迅速控制危险源,标明危险区域,封锁危险场所,划定警戒区,实行交通管制以及其他控制措施;抢修被损坏的交通、通信、供水、排水、供电、供气、供热等公共设施,确保公共设施的安全和正常运行;转移、疏散或者撤离易受突发事件危害的人员并予以妥善安置;控制或者限制容易导致灾难扩大的公共场所的活动;启用当地政府设置的财政预备费和储备的应急救援物资,必要时调用其他急需物资、设备、设施、工具;保障食品、饮用水、燃料等基本生活必需品的供应;及时向社会发布有关采取特定措施避免或者减轻危害的建议、劝告;采取防止发生次生、衍生事件的必要措施等。

2. 医学救援　是指灾难发生后把对人类生命、健康伤害减少到最低程度所需要的知识、方法和技能的总称,医疗卫生应急专业技术队伍根据需要及时赴现场开展医疗救治、疾病预防控制等卫生应急工作,及时为受灾地区提供药品、器械等卫生和医疗设备,还包括伤员的安全后送、后方医院的继续救治。

（三）按灾难救援方式分类

1. **水上灾难救援**　其特点为海洋环境恶劣,情况复杂多变,海难事故的发生具有突发性和后果灾难性的特点,往往是伤病员大批集中出现,有时伤情伤势危急、复杂,难以估计和预计,救治工作难度大。

2. **空中救援**　主要以执行大型突发事件中的救援任务为主,直升机、地面救护车、建立有转运急救绿色通道的医院等在内的无缝式救援链,旨在排除交通、地形等影响,缩短抢救转运时间。

3. **山地救援**　是针对山地遇险而进行的搜救活动,它包括人员搜寻、伤势处理、伤员搬运三大块。其特点为救援路线较复杂,搜救和转运伤员所需时间长。

4. **狭窄空间救援**　狭窄空间常见于地震、泥石流所致倒塌的建筑物、爆炸造成的狭窄空间、交通事故后变形的车内、煤矿事故狭窄空间等。其特点为环境中存在缺氧、高浓度有毒或可燃物质、救援空间受限等。

5. **特殊类型灾难救援**　包括化学灾难救援、生物恐怖袭击灾难救援和核辐射灾难救援。化学灾难和生物恐怖袭击灾难特点为不容易实施、难以预测、危害范围大,持续时间长、难于防护和救治。核辐射灾难特点为难以预测、放射性污染途径多、对人体产生照射危害、影响范围广、作用时间长、对社会和人们心理影响大,需要的救援专业性强、救援任务艰巨(见图1-2-1)。

（刘禹赓　曾红）

第三节　灾难管理体系

2001年美国"9·11"恐怖袭击事件、2003年SARS疫情暴发后,党中央和国务院认真总结防治非典工作的经验和教训,布置了应急管理"一案三制"(即应对突发公共卫生事件所制定的应急预案、管理体制、运行体制和有关法律制度)建设工作,拉开了我国应急管理体系构建的序幕(图1-3-1)。

一、灾难防御体系

随着经济社会的快速发展和财富的增加,做好防灾减灾工作显得越发重要。各级政府对防灾减灾工作都给予了高度重视。在1987年,我国还成立了灾难防御协会。

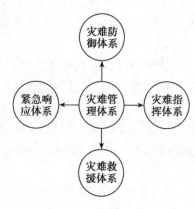

图1-3-1　灾难管理体系

（一）灾难防御机制的内涵

1. **降低社会脆弱性**　社会脆弱性是指人类社会系统受外部致灾因素影响的可能性和敏感性,在外部致灾因素影响下导致社会系统伤害和损失的程度以及社会系统对外部致灾因素的抵抗力和抗逆性的衡量。降低脆弱性是减轻突发事件社会后果的一种重要策略。脆弱性可以来源于地理、环境和基础设施等这些物理因素,也可来源于社会文化、经济状况、政治体制和应急管理等社会因素。

2. **社会恢复力**　在突发事件灾难医学管理中,恢复力是指在突发事件发生后,社会系统对可能造成的生命、健康伤害的抵御能力,以及对灾难快速响应,灾后适应、恢复和重建的能力。因此,灾难医学管理必须高度重视和提高社会恢复力,增强社会系统对灾难的承受力和从灾难中快速恢复的控制力。

3. **公众灾难医学教育**　公众灾难医学教育是有效应对突发事件的一项重要工作。社会公众在突发事件的第一时间内实施自救互救,可以有效减少公众在突发事件中的生命与健康危害。

（二）构建和完善灾难防御体系

1. **完善防灾减灾管理体制和法制、预案建设**　迄今为止,我国已有27个省、自治区、直辖市成立了减灾委员会或减灾救灾综合协调机构,各地已经制定应急管理法律法规60余部,制定了各种防灾减灾的应急预案,并进行了反复演练,不断完善,增强预案可操作性。

2. **加强灾难监测预警能力建设**　加快灾难监测预警体系建设,完善灾难监测网络,完善灾难灾情上报与统计核查系统,尤其重视县级以下灾难监测基础设施建设,增加各类灾难监测站网密度,优化功能布局,提高监测水平。健全灾难预报预警和信息发布机制,加强灾难早期预警能力建设。

3. 加强防灾减灾信息管理与服务能力建设 提高防灾减灾信息管理水平,科学规划并有效利用各级各类信息资源,拓展信息获取渠道和手段,提高信息处理与分析水平,完善灾情信息采集、传输、处理和存储等方面的标准和规范。建立国家综合防灾减灾数据库,完善灾难信息动态更新机制,提高信息系统的安全防护标准,保障防灾减灾信息安全。加强防灾减灾信息共享能力。

4. 加强灾难风险管理能力建设 加强国家灾难综合风险管理,完善减轻灾难风险的措施,建立灾难风险转移分担机制,加快建立灾难调查评价体系。

5. 加强灾难工程防御能力建设 加强防汛抗旱、防震抗震、防寒抗冻、防风抗潮、防沙治沙、森林草原防火、病虫害防治、野生动物疫病疫源防控等防灾减灾骨干工程建设,提高重特大灾难的工程防御能力。提高城乡建(构)筑物,特别是人员密集场所、重大建设工程和生命线工程的灾难防御性能,推广安全校舍和安全医院等工程建设。

6. 加强区域和城乡基层防灾减灾能力建设 统筹协调区域防灾减灾能力建设,将防灾减灾与区域发展规划、主体功能区建设、产业结构优化升级、生态环境改善紧密结合起来。提高城乡建筑和公共设施的设防标准,加强城乡交通、通信、广播电视、电力、供气、供排水管网、学校、医院等基础设施的抗灾能力建设。大力推进大中城市、城市群、人口密集区、经济集中区和经济发展带防灾减灾能力建设,有效利用学校、公园、体育场等现有场所,建设或改造城乡应急避难场所,建立城市综合防灾减灾新模式。

7. 加强灾难应急处置与恢复重建能力建设 加强国家灾难抢险救援指挥体系建设,建立健全统一指挥、综合协调、分类管理、分级负责、属地管理为主的灾难应急管理体制和协调有序、运转高效的运行机制。坚持政府主导和社会参与相结合,建立健全抢险救灾协同联动机制。

(1)加强救灾应急装备建设:研究制定各级救灾应急技术装备配备标准,全面加强生命探测、通信广播、救援搜救以及救灾专用车辆、直升机、船舶、机械设备等装备建设。优先加强西部欠发达、灾难易发地区应急装备配备。

(2)加强救灾物资应急保障能力建设:制定物资储备规划,扩大储备库覆盖范围,丰富物资储备种类,提高物资调配效率。充分发挥各类资源在应急救灾物资保障中的作用,提高重要救灾物资应急生产能力,利用国家战略物资储备、国防交通物资储备和企业储备等,建立健全政府储备为主、社会储备为补充、军民兼容、平战结合的救灾物资应急保障机制。

(3)加强受灾群众生活保障能力建设:推进与国民经济社会发展水平和受灾群众实际生活需求相适应的救助资金长效保障机制建设,完善灾难救助政策,充实灾难救助项目,适时提高灾难救助资金补助标准,提高受灾群众救助质量和生活保障水平。加强重特大灾难伤病人员集中收治能力建设。

(4)加强灾后恢复重建能力建设:建立健全恢复重建评估制度和重大项目听证制度,做好恢复重建需求评估、规划选址、工程实施、技术保障等工作,加强受灾群众的心理援助,提高城乡住房、基础设施、公共服务设施、产业、生态环境、组织系统、社会关系等方面的恢复重建能力,提高恢复重建监管水平。

8. 加强防灾减灾科技支撑能力建设 加强防灾减灾科学研究,开展灾难形成机制和演化规律研究,重点加强灾难早期预警、重特大灾难链、灾难与社会经济环境相互作用、全球气候变化背景下灾难风险等科学研究。编制国家防灾减灾科技规划,注重防灾减灾跨领域、多专业的交叉科学研究。

9. 加强防灾减灾社会动员能力建设 完善防灾减灾社会动员机制,建立畅通的防灾减灾社会参与渠道,完善鼓励企事业单位、社会组织、志愿者等参与防灾减灾的政策措施,建立灾难救援救助征用补偿机制,形成全社会积极参与的良好氛围。充分发挥公益慈善机构在防灾减灾中的作用,完善灾难社会捐赠管理机制,加强捐赠款物的管理、使用和监督。

10. 加强防灾减灾人才和专业队伍建设 全面推进防灾减灾人才战略实施,整体性开发防灾减灾人才资源,扩充队伍总量,优化队伍结构,完善队伍管理,提高队伍素质,形成以防灾减灾管理和专业人才队伍为骨干力量,以各类灾难应急救援队伍为突击力量,以防灾减灾社会工作者和志愿者队伍为辅助力量的防灾减灾队伍。

11. 加强防灾减灾文化建设 将防灾减灾文化建设作为加强社会主义文化建设的重要内容,将防灾减灾文化服务作为国家公共文化服务体系的重要组成部分,提高综合防灾减灾软实力。强化各级人民政府的防灾减灾责任意识,提升社会各界的防灾减灾意识和文化素养,组织开展多种形式的防灾减灾宣传教育活动,经常性开展疏散逃生和自救互救演练,提高公众应对灾难的能力。

二、灾难救援指挥体系

灾难应急救援指挥体系是针对自然灾难、事故灾难、公共卫生、社会安全等突发灾难事件与公共卫生事件的抢险救援活动实施组织领导的一个科学、有效、运转良好的组织系统,是应急管理的核心,通常包括组织体系、运行机制、法制基础、保障系统等四个方面(图1-3-2)。

(一) 组织体系

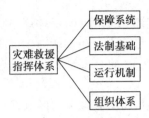

图1-3-2 灾难救援指挥体系

中国重大灾难应急管理模式属于以单项灾种为主的原因型管理,即按突发灾难事件类别和原因分别由对应的行政部门负责。国务院是突发灾难事件应急管理工作的最高行政领导机构。在国务院总理领导下,由国务院常务会议和国家相关突发灾难事件应急指挥机构负责突发灾难事件的应急管理工作。中国一般将应急指挥中心当做组织机构建设,配备专职应急指挥人员,承担应急指挥和资源调度职能,受理普通公众报警、求助的电话。救援队伍一般按灾难类别实行分类建设和管理。

(二) 运行机制

中国在突发灾难事件应急处置过程中,参照日常行政管理模式,形成分层、树状指挥体系,并按事件后果分级标准实施相应级别的行政干预。

(三) 法制基础

中国到目前为止,还没有由立法机关制定的应急管理的法律,只是有一些由各级政府颁布的规章、法令、规定,如《应急救援管理条例》等以政府令形式颁布。

(四) 保障系统

中国突发灾难事件应急资源保障基本按日常行政职责分工方式,由相关行政管理部门负责提供资源保障。在重大突发灾难事件应急处置过程中,这种保障方式不易突破原有行政管理框架,从而快速建立高效的应急指挥体系。

中国政府已经建立健全了应急物资监测网络、预警体系和应急物资生产、储备、调拨及紧急配送体系,完善了应急工作程序,确保应急所需物资和生活用品的及时供应,并加强对物资储备的监督管理,及时予以补充和更新。

中国灾难救援体系主要由公安(消防)、医疗卫生、地震救援、海上搜救、矿山救护、森林消防以及水、电、油、气等工程抢险救援队伍组成,是应急救援的专业队伍和骨干力量,其中中国人民解放军和中国人民武装警察部队是处置突发灾难事件的骨干和突击力量,按照有关规定参加应急处置工作。

我国中央政府所需突发灾难事件应急准备和救援工作资金,需经财政部审核后,列入年度中央财政预算。处置突发公共事件所需财政负担的经费,按照事权、财权划分原则实施分级负担。

由于各种灾难种类的不同,所采取的应急决策指挥体系的模式也有所不同。按照业务机制划分,应急决策指挥体系大致有四种模式:集权模式、授权模式、代理模式和协同模式。

(五) 指挥模式

1. 集权模式 该模式是由政府领导,将公安、消防、医疗等专项应急职能统一纳入进来,集中管理。

2. 授权模式 该模式是市政府利用现有的应急指挥基础资源,将指挥权授权给某个部门,协同其他部门共同完成应急决策指挥。

3. 代理模式 该模式是由政府成立的统一的接警中心或呼叫中心,负责接听应急呼叫,根据呼叫的性质,将接警记录分配给一个或者多个部门去处理,并将各部门的处理情况反馈给报警人。

4. 协同模式 该模式是在政府没有太多的权力,现阶段很难保证大量资源来构建应急决策指挥体系的情况下,各个部门之间通过网络组合起来,分工协作,联合指挥,联合行动。

三、紧急响应体系

根据突发灾难事件性质、危害程度、涉及范围,突发灾难事件划分为特别重大(Ⅰ级)、重大(Ⅱ级)、较大(Ⅲ级)和一般(Ⅳ级)四级。

（一）应急组织体系及职责

1. 应急指挥机构　国家卫生计生委依照职责和预案的规定,在国务院统一领导下,负责组织、协调全国突发灾难事件应急处理工作,并根据突发灾难事件应急处理工作的实际需要,提出成立全国突发灾难事件应急指挥部。

2. 日常管理机构　国务院卫生行政部门设立卫生应急办公室(突发公共卫生事件应急指挥中心),负责全国突发事件应急处理的日常管理工作。各级人民政府卫生行政部门及军队、武警系统亦要指定突发事件的日常管理机构,负责本行政区域或本系统内突发事件应急的协调、管理工作。

3. 专家咨询委员会　国务院卫生行政部门和省级卫生行政部门负责组建突发事件专家咨询委员会。市(地)级和县级卫生行政部门可根据本行政区域内突发事件应急工作需要,组建突发事件应急处理专家咨询委员会。

4. 应急处理专业技术机构　医疗机构、疾病预防控制机构、卫生监督机构、出入境检验检疫机构是突发事件应急处理的专业技术机构。在发生突发事件时,要服从卫生行政部门的统一指挥和安排,开展应急处理工作。

（二）突发灾难事件的应急反应

1. 应急反应原则　发生突发公共卫生事件时,事发地的县级、市(地)级、省级人民政府及其有关部门按照分级响应的原则,作出相应级别应急反应。并根据实际情况,及时调整预警和反应级别。对在学校、区域性或全国性重要活动期间等发生的突发公共卫生事件,可相应提高报告和反应级别。突发公共卫生事件应急处理要采取边调查、边处理、边抢救、边核实的方式,以有效措施控制事态发展。

2. 应急反应措施　各级人民政府组织协调有关部门参与突发公共卫生事件的处理;根据突发公共卫生事件处理需要,调集本行政区域内各类人员、物资、交通工具和相关设施、设备参加应急处理工作。划定控制区域;疫情控制措施;流动人口管理;实施交通卫生检疫;信息发布;开展群防群治;维护社会稳定。

3. 卫生行政部门　组织医疗机构、疾病预防控制机构和卫生监督机构开展突发公共卫生事件的调查与处理;组织突发公共卫生事件专家咨询委员会对突发公共卫生事件进行评估,提出启动突发公共卫生事件应急处理的级别;应急控制措施:根据需要组织开展应急疫苗接种、预防服药;督导检查;发布信息与通报;制订技术标准和规范;普及卫生知识;进行事件评估。

4. 医疗机构　开展病人接诊、收治和转运工作,实行重症和普通病人分开管理,对疑似病人及时排除或确诊。协助疾病预防控制机构人员开展标本的采集、流行病学调查工作。做好医院内现场控制、消毒隔离、个人防护、医疗垃圾和污水处理工作,防止院内交叉感染和污染。做好传染病和中毒病人的报告。对群体性不明原因疾病和新发传染病做好病例分析与总结,积累诊断治疗的经验。重大中毒事件,按照现场救援、病人转运、后续治疗相结合的原则进行处置。

5. 疾病预防控制机构　突发公共卫生事件信息报告、开展流行病学调查、实验室检测、开展科研与国际交流、制定技术标准和规范、开展技术培训。

6. 卫生监督机构　在卫生行政部门的领导下,开展对医疗机构、疾病预防控制机构突发公共卫生事件应急处理各项措施落实情况的督导、检查。围绕突发公共卫生事件应急处理工作,开展食品卫生、环境卫生、职业卫生等的卫生监督和执法稽查。协助卫生行政部门依据《突发公共卫生事件应急条例》和有关法律法规,调查处理突发公共卫生事件应急工作中的违法行为。

7. 出入境检验检疫机构　突发公共卫生事件发生时,调动出入境检验检疫机构技术力量,配合当地卫生行政部门做好口岸的应急处理工作。及时上报口岸突发公共卫生事件信息和情况变化。

8. 非事件发生地区的应急反应措施　未发生突发公共卫生事件的地区应根据其他地区发生事件的性质、特点、发生区域和发展趋势,分析本地区受波及的可能性和程度,重点做好以下工作:

(1) 密切保持与事件发生地区的联系,及时获取相关信息。

(2) 组织做好本行政区域应急处理所需的人员与物资准备。

(3) 加强相关疾病与健康监测和报告工作,必要时,建立专门报告制度。

(4) 开展重点人群、重点场所和重点环节的监测和预防控制工作,防患于未然。

(5) 开展防治知识宣传和健康教育,提高公众自我保护意识和能力。

(6) 根据上级人民政府及其有关部门的决定,开展交通卫生检疫等。

四、灾难救援体系

我国的应急救援体系主要由组织体系、运行机制、支持保障系统以及法律法规体系等部分构成,已经基本建成灾难应急救援及处置体系。气象、海洋、水文、地质、地震、农作物病虫害、森林防火等方面的灾难监测预测、预警预报系统均已建成。国务院颁布实施了《国家突发公共事件总体应急预案》和5个自然灾难类专项预案,各地都制定了灾难应急救助预案;在北京、沈阳、天津、武汉、南宁等10个城市设立了中央级救灾物资储备库,一些多灾地区建立了地方救灾物资储备库。

（一）组织体系

组织体系是应急救援体系的基础,主要包括应急救援的领导决策层、管理与协调指挥系统以及应急救援队伍。

（二）运行机制

运行机制是应急救援体系的重要保障,目标是实现统一领导、分级管理,以切实加强应急救援体系内部的应急管理,明确和规范响应程序,保证应急救援体系运转高效、应急反应灵敏、取得良好的抢救效果。

（三）支持保障系统

支持保障系统是应急救援体系的有机组成部分,是体系运转的物质条件和手段,主要包括通信信息系统、培训演练系统、技术支持系统、物资与装备保障系统等。

（四）法律法规体系

法律法规体系是应急体系的法制基础和保障,也是开展各项应急活动的依据。我国先后颁布和实施了与应急与减灾有关的法律法规30余部,近年来颁布的《中华人民共和国水土保持法》《防震减灾法》《消防法》《防洪法》《气象法》《安全生产法》等项法律,使我国应急与减灾等方面的工作逐步纳入了法制化轨道。

（五）应急救援队伍

1. 专业救援队伍　我国的专业救援队伍按级别可分为:国家级救援队伍和地方级救援队伍。按主要行业又可以分为以下4类:海上、地震、消防和安全生产。其中,消防救援规模最大,配置最完善,全国约有十几万人员。

2. 军队　军队作为一个国家的国防中坚力量,在自然灾难中也是强大的应急救援队伍。这在各国救灾中都有体现,现阶段,我国军队在自然灾难的应急救援中所体现的巨大作用,更是他国无法做到的,也充分体现了"人民军队"的本色。

3. 大众力量　自汶川地震后,人民群众对应急救援与减灾热情很高,通过社区、非政府组织、志愿者组织参与救援工作。当灾难发生后,中华慈善总会、中国红十字会、中国灾难防御协会等全国性慈善和公益组织、各地社会组织也动员一切可以动员的力量和资源,开发抗灾救灾技术,增强抗灾自救能力。

五、灾后重建

灾后恢复重建应当坚持以人为本、科学规划、统筹兼顾、分步实施、自力更生、国家支持、社会帮扶的方针。各级人民政府应当加强对灾后恢复重建工作的领导、组织和协调,必要时成立灾后恢复重建协调机构,组织协调地震灾后恢复重建工作。

国务院有关部门应当组织开展灾难调查评估工作,为编制灾后恢复重建规划提供依据,评估内容应包括:

1. 城镇和乡村受损程度和数量。

2. 人员伤亡情况,房屋破坏程度和数量,基础设施、公共服务设施、工农业生产设施与商贸流通设施受损程度和数量,农用地毁损程度和数量等。

3. 需要安置人口的数量,需要救助的伤残人员数量,需要帮助的孤寡老人及未成年人的数量,需要提供的房屋数量,需要恢复重建的基础设施和公共服务设施,需要恢复重建的生产设施,需要整理和复垦的农用地等。

4. 环境污染、生态损害以及自然和历史文化遗产毁损等情况。

5. 资源环境承载能力以及地质灾难、地震次生灾难和隐患等情况。

6. 水文地质、工程地质、环境地质、地形地貌以及河势和水文情势、重大水利水电工程的受影响情况。

7. 突发公共卫生事件及其隐患。

8. 编制地震灾后恢复重建规划需要调查评估的其他事项。

国家各部门根据灾难调查评估情况,各自负责所辖部分的灾后重建工作。发展改革部门具体负责灾后恢复重建的统筹规划、政策建议、投资计划、组织协调和重大建设项目的安排。财政部门会同有关部门负责提出资金安排和政策建议,并具体负责灾后恢复重建财政资金的拨付和管理。交通运输、水利、铁路、电力、通信、广播影视等部门按照职责分工,具体组织实施有关基础设施的灾后恢复重建。建设部门具体组织实施房屋和市政公用设施的灾后恢复重建。民政部门具体组织实施受灾群众的临时基本生活保障、生活困难救助、农村毁损房屋恢复重建补助、社会福利设施恢复重建以及对孤儿、孤老、残疾人员的安置、补助、心理援助和伤残康复。教育、科技、文化、卫生、广播影视、体育、人力资源社会保障、商务、工商等部门按照职责分工,具体组织实施公共服务设施的灾后恢复重建、卫生防疫和医疗救治、就业服务和社会保障、重要生活必需品供应以及维护市场秩序。高等学校、科学技术研究开发机构应当加强对有关问题的专题研究,为地震灾后恢复重建提供科学技术支撑。农业、林业、水利、国土资源、商务、工业等部门按照职责分工,具体组织实施动物疫情监测、农业生产设施恢复重建和农业生产条件恢复,地震灾后恢复重建用地安排、土地整理和复垦、地质灾难防治,商贸流通、工业生产设施等恢复重建。环保、林业、民政、水利、科技、安全生产、地震、气象、测绘等部门按照职责分工,具体负责生态环境保护和防灾减灾、安全生产的技术保障及公共服务设施恢复重建。中国人民银行和银行、证券、保险监督管理机构按照职责分工,具体负责地震灾后恢复重建金融支持和服务政策的制定与落实。公安部门具体负责维护和稳定地震灾区社会秩序。海关、出入境检验检疫部门按照职责分工,依法组织实施进口恢复重建物资、境外捐赠物资的验放、检验检疫。外交部会同有关部门按照职责分工,协调开展地震灾后恢复重建的涉外工作。

六、灾难救援中的伦理问题

在灾难救援中,由于需求远大于可提供的资源,灾难现场有诸多不可预知及不可控制等情况存在,使救援工作变得更加复杂和不确定,从道德和伦理层面,面临如下几个问题:①责任:虽然救援人员有个人风险,但有去关注受灾人员的责任。②限制自由:灾难发生时,由于疫情、资源紧缺、次生灾难、灾民受惊吓而精神失控等出现各种突发事件,为控制现场的混乱,隔离传染源,合理分配有限资源,控制情绪失控人员带来的负面效应等原因,将对受灾人群实施自由限制。哲学家约翰·斯图亚特·密尔这样定义"伤害原则":对文明社会的任何公民正确施加权利的唯一目的不是违背他的意识而是防止伤害他人。假如限制自由能有效防止对他人的伤害,那么限制自由也会缓和它所带来的道德困境。③资源分配:面对紧缺的资源分配的困境,科学地检伤分类,合理地将资源分配给最需要、能最大限度地挽救伤残的伤员是较为合理的资源分配。④风险:灾难环境会出现各种风险威胁,救援人员在灾难现场会面临各种险情。一个受伤或死亡的救援人员将无法继续他们的救援工作,并且可能从救援人员转变为需要被救援的人员。如果工作条件发生改变,救援人员可能不得不紧急撤离,如在极端的温度波动,在风向改变,烟雾或火灾隐患,潜在的结构倒塌或危险物质的释放等情况,救援工作则变得次要,疏散救援人员变得必要。

(江利冰 马岳峰)

第四节 信息与数据收集及媒体沟通

一、灾难信息管理

我国是一个多自然灾难的国家,地震、洪涝灾难等频发,给人民群众的生命和财产带来了巨大的威胁和损失。尤其是近些年来,由于环境的破坏,灾难的发生更加频繁。灾难已经成为影响我国经济、社会发展的一个重要因素。新中国成立以来我国政府非常重视自然灾难的预防与救灾、减灾工作,特别是近几年来在灾难信息管理方面加大了资金投入和制度建设,使我国灾难信息管理水平有了大幅度的提升。

（一）部分灾难信息管理系统简介

除了政府的灾难信息系统外,我国民间灾难信息管理及服务系统在 2008 年汶川地震期间及之后有了迅速的发展,在灾难的评估、预警等方面发挥了很好的作用。如 2013 年"4·20"四川芦山地震和"7·22"甘肃岷县地震期间出现的 21 世纪网救灾平台、2014 年鲁甸地震期间出现的云南社会组织救援服务平台、2015 年鲁甸地震基金会救灾协调会主导发起的"尼泊尔地震-中国社会组织信息协同平台"等。尽管如此,但比起发达国家来尚有很大的提升空间。存在的问题主要是缺乏灾难信息工作的持续性,各个系统之间也缺少对接协调标准、接口及机制等。

1. 国家自然灾难灾情管理系统 由国家民政部负责建设和管理,该系统面向乡镇以上各级民政部门,是灾情信息收集、汇总、审核、报送和管理的业务平台。

该系统包括中央、省、地、县、乡五级,功能从中央至乡镇逐级简化。功能涵盖了信息收集、整理、分析、产品制作、查询统计、勘误及系统使用的监测与评价等方面。各级用户的业务功能侧重有所不同,中央和省级用户侧重于对灾情信息的审核和分析,省级以下用户侧重对灾情信息的收集、整理和报送。系统建成以来,形成了一套灾情信息管理和维护运行的机制,充分发挥了灾情信息资源价值,推动了灾难信息管理标准化、规范化、科学化进程,为减灾救灾决策提供了有力的技术支持和科学依据。

系统于 2009 年 6 月 1 日起正式运行。目前该系统服务中央、省、地、县、乡五级近 2 万用户,已成为全国各级民政部门上报和管理新灾情和阶段性统计灾情不可缺少的业务平台,其服务规模和社会效益非常显著。

2. 卓明灾难信息服务中心　其前身为卓明地震援助信息小组,是一家专业处理灾难信息、协助救灾资源对接、促进救灾效率为工作内容的志愿者组织。中心主要功能是系统化收集、处理、传递灾情、次生灾难风险、灾区地形、人口分布、天气预报、援助动态以及政府应对等相关信息,为有关部门救灾提供决策依据。

（二）灾难信息收集及管理

1. 我国灾难信息管理系统的特点　概括起来主要有三点:①统一领导:即由政府统一制定灾难信息管理的相关法律、法规,对救灾相关的信息进行统一管理,并对整个救灾过程进行统一指挥。②分工负责:即政府的各个相关管理职能部门各司其职、各尽其责、分工合作。由于灾难的种类不同,信息的收集和管理由不同的政府部门负责。③分级管理:即中央政府主要负责国家特大救灾问题的决策,各级政府负责本行政区域内的灾难管理事宜。

2. 我国灾难信息管理的现状及存在的问题　与发达国家相比,我国灾难信息管理的现代化、系统化程度还比较低,信息的整合、分析、利用还比较差。

（1）灾难信息收集方法比较原始:①灾难的严重程度一般是依据人工目测或估计得到,很不准确;②发生灾难时灾难信息的收集主要是靠当地村级、乡镇、县市干部逐级向上汇报,灾难信息的传输方式比较原始;③灾情采集的时限、指标还缺乏标准;④一些受灾的地区出于自身利益,在上报灾情信息的时候可能会故意谎报、瞒报一些重要信息。

（2）灾难信息处理方式比较粗糙:一般情况下,县市级政府缺乏灾难信息管理的专业人员,部门在接到灾难报告后很少派人去对乡镇的灾情汇报情况进行核查,简单处理一下就开始上报。灾难信息的处理方式比较粗糙。灾情的处理和发布还没有形成统一的规范,从上到下的灾情指标不统一,从而增加了灾情信息交流的难度。其原因主要有基层的灾难信息管理人员缺乏、灾难信息的管理人员素质不高,同时灾情信息的采集与处理技术低下。

（3）灾难信息的储存方式比较简单:在我国一般的农村和乡镇的部门,很少有积累灾情档案的习惯,即使在县市级的相关部门,纸质材料和灾情录像的资料也非常少,这样一来灾情的统计就会出现问题。

（4）灾情信息传递的途径相对落后:目前乡镇对于上级的灾情汇报,传递信息的途径无非是电话或者传真,很少有使用电脑进行汇报,由于电话传真的效率相对较低,导致的灾情信息传递的途径相对落后。

3. 灾难信息工作需要解决的问题

（1）建立灾情信息专报网络和直报渠道:尤其是政府与民间的灾难信息系统能够实现数据共享,做到在第一时间对灾难信息进行统计和分析处理,第一时间上报灾情信息。关键的问题是要对灾难信息的统计方法形成统一标准。

（2）建立灾情核查机制:首先是要规范灾情核查的程序,要明确职责、逐级核查;其次是要规定灾情核查的内容和重点。

（3）建立救灾绩效考核:考核的内容包括救灾物资的发放、受灾群众生活安置、医疗等方面困难的解决及救灾信息档案管理等。

二、灾难中的媒体沟通

灾难发生后,人们出于对自身安危和权益的担忧而希望最大限度地获得有关信息,其心态具有不确定性和不安全感。在现代社会里,由于信息沟通渠道的空前多样和人们思维的空前活跃,事情往往并不因为政府或媒体不发布消息而使真相得到掩盖。相反,只能引发人们的负面情绪,严重时会谣言四起,造成人心慌乱,产生更加严重的后果。

（一）灾难信息的发布

1. 及时发布信息 权威政府部门和媒体第一时间告以实情,树立舆论的权威,可以避免谣言的产生和传播,有效缓解社会恐慌。

2. 公开发布信息 适时公开相关信息,是现代公共危机管理中非常重要的一环。保障公众的知情权、参与权与监督权,及时准确地公布信息可以释放出巨大的社会力量,形成"同舟共济"的团结局面。灾难应急中信息的公开,既让民众对公共危机事态的程度与危害有清醒的认识,又使他们了解政府各部门及决策层为化解危机所做的各种努力,使民众保持情绪稳定,避免民众情绪失控而增加决策者面临的压力,恶化决策的应急处理环境,避免发生大规模的社会恐慌。

3. 准确、科学发布信息 处在信息不对称状态下的公众,需要从值得信赖的主流媒体中得到确实的情况,以消除谣言带来的困惑。大众媒体应以通俗易懂的方式,准确地发布关于灾难的规模、程度、发展趋势、影响及处置方式等信息,通过客观公正的事实对灾难做出正确的解释,消除或减少人们的恐慌和猜测。政府或大众媒体在及时、正确发布灾难相关信息的基础上,要及时纠正错误信息、及时澄清谣言,使人们明确灾难发生、发展的真实态势和他们的生命财产安全是否得到有效保障。

（二）建立信息发布机制

1. 信息发布责任制 第一,要建立信息及时发布制度。各级党委、政府负责人牢固树立第一时间发布权威信息的观念,树立早讲、主动讲、讲真话的思想,及时披露事件发生后的人员伤亡、财产损失情况及组织救援情况。若未及时发布信息而贻误时机,要追究事发地党委、政府主要负责人的责任。第二,要完善新闻发布制度。明确各部门的新闻发言人,明确新闻发言的程序和要求。遇到重大灾难时,做到迅速反应,在第一时间召开新闻发布会,及时、准确发布相关信息,抢占话语主导权。

2. 建立信息公开机制 目前,已出台了《突发事件应对法》、《政府信息公开条例》和《国家突发公共事件总体应急预案》等法律、法规和政策性文件,但未能很好地应用和执行。立法机关和各部门应尽快制定实施细则,使信息公开有法可依,确保应急信息发布进一步法制化、规范化。此外,要建立公开对话机制,对来自社会的批评,应本着对话的精神,以开放和负责任的态度向公众提供正确的信息,而不是拒绝或反击这些信息,更不能滋生愤怒的情绪。

3. 建立信息甄别机制 党政部门,特别是权威部门要重视信息的收集和甄别,积极主动的收集社会上的信息并进行分类处理,把可信的成分用权威方式发出来;对错误的信息要尽快拿出应对措施,指出其中的错误并做出权威解释。

4. 建立信息调控机制 政府相关部门要针对不同类型和不同程度的灾难确立相应的灾难应急价值导向,利用多种媒体进行信息引导,形成多种媒体对灾难引导的主流声音,营造强大的正面"舆论场",建设好令网民信赖的网络论坛主阵地,注意培养和发挥网络"意见领袖"的作用,使热点和敏感问题在交流中取得共识。

（谢苗荣）

第五节 灾难事件中的公共卫生

一、灾难引发的公共卫生问题

灾难造成了生活环境及各种公共设施的破坏,增加了传染病流行的诸多暴露因素,主要有以下几个方面:

（一）生态环境改变

主要有蚊类滋生的场所增加,加上人畜混居,防护条件差,导致蚊媒病的发生;粪便、垃圾不能及时清运,生活环境恶化,促使成蝇密度增加,蝇媒传染病发生的可能性增大;鼠群迁移,家鼠、野鼠混杂接触,与人接触机会增多,造成鼠疫、出血热、钩体病等的流行等。

（二）公共设施破坏

由于公共卫生设施遭到严重破坏,粪便、垃圾、污水及动物尸体得不到及时处理,极易造成传染病的流行。同时由于医疗卫生设施遭到破坏,灾民和抗灾人员得不到及时的医疗保健服务,极易发生中暑、感冒、腹泻、急性结膜炎、皮肤病等多种疾病。

（三）居住条件破坏

灾难造成居住条件的大规模破坏。大量人群被迫露宿或挤住在简陋的棚屋中。露宿使人们易受吸血节肢动物的袭击,虫媒传染病的发病增加;拥挤的居住状态有利于一些通过密切接触传播的疾病流行,如肝炎、红眼病等。

（四）食品短缺和污染

涉及地域较广的自然灾难发生时,可造成局部的食物短缺。自然灾难发生时,气候条件往往变得十分恶劣,在这种条件下贮存的食品很容易霉变腐败,造成食物中毒及食源性肠道传染病流行。尤其是在水灾或灾难发生在天气炎热季节时,食物极易腐败变质。同时,食物短缺、饥饿还会造成人们身体素质普遍下降,抵抗力降低,使各种疾病易于发生和流行。

（五）饮用水短缺和水源污染

绝大多数自然灾难都可能造成饮用水供应系统的破坏,水体污染引起一些经水传播的传染病流行,如肠道传染病、血吸虫病、钩端螺旋体病等。尤其是洪涝发生时,饮用水源被破坏,灾民们常把地表水作为饮用水源。这些水往往被上游的人畜排泄物、尸体以及损毁建筑中的污物所污染,更易引起水源性疾病的暴发流行。

（六）燃料短缺

燃料短缺使得灾民们不得不喝生水,进食生冷食物,从而导致肠道传染病的发生与蔓延。严重的自然灾难短期内难以恢复时,燃料的持续短缺可能导致居民生活水平和卫生水平下降。特别是北方地区进入冬季后天气寒冷,人群处于居住拥挤状态,可能导致体表寄生虫的滋生和蔓延,以及呼吸道传染病的流行。

（七）精神卫生问题

惊恐、悲痛等会造成灾民严重的心理创伤,影响机体的调节功能,人群免疫水平急剧低下。同时又由于瞬间失去了正常生活,对疾病的易感性增加,也使一些非传染性疾病和慢性传染病增加了发作机会,如肺结核、高血压、冠心病及贫血等都可因此而复发或加重。

二、灾难期间防疫工作对策

根据灾难时期传染病的发病特征,防疫工作划可分为4个时期:灾难前期、灾难期、灾难后期和后效应期。不同时期应采取不同的防治策略。

（一）灾难前期

这个阶段主要的任务是做好出现灾难时进行医学救援的一切准备工作。包括:

1. 基础资料积累　包括当地的地质条件、人口资料(包括常住人口、流动人口、人口结构等)、传染病发病资料等。尤其是要掌握当地的主要的地方病分布资料及动物宿主与媒介的分布资料等。

2. 制定应急预案　根据当地的地理、人口、传染病等特点,结合易发生的灾难事件(如地震、洪涝、火灾、暴恐事件等)制定相应的应急预案,并做好必要的物资储备、机动防疫队伍的准备和应急演练,以便在发生灾难时能够随时、快速开展救灾工作。预案的制定一定要结合实际、流程明确、简单易行,同时要强调平时的演练,通过演练发现问题,及时改进。

（二）灾难期

这一阶段以紧急医疗救护为主要目的,但同时卫生防疫也要及时跟进。其工作包括:

1. 环境消毒　要有专人负责环境卫生,包括消毒杀虫、疫情收集、检验检测和卫生监督等。

2. 预防注射　要根据当地的疫情特点对灾民及参加救灾的人员采取有效的预防接种措施。

3. 环境治理　要尽快解决灾区供水问题,避免灾民喝被污染的水;要尽可能修复和设置临时厕所,加强粪便垃圾管理;要深埋人、畜尸体等。

（三）灾难后期

主要任务是重建被破坏了的疾病控制系统。包括:

1. 监测和报告系统　要根据灾民聚居的情况重新建立疫情报告和监测系统,以便及时发现疫情并正确处理。监测内容应包括法定报告传染病、人口暂时居住和流动情况、主要疾病的发生情况,以及居民临时住地及其附近的啮齿动物和媒介生物的数量。

2. 饮食卫生 加强环境卫生和食品卫生管理,使灾民喝上清洁的水和干净的食物。恢复自来水供水管线,采取集中供水,对饮用水进行净化消毒。加强灾区食品卫生的监督管理和宣传,防治食用霉变食品、变质食品、有毒食品引起中毒。发生食物中毒时应及时诊断,紧急处理,并及时报告当地疾病预防控制中心。

3. 环境卫生 搭建帐篷,妥善安置灾民,使之居有定所。设置临时厕所及垃圾收集站点,妥善处理人畜尸体,防止污染的进一步加剧。开展灭鼠、清除蚊蝇滋生地等活动,阻断传染性疾病的传播途径。大力开展爱国卫生运动,开展卫生知识宣传教育,养成灾民良好卫生习惯。

(四)后效应期

该阶段的重点是防止在人群中出现传染病流行。应对回乡人员加强检诊,了解他们曾经到达过哪些重要的地方病疫区,如鼠疫、布鲁司菌病和血吸虫病等疫区,以便及时发现和治疗疾病。对免疫空白的回乡人群要及时追加免疫。自然灾难常能造成人兽共患的传染病疫源地扩大,动物疫病的分布及流行强度的改变,因此在灾后重建期内,应当对这些疾病的分布重新调查,并做好灾后的疾病监测,防止在重建家园过程中传染病暴发流行。

(谢苗荣)

第六节 我国灾难救援组织

一、我国灾难救援组织的管理

国务院是突发公共事件应急管理工作的最高行政领导机构。在国务院总理领导下,由国务院常务会议和国家相关突发公共事件应急指挥机构负责突发公共事件的应急管理工作。国务院办公厅设国务院应急管理办公室,履行值守应急、信息汇总和综合协调职责,发挥运转枢纽作用。国务院有关部门依据有关法律、行政法规和各自的职责,负责相关类别突发公共事件的应急管理工作。具体负责相关类别的突发公共事件专项和部门应急预案的起草与实施,贯彻落实国务院有关决定事项。

在我国现有的救灾组织架构中,国家减灾委员会是国家最高级别的自然灾难救助应急综合协调机构,减灾委主任由国务院副总理担任,其成员由民政部等国务院部门,以及武警部队和中国红十字总会等34个成员单位组成。我国现行的自然灾难管理体系以政府为主体,同时结合了其他社会团体、企业、民间组织、志愿者等非政府组织和个人。政府具有组织能力强、专业化水平高、资源充足等优势,在防灾救灾中担当主要角色。随着社会的发展,各社会团体发展的不断成熟,防灾救灾呈多元化态势,社会力量和民间组织在灾难防范和灾难救助中的作用也越来越重要。但从实际情况来看,中国红十字会系统和中华慈善会系统有正式参与渠道,其他社会组织缺乏参与救灾的正式法律地位。因此,应以立法或授权的形式明确大型自然灾难发生时政府与社会组织的权利义务范围与相应责任,尤其是要明确社会组织的主体地位、角色、作用和相应责任,在法律法规上对社会组织参与救灾进行规范和保障。这样不但可以充分发挥社会组织在灾难救助中的积极作用,还有利于政府依法、有效的引导社会组织参与救灾,使政府与社会组织在灾难救助中能够相互取长补短,形成合力。

社会组织在灾后重建中能起多大作用,关键也在于制度化建设。建立政府与社会组织在大型自然灾难状态下的合作关系并建立长效机制,关键是要从制度层面为政府社会组织合作提供保障。灾区政府应在救灾体系中建立专门的社会组织管理服务的机构。社会组织应由民政部门进行登记及监督管理,政府业务主管部门主要对其进行业务指导。

救灾离不开资金支持。社会组织到灾区提供服务是临时的、短期的,不可能通过收费收益来获得收入。在这样的情况下,政府通过财政支持和税收优惠对社会组织进行经费支持就显得尤为重要。政府可按照"政府承担、合同管理、评估考核"的方式,将部分资金用于购买社会组织的社会服务。中央及地方政府安排的灾后重建资金和对口援建省市提供的重建资金,应将社会组织的经费列入预算,使其在资金上有保障。

二、我国部分灾难救援组织简介

(一) 中华人民共和国民政部国家减灾中心

该中心于 2002 年 4 月成立,2009 年 2 月加挂"民政部卫星减灾应用中心"牌子。民政部国家减灾中心承担国家减灾委员会专家委员会和全国减灾救灾标准化技术委员会秘书处的日常工作,承担重大减灾项目的规划、论证和组织实施;承担"国家自然灾难数据库"和"全国灾情管理信息系统"的建设、维护与管理,负责灾情的收集、整理、分析等工作;负责自然灾难风险评估和灾情预警,承担自然灾难灾情评估及开展重大自然灾难现场调查工作;负责灾难遥感监测、评估和产品服务工作;承担国内外卫星资源调度、各级各类遥感数据获取与重大自然灾难遥感应急协调工作;承担"国际减灾宪章"(CHARTER 机制)工作;承担环境减灾星座的建设、运行与维护,负责卫星业务运行系统的基础设施保障与建设工作;承担灾难现场、信息传输和救灾应急通信技术保障工作,开展减灾救灾装备的研发、应用和推广工作,承担中心业务网站和国家减灾网站的开发、维护和管理;参与有关减灾救灾方针、政策、法律法规、发展规划、自然灾难应对战略和社会响应政策研究;承担 UN-SPIDER 北京办公室和国际干旱减灾中心的日常工作,参与减灾救灾国际交流与合作;承担减灾社会宣传和培训工作,负责《中国减灾》杂志采编和发行工作。

(二) 中国医学救援协会

中国医学救援协会是从事医学救援的全国性一级行业协会,经国家民政部批准于 2008 年 11 月成立,主管单位为国家卫生计生委。全国政协副主席张梅颖、中国红十字会会长彭珮云为中国医学救援协会名誉会长,原卫生部副部长马晓伟为会长,急救专家李宗浩为常务副会长兼秘书长。目前该协会已陆续成立了护理救援分会、儿科救援分会、矿山灾难救援分会、石油石化灾难救援分会、水系灾难救援分会、灾难救援分会、装备分会、急诊分会和社区灾难救援分会,并成立了中国医学救援协会专家组织,包括中国医学救援协会科学家委员会和中国医学救援协会突发事件医学救援专家委员会。协会成立以来,以科学发展观为统领,以"关爱生命、科学救援"为宗旨,团结广大医务工作者和社会相关领域的救援人员,当好政府助手,配合政府的有关工作,积极推动行业建设,制定标准、规范,开展学术活动,进行科学研究、培训教育和国际交流合作作为全国性社团,为规范提高我国应急管理、急救急诊的医学救援行业的整体水平、加强社区公众的急救知识、技能的普及起到了重要的作用。

(三) 中国国家地震灾难紧急救援队(对外称中国国际救援队,CISAR)

于 2001 年 4 月 27 日成立。CISAR 由中国地震局管理人员和技术专家、第 38 集团军工兵团搜救队员、武警总医院医疗队员组成,共计 480 人。CISAR 的主要任务是对因地震灾难或其他突发性事件造成建(构)筑物倒塌而被压埋的人员实施紧急搜索与营救,具备同时在 3 处复杂城市条件下异地开展救援的能力,也可以同时实施 9 处一般城镇作业点位的搜索救援行动。2003 年阿尔及利亚地震,CISAR 首次迈出国门执行国际救援任务。2009 年 11 月,CISAR 通过联合国际重型救援队分级测评,获得国际重型救援队资格认证,成为全球第 12 支、亚洲第 2 支国际重型救援队。同时经联合国授权,具备在国际救援行动中组建现场协调中心和行动接待中心资格。2014 年 8 月,CISAR 通过联合国能力分级测评复测,再次得到联合国国际重型救援队资格确认。自组建以来,中国国际救援队以顽强的战斗力享誉世界,为拯救生命,展示国家形象,增进国际友谊作出了重要贡献。截至 2014 年 8 月,中国国际救援队已先后执行了新疆、四川、青海、甘肃、云南等地发生的地震及其他自然灾难的国内救援任务,实施了赴阿尔及利亚、伊朗、印度尼西亚、巴基斯坦、海地、新西兰和日本等国际救援行动,共成功营救 63 名幸存者,医治 4 万余名伤病员。

(四) 蓝天救援队

"蓝天救援"是中国民间专业的纯公益专业化紧急救援机构,成立于 2007 年,英文全称 Blue Sky Rescue(简称 BSR)。蓝天救援是以志愿服务为原则、以建立和推动国内民间救援体系的发展,使每个国民享有免费紧急救援服务为宗旨,以专业化、国际化救援机构建设为目标的专业救援机构。BSR 总部设在中国北京,已在全国 31 个省市自治区设立分队,全国登记在册的志愿者超过 30 000 余名,其中有超过 10 000 名志愿者经过了专业的救援培训与认证,可随时待命应对各种紧急救援。BSR 的任务是协助政府应急体系展开防灾、减灾教育培训,参与各种灾难事故救援行动,减少灾难和事故造成的财产和生命损失。无论是台风、地震、雪崩、洪水、泥石流等自然灾难,还是山林火灾、大型意外事故与其他户外安全事故,都在 BSR 的救援应对范围内。经过多年的发展与实际救援,BSR 已经成为一个涵盖生命救援、人道救助、灾难预防、应急反应能力提升、灾后恢复和减灾等各个领域的专业化、国际化的人道救援机构。蓝天救援队成立以来参与了 2007 年以后国内所有大型灾难的救援工作,目前每年救援案例超过 1000 起。逐渐发展出具有中国特色的应急救援标准,在应急领域的影响力日益增加。

(五) 中国紧急救援训练中心 (CERT)

成立于 2014 年,训练中心为国家紧急救援行业职业资格培训及鉴定机构,北京市科委重点科普培训基地。CERT 中国紧急救援训练中心总部在北京,目前在重庆、河南、湖南、广西、宁夏、四川、辽宁下设七家培训分中心。公司成立至今为数以万计的全国各地区培训学员提供了包括应急反应队建设、应急安全管理、野外生存、初高级救援、初高级医疗救助、防灾避险自救互救等众多课程类型的培训。培训受众涵盖政府机关、医院、事业单位、企业安全管理部门及普通公众。中心在大力推广防灾救援培训的同时,也向广大用户提供各种应急安全管理咨询及应急协同保障服务,供应各种培训周边应急救援产品。

(六) 北京中安救援队

成立于 2011 年 5 月,是由一批在国家地震灾难紧急救援队、公安特警和消防部队等机构工作或服役过,曾参加汶川、舟曲、盈江地震救援的热血青年组成的一支专业正规的救援队伍和公益性志愿者组织。曾经参与汶川、舟曲、盈江大地震等重大自然灾难的紧急救援和多起公共安全意外事故的紧急救援,并屡获殊荣。迄今为止各省、市、自治区、直辖市已有十几支分队,逾千人(队员、志愿者)参加。中安救援队积极响应政府"减灾社会参与"号召,发挥民间救援组织的专业性和时效性,积极投身于公益事业,承担自然灾难、事故灾难、公共卫生事件和社会安全事件救援的责任,义务救援回馈社会。同时积极进行国内外救援技术交流,推广普及公共安全常识,提高全民防灾减灾意识及自救互救能力,培养应急救援人才,提升民间救援组织救援水平。

(谢苗荣)

第七节 国际灾难救援组织

一、灾难救援的组织管理

世界上各个国家根据自己的国情,灾难救援的组织管理各不相同。相对而言,美国的组织管理较为完善。

美国紧急救援管理体系分为联邦与州两级。联邦政府制定国家减灾计划、联邦政府灾难响应计划和联邦政府灾难援助计划,国会专门制定了关于授权和规定联邦政府提供灾难救援的救灾与紧急援助法规。联邦政府灾难响应计划将联邦政府机构的资源划分为 12 个不同的应急支援职能,对应每一个职能都指定了一个主要负责机构及若干辅助机构,制订了各机构的具体责任范围和响应步骤。

一旦发生灾难,地方首先做出响应,县市政府进行自救;能力不足时请求州政府支援,州政府调动州内资源提供援助;当州政府的能力也不够时,州长可请求联邦援助;总统依据有关救灾救援法规宣布重大灾难或紧急状态,并指定联邦协调官;联邦协调官与州协调官联合成立灾难现场办公室,在应急响应小组的协助下,实施应急支援职能,调动和提供联邦救灾资源;协调官协调不了的问题交由国家应急支持小组和国家灾难性灾难响应小组决定。

美国紧急救援管理的最高行政机构是美国联邦紧急事务管理局(现已归属国土安全部),由国家消防管理局、联邦洪水保险管理局、民防管理局、联邦灾难救济管理局和联邦防备局等机构合并而成,主要负责联邦政府对大型灾难的预防、监测、响应、救援和恢复工作。紧急事务管理局在全国常设 10 个区域办公室和 2 个地区办公室,每个区域办公室针对几个州,直接帮助各州开展救灾和减灾工作。

紧急事务管理局组织建立和管理 28 支城市搜索与救援队,其中有 2 支国际救援队,分布在美国 16 个州和华盛顿特区。"9·11"事件后,美国政府已建立国土安全部,将海岸警卫队、海关、移民局、交通安全管理局及联邦紧急事务管理局等 22 个联邦机构十几万职员纳入国土安全部中,以保证对紧急情况迅速有效地做出反应。

二、部分国际灾难救援组织简介

在长期的灾难救援工作中,国际上陆续成立了很多救援组织,为救灾、减灾作出了卓越成绩,并且在组织建设、管理、规范等方面积累了大量的经验。

（一）联合国开发署（United Nation Development Program, UNDP）

UNDP 是世界上最大的负责进行技术援助的多边机构,是联合国的一个下属机构,总部位于纽约。联合国开发计划署的工作是为发展中国家提供技术上的建议、培训人才并提供设备,协助受灾国进行灾前长期防灾减灾和灾后的恢复工作,特别是为最不发达国家进行帮助。致力于推动人类的可持续发展,协助各国提高适应能力,帮助人们创造更美好的生活。目前在中国的重点工作领域为:减少贫困、善治、能源与环境以及危机预防与恢复。

（二）联合国儿童基金会（The United Nations Children's Fund, UNICEF）

原名"联合国国际儿童紧急救助基金会",于 1946 年 12 月 11 日创建,最初目的是满足第二次世界大战之后欧洲与中国儿童的紧急需求。1950 年起,它的工作扩展到满足全球所有发展中国家儿童和母亲的长期需求。1953 年,UNICEF 成为联合国系统的永久成员,并受联合国大会的委托致力于实现全球各国母婴和儿童的生存、发展、受保护和参与的权利。主要负责灾区紧急时段的妇女和儿童的生活条件的援助工作,适时提供灾区妇女和儿童的情况的快速评估。1965 年,联合国儿童基金会由于"促进国家间的手足情谊"而获得诺贝尔和平奖。

（三）联合国难民事务高级专员公署（简称联合国难民署）（United Nations High Commissioner For Refugees, UNHCR）

1951 年根据 1950 年第 5 届联大决议成立,总部在日内瓦,是联合国难民组织,受联合国委托指导和协调世界范围内保护难民和解决难民问题的国际行动。1954 年和 1981 年获得了诺贝尔和平奖。联合国难民事务高级专员办事处的主要目的是保护难民的权利和健康。联合国难民事务高级专员办事处努力确保每个人有权在另一个国家寻求避难,主要负责紧急时段建立难民营,协调国际援助和难民的再安置找到安全的避难所和自愿回国。除了帮助难民返回该国或在他国定居,联合国难民事务高级专员办事处还寻求永久性解决他们的困境。

（四）联合国人道主义事务协调办公室（United Nation Office of Co-ordination of Humanitarian Affairs, OCHA）

1991 年,联合国大会通过了 46/182 号决议,要求加强在人道主义领域内的行动,并为此设立了人道主义事务部。1998 年,人道主义事务部被改组为人道主义事务协调办公室（OCHA）,其使命包括协调人道主义救援、制定政策和宣传。OCHA 在纽约和日内瓦设有总部,全球下设区域、次区域、国家级等 35 个办公室。OCHA 通过整体协调、政策导向、咨询建议、信息管理和人道主义资金援助等方面行使其协调人道主义事务的职责。1996 年,联合国人道主义事务办公室紧急服务部在日内瓦成立现场协调支持部门（FCSS）。该部门主要是通过发展、准备和保持突发紧急事务的快速部署能力,以支持受灾国政府和联合国常驻协调人开展需求等级的快速评估,和现场国际救助的协调工作。在过去的 10 年中,现场支持协调部门为了提高自然灾难和复杂紧急事务的国际协调和合作成立和研发了一些组织和平台,并对这些组织和平台进行管理。其中包括联合国灾难评估与协调队（UNDAC）、现场协调中心（OSOCC）和国际搜索与救援咨询团（INSARAG）。

（五）联合国教科文组织（United Nations Educational, Scientific and Cultural Organization, UNESCO）

1945 年 11 月 1～16 日,根据盟国教育部长会议的提议,在伦敦举行了旨在成立一个教育及文化组织的联合国会议（ECO/CONF）,约 40 个国家的代表出席了这次会议。在饱经战争苦难的两个国家—法国和英国的推动下,会议代表决定成立一个以建立真正和平文化为宗旨的组织。按照他们的设想,这个新的组织应建立"人类智力上和道义上的团结",从而防止爆发新的世界大战。会议结束时,37 个国家签署了《组织法》,联合国教育、科学及文化组织（UNESCO）从此诞生。总部设在法国巴黎丰特努瓦广场（Place de Fontenoy, Paris, France）。其宗旨是促进教育、科学及文化方面的国际合作,以利于各国人民之间的相互了解,维护世界和平。通过教育、科学和文化促进各国合作,对和平和安全作出贡献。

（六）联合国粮食及农业组织

1943 年 5 月根据美国总统罗斯福的倡议,在美国召开有 44 个国家参加的粮农会议,决定成立粮农组织筹委会,拟订粮农组织章程。1945年10月16日粮农组织在加拿大魁北克正式成立,1946年12月14日成为联合国专门机构。总部设在意大利罗马。截止到1991年7月1日共有157个成员国。其宗旨是提高人民的营养水平和生活标准,改进农产品的生产和分配,改善农村和农民的经济状况,促进世界经济的发展并保证人类免于饥饿。

(七) 世界卫生组织(The World Health Organization,WHO)

1946年国际卫生大会通过了《世界卫生组织组织法》,1948年4月7日世界卫生组织宣布成立,是联合国下属的一个专门机构,总部设置在瑞士日内瓦,只有主权国家才能参加,是国际上最大的政府间卫生组织,截至2015年共有194个成员国。世界卫生组织的宗旨是使全世界人民获得尽可能高水平的健康。世界卫生组织的主要职能包括:促进流行病和地方病的防治;提供和改进公共卫生、疾病医疗和有关事项的教学与训练;推动确定生物制品的国际标准。主要负责紧急时段卫生健康信息的收集管理;卫生健康状况的快速评估;建立高层次的应急卫生协调组织网络;在总部和各分区加强应急响应基金。

(八) 国际红十字和红新月国际联合会(The International Federation of Red Cross and Red Crescent Societies,IFRC)

该组织成立于1919年,总部设在瑞士日内瓦,是各国红十字会和红新月会的国际性联合组织。其宗旨是激励、鼓舞、协助和促进各国红十字会开展旨在防止和减轻人类痛苦的各种形式的人道主义活动,"通过动员人道力量改善弱势群体的生活",领导和组织大规模紧急救援,从而为维护和增进世界和平作出贡献。

(九) 国际移民组织(International Organization for Migration,IOM)

1951年12月5日在布鲁塞尔召开了"国际移民会议"并决定成立欧洲移民问题政府间委员会(ICEM)。该组织的章程于1953年产生,1954年生效,1955年交联合国秘书处登记并编入《联合国条约集》。1980年,该组织改名为"移民问题政府间委员会(ICM)"。1987年5月,该组织修改章程,新章程于1989年11月14日生效。根据新章程,该组织改用现名"国际移民组织(IOM)"。截至2016年6月,有165个成员,10个观察员国。国际移民组织是非政治性的人道主义组织,其宗旨是通过与各国合作处理移民问题,确保移民有秩序地移居接收国。

(十) 国际搜索与救援咨询团(International Search and Rescue Advisory Group,INSARAG)

INSARAG是一个联合国下属包含着80多支国际救援队的全球性组织,其旨在通过建立国际城市搜救队的最低标准和地震后国际化响应的方法,确定国际城市搜索与救援援助的标准,以及在地震救援反应领域研发国际合作和协调的方法,来提高国际救援效率和质量,实现拯救生命的愿景。国际搜索与救援咨询团除了地震灾难多发国家之外,还包括长期提供国际援助的国家。

(谢苗荣)

参 考 文 献

[1] Koenig KL,Schultz CH. Disaster Medicine. New York：Cambridge University Press,2010：XIII-XX.

[2] 欧崇阳,朱超,许恒. 海上灾难医学救援. 中国急救复苏与灾害医学杂志,2012,7(14)：354-355.

[3] Jansen HJ, Breeveld FJ, Stijnis C, et al. Biological warfare, bioterrorism, and biocrime. Clin Microbiol Infect, 2014,20(6)：488-496.

[4] 来红州.2016年版《国家自然灾难救助应急预案》解读. 中国减灾,2016(9)：46-49.

[5] 沈洪,刘中明. 急诊与灾难医学. 北京：人民卫生出版社,2013：282-290.

[6] 刘中民. 灾难医学. 北京：人民卫生出版社,2014：28-33.

[7] 王一镗. 灾难医学理论与实践. 北京：人民卫生出版社,2013：10-50.

[8] 崔鹏飞. 我国灾难信息管理现状与发展分析. 教育教学论坛,2014(30)：243-244.

[9] 程洪宝. 灾难应急信息发布机制探析. 新闻实践,2015(4)：35-36.

[10] 汤显,于晓楠,龚向真. 疾病预防控制机构应对重大自然灾害卫生应急准备现状和对策分析. 中国急救复苏与灾害医学杂志,2013,8(7)：653-654.

[11] Swienton R,Subbarao I. 灾难急救基础生命支持. 潘曙明,唐红梅,主译. 上海：科学技术出版社,2016：90-131.

[12] 侯俊东. 政府对非营利组织在地质灾难应急决策中的支持作用. 国土资源科技管理,2012,29(3)：85-90.

[13] 刘志超,杨炯. 国际搜索与救援咨询团. 中华灾难救援医学,2015,3(1)：58-59.

第二章

灾难医学救援的概论

第一节 灾难医学救援概况

一、灾难医学发展简史

(一) 世界灾难医学发展简史

灾难一直伴随着人类历史,早期以自然灾难为主,近代除了自然灾难,人为灾难逐渐增多。人类活动特别是非保护性开发使灾难率呈现上升趋势。在人类与灾难斗争的过程中,积累了丰富的救灾经验,并逐渐形成一门新的学科——灾难医学。"灾难医学"一词出现于第二次世界大战以后,用于描述战时大量伤员的急救,同时也用于描述自然灾难和瘟疫。

1976 年,来自 7 个国家的急危重症医学的专家在日内瓦成立了"美因茨俱乐部"(Club of Mainz),成为世界上第一个专门研究和探讨急诊医学与灾难的学术机构,不久更名为世界灾难急救医学联合会(Wold Association for Disaster and Emergency Medicine,WADEM),这标志着现代急救和灾难医学概念的开始。该学会也创办了自己的杂志 *Ph. hospital and Disaster Medicines*。1977 年以来,联合会每 2 年召开一次国际灾难急救医学会议。该联合会的工作卓有成效,大大推动了灾难医学的发展。1986 年欧共体专门成立了欧洲灾难医学中心(European Centre of Disaster Medicine,CEMEC),负责培训各成员国有关救灾医务人员。其共同使命主要包括:①促进学术研究为基础的教育培训;②通过全球网络和出版物为各成员解答问题及交换信息;③发展和维持循证的急诊与灾难卫生保健,并为其整合及实施提供引领;④整合所收集的数据,提供灾难评定标准、评估研究及评估方法;⑤鼓励在科技出版物及国际会议上发表或提出循证的研究成果。

目前,国外主要发达国家已形成了全国性灾难医疗系统(National Disaster Medical System,NDMS),建立了军民联合或军队提供机动性支援的灾难卫生救援体制,以应对大灾难来临时的医疗需求。其指导思想是在国内发生重大灾难事件或对外发生常规战争时,对大批伤员进行救治。NDMS 的建立一方面可以最大限度利用现有救灾资源,提供确定的救援水平,协调各卫生救援机构的院外救援工作,协助降低卫生救援开支,降低病死率;另一方面可以改进联邦政府灾难救援准备工作,包括动员与部署医疗队、卫生装备与物资供应的能力,提供伤病员后送系统的能力,提供确定性治疗的能力。

(二) 我国灾难医学发展简史

1985 年前后,中国急救、灾难医学专家加入了"世界急救、灾难医学协会(WAEDM)",并担任该协会的专业杂志《院外急救与灾难医学》的编委,与国际同行开展学术交流。2003 年 9 月,成立了中国医师协会急救复苏专业委员会,2006 年 7 月《中国急救复苏与灾害医学杂志》创刊,2009 年,中国成立"中国医学救援协会"(国家一级协会),并开展了相关的灾难救援论坛。2009 年,武警医学院创建我国第一个"救援医学系"(本科专业),之后很多高校学校开设救援医学选修课。2009 年,我国出版《灾难救援医学》专著,编写系列培训教材。灾难医学在我国作为一门新兴学科逐渐发展成熟起来。

国际上,在灾难医学建设方面出现了将关注焦点从人的生命完整性角度转向对受灾人员的综合系统医学救助。这其中不仅包括以身体器官损伤为主要救助目标的传统灾难医学救助,还包括对受灾人员负性情绪、紧张、恐惧以及由此导致的心理障碍等的关注与医学支持和社会支持。

二、灾难医学救援的概念

灾难医学是一门交叉学科,不仅研究灾难后紧急医学救援、卫生防疫、疾病防治和心理健康问题,也研究灾难预防和准备阶段的相关医学问题。所以灾难医学贯穿减灾、准备、救援和恢复的灾难全过程;是临床医学的分支学科,与很多医学学科密切相关;还与很多灾难管理的相关学科密切相关;灾难医学不但重视紧急救援,而且重视灾后的卫生防疫、心理救援和康复;是指导灾难救援的理论基础。

(一) 定义

灾难医学救援是有关灾难救援的医学学科,主要研究灾难预防和准备阶段相关医学问题,研究灾难时和灾难后的紧急医学救援、卫生防疫、疾病防治和心理健康问题,以及灾难条件下进行医学救援的科学规律、方式方法、组织管理等。

(二) 研究内容

灾难医学救援需要多学科介入,协同作战,需要相关学科在灾难医学方面的融合与应用;其内容涵盖了灾难组织管理学、流行病学、救治、医学管理、康复医学、心理医学、基础医学等。涉及灾前医学救援准备、灾时医学救援实施、灾后恢复重建。为此,灾难医学既要研究灾难对人类健康的影响,研究各种灾难条件下疾病的分布及其规律,研究灾难相关疾病发生机制、诊治技术,也要研究灾难条件下的紧急医学应对,研究向受灾人群提供医学应急救援、疾病预防控制和公共卫生服务;既要研究紧急医学应对的技术措施,也要研究紧急医学应对的组织管理。因此,灾难医学是医学科学技术与管理学理论方法的结合与创新,其内容涉及基础医学、临床医学、预防医学和卫生事业管理学。在时间上,包括医疗卫生灾前应急准备、灾时紧急应对和灾后恢复重建。

(三) 基本原则

灾难医学救援是在灾难救援及灾难医学理论指导下的行动,是一个系统工程。人们对灾难发生规律和特点的认识促进灾难救援原则的总结和改进。以下8项为灾难医学救援的基本原则:①人道救援原则;②快速反应原则;③安全救援原则;④自救互救与专业救援互补原则;⑤区域救援原则;⑥科学救援原则;⑦检伤分类与分级救治原则;⑧灾难准备原则。

灾难医学救援的首要任务是抢救生命,救人是第一位的。国际红十字会行动原则较好地体现了灾难医学救援中应该遵守的人道准则。这些准则如下:①人道需求优先;②援助不分种族、信仰或国籍且无任何附带条件,援助仅凭需要优先;③援助不以特定政治或宗教观点为目的;④努力避免成为政府外交政策工具;⑤尊重文化与习俗;⑥努力以当地之力形成灾难响应能力;⑦设法使项目受益者参与援助的管理;⑧援助须尽力增强未来的抗灾能力负责;⑨在情报、宣传和广告活动中须尊重受灾者的尊严。在灾难救援中,及时、迅速是一个重要原则。在最佳救援时间窗内实施救援能够实现救援效果最大化。大灾常常造成灾区自身救援体系的破坏甚至摧毁。外界的救援力量进入困难,且需要一定时间才能到达。灾后最初期的救援必须也只能靠灾区的自救互救。救援需要专业技术和装备,要遵守科学原则,不可鲁莽冲动。

(四) 体系建设

灾难医学救援体系建设是一项复杂的系统工程,也是国家灾难救援体系建设的重要组成部分。

1. 基本的灾难医学救援体系的框架 应急预案要求国务院和各级卫生行政部门成立医疗卫生救援领导小组,负责领导、组织、协调、部署突发公共事件的医疗卫生救援工作;各级卫生行政部门组建医疗卫生救援专家组,对突发公共事件的医疗卫生救援工作提供咨询建议、技术指导和支持;各级各类医疗机构承担突发公共事件的医疗卫生救援工作;各级卫生行政部门根据实际工作需要在突发公共事件现场设立医疗卫生救援指挥部,统一指挥、协调现场医疗卫生救援工作。

2. 区域化灾难医学救援体系的构建 我国幅员辽阔,各地区的地理环境、易发灾难种类、急救医疗资源力量不相同,因此,因地制宜的建设区域化灾难医学救援体系十分重要。可建立区域化灾难医学救援基地(中心),灾难发生时承担区域内自然灾难、重大灾难事件与特种灾难事件的医疗应急职责,筹建灾难救援"流动医院",建立区域化灾难医疗救援指挥调度系统等。

区域化灾难医学救援体系的构建还处于初期实践阶段,需在实践基础上,分期分批地建立区域化灾难医学救援体系,以成为国家灾难医学救援的重要分支。

（陈玉国）

第二节　灾难医学救援国内外概况

有专家统计,20 世纪 70 年代至 80 年代,世界上各种自然灾难吞噬了 280 万人的生命,受影响的人口多达 8.2 亿人。有科学家预计,在未来的 20 年,地球处于相对活跃期,自然灾难的发生率可能增加,传统的救护活动已经无法满足日益增加的急救需求。联合国将 20 世纪最后十年定为"国际减灾十年",世界各国政府、社团组织及广大民众参与了这一行动,从中总结提炼出两条重要理念。一是提出了"使 21 世纪成为安全的世界"理念,既阐明了减灾工作任重道远,也肯定了减灾对可持续发展所作的贡献。二是提出了建设灾难"预防文化"。对世界各国开展减灾活动,具有重要的指导意义。

一、国外灾难医学救援现状

灾难医学发展 40 年来,已受到世界各国医学界的高度重视,欧美等发达国家已相继成立了全国性灾难医学学术组织和灾难医学救援中心,进行了广泛的理论与实践探索,并不同程度地开展了灾难医学教育和训练活动,并在大学专门开设有关灾难医学的课程。

（一）美国灾难医学救援

20 世纪以来,美国五次重大灾难事件,造成 12 021 人死亡,分别是 1900 年得克萨斯州飓风、1904 年纽约州河蒸汽船事件、1928 年佛罗里达州飓风、2001 年纽约"9·11"恐怖事件、2005 年路易斯安娜飓风。为应对日益增加的灾难事件,美国于 1999 年通过联邦应急反应预案,用于指导国内的灾难救援。"9·11"事件之后,建立国家紧急事件处理系统,进一步加强灾难事件应对能力。2003 年 3 月,美国新成立了联邦国土安全部,其目标是确保边境和运输安全、保护国家主要基础设施。综合、分析情报,准备、培训、武装第一线的应急救援人员,管理紧急情况。国土安全部下辖联邦调查局、联邦紧急事务管理署、环境保护署、移民局、海岸警卫队等 22 个部门。联邦紧急事务管理署,统一管理全国的防灾救灾工作,负责平战时紧急动员、民防、救灾等政策和计划的制定。

1. 灾难医学救援的职能部门　行使灾难医学救援的职能部门是国家灾难医学系统,其指导思想是在内发生重大灾难事件或对外发生常规战争时,对大批伤员进行救治。该救援体系具有以下特点:统一的防灾救援领导机构,"军民一体化"救援模式,十分注重培训和宣传教育。一方面可以最大限度利用现有救灾资源,提供确定的救援水平,协调各卫生救援机构的院外救援工作,协助降低卫生救援开支,降低死亡率;另一方面可以改进联邦政府灾难救援准备工作,包括动员与部署医疗队、卫生装备与物资供应的能力,提供伤病员后送系统的能力,提供确定性治疗的能力。

2. 防灾型社区　"9·11"事件发生后,美国联邦政府积极推动建立"防灾型社区",以提高社区成员对社区事务的参与意识,为营造较好的城市环境发挥了重要作用。"防灾型社区"所应具备的基本要素为:公共部门的支持;培养和增强居民的社区意识;推动社区居民相互救护的配合关系;重视社区医学救援教育和急救技能。促进社区居民参与,加强灾难信息交流;开始有针对性地开展防核防化等基础知识的培训。

（二）日本灾难医学救援现状

1. 新灾难医学系统　日本在 1995 年阪神大地震中暴露出很多灾难医学救援问题,促使了其建立新的灾难医学系统。新的灾难医学系统在每一辖区内指定一个灾难医疗中心,并对中心提出 10 点具体的要求,以备灾难的到来;改进了灾难/急诊医学信息系统,利用互联网对这些系统进行改进并引入几乎所有的辖区,医院急诊、消防中心和地方及中央政府的办公室被网络连接在一起,相互交换可利用的医疗信息;组建了受过专门训练的灾难医疗救援小组,在灾难的早期阶段动员起来在受灾地区和医院积极参加救治;并普及空中救援服务;灾难医疗中心有义务为辖区内义务人员进行灾难医学的教育与培训。

2. 防灾型社区　日本是个自然灾难频发的国家,因此,日本国民始终保持着清醒的危难意识和防灾意识,对防灾教育极为重视。建成了具有世界先进水平的由政府、社会团体、社区及个人组成的全社会的防灾教育。日本政府提出了"公助、共助、自助"的减灾理念,强调"自己的社区,自己保护"。

二、国内灾难医学救援现状

（一）我国灾难救援体系框架

应对突发公共事件的组织体系:国务院是突发公共事件应急管理工作的最高行政领导机构。在国务院总理领导下,由国务院常务会议和国家相关突发公共事件应急指挥机构负责突发公共事件的应急管理工作,必要时,派出国务院工作组指导有关工作。

国务院办公厅设国务院应急管理办公室,履行值守应急、信息汇总和综合协调职责,发挥运转枢纽作用。国务院有关部门依据有关法律、行政法规和各自的职责,负责相关类别突发公共事件的应急管理工作。具体负责相关类别的突发公共事件专项和部门应急预案的起草与实施,贯彻落实国务院有关决定事项。国家建立统一领导、综合协调、分类管理、分级负责、属地管理为主的应急管理体制。

2006 年国务院发布《国家突发公共事件总体应急预案》,总体预案将突发公共事件分为自然灾难、事故灾难、公共卫生事件、社会安全事件四类。按照各类突发公共事件的性质、严重程度、可控性和影响范围等因素,总体预案将其分为四级,即Ⅰ级:特别重大;Ⅱ级:重大;Ⅲ级:较大;Ⅳ级:一般。

1995 年卫生部(现国家卫生计生委)颁布《灾难事故医疗救援工作管理办法》,2006 年国务院发布《国家突发公共事件总体应急预案》后,陆续公布 4 件公共卫生类突发公共事件专项应急预案:国家突发公共卫生事件应急预案,国家突发公共事件医疗卫生救援应急预案,国家突发重大动物疫情应急预案,国家重大食品安全事故应急预案。国家灾难医学救援逐步走向正规和日常化。灾难医学救援即国家突发公共事件医疗卫生救援应急预案根据突发公共事件导致人员伤亡和健康危害情况将医疗卫生救援事件分为:特别重大(Ⅰ级)、重大(Ⅱ级)、较大(Ⅲ级)和一般(Ⅳ级)四级。并据此作出相应国家、省级、市级、县级四级响应。

各级卫生行政部门医疗卫生救援领导小组,负责领导、组织、协调、部署特别重大突发公共事件的医疗卫生救援工作。各级卫生部门成立的专家组,承担对突发公共事件医疗卫生救援工作提供咨询建议、技术指导和支持。

医疗卫生救援机构,承担突发公共事件的医疗卫生救援任务。其中,各级医疗急救中心(站)、化学中毒和核辐射事故应急医疗救治专业机构承担突发公共事件现场医疗卫生救援和伤员转送;各级疾病预防控制机构和卫生监督机构根据各自职能做好突发公共事件中的疾病预防控制和卫生监督工作。

现场医疗卫生救援指挥部,根据需要设立,负责统一指挥、协调现场医疗卫生救援工作。

（二）我国灾难医学救援存在的问题

1. 指挥调度系统不统一　重大灾难发生后,我们经常出现的问题是,灾情数字不统一,政策不统一,指挥协调遇阻力,各为其主,各管一方。

2. 应急预案不完善　受医疗卫生管理体制限制,国内医疗卫生机构虽有各自的灾难救援应急预案,但多流于形式,与预案配套的后勤保障系统、通信联络系统、管理监督系统,特别是针对灾难救援的培训都十分不完善。

3. 灾难救援知识普及不足　我国灾难救援专业能力培训处在起步阶段,大众灾难救援能力教育仍在认识阶段。灾难医学救援的培训没有成体系,主要靠领导认识。公众防范意识教育仍存在误区,没有本着"重点是把紧急事件的威胁度告诉每一位国民"的指导思想,以提高国民的防范意识和自我应急处理能力。

4. 区域发展不均衡。

5. 后勤、物资、通讯、交通、政策保障不足。

因此,我国灾难医学救援需加强顶层设计,从国家政策角度推进防灾救援领导机构的统一性和协调性;建立"军民一体化"救援模式;注重培训和宣传教育,不断提高全民应急救援能力,从娃娃抓起,各类宣传资料广泛深入社区,达到家喻户晓的程度;协调经济发展不一致区域内灾难医学救援的发展。

（陈玉国）

第三节　灾难医学救援组成与特点

灾难医学在世界范围内已得到越来越广泛的重视,尤其美国国家灾难医疗体系在"9·11"事件救援中的巨大作用,使更多的国家深刻感受到建立与发展国家灾难医疗系统的迫切性。灾难医学的发展已从单纯的学术研究演变成为国家的政府行为,呈现出急救社会化、结构网络化、抢救现场化、知识普及化,以及跨学科、跨部门、跨地区、跨国界合作的趋势,由此带来相应的知识技能、组织结构、实施运作和管理模式发生着重大变革。

一、构建灾难医学救援指挥体系

高效的组织管理首先需要整合资源、建立统一的灾难指挥体系。在我国灾难发生时,军队和地方派出大批救援队支援灾区,成立临时救灾指挥部,指挥部以国家或行政区域为主,由政府、军队和社会团体的代表组成。但在灾难的发生前及灾后救助过程中尚缺乏统一的领导机构。建立统一的灾难指挥中心后,负责全权指挥、协调,真正把灾难医学救援的监测和应急处置纳入工作轨道:平时负责救援预案制订、物资储备、救援演练及知识普及等;灾难发生时,动员各方力量,组织医学救援,进行应急指挥。

二、灾难医学救援信息化建设

信息是灾难医学救援的第一要素,科学的救援决策源自对态势的即时分析和对资源的实时感知。汶川地震医学救援行动经验显示,实时、准确的灾情信息和指挥信息在救援行动中起着关键作用。随着遥感、地理信息系统、全球定位系统和远程会诊技术的投入使用,灾难医学救援在一定范围内实现了信息化。但从整体上讲,综合性强、数据容量大、反应灵敏的灾难医学救援信息化体系研究还有待建立和不断完善。当然,这一部分,主要是政府相关部门完成,不是我们医护人员的任务或主要任务,医护人员只是需要了解和配合应用。

（一）灾难预警信息技术

以目前的技术水平,对地震、海啸等重大突发性自然灾难的精确预报还难以做到,但可根据以往监测的数据查明重点区域主要自然灾难风险隐患,编制我国的灾难高风险区和重点区域分布图,摸清相应地区的医学救援能力,尝试建立灾难与救援资源的信息库,一旦有灾难发生,即可调动使用;另外可适当增加监测密度,建设全球定位系统和地壳监测系统,力争通过长期研究,找出地壳应力集中的区域,以期预测地震等灾难的发生。

（二）救援过程信息技术

海事卫星是灾难医学救援中最常用的信息设备,2008年汶川大地震震后数日,所有的通讯几乎中断,就是依靠唯一的一台海事卫星,将灾难一线的救治情况源源不断地传向众多境内外媒体并接受到千里之外的专家会诊。不久随着灾后恢复工作地进展,有关部门又在短时间内发送了数百部海事卫星手机到各个受灾地区和救援部队,建立了应急通信网,在信息传递和救灾决策方面发挥了重要作用,以上就是救援过程信息技术的一个典型事例。

（三）救援智能决策技术

在医学救援数据库信息资源逐步完善后,尝试研究建立重大灾难智能决策系统,该系统以公共安全科技和信息技术为支持,以灾难医学救援体系结构为主线,集成数据库系统、灾难分析模型和智能决策系统为一体,其中以数据库系统为基础,包括海量地理信息、人文信息、疾病信息、灾难信息和救援信息。预计该决策系统研究成功后,可根据灾难的类型、等级和可利用的救援资源等数据,辅助领导作出最佳医学救援对策。

（四）伤病员定位、追踪、监测技术

灾难中的伤病员跟踪系统,可利用无线射频卡储存伤病员数据,该卡具备自主发送和接收数据的功能,可实现对伤病员数据的实时追踪、对现场和救护数据的实时获取,而医院方面则可制作便携式的病历卡与条码系统对接。除了伤病员跟踪,微型计算机和无线技术使得移动数据查询和实时监测成为可能。这些设备

的优点在于能够将伤病员的监护数据实时连续地通过无线传输的方式,传送到现场救援人员、指挥人员和接收医院。伤病员携带着包含自身医疗信息和现场救治说明的装置,送达医院后,医务人员可从中下载伤病员信息;同时医院也可将医疗资源的实时信息通过网络、卫星等传送到救援指挥中心,有效衔接现场急救和机构治疗,明显提高伤病员信息的流转效率和正确比率。

三、灾难救援中的医学措施

(一) 现场救治五大技术

基于国内外大量灾难救援实践,现代灾难医学救援的基本技术包括创伤急救、心肺复苏、紧急救治、检伤分类、医疗后送等。

1. 创伤急救　止血、包扎、固定、搬运四项技术,已成为各种灾难现场急救及日常院前急救技术。止血方法、常用包扎技术、骨折固定及常用器材,紧急情况下的就地取材设计等已渐趋成熟。

2. 心肺复苏　在院前或灾难现场,徒手心肺复苏按 DRABC 顺序进行:D 即检查现场是否安全(dangerous);R 即检查伤员反应(response);A 即解除气道(airway)梗阻,保持气道通畅;B 即口对口人工呼吸(breathing);C 即胸外心脏(circulation)按压,建立有效的人工循环。美国心脏学会(AHA)2010 国际心肺复苏(CPR)和心血管急救(ECC)指南标准强烈建议普通施救者仅做胸外按压的 CPR,弱化人工呼吸的作用,对普通目击者要求对 ABC 改变为"CAB"即胸外按压、气道和呼吸。

3. 紧急救治　由于创伤急救与心肺复苏都可以由经过急救训练的非医学专业人员从事,因此,将医学专业人员在灾难现场从事的急救用另外一个专有名词表示,这就是紧急救治。紧急救治的基本技术包括:昏迷伤员救治、气胸伤员救治、眼球破裂伤、脑膨出、肠脱出伤员急救、离断肢保护、脊柱损伤伤员的急救等各种抢救技术。

4. 检伤分类　是根据伤情的严重程度,确定优先治疗程序的过程。用于军用和民用在很大程度上已经融合在一起,基本上使用相同的色卡:红色表示危重,绿色表示轻伤,黄色为介于以上两者之间,而黑色表示伤员死亡。

5. 医疗后送　将伤员运送至安全地带进一步救治的方法与过程。随着运输、通讯工具及医疗装备的进一步改善,以及救治人员素质和技术的提高,在后送的途中同时提供良好的医疗救护。

(二) 医疗卫生措施

灾难医学的对象是受灾人群,包括灾区伤病员和非伤病人员。其范围是人的健康与疾病,其救治技术是各种相关的医疗卫生措施,其重点包括灾难医疗救治技术、心理治疗和卫生防疫技术。灾难医学救援的常见疾病、紧急手术、手术麻醉技术,吸入性肺损伤、心肌缺血性疾病,其他专科情况,妇产科、儿科、眼科、耳鼻喉科、口腔科、皮肤科等;特殊疾病救治,如烧伤、冻伤、中暑、溺水、破伤风、挤压综合征等;对生化武器、核污染等所致损伤和疾病的救治;灾难心理治疗技术和卫生防疫技术主要是指对灾难医学救援中常见传染病的救治、防疫和灾难心理障碍治疗的救治。

(三) 灾难心理干预

灾难除了给身体造成直接损伤外,灾后大量难民也大量涌现各种心理创伤症状。有关研究表明,救援队员也存在心理的损伤,包括过度疲劳、精神刺激、心理稳定性差及对救援工作缺乏正确认识和引导等,灾难所致的心理和精神方面伤害的原因远比生理损伤复杂得多。如医学救援疲劳症状在心理方面就包括:注意力不集中、对周围事物兴趣降低、焦躁不安、遇事着急、缺乏耐心、做事无信心易出差错、情绪起伏大等。因此灾难心理干预亟待从灾民和救援队员两方面着手,寻求有效的干预措施,消除灾难给人们心理造成的破坏性影响,发挥积极的精神力量在抗灾中的作用。

所以,在灾难医学救援中,一是必须坚持公益性和无偿救治原则,这是当今世界的共同准则,它视灾难医学救治为社会公益活动,动员全社会参与,强调不得向被救治者索取报酬,并力求使受灾人员获得正当的权益。参与救援的医务人员要发扬无私奉献的精神,积极主动落实灾难救援的社会职责;医疗救灾机构应当在上级统一组织下,派出具有精湛技术的医务人员参与救援,并为之配备相应的药品器材和物资,确保救治活动有效展开。二是坚持社会公平和服从大局的原则,救治的效率和效益直接关系到灾区的安全与稳定,医务工作者在灾难医学救援中充当着国家医疗方针政策的体现者,救援中必须服从组织、统一指挥,切不可各自为战,自行其是,更不能争功透过,表演作秀,否则将给救灾工作带来极大的混乱和严重损失。

四、构建灾难医学教育体系

借鉴国外灾难医学教育的发展经验,促进我国灾难医学教育工作科学、规范地发展。从灾难医学救援的特征来看,灾难医学教育的主要内容:灾难医学系统组织的基本原理;各种灾难尤其是核、化、生灾难的处理原则;各项急救的基本技术,包括止血、包扎、骨折固定、抗休克、人工呼吸、心肺复苏、解毒等急救技术;伤员检伤分类,包括现场分类、收容分类、后送转院分类和医疗分类等;伤员后送与转院,包括后送的时机和条件、后送的要求、组织、体制、方式和转院到达后的交接等;灾区传染病的预防和处理,包括各种灾难传染病的种类、传染病流行的特点和预防控制传染病的方法等;灾难心理障碍,包括灾难引起心理障碍的表现特点和防治的措施等;灾难医学管理,包括医疗队的组织、灾区医疗站(临时医院)的编组与展开、救治机构的部署、药材物资的保障等。

五、灾难医学救援队伍建设和知识普及

(一)院前急救与灾难医学救援队伍建设

院前医疗急救与灾难医学救援都是社会紧急事务安全保障体系和卫生事业的重要组成部分,在抢救急危重症患者生命、应对灾难事故和突发事件中发挥着极为重要的作用。就灾难医学救援策略研究而言,目前我国承担这一任务主要是急诊科和院前医疗急救体系。从20世纪末"国际减灾十年"得出的使21世纪成为安全的世纪、建设灾难预防文化的理念提示我们:将急救医学、灾难医学与预防医学有机地融合起来打造出急诊医学科、院前医疗急救与灾难紧急医学救援的工作平台。在制定灾难的紧急医疗救援预案时要以"以人为本—有限资源—循证医学—效益最优化"为依据,有序地最大限度地利用有限的医疗卫生资源。

院前急救是灾难医学紧急救援的基础,灾难医学紧急救援是院前急救的延伸和特殊形式,两者是统一的整体。灾难医学救援队伍建设,关键点在于建设规范化、专业化、立体化的院前医疗急救队伍。

(二)灾难医学救援知识的宣传与普及

现代的灾难医学救援强调和重视"三分提高,七分普及",即要以三分的力量关注灾难医学专业水平的提高,以七分的努力向广大群众宣传、普及灾难救生知识,让广大民众参与灾难救援和自救。

全民普及灾难医学,建立全国性的灾难模拟现场培训和教育基地。结合各地区各种灾难的特点和全民教育对象的接受能力和职业生活特点,开展全民急救知识教育,普及"预防文化"和"风险管理",加强灾难风险管理的教育和训练,增强整个社会灾难风险意识和应对灾难的能力。

六、灾难医学救援的特点

灾难医学救援在快速发展的过程中,逐渐形成自己的学科特点。主要有:①历史短暂,理论体系尚未成熟,还在快速发展中。灾难医学形成一门独立学科是近数十年来的事情,而国内灾难医学仍处于学科快速发展阶段,尚没有完善的学科体系;②学科交叉性强,与很多医学和非医学学科密切相关;③重视时间、群体效应,在灾难救援中以群体利益最大化为目标。在灾难救援中,及时、迅速是一个重要原则,在最佳救援时间窗内实施救援能够实现救援效果最大化。

七、充分发挥急诊医学科作用,为紧急医学救援保驾护航

就卫生应急、灾难救援,谈谈个人的观点,希望为我国医学救援的发展献计献策、做出积极地贡献。

1. 卫生应急"体系"建设是前提,信息化建设、提升科技水平和人才队伍建设是重要手段或抓手,各级政府和卫生机构重视是关键,应该是"一把手"工程。

2. 我国已经初步建立了急性传染病处置和紧急医学救援的组织框架体系和人才队伍,山东是人口大省,经济大省,交通便利,文化底蕴深厚,山东省卫生计生委高度重视卫生应急工作,各级医疗机构积极响应,特别是委属委管医院更是走在前头。

3. 卫生应急工作应该充分利用现有的急诊急救大平台,我国已经建立起急诊急救组织框架和人才队伍,医院的急诊科,包括急诊内科、急诊外科、急诊中毒科,急诊重症监护室,已经有相当的规模和人才储备,县级医院的院前急救中心基本上都隶属于急诊科,急诊科的医护人员承担着院前的急诊急救任务,急诊科和院前急救是一体化建设和管理,医护人员轮流值班,一旦发生紧急情况,院前是第一支队伍。地市级医院和急救中心也是一体化建设管理,部分省级医院也加入了院前急救工作,成立了院前急救科,山东大学齐鲁医院院前急救科已经成立2周年,取得了非常好社会效益。全国范围看,已经建立的紧急医学救援中心基本上都挂靠在医院的急诊科,急诊科承担着紧急医学救援工作。中华医学会急诊医学分会有9个学组,其中就包括院前急救学组、灾难救援学组、心肺复苏组、危重症学组等,已经承担着紧急救援任务。包括院前急救、院内急诊医学科、各科室急诊在内绿色通道的大急诊急救体系已经形成,日常工作是常规急诊急救工作,紧急时就是紧急救援任务。平时急诊急救工作与突发事件紧急医学救援相结合,平时完成日常急诊急救任务,提高本领锻炼队伍,培养人才,紧急时就能拉的出去,就能打得响。建立起一支呼之即应、招之即来、来则能战、战则必胜的卫生应急队伍。

4. 充分发挥学会和协会的重要作用,中华医学会急诊医学分会承担着我国急诊急救人才队伍建设,急诊急救技术、知识宣传普及推广重任,与院前急救团结协作,与红十字会合作,广泛开展急诊急救意识、急诊急救知识宣传、急诊急救技能的宣传,自救互救知识宣传。取得了非常好的效果。山东大学齐鲁医院急诊科联合山东省红字会,开展了一系列活动,走进社区,宣传防病、自救互救知识等,开展了心肺复苏知识的演练等。2015年山东发起中国胸痛联盟和中国中毒联盟,团结全国急诊急救专家,以及相关学科的同行,共同抗击急性心脑血管疾病和各种中毒事件。中国医学救援协会灾难分会于2015年8月成立,委员多是来自于医院的急诊科,急诊医学科人员可以为政府分忧解难。中华医学会急诊医学分会将团结带领全国的急诊急救专家,以及急诊急救战线上的广大医护工作者,以大急诊急救建设为引领,为完成政府交办的各种突发公共卫生事件和紧急医学救援,献计献策,积极工作。

（陈玉国）

第四节　灾难医学救援的职能

一、现场救治

所谓灾难,常常特指伴有人员伤亡的极端自然现象或人为破坏。因此,医务人员在救援中的作用自然成为核心和重点。但是,灾难的性质不同,致伤(病)的机制也不同,需要的医疗资源自然不同,这使得灾难现场的伤病人员救治情况常常非常复杂。从时间上看,伤(病)员可由灾难事件立即造成损伤,也可能由于救援操作不当因此继发损伤,甚至灾后疾病流行致病。医务人员灾难现场救治的职责是什么? 首先是将伤(病)人员及时脱离危险现场,并尽最大可能维持其生命,最大限度降低其致残的可能性。受灾范围不同,需要的医务人员人力资源不同,较小的灾难事件,现场救护可以各区、市的急救中心或急救站为主体,联合当地医疗机构完成。大规模的灾难,则可能动用国家资源,甚至军队资源协助现场救护。国际上,现场医疗救护人员主要由两个群体组成,即:急救医生或急救医士,以及支援的各个专科医生。急救医士(paramedics)是非医学本科毕业,但受过不同层次的现场急救理论和技术培训的人员。根据需求不同,接受的培训包括:基本维持生命(BLS)、止血、四肢骨折临时固定、补充有效血容量,以及供氧、止痛等简易疗法。在平时,这些被培训的急救医士是EMSS中的重要力量,而在灾难发生时也常常是第一批送往灾区的医疗队。我国急救医士系统尚未建立起来,国家卫生计生委曾在上海设立了“急救医士培训班”,北京市“120”急救中心也培养了大量急救人员,这些被培训的急救人员既适用于平时的急救工作,在灾难发生时,又能赶赴灾区与灾区原有的医疗组织合作,共同抢救受灾人员。在大型灾难发生时,各医疗机构也常常根据灾难的类型组织现场抢救小分队。这些小分队的人员常常被安排在灾区内功能尚存的医院或者开赴现场的方舱医院、野战医院等进行专项救治工作,既增加抢救人员的人力,也提高抢救的技术水平。这种对现场救护的指导,特别是后期的疾病防治的意义更加重大。值得说明的是,随着国民素质的提高,以及对灾难救援工作的宣传,除了政府组织的救援队,各种自发的医学救援队也在各地被组织起来。这种自发的医学救援队既有完全民间的公益组织,也有各个医疗机构临时组织的。一旦灾难发生,各种救援队齐集灾难现场。但回顾总结现场救援的经验教训时,我们却发现很多情况下医学救援队在现场却无法发挥其期望的作用,原因是多方面的。此外,政府行政管理部门对医疗卫生机构所属急救小分队进行检查时,也发现存在诸多问题,如人员不确定、不能及时到位、车辆状态不好、药品不足或过期等问题。所有这些都是有效救援的障碍。见图2-4-1。

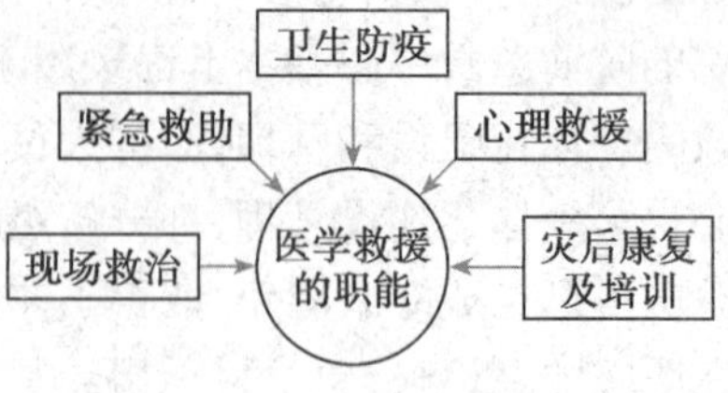

图2-4-1 灾难医学救援的职能

（一）现场救援所需器材和药物

在有组织的救援工作中,政府部门应根据灾情需求和任务的紧急程度分期分批安排医疗团队派往灾难现场。医疗团队也应当根据灾难类型、致伤机制以及任务类别准备所需的设备、器材和药品。

应急现场救灾医疗队常常在灾难发生后由政府部门或医院紧急组成。有些医院有救灾预备队,此时常常被紧急指派前往现场。在派遣应急医疗救援队时,通常已经确定了灾难的性质,但灾情以及伤亡情况尚未得到确认。医疗队的重要任务是勘察灾情,判断后续需求以及全面应急救援。虽然是全面应急救援,但可以根据灾难性质的不同,有针对性地准备医疗器材和药品。如地震、飓风等都可能造成建筑物倒塌,伤员常常是砸伤、摔伤。此时需要更多的止血包扎固定等器材,也需要大量的止血药物。但洪水、火灾、爆炸则完全不同。这个救援团队的人员通常以急诊(救)医师(医士)为主体,再根据具体发生的灾难,配备与其性质和致伤机制相应的专科医生,如地震、飓风等应当配备骨科和神经外科医生,以便及时处理骨折和颅脑外伤;而洪水可能需要有更多的呼吸科医生以帮助应对窒息和肺水肿。在应急救灾医疗队中,急诊医师应当承担更重要的任务,这就是对伤员进行检伤或分诊。所谓"分诊(triage)"是指根据伤者受伤程度及受伤部位,以及生命体征实施分类,并确定其需要占有医疗资源的先后和数量(见相关章节)。按伤员的危险程度,分为以下几类:①完全不需要处置,或非常轻微可在现场处置;②比较重的需立即止血、初步清创、初步固定四肢骨折等;③严重或危重,应进行基础生命维持;④死亡。上述四种类型的伤员应该分别被标识为:绿色、黄色、红色和黑色。救治顺序以及资源分配的优先级分别是:红色、黄色、绿色,黑色则需要安排尸体的停放。根据上述救援工作的性质,应急医疗队通常需要配备以下器材和药品。

1. 设备配置 应急灾难救援队所携带的器械常常是医院常规配备的,其特点是全面、便携,以支持生命和处理大出血为主。

(1) 生命支持设备:口咽通气管、球囊面罩(也称"简易呼吸器")、开口器、喉镜、气管插管(各种型号)、气管插管导丝、便携式氧气瓶及吸氧管或面罩、便携式电动或手动吸引器、除颤器。

(2) 止血固定器械:三角巾、绷带、止血带、止血镊、止血钳、局部消毒器械和敷料、固定骨折的小夹板、颈托、脊柱板、头部固定器等。

(3) 其他:注射和静脉输液用品,各种型号的一次性使用注射器、静脉穿刺针和输液管,以及相应的消毒物品。

每种器械件数按需要自行调整(根据灾区面积和受灾人数估计),不作硬性规定。

2. 药品配置

(1) 抢救药物:肾上腺素、阿托品、多巴胺、利多卡因、溴苄铵、碳酸氢钠、纳洛酮等。

(2) 止痛药:非甾体类止痛药物、吗啡、哌替啶等(有麻醉药处方权的医师处方)。

(3) 消毒剂:安尔碘、碘伏、聚维酮碘、70%酒精、2%碘酊等。

(4) 静脉输液用液体:5%葡萄糖氯化钠、林格液、5%碳酸氢钠液、右旋糖酐40(低分子右旋糖酐)、706代血浆,有条件的可配备高渗盐溶液或高渗盐胶体液。

3. 其他配置

(1) 分诊识别牌:是一种可以固定在病人身上,表明病人轻重程度的标牌,可以固定在手腕、脚腕处,也可以粘贴在病人前额或身体明显部位。标牌上可注明编号,并可注明伤员的基本信息和受伤部位、受伤性质(如骨折、烧伤等)、基本生命征等。如前所述,不同颜色的标示牌表明伤情程度的不同:红色为危重,黄色为次之,绿色为较轻,黑色表示伤员已经死亡。

（2）病情记录单:用于记录伤员的情况。

（3）急救车辆:一般有 3 种车型,日常用救护车、指挥车和活动加强监护医疗车(Mobile ICU)。如车身够长够大,可在救护车内做手术救护车根据情况配备不同的急救设备,包括各种担架、氧气瓶和抢救设备。

（二）现场抢救的安排

灾区当地的医务人员常常是最早介入伤员抢救的群体,其次才是前来支援的医疗人员。是否需要外来力量的帮助取决于灾情的大小。第一批救灾医疗队到灾区后的工作主要在现场,首要任务是"搜救",为每一位伤者挂上标识,以确定他们的伤情程度,并尽最大可能把他们转移到安全地带。后续救灾医疗队到达后,立即建立现场医院(临建医院或方舱医院),并接收现场送来的各种病人。按照现场医护人员进行的分诊,按一定程序合理分配医疗资源,对伤者进行救治。并依据现场需求,确定将那些伤员留在现场或转送稍远的后方医院继续治疗。现场指挥通常由当地或政府派往的最高行政人员负责,但在每一个现场医疗队都应当有一个统一的指挥。而在现场的各个医疗队应当有一个统一的指挥,以保证救援的协调一致。公共卫生相关医疗队则主要对环境进行消毒并处理死亡者的遗体。所有尸体均应先消毒,然后掩埋。埋尸场周围 1000m² 和场上空气 2400m² 的范围均需消毒。通过上述工作起到"防灾、救灾和减轻受灾人群"的作用,同时对灾区环境的严格消毒和杀灭有害昆虫及鼠类,以达到"大灾之后无大疫"的目的。

人为的恐怖袭击和交通意外等灾难的发生,其影响范围和后续作用均没有自然灾难大,通常不需要动用更多的医疗资源。但由于其常常发生在日常生活中,所以要求我们更加常备不懈。经常演练是保证实现现场救助有效的最好办法。

二、紧急救助

现场后续救灾医疗队在弄清灾情范围、程度、伤亡情况后,政府常常安排大批后续医疗团队进行有针对性的灾难救援,同时将协调灾区、周边,甚至更远地区的医院进行紧急救助。不同类型的灾难,医疗队的组成常常有很大差别,但通常在早期手术医生、急诊医生和重症医学科的医生的需求比较突出,因为灾难初期的应急主要是各种严重创伤、窒息和心脏骤停。如果当地医疗机构受损严重或功能丧失,则需要整体的医疗支持,包括战地医院、方舱医院等。这些移动医院装备比较完善,配有大型医疗设备,包括检验、影像、手术室,包括可展开的抢救区域和观察区域,后续救灾医疗队能够携带的药物也比较全面,通常与医院紧急抢救用药范围相当,而且可以携带的数量也常常较大。这些药物往往在国家救援中心有相应的储备。此外,因为此时开展大量的手术,需增加手术使用的局部和全身麻醉药物,预防和治疗感染的抗生素,以及循环支持和调整的人血浆白蛋白、冻干血浆,以及其他血管疾病、呼吸系统病、消化系统病和神经精神系统病的常用药物,抗过敏药物眼科和耳鼻喉科常用药。能够全方位地应对灾难引起的伤病。

在派往现场参与紧急救助的后续救灾医疗队中,人员、设备和药品都可以经过初步的设计安排。因为此时是在灾情清晰的情况下派出的医疗队,因此更有计划性,而且常常针对局部医疗资源不足而提供补充。这种补充可能是某个功能,如手术、重症监护等,也可能是某一个方面医生不足的补充。因此,在人员安排上常常难以成为定式。但派出的人员既要有对灾难所致伤(病)人员的治疗有经验的高年资医生,甚至专家,更需要有能够在一线进行常规工作的年轻医生。他们的任务包括:

1. 接纳现场救出的伤员,并根据分诊结果,有目的性地分配医疗资源,进行分级抢救。

2. 组建现场医疗机构,因地制宜,利用尚存的医院或组建移动式医院,对需立即手术的伤员,尽快实施手术治疗。

3. 根据伤情安排在现场继续治疗或疏散到其他"后方医院"。

三、卫生防疫

灾难常常与疫情相伴,这一方面是因为环境的破坏,另一方面是因人与动物尸体的腐烂及清理不及时而造成的污染,特别是水污染。因此,及时采取卫生防疫措施对于灾后处理是一件极其重要的任务。这个任务原则上是公共卫生团队执行,但医疗人员常常也是参与者之一。

1. 公共卫生体系救灾医疗队 灾后医学救援的另外一个重要任务是防止灾后疫情的发生,特别是出现大规模死伤的灾难。在这种情况下,需要派遣公共卫生专业的医疗队前往灾区。这个医疗队可同第二批灾难医学救援团队同行或稍晚一点到达灾区。其主要任务是对灾区进行全面勘察和消毒,特别是对水灾、地震、飓风或台风等产生水源污染的地区。这些地区常常因为污水管道破坏、污水漫出,或死亡人员、动物的尸体腐烂污染水源和空气进而造成疾病的传播。对可能被污染的地区都应当进行彻底排查,包括水井、水塘、厕所、居民区等地区。这批医疗队应由传染病或流行病专家为主要领导成员,辅以若干卫生工作人员。

2. 公共卫生体系医疗队的主要任务

(1) 灾区环境清理和消毒:当灾难发生后,灾区秩序常常出现混乱,排查和消毒工作的开展并非易事,必须要发动灾区群众,一方面宣传基本卫生知识,一方面共同清理环境,并开展广泛的消毒工作,特别对水井、饮水塘、厨房、厕所等处要加强消毒,必要时需新建水井和公共厕所。消毒常用的水源消毒剂为 CJ-高效毒净;对环境消毒一般用 5% 甲酚皂溶液(来苏儿)。

(2) 杀虫和灭鼠:洪涝灾难多发生在夏季,恰是蚊蝇多的时候,而水灾又给蚊蝇的滋生提供了条件,这给传染病流行创造了条件。因此,在灾后必须进行杀虫和灭鼠工作。

1) 常用的室内杀虫药:①2.5% 凯素灵:用水稀释 100 倍,灭蚊用量 5ml/m²,灭家蝇用量 10ml/m²;②5% 奋斗呐可湿性粉剂:用水稀释 200 倍,用量 5ml/m²;③敌敌畏:50% ~ 80% 乳油喷雾,0.1% 浓度,用量 20ml/m²。

2) 常用于室外杀虫药:①2.5% 蚊蝇净:500g 加水 500ml,用于水塘或水坑;②1% 浓度敌敌畏:用于厕所灭蛆,0.5g/m²;③50% 马拉硫磷乳油:用于稻田和水塘灭蚊。用量 50 ~ 100ml/亩(1 亩=666.7m²),喷雾。其他还有 80% 敌百虫、50% 杀螟松乳、50% ~ 80% 倍硫磷乳油等。

3) 常用于灭鼠的药物:敌鼠钠、氯敌鼠、杀鼠醚、杀鼠隆等。在上述卫生防疫措施的基础上,第三批救灾医疗队还应配备尸体处理的专业团队。

四、心理救援

心理压力,甚至崩溃是与灾难相伴而行的。灾难的突然性,使人们常常在没有任何心理准备的情况下遭受沉重打击。这种打击包括灾难给自己带来的危险而造成的担心、紧张、焦虑,也包括灾难现场,特别是大量伤患、死者对人们内心的恶性刺激。对于中国这样一个以长生不老为生活目标的民族,死亡是一件非常可怕的事情,更何况是"非善终"的死亡。目睹死亡和毁灭,给大部分人造成了严重的心理创伤,焦虑、紧张、恐惧等由此而生,甚至留下无法弥补的长久心理伤害。不仅仅是灾难的亲历者,灾难救援人员,包括每天与生老病死打交道的医护人员在灾难现场的亲历都可能给他们带来终生的心理阴影。尽管监利沉船事件的遇难者值得我们同情、哀悼,但潜水救援的官兵更加需要我们关注,因为我们不难想象,在一个漆黑的水下,一个搜索的官兵眼前可能突然出现一个面目狰狞的面孔。因此,救援的心理干预不仅仅在灾后,甚至在灾前就需要对可能参加救援的医务人员进行心理辅导,让他们有所心理准备。灾难现场的存活者更需要进行及时的心理援助。这不仅可以帮助灾难亲历者在现场稳定下来,防止出现次生伤害,也可以帮助稳定灾难现场,有利于现场的抢救。很多灾难现场的亲历者的不冷静(此时很少有人能够真正冷静下来)常常是影响现场救援的因素之一。如果现场救护的医护人员能够对其进行心理安慰、疏导,可以使亲历者在未来最大限度地面对和走出可能的心理阴影。

进行心理干预需要专业的心理治疗师,但心理治疗师常常不能到达现场。即使能够,也是杯水车薪,因为在灾难发生时,几乎所有人都需要进行心理干预。这就需要前往救护的医护人员具有兼职心理治疗师的功能。以往事后的心理干预机制常常不能有效地使受害者从心理阴影中走出来,因为其看到的灾难现场越多,受到的刺激越大,当时的感受越深,其走出心理阴影的可能性越小。把心理干预前提,就包括现场救援的医护人员如何防止被救护者受到严重的心理刺激,其中包括我们的语言、行为和表情对他们的影响,如告知其亲人去世,给他看某些对他有刺激的场面等。所以说,在各级各类的突发公共事件危机管理、心理冲击的化解、心理问题的疏导中,现场医护人员对伤(病)人员的救助过程也应当包括心理安慰的过程。

在灾难之后,全面、系统的心理干预和治疗对于使亲历者(包括受害者、救援者)重返社会或再从事救援工作有着重要的作用。在灾难后，人的思想将处于紧张状态，在很长一段时间内无法从灾难的阴影中走出来。这时候如果加入心理干预，无疑会对心理创伤的抚平修复产生积极的影响。有灾难心理研究表明，灾后心理疾病的发病率与其获得的心理支持和安慰率成反比，即所受的社会支持越多，心理疾病的发病率也就越低。据有关研究，有些唐山大地震的受害者直至今日，仍生活在灾难的阴影中。这与当时没有提供及时、必要的心理干预、心理健康辅导有一定的关系。而近年来，由于心理干预和心理治疗被重视了，很多灾难事件（包括汶川地震、榆树地震等）的受害者，都很快从阴霾中走了出来，回到了教室或工作岗位。其今后的生活也会和常人一样，幸福地享受人生。就像当初被安慰过的一位玉树地震的亲历者说的"他们走了，我们还得活着"。

五、灾后康复及培训

除了心理的康复，身体的康复也是灾难发生后需要医务人员进行关注的一个重要方面。地震、飓风、火灾、爆炸等自然或人为灾难，常常引起剧烈的物理震荡或冲击，致使人出现躯体的损伤。除了最严重的致死性损伤外，很多亲历者在灾难中生存了下来，但是脊柱脊髓损伤、骨折、截肢、脑外伤等却造成了这些伤员的各种类型伤残。残疾带给伤员本人的是生活不便及心理自卑，而带给家庭的是不可挽回的遗憾，带给社会的是长期的影响和沉重负担。因此，减少致残和降低死亡对于个人、家庭和社会同样重要，也是灾难救援体系和救援医护人员的重要职责之一。

致残不仅仅是灾难本身造成的，救援不当也是致残的重要原因之一。因此，专家们一直在呼吁，在现场救灾的医务人员、消防官兵和武警战士，应当接受基本的救援训练，配备必要的灾难救援物资和器械，不能因为我们的失误、无知和器械不当在救援中造成伤员二次损伤。中国灾难救援队、中国红十字会、中国灾难救援协会等机构都在不同层面加强了灾难救援人员能力的培训。中国是灾难多发的国家之一，在经历了汶川、玉树、雅安三次震灾救援的考验后，各个救援队伍的防残意识大幅度提高，救援专业素质也不断提高，已经使脊髓等二次损伤的发生率大幅度降低。

从现场救出的伤员经过应急处理、医院急诊科救助以及相应的手术治疗后，应当在最早时间开始功能康复训练。在有脊柱脊髓损伤以及肢体损伤的患者，其康复应当和临床治疗同时开始，甚至在伤员还没有得到临床治疗的时候，脊髓损伤康复理念就应在搜救的过程中得到体现。"这是脊髓损伤的一级预防，主要采取的措施是温柔施救，除非绝对必要，不要强行拖拉伤员。"在雅安地震救援中，可以看到基本都使用了硬质的担架保护伤员脊髓，这正是康复理念的体现。

总之，灾难救援的核心是救人，救人的核心队伍是医务人员，医务人员的责任是保证最大限度地减少伤亡，最大限度地减低致残。这就要从现场救治、疫情防控和运动、心理康复全面入手，只有这样建立起来的灾难救援体系才是真正有效的医学救援体系。

（王　仲）

第五节　灾难医学救援流程

一、现场控制

灾难现场是混乱而危险的地方，未经训练或没有受到监控的人不应冒险进入。在这一秩序混乱的状况下，检伤分类显得很重要，根据伤情和有限的资源合理检伤，有序地分流处置病人是控制混乱局面的重要措施。恢复秩序的目标是挽救生命，降低或消除危险，最终消除混乱。消防与紧急救援服务，警察和救护车服务是经过训练并装备起来以完成这些任务的，各种服务应在各自的组织和行业的范围内工作。灾难现场的最佳管理需要所有紧急服务部门按彼此事先商定的协商体系和跨行业的通讯与指挥体系密切合作。急救和医疗服务部门应参与这一系统，并常与救护车服务部门联合。当一次严重事故发生时，消防、警察、急救部门首先做出反应。根据事故的规模和伤员可能的人数，宣布发生了"灾难"，这会随之导致紧急服务部门更为广泛的动员，使相应的医疗设施做好准备，并建立起事先商定的紧急服务指挥链。见图 2-5-1。

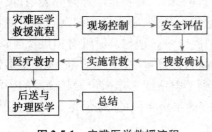

图 2-5-1　灾难医学救援流程

二、安全评估

　　许多灾难事件都伴随着环境危险,如核污染,存在受到不寻常的感染的危险,医务人员也可能需要在极其恶劣的气候条件下工作,这就需要穿着适当的保护服,而且进行特别是暴露在核或化学剂条件下时保护服用法的训练,还要熟悉清除核、生化污染的程序。所有人员包括医务人员都应了解可能由于在这些危险环境中过多暴露而被损害后的症状表现,并准备将他们送到休息、恢复和清除污染的地方。美国《灾难急救基础生命支持课程》里提到,在救援中,首先要保护自己,才能以安全的方式挽救生命。如果救援人员面临危险,检伤分类与治疗成为次要。强调的是在救援中,救援人员的安全才是安全有效的救援。对卫生需要的安全评估通常由当地现有的卫生人员来进行,如公共卫生护士、社区保健工作者、卫生人员、医生及管理人员。这些工作人员最熟悉当地人口、人口结构及需要。众所周知,破坏了当地政府和社会体制的灾难总会造就一些采取主动行动的人,他们成为"毛遂自荐"的社团领导人。外部救援机构应承认这些人,并让他们参与制定和实施有关政策,这是极其重要的。受灾地区的预期的需要是:

　　1. 搜寻和救援队,以抢救被困的受害者。

　　2. 急救医疗服务,以稳定伤员病情。

　　3. 后送处于危险中的人口,以防止由于火灾、煤气泄漏、洪水或有害物质溢出造成的继发性健康损害。

　　4. 提供住处、水、食物和衣服。

　　5. 提供有关亲属已死亡、已住院或已被后送的情况。

　　进行评估的目的就是在客观观察和调查的基础上,收集灾区的有关事实材料。如果受灾地区很大,则航空侦察最好拍照,也许是获得这些必要资料的最有效和最便利的途径。这些材料应包括人口概况包括受灾人口的位置及其紧急生存需要、流行病学情况以及现存卫生部门的名单。

　　通过系统而客观方式收集到的资料,应立即提供给那些计划对灾区提供帮助的政府以及其他有关卫生或救援机构。

三、搜救确认

　　搜救确认任务主要由消防队和警察来实施,急救队和医务人员协助。

　　消防队一直就是被用来从大火中抢救生命和保护财产的。这一使命在现代消防部门已被扩大到在任何紧急状态下抢救生命,在许多国家并与挖掘和救援受害者的工作结合起来,这一任务常需专业知识、专业技术和设备才能完成。现代消防队的主要特点是每一件消防设备都由不但受过训练会使用这种设备,而且能够协同工作的机智而有纪律的一个小组来操纵。在灾难现场,大部分消防队都有由他们支配的指挥车,这种指挥车能为指挥人员提供良好的通讯设备,并可提供与这次事故地点有关的可供参考的档案材料。无论事故规模大小,所有负责处理事故的官员都应了解控制和协调人力和物力的重要性,以便对迅速变化的形势做出恰当的反应。

　　在发生任何规模的事故之后,警官总是在早期到达。与他们消防队的同事一样,他们首要的任务就是挽救生命和保护财产。急救队和医务人员协助作业,提供必要的医疗急救和转移。

四、实施营救

　　实施营救需要联合指挥部对消防、警察、急救运送部门以及现场医务人员进行统一合理的指挥和调配。

　　灾难期间,急救运送部门的首要工作是提供充分的救护车、人力和设备服务来处理现场所有伤员的需要,与此同时还要维持足够的力量为灾区以外的地区提供紧急服务。现场管理的原则和消防队及警察部门相同。首批参加急救的人员一旦认识到灾难的规模大小,必须立即从大处着眼处理问题。他们的任务不再是抢救伤员,而是在条件允许的范围内,对现场进行完全的评估,并把这一信息报告给急救运送指挥中心。

如果得到了灾难的报告，或有时仅仅是怀疑发生了灾难，负责的指挥官员就应设立一个经特别准备的重大事故分指挥部，它应备有全部必要的任务登记单、检查表、地图及对某些特殊灾难现场的特殊计划，如机场、船舶修理厂、石油设施、石化工厂、常规电站和核电站开通预留的紧急无线电频道是保持急救运送指挥中心、灾难现场与医疗机构之间通讯联络的一个重要步骤，同时使日常的无线电通讯保持不间断。急救运送负责官员在伤员管理的组织中扮演关键角色。一个了解自己管理的人力物力和附近医院接收能力的有经验的官员，他能够为解救伤员、评估伤员、稳定伤情及运送伤员到医疗机构做出适当的安排。没有医务人员的参与，消防队或救援队通常也可以救出被埋压的伤员，因为那些现代化有动力的工具能够迅速而安全地把金属或其他材料从伤员周围清除掉。但毫无疑问，当挖掘工作将很困难或持续较长时间时，或当伤员已失去意识或伤势严重时，对此类工作训练有素、富有经验的医生在场是极有好处的。甚至当没有必要进行治疗处理时，救援工作人员常常也需有医务人员在场才放心，以便当发生问题，有可能使被压住的伤员进一步损伤时能立即向医生请教，并判定是否有伤员被压在废墟下以及是否需要请求医疗人员帮助，是现场急救运送负责官员的一项紧迫任务。任何一场灾难之后，一时昏迷和休克的伤员以及那些受伤较轻微的伤员"可行走伤员"总是第一批离开灾难现场的伤员。伤员分类站应设在安全地带，并适当遮蔽，初步分类应由有经验的伤员分类官员在这里完成，并由他决定谁优先后送。担架应集中于集合点，并被派往需要运送伤员的地方。除非是运送距离特别近而且路好走，否则每副担架必须配 4 个人。

急救运送负责官员应与警察负责官员一同商定救护车集中的地点，并标识出来，急救车可从这里应召前往靠近伤员收容站的伤员登车处来往于现场与医疗设施间的通道，应由警察部队安排并保持通畅。

虽然每种灾难在一些地方而有其特殊性，但几乎每一场灾难的表现特点都说明，处理灾难的一项总的组织计划是可以应用到每种灾难的。灾难现场处理的困难之一在于一个人无论是否有经验，都要在伤员处理的所有方面抓住全部变化而做出适当的决定。

医疗负责官员的作用，在灾难现场医生的任务尚有争议，缺乏训练和经验的医生引起的问题常常比他们解决的问题还要多。在有些情况下，如果已有一支好的伤员急救运送队，急救运送负责官员很可能就有经验和信心来组织医务辅助人员进行伤员分类、复苏和稳定伤情的工作，并能决定送往医疗机构的优先次序。在另一些情况下，有一个现场医疗负责官员进行指导是很宝贵的，特别是如果他能积极参与制订社区救灾计划的话，可能需要专门的医生和护士组队，以便实施截肢、伤员分类、复苏，或为救灾人员提供医疗服务。

警察有责任保护现场，建立优先进出通道，包括通往医院的道路的任务，就落到了警察的身上。随着"伤员事务处"的建立，首先要做的是鉴别伤员和死亡者，并提供死伤者的名单。观光者和志愿者常需要进行坚决而又讲策略的管理，必须预防犯罪分子趁混乱抢劫财产，寻找证据并记录下各种可能对造成灾难起了作用的因素。警察常常是在紧急情况下可以对公民，包括对其他紧急服务部门发号施令的唯一的有法律权威的部门。所以，高级警官协调其他两个紧急服务部门的活动，并与各部门的"负责官员"一起协商各个独立部门的行动计划。

五、医疗救护

灾难发生后，伤员数量大，伤情复杂，重危伤员多。急救和后运常出现尖锐的四大矛盾：即急救技术力量不足与伤员需要抢救的矛盾；重伤员与轻伤员都需要急救的矛盾；轻重伤员都需要后运的矛盾，急救物资短缺与需求量的矛盾；解决这些矛盾的办法就是对伤病员进行分类。伤病员分类是灾区院外急救工作的重要组成部分，做好伤病员分类工作，可以保证充分地发挥人力、物力的作用，使需要急救的轻、重病员各得其需，使急救和后运工作有序不紊地进行。

早期复苏和挽救生命的紧急救治对最大限度地降低灾难后的死亡率有决定性的作用。但对灾后伤病员进行有效的医疗救护，常常受到灾难的性质、受灾的人数、医疗条件及在灾区参加救援活动的人员间的协调配合、有无快速后送的条件、后送以后的后期专科处理等的限制。一旦灾难降临，为了达到最大的救灾效果，应调动现有的一切手段，采用合理而灵活的救灾措施。制订一个处理大量伤员的计划的目的，就是最大限度地降低发病率和死亡率。因此，最基本的也即核心的救灾措施必须包括估计灾情和伤病员受伤程度的方法，以及决定哪些伤病员应首先得到救治和在灾难的不同阶段应分别给予何种类型处理的方法。

灾难时对每个伤员的伤情估计,可分为两个不同的阶段初检和复检。初检要处理危及生命的或正在发展成危及生命的疾病或损伤。在这一阶段,应特别注意进行基本伤情估计及气道、呼吸和循环的检查。复检就是对伤病员从头到脚进行系统的视、触、叩、听的体格检查。它可以获得受伤原因的简单病史和症状。当检查者与伤病员的正常交流不可能时,如昏迷、小儿和耳聋伤员,则复检就显得更为重要。最理想的复检应是在远离灾难现场的伤病员集结地完成的。根据检查中获得的资料,可以对伤病员进行适当的重新分类,并选择适宜的后送方式。

现代伤病员分类是在对伤病员进行现场伤情估计,以及对伤员伤情的实际严重程度和可能严重程度进行判断的基础上进行的。伤病员的分类必须要有利于生命抢救措施的实施。现代灾难伤病员分类只对那些只有经过处理才能存活的伤病员给予最优先的处理,而对不经处理也可存活的伤病员和即使处理也要死亡的伤病员则不给予优先处理。

现场处在大批伤病员环境时,最简单、最有效的急救应有四个区,以便有条不紊地进行急救,包括:收容区:伤病员集中区,在此挂上分类标签,并提供必要紧急复苏等抢救工作。急救区:用以接受优先者,在此做进一步抢救工作,如对休克、呼吸与心脏骤停者等生命复苏。后送区:这个区内接受能自己行走或较轻的伤病员。太平区:停放已死亡者。

灾难不仅严重威胁人们的生命安全,而且往往会给人们的心理造成极大的创伤。如果不能得到及时、适当的干预,甚至可能会造成永久的心理创伤。故对突发灾难事件进行及时、适当的心理危机干预可以明显降低重大灾难发生后精神疾病的发病率。

心理危机干预主要涉及的领域包括创伤后的应激障碍,灾难后亲人伤害或死亡、财产损失或家园毁坏等造成的心理创伤,以及自杀、性暴力、家庭暴力、药物成瘾及丧失亲人等诸多方面。灾难后对人们心理造成的创伤在短期内很难愈合。因此,有必要建立区域性的心理预警与应急心理干预支撑体系,以便从公众角度进行自我心理免疫性的工作和应对心理危机。

六、后送与护送医学

伤员后送与护送计划是灾难现场处理的一项关键措施,这项计划在灾难发生之前就应专门认真讨论、制订和培训。所谓的后送是将灾难现场的病人转运到灾难后方的上级医院,称为"转运医学",英文为 transport medicine,其强调的是空间概念的转运。而护送医学的英文名为 escort medicine,强调的转运途中的质量安全。现代转运医学是两者兼而有之,既要强调转运至后方医院的及时性,又要强调转运途中的安全性。这一计划的要点是要考虑到灾难的规模大小及发生地点;伤员的类型和人数,特别是受压伤员的可能人数,以及进入或离开灾难现场时可能出现的困难,医疗设施的远近及昼夜赶往现场所需的时间以及专业医务人员、床位、手术室等医疗力量的大小。在有些情况下,急救运送负责官员可以从现场急救车指挥站来确定并执行伤员后送与护送计划,但在另外一些情况下,这项任务则应主要由急救车指挥中心来完成。但是,在许多情况下,建立一个将急救运送和医疗结合在一起的更为集中的指挥部是较为适当的这也将是社区救灾计划的一部分。

如果可能,任何一名伤病员都不应留在危险仍存在的受灾地区。将他们送到安全地点后,即应提供医疗护理。伤病员情况稳定之后,才能决定他们到何处去继续治疗。这就涉及伤病员的转送在转送伤病员到别处去之前,如果可能,应保持他们病情一定程度的稳定,这就可能需要在差不多肯定在不利的情况下,对他们就地进行治疗和转送他们到设备较好的医院时所冒的风险之间权衡利弊。在决定转运之前,应按照 REST 程序进行:R:recognition,确认;E:evaluation,评估;S:support,支持;T:transportation,转运。当确认患者需要转送后,则要评估伤员伤情、需要的各种支持设备、可能的意外情况及信息沟通,转运的距离、所需的时间等情况也要充分考虑。如果转运有传染病的伤员,对装备要求更高。伤病员可以采取下列方式转送:

1. 步行、人背或抬。
2. 骑马或乘坐牛车、骡车或马车转送。
3. 汽车转送,包括轿车、卡车、公共汽车。
4. 汽车及专门指派的救护车。

5. 铁路转送。

6. 海上转送。

7. 空中转送，用直升机或固定翼飞机，转送距离可以很短，也可长至洲际范围。

伤病员在任何运输工具中都应充分固定，医疗设备也应如此，如那些可能连在病人身上的静脉输液设备。必须在运送工具上配有适当的设备，包括氧气、间歇性正压呼吸器，最好同时配有加湿器、吸管、监护仪和所有常用基本设备。在准备充分的路上，可以十分安全地运行很长距离。病情需紧急送往医院的病人在转送过程中情况常常不好。复苏和稳定措施可能不足以解决问题，一阵穿越城市或乡间的快速行驶很可能对救援人员生命造成的威胁比对被救人员生命的益处还要大。由于车内的急救设备与院内设置非常不同，医护人员需要在移动的环境及有限医疗设备的支持下工作，在如此人员有限、环境有限、设备有限的条件下，却要面临无限的不可预知的境况的可能性，为了确保病人及救援人员在转运与护送途中的安全，培训变得十分重要。

七、总结分析

灾难医学救援，通常包括：现场救援队（包括医学监护、急救运输），现场附近地域建立的流动医院，当地医院、灾难安全区域的医院及邻近其他地区支援、接收伤病员的医院等医疗卫生机构。其实践应注意：①必须保障救援组织、队员的安全。只有在保护好救援组织、队员的生命安全的前提下，才能有效地开展救援；②增强综合（大）救援理念，在伤员尚未脱离危险环境时，医学救援应在有相关专业知识的救援人员展开救援后才能实施；③面对大量群体伤员时，急救人员要进行"检伤分类"，据此组织、分配急救力量；④对个体伤病员本着"挽救生命，减轻伤残"的原则，合理应用医疗资源；⑤公共卫生疾病预防以及伤病员的心理健康教育等；⑥救援队的医疗人员，除掌握本身临床专业技能外，还必须掌握包括高级生命支持、创伤急救以及基础的核生化、公共卫生疾病控制、心理卫生等知识；⑦救援队的医疗人员，必须学习基本的消防、救援脱险、安全防护知识等。

（张国强）

第六节 大量伤员的四波现象

一、概念

世界卫生组织认为"任何能引起设施破坏、经济严重受损、人员伤亡、健康状况恶化的事件，如其规模已超出事件发生社区的承受能力，而不得不向外部寻求专门援助时，可称其为灾难"。绝大部分灾难导致短时间内，大规模的人员伤亡，但伤员并非在第一时间全部到达医疗机构，也不是以固定的频次到达各级医疗机构，而具有自身特有的规律。

在典型情况下，接受伤员的医疗机构会出现四个伤员就诊波峰的现象，简称为大量伤员四波现象（图2-6-1）。只有深入理解突发灾难发生后，大量伤员就诊的四波现象，参与救援的医疗机构才能在灾后按照伤员流的情况进行适应需求的人力物力调配，以达到合理调配资源的目的。

二、特点

当突发灾难事件发生后，由于灾情的自身特点及外界救援力量的不断干预，伤员到达不同医疗机构的数量会在不同阶段呈现不同的高峰，并且每一波次伤员的伤情也有所不同。下面将从波次、伤情以及需求特点三方面对大量伤员就诊的四波现象进行进一步的介绍。

（一）波次特点

1. 第一波 第一波的波峰发生于灾难时到灾后第3天之间，灾难波及区域的所有前方医疗机构及部分后方医疗机构均可能出现。在前方（一线）医疗机构接收的伤员主要为其周边能自行就诊或短距离人工转送来的伤员；后方（二线）医疗机构主要接收的是道路交通尚未损坏的平原地区转运而来的伤员。

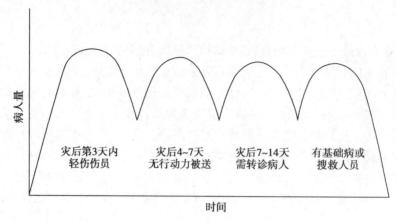

图 2-6-1　四波现象

2. 第二波　第二波的波峰出现在灾后的第 4～7 天，由于外界搜索救援力量投放到灾区，解救出的被困伤员会涌入前方医疗机构，形成前方医疗机构的第二次伤员波峰；同时在高山峡谷地区的前方医疗机构，经初步处理需要转诊到后方医疗机构的重伤员，也将通过空中转运或修复的地面转运通道送到后方医疗机构，形成后方医疗机构的第二次伤员波峰。

3. 第三波　第三波的波峰出现在灾后的第 7～14 天，多出现在后方医疗机构。伤员为前方医疗机构在第二波次时段出现的危重伤员，这类伤员因伤情严重转运风险大而延迟转诊，经抢救治疗稳定后，需要转运到后方医疗机构，进行确定性治疗的复杂危重伤员；同时在前方医疗机构也会接收内科性疾病及因次生灾难致伤的伤员，但数量和伤情与第二波有明显差异。

4. 第四波　第四波的波峰出现在灾后的第 15～20 天左右，多出现在后方医疗机构。伤员主要是由初期在前方医疗机构接受重症监护治疗，而后出现各种感染控制不佳、器官衰竭等并发症，需转运到后方医疗机构的伤员组成；另外还包括由于心理创伤、康复需求、社会因素等需要，转运到后方医疗机构的伤员。

（二）伤情特点

每一个波次的伤员数量及伤情在不同地域的医疗机构也各不相同。近年来，随着紧急医学救援体系的建设与完善，一旦出现大量伤员，各种紧急医学救援的资源调配将立即早期介入，使伤员就诊的四波现象已不再典型。但分析不同医疗资源调控干预机制下的不同时段大量伤员就诊的伤情特点，对资源调配仍有极其重要的意义。

1. 前方医疗机构情况　由于灾难导致的大量伤员会在最短时间内涌入邻近的前方医疗机构，因此，前方医疗机构的第一波次的伤员数量多，而且大部分伤情通常较重，各型损伤均可出现，其中以颅脑损伤和胸腹内脏损伤最严重，死亡率也较高；同时还会涌入大量的四肢骨折及各种软组织开放性损伤伤员，需要开展相应的处理。

第二波次的伤员多是搜救出的被困伤员，这部分伤员的数量相对较少，但伤情复杂严重，可能已出现危及生命的各种情况，如挤压综合征、内环境严重紊乱等。

第三、四波次的伤员数量相对较少，伤情普遍较轻。

2. 后方医疗机构情况　在没有各种医疗救援资源调配和干预时，相较于前方医疗机构，后方医疗机构第一波次的伤员数量较少和危重伤员比例较低，多为医疗机构周边自行就诊的轻伤伤员和首诊在前方医疗机构（非重灾区），但能通过普通转运到后方医疗机构的伤员。

在转诊流程进一步畅通后，后方医院呈现伤员数量增多的第二波就诊高峰。此期伤员多数是经过前期现场和前方医院的筛检与早期救治，需要进行紧急救治的颅脑胸腹损伤、四肢骨折的伤员。这部分伤员经过积极有效的救治常预后较好。

第三波次的伤员数量较第二波次为少但伤情更为严重，能在本波次转送到后方医疗机构的伤员经过确定性的治疗存活率较高，但可能遗留功能障碍。

第四波次的伤员数量较多，伤情普遍较轻，但可能存在较多的内科基础疾病，很多伤员需要进行心理治疗或康复治疗。

（三）需求特点

由于突发灾难事件的不可预测性,无论是前方医疗机构还是后方医疗机构在接收第一波次伤员的时候,都会面临伤员救治资源短缺的问题,其中尤以前方医疗机构更为突出。而批量伤员的伤情决定对各级医疗机构医疗救治能力的需求(表2-6-1)。

表 2-6-1 各级医疗机构在伤员救治过程中对医疗能力的需求

医疗机构	波次	灾后时段（灾后天数）	伤员流情况		伤员对医疗救治能力的需求
			数量	伤情	
前方医疗机构（现场或邻近重灾区）	第一波次	0～1	极多	较轻	包扎止血、清创缝合、骨折外固定,少数外科手术
	第二波次	1～3	多	较重	损伤控制性手术,确定性手术、重症支持治疗
	第三波次	3～14	少	较轻	疫情控制、内科疾病治疗、换药
	第四波次	14～20	极少	轻	疫情控制
后方医疗机构（远离重灾区）	第一波次	0～3	多	轻	包扎止血、清创缝合、骨折外固定,少数外科手术
	第二波次	3～7	极多	重	救命性手术,确定性手术、重症支持治疗
	第三波次	7～14	少	极危重	重症支持治疗、内科疾病治疗
	第四波次	14～20	多	轻	内科疾病治疗、心理治疗、康复治疗

三、影响因素

各种灾难引起的大量伤员四波现象的原因多样,并非所有的自然灾难都会出现典型的四波现象。根据不同的因素累加可能会出现双波或三波现象。了解出现四波现象的原因,可以通过各种干预方式降低其累加效应,改善伤员的整体救治结局。

（一）灾难严重程度

自然灾难的严重程度常通过客观指标进行分析,如地震是以地震的震级、烈度、震源深度等来反映,海啸是以海啸的速度、高度来反映。通常来说,自然灾难越严重导致的人员伤亡、建筑物毁损、公共设施失能越严重,给大量伤员的搜索救治带来严峻的挑战。因此,越是严重的自然灾难,大量伤员的四波现象越明显,同时各波次的时段也会出现相对延迟。汶川地震时期四川大学华西医疗机构的地震伤员就诊量就呈典型的四波现象,伤员就诊的峰值分别出现在震后的第3天、第10天、第14天和第21天。

（二）地理因素

灾难伤员的搜救和转运效率都和地理环境密切相关。在人口密集的城市区域发生的灾难事件导致的受伤人数和伤情,都远较在偏远地区发生的损伤程度严重。如人口密度和经济水平相似,在山区峡谷地形发生的灾难与在平原地形发生的灾难受灾严重程度和救援难易度也是完全不相同的。

在其他条件相近的情况下,在人口密集的地区发生的灾难导致的大量伤员的四波现象更明显;在转运空难的山区峡谷地形发生的自然灾难,伤员就诊的四波现象更明显。

（三）气候因素

气候条件也是影响搜救和转运的因素之一。恶劣的气候如暴雨、大雾等原因,会导致搜救能力下降,转运途径和转运效率都受其限制。典型的案例就是汶川地震时,重灾区周围出现大雾,而导致航空转运不得不延迟;暴雨导致本就坍塌的道路更为艰险,陆地转运伤员大幅受限。

（四）公共设施因素

灾区的公共设施对伤员分流转送会呈现出双向的影响。重灾区的医疗机构受到严重毁损时丧失基本救治能力无法实现伤员的现场救治,不得不直接向后方医疗机构转送而出现各波次的提前;另一方面道路交通、通信的中断,导致前方与后方医疗机构伤员转送和信息反馈的延迟而出现第一、二伤员波次的延后,而经积极抢修后,这部分延迟的伤员可能会叠加在第三、四波次的伤员中,加重后方医疗机构的负担。

（五）应急响应措施

自然灾难的发生不可预测,一旦发生后政府和社会的应急响应措施也会对伤员的四波现象产生影响。

政府和社会应急响应启动越早,对灾区的灾情了解得越清楚,就会按照灾情投放救援力量。这些救援力量包括搜救队、紧急医学救援队、公安武警消防、通信、路政等,分布到受灾地区对掩埋受困的伤员积极搜救、开展现场医疗救治、维持地区秩序、排除通信及交通障碍,这些措施无疑都会加快伤员的转送,从而改变波次出现频率、缩短各波次的时间。

四、意义

灾难医学的前辈 Erik Auf der Heide 认为对短时间内产生的大批量伤员进行救治,最重要的不是技术,而是对救治行动的组织。大量伤员的四波现象是一种灾难救治所特有的规律,了解这种规律的目的在于指导灾难发生后各级医疗机构的预判与组织准备。

（一）对灾难救援指挥部门的意义

突发灾难事件的有效救治最为重要的是救援的组织工作,灾难救援指挥部门是整个救援行动的中枢,需要动态了解受灾各地的伤员情况,包括数量和伤情。按照大量伤员四波现象的规律,通过掌握第一波次伤员的数据布局投放到现场的救援力量和实施伤员转运分流。

（二）对现场救援的意义

对现场医疗机构或现场救援队而言,明确本单位短时间内灾难伤员救治的承受能力,对于非救命性的手术尽可能分流转送到后方医院,将医疗资源合理分配到轻伤员的确定性处理和重伤员的初步评估处理中。

（三）对后方救援的意义

后方医疗机构可出现典型的四波现象,因此掌握这种规律尤为重要。

1. 资源准备　在灾后第一时间就需要启动灾难应急预案,做好物资、人力资源的调配。特别是发生重大灾难时,第一波的伤员只是后续大波次伤员到来的预警信号,而非灾难救援的终点。

2. 伤员分流　发生重大灾难后,后方医院在灾后的第一时间需要尽可能地预留床位、围手术资源(影像检查、手术室、ICU 治疗单位)等。并根据实时到达伤员的情况安排前期经治疗伤员的分流转送。

3. 感染防治　在第二、三波次伤员到达时,要进行感染性/传染性伤口的病原学筛查,以防出现交叉感染。

4. 疾病谱变化　第三、四波次的伤员在病种上已有明显的区别,因此要实时地调整医疗工作的中心,由对创伤的救治转化为内科疾病及心理创伤救治和开展康复治疗。

（曹钰　唐时元）

第七节　灾难发生后紧急医学救援的时段管理

突发灾难事件的时段分期是建立在该灾难的生命周期之基础上的时段管理方法。每一个灾难事件都会经历潜伏、发生、发展和终止的周期,因此,对灾难救援的管理不应该局限的某一个阶段,而需要根据灾难事件的不同阶段,采取不同的应对措施。

灾难发生后紧急医学救援越早介入,伤员的救治成功率越高,并随着时间的推移急剧下降。以地震灾难为例,据统计 1976 年唐山地震的震后 1 天救出伤员的存活率为 81.6%,震后 2 天伤员存活率下降到 33.7%、3～5 天存活率仅为 36.7%、20% 和 7%;1995 年日本阪神地震前 5 天的伤员存活率分别为 80.5%、28.5%、21.8%、5.9% 和 5.8%,与唐山地震非常接近。所以,越早开展抢救,存活率越高。

在灾难发生后开展紧急医学救援的前 10 天里,每一个时段的应急工作均有所侧重,正确管理都能挽救生命,降低伤员致残率,提高灾后的生活质量。因此,将突发灾难救援一般分为预警期、应急期、缓解期和重建期四个阶段。而突发灾难的医学救援对象是人，除需要适应灾难救援的一般时段外还需要根据人体对灾难性损伤的承受能力进行分期。据地震应急期救人需求，震后 1 天为特急期，第 2~3 天为突急期（联合国救灾署称震后 3 天内为"黄金时间"），第 4~10 天为紧急期。现将灾难救援的时段按照评估和应对措施分别陈述。

一、特急期

特急期是指灾后 24 小时，尤其是 0~3 小时内。本时段的特点是在灾难发生后的几个小时内，由于灾区与外界信息中断，道路中断、交通中断、人员被埋压与亲友联系中断，重要信息全然不知。灾情信息"时间空白带"和"空间空白带"，给科学有效的组织救援带来很大的被动。但是在特急期内，获救人员的存活率最高，因此这个时期的主要任务为快速搜救伤员。

（一）评估内容

1. 灾情初步评估　在灾难发生后的第一时间，灾区各级政府职能部门的首要任务就是评估灾情。通过地震监测部门了解地震发生的震中位置、烈度、范围，预判重灾区的范围。同时通过一切可动用的方法，收集各地灾区受灾情况：包括人员伤亡情况、交通中断情况、信息中断情况。

依照国务院发布《国家突发公共事件总体应急预案》，根据突发公共事件导致人员伤亡和健康危害情况判断突发灾难事件的等级为：特别重大（Ⅰ级）、重大（Ⅱ级）、较大（Ⅲ级）和一般（Ⅳ级）级的哪一级，据此紧急上报并作出相应的国家、省级、市级、县级 4 级响应。

2. 医疗救治能力初步评估　在特急期内，灾区政府的卫生职能部门需要紧急对辖区的医疗机构进行医疗救治能力评估，以应对已经到来和即将到来伤员的救治工作。受灾当地医疗机构自身也需要进行紧急自我评估，以便及时向上级反馈调配医疗资源。

通常幸存医疗机构的救治能力分为三个级别：①救治能力保全：人员、设施、设备完好或轻微受损，能承担本医院等级的医学救援任务；②救治能力受损：人员、设施、设备受到部分损害，但尚能实施伤员的损伤控制性手术；③救治能力丧失：人员、设施、设备受到严重损害，甚至不能承担院内自救或一般医疗。

除了评估灾区医疗机构的救治能力以外还需要评估灾区周边医疗机构大批量接收伤员的能力，以及这些医疗机构与灾区的转运路径是否通畅。

（二）应对措施

1. 启动应急响应机制　灾区应急指挥部门在经过评估后，如当地存在明显或潜在的医疗资源缺乏，均需要派遣紧急医学救援队伍（包括医务、防疫人员，专家，组织管理、协调人员，通讯工程师，后勤保障人员），携带紧急医学救援物资、设备，以及救援队自身的生活物资奔赴现场开展现场救援的同时，统一安排后援力量、后方接收伤员基地。

以汶川地震为例，灾后重灾区的医疗机构的救治能力部分或完全丧失，因此急需外界的医疗资源输入。汶川地震后 6 小时，第一支成建制的医学救援队奔赴震区，此后各级医疗队陆续进入震区，最多时达到 500 余支队伍。

2. 实施紧急现场医疗救治　包括现场医疗救援队和当地有救治能力医院在内的现场医疗机构主要任务是开展伤员分检、现场紧急救治、伤员后送工作，而不需要开展确定性的手术治疗。

现场医学救援队主要任务是在伤员集中的区域进行伤情分检。为了区别伤情的轻重缓急，确定伤员处置的优先顺序，将灾区有能力救治的危重伤病员挑选出来优先救治，以降低死亡率及致残率、提高救治效率，检伤分类尤其重要。当大规模灾难发生后，第一批到达现场的当地居民，他们由于医学知识有限，仅通过主观判断将伤员分为急性和非急性两类。医疗救援人员到达后，由有丰富临床经验的医务人员将伤员按受伤程度进行分类，以确定优先救治和转运的顺序。同时医疗救援队也开展一些现场的创伤处置，包括止血包扎固定等措施，而不需要进行确定性的治疗。

现场有救治能力医院的主要任务是开展初步具体伤情评估，尽可能稳定重伤员的伤情，如有医疗资源允许可开展部分简单救命性手术。另一个任务就是对需要急诊手术治疗并能承受转运风险的伤员进行早期转诊后送。

二、突急期

突急期是指灾后的 2 ~ 3 天。本时段的特点是随着时间的推移,被埋人群的存活率逐渐由 90% 下降至 20%。

（一）评估内容

在这一时段由于前期的抢险救灾行动,破坏的交通、通讯设施得以修复,需要进一步对灾情进行评估,特别是需要对上一时段的信息空白地带的伤员数量、伤情、当地医疗救治能力进行评估。

特急期能自行就诊和比较容易发现的伤员都得到评估和初步处理,在突急期需要尽可能地发现那些坍塌建筑困住的伤员。

同时也需要对已经过初步评估处理的伤员数量和伤情进行评估,并与现存的医疗资源进行匹配,如存在潜在的医疗资源不足即早期向后方医疗机构分流转诊伤员。

（二）管理内容

1. 救治新搜救出的重伤员　本时段主要的任务之一是为在废墟下挖掘出的重伤员进行处置。发现废墟下的幸存者之后,医疗队员第一时间进入废墟内,根据埋压部位和幸存者的伤情,制定出科学合理的急救方案,采取心肺复苏、止血、包扎、固定、输液、吸氧、心理疏导等措施积极施救,挖掘出来后再紧急给予后续治疗,护送伤员至后方医院。

2. 大批量分流转诊伤员　现场的医疗机构需要对已评估及初步处理的伤员进行必要的记录,对于在当时当地的医疗条件下不能满足治疗需求的伤员,根据伤情对进一步确定性治疗紧急程度、确定性治疗效果转运风险进行个体化评估,做好转诊前的相关安排。

灾难救援指挥部门调集空中转运力量、陆地转运车辆根据受灾各地伤员的需求程度进行统一调配,并确定转诊后送的目的医疗机构,并向其传递待转诊伤员信息以做好妥善准备。

后方医疗机构在接收当地伤员的同时,需要根据灾难救援指挥部门的所安排需要接诊伤员的情况紧急安排分流平诊伤员,为伤员预留相应的医疗资源。

快速、高效的伤员后送是提高救治率和生存率的重要环节。伤员后送转运与疏散,应在伤员检伤分类的基础上,按照伤情程度及医疗资源的分布状况,合理选择伤员的后送方式和后送目的地。转运途径包括路运、空运和水运三种,救护车和救护直升机是常用的后送工具,救护车适用于短途运送,救护直升机适用于长途运送。伤员后送方式的选择应结合当地的地理环境以及道路交通的受损程度。例如在地震等类型的灾难中,因特殊的地理形势,道路交通阻断,直升机转运日益受到重视。

三、紧急期

紧急期为灾后的 3 ~ 10 天,随着政府、军方及外来搜救人员的到来,救灾物资也陆续送到,交通便利区域的患者也得到初步医疗服务,但由于尸体不能及时清理、营地卫生条件差等因素,这个时期容易出现传染病的暴发流行。

（一）评估内容

1. 后续灾情动态评估　重大的突发灾难都可能不仅仅表现为单一次的灾难破坏,而产生连续出现的灾难链。如地震除了伴随着余震,还可能出现泥石流、海啸、水灾、火灾等次生灾难;人为灾难如工业爆炸除了爆炸本身还可能出现有毒物质泄漏等问题。因此需要动态评估灾难事件的发展变化趋势,调整灾难医学救援的方向和性质。

2. 疫情评估　疫情本是灾难发生后的次生危害之一,之所以需要单独提出是因为一旦疫情暴发,不但伤员受累,灾区的普通灾民甚至救援人员都可能受到影响,需要高度重视、早期介入。

3. 伤情评估　由于灾区医疗机构的救治能力有限,伤员并没有得到确定有效的治疗,因此对于伤员必须处于动态评估的过程中。

（二）管理内容

1. 次生灾难的防控　灾难救援指挥中心需要收集来自多方面渠道的信息,统筹分析了解可能会出现的后续灾情,并做好相应的应对预案。

2. 防疫工作　本时段灾区的前方医疗救援队中最重要的工作之一就是筛查各种感染、传染性疾病。防疫和疾病控制部门的医疗队应尽早进驻到灾区,对灾区的空气、水样、食品等进行检疫,并对灾区进行消毒防疫处理。

3. 重伤员转运　在突急期,伤员的转运对象主要是需要进一步确定性治疗但伤情稳定的伤员,不稳定的伤员在前方医疗机构进行相应的重症监护及支持治疗,一旦病情稳定或医疗资源充足的情况下采取重症监护转运的方式转送到后方医院。

（曹钰　唐时元）

第八节　大规模伤害事件的救治原则

重大灾难往往造成大规模伤害事件(mass casualty incidents,MCI),医疗服务需求短时间内突然显著增加或异常复杂,加上对灾区直接冲击造成的负荷损失,导致医疗服务的需求激增与医疗系统的应对能力失衡。MCI 后,进行有效的紧急医学应对,有助于提高医学应对效率和改善伤员结局,避免造成更严重的后果(图 2-8-1)。

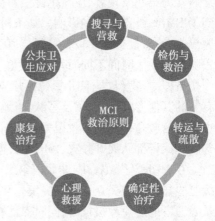

图 2-8-1　大规模伤害事件的救治原则

一、MCI 定义和评估

MCI 不仅是指突发公共事件导致的人员大量伤亡,更重要的是受影响地区是否能有效应对该突发公共事件。如 2008 年四川汶川地震、2010 年海地地震、2011 年东日本地震、2013 年四川芦山地震等均属于 MCI 范畴,这些灾难事件重要的共同点是事件所造成的人员大量伤亡,其影响远远超出了当地可应对能力。与传统的伤亡事件相比,MCI 具有三个特征:一是事件导致大量的人员伤亡,使已有可用资源和医疗需求之间产生了矛盾;二是由于受到 MCI 冲击,救治人员、应急设施以及后勤供给的损失或缺乏进一步加重这一矛盾;三是 MCI 中的救援环境或条件,往往限制医疗应对的开展。

由于需要考虑 MCI 引起的人员伤亡及其医疗应对这两个方面,MCI 没有绝对的数量定义值。一次 MCI 中,通常认为至少 3 例患者,但是由于不同地区具有不同的应对伤亡能力,MCI 很难绝对量化。如在一个偏远乡村,同时 2 例危重症患者和 1 例轻症患者,当地的医疗应急系统若不足以应对,可认为是 MCI。在城市,可能需要 5 例或 5 例以上患者才会宣布 MCI。因此,突发公共事件能否被认定为 MCI,取决于伤员数量及其伤情程度是否超出当地可用医疗资源的应对能力。

二、MCI 紧急医疗应对系统及其指挥系统

应对 MCI 需要调动许多应对资源,可能涉及众多应对主体,需在 MCI 发生后早期,构建其紧急指挥系统(incident command system,ICS)及其紧急医疗应对系统(emergency medical response system,EMRS)。应对 MCI,需要许多应对组织共同参与,首要任务是按照"统一指挥、分级负责"的原则,组建 ICS。MCI 发生后,越早组建 ICS,越能掌握应对的主动权。我国在近年来各种重大灾难事件应对实践的基础上,已经构建了政府主导的紧急医疗救援体系,其应急指挥、现场救援、医疗救治、卫生防疫等相互配合。

MCI 的 ICS 统一指挥和协调区域内的紧急医疗应对,一般包括指挥、计划、执行、后勤、管理等基本工作架构,相互配合、协调一致,共同做好 MCI 的紧急医疗应对。在我国,根据区域分布,依托医疗卫生机构,分别组建了应对突发公共事件的紧急医学救援、突发中毒、传染病防控和核辐射事件等应急救援队伍。MCI 时,ICS 具体职责分为指挥决策和现场控制。在我国,卫生行政部门统一领导和调配由医疗机构、卫生防疫等组建的医疗卫生应急队伍。

MCI 时,EMRS 一般涉及伤员搜寻与营救、伤员检伤分类与初步治疗、伤员疏散转运和伤员确定性治疗等基本环节,上述环节间的运行不衔接或应对负荷不匹配,可能影响整体伤员救治的时效性和整体救治结局。检伤分类是为了区别伤情的轻重缓急,以确定伤员处置的优先顺序。现场往往不具备大手术所需的物质和环境条件,也不具备术后所需的监测和伤员恢复条件,伤员经现场初步稳定后,应尽可能迅速转往后方进行确定性治疗。伤员到后方医院后,应再检伤分类。对特殊类型的 MCI,如核应急相关事件,应重视院前与院内的洗消处理程序培训与相应的设备配置。

三、MCI 伤员搜寻与营救

MCI 伤员搜寻与营救取决于应急物资、设备、设施、技术与人员因素,也易受 EMRS 外部因素影响,对事件发生的时间、地理位置、气候条件、交通状况等救援环境因素依赖程度高。搜救伤员包括确定伤员所在位置,将伤员从被困处营救出来。近年来,声波/振动生命探测仪、光学生命探测仪等评估技术以及搜救犬能协助伤员定位,以及依靠强有力的剪断、钻孔及提起工具,大大提高了受困伤员的搜救成功率。MCI 现场,当地民众通常为第一发现者,应强化民众的初步急救水平,发挥自救及救人的能力。此外,伤员的搜寻与营救还受到了 EMRS 外部因素的影响。如玉树地震中,玉树地处高原寒带,从平原急进高原开展救援工作极易出现高原反应,给救援带来了极大阻碍。道路交通状况在伤员搜救中也起着至关重要的作用。地震造成的人员伤亡随地震发生时间不同而有差异,尤其是夜间地震会加重室内人员伤亡。

伤员搜寻与营救是 MCI 紧急医疗应对的上游环节,并不仅仅是依靠医疗专业人员参与,更多地依靠与搜救有关的其他专业人员,以及军队、当地民众和社会志愿者的共同有序参与,以形成协同应急救援能力。伤员搜寻与营救是依靠众多救援力量协同救援的过程。汶川震后 18 分钟,军队启动应急预案,1 小时后,驻汶川部队和武警部队展开救灾。MCI 时,搜救队伍中有医疗专业人员参与,将有效提高对伤员的现场医疗处理能力。在 MCI 应急救援中,非政府组织(non-government organization,NGO)和志愿者是一支重要的应对力量,救援经验显示普通民众往往是突发公共事件紧急救援的第一实践者,因此应急预案需要强调加强普通民众以及志愿者的应急救援能力,同时保证有序、协调、顺利地进行救援工作。

MCI 伤员搜寻与营救最主要目的是伤员脱困和进行最基本的伤员生命支持。对特殊类型的 MCI,在此基础上应给予针对性的紧急处置。对 10 490 例唐山地震伤员的统计研究表明,被救时间与生存率的关系密切,震后 30 分钟内挖出的伤员,救活率为 99.3%,震后第 1 天为 81.0%,第 2 天为 33.7%,第 3 天为 36.7%,第 4 天为 19.0%,第 5 天仅为 7.4%,因此,必须在灾后尽快搜救可能幸存的伤员,帮助伤员尽早脱困并进行最基本的伤员生命支持,包括迅速给幸存者建立输液通路补充液体以纠正脱水,对于威胁生命的紧急情况如气道阻塞、过度失血等,进行快速处理。对特殊类型的 MCI,在此基础上应给予针对性的紧急处置。如对核应急相关事件,需加强现场环境的辐射监测,对被救伤员进行必要的辐射检测和洗消处理。

四、MCI 伤员检伤分类与初步治疗

MCI 的伤员检伤分类是通过所选择的分检程序对大规模伤员进行分类,以确定伤员获得转运后送或确定性救治的优先顺序。在大量伤员且医疗资源严重不足的救援现场,如何运用有限的医疗救护人员、仪器设备、急救药品及运输工具,使更多伤员得到有效救治十分重要。这就需要检伤分类,依据检伤分类原则,对伤员进行伤情的评估和判断,决定不同伤员救治及后送的优先顺序,以有效利用有限的医疗资源,降低伤员整体死亡率。MCI 后的早期阶段,易发生现场检伤分类不规范,导致对伤员的分诊不足或过度。分诊不足,需要紧急救治的重伤员将会延迟治疗,增加可预防死亡的发生率。分诊过度,将非重症伤员分类至需要紧急救治、住院或者转运的区域,会加重大量伤员与有限医疗资源之间的矛盾,增加重症伤员的死亡率。MCI 中,伤员的检伤分类需动态进行。

对搜寻到的伤员进行检伤分类后,对不能及时转运的危重伤员进行初步稳定干预,以增加后续医疗干预对伤员结局改善的可能性。伤员的存活取决于从受伤开始到接受确定性治疗的各个环节,包括现场救援、医疗运送、急诊室、手术室、ICU 和病房等,现场初步稳定干预是伤员救治生存链的开始,也是重要的一环。大量伤员出现时,应根据伤情伤类,进行检伤分类,确定救治的先后顺序和救治重点,较重伤员经立即稳定性处

理后,迅速组织力量将其后送进一步治疗。现场救护中遵循尽最大努力救治最大多数伤员原则。常见现场初步稳定干预措施包括紧急气道处理、抗休克、止血、清创、包扎、固定、补液,部分伤员还需行骨筋膜室切开减压等紧急处理。

MCI 时,伤员检伤分类应综合考虑有限的可用应急资源,对最需要急迫处置的伤员进行合理救治,以提高大规模伤员的整体存活率。MCI 时,大量伤员的医疗需求往往超过当地可用的医疗资源。在现场医疗点,从大量伤员中分检出需紧急救治的重伤员是检伤分类的主要任务,伤员越多,准确分检的挑战越大,而重伤员获得紧急救治的时间越长,可预防死亡的发生率则越高。分检过程中,如果不考虑有限的医疗资源,易导致过度分检,而过度分检会导致后方医院超负荷,增加重伤员的死亡率。

五、MCI 伤员转运与疏散

MCI 发生后,迫切的救援任务是在最短的时间内,需要多部门、多环节相互配合,应急转运和疏散大量需要救治的伤员。伤员转运过程中要避免二次损伤。地震常常造成灾区严重的设施破坏,易发次生灾难,医疗卫生机构损毁、物资供应缺乏,在灾区现场难以进行除现场急救以外的医疗救治工作。除极轻伤员外,多数伤员均需后送。快速、高效的伤员后送是提高救治生存率的重要环节。日本 Hanshin-Awaji 地震和海地地震救援表明,灾区医疗卫生系统无法承载大量伤员救治需求时,伤员快速后送是降低死亡率和致残率的关键环节之一。多方人员的协调配合是高效、安全转运伤员的重要保证。在伤员获救后,需采取措施以避免幸存者在转运过程中受到进一步损害。

MCI 伤员应急转运与疏散,与伤员数量和伤情程度有关,也与转运通道建立和转运工具数量有关,只有建立可进行大规模伤员转运的通道,才能保证大规模伤员的应急转运与疏散。MCI 伤员转运途径包括陆运、空运和水运三种,救护车和救护直升机是常用的后送工具,救护车适用于短途运送,救护直升机适用于长途运送。空运包括直升机和固定翼飞机转运。转运方式选择应根据当时综合条件、伤员轻重和道路状况等综合判定。我国用飞机转运大规模伤员始于唐山地震救援,汶川和玉树地震中,由于灾区特殊的地理位置,破坏严重的地面环境,空运是一种很有效的伤员后送方式。MCI 伤员可采用立体转运机制。

MCI 伤员应急转运与疏散,是在伤员检伤分类的基础上,按照伤情程度及医疗资源的分布状况,合理选择伤员的后送方式和后送目的地。伤员转运与疏散同时,也要保障人员、装备和救援物资等医学救援力量及时投送。伤员后送方式的选择主要在伤员检伤分类的基础上,同时结合当地的地理环境以及道路交通的受损程度。生命体征不稳定的危重伤需现场稳定性处理或立即转送至最近的医疗机构救治,待稳定后再进一步后送。玉树地震地处高原,震中位于高寒山区,地面后送工具难以发挥作用。绝大部分伤员均以空运后送。在选取后方医院时应事先充分评估其收治能力是否符合伤员需求。

六、MCI 伤员确定性治疗

MCI 伤员确定性治疗环节是改善伤员结局的重要阶段,应尽早建立固定或临时伤员确定性治疗场所,多学科、多专业人员参与,来满足大规模伤员的确定性救治需要。灾难救援经验显示,为提高伤员存活率及改善预后,缩短伤员从受伤地点转运至医疗救治地点的时间至关重要。汶川地震中 21.07% 的重伤员在地震后72 小时内获得了确定性治疗,96% 的重伤员在地震后 7 天获得了确定性治疗,这在降低汶川地震伤员死亡率和伤残率中发挥了重要作用。MCI 后,往往很难及时联系到救护车把危重伤员送往后方医院,医疗队可在移动医院内对危重伤员进行必要的处理,病情稳定后后送。帐篷手术室在地震时临时搭建,可保证伤员得到及时手术。应进一步完善移动医院的危重病抢救单元,做好搜救现场的医疗后盾。

MCI 伤员确定性治疗环节仍需开展分类治疗,把握救治重点,对已被医疗机构收治的伤员仍需动态再分检,按伤员的伤情程度予以相应的确定性治疗优先顺序,以确保伤员院内合理分类救治。MCI 中,短时间内增加的伤员数量往往会超过医疗机构的处理能力。已被医疗机构收治的伤员仍需动态再分检,一方面使短期内有限的医疗资源得到合理利用,另一方面也便于对急危重症伤员迅速救治,降低伤残率。刘纪宁的调查表明,按伤情程度分为危重、中度、轻伤,并以此为基础决定伤员的诊治顺序,通过上述有效的预检分诊,快速有效区分伤员的病情轻重,降低死亡率,对保障伤员顺利救治至关重要。院内分检的主要目的是识别存在威胁生命损伤的伤员,并给予紧急的医疗干预。

MCI 伤员确定性治疗环节对医疗资源条件的依赖性较高。确定性治疗场所并不局限于固定医疗机构,由于移动医疗设施和装备的使用,可有条件地扩展确定性治疗场所。MCI 现场,医疗卫生机构可能面临破坏,供水供电受限,卫生条件差,医疗器械、药品供应不足,辅助检查能力有限。此种情况下,应以抢救生命、急救处理,安全后送伤员到有较好条件的医疗机构进行确定性治疗,不应强求在医疗环境较差的条件下进行较大的确定性治疗。确定性治疗场所并不局限于固定医疗机构,由于移动医疗设备的使用,可有条件地扩展确定性治疗场所。组建轻型飞行医疗队和前线外科手术队等方式,为伤员后送提供条件,提高救治效率。在灾难救援中移动医院的应用越来越多。另外,医疗列车、医疗船舶和飞行医院各有所长,与移动医院优势互补。

七、MCI 伤员心理救援

心理救援是 MCI 紧急医疗应对的重要组成部分。应根据紧急医疗应对的部署,合理安排心理救援的工作重点,对重点人群早期采用"心理疏导"和"心理危机干预"技术开展心理救援。作为一种重大应激事件,灾难会对个体心理产生严重影响。一项调查汶川地震后急性应激障碍(acute stress disorder,ASD)的发生率研究显示,四川某县灾区群众的 ASD 发生率为 12.59%。"9·11"事件后,心理卫生重要性被广泛认识,被纳入灾难应急反应体系。灾难相关精神/心理异常往往在灾后立即发生,伤员既要面对身体的伤害,还会普遍存在情绪、认知等异常,需及时获得心理救援。心理疏导和心理危机干预是科学救援的重要环节。调查显示,对汶川地震 60 例伤员进行心理救援,其心理不适感(焦虑、恐惧、睡眠障碍等)均有明显改善。此外,应重视对救援人员的心理筛查和心理辅导工作。

八、MCI 伤员早期康复治疗

MCI 后,大量伤员会出现身心障碍和功能康复需求,在医疗紧急救治期之后,需进行全面的康复工作,以提高伤员的整体康复效果及生存质量。卓大宏认为,灾难救援中康复医学发挥其独特贡献。在"9·11"事件及 2005 年卡特里娜飓风后,有调查评估伤员的康复需求时发现,骨折、皮肤损伤、疼痛、心血管系统、神经系统疾病及心理改变、截肢等为主要康复需求。不仅要帮助伤员身体方面康复,还应重视伤员在心理-社会方面的康复,要发挥治疗团队的协同作用,重视与不同专业之间的密切合作。

九、MCI 公共卫生应对

MCI 时,为指导公共卫生应对,公共卫生快速评估应与伤员紧急救护同时进行。通过早期评估,了解 MCI 对公共卫生和医疗基础设施的影响,以及急需解决的公共卫生问题,以实施适度、及时和针对性强的公共卫生应对措施。公共卫生及其应对状况是医疗卫生救援信息发布的内容之一。MCI 时,需要对现场进行快速的公共卫生评估,以确保所采取措施具有针对性和有效性。紧急状态下现场的公共卫生快速评估,提出公共卫生需求和计划优先的干预措施,是灾难应对中必不可少的环节。灾后公共卫生状况与需求评估分为紧急状态下的快速评估与灾后详细评估,紧急状态下的快速评估,指在灾后紧急救援同时,在最短时间内对灾区开展快速的卫生评估,以了解灾区基本的公共卫生状况及其应对能力,识别最主要的公共卫生隐患,确定干预策略、类型和优先项目。

(沈伟锋 马岳峰)

第九节 空中救援在灾难救援中的应用

空中救援是一门新的医学学科,它把一个高质量的重症加强监护病房移至医疗救护直升机内,其反应快、救援快、机动灵活等优点,与传统的陆上和海上救援相比有着无可比拟的优势,真正实现了快速反应、空地一体化救援新模式。

空中应急救援体系作为国家应急救援体系的重要组成部分,具有专业性强、技术与后勤保障复杂、管理与指挥难度大等特点,大规模调动需要依靠专门机构方能实施。在抗灾救援及处置突发事件的各项措施中,空中救援具有快速、高效、受地理空间限制较少的优势,具有不可替代的作用,逐渐发展成为世界许多国家普遍采用的有效救援手段。

中国空中医学救援工作指导委员会于2014年10月9日正式成立,由在该领域具有较丰富理论、实践的军地专家组成,坚持"关怀生命,科学救援"的宗旨,指导规范开展空中医学救援教学培训运行工作,组织制定并实施国内"空中急救标准",参加国内外空中医学救援工作。

一、空中医学救援特点

空中救援是在发生重大灾难或突发事件时,以军用和民用空中力量为依托,充分发挥飞机救援快捷高效的优势,多机种、多架次、高覆盖、高密度空中作业,在最短的时间内实施救援,最大程度降低灾难损失,确保人民群众的生命和财产安全,实现最佳的救援效果。

空中医学救援不同于地面医疗急救,是空中领域的一项特殊医疗急救,专业性强,对医疗装备、操作技能以及医务人员身心、技术素质等均有严格要求。归纳起来,空中应急救援主要有以下特点。

（一）反应速度快

灾难具有突发性和紧迫性,时间是救灾的生命线,任何延误都可能造成灾难的恶化或进一步扩散。空中应急救援具有响应速度快、在复杂环境下能够保证第一时间到达灾难现场、满足救灾快速反应需求等特点。

（二）适应恶劣环境

灾难的发生往往会伴随着大风、大雨或者大雪等恶劣气候,有时会发生在人员密集的城市中心区或交通不便的荒郊、山区等区域,在这些情况下,空中应急救援装备,特别是直升机能够采用悬停方式救人或机降救援人员和物质,能够在恶劣狭小的飞行空间中有效完成救援任务。

（三）能够完成多种救援任务

在救灾中,空中救援可执行侦察灾情、运送救援人员及物资、撤退受灾民众或伤员、援救受困人员、吊运大型救援设备、中继通信、消防灭火及卫生防疫等任务。根据机载任务设备的不同,空中救援执行不同的任务,小到抢救个别受困人员或伤员,大到地震、风灾、水灾、核泄漏等重大灾难。归纳起来,空中救援装备可应对威胁物质的事故(如核泄漏、油库爆炸)、计划性事件安全保障(如世博会、国庆庆典、大型文体活动)、自然灾难(如地震、水灾、雪灾)、火灾(森林大火、高楼起火)、交通事故(空难、列车相撞、沉船、高速公路重大车祸)、应急通信、害虫及其他紧急事故处理等任务。

在2008年汶川"5·12"特大地震中,空中救援成为救援行动的最大亮点,大大提升了应急救援的效率。首先集结兵力,为抗震救灾提供强有力的组织保证:地震后仅20分钟两架伊尔-76飞机紧急升空,最先将242名专业救援队员和33吨特种装备火速运抵灾区;其次调集物资,为全面战胜危机打下坚实的物质基础:空运设备装备,为消除隐患,防止次生、衍生灾难的发生,抢占先机;再次构建信息平台,为应急通讯和应急指挥提供高效设备装备:灾情发生后电力、交通、通讯全部阻断,信息无法传递成为制约救援工作开展的首要难题。5月13日凌晨装载着"四川移动青年突击队"队员的飞机在滂沱大雨中起飞,并成功将队员空降平武,与外界隔绝近22小时的平武首次通过卫星电话与外界取得了联系;最后转移伤员,发挥医疗资源的最大潜能。

（四）停机坪的设计需规范标准

城市的高架直升机停机坪地处城市之中,其周围裹挟着林林总总的高楼大厦,下面可能是繁华的商街或稠密的居民区,直升机在这样危机四伏的空中走廊里飞行,自身的旋翼在扰动紊流。还可能遇到高楼风的影响,降落时还要考虑场地条件。一旦失事,航油喷溅爆炸起火,祸及四周将会引发灾难性的后果。

停机坪的设计是一个结合建筑、结构、场道、通信、导航、消防、助航灯光等多专业的系统工程。设计者应准确理解有关规范和标准的实质与精神,把握好停机坪适用对象的性质和重要性。处理好停机坪和主体建筑之间,安全和经济之间,美观和适航之间,空中管制方、承运方和乘客之间的诸多关系,为空中救援人员提供一个安全适用而便于停靠的港湾。

二、国外空中救援特点及启示

通过几十年的发展,欧美发达国家、俄罗斯以及澳大利亚等国都建立了各具特色的国家空中救援体系。

国外空中救援装备体系平时可为社会提供有偿或无偿的专业化空中作业或救助服务,政府给予适当的财政补贴,以维持其正常运转,遇有大规模自然灾难和公共危机事件时,可随时应召作为国家的救援力量,统一参与抢险救灾,他们的发展经验,非常值得我国借鉴。

（一）国外空中应急救援装备体系建设特点

在战略上高度重视空中应急救援装备体系建设:装备体系以直升机为主,固定翼飞机和其他飞行器(无人机、飞艇等)为辅所构成。空中紧急救援响应时间在30～60分钟:在人口密集的城市和高速公路,按面状和线状进行空中救援区域规划,医疗救援的响应时间在30分钟以内(有些国家可控制在15分钟内)。在野外紧急搜索与营救,高速公路、道路交通救援,配合城市高层建筑消防等空中救援的响应时间在60分钟内。

体系建成后,配套设施和空管服务到位:国外通航机场数量众多,大多对通用空中开放,发达的空中导航网络可以引导飞行员在特定的航路上准确地飞行;低空空域空中交通管制的解除也为空中应急救援力量的发展扫除了障碍。

（二）国外空中救援体系建设给我们的启示

空中产业发展是空中应急救援的物质基础,空中救援体系建设必须与经济社会发展相适应,在战略上重视并制定发展规划,以国家意志推动并组织实施,走出一条军民结合、平灾结合、专业力量和社会力量相结合的路子,才能够满足各类空中应急救援的需求。

空中应急救援保障条件建设是空中救援体系建设的重要支撑。机场的布局与建设、飞行器的综合保障、健全的飞行人才培养和储备机制等是实现空中应急救援体系建设必不可少的配套条件。完善和优化空域管理机制,建成能够满足各类飞行活动的成熟空域管理体系,按照不同空域的交通繁忙程度和飞行类型进行科学管理,低空空域开放,不但能极大地促进空中应急救援装备和力量的发展,同时也将大大提升空中应急救援响应速度。

三、国内空中救援的发展现状

空中救援在我国虽应用多年,但持续运行能力差,直到2002年武汉急救中心开始了国内第一次直升机商业救护。现行大多数飞行器均为改装或临时组装而成,存在救援设备不固定,救治条件有限;救援人员多为临时抽调,缺乏应急救援的训练,救援能力参差不齐,彼此之间缺乏默契的配合;救援指挥机构面对多方救援力量不能很好地协调,导致空中医学救援处于忙乱无序的状态。

随着我国综合国力和国际地位的提高,鉴于我国国内及周边局势的严峻变化,建立我国的直升机空中"120"救援系统的条件日趋成熟、呼声日高、势在必行。建立一支思想统一、技术过硬、服务一流的专业化、专职化、信息化、科技化、国际化的空中医疗救援队伍,成为国内空中医学救援发展必然趋势。

2014年10月12日第四军医大学附属西京医院成为国内首家具有完备空中医疗救援能力的医疗机构,成功打造首条成建制的空中医疗通道:医院拥有固定的直升机,组建专门的空中医疗救援队伍,直升机内专业急救器材配备完善,医疗队、机组成员随时待命,可遂行医疗救援任务。

2016年5月,国务院办公厅印发了《关于促进通用航空业发展的指导意见》,明确提出鼓励和加强通用航空在抢险救灾、医疗救护等公益服务领域的应用。2016年8月14日,浙医二院、解放军总医院、西京医院、湘雅医院等14个单位与中飞医疗有限公司、西安天和防务共同发起倡议,在杭州成立了中国空中急救医院联盟,旨在通过联盟的运作,制定行业标准化运行规范,完善空中救援人员培训、急救制度及流程制定,推进中国空中救援体系的发展。8月14日首次由国产通航移动塔台指挥车保障的航空医疗救护在杭州取得圆满成功,标志着我国航空医疗救护保障能力迈上了新台阶。

四、提升国内空中救援体系的关键

为进一步提高我国应对重特大自然灾难和突发事件的空中救援能力,加快空中医疗救援体系的建设,国内专家正在大力呼吁成立由政府主导,军队、民航及其他各部门参与的协调议事机构,共同研究制定空中医疗救援体系建设总体规划,推出空中医疗救援税收减免政策,建立快捷有效的航线审批程序,尽快开辟空中医疗转运绿色通道,实现救援直升机、地面救护车与合作医院全程无缝隙空中医疗转运,构建空中医疗救援网络。

基于我国空中救援体系的发展现状,笔者建议从以下方面着手构建完善的、适合我国国情的空中救援体系:

直升机救护站点的设置:尽快以大中城市为点,修建直升机机场及辅助设施,在城乡修造可以停放直升机的健身场所,清除周围障碍物。以广大国土为面,直升机航程为线,建立平战结合、军民结合的直升机空中"120"救援系统,同时成立全国统一的直升机救援指挥中心及省、市、地、(区)县分支机构。

在重特大自然灾难频发高发地区规划建设必要的地面基础设施,如直升机升降场地、灯光、标志等,制定特殊情况下的飞行规范以及将卫星导航等现代科技用于空中救援的技术标准和程序规范。

相关人员培训:加快人才培养,开展空中医疗救援从业人员培训和考核,建设一支思想统一、技术过硬、服务一流的空中医疗救援队伍,为推动空中医疗救援工作提供人才保障。针对直升机救援的特点,由国家卫生计生委组织、民航参与、医科大学具体实施的专业教程,对相关医护人员进行空中医疗培训。

城市发生的突发事件,特别是重大交通事故及严重火灾的紧急事件,第一支响应力量是公安干警及消防救援部门,武警及消防官兵往往是第一批接触遇难者的人员。为了使伤员的止血包扎、骨折固定、心脏复苏等紧急救护工作尽快实施,客观上要求公安及消防战斗员具有紧急救护技能,最大限度地挽救遇难者的生命。目前发达国家的专职公安及消防队员都具一定的紧急救护技能并取得了国家相关部门的资格认证,而我国尚缺乏相应的法规规章,本着"自救互救"人道主义原则,公安及消防员需定期学习反复强化医疗救护技能。

在重要城市、自然灾难频繁发生的地区和有条件的大企业组建以通用空中为主的救援队伍,加大培训力度,有针对性地进行演习演练,提升地方政府和企业空中应急救援能力。另一方面要以我国现有的军用空中力量为基础,加大空军参与地方灾难救援的组织训练,有针对性地提高指战员在灾难救援中应急指挥决策、方案制定、灾区医疗、心理调试和军地协同作战的能力。

尽快开放低空空域:我国直升机医疗救护之所以发展滞缓,与直升机救援的高额花费以及低空飞行的管制分不开。事实上发达国家对于承担空中救援的高额费用已有较成熟的经验,遇到突发事件、意外伤害、急症危急的情况,保险公司都可以为患者承担部分费用,这大大减轻了个人的经济压力。我国应健全居民保险制度,以社会健康保险为主、辅之以商业保险,尽量做到应保尽保、全程覆盖。

目前我国空中管制还是非常严格,为适应我国对通用空中发展的新要求,国家有关决策部门应尽快出台开放低空空域的法律法规,以便民用飞机平时的救援训练和演练,并尽量简化飞行审批手续,同时要严格空中医疗救援机构准入制度,不断优化空中医疗救援法制环境。

加强宣传,促进交流合作:相关部门需要加大空中医疗救援体系建设重要性和必要性的宣传力度,积极开展空中医疗救援知识宣传教育,提高社会各界参与空中医疗救援意识,向广大市民普及空中医疗救援的新理念和做法,营造有利于空中医疗救援体系建设的良好氛围。在借鉴国外先进做法的基础上创建具有中国特色的空中医疗救援新体系。

(尹 文)

第十节 灾难事件中的心理卫生

一、灾难事件中的心理问题

(一) 灾难心理学概述

灾难具有突发性(suddenness)、不熟悉(unfamiliarity)、未预期(unexpectedness)、高度的地区性(highly localized in scope)以及警报脉络的变异(warning contexts varied)等特点,当灾难带给人们的心理应激超过了其应变能力的底线时,便会导致各种各样的心理问题。因此,在灾难救助中,我们不仅仅需要关注躯体创伤的救治以及物资的供给,还应该注重精神与心理层面的建设。

纵观灾难医学的发展历程,人们在生命救援领域中已经累积了宝贵的经验。越来越多的人认识到"始于灾前,重于灾中,延于灾后"这个基本原则的重要性,且不乏专业书籍,以"灾前准备"、"灾中救援"以及"灾后重建"作为总纲展开讲述,内容翔实,阐述精辟。2006 年 Reyes 和 Jacobs 出版的《国际灾难心理学手册》标志着灾难心理学的确立,尽管近年来国内灾难心理教育、心理救援以及心理干预的知识体系已日趋完善,但是在实际应用中仍存在诸多难点,比如:灾难精神卫生体系不完善;心理救援带来的二度伤害;心理救援资源分配不合理,导致效果打折扣;受难者不知道自己需要心理卫生服务,也不会主动寻求此方面的帮助;各阶段的心理与其他救援资源的整合困难等。

灾难心理学融合了灾难学、临床心理学、健康心理学、公共卫生学等多门学科的基础,本章聚焦于灾难事件中常见心理问题的处理以及灾难精神卫生体系的构建,在基于国情、以人为本的前提下,同时考虑可行性以及实用性。

（二）灾难事件中常见的心理问题及处理

1. 灾难事件中心理问题的识别　灾难应激其实是人类在异常情境中的正常反应,伴随着灾难事件的发展,不同人(生物学背景、社会生活经历、社会家庭支持、灾难中经历的应激事件)最终会出现不一样的结局,可以简单地将灾难带来的伤害分为躯体创伤、心理问题以及两者混合。大多数受难者在经历灾难事件之后恢复得很好,然而,有些人却出现了精神障碍、极度痛苦或危害健康的行为。心理问题可以发生在灾难救援过程中任何阶段,它们与躯体伤害以及其他影响因素之间交织影响,十分复杂,及时准确识别表现不一的心理问题是心理救援工作的前提。常见的灾难心理问题有:①急性应激障碍(acute-stress-disorder, ASD);②创伤后应激障碍(post-traumatic stress, PTSD);③适应障碍;④抑郁障碍;⑤自杀等(图 2-10-1)。研究发现 PTSD 的发生率与创伤事件的暴露程度、躯体伤害的程度等高度相关,同时,性格内向、女性、社会支持较低、童年期有创伤经历、在灾难中丧失了亲人的个体更容易患 PTSD。因此,对这些具有高危因素个体应格外关注,而且在早期人力资源极度缺乏的情况下,有的放矢,能提高救援效率。

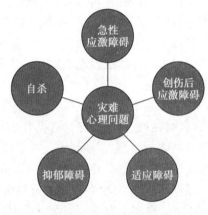

图 2-10-1　灾难心理问题

经历灾难事件后是否发生心理创伤可能与以下三个因素相关:灾难本身的严重程度、当事人的年龄和个性特征以及社会支持系统。因此,救援者应全面调查并了解伤员的情况,仔细筛查,重点跟踪,有针对性地进行心理救助。在《突发事件公共卫生风险评估理论与技术指南》一书中提到了"灾区居民心理状况与需求评估表",该量表涵括了基本情况、情绪及身体反应、应对方式以及需求四个方面的内容,能够用于救援者灾后进一步了解灾区群众心理状况与需求。通过设计一些简单的问卷,非精神心理专业人士也可以辅助筛查,这样工作效率大大提高。值得注意的是,有部分受难者主诉身体不适,除了相关躯体疾病的可能,也要与躯体化症状相鉴别。加之,心理应激能诱发躯体疾病(脑血管病、冠心病以及消化道溃疡等),因此,具有相关躯体疾病病史的患者也应予以特殊关注。

2. 灾难心理应激反应及其处理原则　人们在目睹或者经历灾难、战乱、暴力或者失去亲人后,往往感受到巨大的痛苦,并产生严重心理后遗症,主要包括 PTSD 等心理疾病。2013 年 WHO 发布的《创伤后心理疾病治疗指南》(Guidelines for the Management of Conditions Specifically Related to Stress)针对灾难事件中不同的心理问题有不同的干预建议。

（1）急性创伤应激症状:急性创伤应激症状(acute traumatic stress symptom)指的是应激时间后的 1 个月内出现闯入、回避和高警觉,并伴随着显著的功能损害;其他的急性应激症状还有过度换气、分离转换障碍、儿童继发性非器质性遗尿等。指南对急性创伤应激症状有如下几点建议:

1) 心理干预:①具有显著急性应激创伤症状及日常功能受损成人应考虑 CBT,而在应激 1 个月内,单独使用问题解决咨询(problem-solving counselling)、眼球脱敏与再加工(EMDR)、放松以及心理教育不一定有效;②在没有合格的心理工作者(经过正轨培训、考核与督导)提供 CBT 支持的情况下,除了心理急救(psychological first aid)之外,还可进行压力管理干预;③对于儿童青少年来说,因缺乏可靠证据,建议进行心理急救。

2）药物干预：在急性创伤应激1个月内，不推荐使用苯二氮䓬类和抗抑郁药物缓解急性应激症状及睡眠问题。

（2）失眠：失眠是应激后最常见的症状之一，如果没有得到妥善处理，会严重影响受难者的预后。

1）心理干预：针对失眠主要的心理干预方法包括：放松技术（渐进式肌肉放松）和睡眠卫生建议（减少中枢兴奋剂的使用，如咖啡、尼古丁和酒精）。此外，急性期的失眠（1个月内）应该评估并控制潜在的躯体因素，甚至在条件允许的情况下处理好导致失眠的环境因素，如嘈杂的环境。同时，应当进行正常应激反应的解释与教育，即告诉受难者急性应激之后失眠很容易出现；一旦失眠持续时间超过1个月，就应该重新评估，考虑是否有其他需要治疗的情况，如焦虑障碍（PTSD、广泛性焦虑障碍、惊恐障碍）、抑郁障碍以及青少年中常见的酒精或物质滥用。

2）药物干预：急性期失眠并不首推苯二氮䓬类药物，但是，如果心理干预无效，短程苯二氮䓬类药物治疗（3～7天）也可以作为一个备选方案。在使用过程中有几个问题需要特别注意：与其他药物的可能交互作用；老年人、妊娠期或者哺乳期妇女用药问题；成瘾性问题。

（3）分离转换障碍：在灾难事件中，极度缺乏分离转换障碍心理干预的相关证据，指南建议在进行心理干预前应该排除或控制导致分离转换障碍可能的躯体因素；同时进行正常应激反应的解释和教育。应该特别注意的是，救援人员与具有分离转换障碍的人接触时，应该认可其承受的痛苦并保持尊重的态度；避免强化患者可能通过躯体分离症中得到的任何继发性获益也非常重要。以文化为导向的相对安全的干预手段也在考虑范围之内。

（4）过度通气：过度通气一般在创伤性事件之后立刻发生，而且比较常见。因为该症状容易导致低碳酸血症，在临床工作中，医师会建议患者通过向一个纸袋子反复呼吸来增加 CO_2 的水平，但是这种方法对特殊的人群具有高风险性（心脏疾病和哮喘）。因此在对过度通气的受难者进行心理干预之前，救援人员应该特别注意排除其他躯体因素。在干预过程中，最关键的是要使受难者维持一个相对平静的状态，条件允许的话移除焦虑源，并指导呼吸（鼓励正常呼吸，不要太深也不要太快）；同时向他们解释该症状在创伤应激后有可能发生。

（5）PTSD：PTSD的干预在灾难医学中研究得最为广泛，可用于PTSD的干预手段有心理干预、药物干预及物理干预。心理干预研究得最为广泛，但其专业性极强，包括：危机事件晤谈（CISD）、CBT、眼动脱敏与再加工（eye movement desensitization reprocessing，EMDR）、压力管理和心理教育等。EMDR和药物治疗对PTSD的疗效在不同临床指南中的结论并不一致。

1）心理干预：推荐使用针对个人/团体聚焦于创伤的CBT、EMDR以及压力管理。尽管研究发现基于创伤的CBT比压力管理更有效，但是，在资源贫乏的地区压力管理可能是最优选择。此外需要特别注意的是提供CBT支持的必须是专业人员（经过专业培训、考核及督导）。

2）药物干预：当发生以下几种情况时，可以考虑使用SSRIs和TCAs：压力管理、CBT和EMDR无效或者无法实施；合并中度到重度的抑郁症。与苯二氮䓬类药物类似，抗抑郁药物在使用时也应关注药物的相互作用、药物不良反应以及特殊人群的用药问题。

（6）沮丧和悲伤（排除精神障碍）：结构化的心理干预不应该广泛地用于所有的失去亲人的成人。基本护理（特别是沟通交流、动员和提供社会支持、关注整体健康）和心理急救（psychological first aid，PFA）可作为首要考虑。鼓励参与以文化为导向的适度哀悼，包括哀悼仪式、家人朋友的陪伴等形式。对儿童来说，除了以上基本原则之外还应该注意保护、继续照顾及社会-情感支持等。不推荐使用苯二氮䓬类药物。

二、灾难精神卫生体系的构建

（一）灾前准备：养兵千日用兵一时

我们很难准确地预测灾难事件的发生，其中众多相互关联的因素也使它难以被阻止，然而在某天某个地点它就会突然爆发。经验告诉我们积极的灾前备灾，未雨绸缪，能够提高抗灾能力和及时响应能力，使心理救援工作更加有序而高效。

1. 灾前教育　对灾难高发区的群众普及救灾知识,如震区、台风、海啸、洪水、火灾等;把握应对灾难的规律以及积极进行灾前心理教育能够在一定程度上增强个体的心理抗灾能力,应激反应能力的提高能够在一定程度上削弱灾难事件对个人甚至群体的影响。灾前教育的基石是培训基地、机构、网络及师资队伍的建设,而进行防灾抗灾演练并关注重点人群(医学以外其他行业经常接触灾难事件并为救援服务的人员)也是很有效的途径。

2. 心理救援人员储备与组建　日本的灾难医疗救援小组(disaster medical assistance teams, DMAT)是一个立足于医院的组织,每组仅有5名成员(1~2名医生,2名护士,1~2名互助医疗人员),小组成员都通过了标准化的训练课程,实践证明灾后这一队伍能够快速灵活的调动。借鉴其基本理念,充分考虑中国基本国情,我们可以考虑启动灾难心理救援小组计划;该小组的构建体系见图2-10-1,它与灾难救援队相比各有侧重、互不冲突,互相联系、互为补充,互相促进,共同发展。

(1) 人员组成:可由国家卫生计生委牵头,省级卫生计生委协助组建各省的灾难心理救援小组,小组主要成员包括:1~2名精神科医师、2名护士、数名心理工作者,数名社会工作者。精神科医师、护理工作者、心理工作者(临床心理学专家、心理治疗师及心理咨询师)以及社会工作者有各自的标准化培训课程,该小组成员的培训、考试评估均可委托给各省的精神心理协会,通过考试之后由专门的组织颁发合格证书,并在统一的网站上注册信息(图2-10-2)。

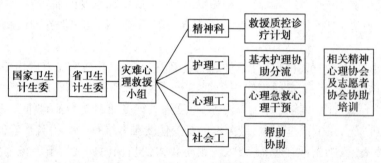

图 2-10-2　灾难精神卫生体系的构建

(2) 响应方式:一旦灾难发生,在政府和国家卫生计生委的统筹下,以及各省卫生计生委、精神心理协会、志愿者协会、医院等组织的协助下,启动各省心理救援小组,立刻行动,到达灾区进行精神卫生服务。同时,救援小组还可以辅助灾区医院,参与灾难抢险救援。这样组建起来的心理救援小组,人员配比合理,行动快速灵活,能够以最短的时间响应并参与救援工作。

(3) 工作内容:灾难心理救援小组是一种工作范围广、行动迅速灵活的救援方式,适用于所有受难者,小组成员分工合作,能够提高救援效率。精神科医师是小组核心力量,主要承担救援质量监控和制定诊疗计划的工作,也就是起到一个督导、监察救援小组工作以及评估受灾者基本情况(躯体和心理)、制定全面诊疗计划(基本护理、躯体创伤的处理、心理干预方案、药物治疗方案等);护理工作者协助精神科医师对受灾者进行基本护理工作、分发药物并协助受难者转运分流;心理工作者可指导社会工作者的心理救援工作,并遵循精神科医师医嘱进行心理干预,包括心理急救、CBT、压力管理、放松训练以及睡眠卫生建议等;社会工作者协助以上三方人员的救援工作,包括受灾者基本评估(基本情况、情绪及身体反应、应对方式以及需求)、灾难心理援助卡的建立与记录、转运受灾者、协助其他救援小组满足受灾者基本生理需求、给予陪伴与支持等。

3. 培养地区和工作场所的恢复能力　尽管灾难事件是难以预防的,但我们仍然能够通过增强恢复能力和正性能量等策略来达到目的。恢复能力是备灾工作的重中之重,而团队的领导能力、资源、功能状况以及医疗保健系统是它的基础。同时,恢复能力也与该地区/工作场所能提供的社会支持相关,大量证据表明,良好的社会支持能使应激反应减弱,使灾难痛苦和心理症状减轻。例如,灾难事件发生前召开会议激发团队的效能,制定邻里/同事援助计划,包括灾难期间老人、小孩共同照看制度以及明确公共服务机构在特殊时期的责任与义务等。领导可通过各种干预措施来提高团队恢复能力,从而直接帮助康复、增强信心。

（二）灾中救灾：心理急救的基本流程

心理急救是指在灾难事件发生之后立即采取的并可能维持数天到数周的各种干预行为，其实这是一个广义的概念，不仅限于心理学范畴。在其实际应用中，仍存在很多问题，比如创伤后宣泄可能带来的多次创伤、救援流程混乱、配合不科学以及救援工作效率低下。多次创伤可能因为心理工作者多度操作或操作不当造成。不能明确灾民们的心理干预进行到哪一步会直接导致心理创伤宣泄过度；而灾难救援心理工作者评估体系缺乏、救援队伍人员数量及结构不合理、无标准化工作流程都是工作心理救援体系构建不完善的表现，而最终这些都会导致有限的心理救援工作者将时间浪费在繁杂、琐碎以及重复性的工作上，从而使心理救援有效性大大降低。因此，构建一个心理急救的标准化流程，并以此为基础，规范灾难事件中的心理干预，能够大大提高心理救援效率，从而让珍贵的心理救援资源得到合理的分配。基于救援的基本原则，我们可以对灾难心理救援进行结构化、流程化的加工，其中需要解决三个关键问题：谁是心理救援的重点对象（who）、心理救援工作什么时候开始什么时候结束（when）以及怎么有序地进行心理救援（how）。

1. **救援对象** 包括了受难者及其家属、目击者、专业与非专业的救灾人员等，然而在灾难救援现场对所有人进行心理救援是不现实的。总的来说心理救援小组救援对象来源主要是：合并躯体伤害的受难者、主动寻求心理援助的受难者、经评估需要心理急救或心理救援的受难者（有明显精神障碍、痛苦或者危害健康的行为等）。

2. **救援时机** 灾难事件对人产生的影响受到多方面因素的影响，部分心理障碍可在应激后立即出现，如ASD、抑郁障碍以及适应障碍等，有部分能够持续很长一段时间，以PTSD为例，分为急性PTSD（发作不超过3个月）、慢性PTSD（持续3个月或3个月以上）以及迟发性PTSD（创伤性事件后至少6个月才出现症状）。因此，心理急救应该以最快的速度启动，并延续至灾后，在保证高效心理救援的同时，也保障灾后心理恢复。

3. **工作流程** 在灾难救援工作中，有效的灾难精神卫生反应是建立在多方配合的基础之上的，应急救援工作的主要目标是在保障措施的安全性、有效性及可接受性。而有研究发现灾难事件中很多的心理问题其实与其基本需求的满足程度紧密相关。因此，救援人员应该尽量满足受难者的基本需求（如安全、庇护、食物、休息等），并对受难者进行评估，进行检伤分类，迅速将患者进行分流，充分利用救援资源，使更多受难者得到救治。具有中国特色的心理救援体系是建立在统一领导、综合协调的原则之下的，具有如下几个特点：政府主导；多方力量参与；多种技术人才融合；广泛覆盖，重点关注。

（1）心理急救：在尽量满足受难者的基本需求、并对其进行检伤分类之后，精神科医生对受难者进行全面的心理评估，为其制定全面的诊疗计划（图2-10-3）。灾难中的分检和配给是一个重大难题，它的总原则是——给最多的人以最大的好处，同时也应该以实用与平等为基础。从某种意义上来说，心理干预奉行不干预的原则，并且，对受难者进行的所有干预必须遵循精神科专科医师的医嘱，并由精神科医师或有经验的心理工作者进行监察与督导。

（2）心理援助记录卡：为了提高心理救援工作效率，避免不同心理救援小组在同一受灾者进行重复干预，有人采用建立"心理援助记录卡"的方式，该卡片不仅可以让前后干预有据可依，保证各级干预不重复，尽

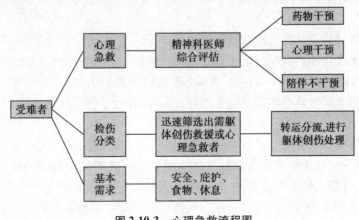

图2-10-3 心理急救流程图

量做到整个干预工作不中断。完善的心理援助记录卡不仅可以保证受灾者的干预措施前后衔接,还能在一定程度上起到规范心理干预流程、监督心理干预工作的作用,为真正实现有章可循、有条不紊打下基础。同时,记录卡还提供了评价工作的原始资料,是之后累积宝贵经验的重要证据。心理援助记录卡能够帮助心理工作者建立一个相对有序的工作流程,但是真正要做到全面而高效地在灾难现场对所需受灾者进行心理援助,针对性识别以及分流制度是关键。

(三) 灾后恢复:心理重建

当灾难事件的影响得到控制、灾难救援工作基本走上正轨、所有需要紧急救助的灾民得到了应有的帮助后,我们就可以逐渐将部分应急救援资源转移到灾后重建中。对于灾难心理救援来说,其工作重点是人力补充、救援延续、疗效评估以及健康监测,其中具体工作内容包括:紧急心理救援工作的延续及疗效评估、延迟发生的心理问题处理、混合躯体伤害灾民的心理卫生监测、威胁健康的行为和不良应激反应的监测等。

(汪露　陈晋东)

第十一节　灾难营养学

一、灾难营养支持的需求

绝大多数灾难事件发生和救援过程中,确保足够的食物摄入和营养支持是预防受灾群众因营养不良导致死亡和疾病的最迫切措施之一。灾难发生后,首先需要避免如严重创伤、烧伤和其他可能的危重疾病造成患者残疾和死亡,其后应尽快满足患者对基本热量和蛋白质的需求,并且微量营养素和其他特定的营养需求也应该尽快予以足量和充分的支持(图2-11-1)。

(一) 灾难状况下的营养需求原则

营养不良通常以一种或者多种形式出现在自然和人为的灾难事件之中。灾难受害人群、难民或者流离失所的人们对食物和营养需求得不到满足,因而营养支持是灾难事件中人道主义、后勤保障和经济支援的重要组成部分。当一个群体或者一个亚群的营养需求完全得不到满足时,各种形式的营养不良便会很快在没有救援支持和脆弱的个体中出现。比如重量不足的儿童、贫血的母亲、衰弱的婴儿,维生素 C 缺乏

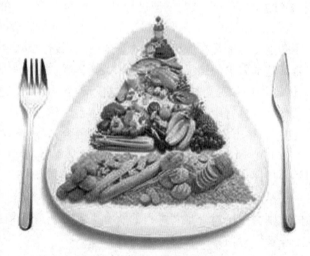

图 2-11-1　灾难营养学

病(坏血病)、维生素 B_1 缺乏病(脚气病)、糙皮病、维生素 A 缺乏导致的失明以及其他营养缺乏综合征也会随之出现。

对于人群的营养需求评估是计算灾区食物需求的基本管理工具,充分评估和监测食物摄入量,确保足够的食品供应。由于热量和蛋白质的需求通常于开始时是未知的,因此对于大部分地区(特别是发展中国家),推荐平均每人每日摄入 2100kcal(1cal=4.184J)热量(碳水化合物和脂肪)和 46g 蛋白质。微量营养素和其他特殊营养的平均每日摄入量也将在本节阐述。同时,应该尽早地了解受灾地区人口和环境信息,以便更为精确地计算人群营养需求。

针对已经受到灾难影响的人群需要进行营养需求评估,一方面确保救援人员能够提供足够的食物供应以及专业的营养支持;另一方面能够根据人群的具体情况安全有效的调配救援物质。评估人群和个体的营养需求,需要满足平均每日摄入的各种营养素,应该考虑到如下方面:①补充每种营养素的丢失量;②考虑饮食中每种营养素的相互作用;③考虑环境因素;④保持体形、生长、妊娠和哺乳;⑤保持机体活力、经济活动和社交能力。

而处理灾难事件中营养问题,需要具备必要的营养学相关的知识,以确保:①评估特殊个体、家庭、敏感群体及整个人群所的食物需要;②监测这些群体的营养摄入是否足够;③确保总体供应量的食物采购、补充性喂养和治疗性喂养等满足所有的营养的需求。

鉴别人群中的敏感亚群同样重要,主要包括:①妊娠和哺乳期妇女,因为她们需要额外的营养需求;②不能消化救援时期食物的婴儿和幼儿,以及那些特别容易出现营养不良的高风险儿童,因为他们需要不同于成年人的特殊营养支持;③特定的定量供应家庭,拥有大量成人以及老年人的家庭通常需要消耗特定的食品储备,需要专门地调配。

(二) 满足能量和蛋白质需求

在饥荒和其他涉及食物短缺并影响大量人群灾难事件中,预防感染性疾病和由于营养不良引起的大规模死亡和疾病是最为重要的一条应对措施。解决这一问题的核心是在于满足这些灾难幸存者需要的食物供给和相应的营养支持。

首先应该确保热量和蛋白质满足人体需要。虽然在灾难发生早期对受影响的人群营养水平情况不尽了解,但是平均能量及蛋白质需求的满足是应该考虑首要目标。将热量和蛋白质作为食物援助的首要目标,能够有效地缓解灾难发生后的营养不良及其相关并发症。

根据世界卫生组织发布的技术报告,计算所得每日需要平均热量为2070kcal,上浮取整为2100kcal。这一热量需求是基于:①发展中国家的人口的年龄及性别分布特点;②成人男性和女性的平均身高为169cm和155cm,成人平均体质指数在20~22,接近于大部分发展中国家的平均水平;③人体活动度为轻度;④所有的婴儿从出生到6个月为全母乳喂养,约有一半的婴儿6~11个月仍在哺乳期且从母乳获取一半的热量及蛋白质。每人每日所摄入的蛋白质量为46g,由谷物、蔬菜组成的混合饮食蛋白。

不同人群之间的热量需求量可能不同,但是平均日需热量通常在1900~2300kcal。每日所需热量受到个体和环境因素的影响,包括以下这些因素:①人群的年龄及性别组成;②成人的平均身高和体重;③机体活性水平;④环境温度;⑤营养不良和疾病状态;⑥食品安全。计算需要量时要尽可能的考虑这些因素,以确保满足热量和蛋白质的需要。

如果平均每日热量摄入低于上述基于人群和环境因素所计算的平均需要量,将很难满足机体基础的热量需要。这一状况将增加持续营养不良和相应疾病状况的风险,特别是婴幼儿及孕妇这些脆弱的群体。同时,长期的食物缺乏而变得虚弱的人群其所需要的恢复时间也将延长。当普通饮食无法提供足够的热量,机体便会消耗用于生长和恢复的蛋白质而产生基本所需要的热量,因此提供足够蛋白质的前提是满足充足的热量供给。基于谷物和蔬菜的混合饮食,能够为人体提供较为丰富的人体必需氨基酸,以维持机体的正常氮平衡。

脂肪或油脂也是重要的饮食成分,通常可以有助于改善饮食的口感并以高能量密度的形式提供热量。为满足摄入必需脂肪酸,即便是在灾难情况下,建议脂肪供给热量应占成人摄入总热量的15%(生殖期女性占到20%),占2岁以上的儿童的30%~40%。总体而言,尽管在日常的饮食结构中饱和脂肪酸(动物脂肪和部分植物油脂)不该提供大于10%的饮食热量,但在灾难发生时建议脂肪或油脂应该占总热量的17%~20%。

(三) 微量营养素和其他特殊的营养需求

灾难发生和救援的过程中,营养不良不仅表现在热量-蛋白质的缺乏、消瘦和生长障碍,同样也表现在微量营养素的缺乏。其中一部分微量元素的缺乏可以导致失明、残疾、瘫痪和死亡。因此,在确定饮食需求时应该深入考虑,防止这些物质的缺乏。表2-11-1所示为世界卫生组织发布的《发展中国家需要紧急食物救助的各种微量营养素的平均每日推荐摄入量》,作为食物援助和营养支持的参考。

提供少量铁的饮食或者非常低的生物利用度。

灾难发生后的家庭食物安全也许要进行检测和评估,包括家庭生产和储备的食物、市场上可购买的食物、环境中的野生动植物性食物。灾区潜在的食物生产能力和食物利用度的评估也是必需的。通常这些工作是由当地政府和农业部门完成;但在紧急救援时,救援人员和指挥部门也需要考虑将这些工作纳入救援过程中。检测和评估可以通过对当地市场上可获得的食物类型、数量和质量以及可取的价格进行调查评估;对

表 2-11-1　发展中国家需要紧急食物救助微量营养素平均每日推荐摄入量

营养物质	每日推荐摄入量	营养物质	每日推荐摄入量
维生素 A	500μg	维生素 B_{12}	0.9μg
维生素 D	3.8μg	维生素 C	28mg
维生素 B_1（硫胺素）	0.9mg	碘	150μg
维生素 B_2（核黄素）	1.4mg	铁	22mg[a]
烟酸	12.0mg	钙	0.5g
叶酸	160μg		

于家庭食物的评估可以定期进行抽样调查。家庭食物的安全评估，一方面需要对食物本身的安全风险进行评估，以确保灾区受影响人群食品安全；另一方面需要对食物的分配进行评估，根据全营素和部分营养素的供给进行食物分配。

除此以外，即使足够数量和质量的食物能够满足处于紧急状态下人群的每日热量、蛋白质以及其他需求，但仍然可能存在食物分配不均的问题，使得儿童、家庭和其他特殊人群存在营养不良或营养不良的高风险。通过监测受灾家庭成员或者敏感人群（如婴幼儿、妊娠和哺乳期妇女，老年人）的食物摄入量是极为重要的管理方法。通过比较摄入营养素与营养素需要量，营养监测可以证实以下问题：

1. 哪一个亚群正处于摄入不足或者超量摄入食物，产生这样问题的原因是什么。

2. 总体营养素分配系统中是否存在的后勤保障困难。

3. 是否有必要选择性地针对敏感群体进行特殊营养素的补充。

4. 实际的总体营养素组成是否存在不足。

5. 从受灾地区当地市场获得了多少可以利用的食物。

6. 其他营养不良的潜在因素。

检测食物的摄入情况可以通过多种方式进行，但最为实用也是最为节省时间的方法是从家庭登记数据库中抽样部分家庭进行分配和规划。通过比较理论营养需要量与每个家庭的实际食物供给量，摄入过少或者过多的家庭就可以被计算出来。依据抽样调查的结果判定食物的需要情况并进行相应的调整。

二、灾难救援中的营养支持

发生灾难地区的受影响人群都有遭受到严重健康损害和生存危机的风险。由于灾区情况复杂，存在大量外伤患者、多种急性应激状况、不同程度的营养摄入不足或无摄入、饮水和食品安全无法保障等情况。因此，灾难救援和伤员救治过程中有效的营养干预极其重要，同时还需要兼顾到灾区实际情况，如救援食品和药品的种类和数量、伤员的受伤程度和个体差异、特殊的人群（婴幼儿、孕妇、老年人或慢性病患者）等。灾难发生后的营养支持的基本过程，首先需要确定伤员是否存在营养不良或处于营养不良风险之中，再根据伤员的具体情况和灾区条件予以营养干预。

（一）营养不良筛查和评估

1. 营养不良筛查　灾难发生的地区通常以营养素摄入不足和机体消耗的营养不良问题为主，因而需要首先确定患者是否存在营养不良或者营养不良的高风险。由于大量的伤员可能在短时间之内迅速出现，营养不良的风险筛查必须是简便而有效的，否则处于极度繁忙之中的救援人员难以对伤员进行有效筛查。同时营养不良筛查还应该具有足够的敏感性，能够检测到绝大部分患者的营养缺乏状况。筛查的结果应该是量化且可以审核的指标，根据筛查结果的不同予以合适和准确的营养干预。

营养不良通用筛查工具（malnutrition universal screening tool，MUST）是英国肠外与肠内营养协会多学科营养不良咨询小组开发的，包括了 BMI、体重减轻和疾病所致的食量减少 3 个方面进行评估（表 2-11-2）。总得分 0 分为无风险或低营养风险，1 分为中度营养风险，2 分为高度营养风险。MUST 工具是目前应用广泛的简易快速营养筛查工具,一般在3分钟以内即可完成对伤员的营养筛查。相较于目前在创伤或胸腹部大手术上应用的多种营养不良筛查工具,MUST是迅速且有效的鉴别营养不良风险的工具。

表2-11-2　营养不良通用筛查工具(MUST)

项　　目	评 分 标 准	得分
BMI	BMI=体重(kg)/[身高(m)]^2 0>20.0;1=18.5~20.0;2<18.5	
近期(3~6个月)体重有下降(kg)	0<5%;1=5%~10%;2>10%	
近1周饮食摄入不足	0=否;1=是	
是否患有严重/急性疾病	0=否;1=是	
总评分		

此外,营养风险筛查2002(nutritional risk screening 2002)也是一类被推荐的营养不良风险筛查工具,由丹麦肠外与肠内营养协会所开发,基于原发疾病对营养状况影响严重程度、近期(1~3个月)体重变化、近1周摄食变化、体质指数和年龄的状况进行风险度量评分。目前的主要研究证据集中于住院患者的风险筛查,因此可以考虑将其应用于灾区住院患者的营养不良风险筛查。

2. 营养不良评估　一般而言,营养评估需要考虑多个方面:①病史和检查,考虑到所有可能导致营养不良因素和伤员自身的损伤情况;②疾病的严重程度和对营养素损失的影响;③功能评价,由于营养不良引起的精神和身体功能异常进行测量;④实验室检查情况;⑤液体平衡状况。灾难发生后,由于医疗条件受限,因此对于营养的评估应考虑能够简便和广泛地使用,能够快速地在灾难发生后对伤员的营养状况进行较为准确地评估。

体重是临床最常用的体格检查指标,同时也反映了伤员基本的营养状况。近期的体重变化(1周以内)可以反映体液的变化,长期的体重变化可能是机体组织消耗或增长造成的。体重还是计算代谢率、营养素需要量及药物剂量的重要参数。通过个体的体重与标准体重比较,了解患者的基本营养状况。标准体重是估计患者正常健康状况的体重指标,可以参考以下计算方法:

男性标准体重=[身高(cm)-80]×70%

女性标准体重=[身高(cm)-70]×60%

标准体重±10%为正常体重;标准体重±10%~20%为体重过重或过轻;标准体重±20%以上为肥胖或体重不足。

体质指数(BMI)是临床上判断营养不良的最为简单也是最常用的指标,通过计算体重与身高平方的比例判别患者营养状况。

BMI=体重(kg)/[身高(m)]^2

在我国一般认为BMI<18.5或≥28存在营养不良,世界卫生组织则将营养不良划定为<18.5或>30~35。虽然目前有证据认为BMI只能粗略反映人体体型状况,并不能准确体现机体的营养状况,特别是肥胖状况。但是,灾难发生后的营养评估需要迅速和有效地判断,同时考虑到灾难发生后的营养不良以多种原因造成的营养素摄入不足为主,因此BMI作为判断营养不良和机体消耗情况的指标具有重要的营养价值。

对于灾区住院患者的营养评估,可以考虑使用主观全面评定(subjective global assessment,SGA)工具(表2-11-3)。其主要内容分为病史询问和体征。病史询问①体重改变;②进食改变;③现存消化道症状;④活动能力改变;⑤疾病状况的代谢需求。体征包括了皮下脂肪丢失、肌肉消耗和水肿状况。SGA工具评定A级为营养正常,B级为中度营养不良,C级为重度营养不良。目前,SGA工具在诸多研究中已经得到检验,能够较好地判断患者的营养不良状况。但是其应用也具有一定局限性:一方面不适用于紧急状况下的营养判断,需要使用者接受良好的营养学培训;另一方面侧重于已有疾病或已存在的营养不足,不适宜于区分轻度的营养不良。因此,对于灾难发生后的营养评估,SGA工具可以推荐应用于条件较好的医院对伤员进行营养干预。

表 2-11-3 主观全面评定 (SGA) 工具

	评价内容				评价结果
体重改变	您目前体重?				kg
	与您 6 个月前的体重相比有变化吗?				A B C
	近 2 周体重变化了吗?				A B C
	不变-增加-减少				
进食	您的食欲?	好-不好-正常-非常好			摄食变化:
	您的进食量有变化吗?				A B C
	不变-增加-减少				
	这种情况持续多长时间?				摄食变化的时间:
	您的食物类型有变化吗?				A B C
	没有变化-半流食-全流食-无法进食				
胃肠道症状	近 2 周以来您经常出现下列问题吗?				A B C D
	①没有食欲:				
	从不-很少-每天-每周 1~2 次-每周 2~3 次				
	②腹泻:				A B C
	从不-很少-每天-每周 1~2 次-每周 2~3 次				
	③恶心:				
	从不-很少-每天-每周 1~2 次-每周 2~3 次				
	④呕吐:				
	从不-很少-每天-每周 1~2 次-每周 2~3 次				
功能异常	您现在还能像往常那样做以下的事吗?				A B C
	①散步:				
	没有-稍减少-明显减少-增多				
	②工作:				
	没有-稍减少-明显减少-增多				
	③室内活动:				
	没有-稍减少-明显减少-增多				
	④在过去的 2 周内有何变化:				
	有所改善~无变化~恶化				
疾病和相关营养需求	疾病诊断				A B C
	代谢应激:				
体检	皮下脂肪	良好	轻-中度	重度营养不良	A B C
	下眼睑				
	二/三头肌				
	肌肉消耗	良好	轻-中度	重度营养不良	A B C
	颞部				
	锁骨				
	肩				
	肩胛骨				
	骨间肌				
	膝盖				
	股四头肌				
	腓肠肌				
	水肿	良好	轻-中度	重度营养不良	A B C
	腹水	良好	轻-中度	重度营养不良	A B C

SGA 评分等级:(A B C)

（二）热量-蛋白质和宏量元素的营养支持

灾难救援过程中，营养摄入不足分为宏量营养素（热量-蛋白质和宏量元素）摄入不足和微量营养素（维生素和其他微量元素）摄入不足两类。其中，对热量-蛋白质支持是预防和治疗灾难营养摄入不足中最为关键的一步。热量不仅是维持机体生命活动的基本能量来源，灾难发生后的机体更需要热量-蛋白质的充分供给以保障代谢发生变化（如创伤、应激和救援体力消耗）时的正常功能。一旦出现长时间的饥饿和营养素摄入缺乏，将会显著影响人体各项生理功能。禁食数天之后，肌细胞功能便开始下降，质量也随之减少；即使恢复正常膳食，也需要数周时间肌细胞才可以恢复正常的功能和质量。营养摄入不足还可以诱发心脏和肾脏的功能，严重情况下可以引起饥饿性水肿和周围循环衰竭，最终导致患者死亡。因此，灾难后的营养支持首先需要考虑到热量和蛋白质的支持。

1. 热量支持 人体的总热量消耗主要包括了两个部分，静息能量消耗（resting energy expenditure，REE，约占 60%）和体力活动引起的能量消耗（约占 30%），还有一部分食物的热效应（约占 10%）。其中 REE 是维持基本生物代谢的热量，如维持细胞膜内外离子梯度和代谢底物循环等，可以因为创伤、感染等灾难导致的机体损伤而引起变化，导致 REE 升高。对于伤员或灾民的热量供给，REE 作为救援人员需要掌握的基本的热量支持指标。临床一般将 30kcal/（kg·d）作为估计人体总能量消耗的数据，因此首先需要维持 18～20kcal/（kg·d）的 REE 热量供给，并尽可能地保障 30kcal/（kg·d）以上的热量需求。

医疗救援中，多采用葡萄糖作为热量供给来源，1g 葡萄糖能够产生约 4kcal 的热量；若采用脂肪作为热量供给来源，1g 脂肪则能够产生约 9kcal 热量；热量供给不足时，蛋白质也是热量的来源之一，1g 蛋白质能够产生约 4kcal 的热量。按照这一比例，救援人员可以估算出人体 REE 需要的最基本食物或者营养支持的需要量。由于灾难早期主要以能长期储存的饼干、面包、方便面为食物来源。救援人员可以参考食品外包装的营养成分表进行营养素的计算。营养成分表多以千焦（kJ）作为热量单位，按照如下公式可以进行千卡（kcal）和千焦（kJ）的换算。

$$1 \text{ 千卡}(\text{kcal}) = 4.184 \text{ 千焦}(\text{kJ})$$
$$1 \text{ 千焦}(\text{kJ}) = 0.239 \text{ 千卡}(\text{kcal})$$

热量的支持目的在于维持和改善患者的机体功能并避免过多的体重丢失，使得严重衰竭的患者恢复正常体重和身体组分。因此，体重作为一项热量评估指标极其重要。当机体丢失 30%～40% 的体重就存在生命危险，对于一部分因各种原因造营养素摄入不足或无摄入的伤员，这种衰竭状况需要加以注意。

2. 蛋白质支持 蛋白质是构成生物体的重要组成成分，是一切生命的物质基础，在生命活动中起着极其重要的作用。除了和碳水化合物、脂肪共同提供能量外，蛋白质还参与多种生理功能、维持细胞组织生长、更新和修复。摄入足量的蛋白质是机体正常运作和修复的前提。饮食中的蛋白质是人体内蛋白质的主要来源。肉类、蛋奶类、大豆类是膳食蛋白质的主要来源。灾难发生后的蛋白质的需要量取决于代谢应激状况和蛋白质消耗的程度。一个营养正常处于轻度应激状态的成年人，每日蛋白质需求是 0.8～1.0g/kg 标准体重。但是，轻到中等蛋白质缺乏伴有代谢应激者，则需要 1.5～2.0g/kg 标准体重的蛋白质才能达到正氮平衡并重新储存蛋白质。对于婴幼儿、妊娠和哺乳期妇女以及老年人，蛋白质的摄入也应该考虑在正常量的基础上适度增加。

日本的研究显示，在大地震发生以后，灾后收容中心储存的碳水化合物所占比例偏高，缺少蔬菜以及肉、鱼、蛋和豆类等富含蛋白质的食物，其他类食物储备不足和采购障碍。我国的地震救援研究也发现，在灾难发生早期救援过程中，食品物质常常以便于储存和运输的方便食品为主，缺乏蛋白质和其他微量元素的供应。针对这一问题，中国疾病预防控制中心提出的"抗震救灾食品营养保障技术指南"一文中，提供了一部分易于获得的高热量和蛋白质食物：

（1）花生米（熟）：富含能量和蛋白质，每 100g 提供能量（550kcal）和蛋白质（26g）。易储存运输，保质期长，食用方便。

（2）豆腐干（真空包装）：营养价值高，价格便宜，便于运送。每 100g 提供能量（410kcal）和蛋白质（20g）。

（3）卤蛋（真空包装）：营养价值高，便于运送，是儿童、孕妇、哺乳期妇女优质蛋白、多种维生素和矿物质的良好来源。

（4）婴儿配方奶粉：是除母乳外，适合0~1岁儿童营养需要的首选食品。

3. 宏量元素　宏量元素指在体内含量占机体总质量0.01%以上的化学元素。除了构成热量-蛋白质的碳、氢、氧和氮以外，还有磷、硫、氯、钾、钠、钙和镁这些几种宏量元素，它们总共占人体总质量的99.97%。灾难状况下的宏量元素磷、钾、钠、钙和镁这5种元素是临床维持水盐电解质平衡中关键的营养素。

磷是骨和牙齿的构成组分之一，少部分分布于细胞内液和细胞外液中。磷在调节能量代谢过程中发挥重要作用，是生成能量物质（ATP、GP和CP）的重要元素，也是调节酶活性的重要物质。创伤或其他灾难相关损伤发生后，机体处于分解代谢过程，则磷从细胞中丢失并经肾脏排泄。低磷血症可以引起肌无力、心力衰竭和呼吸衰竭、甚至意识丧失和死亡。成人每日建议摄取量为600mg。磷的来源广泛，蛋白质类的食物和大豆等都含有丰富的磷。

钾是人体必需的矿物质营养素，是体细胞内主要的阳离子。饮食中的钾离子在小肠中很容易被吸收。人体钾离子主要通过肾脏进行调控，维持钾浓度在正常范围内；80%~90%的钾是由肾脏经尿液排除，其余10%~20%是由粪便排出。长期饥饿和创伤可以造成人体出现低钾的症状，轻度低钾血症（血清钾浓度3.0~3.5mmol/L）通常不会出现明显症状；中度低钾血症（血清钾浓度2.5~3.0mmol/L）可以出现虚弱、疲倦、便秘等症状；严重低钾血症（血清钾浓度<2.5mmol/L）可能发生肌肉坏死，甚至呼吸肌麻痹衰竭和致死性的心律失常。补充钾离子是治疗低钾血症的最根本办法。成人每日建议摄入量为2g，含钾丰富的食物包括乳制品、水果、蔬菜、瘦肉、内脏、香蕉、葡萄干等。

体内的钠大多存在于血液及细胞外液，为细胞外液中带正电的离子中含量最丰富的元素。钠离子在身体内有助维持渗透压，也协助神经、心脏、肌肉及各种生理功能的正常运作。钠与水在体内的代谢与平衡有相当密切的关系，对血压更有相当的影响。体内的钠主要经由肾脏制造的尿液排除，但汗水大量流失时，也可排出相当量的钠。成人每日建议摄取量为1.5g，儿童与少年为1.2~1.5g。灾难发生后，容易发生各种原因的脱水情况，如摄入水分过少、腹泻、呕吐、发热、过度出汗等，极易诱发高钠血症，可造成患者意识混乱、肌肉痉挛、昏迷、甚至死亡。补充足量的电解质液体是预防和治疗高钠血症的重要手段；钾、钠等电解质浓度需要根据患者实际指标进行仔细调整，以纠正水盐电解质紊乱。

钙是人体维持基本机体代谢必需的一种矿物质，主要参与机体肌纤维收缩、神经突触信息传递、调节酶活性以及参与凝血过程。在甲状旁腺激素、降血钙素、性激素、生长激素等体液调节作用下，血浆中的可溶性钙可以沉淀为不溶性磷酸钙，而骨骼中的这些不溶性钙也可以随生理需要成为可溶性钙。建议成年人每日摄入0.8~1.0g的钙，以维持正常的钙平衡。动物类食物和奶制品含有丰富的钙。如果钙的摄入减少或缺乏，则可能导致机体从骨骼中抽取钙用于机体生理活动的补充，造成伤员的骨密度降低。

镁主要分布在骨和细胞内液，是许多酶系统的重要组分，对维持膜电位稳定也相当重要。机体处于低镁或镁缺乏的状况下，就会出现神经肌肉兴奋性亢进，严重时则表现为抽搐。同时外周血管舒张和心律不齐也可能发生。建议成年人每日镁的摄取量为330mg。蔬菜、香蕉和鱼肉中含有较为丰富的镁。

4. 临床营养支持　除了提供正常的食物以外，对于受灾后存在体重严重丢失以及创伤或其他原因造成疾病状况的住院伤员可以考虑临床营养支持。临床营养支持需要在临床医生或者临床营养师的指导下进行，采用肠内或肠外营养治疗方式治疗营养不良及其相关并发症。

肠内营养支持可经口服或管饲，对肠道功能正常的伤员进行营养支持。已有大量证据显示，早期予以肠内营养对创伤、烧伤以及危重症患者进行支持，有助于减少患者病死率，降低感染风险和缩短住院时间。同时，由于肠内营养制剂富含多种营养素成分，不仅能够给处于疾病状况的患者提供营养支持，同时也能够为普通灾民提供必要的营养补充。肠内营养制剂在灾难发生后可以应用于如下方面：

（1）营养支持：提供人体必需的营养物质和能量的需要。其中有些制剂含有中链甘油三酯，更有利于脂肪的代谢吸收；有些制剂制成高能量密度，每1ml提供1.3~1.5kcal的能量；还有些制剂添加了膳食纤维以改善胃肠道功能。

（2）围术期：不能正常进食，合并中-重度营养不足；消化道手术后吻合口瘘，如：咽部瘘、食管瘘、胃瘘、结肠瘘等；短肠综合征的患者（小肠的长度短于60cm）；炎性肠道疾病。

（3）特殊疾病支持：有糖尿病型肠内营养制剂、肿瘤适用型肠内营养乳剂、高蛋白、高能量肠内营养乳剂、免疫增强型肠内营养和肾病用复方α-酮酸类似物等。

（4）对灾难发生后需要手术的伤员的营养支持：可以考虑：①术前就对不能从正常饮食中获得足量热量需要的患者予以口服营养支持；②术后尽早开始正常食物摄入或肠内营养；③对于严重创伤患者，手术时有明显营养不患者、大于10天不能经口摄入的患者进行管饲肠内营养；④对接受腹部手术的患者管饲营养装置中推荐防治较细的空肠造瘘管或鼻空肠管。

（5）对于部分灾后出现机体严重受损的危重症患者：①在生命体征稳定的情况下才进行营养支持；②APACHE Ⅱ>10存在重度营养风险，需要营养支持；③早期营养支持有助于改善危重症患者临床结局，优先选择肠内营养；④危重症患者急性应激期营养支持热量目标为20~25kcal/（kg·d），应激期状态稳定后适当增加至25~30kcal/（kg·d）。

（6）一部分有营养支持指征的住院患者，经肠内途径无法满足能量需要（如不能满足60%的正常热量）可考虑联合应用肠外营养；灾难发生导致患者5~10天以上无法经口摄食达到营养需要，也可以考虑进行肠外营养。通过周围静脉导管或中心静脉导管进行静脉营养支持。有证据显示肠外营养支持时，肠外营养添加谷氨酰胺有助于改善患者的氮平衡、减少住院天数并降低危重病患者的死亡风险，因此在进行肠外营养支持时，可以应用谷氨酰胺。对于危重症患者，还可以考虑添加ω-3脂肪酸，以改善手术患者的临床结局，提高患者的生存率。

5. 再喂养综合征　再喂养综合征（refeeding syndrome，RFS）是机体在因饥饿、严重的营养不良或者严重的疾病导致长时间不能摄取营养素，重新摄入营养物质后，短时间内出现以血液电解质紊乱（低磷，低钾和低镁血症）、维生素缺乏和水钠潴留为特征的一系列症状。该综合征的历史可以追溯到第二次世界大战期间，部分战俘和集中营幸存者在摄入了高糖饮食后，迅速出现水肿、呼吸困难和致死性心力衰竭等状况。严重的自然灾难可以导致受灾群众长时间被困无法进食，因此灾难救援过程需要注意避免RFS的发生。有证据显示，地震掩埋的长期饥饿伤员中，均有不同程度的代谢紊乱、肝肾功能障碍和营养不良；营养支持过程需要注意再喂养综合征的发生风险，采用合理的治疗手段以避免严重营养相关并发症影响救治效果。

诊断RFS的关键是鉴别出RFS高危人群。由于灾难发生后，伤员或灾民可能就已经存在长时间的饥饿和营养不良，因此当这些患者在营养治疗期间发生循环系统、呼吸系统、神经系统的相关症状时，就应行血生化检查。血磷水平低于0.5mmol/L即可作出诊断并开始补磷等治疗，当血肌酸磷酸激酶活性超过正常上限的1.5倍，可以诊断横纹肌溶解症。此外还应进行神经系统检查、心电图检查以评估病情和协助诊断。

虽然RFS是具有潜在致命性的营养相关并发症，但通过逐步增加热量供给、补充磷、钾、镁和复合维生素B等措施，能够达到预防和治疗RFS的效果。根据欧洲已发表的治疗指南，灾后救援的营养支持过程中采用以下防治措施有助于减少RFS的发生率：

（1）预防措施：对于有发生RFS的患者进行鉴别，在接受营养治疗前检查电解质水平，纠正电解质紊乱，必要时延迟营养治疗12~24小时；可以经验性补充磷、钾、镁和复合维生素B；检查心电图；适当提高热量供应中脂肪比例，减少磷的消耗。

（2）治疗方案：预防低血糖、低热量和补液的同时，逐步增加热量供应，以10kcal/（kg·d）启动营养支持，第3天增加至15kcal/（kg·d），补充磷、钾和镁；治疗开始后每日监测电解质并根据结果进行调整；第4~6日，逐步增加到20kcal/（kg·d）；第7~10日增加至25~30kcal/（kg·d）的正常营养摄入量。

（三）维生素和其他微量营养元素的支持

1. 维生素　维生素（vitamin）是一系列机体自身无法合成必须从膳食中获得的小分子有机化合物的总称。长期的维生素缺乏摄入或过量摄入，均可导致严重的健康问题。维生素根据化学性质可分为水溶性维生素和脂溶性维生素。水溶性维生素易溶于水，吸收迅速。人体一共需要13种维生素，其中包括4种脂溶性维生素（维生素A、维生素D、维生素E、维生素K）和9种水溶性维生素（8种B族维生素，维生素C）。

灾难发生后的早期，极易出现整体营养素摄入不足或主要以碳水化合物为主的饮食结构，从而导致维生素和其他微量元素的摄入不足。与此同时，由于机体处于应激状态，大量储备的营养素被消耗，也会导致维生素及其他微量元素的相对不足。水溶性维生素通过肾脏滤过,从尿液排出;脂溶性维生素易溶于非极性有机溶剂,机体吸收后可随脂类物质在细胞内储积,肾脏排泄率不高。因此,灾难发生早期就容易出现水溶性维生素随尿液排出而丢失,出现明显的水溶性维生素缺乏症状。脂溶性维生素缺乏症状虽然不会很快出现,但是长期摄入不足或摄入营养物种类单一,则也有缺乏的危险。

水溶性维生素中的 B 族维生素包括了多种维生素类化合物(表 2-11-4)。这些化合物多具有类似的来源,常分布于酵母、谷物、动物肝脏、麸糠种皮等食物中。B 族维生素均为水溶性维生素,具有的生理功能不同,但以参与调节机体新陈代谢,维持皮肤组织、肌肉组织以及免疫系统和神经系统的正常工作为主。例如,维生素 B_1、维生素 B_6 和维生素 B_{12} 具有保护神经组织细胞正常功能,而维生素 B_2 具有抗氧化功能。维生素 C 主要以 L-维生素 C 和 L-脱氢维生素 C 形式在人体中存在,由于机体无法自身合成这些物质,人类只能从膳食中获得。维生素 C 主要的食物来源是蔬菜和瓜果,人体所需的每日约 150mg 的维生素 C 摄入,而一般每 100g 橙子里大约含有 50mg 的维生素 C。因此对于灾难后水溶性维生素的补充,可以优先考虑采用复合维生素片剂,以迅速扭转水溶性维生素流失的状况。灾难发生后,如果出现下列症状,应考虑水溶性维生素或相应维生素的缺乏。

(1) 水肿、虚弱、消瘦、疼痛、情绪低落、行走困难、反射功能减弱或丧失、麻痹等,考虑维生素 B_1 缺乏。

(2) 嘴角皲裂、皮疹、对光过敏、角膜发红等,考虑维生素 B_2 缺乏。

(3) 腹泻、易怒、食欲不振、虚弱、头晕、暴露于太阳部分出现皮疹,考虑维生素 B_3。

(4) 贫血(小细胞型)、脑电图异常、肌肉抽搐、惊厥等,考虑维生素 B_6 缺乏。

(5) 贫血(大细胞型)、抑郁、头脑混乱、昏厥,考虑叶酸,维生素 B_{12} 缺乏。

(6) 贫血(小细胞型)、牙床出血、牙齿松动、肌肉退化和疼痛、骨骼脆弱、关节疼痛、皮肤粗糙、淤血肿块、伤口不易愈合,考虑维生素 C 缺乏。

表 2-11-4　B 族维生素的分类

维生素名称	化学名	其他别称
维生素 B_1	硫胺素	
维生素 B_2	核黄素	维生素 G
维生素 B_3	烟酸	维生素 PP、烟碱酸、尼古丁酸
维生素 B_5	泛酸	遍多酸
维生素 B_6	吡哆醇类	包括吡哆醇、吡哆醛及吡哆胺
维生素 B_7	生物素	维生素 H、辅酶 R
维生素 B_9	蝶酰谷氨酸	叶酸、维生素 M
维生素 B_{12}	钴胺素	氰钴胺、辅酶 B_{12}

(7) 中国疾病预防控制中心发布的《地震灾难地区营养保障技术指南》建议:①救灾人员每日补充复合营养素补充剂 1 片,受灾群众每周补充复合营养素补充剂 1 片;②出现牙龈出血(维生素 C 缺乏)、口角炎(维生素 B_2 缺乏)、阴囊炎(维生素 B_2 缺乏)等症状,应及时咨询医生或补充复合维生素;③建议每日维生素 B_1 的摄入量:3 岁以下儿童 0.6mg,成人 1.2 ~ 1.5mg(现场救援人员适当增加至 1.8 ~ 2.0mg);④每日维生素 B_2 的摄入量:3 岁以下儿童 0.6mg,成人 1.2 ~ 1.5mg(现场救援人员适当增加至 1.8 ~ 2.0mg)。

2. 微量元素　除了宏量元素以外,微量元素也是机体生命活动和代谢中不可缺少的组分。虽然这部分元素存量极少,仅占人体体重极小的一部分(<0.01%),但与人类的生存和健康息息相关,发挥着重要的作用。其中与灾难后早期营养支持相关的重要微量元素主要是锌和铁。

锌在机体中的含量较多,其中大约有 60% 存在于肌肉当中,约 30% 存在于骨骼当中,少量分布于皮肤、肝脏和中枢神经系统。锌在机体生化代谢过程中占有重要的地位。超过 300 种酶含有锌元素,参与酶蛋白的生理作用;维持免疫系统正常功能;参与调控基因,构成锌指结构等。严重的锌缺乏可以导致脱发,腹泻、皮肤湿疹(特别是面部及身体弯曲部位)以及食欲减退,同时对机体的免疫功能也有很大影响。锌的食物来源较为广泛,动物性的肉类、鱼类和家禽都含有较为丰富的锌。

铁是人体必需的微量元素之一,为构成人体血红蛋白构成的重要元素。人体摄入的铁主要来源于动物性食物,部分植物性食物如菠菜、谷物中也含有较多的铁。虽然铁的来源广泛,但铁的吸收主要取决于其在食物中储存的形式和与之对应的食物组成模式。食物中的三价铁需要在胃酸作用下才能还原成为二价铁(Fe^{2+}),并在十二指肠进行吸收。铁在肠道吸收后,与特异性的蛋白结合形成铁蛋白加以存储、转运以及被各组织器官利用。如果长期铁摄入不足,就会出现铁缺乏症,主要表现为缺铁性贫血,症状包括面色苍白、乏力以及头晕等。一般情况下增加膳食中含铁食物的摄入有助于改善贫血症状;灾难救援过程中,对于部分因为饥饿导致严重贫血的患者应考虑补充足量的铁制剂。

三、特殊环境和状态下的营养支持和救援食品

人类所处的外环境包括自然环境和由于生产劳动、生活方式、生活习惯等所构成的生活环境与作业环境。作用于人体的环境因素一般被分为物理性、化学性及生物性三大类,另外由于社会环境、经济条件人际关系和作业性质等因素造成的精神/心理负荷(如:高度紧张、过度兴奋惊慌恐惧悲伤愤怒焦虑等)、强体力负荷等对机体的生理和代谢也有不可忽视的影响。人和环境是相互依存相互影响的对立统一体。日光、空气、水和食物等都是人类赖以生存和发展必需的环境条件,机体依赖这些因素维持自身的生存;同时,也无时不在受到环境因素的制约和影响,必须适应环境才能生存和发展。与灾难救援研究相关的特殊环境因素包括:①物理性因素:主要包括:气候环境的异常(如高温、低温、高压、低氧等);物质振动(噪声、振动、超声、次声、颠簸、旋转等);电离辐射(X射线、Y射线);非电离射线(紫外线、红外线、高频电磁场、微波、激光等);狭小环境(限制活动)、隔离环境;重力环境的异常(超重、失重或微重力)和时间节律性的变化(如夜班作业昼夜节律的颠倒、航空航天中的时差)等。②化学性因素:包括通过呼吸、胃肠或皮肤作用于机体的各种金属类及非金属类无机或有机化合物。

环境因素对机体生理和代谢作用将产生显著的扰动,在特殊环境下,饮食营养与机体内环境稳定、对外环境反应、适应与耐受能力有明显的相关性,因此,在灾难救援中,机体对饮食营养的需求、合理的营养素供给量及标准、营养保障措施日益受到重视。

创伤是灾难对机体造成的最主要伤害之一,创伤后营养状况的变化及营养支持在创伤修复过程中的作用越来越受到重视。创伤后机体处于高分解代谢状态;腹腔内脏器官的损伤,尤其是严重的损伤需剖腹手术治疗者或腹腔内消化道直接损伤,限制了食物的摄入,造成了严重的能量-蛋白质营养不良;同时,严重创伤导致应激反应可致肠黏膜屏障功能损害,使肠道缺血和缺血-再灌注伤。这些均是导致创伤后营养恶化及影响创伤修复的根本原因。如何制定创伤后营养治疗方案和提供合理的营养物是灾难救援工作中的重要环节。

救援食品是指在面对自然灾难、重大人为事故、战争、恐怖袭击或其他生存困境时所需的高能、长效、且易食用和储存的特殊包装食品。救援食品作为战略储备物资,在灾难发生初期,由于食物供给不足、食品安全以及卫生、环境和心理因素影响,救援者和被救援者均需要补充足够能量和营养以维持其生命体征并快速、恢复和保持体能。同时,不同的病理生理状态对包含不同营养素的救援食品也是不同的。此时,救援食品对救灾将起到非常积极的重要作用。1933年罗斯福总统在任时期,美国通过了《联邦紧急救济法案》,其中第一次明确提出了救援食品(relief food)的概念。第二次世界大战期间,无论是军队还是平民的食物供给在大规模战争的环境下普遍成为棘手的问题,各国的军事后勤部门开始深入广泛地研究军用食品的质量、保存和运输分发,从而建立起了一系列的制度框架,产品质量和管理初步规范化。

现代救援过程中普遍存在着营养供应不足等问题,不论是受灾人员、救援队专业人员还是志愿者,在救援过程都凸显对营养问题重视不足等问题。如:①营养意识欠缺,救援应急食品较为单一,各地区为灾区运送救灾应急食品中主要是矿泉水、饼干、方便面等,这些食物仅能满足队员的基本能量需要,无法达到救援人员最基本营养标准。②能量供应不足,救援现场往往会出现无法预料的情况,如环境恶劣,过度疲劳等,可能导致能量供应不足。③营养素缺乏,在救灾过程中维生素普遍缺乏,如维生素C、维生素B_1和维生素B_2等,摄入量仅为人体所需的50%,维生素A、钙、铁、锌摄入量不足人体所需量的50%,足够的矿物质及相关乳制品等救援食品相对缺乏,据文献显示,中国国际救援队赴巴基斯坦救援时,队员蛋白质、热能、脂肪、维生素和矿

物质摄入比平日少,营养不良发生率达到69.05%。④缺少专用应急救援食品,救援过程中临时配带的应急食品及军用食品,存在着适口性和耐受性不佳等问题。⑤缺乏针对特殊环境,如高寒、高原、湿热等环境的应急救援食品。近年来,重大自然灾难持续、贫困国家饥荒和恐怖袭击升级等,这些事件在客观促进了救援食品的地位和发展其生产包装技术的提升。对于救援食品的观念和态度在这一时期内也发生了转变。根据受灾者的构成,救援食品种类有了更进一步的细分,按照不同的人群、环境和病理生理状态开发出不同配方、功能的救援食品,让施援与被救援者不仅有的吃,还能吃得好。

(一) 创伤修复的营养支持和救援食品

营养支持对创伤修复有很大的影响。营养不足对伤口的影响主要表现在炎症过程延长,纤维化受阻,成纤维细胞增生、蛋白多糖合成、胶原合成、神经血管生成和伤口塑形减慢。蛋氨酸、组氨酸、精氨酸缺乏时,则会影响伤口的愈合。镁、铜、钙、铁、锌会影响胶原合成。白蛋白水平既是病人营养指标,也是预后的重要指标。白蛋白浓度与病情严重程度和死亡有密切关系,低蛋白血症常提示预后不良。创伤病人器官功能降低、内环境紊乱、营养不良、血管渗透性增高、全血及血浆的丢失、严重感染及手术的创伤,使机体处于一种应激状态。其病理特点主要是一种高代谢的表现,应激过程中产生了大量的细胞因子、炎症介质,这些细胞因子与炎症介质作用于机体的各器官,影响机体蛋白、脂肪、糖的代谢,使机体处于一种分解、消耗状态。提供合理数量、比例的能量底物顺应了应激后机体的代谢变化,有利于器官结构和功能的维护。

创伤后合理的营养支持就是模式合理、营养物质供给比例和量要合理。创伤早期营养支持目的是减轻营养底物不足,防止细胞代谢紊乱,支持器官组织的结构与功能,参与机体调控免疫与生理功能,减少器官功能障碍的发生。在创伤后期,营养支持可进一步加速组织的恢复,促进病人的康复。营养成分开始以糖类为主,随后逐渐加大热量和蛋白质的供给。在品种上需注意给予易消化食品和食物纤维的供给,达到调整胃肠动力的目的,适当加用谷氨酰胺有利于肠黏膜屏障功能的恢复。营养支持途径可分为肠内营养(enteral nutrition,EN)和肠外营养(parenteral nutrition,PN)支持,各自存在优缺点。EN应用简单易操作,并发症少,费用低,可促进肠道功能,改善门静脉循环,维持肠黏膜细胞结构和功能的完整性,维护肠黏膜屏障功能,防止肠道细菌移位,减少肠源性感染的发生,刺激消化液和胃肠道激素的分泌,促进胆囊的收缩,增加胃肠蠕动及内脏血供,使代谢更符合生理,减少肝胆并发症的发生。EN通过维护人体最大外周免疫器官的功能,有效地调节了急性相反应,增强机体免疫力,进一步阻止了感染的发生。PN的并发症尤其是代谢并发症较为严重,应用时需要细致的监测及护理。但肠道功能有障碍时,特别在严重创伤的早期或是腹部创伤时,PN便成为主要的营养供给途径,为机体供给必需的营养。因此,肠内与肠外两大途径起着互补的作用,适当选择才是合理的途径。

创伤病人进行EN营养支持的原则:先少后多,速度不宜过快,滴注速度最好以输液泵控制,病人无不良反应后逐渐增量,同时逐渐减少PN比例,直到全量EN支持,停止PN。营养液的温度宜保持在37℃左右,可采用电热加温器在输液器接胃管端加温,以免营养液过凉引起胃肠道并发症。为防止胃内容物反流,可应用复尔凯螺旋型鼻肠管,体位保持半卧位。鼻饲的内容可以很丰富,如安素、能全力、能全素、自制的混合奶、面糊、米汤等。

创伤营养支持中,一些特殊的营养物质发挥着重要的作用。谷氨酰胺是机体内含量最多的游离氨基酸,占肌肉中氨基酸量的60%,是肠黏膜细胞、淋巴细胞、肾小管细胞等快速生长细胞的能量底物,对蛋白质合成及机体免疫功起调节与促进作用。在创伤、感染应激状态下,血浆谷氨酰胺水平降至正常50%~60%,肌肉谷氨酰胺降至正常25%~40%,谷氨酰胺需要量明显增加,被称为组织特殊营养素。谷氨酰胺在体内许多代谢途径上发挥重要的作用,参与糖代谢,是三羧酸循环的中心环节,可以为肠黏膜提供营养底物,减轻肠屏障损害,逆转全肠外营养引起的肠道淋巴样组织的萎缩,促进肠道免疫球蛋白A分泌,保护肠道免疫屏障。精氨酸是应激状态下体内不可缺少的氨基酸,影响应激后的蛋白质代谢,参与蛋白质合成。药理剂量的精氨酸能有效地促进细胞免疫功能,通过增强巨噬细胞吞噬能力、增强自然杀伤细胞(NK细胞)的活性等,使机体对感染的抵抗能力提高。ω-3脂肪酸是一种多不饱和脂肪酸,包括α-亚麻酸、二十碳五烯酸和二十二碳六烯酸。ω-3脂肪酸可迅速进入组织细胞的膜磷脂中,改变细胞膜结构,影响细胞膜的流动性、信使传递和细胞膜上受体功能,减少炎性介质的产生。所以ω-3脂肪酸可以抑制过度的炎性反应,减少对免疫系统的损伤,改善机体的免疫功能。

（二）高温环境中的营养支持和救援食品

在灾难发生和救援的环境因素中，高温是受灾人员和救援人员经常面临的挑战。在高温条件下，一方面机体代谢增强，机体要更多地通过汗的蒸发来散热，能量代谢和营养素消耗增多，特别是机体对水溶性维生素及无机盐的需要量增加；另一方面高温引起的排汗和体液丢失增多导致血液浓缩、外周血管扩张等心血管系统的高度应激状态，这种适应性改变导致机体对营养有特殊的要求。高温作业人员在消耗多、需要量增加的情况下，如果摄取不足而机体营养水平低，更容易使机体从生理改变过渡到亚临床状态，以致促成病理改变。我国特殊作业人群的膳食指导及营养干预正处于起步阶段，需要在目前的生产环境下，以及当前我国人群生活方式、膳食摄入模式和食物加工方式等社会环境发生显著变化的背景下，结合高温作业环境、摄入和消耗等情况制定针对性的营养指导体系和干预策略，以提高特殊作业人群健康水平、减轻高温作业所致健康危害。

为了保持高温下的救援作业能力，防止高温对人体健康的损害，需要采取合理的营养保障措施，合理选择食物。

1. 水和无机盐　在高温环境中人体为了散热而产生一系列生理反应，出汗是反应之一。汗液中99%水分，约0.3%为无机盐。由于汗液中含有大量氯化钠，所以大量出汗可引起大量的水盐丢失，出汗多时每天随汗液丢失的氯化钠可达25g，如不及时补充可引起人体严重缺水和氯化钠缺失，甚至可引起循环衰竭以及痉挛等。机体失水超过体重2%时，工作效率明显下降。另外，汗液中还有少量钾、钙、镁等无机盐，都应及时补充，提高机体耐热力，以防止高温条件下中暑。

2. 蛋白质　高温环境下，机体大量出汗，汗液中含有大量的氮。同时，失水可促进蛋白质的分解，尿氮排泄增多，所以高温环境中工作、生活人员应注意蛋白质供给。蛋白质含量多的食品为鱼、肉、蛋、奶及豆类食品，豆类食品还含有丰富的矿物质和微量元素，如钾、镁、钙、锌、铁等，比如绿豆汤就是民间传统的解暑食品。

3. 维生素　汗液中排出水溶性维生素较多，尤其是维生素C、维生素B_1、维生素B_2。一般认为在高温环境中生活、作业人员，每日膳食应含维生素B_1、维生素B_2各5mg，维生素C 150~200mg。蔬菜和水果中含维生素最多，含维生素C丰富的蔬菜有青椒、菜花等，含胡萝卜素较多的蔬菜有胡萝卜、南瓜、苋菜等。水果中含维生素C较多的有鲜枣、草莓、猕猴桃、山楂及柑橘类，水果中胡萝卜素含量较高的有芒果、杏、枇杷等。

此外，需要注意在高温影响下，消化液分泌减少，胃液酸度降低，消化酶随之下降，并且由于饮水中枢的兴奋，可使食物中枢抑制，因此，还应设法提高生活中作业人员的食欲，如注意饮食的色香味等。同时，可将三餐安排在休息起床后，上班前或下班后1~2小时，以适应劳动后食欲较差的情况。

（三）低温环境中的营养支持和救援食品

有研究对南极考察人员的营养结构进行了调查，分析了复合营养素补充对寒区作业人员的影响以及可作为食物的寒区动物营养成分。南极考察队员营养调查显示：禽肉类摄入量等超过建议摄入量，蔬菜、水果、奶类摄入量低于建议摄入量，能量、蛋白质和脂肪摄入量均超过营养素参考摄入量，而一些维生素低于参考摄入量。蛋白质、脂肪等摄入量过高的原因可能与南极非常寒冷的气候有关，而维生素类摄入量过低则主要是食品供给无法充分保障造成。此外还有研究证实，充足的营养或药食两用的中药（如人参、淫羊藿、红景天等）干预有利于预防冷暴露损伤。

（四）高原环境中的营养支持和救援食品

大气主要由氮气和氧气组成，其中的氧气占20.95%。因为其组成相当恒定，所以随着海拔的升高，大气压下降，氧分压亦随之下降。在海拔5500米的高原，大气压和氧分压均较海平面下降一半。有人估计，在海拔1500米以上每登高30米，最大摄氧量减少3.0%~3.5%。不适应高海拔的人员在高原低压环境中，由于呼吸低氧分压的空气出现缺氧引起的一系列反应，使呼吸、循环、神经和骨骼肌等受到严重的影响；同时，人体对食物的摄取及各种营养物质的消化、吸收和利用发生一定改变，其营养需要与低海拔地区有所不同：

1. 热量　人体对高原低压环境的反应，首先是为了从低氧空气中摄取更多的氧而提高机体的呼吸量；同时心率加快，增加循环血流量，以保证机体的正常需氧量。由于呼吸、循环系统等的代偿作用，使机体的代谢率增高，能量消耗增加。有人测得，从事同等强度的工作时，在进入高原5天后能量需要比海平面的高3%~

5%,9天后升高17%~35%,重体力劳动时需要量增加更多。在严重缺氧时,机体代偿机制不能保证正常的需氧量,体内物质代谢中无氧分解过程增加,养分的利用率降低。同时,严重缺氧可致食欲减退,因此食物热量密度如不提高,也会造成热量摄入无法满足正常需要。

2. 蛋白质　慢性缺氧有促进脑、心肌等的蛋白质和核糖核酸以及肌红蛋白的合成作用,毛细血管缓慢新生,红细胞增加,血红蛋白增高,血细胞总容积增加,单位体积的血氧饱和度提高,从而有助于对缺氧的代偿与适应。虽然这些变化主要是由体内贮备血液的释放所致,但就总体来看,人体对蛋白质的需要量有所提高。加之缺氧时往往食欲降低,所以提高食物的蛋白质浓度是必要的。登山过程中观察到氮平衡往往是负值,如提高氮的进食量即可恢复平衡,可见负氮平衡是由于摄取量不足所引起的。严重缺氧时可观察到血清游离氨基酸增加,某些氨基酸的正常代谢遭到破坏,如组氨酸和精氨酸分解不完全,其中间代谢产物组胺和肌酐积留于体内,说明氮的利用率会受到影响,因此氮的摄入量也不宜太高。

3. 脂肪　不少研究报道表明,在高原缺氧情况下机体利用脂肪的能力仍保持相当高的程度,甚至有人提出人体能量来源可能由碳水化合物转向脂肪。研究在高原生活4个月以上的人员发现,在海拔3500m处每日摄入198g脂肪的消化利用率为96.6%,在3800m处摄入340g时的消化利用率为97.5%,尿中未检出酮体,无便秘和腹泻。表明在高原环境下对脂肪的消化利用率较高。但严重缺氧时血和尿中酮体含量增高,脂肪代谢发生紊乱,可能是大量动用体脂生糖所致。

4. 碳水化合物　在三大有机物中,碳水化合物的代谢可最灵敏地适应高原代谢的变化。有人证明,在低氧环境下碳水化合物能使人的动脉含氧量增加,能在低氧分压条件下增加换气作用。因此,在高原低氧环境下保证能量摄取量,特别是碳水化合物摄取量,对维持机体正常功能是非常重要的。一般主张高原地区三大有机物的配合比例应遵循"高碳水化合物、低脂肪、适量蛋白质"的原则。

5. 维生素　实验证明,高原缺氧条件下体内维生素的消耗增加。补充多种维生素能减轻和预防缺氧所致的呼吸酶活性降低,改善机体的功能。有人对在海拔1900m处进行滑雪训练的运动员,进行不同膳食结构试验,在膳食的基本成分为蛋白质170g、脂肪140g和碳水化合物700g的情况下,第一种膳食蔬菜、水果的数量相当于热能150kcal,第二种膳食蔬菜、水果相当于750kcal,第三种膳食在第二种的基础上另外补充维生素C 500mg、维生素 B_1 20mg、维生素 B_2 10mg、烟酸3mg、维生素D 25mg 和维生素E 6mg。结果是第二种膳食可使机体对高原的适应性略有提高,而第三种膳食明显使适应过程加速。有人主张在缺氧情况下从事体力劳动时维生素的供给量应增加2~4倍,并研发出包括多种维生素和铁、碘等微量元素在内的多维元素片。

6. 水和无机盐　初入高原时,由于过度换气使体内水分排出较多,可适当补充,但在适应低氧环境前补水不能过多,否则容易引起肺水肿。同时还应适当减少食盐的给量,有助于预防急性高山反应。

(五) 辐射环境中的营养支持和救援食品

辐射对生物体的危害很大。DNA、蛋白质及酶类会直接被辐射源辐射,从而使分子变性和细胞结构破坏;机体内水分子也会被辐射至产生大量的具有强氧化性能的自由基,间接产生组织细胞变性、坏死,以致机体代谢紊乱,出现免疫系统、神经系统和内分泌系统的调节功能障碍等一系列病变。

具有抗辐射作用的食品主要有茶、黑芝麻、螺旋藻、中草药、海带、大蒜、酸奶、枸杞、海藻、人参、灵芝、菇类、黑木耳、紫苋菜、黑蜂蜂胶、水果蔬菜等。目前国内外对具有抗辐射作用的有效成分研究得比较多,这些成分物质主要包括黄铜类化合物、多糖类、多酚类、香豆素类、皂苷类、植物蛋白、生物碱、糖苷类,以及胶原物质。而研究者主要从自然资源中寻找并提取这些有效成分,从而研究和开发具有抗辐射作用的各种药制剂或者保健品。下面简单介绍几种抗辐射食物的作用机制:茶中所含的茶多酚是一种免疫增强剂,能抵抗由辐射引起的免疫功能降低和超辐射保护作用。螺旋藻中含有含硒蛋白和螺旋藻多糖,这些有效成分有抗氧化、去除自由基的作用,从而能够抗辐射。有研究表明,高剂量螺旋藻多糖与银杏叶有效成分复合应用于抗辐射,具有协同增效作用,可明显延长经 ^{60}Co-γ 射线全身照射小鼠的存活时间,提高小鼠存活率,且抗辐射作用优于螺旋藻多糖和银杏叶有效成分单一使用组。这为研究天然抗辐射复合物提供了理论基础。黄酮类化合物是指以黄酮为母体的一大类化合物,广泛分布于蔬菜、水果、牧草和药用植物中,是许多中草药的有效成分,包括:大豆异黄酮、银杏叶黄酮、柑橘生物类黄酮、鱼腥草总黄酮。黄酮可以通过消除氧自由基而起到抗辐射损伤的作用,能够有效地防止辐射导致的组织细胞损伤。海带的提取物海带多糖可减轻放射性核素和射线对机体免疫功能的损害,并可抑制免疫细胞凋亡,从而具有抗辐射的作用。大蒜为百合科葱属植物蒜的地下鳞茎,大蒜油是从大蒜中提取的油状物质,含有大蒜素、大蒜烯和大蒜新素等多种含硫功效成分。枸杞可以升高外周血白细胞数、降低微核率、提高骨髓细胞增殖活性,具有抗辐射损伤的作用。枸杞多糖对紫外线致人皮肤成纤维细胞的损伤具有一定的保护作用,其机制可能与其抗氧化作用和促进细胞增殖作用有关。人参单味药及复方药均具有明显的抗辐射作用,其抗辐射作用的主要成分是人参皂苷与多糖。紫苋菜能抗辐射、抗突变、抗氧化,这与其含硒有关。硒是一种重要的微量元素,能增强机体免疫功能。常吃含硒丰富的紫苋菜,可提高人体抗辐射的能力。

大量研究表明,很多食物具有抗辐射作用,这些食物都是我们日常生活中可以接触和购买得到的。为了更好地预防辐射和治疗辐射损伤,应在饮食方面做到以下几点:①多喝茶,茶中的茶多酚可减轻各种辐射对人体不良影响的有效成分;②多吃含硒物质,如黑芝麻、螺旋藻、紫苋菜等,硒是重要的微量元素,具有抗氧化作用,能增强机体免疫功能,保护人体健康;③遵照医嘱吃一些具有明显抗辐射作用的中草药,如鱼腥草、灵芝、枸杞、陈皮、党参、红景天、山楂、茯苓等;④多吃蔬菜水果,含有维生素 A、维生素 C 和维生素 E 的蔬菜和水果都具有很好的抗氧化作用,对抗辐射有一定的作用;⑤使用一些用抗辐射有效成分制成的保健品。

(六) 抗疲劳的营养支持和救援食品

灾难救援过程中,救援人员常常处于超负荷工作中,疲劳是常见的生理状态。疲劳是机体复杂的生理生化变化过程,是指脑力或体力到达一定阶段时必然出现的一种正常的生理现象。它既标志着机体原有工作能力的暂时下降,又可能是机体发展到疾病状态的先兆。抗疲劳食品可在一定程度上减轻疲劳,提高工作效率,减少伤害事故的发生。抗疲劳食物及活性物质归纳起来可分成二类,一类是抗疲劳作用明显、机制明确、结构确定,这一类主要包括糖、脂肪、蛋白质、氨基酸、维生素 B 族、维生素 C、维生素 E 和钙、磷、钾、钠、铁、硒、锌等,这些研究较多、应用较广的营养素,其活性成分已经大量用于膳食补充剂和功能性饮料之中。由于这些营养素以补充机体的能量损失为主要目的,因此属于营养强化食品中的一部分。二类是抗疲劳作用明显但其功能因子或功能因子的结构尚未确定,如人参、花粉、刺五加、红景天、黄精、金针菇、丹参、党参、杜仲、枸杞子、龟板胶、螺旋藻、海星、牡蛎、扇贝等。这类都是我国传统补益生药及其提取物,其特点是抗疲劳作用已被实验证实,但其抗疲劳功能因子尚未确定。

(七) 免疫营养支持和救援食品

1990 年 Gottschlich 等报道了应用含精氨酸和 ω-3 多不饱和脂肪酸(ω-3 PUFA)的免疫强化制剂治疗烧伤病人,能有效地减少病人伤口的感染、降低死亡率和缩短住院时间。研究表明在标准营养配方中添加具有一些特殊营养素,如谷氨酰胺、精氨酸、ω-3PUFA、核苷酸及膳食纤维等,可在提供能量的同时增强机体免疫功能、减轻有害或过度的炎症反应、保护肠黏膜屏障功能完整性、促进创伤的愈合,即免疫营养(immunonutrition)。免疫营养制剂的种类较多,研究较多和应用较广的是谷氨酰胺、精氨酸(Arg)和 ω-3PUFA 类制剂,其他还有核苷酸、膳食纤维、牛磺酸类制剂等。

1. 谷氨酰胺(Gln)类免疫营养制剂　Gln 属于半必需氨基酸,在体内合成较慢,机体在创伤、感染、手术等应激时,对其需要量增加,可导致 Gln 缺乏,引起免疫功能下降、肠道细菌移位、全身感染等,肌肉组织加速释放 Gln 入血,Gln 作为应激信号激活相关基因,发挥细胞保护及免疫调节作用。研究报道 Gln 可增强危重患者的免疫功能,如调节细胞代谢及修复基因表达,刺激 T 淋巴细胞合成细胞因子,促进细胞内热休克蛋白表达。含 Gln 的免疫营养制剂较多,可分别应用于肠外营养和肠内营养。

2. 精氨酸(Arg)类免疫营养制剂　Arg 广泛参与细胞代谢,能改善细胞免疫功能,提高机体抗感染能力。还可通过刺激生长激素、胰岛素等分泌,促进蛋白质及胶原合成,加快创面愈合。Arg 能通过一氧化氮合酶催化生成一氧化氮,引起组织血管的扩张,维持血流通畅并能调控机体免疫反应。一些多中心临床研究证实,合理剂量的 Arg 能显著降低病人感染率、病死率和缩短住院时间。

3. ω-3 多不饱和脂肪酸类免疫营养制剂　ω-3 PUFA 属人体必需脂肪酸,主要源自海洋鱼油,以 α 亚麻酸、DHA 和 EPA 的形式存在,可增强机体抗应激及抗感染的能力。应用含 ω-3PUFA 的免疫肠内营养制剂能降低患者死亡率,降低继发性感染的发生率,缩短住院时间。

4. 膳食纤维类免疫营养制剂　膳食纤维是非淀粉类黏多糖和木质素的统称,被称为人类第七营养素,它不被小肠中的消化酶所消化,进入结肠后可被厌氧菌酵解,产生短链脂肪酸(SCFA)。膳食纤维的主要作用:吸收及保存水分,稀释肠道内有害物质,促进肠蠕动;促进结肠黏膜细胞的增殖,改善肠黏膜屏障功能,其酵解产生的 SCFA 是结肠黏膜细胞的主要能量来源,对维持肠绒毛的形态及功能有重要作用;改善肠道有益菌的繁殖环境,维持肠道微生态的平衡及稳定;调节血脂及血糖,改善胰岛功能。

5. 核苷酸类免疫营养制剂　核苷酸是组成 DNA 和 RNA 的基本单位,广泛参与体内的诸多生化反应,如蛋白质合成及分解代谢、磷脂的生物合成等,并在酶的活性调控及免疫调节等方面发挥重要作用。核苷酸能刺激淋巴细胞增生,对其正常成熟至关重要,还能增强巨噬细胞及 NK 细胞的免疫功能。在创伤、手术及感染等应激情况下,补充外源性的核苷酸,对蛋白质缺乏引起的免疫功能缺失能起到修复作用。

6. 微生态制剂　微生态制剂包括益生菌、益生元、合生元。益生菌是指给予一定数量的、能对宿主健康产生有益作用的活的微生物。比如含乳酸菌和双歧杆菌的各种活菌制剂,其能维持肠黏膜的生物屏障功能。益生元是指既能选择性刺激宿主肠道内的一种或几种有益菌活性或生长繁殖,又不能被宿主所消化和吸收的成分。合生元是益生菌和益生元制成的复合制剂。微生态制剂能改善肠道微生态和肠功能,但增强机体免疫功能的能力有限,常需联合应用免疫营养,使二者形成优势互补,故被称为生态免疫营养。

(曾　俊)

第十二节　灾难国际救援

进入 21 世纪以来,各种天灾人祸造成的灾难性事件频发,其中一些重大灾难往往超过了所在国的单独承受能力,需要世界各国通力合作、共同应对。世界卫生组织(WHO)的灾难定义是任何能引起设施破坏、经济严重损失、人员伤亡、健康状况及卫生服务条件恶化的事件,如其规模超过事件发生地区的承受能力而不得不向本地区以外寻求专门援助时,就可称其为灾难。重大灾难往往造成大规模伤亡事件(mass casualty incidents,MCI),伤员数目与治疗所需医疗资源之间严重失衡,此时就需要有大规模的外部救援和医疗支持。

根据全球灾难统计(global disaster statistic)显示,2001—2010 年间全球仅自然灾难就发生了超过 8000 起,造成直接经济损失高达 18 000 亿美元,造成超过 100 万人死亡。从 2001 年美国的"9·11"事件到 2003 年中国的"SARS"病毒,从 2004 年的印度洋海啸到 2008 年的中国汶川地震,从 2011 年的日本核泄漏到 2014 年的马来西亚航空事件,大量的实践证明,各国政府在独立面对种种重大突发灾难事件危机时,往往显得脆弱、力不从心。随着世界各国加强合作,尤其是在安全领域的协作,加上联合国人道救援协调体系的日趋完善,各个国家体会到了联合应对国际灾难的优势,目前各国在国际救援中初步达成了合作与互信的共识,并努力朝着建立国际救援的框架性合作机制的方向发展。

在天灾人祸引发的人道灾难危机面前,世界各国大多能抛弃前嫌、共同投入到人道主义救援行动中去。各国积极参与国际灾难救援,不仅救援行动有助于树立本国良好的国际形象,更可为改善国家间关系提供契机,还能提升本国应对非传统安全威胁的能力。世界各国联合救灾,各种先进的技术得以整合和利用,尤其是发达国家的技术优势对于国际救援有极大的帮助。以 2014 年马航(MH370)为例,当 MH370 飞机失踪后,中国政府紧急调动海洋、风云、高分、遥感等 4 个型号,共 21 颗卫星为地面搜救行动提供技术支持,同时加强对 MH370 飞机的可能失联区域的气象、通信、导航、目标搜索等的全方位监控,为中国救援队(飞机、军舰、海监船只)快速准确搜救和扩大搜救范围提供了强大的支持,马来西亚政府也利用多颗卫星和雷达助力失踪飞机的搜索。2008 年中国汶川地震中,日本救援队的先进救灾理念和成熟的救灾技术,提高了救灾的高效率和高质量,其救援的技术优势为也为国际救援带来了质的优势。由于国际医疗救援往往需要远距离机动投入到陌生的危险环境中,在如此复杂和陌生的不稳定环境中从事医疗救援,需要有成熟的运行、沟通机制和充足的准备,由专业的队伍进行。

一、联合国框架下的灾难（人道）国际救援

（一）联合国框架下的灾难（人道）国际救援机制和体系

国际人道救援协调是以共识为基础，以组织为依托，以机制为纽带，以配合为手段来调节救援过程中各方力量之间的协同配合及外来救援力量与当地政府主权之间的工作，促进人道救援工作的有序开展，增进世界各国的友好合作关系。国际人道救援协调的特点：多边协商、共同参与，相互配合、一致行动。从本质上看，国际人道救援协调机制是以"以人为本、救死扶伤"的人道主义与持久和平、共同繁荣的国际关系理念相结合的产物，是人道合作意愿国际化与制度化的产物。

联合国的人道救援协调体系是一套系统完整的体系，其组成及分工为：联合国人道事务协调办公室负责统筹整个机制运行；机构间常设委员会则处理联合国人道机构与非联合国机构的人道主义合作伙伴间的政策协调和发展决策；人道主义事务执行委员会负责加强联合国内部机构间的协调；现场协调中心负责协调各方救援力量；灾难评估与协调系统负责第一时间进驻灾区，调查灾难程度及灾民需要；国际搜救咨询小组负责为搜救提供技术指导和培训；应急储备登记处提供除医药及粮食之外的物资支援；军民协调部负责在必要时刻征调各成员单位的军事及民防设施用以救援。在该系统外部还有全球灾难警报与协调系统、地理信息支援队、人道主义信息中心及中央紧急应对基金。

（二）灾难（人道）国际紧急援助原则

联合国 46/182 号决议《加强联合国人道主义紧急援助的协调》中指出："必须按照《联合国宪章》尊重各国主权、领土完整和国家统一。必须在受灾国同意的原则下，应受灾国呼吁的情况下提供人道主义援助。"因此，各国都必须得到受灾国请求且同意后才可进入受灾国提供国际应急援助，这一原则也是国际应急救援要遵守的基本原则。但如果受灾国在本国无力救助灾民的情况下，或基于政治、宗教等原因不愿接受国际社会的应急救援，国际社会则可能以"保护责任"为由进入受灾国境内提供国际援助。

（三）灾难（人道）国际紧急援助的挑战

国际医疗救援身处异国他乡，政治动乱、语言不通、生活习俗不同，外事交往复杂。如在医疗救治过程中，存在语言沟通障碍，医师对询问病史和症状、常见病诊断、医学文书书写等方面语言交流和应用能力欠缺。此外，救灾区有时战乱不断，政治派别复杂，冲突四起，救援人员的生命安全存在严重隐患。因此，国际医疗救援不能仅凭一颗人道主义的热心就积极参与，更应该考虑到各种复杂的政治、宗教、文化情况和灾难发生地的实际情况在国际组织的协调组织下参与救援行动。

（四）世界灾难救援的新趋势

军事化救援已成为世界自然灾难救援的新趋势。联合国秘书长在第 63 届联合国大会上所作报告——《自然灾难领域人道主义援助从救济向发展过渡的国际合作》中指出："把外国军事资源部署到遥远的国家和邻国是重大国际救灾行动的共同特征，外国军事资源在救灾行动中可发挥宝贵作用"。其一，军队具有较强组织性和纪律性，能在短时间内完成集结，快速组织救援队伍；其二，军队物资装备充足且具有较强专业性，能保证救援效率，完成各种复杂任务的综合目标需求，充分发挥国际应急救援的作用。

（五）国际人道（灾难）救援的基础

准确、及时、完善的信息发布机制对于外界准确界定危机程度，科学决策应对措施，有效协调各方参与合作和救灾的成败起着决定性的作用。大量实践证明，在危机发生前，准确及时的预警信息可以避免大规模的人员伤亡；在危机发生时，及时披露危机的相关情况，可以缓解公民的紧张情绪，减少人员财产损失；在危机发生后，披露危机的原因、真相应对措施等，可以恢复公民的信心、重塑政府的公众形象。而这些信息也是世界各国国际救援队行动的依据和指导，准确、及时、完善的信息是国际救援的基础和保障之一。

二、国际医疗救援

（一）急救应急保障机制的激活

救援队的上级领导、各职能部门具体实施的急救应急保障机制在中大灾难发生时应迅速激活。医务部联络官在最短的时间内将出发命令传达到医疗组、生活保障组、医疗保障组、信息组负责人，并逐一将命令传

达到出队的医疗队员,然后将信息汇报主管部门负责人。要求在接到命令后尽快将所有人员、物资准备完毕,准备奔赴救灾现场。在此期间,信息组时刻保持与救援指挥部的联系,保证各小组信息交流的畅通;并通过各种渠道了解灾区的受灾情况,更为重要的是通过受灾国驻华使馆了解受灾区常见的流行性疾病、地方病情况;了解受灾国的政治经济形势以及当地风俗人情,为医疗队的自身保护及救援行动的顺利实施提供保障。

(二) 国际人道(灾难)医学救援人员的准备

由于受灾国具体的灾情各不相同,所以应对不同灾情的物资及人员准备也不尽相同。一般而言,救援队应当根据前方的信息汇总针对性地组织救援队成员,但总体上应当以外科医师为主,主要包括骨科、脑外科、胸外科、普外科及泌尿外科医生,ICU 和急诊科医生参与,同时应当配有感染防疫医生,急诊科或 ICU 护士。如果国际救援队带有移动医院,同时应当配备医技人员及手术室相关人员,对于热带地区的医疗救援应当配备有皮肤科医生。除医务人员外,通信后勤的保障人员至关重要,不仅要保障救援队与国内的通信联络,还要保证救援队各小组之间的通信畅通,这是医疗救援能够顺利进行的必要条件。

(三) 物资的准备

1. 个人物资及生活物资的准备 参与国际医疗救援人员的个人装备主要以野外生存装备为主,主要包括:个人急救包、简易防毒面具、通信设备、照明设备以及取暖设备如睡袋、毛毯、羽绒服等。生活物资主要包括:营房、饮用水或水净化设备以及食品,同时应当配有发电机,这些物资的准备最低应当足以维持救援队在灾区工作 7~10 天。

2. 医疗物资的准备 医疗救援的成败与否,很大程度上取决于医疗物资的准备是否充分、完善。由于一旦发生需要国际救援参与的灾难,灾区的医疗设施可能几乎丧失殆尽,医疗物资极度短缺,而道路等交通基础设施的破坏,往往使后续医疗救援物资的到达受阻,所以医疗队早期在灾区的医疗活动,必须完全依靠自身携带的药品及医疗设备。

3. 通讯设备的准备 主要设备有海事卫星电话、移动通讯设备、对讲机、传真机等。

(四) 灾难的国际医疗救援工作展开

在联合国领导下的救援信息网络的建立是最重要的一步。灾后救援信息网络的建立对于早期救援工作能够高效、有序地进行起着至关重要的作用,一个畅通的医疗救援信息交流渠道有助于了解灾区伤员的主要分布和伤情的分类、局部可能暴发的疫情以及灾区的交通情况、水源污染情况,直接为救援队的工作提供帮助,充分提高救援队的工作效率,同时这些信息也能为后续到达的医疗救援队提供指导。

救援信息网络的建立应当包括纵向及横向的信息交流。纵向的信息交流是指各救援队及当地有关部门将救援信息汇总到联合国,然后由联合国再向下传达给各救援队,这种方式的优点是信息汇总得完全,交流得充分、详细,有利于联合国对整体灾情的评估,为宏观上制定救灾方案提供指导,但缺点是信息交流较慢,不利于救援队在救援现场的快速反应。为适应灾区多变的灾情,有丰富救援经验的团队都会努力尝试在各个救援队与当地救援组织之间建立横向联系,这不仅能提高了救援队的应变能力,更有利于各个救援队之间的现场协调。

在参加国际医疗救援的早期,由于灾区条件、装备及人员的限制,救援队在灾区只能建立规模较小的医疗救护所,以开展紧急医疗救护,进行危重患者抢救,待患者生命体征平稳后再快速将其转往医疗条件较好的医院。医疗救护所虽然规模较小、设备简陋,但移动方便就是它最大的优势,可以根据灾情的发展迅速移近重灾区,实施现场救护。

(五) 灾区的卫生防疫工作

"大灾之后有大疫",因此灾后的卫生防疫工作关系到整个救援工作的成败,发现并及时控制可能暴发的疫情,不仅可以把灾难造成的损失降到最低,同时可以稳定灾区幸存者的情绪,防止灾区出现新的恐慌,保证灾区的灾后重建能够顺利进行,尤其在高温季节和处于热带地区的灾难救援中防疫工作更为重要。

灾区的卫生防疫工作应当从救援队到达灾区就开始。在联合国现场救灾机构划分区域后,各救援队之间就应当展开合作,集中人员和防疫设备,首先对灾区可能发生疫情的重点区域进行消毒防疫,然后对各自负责的区域进行排查,汇总信息后再次联合对可能的区域进行消毒防疫,这样可以充分利用现有的防疫人员及设备,提高工作效率,最为重要的是防止出现防疫工作的空白区。

三、国际救援队伍和救灾实践

(一) 美国国际救援队

美国在国际发展部专门设立了一个分支机构——美国国外灾难救援办公室(Office of Foreign Disaster Assistance,OFDA),它处理其他国家向美国提出的重大灾难救援请求,而分散驻扎在全球的美军往往是美国参与国际救援的核心力量,也具有全世界最丰富的救援经验。1990 年菲律宾地震,菲律宾军事基地的美军在灾难现场紧急工作 11 天,救出 200 余人,现场救护急诊患者 300 多人。1991 年孟加拉国遭受台风灾难,造成约 18 万人死亡,美国第一海军远征队在完成"沙漠风暴"行动返程时参加救援,挽救了成千上万孟加拉人。1995 年 1 月 17 日,日本兵库县南部大阪、神户发生了强烈地震,在日本基地的驻日美军参加了地震救援。特别是 2004 年 12 月 26 日发生在印尼的地震与海啸,直接在灾区参加救援的美军,最多时达到 16 000 人,有超过 28 艘舰船,包括林肯号航母战斗群与一个两栖海运组及美国海军仁慈号医院船共同展开医疗救援。美军为印尼灾区幸存者最先提供了新鲜的饮用水,6 艘海上补给船也被从关岛调往灾区提供紧急饮用水,足够的净化水有效地阻止了被广泛预见的疟疾与其他传染病的暴发。2005 年巴基斯坦北部巴拉科特(Balakot)发生强地震,美军将在阿富汗参加反恐作战的大约 60 架直升机及一所野战医院紧急调往巴基斯坦参加灾难救援,将紧急救援物资从机场运往灾区,回程时将伤病员送往机场。

(二) 俄罗斯国际救援队

俄罗斯国防部及紧急状态反应部负责管理国内外灾难救援。功能强大的移动医院和快速、有力后勤保障能力是俄罗斯国家实力的有力体现。在 2003 年年底的伊朗巴姆(Bam)古城地震中,俄罗斯派出了一所移动医院参与国际救援。在 2004 年印尼地震海啸中,俄罗斯空军派出了一支更为庞大的流动医院,由 146 名军队与民防部队的专家组成,其中军队人员来自伏尔加-乌拉尔军区。从 2004 年 1 月 9 日至 2 月 19 日,在灾区工作了 30 天完成了大量的伤病员的救治工作。这支移动医院开设住院病房、外科手术、麻醉、重症监护、牙科及妇科检查、实验室检查,并配有一个移动厨房、浴室、洗衣房,并有足够的食品、燃料及润滑油,可以保证在热带地区工作 3 个月,并且空运了 14 辆车和 1 辆柴油发电机。30 名医生中包括传染科医生,可提供 1500 名成人及 2200 名儿童的肠道传染病的紧急预防接种。

(三) 日本国际救援队

1982 年日本设立了国际紧急救护医疗队,积极参与国际性事务。日本官防厅从 1992 年即立法规定了日本自卫队参加联合国组织的维和行动与国际救援的有关事项。在 2004 年印尼地震海啸救援中,970 名日本自卫队员在 2004 年 1 月 25 ~ 26 日全部抵达灾区,为亚齐省及北苏门答腊的 575 000 名儿童进行预防接种。

(四) 澳大利亚国际救援队

2004 年底的印尼地震海啸发生后,在印尼政府接受国际援助的当天,澳大利亚空军即参加了印尼的海啸救援,大约 460 名专业人员参加了第一阶段的应急救援与第二阶段的援助。澳大利亚空军在印尼地震海啸救援中开设了一家野战医院,并与美军联合转送及救治伤员,医疗人员救治了将近 100 名患者。9 名国防军在印尼救援时因飞机失事献出了生命。

(五) 瑞士国际救援队

瑞士有一支多次参加国际救援的专业队伍,由外交部灾难救援及人道主义事务办公室管理。曾参加以下国家及地区的救援活动:也门(1982 年),土耳其(1983 年),墨西哥(1985 年),萨尔瓦多(1986 年),美国(1988 年),伊朗(1990 年),哥斯达黎加(1991 年),土耳其(1992 年);日本、希腊、土耳其(1995 年),伊朗(1997 年),土耳其、希腊(1999 年),中国台湾地区(1999 年),印度(2001 年),阿尔及利亚(2003 年),印尼(2006 年)。除参与搜索、营救和医疗,还为灾民捐赠并搭建了大量救灾帐篷。

(六) 其他北约国家国际救援队

法国国防部于 1982 年组建的"快速行动军事人道主义援助部队",被称为世界上最理想的救灾医疗队。德国国防军内常设有参加国外救灾与人道主义援助的卫勤组织,1990 年参加伊朗地震卫生救援工作,1991 年参加伊朗难民救援行动。在随后的几年里,北约先后为受洪水破坏的阿尔巴尼亚、捷克共和国、匈牙利、罗马尼亚、乌克兰和科索沃的难民提供救援,为受地震袭击的土耳其提供救援,为印尼紧急修建了桥梁。在2005年10月8日的巴基斯坦地震救援中,北约国家一共提供了168架次的飞机,运载了3500吨的人道主义救援物品抵达机场,北约的灾难救援反应部队还提供了工程技术及医疗单元,提供医疗服务。

（七）中国国际救援队

2001年初,由中国国家地震局、解放军工兵团及武警总医院共同组成了一支反应迅速、机动性高、突击性强,能随时执行地震灾难紧急救援的国家级现代化救援队——中国地震灾难紧急救援队(对外称中国国际救援队),此后中国国际救援队成为中国参与国际救援的核心力量,代表中国积极参与重大国外的灾难救援行动。2003年5月22日阿尔及利亚发生6.7级强震,派出30人执行救援任务8天。2003年12月26日伊朗发生6.5级强震,派出35人执行救援任务6天。2004年12月26苏门答腊附近海域发生9级地震引发海啸。2004年12月30日至2005年1月12日派出第一批38人组成救援队,执行救援任务14天。第二批共35人,2005年1月12日至1月26日,执行救援任务14天。2005年10月8日巴基斯坦发生7.8级大地震,中国派出两批救援队,携带了流动医院。2006年5月27日,印度尼西亚日惹特区发生6.4级地震(中国地震台网监测),中国国际救援队40人组队救援15天。中国国际救援队在灾难现场累计救治16 996人次,抢救危重患者300人次,开展各类手术1158台。

总之,灾难的国际救援是一项复杂的专业性的行动,不仅要求有及时准确的信息支持,需要有强有力的组织协调机制,更需要有专业化的、装备精良的救援人员参与,这是一项复杂的、体系化的行动,需要国际组织和各国政府积极协商共同参与的重大事项。

（何小军　马岳峰）

参 考 文 献

[1] 孙海晨,王一镗.灾难救援的人道理念.中国急救医学,2013,33(1):95-96.

[2] 孙海晨.灾难医学的概念与特点.中华灾难救援医学,2014,2(9):484-486.

[3] 王伟,于双平,雷二庆,等.灾难医学救援中的信息技术与应用.中国急救复苏与灾害医学杂志,2013,8(12):1069-1082.

[4] 郑静晨.现代灾难医疗救援五项技术.中华急诊医学杂志,2013,22(2):117-119.

[5] 曹力.灾难医学救援中卫生防疫模块内涵建设探讨与实践.中华医院感染学杂志,2011,21(22):4776-4777.

[6] McCabeO L,Semon NL,Lating JM,et a1. An academic-government faith partnership to build disaster mental health preparedness and community resilience. Public Health Rep,2014,129（Suppl4）:96-106.

[7] 张雁灵.地震灾难批量伤员医学救援的组织与实施.解放军医学杂志,2012,37(1):1-3.

[8] 公斌,郭树森,刘思含,等.我军地震灾难应急医学救援医疗后送体制专家咨询论证分析.灾难医学与救援(电子版),2015,4(3):173-175.

[9] Swienton R,Subbarao I.灾难急救基础生命支持.潘曙明,唐红梅,主译.上海:科学技术出版社,2016:90-131.

[10] 刘畅,康焰.从汶川到芦山:地震重症患者救治理念与实践的改变.中华医学杂志,2014,(15):1127-1129.

[11] 姚园场,何亚荣,曹钰,等.芦山地震伤员转运方式分析.临床急诊杂志,2014,(5):269-271.

[12] Yaron BE,Sara T,Idan T,et al. Decision-Support Information System to Manage Mass Casualty Incidents at a Level 1 Trauma Center. Disaster Med Public Health Prep. 2013,7(6):549-554.

[13] Lulu Z,Xu L,Youping L,et al. Emergency medical rescue efforts after a major earthquake:lessons from the 2008 Wenchuan earthquake. Lancet,2012,379（9818）:853-861.

[14] Shen W,Jiang L,Zhang M,et al. Research approaches to mass casualty incidents response:development from routine perspectives to complexity science. Chin Med J（Engl),2014,127(13):2523-2530.

[15] Rune R,Geir Sverre B. Literature review on medical incident command. Prehosp Disaster Med,2015,30(2):1-11.

[16] 张新蕾,徐向清,宋娟,等.构建空中医疗救援体系初探与思考.中国急救复苏与灾害医学杂志,2016,11(3):268-270.

[17] 中国营养学会.中国居民膳食营养素参考摄入量.北京:科学出版社,2013.

[18] 蒋聪,杨浩,陈伟,等.住院病人的营养不良风险筛查.肠外与肠内营养,2016,23(3):158-161.

[19] 王立祥,郑静晨.地震救援中的差异化心肺复苏.中华急诊医学杂志,2013,22(9):949-950.

[20] He XJ,Chen ZY. Fronts of internal Emergency Medicine research for years to come. Chin Med J（Engl),2015,128(7):989-990.

第三章

灾难医学救援各论

第一节　灾难现场急救技能

一、检伤分类

在突发的灾难事故现场,医疗救援力量往往有限,尤其在事发初期急救医疗资源可能十分匮乏。因此必须将有限的急救资源用在刀刃上,优先保证抢救重伤员。检伤分类就是要尽快把重伤员从一批伤亡人群中筛查出来,争取宝贵的时机在第一时间抢救。面对重大的灾难事故,检伤分类可以将众多的伤员分为不同等级,按伤势的轻重缓急有条不紊地展开现场医疗急救和梯队顺序后送,从而提高灾难救援效率,合理救治伤员,积极改善预后。同时,通过检伤分类可以从宏观上对伤亡人数、伤情轻重和发展趋势等,作出一个全面、正确的评估,以便及时、准确地向有关部门汇报灾情,指导灾难救援,决定是否增援。所有参与救援人员包括现场救援人员和医院接收人员都必须充分理解检伤分类原则,这将有助于确定伤员的优先级别,明确工作方向,也有助于院前与院内救援人员协同合作处理事件。

检伤分类原则旨在迅速识别危及生命的情况,开展必要的急救干预措施。初步的检伤分类是基于个人对损伤与疾病严重程度的判断,并对可挽救患者施行可行的治疗方案。例如灾难发生时,现场救援人员根据检伤分类原则分出最高优先处理的伤员,并为其提供解除威胁生命的干预措施,而对其他患者仅提供支持治疗。必须强调的是,随着资源的增加,应适时调整检伤分类原则,并重新评估患者生存的可能性。

(一)大规模人员伤亡事件检伤分类的一般原则

鉴别是在大规模人员伤亡时检伤分类的最终目的,通过检伤分类,应该将受灾人员分为:病情或伤情较重但通过治疗可存活者、病情或伤情较重即便治疗也难以存活者、轻伤或无须治疗者,以便于第一时间将有限的医疗资源运用于最需要之处。

在灾难现场进行大规模人员伤亡事件的检伤分类是一个系统的过程,而这个过程需要考虑以下三方面内容:

1. 是否存在肢体重伤、视力丧失或危及生命的情况。

2. 是否可以立即提供急救或外科干预措施。

3. 有哪些可使用的转运工具,运载能力如何,转运时间需要多久。

由于现场有限的资源和患者的复杂情况,并非所有生命垂危患者都可以得到所需的医疗救治,某些情况下,即便使用了医疗资源,由于缺乏进一步的医疗干预及及时有效的转运,某些患者仍无法存活。考虑到大规模人员伤亡事件中资源和转运能力的变化,检伤分类原则应该是动态变化的。

大规模人员伤亡事件的检伤分类标准制定应实时考虑医疗需求和有限资源供给之间的关系,灾难后的检伤分类不同于平时,灾难时大量的伤员需要医疗救治(需求增加),而资源却有限(供给不足)。灾难现场可能存在各种资源的短缺,如缺乏足够的仪器设备、转运工具,而与此同时,医院的医疗资源也可能出现紧缺,因此需要准备将患者转运至其他医疗场所的应急预案。现场救援人员可能会面对一些潜在危险,如灾难若涉及某些危险物质污染时,则现场救援人员可能需要进行洗消并使用适当个人防护装备等,如通信时应使用各部门均理解通用的术语避免沟通不良。

大规模人员伤亡事件也会使受难者、旁观者和救援人员产生紧张和焦虑情绪,人们无法如平时保持秩序和耐心,这可能会造成现场的混乱,因此救援人员需要一个统一的大规模患者检伤分类方法,从而有效的组织检伤分类并控制混乱的现场,并尽量减少患者自我分流至医疗卫生机构,将患者有组织地从现场转运至医疗机构,避免医疗机构秩序混乱。需要注意的是在重症患者转运前应避免医疗机构轻伤患者人满为患。

综上所述,检伤分类是一个动态且连续的过程。初级检伤分类应指导初步医疗处理并决定是否需要转运;二级检伤分类应进一步分配医疗资源并分流患者,一旦达成初始目标,则需三级检伤分类。进行二级和三级检伤分类时,医疗救援人员需根据临床判断评估伤者状态并协调现有资源。因此,伤员检伤分类的结果取决于当时操作人员和医疗资源的具体情况。如当地医疗资源不足以满足救治某一重伤患者则需转运至其他距离较远的医院,此时应充分考虑资源的有限性后再决定是否转运。如一个脉搏、呼吸微弱的颅脑外伤患者通常需要在创伤中心接受容量复苏和辅助通气(气管插管和机械通气),然而静脉输液治疗和辅助通气设备在当地可能都十分有限,部分地区甚至连医院都没有,这时现场负责人需要根据现有的资源决定是否立即进行转运。

(二)　大规模人员伤亡事件的检伤分类方法

拿破仑的外科军医主任 Baron Dominique Jean Larrey 是第一位提出在大规模人员伤亡事件进行检伤分类的学者。而在 200 年后的今天,出现了各式各样的检伤分类系统,欧洲及美国尚无统一的检伤分类系统,不同地区使用不同的方法。良好的大规模伤亡事件检伤分类系统应简单易用、准确快速、重复性好,且适应于各种不同的灾难情况。

表 3-1-1 是现今最常用的检伤分类方法。熟悉了解这些方法对灾难现场救援人员和医疗机构非常重要。

表 3-1-1　常用大规模人员伤亡事件检伤分类方法

Care-Flight	Pediatric Triage Tape(PTT)
CESIRA	SALT
Homebush	Simple Triage and Rapid Treatment(START)
JumpSTART	Triage SIEVE
Military Triage	

虽然目前有许多检伤分类方法可用,但仍缺乏前瞻性研究证实,因此灾难时应遵循以下 3 个要素来选择合适的检伤分类方法:分诊敏感性、灾难严重性和可行性。在美国,大规模的伤亡事件和灾难常常影响多个地区,不同地区的不同机构很可能使用不同的检伤分类方法。START 和 Care-Flight 目前被很多国家广泛应用,SALT 检伤分类方法是采用目前全球最先进的科学研究后得出的大规模伤亡事件检伤分类模型。前两种检伤分类方法均是根据伤情分四级,较与 SALT 的五分类法,START 和 Care-Fight 两种分类方法缺乏姑息治疗组—灰色;而姑息治疗组的存在是强调了对于灾难现场有限资源的充分利用原则,以及实时动态检伤分类的原则。目前认为检伤分类中存在姑息治疗组—灰色是有必要的,这样可以让检伤过程更客观、更适合现场救灾资源的情况,并且促使救援人员不断进行动态检伤。

本章节将重点介绍 START 和 CareFlight 及 SALT 检伤分类方法。

1. **START 检伤分类法**　START 即 simple triage and rapid treatment,此法被很多国家和地区采用,适用于灾难现场短时间内大批伤员的初步检伤,由最先到达的急救人员对伤病员进行快捷地辨别及分类。

START 检伤分类法一般将患者分为四级,以颜色区分:第一优先红色、第二优先黄色、第三优先绿色、最不优先黑色。

START 检伤分类法通常分为四步(图 3-1-1):

第一步　将可自行移动或轻伤之伤员集中在指定地点并系上绿色牌子,第三优先。

第二步　评估呼吸:无呼吸者即认定为死亡者系上黑色牌子,死亡;呼吸频率>30 次/分或<6 次/分,为危重患者,系上红色牌子,第一优先。呼吸 6 ~ 30 次/分者,进入第三步评估。

第三步　评估循环:桡动脉搏动不存在,或甲床毛细血管充盈时间>2 秒者,或脉搏>120 次/分,为危重患者,系上红色牌子,第一优先。甲床毛细血管充盈时间<2 秒者,或脉搏<120 次/分者,进入第四步评估。颈动脉、股动脉或桡动脉搏动摸不到者系上红色牌子,第一优先。颈动脉、股动脉或桡动脉可摸到搏动者进

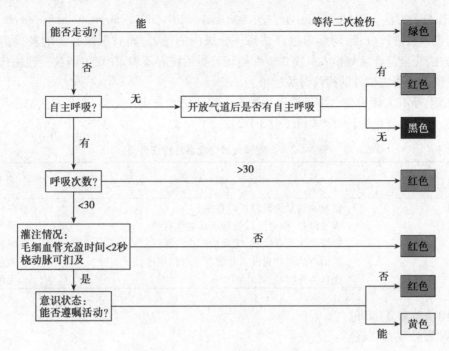

图 3-1-1　START 检伤分类法

入第四步评估。

　　第四步　评估意识：不能听指令者系上红色牌子，第一优先。反之可听从简单指令者系上黄色牌子，第二优先。

　　2. Care-Flight 检伤分类法　Care-Flight 检伤分类法中将优先处理定为红色标示，其次为黄色标示，第三处理绿色标示，黑色标示为最不优先处理（图 3-1-2）。

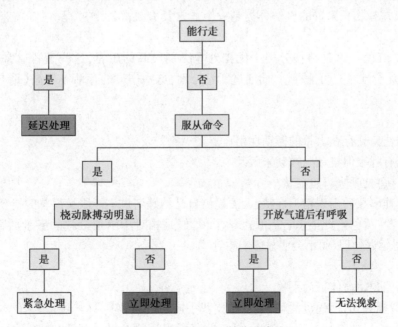

图 3-1-2　Care-Flight 检伤分类法

　　具体方法是：

　　（1）能走路者标示为绿色；不能走路者进行下一步评估。

　　（2）看能否按指令应答，不能完成指令应答者观察呼吸，有呼吸者标示为红色，无呼吸者标示为黑色；若是能按指令应答者，应观察脉搏，有脉搏者为黄色标示，无脉搏标示为红色。

3. SALT 检伤分类方法　SALT 检伤分类方法(sort assess life-saving interventions treatment transport)通过简单的指令对伤亡人员进行分级,随后单独评估每一分级内的患者,同时采取必要的救援措施和/或转运。SALT 检伤分类方法完全符合大规模人员伤亡事件检伤分类的核心要求,并在美国被美国疾病预防控制中心推荐确定为大规模人员伤亡事件的检伤分类标准。

(1) 分类标记:所有大规模伤亡事件检伤分类方法都把伤者分成几大类,许多方法都采用颜色和标记将患者分成几大类,常见的颜色标记分类如下(表3-1-2)。

表 3-1-2　大规模人员伤亡事件检伤分类

分类	说　　明	颜色
亟须抢救者	伤员通过紧急处理可以存活	红色
可延迟处理者	需要治疗,但可延迟处理不影响生存率	黄色
轻微伤者	轻微受伤或者生病,无须治疗也能存活	绿色
姑息治疗者	目前存活但在目前医疗资源下存活概率低	灰色
死亡者	无自主呼吸,已死亡	黑色

Immediate:亟须抢救者(红色)。

Delayed:可延迟处理者(黄色)。

Minimal:轻微伤者(绿色)。

Expectant:姑息治疗者(灰色)。

Dead:死亡者(黑色)。

(2) 检伤分类方法:简单易用对检伤分类的实行十分重要,通过颜色标记可以将患者分为红色(亟须抢救者)、黄色(可延迟处理者)、绿色(轻微伤者)、灰色(姑息治疗者)、黑色(死亡者)。而在英文中,这些单词的首字母缩写为 IDMED。

患者的情况会随着时间而发生变化,需定期对患者进行重新评估和分类,在条件允许的情况下,应尽可能进行多次评估。大规模伤亡事件的检伤分类是一个非常具有挑战性的过程,它要快速对患者进行评估并考虑可用资源的情况。

1) 亟须抢救者(红色):这是检伤分类中优先处理级别最高的患者,这些患者通常存在威胁生命的情况,需要立即进行医疗干预才有可能存活,而通过紧急处理,这些伤员的存活率较高(请与后文中提到的"姑息治疗法"分类进行对比)。

【举例】

30 岁男性,左腿伤口处存在大量的搏动性出血。

64 岁老年女性,有呼吸但桡动脉搏动未触及。

4 岁女孩,发热伴急性呼吸窘迫症状。

34 岁男性,在爆炸事故后出现精神症状,无法提供自己的姓名也不能服从简单的指令。

2) 可延迟处理者(黄色):此类患者需要医学干预,但是相对于亟须抢救的患者而言不那么紧迫,这些患者可以接受短时间延迟处理,而不会明显影响生存率。

【举例】

18 岁女性,腹痛但是生命体征尚平稳。

5 岁男孩,右前臂撕裂伤,但尚可活动,哭着说:"我手痛,我要妈妈。"

3) 轻微伤者(绿色):此类伤员病情较轻,即使没有医疗干预也可以存活,总体而言这些伤员存活率最高,可最后接受医疗处理。在灾难处理过程中非常重要的一点是防止这些轻伤患者涌入附近医院,造成附近医院超负荷,延误处理急危重症患者。可以考虑开设初级医疗中心来满足这些患者的医疗需求。

【举例】

37 岁的男性,有擦伤,瘀青,无出血挫伤。

12 岁女孩,左小腿疼痛,无畸形,末梢循环好,生命体征平稳。

4）姑息治疗者(灰色)：此类患者在现有医疗资源下存活率很低,如可用资源增多,这些患者很可能被分配到亟须抢救者(红色)组。同样的,如缺少相关资源或技术,亟须抢救者类(红色)也可能重新分至姑息治疗者组(灰色)。因此,检伤分类是一个动态的过程,动态评估至关重要。

姑息治疗者也包括那些即使全力抢救也很难存活的患者,在大规模伤亡事件中,应将资源用于其他生存率更高的患者,此类患者将在最后接受治疗和转运。

然而需要注意的是不应忽视该类患者,应尽可能使用资源进行复苏,对复苏有反应的潜在可挽救患者应及时重新评估,而那些确实无法挽救的人员也应得到人道主义关怀和护理。

【举例】

16 岁男孩,全身 80% 皮肤三级重度烧伤。

25 岁男性,暴露于一个已知的电离辐射源,并在 15 分钟后出现呕吐和头痛。

30 岁的女性,头部枪击贯通伤,脑组织外露。

5）死亡者(黑色)：此类患者无生命迹象,在医疗资源十分充足的情况下可尝试基础生命支持,通常疗效甚微,注意不能把医疗资源从生存率高的患者转移到此类患者。

死亡者(黑色)通常是尝试基本气道开放后仍无呼吸的患者,对于儿童,救援人员可尝试进行 2 次复苏呼吸,最好使用气囊面罩装置,如仍无呼吸,应考虑已经死亡。如事发现场没有足够人员和医疗资源处理所有伤员时,发现无自主呼吸或心脏停搏的患者无须进行复苏即应判定为死亡,如现场抢救人员和资源充足,可尝试复苏。在钝性外伤导致的大规模人员伤亡事件中,将有限的资源投入对心脏停搏患者的复苏是不明智的。

不同灾难背景下应根据疾病和伤害的具体情况考虑具体检伤分类原则,表 3-1-3 列出了爆炸或火灾灾难中检伤分类的方法(基于分诊敏感性、灾难严重性和可行性这 3 个要素)。

表 3-1-3 常见外伤的检伤分类

分类	说明	颜色
亟须抢救者	病情危重,需要短时间内处理危及生命的外伤,存活率高 （1）机械性气道梗阻 （2）开放性胸外伤 （3）张力性气胸 （4）颌面部创伤与潜在气道损伤 （5）不稳定的胸部和腹部外伤 （6）不完全截肢 （7）活动性出血 （8）全身 40% ~60% 体表面积二度或三度烧伤	红色
可延迟处理者	能够耐受延迟的医疗干预,不会影响最终结果 （1）稳定的腹部伤口,可能有内脏损伤,但血流动力学稳定 （2）需要清创的软组织损伤 （3）颌面部创伤,无气道损伤 （4）挤压伤,无挤压综合征 （5）创伤性截肢,无活动性出血 （6）稳定性颈椎损伤 （7）吸入浓烟,无呼吸窘迫 （8）血管受损,有足够的侧支循环 （9）需要清创,手术处理和外固定的骨科外伤 （10）大部分眼外伤和中枢神经损伤 （11）全身 14% ~40% 体表面积二度或三度烧伤	黄色

续表

分类	说明	颜色
轻微伤者	轻伤,只需简单急救,应迅速引导出受灾区域 （1）表皮的伤口 （2）封闭、无并发症的骨折 （3）爆炸性声损伤 （4）精神或情绪障碍 （5）小于15%全身体表面积的一度或二度烧伤	绿色
姑息治疗者	在资源有限的情况下无法救治的患者,但不应放弃治疗 （1）濒死呼吸 （2）多发伤合并严重的颅脑贯通伤 （3）高位脊髓损伤 （4）爆炸引起的多发伤 （5）大于60%体表面积的二度或三度损伤	灰色

一般情况下,救援人员应首先为亟须救援(红色)组患者提供治疗和(或)转运,随后是可延迟处理(黄色)组患者,第三是轻微伤(绿色)组,最后是姑息治疗(灰色)组。在某些情况下,为了更高效地利用资源,事件指挥部门可把不同组别的伤员组合转运。

例如,一辆救护车上配有一名医务人员和一名司机,不能同时转运两个亟须救援(红色)组的患者,但是可以安排一名亟须救援(红色)患者在担架上、一名可延迟处理(黄色)组患者在座椅上以及一名轻微伤患者(绿色)坐在前排乘客座椅上进行转运。此外,部分情况下,一些非传统转运工具如公共汽车可能先抵达现场,此类转运工具并不适合转运亟须救援者(红色),但轻微伤者(绿色)可利用此工具从现场撤离,因此应灵活利用资源。

灾难发生时,伤亡情况和医疗资源是不断变化的,只要时间允许,重新评估伤员非常重要。例如,较轻组别的患者可能因病情改变而需要分到其他需要高级治疗的类别,而随着医疗资源得到补充,初步筛选为姑息治疗(灰色)组的患者可以得到更好的治疗。大规模伤亡事件中的混乱状态有可能造成不适当的检伤分类,重新评估不仅有利于及早发现伤亡情况的变化,也能纠正无意中作出的错误判断。

（3）SALT 大规模伤亡事件检伤分类流程:SALT(Sort-Assess-Lifesaving interventions-Treatment/transport)是检伤分类程序中的核心步骤(图3-1-3)。一旦灾难现场安全,救援人员第一时间达到现场时,即可使用SALT方法对各个年龄段和各种类型的患者进行快速检伤分类和评估。SALT 检伤分类法提高了生存率,且易于掌握和记忆。

步骤1:总体分类

使用SALT法可通过自我评估先对患者进行总体分类,首先可让伤员步行到指定区域,救援人员可通过广播等方式通知患者:"如果你需要帮助,请到某某地方"。这些可步行到达指定地点的患者通常病情较轻,没有亟须处理的情况,这些患者通常满足以下标准:

— 完整的气道,自主呼吸和循环正常(如可步行离开现场,不太可能有严重的呼吸困难和低血压)。

— 正常的精神状态(可服从指令)。

对于未能到达指定地点的患者,可要求他们挥手示意(或服从一个指令)或者观察他们有意识的行动(如自由行动或自救行为),救援人员可通过广播等方式告知伤员:"如果你需要帮助,请挥动手或脚示意。"此时应对依然没有做出指令性动作的患者立即进行评估,如存在威胁生命的状况(如大出血),应立即进行干预;其次评估有指令性动作的患者;最后则是可自行走到指定地点的患者。

总体分类并不完美,它只是尝试把大量患者进行初步分类,但是部分轻伤患者可能不会按照指令到达指定地点,而重伤患者却可能在他人协助下到达指定地点。因此即便患者可自行行走,仍需进行个人评估,将到达指定疏散地点的患者都分类为病情稳定的轻伤患者是不妥当的。而总体分类可能受到交流不畅的影

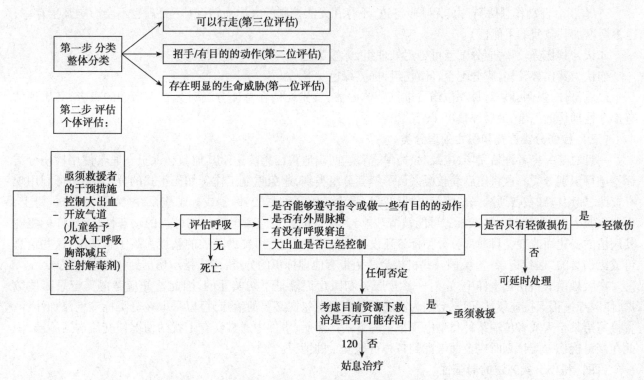

图 3-1-3 SALT 大规模伤亡事件检伤分类法

响,如噪声、听力受损、语言障碍和视觉障碍等。

步骤2:个体评估

SALT法在完成总体分类后需进行个体评估。存在以下情况时,需要对患者(无法自行行走至指定地点、无法挥手示意或有明显的生命威胁)进行快速急救干预:

— 可立即实施抢救措施。

— 干预后可明显提高存活率。

— 无须救援人员随时观察。

— 在救援人员观察范围内。

— 只需要现有设备支持。

急救干预的措施包括以下几种情况:

— 开放气道。开放气道是基本生命支持措施,包括仰头抬颌法(如不考虑外伤)、限制颈部运动的托颌法(如考虑有外伤)或气道辅助通气(非高级气道管理,如气管插管)。如果儿童患者无自主呼吸,可给予两次人工呼吸,最好使用气囊面罩人工通气。

— 如考虑为张力性气胸,进行穿刺减压。

— 采用加压包扎或止血带控制动脉大出血。

— 对疑似化学危险品暴露的患者给予解毒剂。

经过适当的急救干预后应按检伤分类原则进行分类、治疗或转运(亟须救援、可延迟处理、轻伤患者、姑息治疗或死亡)。

— 伤员无自主呼吸,或经过急救干预后依然无自主呼吸,判定为死亡,标签黑色。

— 有自主呼吸的患者应评估神经、呼吸和循环功能(如是否有指令性动作、是否有呼吸窘迫症状、是否有活动性出血、是否有末梢搏动)。

— 无指令性动作、无脉搏、呼吸困难或无法控制的大出血患者,应考虑其在目前资源下生存的可能性。

如存活可能性低,分配到姑息治疗组,标签灰色。

如存活可能性较大,分配到亟须救援组,标签红色。

— 有指令性动作、脉搏有力、无呼吸窘迫、不存在无法控制的大出血情况（不处理也不会影响其生存率，也不会增加其致残的可能性）。

如认为其伤势较重，应分配至可延迟处理组，标签黄色。

如认为其伤势较轻，应分配至轻微伤组，标签绿色。

最后，再次强调必须对每一位伤员进行个体评估，首先评估在总体分类时无自主活动的患者，其次评估有指令性动作的患者，最后评估可步行的患者。

（三）检伤分类标签和伤亡处理分类

一旦对某一患者评估完毕，应及时、简单、清楚、明确地将信息传达给其他救援人员。通常使用检伤分类标签进行识别分类。这将使后续救援人员了解其分组类别，避免重复工作。如无正式的分类标签，可利用现有资源，如用口红在普通纸张或绷带上标记等。无论使用哪种方法，标签或标志应系在（或写在）伤员身上，而非衣服上（因为这些标签或标志可能被清理掉）。标签的设置应考虑到检伤分类的动态性，应允许标签随其病情的变化而改变。目前部分分类标签还设有其他详细信息，可帮助随后的救援人员了解情况，这些信息可成为伤员的"医疗记录"。美国一些机构会使用带有地理标识的分类标签，指示伤员到达指定的区域。

在大规模人员伤亡事件中，一对一诊疗服务和医疗记录是不切实际的，因此首先应考虑需记录哪些数据，使医疗过程保持连续性，而不会因为沟通不畅和混乱忽视必要的治疗，可以采取在分类标签上添加注释、直接写给某个人或者传输某种类型电子记录等方式。然而，事件中通常会有干扰的情况使交流沟通不畅，因此在制订检伤分类计划时应全面考虑到各种可能发生的情况。

（四）检伤分类方法的局限性

现今大多数检伤分类方法都是在创伤性灾难的基础上制定的，如爆炸伤和烧伤，现今化学性、生物性、放射性和核灾难的发生率越来越高，这些方法对于上述灾难存在局限性。此外，只有很少一部分的检伤分类方法真正通过严格的测试，此外检伤分类方法的有效性也可能因患者语言功能和感官功能受损而受到影响。

二、现场急救技术

（一）创伤四大技术—止血、包扎、固定、搬运

1. 止血

（1）指压动脉止血法　见图3-1-4。

1）适应证：指压止血法是指抢救者用手指把出血部位近心端的动脉血管压在骨骼上，使血管闭塞，血流中断而达到止血的目的，这是一种快速、有效的止血方法，适用于头面四肢动脉出血。

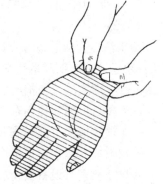

图3-1-4　指压动脉止血法

2）注意事项：①动脉被压闭后，远端供血中断，有可能出现肢体损伤甚至坏死；②很多动脉与神经相邻，压迫时应注意神经损伤的问题；③很多地方有多支动脉侧支供血，故指压动脉止血法不能达到完全止血效果应配合其他方法使用；④这种方法仅是一种临时的急救方法，不宜持久使用。止住血后，应根据具体情况换用其他有效的止血方法，如压迫止血法，止血带止血法等。

（2）头部止血法

1）颌外动脉压迫法（图3-1-5）：①适应证：面部浅表皮肤黏膜出血。②压迫点：颌外动脉搏动点。③方法：一手固定伤员头部，用另一手拇指在下颌角前上方约1.5cm处即咀嚼肌下缘与下颌骨交接处颌外动脉搏动点，向下颌骨方向垂直压迫，其余四指托住下颌固定头部。

2）颞浅动脉压迫法（图3-1-6）：①适应证：头顶部出血。②方法：双手示指垂直压迫耳屏上方1~2cm处颞浅动脉搏动点。

3）枕后动脉压迫法（图3-1-7）：①适应证：枕后出血。②方法：用双手大拇指压迫耳后乳突后下方枕动脉搏动点。

（3）颈动脉止血法（图3-1-8）：①适应证：颈动脉近头端意外损伤大出血。非紧急的特殊情况，勿用此法。②方法：用拇指在甲状软骨，环状软骨外侧与胸锁乳突肌前缘之间的颈动脉搏动处，向颈椎方向压迫，其

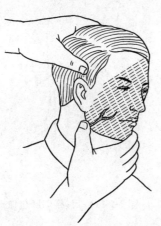

图 3-1-5 颌外动脉压迫法

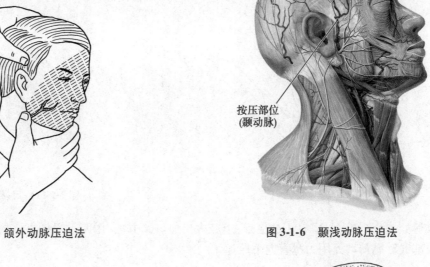

按压部位
(颞动脉)

图 3-1-6 颞浅动脉压迫法

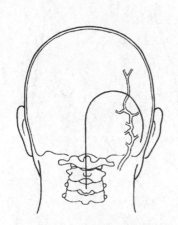

图 3-1-7 枕后动脉压迫法

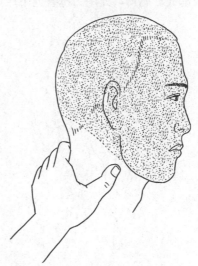

图 3-1-8 颈动脉止血法

四指固定在伤员的颈后部。严禁双侧同时压迫。

（4）锁骨下动脉止血法（图 3-1-9）：①适应证：用于肩部、腋窝或上肢出血。②方法：用拇指在锁骨上窝处向下垂直压迫锁骨下动脉搏动点，其余四指固定肩部。

（5）上肢止血法

1）肱动脉止血点（图 3-1-10）：①适应证：前臂大出血。②方法：一手握住伤员伤肢的腕部，将上肢外展外旋，另一只手向肱骨方向垂直压迫腋下肱二头肌内侧肱动脉搏动点。

2）尺桡动脉止血点（图 3-1-11）：①适应证：手部大出血。②方法：双手拇指分别垂直压迫腕横纹上方两侧尺桡动脉搏动点。

3）指动脉止血点（图 3-1-12）：①适应证：手指出血。②方法：拇指及示指压迫指根两侧指动脉搏动点。

（6）下肢止血法

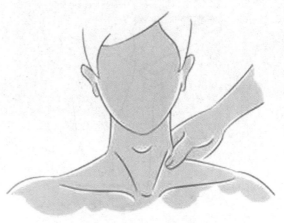

图 3-1-9 锁骨下动脉止血法

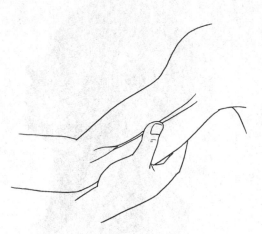

图 3-1-10　肱动脉止血点

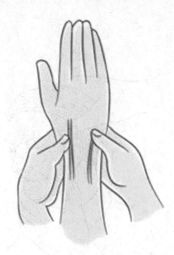

图 3-1-11　尺、桡动脉止血点

1）股动脉止血点（图 3-1-13）：①适应证：下肢大出血。②方法：用两手拇指重叠放在腹股沟韧带中点稍下方、大腿根部股动脉搏动处用力垂直向下压迫。

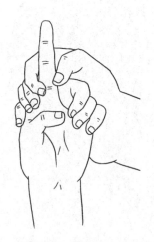

图 3-1-12　指动脉止血点

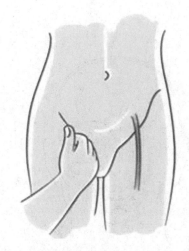

图 3-1-13　股动脉止血点

2）腘动脉止血点（图 3-1-14）：①适应证：小腿出血。②方法：用手拇指在腘窝横纹中点腘动脉搏动点处向下垂直压迫。

3）足背动脉与胫后动脉止血法（图 3-1-15）：①适应证：足部出血。②用两手拇指分别压迫足背中间近

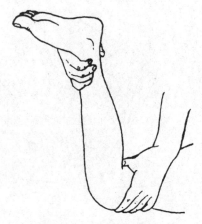

图 3-1-14　腘动脉止血点

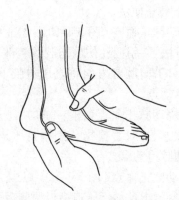

图 3-1-15　足背动脉与胫后动脉止血法

脚腕处(足背动脉),以及足跟内侧与内踝之间处(胫后动脉)。

(7)填塞止血法(图 3-1-16):①适应证:本法用于伤口较深或伴有大的动、静脉损伤出血严重时,还可直接用于不能采用指压止血法或止血带止血法的出血部位。②方法:用无菌的棉垫、纱布等,紧紧填塞在伤口内,再用绷带或者三角巾等进行加压包扎,松紧以刚好达到止血目的为宜。

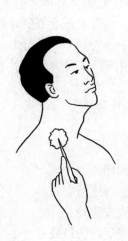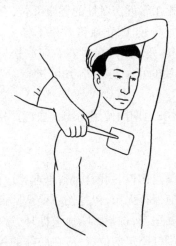

图 3-1-16　填塞止血法

(8)加压包扎止血法(图 3-1-17):

①适应证:动脉出血、静脉出血、毛细血管出血。②注意事项:伤口覆盖无菌敷料后,再用厚纱布、棉垫置于无菌敷料上面,然后再用绷带、三角巾等紧紧包扎,以停止出血为度。伤口应尽量清洁,包扎要牢固。

(9)止血带止血法

1)适应证:加压包扎不能奏效的四肢大血管出血。

2)材料:绷带、橡皮条、宽布条、三角巾、毛巾等,禁用铁丝、电线、绳索。

3)方法(图 3-1-18):①充气止血带止血法:也可用血压计袖带代替,其压迫面积大,对受压迫的组织损伤较小,并容易控制压力,放松也方便,为首选方法。②橡皮止血带止血法:如听诊器胶管,它的弹性好,使用易使血管闭塞,但管径过细易造成局部组织损伤。操作时,在准备结扎止血带的部位加好衬垫,以左手拇指和食、中指拿好止血带的一端,另一手拉紧止血带围绕肢体缠绕一周,压住止血带的一端,然后再缠绕第二周,并将止血带末端用左手食、中指夹紧,向下拉出固定即可。还可将止血带的末端插入结中,拉紧止血带的另一端,使之更加牢固。③布带止血法:如无橡皮止血带,可根据当时情况,就地取材,如三角巾、绷带、领带、

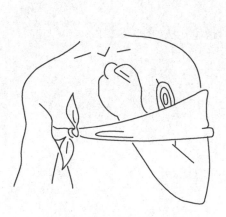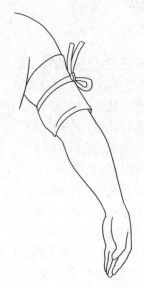

图 3-1-17　加压包扎止血法　　　　　　　　图 3-1-18　止血带止血法

布条等均可,折叠成条带状,即可当作止血带使用。上止血带的部位加好衬垫后,用止血带缠绕,然后打一活结,再用一质硬短棒的一端插入活结一侧的止血带下,并旋转绞紧至停止出血为度,再将短棒、筷子或铅笔的另一端插入活结套内,将活结拉紧即可。

4)注意事项:①上止血带位置:上肢止血应在上臂上1/3或下1/3处上止血带。在实际抢救伤员的工作中,往往把止血带结扎在靠近伤口处的健康部位,有利于最大限度地保存肢体。但上臂中1/3会损伤桡神经,而前臂和小腿血管走行较深,止血带效果不佳。②在止血带上标明上止血带的时间。③结扎肢体90分钟后远端组织开始出现坏死,故45分钟左右应放松一次。每次1~5分钟(根据局部出血情况)。④解除止血带,应在采取其他有效的止血方法后方可进行。如组织已发生明显广泛坏死时,在截肢前不宜松解止血带。

(10)药物止血法:奥运期间使用药物止血应严格按照规定程序使用。

2. 包扎

(1)注意事项

1)包扎前要充分暴露伤口,判断伤情,采取相应措施妥善处理伤口。

2)所用包扎材料应保持无菌,包扎伤口要全部覆盖包全,防止再次污染。

3)包扎的松紧度要适当,过紧影响血液循环,过松敷料易松脱或移动。

4)包扎打结或用别针固定的位置,应在肢体的外侧或前面,避免在伤口处或坐卧受压的地方。

5)包扎伤口时,动作要迅速、敏捷、谨慎,不要碰撞和污染伤口,以免引起疼痛、出血或污染。

6)上肢的严重外伤包扎后应用三角巾悬挂固定,以保护伤肢(见三角巾固定法)。

(2)绷带的基本包扎法

1)一般包扎法(图3-1-19):①环绕法(也叫环行带);②螺旋法;③"8"字带。

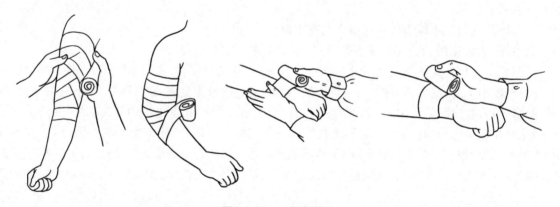

图3-1-19　一般包扎法

2)头顶部包扎法(图3-1-20):①风帽式绷带;②下颌包扎法。

3)"8"字形包扎法(图3-1-21)

4)手部包扎法:①"人"字式包扎法(图3-1-22A);②拇指包扎法(图3-1-22B)。

5)足部包扎法(图3-1-23)

6)残端包扎法(图3-1-24)

(3)三角巾包扎法

1)头部包扎法(图3-1-25)

2)肩部包扎法(图3-1-26)

3)眼部包扎法(图3-1-27)

4)胸背部包扎法(图3-1-28)

5)腹部包扎法(图3-1-29)

6)手、足包扎法(图3-1-30)

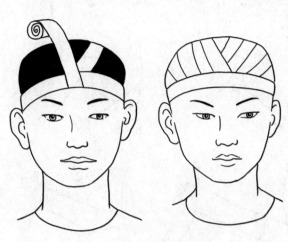

图 3-1-20 头顶部包扎法

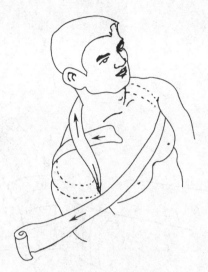

图 3-1-21 "8"字形包扎法

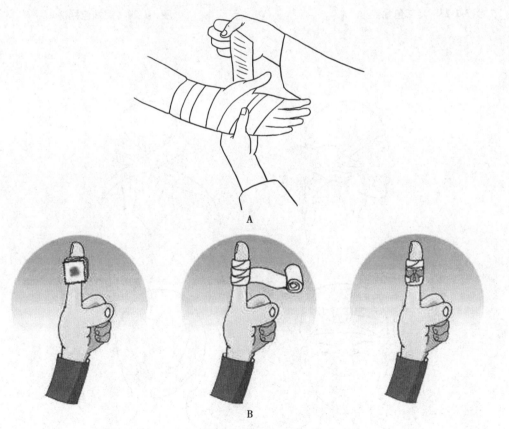

图 3-1-22 手部包扎法

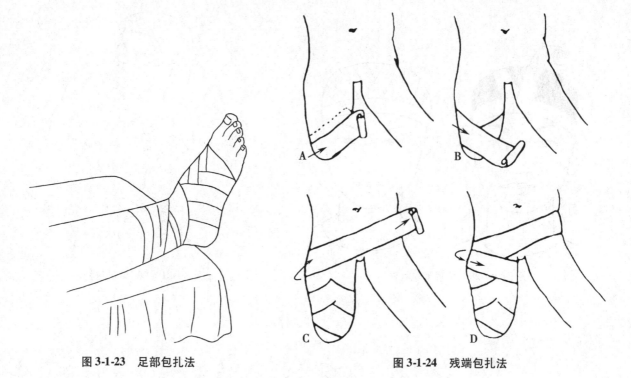

图 3-1-23　足部包扎法

图 3-1-24　残端包扎法

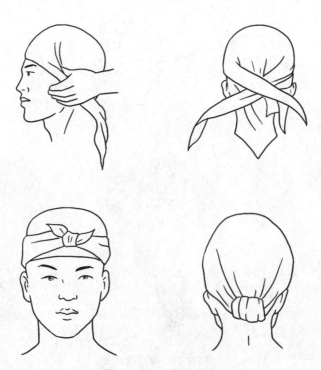

图 3-1-25　头部包扎法

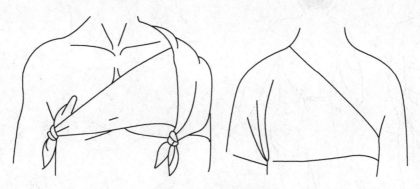

图 3-1-26　肩部包扎法

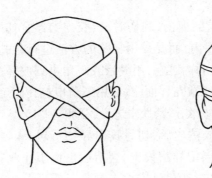

图 3-1-27　眼部包扎法

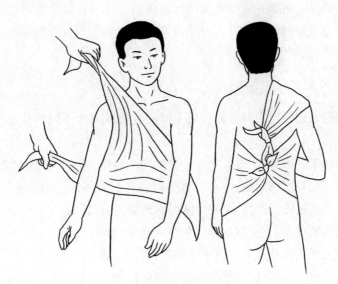

图 3-1-28　胸背部包扎法

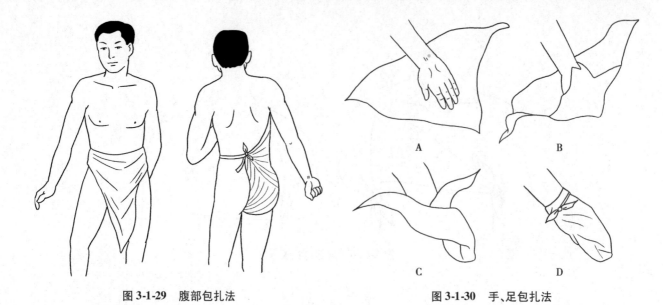

图 3-1-29　腹部包扎法　　　　　　　图 3-1-30　手、足包扎法

（4）特殊伤口包扎法

1）腹部内脏脱出的包扎方法：当腹部受到撞击、刺伤时，腹腔内的器官如结肠、小肠脱出体外，这时不要将其压塞回腹腔内，而要采用特殊的方法进行包扎。先用生理盐水浸泡后的大块纱布覆盖在脱出的内脏上，用绷带或三角巾围成保护圈，放在脱出的内脏周围，再用合适大小的器皿罩在外面，然后用三角巾包扎固定。伤员取仰卧位或半卧位，下肢屈曲，尽量不要咳嗽，严禁饮水进食（视频 3-1-1）。

视频 3-1-1　腹部内脏脱出的包扎

2）异物刺入体内的包扎方法：异物刺入体内后，切忌拔出异物再包扎。因为这些异物可能刺中重要器官或血管。如果把异物拔出，会造成出血不止和新的损伤。正确的包扎方法是：先将两块棉垫或替代品安放在异物显露部分的周围，尽可能使其不摇动，然后用棉垫包扎固定，使刺入体内的异物不会脱落。还可制作环行垫，用于包扎有异物的伤口，避免压住伤口中的异物。搬运中绝对不许挤撞伤处（视频 3-1-2）。

视频 3-1-2　异物刺入体内的包扎

3）开放型气胸伤口的包扎：早期开放型气胸用纱布将伤口压迫止血后应尽快用大于伤口边缘 5cm 的不透气敷料封闭伤口。对于晚期的张力型气胸可选用质软有弹性的敷料做成活瓣排气（视频 3-1-3）。

视频 3-1-3　开放型气胸伤口的包扎

3. 固定

（1）固定材料的选择

1）木制夹板：最常用的固定材料。有各种长短不同的规格以适合不同部位的需要。

2）塑料夹板：事先用热水浸泡软化，塑形化托住受伤部位包扎，冷却后塑料夹板变硬起到固定作用。

3）充气夹板：为一种筒状双层塑料膜，使用时将塑料膜套在需要固定的肢体外，摆好肢体的功能位，下肢伸直，上肢屈曲，再向进气阀充气，充气后立刻变硬而达到固定的目的。

4）可塑夹板：可根据伤肢状态塑形，然后用三角巾或绷带捆绑固定。

5）牵引夹板：既能固定保护伤肢又能达到牵引效果，减轻疼痛。

6）颈托：颈椎外伤后，怀疑颈椎骨折或脱位时必须用颈托固定。但颈托不能完全固定头颈部，搬运时必须配合头部固定器使用（图 3-1-31）。

7）三角巾固定法：利用三角巾悬吊法固定上肢，捆绑法固定下肢。简便易用（图 3-1-32）。

（2）外伤固定的注意事项

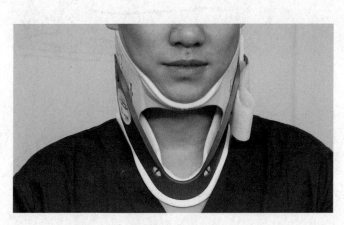

图 3-1-31 颈托

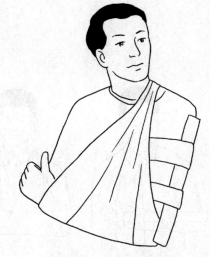

图 3-1-32 三角巾固定法

1）有开放性的伤口应先止血、包扎,然后固定。如有危及生命的严重情况先抢救,病情稳定后再固定。

2）怀疑脊椎骨折、大腿或小腿骨折,应就地固定,切忌随便移动伤员。

3）固定应力求稳定牢固,固定材料的长度应超过固定两端的上下两个关节。大腿应超过三个关节。

4）固定后应检查远端供血情况,防止固定、填充物阻断血流。

（3）骨折固定法（图 3-1-33）

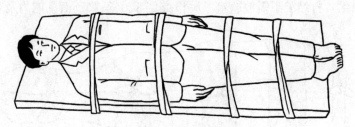

图 3-1-33 骨折固定法

1）上肢的固定

① 三角巾大手挂（图 3-1-34）

适应证:上臂、前臂的外伤和骨折固定。

方法:a. 将三角巾放于患侧胸部,底边和躯干平行,顶角对着伤臂的肘部,伤臂肘部弯成 80° 放在三角巾中部。三角巾上端越过健侧肩部从颈后转回患侧,下端绕过伤臂反折向上,两端在患侧锁骨上窝处打结。再将顶角折回,用别针或旋转固定。b. 用另一条三角巾宽带将悬挂好的伤肢包裹在胸前打结固定,结下及伤肢腋下应放软垫缓冲。

② 三角巾小手挂（图 3-1-34）

适应证:肩部外伤,锁骨骨折、手部外伤和骨折。

方法:a. 将受伤一侧的前臂斜放在胸前,肘部角度约 30°~40°,手指贴着锁骨。三角巾展开,一侧边角覆盖在伤肢上,顶角从肘上折向肘后。再将下边折上托住伤肢。两端在健侧锁骨上窝处打结。b. 用另一条三角巾宽带将悬挂好的伤肢包裹在胸前打结固定,结下及腋下放软垫缓冲。

③ 夹板固定法（图 3-1-35）:a. 前臂固定,长度超过腕关节和肘关节;上臂固定,长度应超过肘关节和肩关节。b. 夹板和代替夹板的器材不要直接接触皮肤,应先用毛巾等软物垫在夹板与皮肤之间,尤其在肢体弯曲处等间隙较大的地方,要适当加厚垫衬。c. 夹板固定应在手臂外侧,不能压迫伤口,打结亦应避开伤口。d. 夹板固定后应将上肢用三角巾悬挂在胸前,并用宽带固定。

④ 不能弯曲的肘部骨折固定:可用夹板固定或用三角巾按患肢状态固定在躯干上。

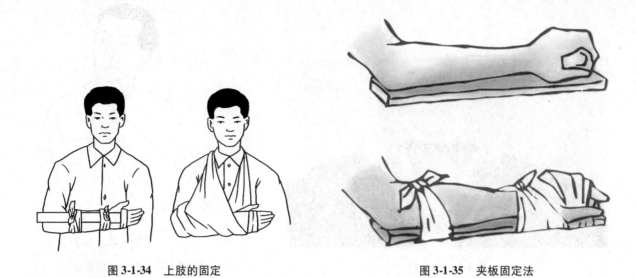

图 3-1-34 上肢的固定　　　　　　　　　　　　　图 3-1-35 夹板固定法

2）下肢固定

①三角巾固定法（图 3-1-36）：a. 让伤者躺下，请旁人协助稳定及支持伤肢，把未受伤的下肢放在受伤的腿旁。b. 抓住伤肢的足踝，将伤者小腿沿着肢体骨骼轴心，轻轻用力拉直，继续支持使足踝稳定。c. 利用人体自然空间（例如膝及足踝下），滑入三条三角巾宽带及一条窄带。窄带放在足踝，宽带放在膝部及骨折的上方和下方。d. 放软垫于大腿、膝及足踝间。e. 以 8 字形包扎法，先绑紧足踝窄带，继而绑紧膝部和骨折上下的宽带，在未受伤一边打结。打结处下需放软垫。f. 检查足部感觉，脚趾活动能力及足部血液循环。

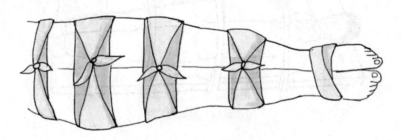

图 3-1-36 三角巾固定法

②夹板固定法（图 3-1-37）：a. 小腿固定，固定材料长度超过踝关节和膝关节；大腿固定，长度应超过髋关节和踝关节。b. 其他同上肢夹板固定法。

4. 搬运

（1）搬运伤员常用的工具（图 3-1-38）及使用方法

1）升降担架、走轮担架：为目前救护车内装备的担架，符合病情需要，便于病人与伤员躺卧。因担架自身重量较重，搬运时费力。

2）铲式担架：铲式担架是由左右两片铝合金组成。搬运伤员时，先将伤员放置在平卧位，固定颈部，然后分别将担架的左右两片从伤员侧面插入背部，扣合后再搬运。

3）负压充气垫式固定担架：使用负压充气垫式固定担架是搬运多发骨折及脊柱损伤伤员的常用工具。充气垫可以适当地固定伤员的全身。使用时先将垫充气后铺平，将伤员放在垫内，抽出袋内空气，气垫即可变硬，同时伤员就被牢靠固定在其中，并可搬运途中始终保持稳定。

4）硬脊板担架：专用于怀疑脊柱骨折的病人。

5）吊篮担架：（可分开、全功能、有轮、钢制等）在最困难的急救环境下使用在矿场、高处和水中最理想的拯救工具，吊索固定所用的索环是不锈钢制造，可用直升机安全吊挂搬运。

（2）搬运伤员时伤员常采用的体位

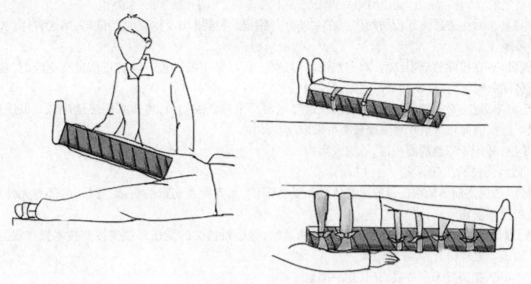

图 3-1-37 夹板固定法

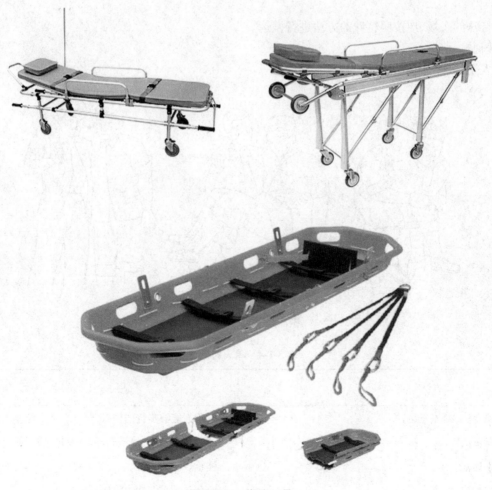

图 3-1-38 搬运工具

1）仰卧位：它可以避免颈部及脊椎的过度弯曲而防止椎体错位的发生；对腹壁缺损的开放伤的伤员，当伤员喊叫屏气时，肠管会脱出，让伤员采取仰卧屈曲下肢体位，可防止腹腔脏器脱出。

2）半卧位：对于普通胸部损伤的伤员在除外合并胸椎、腰椎损伤及休克时，可以采用这种体位，可减轻疼痛利于呼吸。

3）侧卧位：在排除颈部损伤后，对有意识障碍的伤员，可采用侧卧位。以防止伤员在呕吐时，食物吸入气管。伤员侧卧时，可在其颈部垫一枕头，保持中立位。

4）患侧半卧位：对胸壁广泛损伤，出现反常呼吸而严重缺氧的伤员，可以采用患侧卧位。以压迫、限制反常呼吸。血气胸而致严重呼吸困难者亦可采取这种体位。

5）坐位：适用于双侧胸腔积液、心力衰竭病人。

（3）搬运伤员的注意事项

1）搬运伤员之前要检查伤员的生命体征和受伤部位，重点检查伤员的头部、脊柱、胸部有无外伤，特别是颈椎是否受到损伤。

2）处理伤员时首先要保持伤员的呼吸道的通畅，然后对伤员的受伤部位要按照技术操作规范进行止血、包扎、固定。处理得当后，才能搬动。

3）在人员、担架等未准备妥当时，切忌搬运。

4）搬运体重过重和昏迷的伤员时，要考虑全面。防止搬运途中发生坠落、摔伤等意外。

5）在搬运过程中要随时观察伤员的病情变化。重点观察呼吸、神志等，注意保暖，但不要将头面部包盖太严，以免影响呼吸。一旦在途中发生紧急情况，如窒息、呼吸停止、抽搐时，应停止搬运，立即进行急救处理。

6）在特殊的现场，应按照特殊的方法进行搬运。

（4）普通搬运法

1）单人搬运法（图3-1-39，表3-1-4）

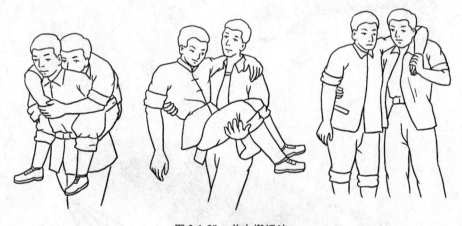

图 3-1-39　单人搬运法

表 3-1-4　单人搬运法

方法	适用于
扶行法（两人三足）	清醒而能够步行的伤者
背负法	清醒及可站立，但不能行走，及体重轻的伤者
手抱法	体重较轻的伤者
爬行法、毯拖法、拖运法	急救员无足够能力将伤者搬抬

2）双人搬运法（图3-1-40，表3-1-5）

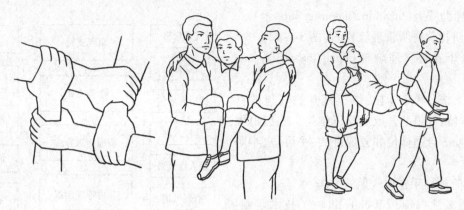

图 3-1-40　双人搬运法

表 3-1-5　双人搬运

方法	适用范围	方法	适用范围
双人扶腋法	清醒、上肢没有受伤的伤病者	双手座	清醒但软弱无力的伤病者
前后扶持法	没有骨折的清醒伤病者	四手座	清醒及能合作的伤病者

（5）脊椎损伤的搬抬（视频 3-1-4）

1）处理原则：首先评估及处理病人的气道、呼吸、循环等基本内容，翻转病人时要尽量"原木样滚动"，搬抬要"水平样搬抬"，转运时需专用担架及固定设备充分有效固定后转运。

视频 3-1-4　脊椎损伤的搬抬

2）器材设备：硬脊柱固定板、头部固定器、颈托、约束带、衬垫等。铲式担架不能单独使用作为颈椎损伤病人的搬抬工具（图 3-1-41）。

（二）灾难现场急救的阶梯化呼吸管理

1. 创伤急救的阶梯化呼吸管理模式（airway hierarchy control model of emergency）

（1）定义：将有关灾难急救时遇到的呼吸问题和急救技术进行阶梯化的分类，其本质是指对所有院外创伤患者进行阶梯化的呼吸管理——评估、预防和干预，使病人获得及时、有效的呼吸支持。呼吸管理阶梯的内容包括三个方面：气道的开放与管理（open ohe airway and control），氧气支持（supplemental oxygen），呼吸动

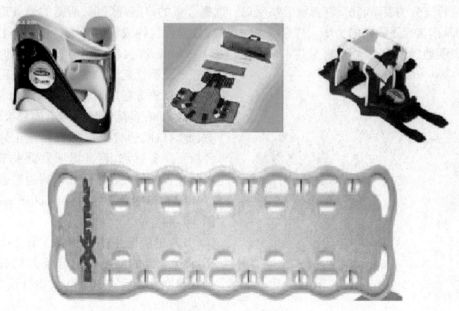

图 3-1-41　器材设备

力支持即人工辅助呼吸(breathing powering support)。

（2）创伤阶梯化呼吸管理流程图（图3-1-42）

2. 气道的开放与管理阶梯（open the airway and control）

（1）第一阶梯 特殊体位：体位是开放气道的基础，没有好的体位，气道的开放就难以维持。临床可根据情况将病人处于合适体位如复原卧式、平卧位、半卧位等。

（2）第二阶梯徒手开放气道的方法

1）仰头提颏法(head tilt-chin lift)：①技术要领：用一只手按压伤病者的前额，使头部后仰，同时用另一只手的示指及中指放在下颌骨骨性部分上，将下颌托

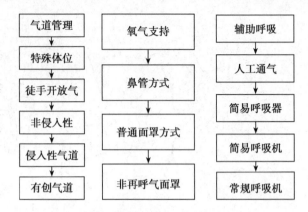

图3-1-42 创伤阶梯化呼吸管理流程图

起；②注意事项：示指和中指不能放在病人下颏的软组织上，否则会造成气道阻塞。如果病人有义齿（假牙）并且松动，仰头提颏会产生坚固的口对口闭合，故应在开放气道前将义齿取出。

2）推举下颌法(jaw thrust)：①技术要领：如怀疑伤病者头部或颈部受伤，首先需固定颈椎。压额提颏法可能会移动颈椎，增加脊髓神经受伤的可能，所以要用创伤推颌法来畅通气道。将颈部固定在正常位置，并同时用双手示指、中指、环指向前上方托起下颌角，同时拇指推开口腔；②注意事项：复苏时由于推举下颌法操作困难，如确实不能有效通气，不管病人有无损伤，普通急救者(lay rescuer)均使用仰头提颏法开放气道，而不在被要求使用不仰头的推举下颌法。专业急救者(health care provider)对于怀疑有颈椎损伤的病人在使用推举下颌法无效时亦应改用仰头提颏法。

3. 第三阶梯 非侵入性气道设备

（1）口咽管气道(oropharyngeal airway)：见图3-1-43。

1）适应证：仅用于无意识、无咳嗽及呕吐反射的病人，注意选择适当的型号及正确的置入方法，否则反而会造成气道梗阻。置入时动作切忌粗暴，以免损伤黏膜。

2）反向插入法：即把口咽通气道的咽弯曲部面朝向腭部插入口腔。当其前端接近口咽部后壁时，将其旋转180°，旋转成正位后，口咽通气道的末端距门齿大约为2cm，然后用双手托下颌，使舌离开咽后壁，并用双手的拇指向下推送口咽通气道至合适的位置。

3）舌拉钩或压舌板置入法：指在舌拉钩或压舌板协助下将口咽通气道插入正确的位置，要点如下：插入口咽通气道前进行充分的表面麻醉，以抑制咽喉反射。选择合适的口咽通气道，所需的通气道的长度（在口外）大约相当于从门齿至下颌角的长度。打开病人的口腔，放置舌拉钩或压舌板于舌根部，向上提起使舌离开咽后壁。将口咽通气道放入口腔，直至其末端突出门齿1~2cm，此时口咽通气道的前端即将到达口咽部后壁。双手托起下颌，使舌离开咽后壁，然后将双手的拇指放置在口咽通气道两侧的翼缘上；向下至少推送2cm，直至口咽通气道的翼缘到达唇部的上方，此时口咽通气道的咽弯曲段正好位于舌根后。放松下颌骨髁部，使其退回颞颌关节。检查口腔，以防止舌或唇夹置于牙和口咽通气道之间。

（2）鼻咽导管气道(nasopharyngeal airway)：见图3-1-44。

1）适应证：适用于牙关紧闭的患者，昏迷程度不深有一定的咳嗽及呕吐反射的病人亦可耐受。插入鼻咽导管后有30%可发生气道出血，颅底骨折病人禁用。

2）正确地测量与置入手法至关重要。插入前

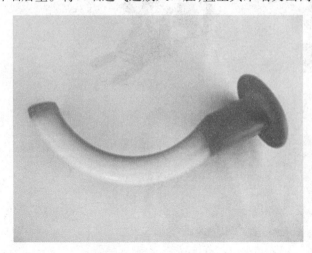

图3-1-43 口咽管气道

认真检查患者的鼻腔,确定其大小和形状、是否有鼻息肉或明显的鼻中隔偏移等。选择合适型号的鼻咽通气道,长度估计方法为:从耳垂至鼻尖的距离或从鼻尖至外耳道口的距离。收缩鼻腔黏膜和表面麻醉。将鼻咽通气道的弯曲面对着硬腭放入鼻腔,随腭骨平面向下推送至硬腭部,直至在鼻咽部后壁遇到阻力。在鼻咽部,鼻咽通气道必须弯曲60°~90°才能向下到达口咽部。将鼻咽通气道插入至足够深度后,如果病人咳嗽或抗拒,应将其后退1~2cm。

4. 第四阶梯侵入性气道设备

(1) 分类

1) 喉部面罩气道(laryngeal mask airway,LMA):见图3-1-45。

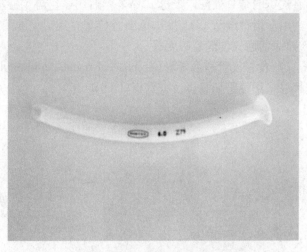

图 3-1-44　鼻咽导管气道

LMA 即带套囊的喉周封闭器,可分为无定向封闭套囊的喉周封闭器和有定向封闭套囊的喉周封闭器。①无定向封闭套囊的喉周封闭器,包括:多次使用的经典型喉罩(LMA-Classic)和插管型喉罩(LMA-Fastrach),以及单次使用的单次型喉罩(LMA-Unique)和SoftSeal喉罩,等。喉周封闭机制:靠包围喉的喉周套囊封闭喉周区域,但套囊和咽喉黏膜之间的贴合不甚牢固,因此封闭压力受限。优点:抽气后处于塌陷状态的套囊呈向后倾斜的片状,插入喉罩引致喉痉挛的风险很小;罩端容易滑离声门进入食管入口处,理论上可封闭食管入口,防止正压通气时气体进入食管;浅麻醉下对喉罩仍具有良好的耐受性;LMA-Unique和Soft-Seal喉罩均为单次使用,无交叉感染风险。不足:套囊封闭压力低,影响正压通气;无反流腔,反流物容易误吸入气道;喉罩到位时通气管的自然曲率半径超过所需的弯曲半径,在食管入口的后方产生更大的力,使咽周套囊中段扭结,导致胃和食管充气风险增高。②有定向封闭套囊的喉周封闭器,包括:多次使用的双管型喉罩(LMA-ProSeal)和单次使用的GO2气道(声门裂封闭气道)。封闭机制:套囊封闭部位位于喉入口周围或喉口入处。优点:新型设计能使套囊不贴在咽后壁上,而直抵声门,因此封闭效果更好。双管型喉罩咽周套囊的封闭面积较大,在保持恒定套囊充盈压时能降低封闭压力。引流管可有效地防止胃和食管充气,使反流液体迅速通过引流管排出。不足:由于难以准确定位声门裂,影响插入成功率,GO2气道已基本不再使用。双管型喉罩的轮廓更圆,比经典型喉罩容易旋转移位。插入双管型喉罩定位不佳时,可造成套囊顶端折叠处引流管开口堵塞,从而容易发生误吸。普通喉罩由通气密封罩和通气导管组成。1号用于体重6.5kg以下小儿,2号用于6.5~25kg体重的小儿,3号用于小儿或小体重的成人(>25kg),4号用于正常成人。喉罩可经口插入至喉的后方,然后通过气囊充气封闭声门。正压通气可验证其位置是否适当,当气道压超过1.47~

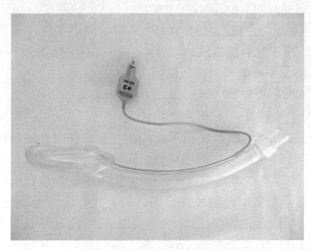

图 3-1-45　喉部面罩气道

1.96kPa(15~20cmH₂O)时,通常有漏气。当气管不能显露时,喉罩能建立通气道,也可用于引导放置气管内导管(直径6mm的气管内导管能通过3号或4号喉罩)。喉罩不能防止反流或误吸,需在表面麻醉或全身麻醉下放置。

喉罩导气管标准插入方法为:从后面推病人的枕部,以使病人的颈部伸展和头后仰,张开病人的口腔。术者用示指和拇指握持LMA,握持部位应尽可能靠近通气罩和通气导管的结合处,通气罩的开口面向病人的颏部。紧贴病人上切牙的内面将LMA的前端插入口腔内,此时最重要的是将通气导管与手术台保持平行而不是垂直,然后向上用力将LMA紧贴硬腭推送入口腔。将示指放在通气导管和通气罩的结合处向内推送 LMA。然后用非优势手握持通气导管,固定 LMA 在正确位置,再退出优势手示指。用示指继续将 LMA 推送至满意位置。用针管抽取适量的空气充起通气罩并将 LMA 与通气环路相连接,并评估通气的满意程度。

2)食管气管联合导气(esophageal-tracheal combitube,ETC)简称联合导气管 ETC 适用于气管插管困难或禁忌采用气管插管以及有寰枢(图 3-1-46)。

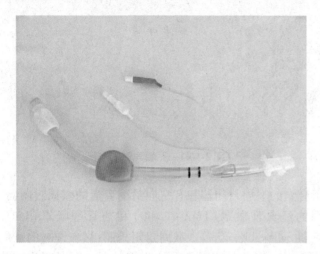

图 3-1-46 联合导气管

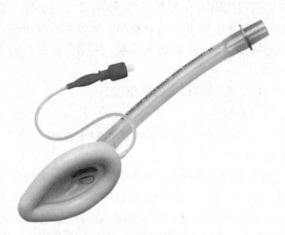

图 3-1-47 喉管

关节半脱位病人,尤其是解剖学异常所致困难气道的病人。在 ETC 应用中注意:由于应用 ETC 时,因无法进行气管内吸引不主张长期应用,故在患者病情稳定或条件许可的情况下,应尽早更换成气管导管。优点:此类通气道多数提供通向食管的径路,最大限度降低误吸风险。Combitube 和 Easytube 均为单次使用,避免交叉感染风险。Elisha Airway Device 根据解剖结构塑形,定位精确性高,有助于保持原位。不足:Combitube 的咽部气囊相当僵硬,且其导管硬挺,插入时可能导致创伤。引起心血管反应的程度强于插入气管导管者,对于有心血管疾患者增加风险;套囊压力过高时(如氧化亚氮弥散入套囊时),有舌充血的可能,可致舌神经损伤;在调整头颈位置时因咽部套囊滑离原位而失去封闭作用。

3)喉管(laryngeal tube):见图 3-1-47。

与食管气管联合气道类似,但喉管只能进入食管,且操作更简单。有限的研究表明喉管比食管-气管联合气道更安全。

4)气管插管术(tracheal tube):详见本节末附录(视频 3-1-5)。

(2)复苏时置入高级气道后的通气标准:当高级气道(气管内插管、食管气管插管或者喉罩气道)建立后,通气频率为 10 次/分钟。通气时间 1 秒,同时按 100~120 次/分钟的频率进行持续不间断的胸外按压,注意不要试图使按压和通气同步。对于那些具有可灌注节律(即:自主循环血流好于胸外按压时所能提供的血液灌注)的患者实施单纯通气,频率为 10 次/分钟(每 6 秒给予 1 次通气),通气时间 1 秒钟。对于有严重阻塞型肺疾病的患者,气体滞留造成的内源性呼气末正压会明显减少心输出量并降低血压。为避免这种情况发生,对于这种患者,应给予更低呼

视频 3-1-5 气管插管术

吸频率 6~8 次/分钟,使之有充分的时间呼气完全。注意事项:因为在插入侵入性气道设备时会中断胸外按压,所以急救者必须清楚使用侵入性气道设备的好处与危险并衡量利弊。插入侵入性气道设备可以延迟到尝试复苏几分钟以后。急救者可通过物理检查和二氧化碳监测仪和食管探测设备检查的方法确定气管插管的位置。在心肺复苏过程中,建议复苏者将中断胸外按压的时间和次数做到最小化,作为一个目标,要将中断的时间限制在 10 秒以内。插管所造成的间断必须尽可能缩短,也就是说当实施胸外按压的复苏者刚一停止按压,实施插管的抢救者马上开始插管(例如:插入喉镜同时气管插管就在手中)。仅在插管者暴露声门和置入导管的这段时间内停止按压。实施胸外按压的复苏者应该随时

准备好,一旦气管导管通过声门,马上开始胸外按压。如果需要不止一次的插管尝试,复苏者必须在两次插管尝试中间提供一段时间的充分通气、给氧,同时实施按压。

5. 第五阶梯　有创气道

视频3-1-5

(1) 环甲膜/气管穿刺(图3-1-48,视频3-1-6)

1) 适应证:急性喉阻塞,尤其是声门区阻塞,严重呼吸困难,来不及建立人工气道。

视频 3-1-6　环甲膜穿刺术

2) 操作要点:患者取仰卧位,去掉枕头,肩部垫起,头部后仰。在环状软骨与甲状软骨之间正中处可触到一凹陷,即环甲膜,此处仅为一层薄膜,与呼吸道相通,为穿刺位置。局部常规消毒后,以1%普鲁卡因1ml局麻(紧急时不需麻醉)。术者左手手指消毒后,以食、中指固定环甲膜两侧,右手持注射器从环甲膜垂直刺入,当针头刺入环甲膜后,即可感到阻力突然消失,并能抽出空气,患者可出现咳嗽反射。注射器固定于垂直位置可注入少量表面麻醉剂,如地卡因等。然后再根据穿刺目的进行其他操作,如注入药物或换15～18号大针头刺入,以解除气道阻塞造成的通气障碍等。如发生皮下气肿或少量出血予以对症治疗。

(2) 环甲膜切开术

1) 适应证:对于病情危急,需立即抢救者,可先行环甲膜切开手术,待呼吸困难缓解后,再作常规气管切开术。

2) 操作要点:于甲状软骨和环状软骨间作一长约2～4cm的横行皮肤切口,于接近环状软骨处切开环甲膜,以弯血管钳扩大切口,插入气管套管或橡胶管或塑料管,并妥善固定。手术时应避免损伤环状软骨,以免术后引起喉狭窄。环甲膜切开术后的插管时间,一般不应超过24小时。

(3) 经皮穿刺导入气管套管术

1) 适应证:经皮扩张气管切开术是一种微创的、快捷的急救技术,并发症少,适合于危重病人的紧急抢救,尤其是需要紧急进行气管切开的病人,在院前、急诊、ICU病人的气道管理中有很大的应用价值。经皮微创气管切开术具有操作方便简单、可在急诊床边进行,具有手术时间短、创伤小、不损伤气管软骨环,并发症少、术后颈部瘢痕不明显等优点。是处理困难气道、紧急气管切开和预防性气管切开的优先选择。

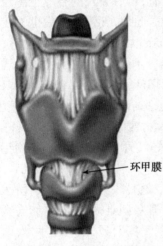

图 3-1-48　环甲膜/气管穿刺

2) 操作要点:术前患者经静脉给予咪达唑仑(咪唑安定)5～10mg,并将呼吸机的氧浓度调为100%,持续监测患者的血压、心率和氧饱和度情况。患者取常规气管切开体位,颈前皮肤消毒铺巾。术者位于患者右侧,第一助手位于患者左侧,第二助手位于患者头侧。用1%利多卡因20ml+4滴1‰肾上腺素于第3、4气管环处的颈前皮肤行局部麻醉。由第二助手将气管插管拔出至距门齿15～17cm,并负责固定患者的头部于正中位。术者持带套管的穿刺针沿中线于第3、4环间垂直穿刺进入气管腔,此时有明显落空感,用空针回抽可见气体。此时将穿刺针略指向足端,固定住套管并拔出穿刺针,将J形导丝经套管导入气管腔内,去除套管。固定导丝,术者经穿刺点做颈前约1.5cm的皮肤横切口。将旋转扩张器放入生理盐水中10～15秒以活化其表面的亲水材料,然后将导丝插入其中。在导丝的指引下,将旋转扩张器沿与水平面约呈45°、尖端指向足端行顺时针旋转,逐步旋开颈前组织和气管前壁。此时应注意是像拧螺丝一样的慢慢旋入,而不是用力向下压入。旋进时第二助手应不时抽动导丝,确认导丝可以自由活动,以免扩张器抵住气管后壁造成损伤。当扩张器螺纹最宽处进入气管腔后,再旋进时阻力减小,此时可以将其逆时针旋出。将插入器在生理盐水中活化后,先插入气管套管中,再沿导丝将气管套管导入气管腔内,固定住套管并拔出插入器和导丝。吸痰后接呼吸机,拔除气管插管。

(4) 常规气管切开术(图3-1-49)

1) 适应证:①喉阻塞:由喉部炎症、肿瘤、外伤、异物等引起的严重喉阻塞,呼吸困难明显,而病因又不能很快解除时,喉部邻近组织的病变使咽腔、喉腔变窄发生呼吸困难者应及时建立有创气道。根据具体情况亦可考虑气管切开术。②呼吸道分泌物潴留:由各种原因引起的下呼吸道分泌物潴留,为了吸痰、保持气道通畅,可考虑气管切开,如重度颅脑损伤、呼吸道烧伤严重胸部外伤、颅脑肿瘤、昏迷、神经系统病变等。患上述

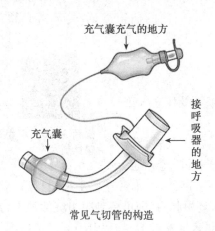

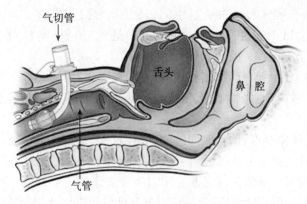

充气囊充气的地方

气切管

舌头

鼻腔

接呼吸器的地方

充气囊

气管

常见气切管的构造

气切管放置在气管内的纵切示意图

图3-1-49 气管切开术

疾病时,由于咳嗽反射消失或因疼痛而不愿咳嗽,分泌物潴留于下呼吸道,妨碍肺泡气体交换,使血氧含量降低,二氧化碳浓度增高,气管切开后,吸净分泌物,改善了肺泡之气体交换。同时,术后吸入的空气不再经过咽、喉部,减少了呼吸道无效腔,改善了肺部气体交换,也有利于肺功能的恢复。此外,气管切开后也为使用人工辅助器提供了方便。③预防性气管切开:对于某些口腔、鼻咽、颌面、咽、喉部大手术,为了进行全麻,防止血液流入下呼吸道,保持术后呼吸道通畅,可施行气管切开(目前由于气管插管术的广泛应用,预防性气管切开已较以前减少)。有些破伤风病人容易发生喉痉挛,也须考虑预防性气管切开,以防发生窒息。④取气管异物:气管异物经内镜下钳取未成功,估计再取有窒息危险,或无施行气管镜检查设备和技术者,可经气管切开途径取出异物。⑤颈部外伤者、颈部外伤伴有咽喉或气管、颈段食管损伤者,对于损伤后立即出现呼吸困难者,应及时施行气管切开;无明显呼吸困难者,应严密观察,仔细检查,作好气管切开手术的一切准备。一旦需要即行气管切开。

2)操作要点:①术前应作好充分准备,除准备手术器械外,并应备好氧气、吸引器、气管插管、或气管镜,以及各种抢救药品。对于小儿,特别是婴幼儿,术前先行插管或置入气管镜,待呼吸困难缓解后,再作气管切开,更为安全。②体位:一般取仰卧位,肩下垫一小枕,头后仰,使气管接近皮肤,暴露明显,以利于手术,助手坐于头侧,以固定头部,保持正中位。③常规消毒,铺无菌巾。④麻醉:采用局麻。沿颈前正中上自甲状软骨下缘下至胸骨上窝,以1%奴夫卡因浸润麻醉,对于昏迷,危重或窒息病人,若病人已无知觉也可不予麻醉。⑤切口:多采用直切口,自甲状软骨下缘至接近胸骨上窝处,沿颈前正中线切开皮肤和皮下组织。⑥分离气管前组织:用血管钳沿中线分离胸骨舌骨肌及胸骨甲状肌,暴露甲状腺峡部,若峡部过宽,可在其下缘稍加分离,用小钩将峡部向上牵引,必要时也可将峡部夹持切断缝扎,以便暴露气管。分离过程中,两个拉钩用力应均匀,使手术野始终保持在中线,并经常以手指探查环状软骨及气管,是否保持在正中位置。⑦切开气管:确定气管后,一般于第2~4气管环处,用尖刀片自下向上挑开2个气管环(切开4~5环者为低位气管切开术),刀尖勿插入过深,以免刺伤气管后壁和食管前壁,引起气管食管瘘。可在气管前壁上切除部分软骨环,以防切口过小,放管时将气管壁压进气管内,造成气管狭窄。⑧插入气管套管:以弯钳或气管切口扩张器,撑开气管切口,插入大小适合,带有管芯的气管套管,插入外管后,立即取出管芯,放入内管,吸净分泌物,并检查有无出血。⑨创口处理:气管套管上的带子系于颈部,打成死结以牢固固定。切口一般不予缝合,以免引起皮下气肿。最后用一块开口纱布垫置于伤口与套管之间。

(5)有创气道的并发症及处理

1)皮下气肿:是术后最常见的并发症,与气管前软组织分离过多,气管切口外短内长或皮肤切口缝合过紧有关。自气管套管周围逸出的气体可沿切口进入皮下组织间隙,沿皮下组织蔓延,气肿可达头面、胸腹,但一般多限于颈部。大多数于数日后可自行吸收,不需作特殊处理。

2)气胸及纵隔气肿:在暴露气管时,向下分离过多、过深,损伤胸膜后,可引起气胸。右侧胸膜顶位置较高,儿童尤甚,故损伤机会较左侧多。轻者无明显症状,严重者可引起窒息。如发现患者气管切开后,呼吸困难缓解或消失,而不久再次出现呼吸困难时,则应考虑气胸,X线拍片可确诊。此时应行胸膜腔穿刺,抽除气体。严重者可行闭式引流术。

3）手术中过多分离气管前筋膜，气体沿气管前筋膜进入纵隔，形成纵隔气肿。对纵隔积气较多者，可于胸骨上方沿气管前壁向下分离，使空气向上逸出。

4）出血：术中伤口少量出血，可经压迫止血或填入明胶海绵压迫止血，若出血较多，可能有血管损伤，应检查伤口，结扎出血点。

5）拔管困难：手术时，若切开部位过高，损伤环状软骨，术后可引起声门下狭窄。气管切口太小，置入气管套管时将管壁压入气管；术后感染、肉芽组织增生均可造成气管狭窄，造成拔管困难。此外，插入的气管套管型号偏大，亦不能顺利拔管。有个别带管时间较长的患者，害怕拔管后出现呼吸困难，当堵管时可能自觉呼吸不畅，应逐步更换小号套管，最后堵管无呼吸困难时再行拔管。对拔管困难者，应认真分析原因，行 X 线拍片或 CT 检查、直达喉镜、气管镜或纤维气管镜检查，根据不同原因，酌情处理。

6）气管食管瘘：少见。在喉源性呼吸困难时，由于气管内呈负压状态，气管后壁及食管前壁向气管腔内突出，切开气管前壁时可损伤到后壁。较小的、时间不长的瘘孔，有时可自行愈合，瘘口较大或时间较长，上皮已长入瘘口者，只能手术修补。

7）伤口感染：气管切开是一个相对污染的清洁切口。很快院内菌株就会在伤口生长，通常为假单胞菌和大肠埃希菌。因为伤口是开放性的，有利于引流，所以一般不需要预防性使用抗生素。真正发生感染极少见，而且只需局部治疗。只有当出现伤口周围蜂窝织炎时才需要抗生素治疗。

8）管插管移位：早期插管移位或过早更换插管有引起通气障碍的危险。多层皮下筋膜、肌肉束以及气管前筋膜彼此重叠，很容易使新形成的通道消失。如果不能立即重新找到插管的通道，应马上经口气管插管。将气管插管两侧的胸骨板（breast-plate）缝于皮肤上可防止插管移位。气管切开处两端气管软骨环上留置的缝线在术后早期可以保留，一旦发生插管移位时，可帮助迅速找回插管通道。术后 5～7 天各层筋膜可以愈合在一起，此时更换气管插管是安全的。

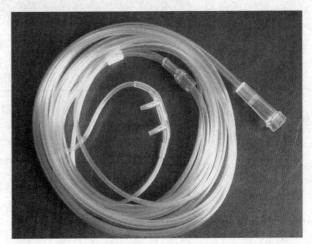

图 3-1-50　鼻管

9）吞咽障碍：与气管切开有关的主要吞咽问题是误吸。机械因素和神经生理学因素都可以造成不正常吞咽。机械因素包括：喉提升能力减弱；气管插管套囊压迫并阻塞食管，使食管的内容物溢入气道。神经生理学因素包括：喉的敏感性下降导致保护性反射消失；慢性上呼吸道气体分流引起喉关闭失调。减少误吸最主要的是加强术后护理。

（三）氧气支持阶梯（supplemental oxygen）

1. 第一阶梯　鼻管方式（nasal cannulae）见图 3-1-50、表 3-1-6。

表 3-1-6　鼻管方式

给氧方式	氧流量（L/min）	氧浓度（%）
鼻导管或咽导管	2	28
	3	32
	4	36
	5	40
	6	44

（1）1~6L/min可提供24%~44%氧浓度。

（2）>6L/min不能增加氧气浓度。

（3）COPD患者应<2L/min,建议使用文丘里面罩(Venturi masks)。

2. 第二阶梯 普通面罩方式(face masks)见图3-1-51、表3-1-7。

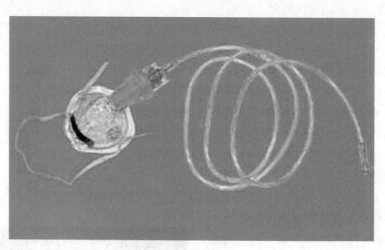

图3-1-51 普通面罩

表3-1-7 普通面罩方式

给氧方式	氧流量(L/min)	氧浓度(%)
普通面罩	5~6	40
	6~7	50
	7~8	60
	>15	80~100

（1）为避免病人呼出的气体在面罩内稽留,氧气流量必须大于5L/min。

（2）8~10L/min氧流量时可提供40%~60%氧浓度,>15L/min时可提供80%~100%氧浓度,但多数情况下受条件限制,不能实施。

3. 第三阶梯 非再呼吸面罩(non-rebreathing face masks)和储氧气囊(O_2 reservoir)。

（1）流速为6L/min时即可提供60%的氧浓度,此后每增加1L流速则浓度增加10%。

（2）流速>10L/min时可提供100%氧浓度。

（3）CPR时应予100%氧浓度。

4. 氧毒性

（1）急诊吸纯氧应<6小时,长期吸氧应<50%,COPD者<30%。

（2）吸入湿化纯氧6~12小时出现可逆性表现如心动过速。

（3）吸入湿化纯氧48小时出现不可逆变化:肺出血、肺水肿、肺Ⅱ型上皮细胞及毛细血管上皮细胞损伤。

（4）PO_2>500mmHg出现脑损坏。

（四）呼吸动力支持阶梯(breathing powering)

1. 第一阶梯 人工通气。

（1）口对口人工通气(图3-1-52)

1）操作者口唇应与患者口或鼻衔接紧密,勿使气体从两边漏出。

2）吹气要自然平和,不要用力过猛,也不要突然用力,否则会使患者肺泡破裂。

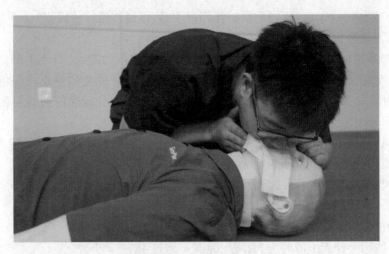

图 3-1-52　口对口人工通气

3）每次吹气量不要过多,过多的空气容易进入胃内。

4）吹气时如果感到患者气道阻力很大,难以将气体吹进时,应及时调整患者体位,充分开放呼吸道。

5）成人使用口对口通气,婴幼儿可口对口鼻,特殊情况下可口对鼻、口对气管造瘘。

（2）面罩通气

1）位于患者一侧,用鼻梁校正面罩的位置。

2）用手将面罩在患者面部封严,并保持开放气道位置进行通气。

2. 第二阶梯　简易呼吸器。

（1）面罩:是一种无须其他器械即可将通气环路中气体输送至病人肺部的一种呼吸道管理器械,通常由橡胶或塑料制成。由主体、面部密封圈和接口组成。使用方法如下:首先应选择合适的面罩,给密封圈适当充气。放置面罩时最常用的是单手放置法:即左手握持面罩,拇指和示指放在面罩体部即接口处的两侧,并向下用力,以使面罩贴紧面部保持密封。其他 3 个手指放置在下颌骨上,中指位于颏部,环指和小指位于下颌角处,亦称 EC 手。右手挤压简易呼吸器进行辅助或控制呼吸。双手法即用两只手握持面罩,另一人进行辅助或控制呼吸。

（2）球囊:由以下结构组成:无阻塞的进气阀和降压阀,不会被外源物阻塞的排气阀并能被 30L/min 氧流量通过,容积一般为 1000～2000ml 的橡皮或硅胶球囊,配备氧气入口和标准 15-mm/22-mm 接口

（3）球囊面罩(图 3-1-53):球囊面罩通气是 CPR 最为基本的人工通气技术,所有的急救者都应熟练掌握其使用。球囊面罩可为复苏开始数分钟内不能及时应用高级气道或应用失败的患者提供通气支持。使用球囊面罩通气时,急救者应抬高患者下颌确保气道开放,并使面罩紧贴其面部以防漏气,通过球囊提供足够

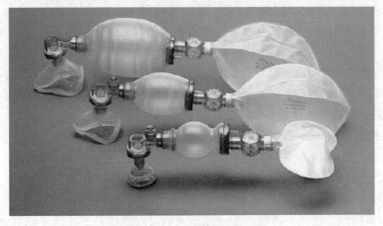

图 3-1-53　球囊面罩

的潮气量($6 \sim 7ml/kg$ 或 $500 \sim 600ml$)使得胸廓扩张超过 1 秒,该通气量可使胃胀气的风险最小化。

3. 第三阶梯　简易呼吸机。

(1) 概念:简易呼吸机(人工呼吸机)是应用以机械装置建立压力差,从而产生肺泡通气的动力原理制成,也可以用来代替、控制或改变人体的自主呼吸运动。使用范围:呼吸突然停止或即将停止;在吸入 100% 氧气的情况下,动脉血氧分压仍达不到 $50 \sim 60mmHg$;严重缺氧和二氧化碳潴留而引起意识和循环功能障碍。

(2) 类型

1) 定压型呼吸机:将预定压的气流压入病人呼吸道,使预定压转为零压或负压,转为呼气。

2) 定容型呼吸机:将预定潮气量压入呼吸道,使其转为呼气。

3) 定时型呼吸机:吸气与呼气、呼气与吸气的转换,按预定时间转换。

(3) 呼吸机与病人的连接

1) 面罩:适用于神志清醒、能合作并间断使用呼吸器的病人。

2) 气管内插管:适用于神志不清的病人,应用时间不超过 $48 \sim 72$ 小时。

3) 气管套管:需长期作加压人工呼吸治疗的病人,应作气管切开,放置气管套管。

(4) 呼吸机的调节

1) 每分通气量(每分钟出入呼吸道的气体量)=潮气量×呼吸频率。

2) 肺泡通气量=(潮气量−无效腔)×呼吸频率,为每次通气量的 2/3。

3) 死腔量=存在于呼吸道内不起气体交换作用的气量,为每次通气量的 1/3。

4) 正负压调节:一般常用压力为 $+12 \sim +24cmH_2O$,一般不使用负压,但在肺泡过度膨胀及呼吸频率太快时适当运用 $-2 \sim -4cmH_2O$ 负压。

5) 呼吸频率与呼吸时间比:呼吸频率成人一般为 $10 \sim 12$ 次/分,小儿为 $25 \sim 30$ 次/分,呼吸时间比为 $1:1.5 \sim 1:3$。

(5) 呼吸机与自主呼吸的协调:呼吸器与病人自主呼吸的节律合拍协调,这是治疗成功必须注意的关键问题之一。

1) 对神志清醒的病人,在使用之前要解释,争取病人的合作。

2) 呼吸急促、躁动不安的,不能合作的,可先使用简易呼吸器作为过渡,慢慢适应。

3) 少数患者用简易呼吸器仍不能合拍者,可先用药物抑制自主呼吸,然后使用呼吸器,常用药物:地西泮(安定)、吗啡。

(6) 自动呼吸机(automatic transport ventilator,ATV):无论院内还是院外 SCA,ATV 均可用于已建立人工气道的成年患者,对于未建立人工气道的成年 SCA 患者,可使用不具备呼气末正压(positive end-expiratory pressure,PEEP)功能的 ATV。如果 ATV 潮气量可调,潮气量的设置应使胸廓有明显的起伏($6 \sim 7ml/kg$ 或 $500 \sim 600ml$),且送气时间大于 1 秒。如未建立人工气道,急救者应提供一个渐升渐降的压力以避免胃胀气的发生。一旦建立人工气道,CPR 期间呼吸频率应为 $8 \sim 10$ 次/分。一个对 73 例气管插管患者的研究显示,绝大多数患者发生院内或院外 SCA 时,使用 ATV 与使用带储氧袋的面罩比较,血气分析指标没有差别。ATV 的缺点包括需要氧源和电源。因此,急救者应配备有效的带储氧袋的面罩作为备用。年龄<5 岁的小儿不宜使用 ATV。

(7) 手动触发、以氧气为驱动源、流量限制的人工呼吸器:这种呼吸器较之前带储氧袋面罩通气更少发生胃胀气。一般用于 CPR 期间尚未建立人工气道仅以面罩通气时。应避免使用自动模式、以氧气为驱动源、流量限制的人工呼吸器,以免产生持续的 PEEP,减少心输出量。

4. 第四阶梯　便携式常规呼吸机类(具体内容见相关资料)。

(1) 呼吸模式选择

1) A/C(辅助/控制通气):病人有自主呼吸时,机械随呼吸启动,一旦自发呼吸在一定时间内不发生时,机械通气自动由辅助转为控制型通气。它属于间歇正压通气。

2) SIMV(同步间歇指令性通气):呼吸机于一定的间歇时间接收自主呼吸导致气道内负压信号,同步送出气流,间歇进行辅助通气。

3）SPONT（自主呼吸）：呼吸机的工作都由病人自主呼吸来控制。

4）在以上三种基本模式下，各类常规呼吸机还都设计了针对各种疾病的呼吸功能，供使用时选择。例如：①PEEP（呼吸终末正压）：在机械通气基础上，于呼气末期对气道施加一个阻力，使气道内压力维持在一定水平的方式。②CPAP（持续气道内正压通气）：在自主呼吸的前提下，在整个呼吸周期内人为地施以一定程度的气道内正压。可防止气道内萎陷。③PSV（压力支持）：在自主呼吸的条件下，每次吸气都接受一定程度的压力支持。④MMV（预定的每分通气量）：如果 SPONT 的每分通气量低于限定量，不足的气量由呼吸机供给；SPONT 的每分钟通气量大于限定量，呼吸机则自动停止供气。⑤BIPAP（双水平气道内正压）：病人在不同高低的正压水平自主呼吸。可视为 PSV＋CPAP＋PEEP。⑥APRV（气道压力释放通气）：在 CPAP 状态下开放低压活瓣暂时放气，降低气道压力而形成的通气。

（2）通气方式选择

1）容量控制通气（VCV）：设定一个潮气量，由流量×吸气时间来调节。

2）压力控制通气（PCV）：设定一个压力，它是由吸气平台压决定。

（3）触发方式选择

1）压力触发：当管道内的压力达到一定的限值时，呼吸即切换。

2）流量触发：当管道内的流速变化到一定值时，呼吸即切换。由于其灵敏度高、后滞时间短，已被广泛应用。

3）时间切换：由时间来控制，设定的时间一到，呼吸即切换。

（4）报警参数选择

1）呼吸机的各种参数的设置是相互关联的，所以我们要知道各种设置的基本含义和正常值范围，才能准确地设置报警参数。成人应用呼吸机的生理指标为：潮气量 5～7ml/kg；呼吸频率 12～20 次/分；气道压 30～35cmH$_2$O；每分通气量 6～10L/min；

2）在呼吸机使用中，报警上下限的设置也非常重要。如果报警设置与病人实际值太接近，就会造成呼吸机经常性地报警；而如果报警设置范围太大，就会失去报警意义。因机型的不同报警的设置也各不一样，但一般都应有：①管道压力上下限报警；②潮气量上下限报警；③呼吸暂停间隔时间报警；④分钟通气量上下限报警；⑤呼吸频率上下限报警。

三、心肺复苏（视频 3-1-7）

视频 3-1-7　心肺复苏

心脏骤停（cardiac arrest）是指心脏射血功能的突然终止。导致心脏骤停的病理生理机制最常见为快速型室性心律失常（室颤和室速），其次为缓慢性心律失常或心室停顿，较少见的为无脉性电活动（pulseless electrical activity，PEA）。心脏骤停发生后，由于脑血流突然中断，10 秒左右患者即可出现意识丧失，经及时救治可获存活，否则将发生生物学死亡，罕见自发逆转者。心脏骤停常是心脏性猝死的直接原因。

心脏性猝死（sudden cardiac death）是指急性症状发作后 1 小时内发生的以意识突然丧失为特征的、由心脏原因引起的自然死亡。无论是否有心脏病，死亡的时间和形式未能预料。美国每年约有 30 万人发生心脏性猝死，占全部心血管病死亡人数的 50% 以上，而且是 20～60 岁男性的首位死因。国家十五科技攻关项目资料显示，我国心脏性猝死发生率为 41.84/10 万。男性较女性多见，北京市的流行病学资料显示，心脏性猝死的男性年平均发病率为 10.5/10 万，女性为 3.6/10 万。减少心脏性猝死对降低心血管病死亡率有重要意义。

（一）病因

绝大多数心脏性猝死发生在有器质性心脏病的患者。在西方国家，心脏性猝死中约 80% 由冠心病及其并发症引起，而这些冠心病患者中约 75% 有心肌梗死病史。心肌梗死后左室射血分数降低是心脏性猝死的主要预测因素；频发性与复杂性室性期前收缩的存在，亦可预示心肌梗死存活者发生猝死的危险。各种心肌病引起的心脏性猝死约占 5%～15%，是冠心病易患年龄前（<35 岁）心脏性猝死的主要原因，如肥厚梗阻型心肌病、致心律失常型右室心肌病。此外还有离子通道病，如长 QT 综合征、Brugada 综合征等。

（二）病理

冠状动脉粥样硬化是最常见的病理表现。病理研究显示在心脏性猝死患者急性冠状动脉内血栓形成的发生率为15%～64%，但有急性心肌梗死表现者仅为20%左右。

陈旧性心肌梗死亦是常见的病理表现，心脏性猝死患者也可见左心室肥厚，左心室肥厚可与急性或慢性心肌缺血同时存在。

（三）临床表现

心脏性猝死的临床经过可分为四个时期，即前驱期、终末事件期、心脏骤停与生物学死亡。不同患者各期表现有明显差异。

1. 前驱期　在猝死前数天至数月，有些患者可出现胸痛、气促、疲乏、心悸等非特异性症状。但亦可无前驱表现，瞬即发生心脏骤停。

2. 终末事件期　是指心血管状态出现急剧变化到心脏骤停发生前的一段时间，自瞬间至持续1小时不等。心脏性猝死所定义的1小时，实质上是指终末事件期的时间在1小时内。由于猝死原因不同，终末事件期的临床表现也各异。典型的表现包括：严重胸痛、急性呼吸困难、突发心悸或眩晕等。若心脏骤停瞬间发生，事先无预兆，则绝大部分是心源性。在猝死前数小时或数分钟内常有心电活动的改变，其中以心率加快及室性异位搏动增加最为常见。因室颤猝死的患者，常先有室性心动过速。另有少部分患者以循环衰竭发病。

3. 心脏骤停　心脏骤停后脑血流量急剧减少，可导致意识突然丧失，伴有局部或全身性抽搐。心脏骤停发作有三种类型的表现，分别是心室颤动、无脉电活动和心室停搏。然而这三者是有区别的，心室颤动可以用电除颤救治，而无脉电活动和心室停搏则不可以电击除颤解决。然而这三种类型都可以做心肺复苏。心脏骤停的临床表现以神经和循环系统的症状最为显著。症状和体征依次出现如下：

（1）心音消失。

（2）脉搏触不到，血压测不出。

（3）意识突然丧失或伴有短阵抽搐　抽搐常为全身性，持续时间长短不一，有的可长达数分钟。多发生心脏骤停后10秒以内，有时伴眼球偏斜。

（4）呼吸断续，呈叹息样，以后即停止，多发生在心脏骤停后20～30秒。

（5）昏迷，多发生在心脏停搏20～30秒。

（6）瞳孔散大，多在心脏骤停后30～60秒内出现。由于心脏骤停刚发生时脑中尚存少量含氧的血液，可短暂刺激呼吸中枢，出现呼吸断续，呈叹息样或短促痉挛性呼吸，随后呼吸停止。皮肤苍白或发绀，瞳孔散大，由于尿道括约肌和肛门括约肌松弛，可出现二便失禁。

4. 生物学死亡　从心脏骤停至发生生物学死亡时间的长短取决于原发病的性质，以及心脏骤停至复苏开始的时间。心脏骤停发生后，大部分患者将在4～6分钟内开始发生不可逆脑损害，随后经数分钟过渡到生物学死亡。心脏骤停发生后立即实施心肺复苏和尽早除颤，是避免发生生物学死亡的关键。心脏复苏成功后死亡的最常见的原因是中枢神经系统的损伤，其他常见原因有继发感染、低心排血量及心律失常复发等。

（四）心脏骤停的处理

心脏骤停的生存率很低，院外生存率小于5%。抢救成功的关键是尽早进行心肺复苏（cardiopulmonary resuscitation，CPR）和尽早进行复律治疗。心脏骤停是最危急的临床状态，必须争分夺秒给予心肺复苏。心肺复苏又分初级心肺复苏和高级心肺复苏，可按照以下顺序进行：

1. 识别心脏骤停　当患者意外发生意识丧失时，首先需要判断患者的反应，观察皮肤颜色，有无呼吸运动，可以拍打或摇动患者，并大声问"你还好吗？"，医护人员以最短时间判断有无颈动脉搏动（10秒钟内完成，非医护人员不作要求）。如判断患者意识丧失，应立即开始初级心肺复苏，启动紧急反应系统。鼓励非专业施救者在发现患者没有反应且没有呼吸或呼吸不正常（如喘息）时即可开始实施心肺复苏。

2. 呼救　在不延缓实施心肺复苏的同时，应设法（打电话或呼叫他人打电话）通知急救医疗系统（emergency medical system，EMS）。强调了调度人员需快速识别可能的心脏骤停，并立即向呼叫者提供心肺复苏指导（即调度员指导下的心肺复苏）。

3. 初级心肺复苏　基础生命活动的支持(basic life support,BLS),一旦确立心脏骤停的诊断,应立即进行。首先应使患者仰卧在坚固的平面上,在患者一侧进行复苏。

其主要措施包括人工胸外按压、开通气道和人工呼吸,被简称为 CAB(circulation,airway,breathing)。强调胸外按压最重要。如果明确有异物窒息则可按 ABC 顺序实施抢救。

(1) 胸外按压:是建立人工循环的主要方法,胸外按压时,血流产生的原理比较复杂,主要是基于胸泵机制和心泵机制。通过胸外按压可以使胸内压力升高和直接按压心脏而维持一定的血液流动,配合人工呼吸可为心脏和脑等重要器官提供一定含氧的血流,为进一步复苏创造条件。

人工胸外按压时,患者应仰卧平躺于硬质平面,救助者跪在其旁。若胸外按压在床上进行,应在患者背部垫以硬板。胸外按压的部位是胸骨下半部,即双乳头连线与胸骨交叉点。用一只手掌根部放在胸部正中与双乳头连线交叉的胸骨上,另一手平行重叠压在手背上,保证手掌根部横轴与胸骨长轴方向一致,保证手掌用力在胸骨上,避免发生肋骨骨折,不要按压剑突。按压时肘关节伸直,依靠肩部和背部的力量垂直向下按压,按压胸骨的幅度为大约 5~6cm,按压后使胸廓恢复原来位置,按压和放松的时间大致相等。放松时双手不要开胸壁,按压频率为 100~120 次/分。在胸外按压中应努力减少中断,除外一些特殊操作,如建立人工气道或者进行除颤或者更替抢救人员等,时间不超过 10 秒钟。

胸外按压的并发症主要包括:肋骨骨折、心包积血或心脏压塞、气胸、血胸、肺挫伤、肝脾撕裂伤和脂肪栓塞。应遵循正确的操作方法,尽量避免并发症发生。

(2) 开通气道:保持呼吸道通畅是成功复苏的重要一步,可采用仰头抬颏法开放气道,应把一只手放在患者前额,用手掌把额头用力向后推,使头部向后仰,另一只手的手指放在下颏骨处,向上抬颏,使牙关紧闭,下颏向上抬动。若怀疑有颈椎外伤时,可采用双手抬举下颌法。若能观察到患者口中有明确异物和呕吐物则应进行快速清理和处置。

(3) 人工呼吸:开放气道后,首先进行两次人工呼吸,每次持续吹气时间 1 秒以上,保证足够的潮气量使胸廓起伏。两次人工通气后应该立即胸外按压。

气管内插管是建立人工通气的最好方法。当时间或条件不允许时,可以采用口对口、口对鼻或口对通气防护装置呼吸。口对口呼吸是一种快捷有效的通气方法,施救者呼出气体中的氧气足以满足患者需求,但首先要确保气道通畅。术者用置于患者前额的手拇指与示指捏住患者鼻孔,吸一口气,用口唇把患者的口全罩住,然后缓慢吹气,每次吹气应持续 1 秒以上,确保呼吸时有胸廓起伏。施救者实施人工呼吸前,正常吸气即可,无须深吸气。无论是单人还是双人进行心肺复苏时,按压和通气的比例为 30:2,交替进行。上述通气方式只是临时性抢救措施,长时间复苏考虑气管内插管,以人工气囊挤压或人工呼吸机进行辅助呼吸与输氧,纠正低氧血症。

(4) 除颤:心脏体外电除颤是利用除颤仪在瞬间释放高压电流经胸壁到心脏,使得心肌细胞在瞬间同时除极,终止导致心律失常的异常折返或异位兴奋灶,从而恢复窦性心律。由于室颤是非创伤心搏骤停患者中最常见的心律失常,可以在 EMS 到达之前,进行一段时间 CPR(例如 5 个循环或者大约 2 分钟)后。如果具备 AED 自动电除颤仪,应该联合应用 CPR 和 AED。由于 AED 便于携带、容易操作,能自动识别心电图并提示进行除颤,非专业人员也可以操作。不推荐进行胸前叩击,有可能使心律恶化,转为心室颤动,或转为完全性心脏阻滞,或引起心脏停搏。

心脏骤停后电除颤的时间是心肺复苏成功最重要的决定因素。电除颤虽然被列为高级复苏的手段,但如有条件应越早进行越好,并不拘泥于复苏的阶段,提倡在初级心肺复苏中即行电复律治疗。对于院内突发心脏骤停,没有足够的证据支持或反对在除颤之前进行心肺复苏。但对于有心电监护的患者,从心室颤动(VF)到给予电击的时间不应超过 3 分钟,并且应在等待除颤器准备就绪的同时进行心肺复苏。

流程中的步骤按照传统以一定顺序的形式呈现,以便帮助单一施救者区分操作的先后顺序。但是,任何复苏过程中都受多项因素(例如骤停类型、地点、附近是否有受过培训的救护人员以及施救者是否需要离开患者启动应急反应系统等)影响,可能需要调整 BLS 的顺序。

(5) 2015 年 AHA 心肺复苏(CPR)及心血管急救(ECC)指南解读

1) 急救系统和持续质量改进:①救治体系组成:确定了救治体系的通用元素,为利益相关方提供一个通用框架,以便其组建一个综合性复杂系统(图3-1-54)。②生存链:建议将生存链进行划分(图3-1-55),把在院内和院外出现心脏骤停的患者区分开来,确认患者获得救治的不同途径。③利用社会媒体呼叫施救者:对社区来说,利用社会媒体技术,帮助在院外疑似发生心脏骤停的患者呼叫附近有愿意帮助并有能力实施CPR的施救者是有一定合理性的。④以团队形式实施CPR:早期预警系统、快速反应小组(rapid response team,RRT)和紧急医疗团队(emergency medical teams,EMT)系统;对于成年患者,RRT或MET系统能够有效减少心脏骤停的发生,尤其在普通病房效果明显。如果机构中有患有高危疾病的儿童在普通住院病房接受治疗护理,可以考虑建立儿童快速反应小组/紧急医疗团队系统。成人与儿童均可考虑使用早期预警系统。⑤复苏方案的持续质量改进:复苏系统应对急救系统建立持续性评估和改进;⑥救治的地区化:院外心脏骤停复苏方法的地区化可以通过使用CPR中心来实现。

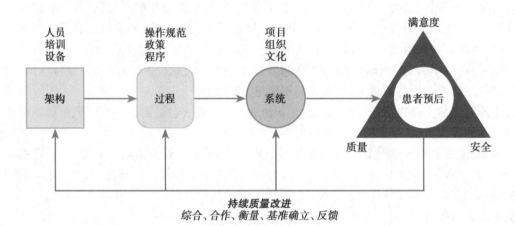

图 3-1-54　急救系统分类

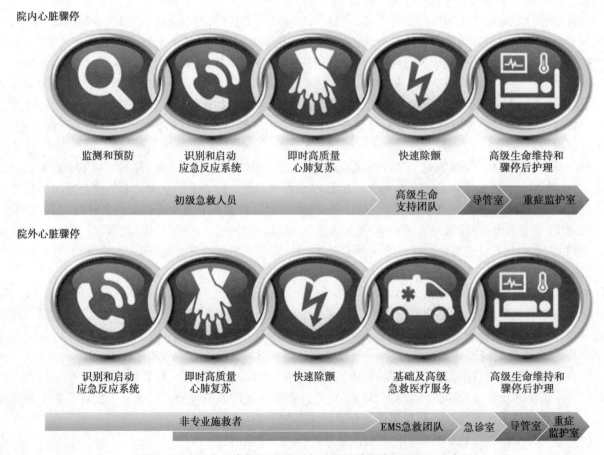

图 3-1-55　院内心脏骤停(IHCA)与院外心脏骤停(OHCA)生存链

2) 成人基础生命支持(BLS)及CPR质量:非专业施救者(图3-1-56)。

施救者应持续实施单纯胸外按压式心肺复苏,直到自动体外除颤器或有参加过训练的施救者赶到。所有非专业施救者至少为心脏骤停患者进行胸外按压。如果经过培训的非专业施救者有能力进行人工呼吸,则应按照30次按压给予2次人工呼吸的比率给予人工呼吸。施救者应持续实施心肺复苏,直到自动体外除颤器或有参加训练的施救者赶到。①院外成人生存链的关键环节和2010年相同,继续强调简化后的通用成人BLS流程。②成人BLS流程有所改变,反映了施救者可以在不离开患者身边的情况下启动紧急反应(即通过手机)的现实情况。③建议在有心脏骤停风险人群的社区执行公共场所除颤(PAD)方案。④鼓励迅速识别无反应情况,启动紧急反应系统,及鼓励非专业施救者在发现患者没有反应且没有呼吸或呼吸不正常(如喘息)时开始CPR的建议得到强化。⑤进一步强调了调度人员应快速识别可能的心脏骤停,并立即向呼叫者提供CPR指导(即调度员指导下的CPR);如果是未经训练的非专业施救者,可在调度员指导下或者自行对心脏骤停的成人患者进行单纯胸外按压(hands-only)式心肺复苏。为帮助旁观者识别心脏骤停,调度员应询问患者是否失去反应,以及患者的呼吸质量是否正常。如果患者没有反应且没有呼吸或呼吸不正常,施救者和调度员应该假设患者发生了心脏骤停。⑥确定了单一施救者的施救顺序的建议:单一施救者应先开始胸外按压再进行人工呼吸(C-A-B而非A-B-C),以减少首次按压的时间延迟。单一施救者开始CPR时应进行30次胸外按压后做2次人工呼吸。⑦继续强调了高质量CPR的特点:以足够的速率(100~120次/分)和幅度即至少2英寸(5cm),但不超过2.4英寸(6cm)进行按压,保证每次按压后胸廓完全回弹,施救者必须避免在按压间隙倚靠在患者胸上。尽可能减少按压中断并避免过度通气。按压幅度表明按压深度应有一个上限2.4英寸(6cm),超过此深度则可能发生并发症。对按压深度上限的建议是表明若按压深度过大会导致损伤,但不会危及生命。⑧建议的胸外按压速率是100~120次/分。当按压速率超过120次/分时,按压深度会由于剂量依存的原理而减少。例如当按压速率在100~119次/分时,按压深度不足的情况约占35%,而当按压速率提高到120~139次/分时,按压深度不足的情况占到50%,当按压速率超过140次/分时,按压深度不足的比例达到70%。⑨建议的成人胸外按压幅度是至少2英寸(5cm),但不超过2.4英寸(6cm)。⑩如果有疑似危及生命的、与阿片类药物相关的紧急情况,如果无反应且无正常呼吸,但有脉搏,可由经过正规培训的非专业施救者和BLS施救者在提供标准BLS救治的同时,给予患者肌内注射或鼻内给予纳洛酮。也可以考虑由旁观者给予纳洛酮。大量的流行病学数据显示,有记录显示旁观者对有阿片类药物过量的风险者给予纳洛酮的策略在一些国家取得了成功。

3) 成人BLS及CPR质量医务人员(图3-1-57):①这些建议旨在使应急反应系统的启动更加灵活,更加符合医护人员的临床环境。一旦发现患者没有反应,医护人员必须立即就近呼救,但在现实情况中,医护人员应继续同时检查呼吸和脉搏,然后再启动应急反应系统(或请求支援)。其用意是尽量减少延迟,鼓励、快速、有效、同步的检查和反应,而非缓慢、拘泥、按部就班的做法。②鼓励经过培训的施救者同时进行几个步骤(即同时检查呼吸和脉搏),以缩短开始首次胸部按压的时间。医护人员应为所有心脏骤停的成人患者提供胸部按压和通气,无论这是否因心脏病所导致。而且,医务人员比较实际的做法应是,根据最有可能导致停搏的原因,调整施救行动的顺序。③由多名经过训练有素的施救者组成的综合小组可以采用一套精心设计的办法,同时完成多个步骤和评估,而不用如单一施救者那样依次完成(例如由1名施救者启动急救反应系统,第2名施救者开始胸外按压,第3名进行通气或者取得球囊面罩进行人工呼吸,第4名取回并设置好除颤器)。在安放AED电极片的同时应实施心肺复苏,直到AED可以分析患者心律。当可以立即取得AED时,对于有目击的成人心脏骤停,应尽快使用除颤器。若成人在未受监控的情况下发生心脏骤停,或不能立即取得AED时,应该在他人前往获取以及准备AED的时候开始心肺复苏,而且视患者情况,应在设备可供使用后尽快尝试进行除颤。④运用绩效指标,进一步强调了高质量CPR(包括以足够的速率和深度进行按压,保证每次按压后胸廓回弹,尽可能减少按压中断,并避免过度通气)。⑤按压速率为每分钟100~120次。⑥按压成人深度为至少2英寸(5cm)而不超过2.4英寸(6cm)。⑦为使每次按压后胸廓充分回弹,施救者必须避免在按压间隙倚靠在患者胸壁表面。胸廓充分回弹即指在心肺复苏的减压阶段,胸骨回到其自然或中间位置。胸廓回弹能够产生相对胸廓内负压,促进静脉回流和心肺血流。在按压间隙倚靠在患者胸上会妨碍胸廓充分回弹。回弹不充分会增加胸廓内压力,减少静脉回流、冠状动脉灌注压力和心肌血流,影响复苏

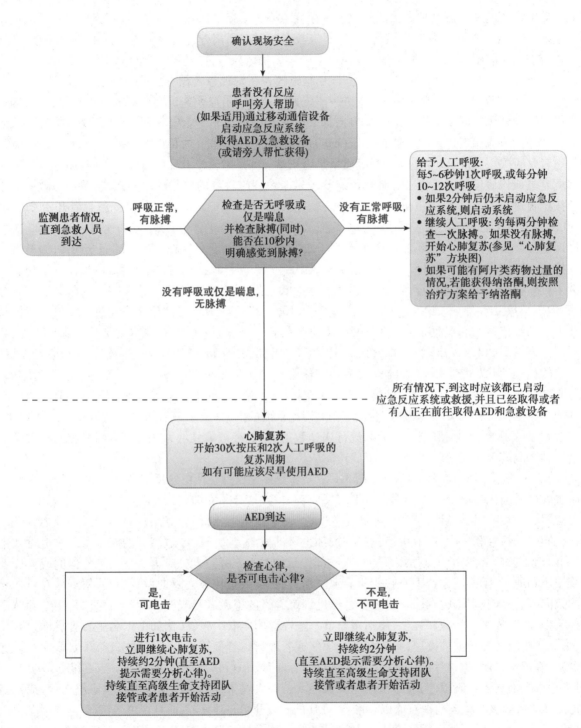

图 3-1-56　心肺复苏流程

施救者应该	施救者不应该
以100~120次/分的速率实施胸外按压	以少于100次/分或大于120次/分的速率按压
按压深度至少达到2英寸(5cm)	按压深度小于2英寸(5cm) 或大于2.4英寸(6cm)
每次按压后让胸部完全回弹	在按压间隙倚靠在患者胸部
尽可能减少按压中的停顿	按压中断时间大于10秒
给予患者足够的通气(30次按压后2次人工呼吸,每次呼吸超过1秒,每次须使胸部隆起)	给予过量通气 (即呼吸次数太多,或呼吸用力过度)

图 3-1-57　BLS 中成人高质量 CPR 的注意事项

存活率。⑧复苏期间给予的按压总数是心脏骤停后存活与否的重要决定因素。胸外按压比例是指实施按压的时间在心肺复苏所用总时间中所占的比例。给予的按压次数受按压速率(每分钟的按压频率)和按压分数(实施按压的时间在复苏总时间中所占的比例)影响。按压速率和分数增加,则所实施的按压总数增加。按压分数随按压中断次数和时长的减少而增加。判断减少按压中断的标准是以胸外按压在整体心肺复苏中占的比例确定的,胸外按压中断可能因急救需求(如心律分析和通气等)而有意造成,也可能是无意造成(如施救者受到打扰)。可以通过尽量减少胸部按压时的暂停来增加胸外按压比例。胸外按压比例的理想目标尚未确定。所占比例越高越好,目标比例为至少60%。设定胸外按压比例,旨在限制按压中断,在心肺复苏时尽可能增加冠状动脉灌注和血流。⑨如果紧急医疗系统采用包括持续胸部按压的综合救治干预,对于院外心脏骤停患者可以考虑在综合救治干预中使用被动通气技术。对于有目击者、有可电击心律的院外心脏骤停患者,基于优先权的多层急救系统可以借助 3 个 200 次持续按压的按压周期,加被动给氧和辅助气道装置的策略,来延迟正压通气。⑩如果紧急医疗系统采用包括持续胸部按压的综合救治干预,对于院外心脏骤停患者可以考虑在综合救治干预中使用被动通气技术。对于正在进行持续心肺复苏且有高级气道的患者,对通气速率的建议简化为每 6 秒一次呼吸(每分钟 10 次呼吸)。⑪有关成人、儿童和婴儿 BLS 中关键要素的比较。

表 3-1-8 列出了 2015 版 AHA 中关于成人、儿童和婴儿心肺复苏的关键要素(不包括新生儿的心肺复苏)。

表 3-1-8　BLS 人员进行高质量 CPR 的要点总结

内容	成人和青少年	儿童 (1 岁至青春期)	婴儿 (不足 1 岁,除新生儿以外)
现场安全	确保现场对施救者和患者均是安全的		
识别心脏骤停	检查患者有无反应 无呼吸或仅是喘息(即呼吸不正常) 不能在 10 秒内明确感觉到脉搏 (10 秒内可同时检查呼吸和脉搏)		
启动应急反应系统	如果您是独自一人 且没有手机,则离开患者 启动应急反应系统并取得 AED,然后开始心肺复苏	有人目击的猝倒 对于成人和青少年,遵照左侧的步骤 无人目击的猝倒	

续表

内容	成人和青少年	儿童 （1 岁至青春期）	婴儿 （不足 1 岁,除新生儿以外）
		给予 2 分钟的心肺复苏	
	或者请其他人去,自己则	离开患者去启动应急反应系统	
	立即开始心肺复苏;	并获取 AED	
	在 AED 可用后尽快使用	回到该儿童身边并继续心肺复苏;在 AED 可用后尽快使用	
没有高级气道的	1 名或 2 名施救者	1 名施救者	
按压-通气比	30∶02	30∶02	
		2 名以上施救者	
		15∶02	
有高级气道的	以 100～120 次/分的速率持续按压		
按压-通气比	每 6 秒给予 1 次呼吸（每分钟 10 次呼吸）		
按压速率	100～120 次/分钟		
按压深度	至少 2 英寸(5cm)	至少为胸部前后径的 1/3 大约 2 英寸(5cm)	至少为胸部前后径的 1/3 大约 1 $\frac{1}{2}$ 英寸(4cm)
手的位置	将双手放在胸骨的下半部	将双手或一只手（对于很小的儿童可用）放在胸骨的下半部	1 名施救者将 2 根手指放在婴儿胸部中央,乳线正下方 2 名以上施救者将双手拇指环绕放在婴儿胸部中央,乳线正下方
胸廓回弹	每次按压后使胸廓充分回弹;不可在每次按压后倚靠在患者胸上		
尽量减少中断	中断时间限制在 10 秒以内		

4）CPR 的替代技术和辅助装置:①不建议例行使用阻力阀装置（ITD）辅助传统 CPR。②最近的一项随机对照试验表明,使用 ITD 搭配主动按压减压 CPR,可以增加院外心脏骤停患者神经功能完好的存活率。③不建议机械胸外按压装置的常规使用,但在某些特殊情况（如施救者有限、长时间 CPR、低温心脏骤停时进行 CPR、在移动的救护车内或血管造影室内进行 CPR）可考虑替代人工胸外按压。④若怀疑由可逆因素导致心脏骤停,可以考虑对特定的患者使用体外 CPR（ECPR）,即在对心脏骤停患者进行 CPR 时,启动体外循环和氧合。ECPR 的目标是在治疗潜在的可逆病情时为心脏骤停患者提供支持。ECPR 是一个复杂的过程,需要训练有素的团队、专业的设备,以及当地医疗系统的跨学科支持。ECPR 涉及在大静脉或动脉（如股动静脉）中紧急置管。⑤建议在心肺复苏中使用视听反馈装置,以便可以达到实时优化心肺复苏效果。不然很难以判断按压深度,并很难确认按压深度上限。施救者必须知道,大多数心肺复苏反馈装置的监控表明,按压往往过浅而不是过深。同时还可监测患者的生理参数及施救者的绩效指标。这些重要数据可以在复苏中实时运用,也可以在复苏完成后进行汇报总结,并能用于系统范围的质量改进项目。

5）腹部提压装置:是经腹实施心肺复苏的新技术。适用于有胸部创伤、胸廓畸形、胸肋骨骨折、血气胸等心脏骤停者,利用腹部提拉 CPR 装置主动提拉与腹部按压法有效建立人工循环支持的同时亦达到了腹式呼吸的作用,可获得较为理想的复苏效果,突破了胸外按压禁区,弥补了传统胸外按压 CPR 的不足。目前认为其可能作用机制是通过胸泵、腹泵、肺泵及心泵机制产生人工循环和通气功能。进行腹部按压时，腹腔内压力增大，使膈肌受压上移，腹腔内容积减小，压力增大，负压变小，心脏受压容积减小，血液流出心脏，产生前向血流，同时腹部器官及容量血管受压，利于血流回心脏，从而形成连续不间断的前向血流循环；进行腹部提拉时，腹腔内压力减小，膈肌下移，胸腔内容积增大，压力减小，负压加大，心脏舒张，血液回流入心，为下次按压心脏泵血做准备。同时，腹部提压心肺复苏法通过按压腹主动脉，驱使腹主动脉内血流反向流动，提高了心、脑等重要器官的灌注压，且当压力直接作用于腹主动脉时中心静脉压力差最大，可明显增加心脑灌注血流。腹部提压心肺复苏在腹部提压时，使膈肌上下移动，胸腔压力随之变化，膈肌下移时胸腔负压增大，空气进入肺部，膈肌上移是利于肺部气体排出，起到了腹式呼吸的作用，有效改善患者通气功能，在心肺复苏的紧急通气中有较好的应用前景。

到目前为止，徒手CPR与胸外按压装置的复苏效果仍然没有大型的随机对照多中心的研究结论，必须注意，当施救者或医疗系统考虑实施这些手段时，与传统心肺复苏相比，这些技术和装置需要特殊的设备、培训与更多的时间。有些技术和装置仅在精心选择的心脏骤停患者亚组中试验过。从基础生命支持的实施以及便捷性上讲，施救者的双手永久是第一首选，其便捷性对全民掌握复苏按压技术的优势是不会被取代的。从今后的研发方向上看，如何避免人工按压的易疲劳和交替导致的按压中断，以及轻巧便捷，能够减少胸外按压设备准备应用时间，将是研发的热点。

4. 高级心肺复苏　即高级生命支持(advanced life support, ALS)，是在基础生命支持的基础上，应用辅助设备、特殊技术等建立更为有效的通气和血运循环，主要措施包括气管插管建立通气、除颤转复心律成为血流动力学稳定的心律、建立静脉通路并应用必要的药物维持已恢复的循环。心电图、血压、脉搏血氧饱和度、呼气末二氧化碳分压测定等必须持续监测，必要时还需要进行有创血流动力学监测，如动脉血气分析、动脉压、中心动脉压、肺动脉压等。

1）通气与氧供：如果患者自主呼吸没有恢复应尽早行气管插管，充分通气的目的是纠正低氧血症，予吸入氧浓度100%。院外患者通常用面罩、简易球囊维持通气，医院内的患者常用呼吸机，潮气量为6～7ml/kg或500～600ml，然后根据血气分析结果进行调整。

2）电除颤、复律与起搏治疗：心脏骤停时最常见的心律失常是心室颤动。及时的胸外按压和人工呼吸虽可部分维持心脑功能，但极少能将室颤转为正常心律，而迅速恢复有效的心律是复苏成功至关重要的一步。终止室颤最有效的方法是电除颤，时间是治疗室颤的关键，每延迟除颤1分钟，复苏成功率下降7%～10%。

心脏停搏与无脉电活动电除颤均无益。

除颤电极的位置：放在患者裸胸的胸骨外缘前外侧部。右侧电极板放在患者右锁骨下方，左电极板放在与左乳头齐平的左胸下外侧部。其他位置还有左右外侧旁线处的下胸壁，或者左电极放在标准位置，其他电极放在左右背部上方。

如采用双向波电除颤选择200J，如使用单项波电除颤应选择360J。一次电击无效应继续胸外按压和人工通气，5个周期的CRP后（约2分钟）再次分析心律，必要时再次除颤。

起搏治疗：对心搏停止患者不推荐使用起搏治疗，而对有症状心动过缓患者则考虑起搏治疗。如果患者出现严重症状，尤其是当高度房室传导阻滞发生在希氏束以下时，则应该立即施行起搏治疗。如果患者对经皮起搏没有反应，则需要进行经静脉起搏治疗。

3）药物治疗：心脏骤停患者在进行心肺复苏时应尽早开通静脉通道。周围静脉通常选用肘前静脉或颈外静脉，手部或下肢静脉效果较差尽量不用。中心静脉可选用颈内静脉、锁骨下静脉和股静脉。如果静脉穿刺无法完成，某些复苏药物可经气管给予。

肾上腺素是CPR的首选药物。可用于电击无效的室颤及无脉室速、心脏停搏或无脉性电生理活动。严重低血压可以给予去甲肾上腺素、多巴胺、多巴酚丁胺。复苏过程中产生的代谢性酸中毒通过改善通气常可得到改善，不应过分积极补充碳酸氢盐纠正。心脏骤停或复苏时间过长者，或早已存在代谢性酸中毒、高钾血症患者可适当补充碳酸氢钠，防止产生碱中毒。

给予2～3次除颤加CPR及肾上腺素之后仍然是室颤/无脉室速，考虑给予抗心律失常药。常用药物胺碘酮,可考虑用利多卡因。

对于一些难治性多形性室速、尖端扭转型室速、快速单形性室速或室扑(频率>260次/分)及难治性心室颤动,可试用静脉β受体阻滞剂。异丙肾上腺素或心室起搏可能有效终止心动过缓和药物诱导的尖端扭转型室速TDP。当室颤/无脉室速心脏骤停与长QT间期的TDP相关时,可以用镁剂。

缓慢性心律失常、心室停顿的处理不同于室颤。给予基础生命支持后,应尽力设法稳定自主心律,或设法起搏心脏。上述治疗的同时应积极寻找可能存在的可逆性病因,如低血容量、低氧血症、心脏压塞、张力性气胸、药物过量、低体温及高钾血症等,并给予相应治疗。

4)2015年AHA心肺复苏(CPR)及心血管急救(ECC)指南在高级生命支持中强调:①联合使用血管加压素和肾上腺素,相比使用标准剂量的肾上腺素在治疗心脏骤停时没有优势。而且,给予血管加压素相对仅使用肾上腺素也没有优势。因此,为了简化流程,已将其从成人心脏骤停抢救流程中去除。②经过20分钟CPR后,呼气末二氧化碳分压(ETCO2)仍然较低的插管患者复苏的可能性很低。尽管不能单凭此项指标进行决策,但医护人员可以把20分钟CPR后低ETCO2与其他因素综合考虑,帮助确定终止CPR的时间。③在血管加压素与肾上腺素联用的基础上加用类固醇,对于治疗院内心脏骤停可能有益。尽管不建议在以后的随访研究中常规使用此综合治疗,但医护人员在治疗院内心脏骤停时仍然可以考虑使用。④快速实施ECPR可以延长存活时间,原因或许与ERCP可为治疗潜在的可逆病因争取时间,或为传统CPR未能复苏的患者安排心脏移植有关。⑤对于心律不可电击,转而接受肾上腺素治疗的心脏骤停患者,建议尽早使用肾上腺素。⑥有关自主循环恢复(ROSC)后使用利多卡因的研究存在矛盾,不建议常规使用利多卡因。但是室颤/无脉性室性心动过速(pVT)导致心脏骤停,在出现ROSC后,可以考虑立即开始或继续施用利多卡因。⑦一项观察性研究表明,心脏骤停后施用β受体阻滞剂可能会比不用β受体阻滞剂效果更好。尽管这项观察性研究还不足以成为将其建议为常规疗法的有力证据,但因室颤/无脉性室性心动过速导致心脏骤停而入院后,可以考虑尽早开始或继续口服或静脉注射β受体阻滞剂。

(五)复苏后处理

心脏骤停复苏后自主循环的恢复仅是猝死幸存者复苏后治疗过程的开始。因为患者在经历全身缺血性损伤后,将进入更加复杂的缺血再灌注损伤阶段。后者是复苏后院内死亡的主要原因,称为"心脏骤停后综合征"。研究表明,早期干预这一独特的、复杂的病理生理状态可有效降低患者死亡率,进而改善患者预后。

心肺复苏后的处理原则和措施包括维持有效的循环和呼吸功能,特别是脑灌注,预防再次心脏骤停,维持水、电解质和酸碱平衡,防治脑水肿、急性肾衰竭和继发感染等,其中重点是脑复苏,开始有关提高长期生存和神经功能恢复治疗。

1. 原发致心脏骤停疾病的治疗　应进行全面的心血管系统及相关因素的评价,仔细寻找引起心脏骤停的原因,尤其是否有急性心肌梗死发生及电解质紊乱存在,对于所有心电图ST段抬高的患者,以及无ST段抬高,但血流动力学或心电不稳定,疑似心血管病变的患者,建议紧急冠状动脉血管造影。

2. 维持有效血液循环　应进行全面的心血管系统及相关因素的评价,仔细寻找引起心脏骤停的原因,尤其是否有急性心肌梗死发生及电解质紊乱存在,并作及时处理。如果患者血流动力学状态不稳定,则需要评估全身循环血容量状况和心室功能。对危重患者常需放置肺动脉漂浮导管进行有创血流动力学监测。为保证血压、心脏指数和全身灌注、输液,并使用血管活性药(如去甲肾上腺素)、正性肌力药(多巴酚丁胺)和增强心肌收缩力(米力农)等。

3. 维持呼吸　自主循环恢复后,患者可有不同程度的呼吸系统功能障碍,一些患者可能仍然需要机械通气和吸氧治疗。呼气末正压通气(PEEP)对肺功能不全合并左心衰的患者可能很有帮助,但需注意此时血流动力学是否稳定。临床上可以依据动脉血气结果和/或无创监测来调节吸氧浓度、PEEP值和每分通气量。持续性低碳酸血症(低PCO2)可加重脑缺血,因此应避免常规使用高通气治疗。

4. 防治脑缺氧和脑水肿　亦称脑复苏:脑复苏是心肺复苏最后成功的关键。在缺氧状态下,脑血流的自主调节功能丧失,脑血流的维持主要依赖脑灌注压,任何导致颅内压升高或体循环平均动脉压降低的因素均可减低脑灌注压,从而进一步减少脑血流。对昏迷患者应维持正常的或轻微增高的平均动脉压,降低增高的颅内压,以保证良好的脑灌注。

主要措施包括：

1）降温：低温治疗是保护神经系统和心脏功能的最重要治疗策略。复苏后患者应将体温降至 32 ~ 34℃，并维持 12 ~ 24 小时。

2）脱水：应用渗透性利尿剂配合降温处理，以减轻脑组织水肿和降低颅压，有助于大脑功能恢复。

3）防治抽搐：通过应用冬眠药物控制缺氧性脑损害引起的四肢抽搐以及降温过程的寒战反应。

4）高压氧治疗：通过增加血氧含量及弥散，提高脑组织氧分压，改善脑缺氧，降低颅内压。

5）促进早期脑血流灌注：抗凝以疏通微循环，用钙拮抗剂解除脑血管痉挛。

所有心脏骤停患者接受复苏治疗，但继而死亡或脑死亡的患者都应被评估为可能的器官捐献者。未能恢复自主循环而终止复苏的患者，当存在快速器官恢复项目时，可以考虑为可能的肝肾捐献者。

5. 防治急性肾衰竭 如果心脏骤停时间较长或复苏后持续低血压，则易发生急性肾衰竭。原有肾脏病变的老年患者尤为多见。心肺复苏早期出现的肾衰竭多为急性肾缺血所致，其恢复时间较肾毒性者长。由于通常已使用大剂量脱水剂和利尿剂，临床可表现为尿量正常甚至增多，但血肌酐升高（非少尿型急性肾衰竭）。

防治急性肾衰竭时应注意维持有效的心脏和循环功能，避免使用对肾脏有损害的药物。若注射呋塞米后仍然无尿或少尿，则提示急性肾衰竭。此时应按急性肾衰竭处理。

6. 其他 及时发现和纠正水电解质紊乱和酸碱平衡失常，防治继发感染。对于肠鸣音消失和机械通气伴有意识障碍患者，应该留置胃管，并尽早应用胃肠道营养。

（六）心脏骤停的预后

心脏骤停复苏成功的患者，及时评估其左心室的功能非常重要。与左心室功能正常的患者相比，左心室功能减退的患者心脏骤停复发的可能性较大，对抗心律失常药物的反应较差，死亡率较高。

急性心肌梗死早期的原发性心室颤动，为非血流动力学异常引起者，经及时除颤易获复律成功。急性下壁心肌梗死并发的缓慢性心律失常或心室停顿所致的心脏骤停，预后良好。相反急性广泛前壁心肌梗死合并房室或室内阻滞引起的心脏骤停，预后往往不良。

继发于急性大面积心肌梗死及血流动力学异常的心脏骤停，即时死亡率高达 59% ~ 89%，心脏复苏往往不易成功。即使复苏成功，亦难以维持稳定的血流动力学状态。

（七）心源性猝死的预防

心源性猝死的预防，很关键的一步是识别出高危人群。鉴于大多数心脏性猝死发生在冠心病患者，减轻心肌缺血、预防心肌梗死或缩小梗死范围等措施应能减少心脏性猝死的发生率。β 受体阻滞剂能明显减少急性心肌梗死、心肌梗死后及充血性心力衰竭患者心脏性猝死的发生。对扩张型心肌病、长 QT 综合征、儿茶酚胺依赖性多形性室性心动过速及心肌桥患者，β 受体阻滞剂亦有预防心脏性猝死的作用。血管紧张素转换酶抑制剂对减少充血性心力衰竭猝死的发生可能有作用。

抗心律失常药物治疗主要基于两个假设：频繁的室性期前收缩作为触发机制，可引发致命性心律失常；药物通过改善心电不稳定性而预防心律失常的发生。胺碘酮没有明显的负性肌力作用，对心肌梗死后合并左心室功能不全或心律失常的患者能显著减少心律失常导致的死亡，但对总死亡率无明显影响。胺碘酮在心脏性猝死的二级预防中优于传统的 I 类抗心律失常药物。

抗心律失常的外科手术治疗通常包括电生理标测下的室壁瘤切除术、心室心内膜切除术及冷冻消融技术，在预防心脏性猝死方面的作用有限。长 QT 综合征患者，经 β 受体阻滞剂足量治疗后仍有晕厥发作或不能依从药物治疗的患者，可行左侧颈胸交感神经切断术，对预防心脏性猝死的发生有一定作用。

埋藏式心脏复律除颤器（implantable cardioverter defibrillator，ICD）能在十几秒内自动识别室颤、室速并电除颤，成功率几乎为 100%，是目前防治心脏性猝死的最有效方法。对有器质性心脏病的心脏性猝死高危患者或心脏骤停存活者，导管射频消融术其预防心脏性猝死的作用有待进一步研究。

（八）气道异物梗阻（视频 3-1-8）

气道异物梗阻多发生在吞咽大块食物或饮酒后，有义齿（假牙）和吞咽困难的老年患者，更易发生。婴儿和儿童的异物梗阻多发生在进食中，或玩耍硬币、果核、果冻或玩具等情况下。气道异物发生完全性梗阻时如果不及时解除梗阻,将很快导致窒息性心脏骤停,立即心肺复苏是挽救生命的唯一措施,但其复苏流程与心源性心脏骤停有所不同(图3-1-58)。

视频3-1-8

视频 3-1-8　气道异物梗阻处理方法

1. 原因　异物进入喉、气管、支气管后引起的病理生理反应与异物的性质、大小、形状、停留时间及有无感染等密切相关。大的异物可嵌顿于声门、总气管和气管隆嵴区,引起窒息死亡。

(1) 异物来源:①外源性:多见进餐中咳嗽、发笑所致,常见的异物有瓜子、豆类、花生、药片、鱼刺、枣核、装饰品等。②内源性:病人自身的组织器官或者呼吸道分泌物,如:牙齿、血液、呕吐物、黏稠痰液等。昏迷病人,因舌根后坠,呕吐物、咯出的血液等反流误吸进入呼吸道。

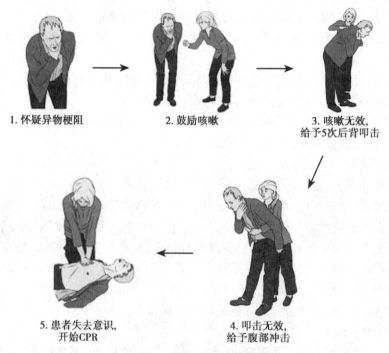

图 3-1-58　气道异物梗阻处理方法

(2) 发病原因:①饮食不慎:进食急促、过快、同时大笑或说话,很易使一些肉块、鱼团、菜梗等滑入呼吸道。②酗酒:大量饮酒时,咽喉部肌肉松弛而吞咽失灵,食物团块极易滑入呼吸道。③婴幼儿和儿童:防御咳嗽力弱及反射功能差,嬉笑或啼哭时,可因误吸气而将口腔中的物品吸入呼吸道。④昏迷舌根后坠,胃内容物和血液等反流入咽部,也可阻塞呼吸道入口处。

2. 表现　气道异物可能引起部分或完全梗阻,分别有不同的表现。由于异物吸入气管时感到极度不适,常常不由自主地以一手呈"V"字状地紧贴于颈部,苦不堪言,成为一种特殊的典型体征。

(1) 呼吸道部分阻塞:患者出现咳嗽、喘憋、咳嗽无力,呼吸急促。尚可进行部分气体交换,能够有反应,随着阻塞缺氧加重,气体交换困难征象就越明显,微效、无效的咳嗽,吸气时有高调声音,进行性呼吸困难、发绀。

(2) 呼吸道完全阻塞:不能说话、不能咳嗽、不能呼吸,面色灰暗、发绀,失去知觉,严重者丧失生命。

3. 处理方法

(1) 现场抢救:最常用的是 Heimlich 手法,它是由美国著名医学家亨利·海姆立克教授(Henrt J. Heimlich)于1974年首创,经动物试验和人的救治证实是一种有效的急救方法(见图3-1-58)。

1) 立位腹部冲击法:适用于意识清楚的成人患者。①抢救者站于患者背后,以双臂环绕患者腰部。②抢救者一手握空心拳,使拇指朝下置于患者上腹部中线于脐上两横指处。③另一手紧握该拳,快速用力向后向上冲击腹部 5~6 次,可重复冲击,直至异物排出。

2）卧位腹部冲击法：适用于意识不清、身体矮小不能怀抱腰部的患者。将患者置于平整地面，仰卧位，用仰头抬颏法保证气道通畅。抢救者跪于大腿旁或骑跨在患者髋部，将一手掌根部平放在脐上两横指处，另一手置其上，两手重叠，用身体的重量压迫患者腹部，直至异物排出。

3）婴幼儿法：将患儿骑跨并俯卧于急救者的胳膊上，头低于躯干，手握住其下颌，固定头部，并将其胳膊放在急救者的大腿上，然后用另一手的掌部用力拍击患儿两肩胛骨之间的背部4~6次，然后取仰卧位，抱持于急救者手臂弯中，头略低于躯干，急救者用两手指按压两乳头连线与胸骨中线交界点一横指处4~6次。必要时可与以上方法交替使用，直到异物排出。

4）自救法：可用椅背、桌角或其他适当物体，将自己的脐上两横指的腹部位对准卡在这些坚硬物体的边缘，快速冲击压迫，以便异物冲出。

5）心肺复苏：如果患者变得无反应，施救者要小心地把患者放置于地面或硬板面上，判断是否存在呼吸和心跳（非医务人员可以不必判断心跳，只需判断呼吸是否存在），如果没有，立即开始CPR，并启动紧急救援系统。CPR期间每次开放气道时，都要检查患者口腔是否有异物，如果有需要小心掏出，但不能因此影响通气和胸外心脏按压。

（2）经内镜异物取出术

1）经直接喉镜异物取出术：适用于喉与气管内异物。

2）经纤维支气管镜或电子支气管镜异物取出术：适用于支气管深处的细小异物。

（3）经气管切开异物取出术：适用于：①较大的或特殊形状的异物，估计难以通过声门；②病人严重呼吸困难，病情危急，但缺少内镜设备及技术；③已行支气管镜取异物，异物未取出，喉部水肿明显，病情危急。

（4）开胸异物取出术：适用于：①较大并嵌顿的支气管异物，经支气管镜难以取出；②支气管深处的细小异物，电子支气管镜不能到达；③异物长期存留，已引起支气管扩张、肺脓肿等严重并发症。

4. 预防　以下注意事项有助于减少气道异物梗阻的发生。

1）把食物切成小条，嚼要细而慢，尤其对有义齿（假牙）者。

2）在吃饭饮水吞咽时，不要谈话说笑。

3）避免大量饮酒。

4）儿童在吃东西时，不要跑步、玩耍。

5）对幼儿，要避免接触弹子、图钉等硬物，因为容易放在嘴里。

6）对年幼儿童食花生米、花生酱、玉米花、热狗等食物应细而慢嚼，不要边玩边进食。

四、腹部提压心肺复苏技术与人工通气（视频3-1-9）

（一）腹部提压CPR产生的背景

1. 传统心肺复苏法的局限性　传统心肺复苏法（STD-CPR）时受其胸外按压禁忌证局限性的制约，而缩窄了其临床应用的范围。在实施按压时需要足够的力度（45~55kg）和幅度（>5cm），有约1/3被救者发生肋骨骨折，而对于合并有胸部外伤肋骨骨折的CA患者，胸外按压因可能加重骨折、导致骨折断端伤及肺脏与胸膜而属于禁忌；且此时胸廓复张受限，难以保证传统的按压力度和幅度，影响"心泵"和"胸泵"作用的理想发挥，继而可降低CPR效果。因此对于部分具有胸外按压禁忌的CA患者而言，单一的胸外按压方法是不能满足临床需求的。

视频3-1-9　腹部提压心肺复苏技术

2. 传统心肺复苏法的缺陷性　STD-CPR存在只能单一建立循环而不能兼顾呼吸的缺陷性。依国际心肺复苏指南的胸外按压与通气比例实施CPR时，胸外按压人工循环终止后再给予人工通气，这种按压的中断期予以通气的方式，人为的使人工通气和胸外按压被独立开来，使其在进行人工呼吸时没有人工循环支持，导致通气与血流相脱节，通气/血流比（V/Q）异常，影响肺内气体交换，不能保证CPR时的氧合，导致复苏成功率降低。

3. 传统心肺复苏法的片面性　在实际的临床心肺复苏中的，CA大致可分为原发性CA和继发性

CA 两类,其中继发性 CA 多因窒息缺氧引发(如溺水、窒息、呼吸衰竭等),心搏骤停时氧储备可能已经耗尽,故更强调呼吸支持的重要性,此时提供符合生理机制的理想人工通气模式,即在人工循环的状态下给予同步通气,以利于保证肺泡换气的有效进行,确保 CPR 时的氧合,而单纯的 STD-CPR 胸外按压是不够的。当无条件建立人工气道,尤其是在经气管插管连接呼吸器通气前,尽早维持有效的肺通气极为重要。

(二) 腹部提压 CPR 的主要机制

1. 腹泵机制 Babbs 等提出了腹泵机制,认为在腹部加压时腹腔内压力升高,压迫肝脏促使肝脏内血液迅速排空,这种排空作用使肝静脉血流汇入下腔静脉,血压提升。腹部放松时,腹腔内压力减小,腹腔大静脉开放,下肢血液顺利回流,适当的腹部压力可以产生 6L/min 的心输出量。当实施腹部按压时腹腔内压力升高,腹部脏器及容量血管受压,使腹部器官中含有的人体 25% 血液回流入心脏,增加动脉压力以及冠脉灌注压。实施提拉腹部时,腹腔内压力减小,利于心脏输出,同时腹腔大静脉开放,下肢血液顺利回流,为下次心脏输出做准备。

2. 胸泵机制 以往 Rudikoff 等提出了胸泵学说,指出在胸外按压时推动血液循环的是胸腔内外的压力梯度。胸外按压是通过增加胸内压、心内压、胸腔血管内压,促使血液向前流动,胸外按压放松胸廓反弹,胸腔内外静脉压差使血液反流回心脏。现行腹部按压时,腹腔内压力增大,使膈肌受压上移,胸腔内容积减小,增加胸内压,心脏受压容积减小,发挥胸泵作用,心脏摄血产生前向血流,提高心排血量。提拉腹部时腹腔压力迅速减低,膈肌最大限度下移,扩大了胸腔的容积,增大了胸腔的负压,亦充分发挥了"胸泵"机制,心脏舒张,促进了血液回流,为下次按压心脏泵血做准备。

3. 肺泵机制 研究指出在按压腹部时,腹腔压力升高,促使膈肌上移,导致胸腔容积减小,胸腔内负压减小,肺脏受压回缩使肺泡内气体排出,CPR 患者完成呼气动作。提拉腹部时,腹腔压力下降,促使膈肌下移,导致胸腔容积增大,胸腔内负压增大,肺脏因此而膨胀使空气进入肺泡,患者完成吸气动作。腹部提压 CPR 通过膈肌地被动下上移动,来促成呼吸动作,发挥了"肺泵"作用,完成肺脏的呼吸功能。并与腹泵机制协同作用,在不间断循环的状态下完成人工呼吸支持,真正实现了呼吸与循环共举的复苏举措。

(三) 腹部提压 CPR 的临床应用

1. 腹部提压 CPR 的器具 腹部提压 CPR 方法利用由提压板、负压装置和提压手柄三部分组成的腹部提压装置,通过对腹部进行按压和提拉实施 CPR。该装置提压板的外形是一个上部为等腰三角形、下部为长方形的多边形,且长方形的长边为等腰三角形的底边,长方形的中部有一个圆形开口。负压装置为一个活塞式负压器,其开口与提压板下部长方形的圆形开口紧密连接。提压手柄位于负压装置的上部,并与负压装置的外壳在平行于提压板的水平面上紧密连接(图 3-1-59)。

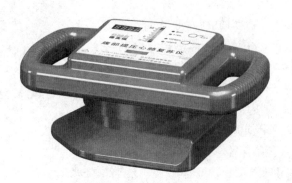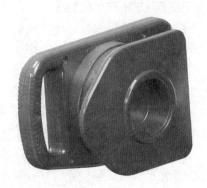

图 3-1-59 腹部提压心肺复苏仪

2. 腹部提压 CPR 的操作方法 施救者用双手紧握提压手柄将提压板平放在被救者的中上腹部,提压板上方的三角形的顶角放在肋缘和剑突下方,负压装置的开口与被救者的皮肤紧密接触,快速启动负压装置,使患者的腹部和提压板紧密结合。施救者于患者侧方通过提压手柄以 100 次/分的频率连续交替向下按压与向上提拉,按压和提拉的时间为1∶1,向下按压时垂直用力,勿左右摆动,提拉时垂直向上均衡用力,按压力度控制在50kg左右,提拉力度控制在30kg左右。

3. 腹部提压CPR的适应证　早期应用腹部提压CPR,救治胸部创伤性CA、呼吸肌无力及呼吸抑制的全麻患者,表明在建立有效循环的同时达到了体外腹式呼吸的作用,实现了不间断人工循环状态下给予通气。尤其适用于存在胸廓畸形、胸部外伤、胸肋骨骨折、血气胸等胸外按压禁忌以及窒息与呼吸肌麻痹的心脏呼吸骤停患者;在腹部外伤、膈肌破裂、腹腔脏器出血、腹主动脉瘤、腹腔巨大肿物等状况时禁用。

随着时间的推移、技术的进步,尤其是实验研究的深入以及临床应用的展开,开辟经腹CPR新途径具有广阔的前景。经腹实施CPR,其起腹呼吸的体外腹式呼吸亦满足了CA患者呼吸支持的需求,实现了心与肺复苏并举的科学理念。现行的按压与通气不能同步进行,即胸外按压时只有循环而无通气,而后予以人工通气时又无人工循环维系,导致通气血流比例失调,肺内换气不能有效地进行;而经腹实施CPR通过腹部提压实现了不间断人工循环状态下给予通气,使肺泡换气功能有效进行,确保CPR时的氧合,这将为心肺复苏提供新的模式和注入新的活力。

(四) 腹部提压CPR在人工通气中的意义

纵观徒手心肺复苏的历史演变与数次国际指南,强调的是胸外按压在循环恢复中的重要性,在时间有限、人员有限、条件有限的情况下,取舍地弱化了人工呼吸的作用,也因此使公众的急救普及率得到了显著地提高。标准心肺复苏(standard CPR,STD-CPR))虽经50余年的实践,然而心脏骤停患者复苏成功率仍不理想,存在如下局限:

1. 徒手心肺复苏因为伦理与情理问题使通气不易实施。

2. 人工呼吸时通气质量不易把控。

3. 人工呼吸时被迫中断按压,循环得不到支持,通气血流比V/Q受到严重影响,影响肺内气体交换,不能保证CPR的氧和,导致复苏成功率降低。

4. 胸外按压的局限性,比如合并胸、肋骨骨折的病人禁忌行胸外按压。

5. 胸外按压的缺陷性,比如胸外按压可能并发胸肋骨骨折。

6. 胸外按压的片面性,比如胸外按压不能兼顾呼吸。标准胸外按压心肺复苏时受其胸外按压禁忌证局限性的制约,而缩窄了其临床应用的范围。在实施按压时需要足够的力度(45~55kg)和幅度(>5cm)有约1/3被救者发生肋骨骨折,而对于合并有胸部外伤肋骨骨折的心脏骤停患者,胸外按压因可能加重骨折、导致骨折断端伤及肺脏与胸膜而属于禁忌;此时胸廓复张受限,难以保证传统的按压力度和幅度,影响"心泵"和"胸泵"作用的理想发挥,继而可降低CPR效果。以上这些因素,影响着标准心肺复苏的实施率及成功率。

心脏骤停(cardiac arrest,CA)分为继发性和原发性。其中继发性CA多因窒息缺氧引发(如溺水,窒息,呼吸衰竭等),心搏骤停时氧储备可能已经耗尽,故更强调呼吸支持的重要性,此时提供符合生理机制的理想人工通气模式,即在人工循环的状态下给予同步通气,以利于保证肺泡换气的有效进行,确保CPR时的氧合,此类患者单纯进行标准胸外按压心肺复苏是不够的,而中断按压予以通气的方式,将使其在进行人工呼吸时没有人工循环支持,导致通气与血流相脱节,通气/血流比(V/Q)异常,影响肺内气体交换,不能保证CPR时的氧合。如何走出标准胸外按压心肺复苏困境、突破胸外按压与通气难以兼顾之窘境,创建持续人工循环状态同时给予人工通气的心肺复苏新方法,使在按压中兼顾呼吸,在不中断有效循环支持的同时,保障有效人工通气,这将对我国心肺复苏产生深远的影响。

腹部提压心肺复苏术(ALP-CPR)不同于腹式按压心肺复苏术(AP-CPR)之处,在于ALP-CPR除有腹泵的作用外,还具有以腹腔内压力变化为动力源引发跨膈肌压(胸内压与腹内压力之差)改变,跨膈肌压改变与膈肌移动程度相关,膈肌最大限度地移动带动"胸泵"、"心泵"最大作用的发挥。跨膈肌压力变化,驱使膈肌上移,抬挤心脏,增加胸内压的同时提高心排量;并能促使腹部器官中包含了人体血液供应的25%血液流入心脏。提拉腹部时腹腔压力迅速减低,跨膈肌压力变化,膈肌最大限度下移,扩大了胸腔的容积,增大了胸腔的负压,促进了血液回流。一方面,腹部按压和提拉过程中增加了腹主动脉的压力,增加了冠脉灌注压及脑灌注压,促使下腔静脉血液回流入右心房,增加了心排血量(cardiacoutput,CO),完成人工循环,实现STD-CPR中的C(circulation)效应;另一方面,随着膈肌上下移动,跨膈肌压力随之变化,导致胸腔压力的变化,膈肌下移时胸腔负压增大,有利于空气进入肺部。膈肌上移时,胸腔内压力增大,气道压力瞬间加大,使迅速产生较高的呼出流速排出气道和肺内储留的气体或异物,产生海姆立克效应,完成被动腹式呼吸效应。当为患者实施体外电除颤时,ALP-CPR可不被中断,可持续维持有效的人工循环与呼吸的同时,完成体外除颤D(defibrillation)效应。综上所述,ALP-CPR兼有腹泵、心泵、胸泵及肺泵的"四泵"效应,能实现与STD-CPR同等效应的循环和呼吸支持,对STD-CPR实施受限情况下,ALP-CPR不失为一种有效而重要的补充方法,甚而有之,能克服STD-CPR下人工呼吸时的胸外按压的中断,实现海姆立克氏效应及有效的人工呼吸。

众所周知,缺氧引起的一系列病理生理改变是心脏停搏后的终末结局之一,纠正缺氧也是心肺复苏的终极目标之一。在致力于循环恢复的同时,呼吸的恢复、缺氧的纠正也至关重要。但是,一直以来,人们对心肺复苏的研究更多是着重在循环方面,而对呼吸的研究较少。ALP-CPR是如何进一步实现有效人工呼吸的国内外尚未有相关研究,应该以什么样的按压深度、按压/呼吸比实现机体有效的氧供、氧耗生理需要?与STD-CPR相对比,有哪些病理生理差异?假设ALP-CPR能从病理生理学方面被证实在CPR过程中,在不中断按压的同时,能有效地保障人工通气,实现有效的氧供、氧耗的生理需要,将对心肺复苏产生深远的影响,也对推动急救知识的普及、心肺复苏面临的医学伦理问题起到重要的作用。

附：腹部提压心肺复苏法实操量表

1. 复苏前准备　根据导师给出的考核题干,遵照适应证,正确选择腹部提压心肺复苏法。评估抢救现场环境安全性,并口述现场环境安全;做好个人防护(使用手套、复苏面罩等)或口述已做好个人防护;记录抢救时间。

腹部心肺复苏法的适应证:①开放性胸外伤或心脏贯通伤、胸部挤压伤伴CA且无开胸手术条件;②胸部重度烧伤及严重剥脱性皮炎伴CA;③大面积胸壁不稳定(连枷胸)、胸壁肿瘤、胸廓畸形伴CA;④大量胸腔积液及严重胸膜病变伴CA;⑤张力性及交通性气胸、严重肺大疱和重度肺实变伴CA;⑥复杂先天性心脏病、严重心包积液、心脏压塞以及某些人工瓣膜置换术者(胸外按压加压于置换瓣环可导致心脏创伤);⑦主动脉缩窄、主动脉夹层、主动脉瘤破裂继发CA;⑧纵隔感染或纵隔肿瘤伴CA;⑨胸椎、胸廓畸形,颈椎、胸椎损伤伴CA;⑩STD-CPR过程中出现胸肋骨骨折者。

2. 在实施心肺复苏前,必须评估患者状况并启动急救反应系统(时限30秒内)

(1) 判断意识:拍打患者双肩,大声询问"喂,你怎么啦?"

(2) 启动急救反应系统:患者没有意识,立即指定现场其他人员中的一人启动院内急救反应系统并取得抢救设备(腹部提压复苏仪、AED、除颤仪、球囊面罩等)。

(3) 判断呼吸:观察患者腹部起伏,判断患者是否有自主呼吸,或者是呼吸不正常(微弱、异常缓慢等),还是濒死呼吸样喘息,时间5~10秒钟。

(4) 同步判断脉搏:观察患者胸廓同时,先找到患者喉结(甲状软骨处),以双手指(示指和中指)指腹部在喉结旁1.5~2cm处,胸锁乳突肌肌间沟处触摸颈动脉搏动,时间5~10秒钟。

(5) 判断呼吸和脉搏应该同步完成

3. 实施高质量的腹部提压心肺复苏

(1) 开放气道:检查患者口腔有无异物,单手指法清除口腔内污物,采用仰头提颏法开放气道。

(2) 仪器开机:快速准备仪器、检查电量、按键开机。

(3) 提压部位:将腹部复苏仪置于中上腹部,顶角位于双肋缘与剑突下。

(4) 吸附腹部:按腹部吸附固定键,提压仪准确吸附腹部,无漏气且稳固。

(5) 提压频率:根据指示灯显示,以100次/分进行提拉按压。

(6) 提压力度:以正确的力量进行腹部提压心肺复苏,提拉10~30kg,按压40~50kg。

(7) 操作手法正确:施救者按压时双臂绷直,双肩在中上腹上方正中,利用上半身体重和肩、臂部肌肉力量垂直向下按压,提拉时双臂屈曲,利用臂部力量向上提拉。连续实施5个循环(30次/循环,共计150次)的腹部提压心肺复苏。

4. 完成总共5个循环的心肺复苏 按照上述标准对之后(第2~5个循环)的每组操作进行评价。

5. 复苏后评估 完成5个循环的心肺复苏后,再次评估患者的意识、呼吸和脉搏,默认患者自主循环和呼吸恢复,仍没有意识。口述"患者自主循环、呼吸恢复,停止复苏,置于复苏后体位"。

五、创伤评分

为了准确对创伤患者救治及评价不同救治单位水平,各类不同创伤评分系统应运而生。国外对创伤评分起源于50年代,随后各种不同的评分方法相继提出,目前,已经有超过50个创伤评分系统,广泛应用于现场或院前急救分检伤及院内治疗的分类选。其通过"多参数量化"的方式描述患者的伤情并预测伤员结局,是对创伤严重程度的量化表达的方法,同时也是预测存活的可能性、治疗决策的正确性,也是科研的依据和评价创伤救治的优劣。但现行的创伤评分种类繁多,创伤资料来源不同,且创伤本身的特殊性,使得目前还没有一种评分方法可以满足创伤救治的各项要求,同时,随着信息化系统的普及,即时采集不同生理指标的更便利,创伤评分系统也在不断变化中。

院前评分主要采用生理参数进行分级,常用的包括院前分类指数(pre-hospital index, PHI)、创伤评分法(trauma score TS)、修正的创伤评分(revised trauma score, RTS)、CRAMS评分法(circulation respiration abdominal movement speech, CRAMS)、格拉斯哥昏迷指数(Glasgow coma score, GCS)用于现场或院前急救分检,但迄今为止,尚没有一个令人十分满意的方案能兼顾较高的灵敏度和特异度,既能将重伤员分检出来,又能把不必要送至创伤中心的轻伤员筛选出来。院内评分是根据创伤的解剖指标(损伤部位、器官、范围)进行分级,需要先明确创伤后病理解剖改变后才能作出全面准确的评分,主要包括简明损伤定级法(abbreviated injury scale, AIS)、损伤严重度评分法(injury severity score, ISS)、新损伤严重度评分(new injury severity score, NISS)。因其获取创伤后病理解剖改变困难,存在时间的滞后性,更多用于判断预后,统一标准评价医疗机构救治水平。目前ISS被认为是创伤评分的金标准,但伴随AIS的修订ISS值亦会发生相应的变化。

(一)院外评分

院前评分法主要用于现场的伤员抢救和转运途中评估,多采用呼吸、脉搏、血压和意识等生理指标的具体数值。院前评分法主要用于筛查需要住院的创伤患者,熟练掌握院前评分法于创伤患者的预后有密切关系。

1. 院前指数(pre-hospital index, PHI) 是1980年由Kochler等通过统计313例创伤患者的各种生理数据,经计算机分析处理后制定的。它包括收缩压、脉搏、呼吸和意识4个方面,每个方面评分0~5分。如伤员合并有胸、腹穿透伤,总分内另加4分。总分0~3者为轻伤,死亡率为0,手术率为2%;4~20分者为重伤,死亡率为16.4%,手术率为49.1%。该指数使用简便且具有统计学的可靠性,优于其他院前评分方案(表3-1-9)。

表3-1-9 院前指数(PHI)

记分	收缩压(mmHg)	脉搏(次/分)	呼吸	意识
0	>100	51~119	正常	正常
1	86~100	–	–	–
2	75~85	–	–	–
3	–	≥120	费力或浅	模糊或烦躁
5	0~74	≤50	<10次/分或需插管	言语不能理解

2. CRAMS 评分法(circulation respiration abdominal movement speech,CRAMS) 由 Gormican 等于 1982 年提出,将循环、呼吸、运动、语言、胸腹部压痛感觉 5 个项目按正常、轻度、重度改变分别计分,正常总分 10 分,越低伤情越重,9~10 分轻度,7~8 分重度,6 分以下为极重度,CRAMS 评分(表 3-1-10)。

表 3-1-10 CRAMS 评分

参数	级 别	分值
C 循环	毛细血管充盈正常,收缩压>100mmHg	2
	毛细血管充盈延迟或收缩压 85~99mmHg	1
	毛细血管充盈消失或收缩压<85	0
R 呼吸	正常	2
	异常(费力、浅或>35 次/分)	1
	无	2
A 腹部	腹或胸无压痛	2
	腹或胸有压痛	1
	腹肌抵抗、连枷胸或胸腹贯通伤	0
M 运动	正常或服从命令	2
	仅对疼痛有反应	1
	固定体位或无反应	0
S 语言	正常、自动讲话	2
	胡言乱语或不恰当语言	1
	无或不可理解	0

患者的 5 个参数级别分值之和即为其 CRAMS 评分。作者将分值<7 者定为重伤,其病死率为 62%;≥7 为轻伤,病死率为 0.15%。文献资料表明本评分方案的灵敏度为 83%~91.7%,特异度为 49.8%~89.8%。

3. 创伤评分和修正创伤评分 创伤评分和修正创伤评分是从生理学角度评价损伤的严重性并用数值分级的方法。

(1) 创伤评分法(trauma score,TS):由 Champion 等于 1981 年提出,按照 5 个部分计分:A:呼吸,以 15 秒内的次数乘以 4;B:呼吸幅度,浅为胸部呼吸运动或换气明显减弱,困难为辅助肌肉或肋间肌均有收缩;C:收缩期血压;D:毛细血管回流,正常为压前额或唇黏膜后 2 秒内再度充盈,超过 2 秒为迟缓;E:昏迷分级,按照 GCS 计分分别评分。这 5 个独立指标来评价损伤的严重性,5 项指标得分相加,A+B+C+D+E=TS,总分 1~16 分,分值高低与伤情严重度有直接关系,≤12 分者为重伤。1~3 分者,生理紊乱大,死亡率统计在 96%;4~13 分者,生理紊乱显著,抢救价值大,及时救治有存活可能;14~16 分,生理紊乱小,存活率可达 96%。创伤积分见表 3-1-11。

表 3-1-11 创伤评分法(TS 评分法)

呼吸等级	A 积分	呼吸幅度等级	B 积分	收缩压等级	C 积分	毛细血管充盈等级	D 积分	GCS 评分等级	E 积分
10~24	4	正常	1	>90	4	正常	2	14~15	5
25~35	3	浅或困难	0	70~90	3	迟缓	1	11~13	4
>35	2			50~69	2	无	0	8~10	3
<10	1			<50	1			5~7	2
0	0			0	0			3~4	1

（2）修正的创伤评分（revised trauma score，RTS）：由 Champion 于 1989 年将毛细血管充盈及呼吸幅度这两项在抢救现场不易观察的指标去除后提出修正创伤计分，修正创伤计分是院前抢救中运用广泛的评分指标，计分≤11 是转运到创伤救治中心的指标，敏感性 59%，特异性 82%。也可不需将三项分值相加，只要伤员在现场 GCS<13，收缩压<90mmHg，呼吸频率>29 或<10 的任一指标即为转送标准。修正创伤积分（见表 3-1-12）。

表 3-1-12　修正创伤评分法（RTS）

记分	呼吸频率（RR，次/分）	收缩压（SBP，mmHg）	GCS
4	10～29	>89	13～15
3	>29	76～89	9～12
2	6～9	50～75	6～8
1	1～5	1～49	4～5
0	0	0	3

4. 格拉斯哥昏迷指数（Glasgow coma score，GCS）　是中枢神经系统评价指标，由 Teasdale 和 Jennett 于 1974 年提出，是以睁眼、言语、运动反应这三项指标为依据，通过 15 项检查结果来判断患者的伤情严重程度，按睁眼，言语，运动的计分数值相加，最低 3 分，最高 15 分。15 分为正常，14～12 为朦胧，11～9 分为浅昏迷，8 分以下为深昏迷，积分低于 8 分的预后不良。GCS 评分（见表 3-1-13）。

表 3-1-13　GCS 评分

睁眼反应	记分	言语反应	记分	运动反应	记分
正常睁眼	4	回答正确	5	遵命运动	6
呼唤睁眼	3	回答错误	4	定位动作	5
刺痛睁眼	2	含糊不清	3	肢体回缩	4
无反应	1	唯有声叹	2	肢体屈曲	3
		无反应	1	肢体过伸	2
				无反应	1

（二）院内评分

院内创伤评分通常使用解剖损伤为评分依据，需依靠手术结果、尸体解剖或影像学诊断等，包括简明损伤定级法（abbreviated injury scale，AIS）、损伤严重度评分法（injury severity score，ISS）、新损伤严重度评分（new injury severity score，NISS），其中部位伤应用最多的是 AIS，多发伤应用最多的是 ISS。

1. 简明损伤定级　简明损伤定级法（abbreviated injury scale，AIS）由美国医学会和机动车医学发展协会于 1969 年制定，先后共计有 4 个版本修订出版，是创伤严重度评估和生存率计算的基础，已得到世界各国的广泛应用，国内首先由重庆急救中心翻译出版。AIS 是在解剖评分法的基础，按人体分区进行诊断编码，按损伤程度进行伤情分级（表 3-1-14）。

（1）AIS 的基本原则与定义：AIS 是一种按严重度对损伤进行分级的简易方法，所遵循的主要原则如下：

1）用来描述的术语应该是标准化的。

2）AIS 应适用于多种原因导致的损伤。

3）AIS 应既能适用于大数据样本，又能适用于小数据样本。

4）损伤描述应以解剖学概念为基础，而菲生理学概念为基础。

5）每一个严重度分值只能反映已发生的一种损伤。

表 3-1-14　AIS-98 编码前 6 位数具体内容

第一位数: 身体区域	第二位数:解剖 结构的类型	第三、四位数:特定的 解剖结构或损伤性质	第五、六位数: 损伤程度
1 头部	1 全区域	全区域	从 02 开始,用二位数字顺序编
2 面部	2 血管	02 皮肤-擦伤	排,以表示具体的损伤。00 表
3 颈部	3 神经	04 挫伤	示严重度未指明的损伤(NFS),
4 胸部	4 器官(包括肌肉/韧带)	06 裂伤	或表示该解剖机构在本手册中
5 腹部及骨盆	5 骨骼(包括关节)	08 撕脱伤	只有一项条目的损伤。99 表示
6 脊柱	6 头-LOC	10 断肢	损伤性质或严重程度都不明者
7 上肢		20 烧伤	
8 下肢		30 挤压伤	
9 皮肤及未特定指明的		40 脱套伤	
部位		50 损伤-NFS	
		60 穿透伤	
		90 非机械性损伤	
		头部-LOC	
		02 意识丧失的时间	
		04,06,08 意识水平	
		10 脑震荡	
		脊柱	
		02 颈椎	
		04 胸椎	
		06 腰椎	
		血管、神经、器官、骨、关节都从	
		02 开始用二位数字顺序编排	

6）每一种损伤的 AIS 严重度分值应是专一的、与时限无关的值。

7）AIS 只评定损伤本身,而非损伤造成的长期结果。

8）AIS 不是仅仅用来评定死亡率或致命性的一种方法。

9）AIS 应能反映在其他方面仍然是健康成人的损伤严重度。

10）特定损伤的严重度应该考虑其对整体的严重性影响。

（2）编码原则:评分形式由诊断编码和损伤评分两部分组成,记为小数形式,小数点前 6 位为损伤的诊断编码,小数点后 1 位数为损伤评分,分值 1～6。

1）诊断编码:第一位数代表体区,用 1～9 代表头、面、颈、胸、腹部和骨盆,脊柱、上肢、下肢、体表和未特定指明的部位,例如"多处皮肤撕裂伤"。第二位数代表解剖类型,用 1～6 分别代表全区域,血管、神经、器官(包括肌肉韧带)骨骼,LOS(头伤者意识丧失)例如:前两位数为 32 表示颈部血管损伤。第三、四位数为具体受伤器官代码,各个器官按照英文名词的第一个字母排序,序号为 02～99。第五、六位数表示的损伤类型,性质或程度(轻重顺序),从 02 开始,用两位数字顺序编排以表示具体的损伤。数字越大代表伤势越重。

2）损伤程度:按组织器官解剖损伤程度记录每处损伤,损伤级别为 1～6 分,1 分,轻度;2 分,中度;3 分,较重。分值越大越严重,AIS≥3 分即为重度损伤,6 分为致死性损伤。

尽管 AIS 在创伤统计标准化方面做出了重大贡献,但它的等级数不能简单相加或求平均数,也不能评定多发伤。

2. 损伤严重度评分法(injury severity score,ISS)　由于 AIS 只是单独每一处损伤评分,对多发伤难以采用。1974 年,Baker 在 AIS 基础上提出多发伤的 ISS 评分。ISS 将人体分为 6 个部位:头颈部(头皮、脑、颅骨和颈椎)、面部(包括五官和面部骨骼)、胸部(包括胸腔,胸椎,膈肌和胸廓)、腹部(包括腹腔及盆腔脏器、腰椎)、四肢(包括四肢、骨盆、肩胛骨)和体表(包括机械损伤、烧伤、冻伤和电击伤等皮肤损伤)。ISS 值为三个最严重损伤部位 AIS 值的平方和,即每一部位只取一最高值,不多于 3 个部位,总分 1～75,并将 ISS≥16 分者定义为严重多发伤。ISS 主要用于多发伤的综合评定,且已得到广泛应用,不足之处只是从解剖角度出发,未考虑生理因素,对重型颅脑损伤评分较低,无法反映年龄、既往健康状况等因素对于预后的影响等。

3. 新损伤严重度评分(new injury severity score,NISS)　Osler 等在 ISS 基础上于 1997 年提出新损伤严重度评分。不论创伤所在位置,NISS 定义为取三处 AIS 评分最严重伤处的平方和,尤其是对贯通伤更加准确,在预测创伤后多器官功能衰竭(MOF)时有较好的前景。

我国创伤评分工作起步较晚,20 世纪 80 年代才有个别报道,中华医学会创伤学分会于 1987 年成立了创伤评分组,之后广大的创伤工作者对创伤评分有了初步的认识。1992 年召开了全国首届创伤评分研讨会,创伤工作者对评分工作的认识日益深入,评分方案也逐步与国际接轨。院前创伤评分是创伤学的一个重要分支内容,虽经 50 多年的发展,但迄今为止,尚没有一个能兼顾较高的灵敏度和特异度的评分法,既能及时将重伤员分检出来得到救治,又能把不必要送至创伤中心的轻伤员筛选出来,以减轻创伤中心的压力和病人的经济负担。院前创伤分类的根本目的是把有生命危险的重伤员与一般伤员区分开,使得重伤员能够尽快送至高级创伤中心或大医院实施有效的救治。今后希望能借助互联网浪潮将国内外常用几种评分方法的各种数据进一步的融合改进,并在大样本人群中实践验证,从而建立起一套适应国情并能与国际接轨的创伤评分系统。

六、国际创伤生命支持

(一) ITLS 国际组织介绍

国际创伤生命支持(ITLS)组织于 1982 年在美国成立。至今,已发展成为由 35 个国家组成的一个全球性、公益性的学术组织,致力于通过早期提供科学的、规范的创伤急救诊疗技术,减少危重创伤的死亡与伤残。ITLS 的宗旨是在循证医学基础上研究、制定院前及急诊创伤急救技术临床指南,并开展标准化培训工作。迄今,ITLS 教科书已被翻译成 8 种语言在全球 35 个国家开展了创伤急救标准化培训工作,是国际公认具有权威性的创伤技术标准和规范化的急救课程。ITLS 被美国急症医学院(ACEP)及国家院前急症医生协会(NAEMSP)认证为创伤急救技术标准,同时也是美国交通部处理交通伤的医疗救护标准,具有极高的国际声誉。截至 2014 年,ITLS 在全球共有 5513 名认证导师从事 ITLS 培训工作,有 600 000 名专业人员取得 ITLS 学员证书。

(二) ITLS 中国分部(120)介绍

目前,创伤已成为严重威胁我国人民生命健康的重要原因。为了规范广大一线医务工作者创伤急救技术和流程,提高我国创伤急救医疗水平,在相关专业协会主委们的指导下,北京急救医疗培训中心于 2010 年开展了 ITLS 课程培训,2011 年被国际 ITLS 联合会正式授权,成为国际创伤生命支持中国总部(120)。根据国际创伤生命支持(ITLS)组织规划,分部在国家卫生部门的支持下于 2013 年开始在国内建立起三级培训网络,面向全国创伤外科、急诊、急救医护人员提供国际创伤生命支持高级培训课程。目前 ITLS 中国总部(120)在上海、武汉、深圳、杭州等地建立了 14 个国际认证培训基地,拥有 8 名 ITLS 协会认证主任导师,96 名高级急救导师,面向全国急救医护人员提供国际创伤生命支持高级培训课程。

(三) ITLS 主要技术

1. 评估体系　ITLS 的核心是伤者评估体系。包括初始评估、持续评估和进一步评估。

(1) 初始评估强调了现场评估五要素、CABC 初始检查、快速全身检查和局部检查。

(2) 持续评估适用于所有伤员的转移阶段,强调不间断实施基本生命体征和重点伤情的检查。进一步评估要求救助者要争取每 1 秒钟对伤者进行彻底筛查。

(3) 与普通的两段评估(初次评估、再次评估)相比,三段评估法满足了院前、院内各个救治阶段的需要,团队运行和快速干预(fix it)是高效评估的两个支点。

2. 创伤各论

(1) 创伤气道管理,包括:困难气道评估、口咽管、鼻咽管、联合气道、喉罩、喉管、特殊体位和 RSI 气管插管术、光索、导引探条、可视喉镜、环甲膜穿刺等技术的评价和操作。

(2) 创伤性休克的处置强调针对不同的休克类型进行综合管理,ET-CO$_2$是休克评估的重要指标。

（3）脑灌注压的管理是头部创伤救治的关键。

（4）胸部创伤强调了12大致死伤因的紧急处置,包括:气道梗阻、连枷胸、开放性气胸、大量血胸、张力性气胸、心脏压塞、心肌挫伤、主动脉撕裂、气管支气管创伤、横膈膜撕裂、肺挫裂伤、爆炸伤。

（5）美军在腋前线3、4肋间进行穿刺的实践为张力性气胸紧急穿刺减压提供了新选择。

（6）ITLS提供了通过受伤机制和体表特征推测腹部损伤的评估方法,e-FAST B超和快速乳酸监测已显现出确实可靠的临床价值,而骨盆固定器使用目前国内尚为空白。缅因州协议评估、徒手脊椎固定术、颈托和成人儿童脊柱板、KED快速解救法、头盔解除术的应用最大程度减少了脊柱损伤搬运中的二次伤害。可塑夹板、便携式牵引夹板提高了骨折转运的安全性,旋压式止血带、止血粉、止血绷带、止血夹、氨甲环酸的应用是美军在历次现代战争中成熟的创伤止血经验。另外,ITLS还提供了针对烧伤、儿童、老年人和孕妇伤者、创伤性心搏骤停、航空医疗救援、战术紧急医疗支援、急诊急救管理策略、急诊医患沟通、创伤绿色通道体系的标准化解决方案。

在创伤救护现场,国际创伤生命支持技术要求医疗救援人员必须在严谨高效的团队运行基础上对伤员进行快速准确的伤情评估并给予及时合理的医疗干预,为急诊、急救、创伤、麻醉、危重病等专业人员提供了实用的创伤救治临床指南。

（四）ITLS国际资质课程

ITLS中国分部下属8个基地常年开展由国际资质导师授课的标准化国际创伤生命支持培训班。ITLS课程主要在学习站里进行各类创伤病例的团队抢救实践,模拟多种创伤急救情景,帮助学员夯实理论基础、梳理诊疗思维、规范临床操作、提高抢救团队管理意识与合作精神。通过考试的学员可获得美国交通部、美国急诊医师协会等35个国家主管部门和学术组织认证的ITLS国际资质证书。

课程内容:

1. 理论课程　现场评估;伤者评估;气道处理;休克;头、胸、腹部、脊柱及四肢创伤;烧伤、儿童、老年人和孕妇伤者特别处理技能。

2. 实践操作

（1）伤者评估三步法。

（2）困难气道处理(口咽管、鼻咽管、联合气道、喉罩、喉管、气管插管、可视喉镜)。

（3）盆腔固定器应用。

（4）徒手脊椎固定术、颈托和成人儿童脊柱板的应用。

（5）交通事故模拟(KED应用及快速解救法,头盔解除术)。

（6）铲式担架规范应用。

（7）旋压式止血带、可塑夹板及牵引夹板使用。

（8）胸部针刺减压。

（9）环甲膜穿刺。

（10）骨内输液。

（11）呼气末二氧化碳监测。

3. 综合创伤案例练习。

七、眼睛异物的处理

眼睛是人体的重要感觉器官及外露器官,其结构精细、复杂而又脆弱,极易遭受损伤,眼部损伤急救处理在灾难救治现场尤为重要。

（一）伤情评估

1. 速查伤情　灾难眼外伤多为突发性,伴有全身复合伤。应迅速了解全身各器官损伤程度及范围。对危及生命的心、脑、肝、肺等器官的损伤优先处理。此时应先救命再救伤,待生命体征平稳后,再行眼部检查及处置。

2. 速查伤史　仔细询问伤眼受伤经过,包括时间、地点、受伤环境及受伤时的体位。

3. 速查伤因 详细了解致伤因素,如爆炸、刺伤、飞屑、冲击波或钝器击伤。伤物的理化性质、形态、大小、致伤方向、距离、速度等。

4. 速查伤眼 询问眼部主观感觉症状如视觉、疼痛、流泪、复视、睁眼情况等。眼部检查包括视力、瞳孔形态、眼运动情况、裂隙灯、眼底检查。辅助检查为 X 线拍片、CT、磁共振成像扫描、眼超声等。

（二）生命体征监测

对伴有头部外伤及全身复合伤者应严格监测其生命体征变化。定时观察意识、瞳孔、血压、头痛、恶心、呕吐、定向力等情况。必要时行心电监护及氧气吸入,备好急救物品。发现异常立即报告,及时处理。

（三）专科检查与常见处理

检查伤眼时动作应轻柔,切忌压迫眼球。若角膜刺激症状较重不易配合检查者,应局部滴表面麻醉剂后再行检查。当眼睑痉挛或眼压高时,可行眼轮匝肌麻醉后,用无菌拉钩拉开眼睑检查,但须注意不宜强行牵开,以免挤压眼球,加重眼损伤致眼内容物脱出。眼球穿孔伤时严禁冲洗以免将细菌带入眼内,加重眼部感染。对开放性伤口忌用眼膏,可暂行用消毒纱布或眼罩包盖,以防眼球及创面干燥及避免其伤口二次感染。对化学伤查清伤因和伤物后,根据化学物的理化性质,立即用生理盐水或中和溶液冲洗。如酸性烧伤用 5%碳酸氢钠溶液,碱性烧伤用硼酸水彻底冲洗结膜囊,以达到中和为止,将损害降低到最低程度。

1. 眼钝挫伤的救治

（1）若患者属于虹膜睫状体挫伤,瞳孔缘或基质裂口不需要进行特殊的处理;若虹膜根部离断伴有复视症状,则需要对患者进行虹膜缝合术;若患者属于前房积血,则要协助患者采取半卧位,提醒患者要卧床休息,采用镇静剂和止血剂对其进行适当的治疗。若患者的积血比较多,特别是当患者存在暗黑色血块,且眼压有所升高,采用药物治疗不能取得理想效果的时候,要对其进行前房穿刺术,将积血放出,将血块取出;若患者属于房角后退,则需要对其眼压进行定期的观察,一旦患者的眼压处于持续升高状态,就要按照开角型青光眼的治疗方法,采用滤过手术对其进行治疗,使患者的眼压得以降低。

（2）若患者出现晶状体浑浊情况,则需要对其进行白内障摘除术;若因晶状体脱位导致继发性青光眼,则需要采用手术对其进行治疗。

（3）加强监测:密切观察视力和眼局部伤口的变化,眼挫伤常引起组织多部位损伤,并发症较多且较重,如前房积血应注意眼压变化和每日积血的吸收情况,加强眼压监测,如眼压较高及时给予降低眼压的药物。

2. 异物伤救治

（1）若患者的眼球表面存在异物,则要对眼球表面进行清洗,或者采用无菌湿棉将异物拭去。

（2）若患者角膜局部存在异物,则将 2%利多卡因溶液滴在表面处,采用已经消过毒的异物针头将异物剔除掉。

（3）若患者因外伤引起多发性异物伤,且异物比较微小、多,则可以依次将异物清除掉,一般先将容易去除的表浅的异物剔除掉,然后再将难剔除的深层的细小异物剔除掉,将异物完全剔除掉之后,采用抗生素软膏进行涂抹,之后再进行包扎。

（4）若患者眼球内有异物,则需要对其进行异物残留取出术。

（5）若患者需要进行异物取出术,术前则要对患者进行心理护理,做好术前准备工作,对患者进行饮食指导,协助患者完成各项检查,对其进行任何操作时不要对其眼睛造成碰伤。预防术后感染的可能性,并预防眼压升高。

（四）加强基础救护

做好伤员的卫生整顿,清洗伤员体表的血污,更换干净衣物。积极转送后方医院,病房应安静整洁,空气清新,以利于伤员休养,并嘱其多休息少活动。饮食宜清淡,好消化富营养的高蛋白、高维生素、低脂肪、高热量的食物。如牛奶、鸡蛋、瘦肉、动物肝脏、豆制品及新鲜蔬菜水果,以利于增加机体抵抗力,改善眼内代谢,促进伤口愈合,保持视功能。

眼部损伤是眼科严重的急症。国内外许多学者研究提出,得到确定性治疗的时间对于降低灾难或战争中伤员的伤死率、致残率、感染率等均具有重要的作用。因此,眼睛的早期救治非常重要。对预后起着决定性作用。故在救治中应本着对伤员高度负责的精神,分秒必争,精心救治,严防感染,挽救视力为原则。治疗时间越早,并发症越少,感染率越低,对提高伤病员日后的生活质量及视觉功能尤为重要。

在救灾工作中,对灾难现场受伤军人的治疗另外具有特殊性。军人作为社会群体的特殊组成部分,平时担负着繁重的战备、训练任务,特殊时期肩负着抗震救灾、抗洪抢险、应对突发事件等险重任务,受伤机会较多,做好军人眼部损伤的救治工作,对保护和挽救视力具有重要的临床意义,对保障救灾任务的完成具有重要的社会意义。

1. 创伤心理救治 军人多为青壮年,平时无基础疾病,当眼睛突然在瞬间遭受损伤,视力骤然下降会给伤者身心造成巨大的打击,而出现不同程度的心理恐惧、精神高度紧张和焦虑等心理反应。因此,救治人员应对伤员充满同情,积极主动地做好伤员的心理创伤救治。针对伤员的不同心理反应,从多方面给予关怀及支持:安排好伤员的饮食起居,提供周到热情的服务,使其获得安全感,尊重其自尊心,使其了解自我存在的价值,积极做好心理疏导,及时给予鼓励,以树立战胜伤残的信心,并能勇敢面对现实,以积极、乐观的心态配合诊治,再为人民立功。

2. 康复指导 军人伤愈后归队,可能会退出现役,面临再就业的问题。因此,积极做好康复指导,使其用正确、乐观、积极向上的心态面对人生。医务人员要主动关心、爱护、体贴伤员,体现人性化的服务,用通俗易通的语言描述其伤情、治疗及预后情况,并介绍成功范例,增强其走向社会的信心和勇气。伤员出院前详细交代有关注意事项。

可见,眼部损伤既影响眼睛健康,又影响救灾能力的因素之一,灾难现场较为常见。军人眼部受伤是战斗减员的重要因素。做好灾难现场伤病员眼部损伤救治对保障救灾工作具有十分重要的意义。

八、被蚊虫叮咬的处理

当灾难发生时,由于气候、地质、环境遭受破坏,积蓄的雨水或者洪水会成为蚊虫滋生的"沃土",蚊幼虫置于水中3天便会滋生成百上千只蚊虫。尤其在炎炎夏日,被蚊虫叮咬就成了不可回避的烦恼(图3-1-60)。

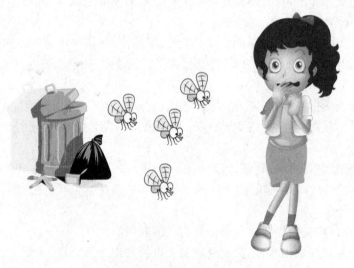

图 3-1-60 蚊虫叮咬

与人类健康密切相关的蚊类有三属,即库蚊属(家蚊属)、按蚊属(疟蚊属)、伊蚊属(黑斑蚊属)。蚊类不仅吸食人的血液,还传播多种疾病,库蚊主要传播丝虫病,按蚊是疟疾的主要传播者,伊蚊则主要传播流行性乙型脑炎。三属的生活史相似,他们在黄昏或者黎明之际交配,室外空中飞舞状态下完成,随即雌虫窜入室内寻求吸血对象,吸血后便飞到阴暗处停息躲藏,经2~3日飞出室外,产卵于水面或潮湿泥土上。卵经过2~5日孵出幼虫,在水中以单细胞藻类及植物碎屑为食,并逐渐发育成成虫。库蚊与按蚊多在夜晚叮咬吸血,伊蚊多在白昼叮咬吸血。

人类对蚊虫叮咬的反应并不相同,有的人可毫无反应,有的人皮肤出现红斑、丘疹或风团,皮损中心有时可见一针尖大小红色瘀点,是蚊叮咬的痕迹,有些皮疹周围可出现白晕。有人反应较重,被叮咬处可出现红肿性斑块或瘀斑。患者感觉瘙痒或轻度肿痛，2～3天皮疹可逐渐消退，极少数严重者可出现发热等全身症状。蚊虫叮咬时释放唾液以防止血液凝固，这种唾液可刺激皮肤并引起机体的免疫反应，从而出现上述表现。同时机体释放出组胺，会出现明显痒感。

蚊虫是怎样在黑暗中准确的寻找到目标并吸血的呢？原来人类皮肤的温度、身体的气味、呼出的二氧化碳水平等都能成为蚊虫辨识叮咬目标的武器。

首先，如何避免被蚊虫叮咬。

（一）物理方法

1. 消灭蚊虫生存环境　从蚊虫的生活史可以看出其生活环境离不开水或潮湿的环境，及时清理死水，平时多注意下水道等潮湿的地方的卫生，以避免蚊虫滋生。

2. 窗纱驱蚊　窗纱是最常用最有效地避免蚊虫进入室内的方法。要选择孔径大小合适的窗纱，并在装纱时留有余量来掩盖一些窗缝。除了窗户常规安装窗纱外，还应注意在以下关键部位安装窗纱：油烟脱排机出口；排风窗口；门缝，特别是门底下的缝；洗手池、洗衣机、浴缸等的出水口。有些地方虽有存水弯头，由于虹吸现象，挡不了蚊虫，特别是下大雨水位上升时，蚊虫会大量从这些地方钻进来。此外还应仔细检查有没有蚊虫可钻进来的小孔与缝，可用胶带或海绵封堵。

3. 蚊帐　蚊虫多在夜间肆虐吸血影响睡眠，蚊帐因其无毒无味、环保清新颇受欢迎，成为炎炎夏日保证睡眠的一大法宝。然而想要达到良好的防蚊效果还应注意睡前检查以避免漏网之"蚊"；此外还可在床的四周挡上一层30～40cm高的薄布，以防肢体接触蚊帐时蚊虫通过蚊帐的空隙叮咬皮肤。

4. 灯光　针对蚊子趋光、喜高温阴暗潮湿环境和昼伏夜出的习性，可在傍晚关闭室内灯光，打开门窗，待蚊虫飞到室外，再紧闭纱窗纱门，避免蚊子飞入。此外还可应用杀虫灯杀灭蚊虫，其根据蚊虫具有趋光性的特点，采用蚊虫敏感光谱范围内的光源，诱捕蚊子接触网面，并用高压电击网丝，瞬间使蚊子烧焦，具有安全、无污染等特点。灭蚊灯最好摆放在高于膝盖的地方，且离地面不要超过180cm，最好常常改变放置地点，隐蔽的角落、桌下是最好的地方。使用捕蚊灯时，其他室内光源要全部关掉，因为蚊子被干扰，就无法感受捕蚊灯的光源，捕蚊效果也将大减。因光亮会影响夜间睡眠，且会受到蚊虫被电死时发出的声音的惊吓，应尽量避免夜间使用。

5. 电蚊拍　电蚊一般会有三层金属网，靠外的两层稀疏的金属网是同级的，中间一层是另一级，当蚊虫处于内外两层金属网之间时，两级发生放电，将蚊虫电死。使用时仅需将电蚊拍轻轻靠停在墙上或蚊帐上的蚊子，蚊子即被吸入两电网间，随即将其击毙。电蚊拍瞬间放电可达2000多伏，人体的安全电压小于36V，选购电蚊拍时应选择正规厂家的合格产品，并注意使用安全。

6. 户外互动时尽量少去或不去有青苔和草丛密集的潮湿地方，尽量不要在黄昏或者黎明外出，尽量穿浅颜色的长袖长裤，减少裸露皮肤，不给蚊虫叮咬机会。此外，还可选用一些带有驱虫或杀虫物质的用品（例如，营地的帐篷、睡袋和衣服），而不是直接应用于人体皮肤。

（二）化学方法

1. 防蚊液　户外防蚊，最常用的是防蚊液。防蚊液的常见主要成分是待乙妥，又称避蚊胺（diethyltoluamide，DEET），它散发出的气味可以直接作用于蚊子的触觉器官及化学感受器，使昆虫失去对人类或动物发出特殊气味的感官能力，并没有影响到蚊虫对二氧化碳的嗅觉能力，其可驱赶蚊虫但并非是完全排除蚊虫。避蚊胺浓度越高，保护越持久，一般情况下，防蚊液的浓度在50%以内，对成人没什么副作用。浓度10%以内的避蚊胺可以安全地应用于年龄超过2个月儿童的皮肤。如果应用于高浓度擦伤或晒伤的皮肤或者无意中被吞食或吸入，避蚊胺可能产生神经系统毒性，因此含避蚊胺的产品不要使其直接与破损的皮肤接触；避蚊胺作为一种刺激剂，对皮肤产生刺激是不可避免的，当不需要时，其制剂可以用水洗掉。避蚊胺作为塑化剂可以溶解的蚊帐、氨纶、人造丝、皮革以及塑料镜框和手表等，在使用时应避免和这些物品接触。其他的防蚊液还包括羟乙基哌啶羧酸异丁酯等，也可以尝试使用。

2. 蚊香　蚊香驱蚊是人们常用的方法。其有效成分包含有机磷类（敌百虫/毒死蜱/害虫敌）、氨基甲酸酯类（残杀威/混灭威）、菊酯类（氯氟醚菊酯/氯氰菊酯/丙炔菊酯/丙烯菊酯/ES生物菊酯），其中有机磷类毒性最大，菊酯类毒性最弱，为微毒，故菊酯类成为市面所售蚊香中最常见的成分。菊酯可以通过代谢排除出体外,对人危害较小。但某些劣质蚊香,除了含有菊酯之外,还含有六六六粉、雄黄粉等其他农药成分,这些物质对人体有毒性甚至致癌作用。另外蚊香燃烧不完全的时候会产生多环芳香烃、羰基化合物、苯等致癌物质及细小的粉尘颗粒,这些细小的粉尘颗粒可进入肺部诱发哮喘或肺癌,因此,蚊香最好还是放在户外使用,比如居家周围、门口或空气流通的地方。傍晚天黑前点燃蚊香,驱蚊效果最佳。

电蚊香可分为电蚊香片与电蚊香液,与普通蚊香相比,电蚊香具有无烟、无异味、无灰的特点。电蚊香片含有菊酯类等杀虫物质,通过加热蒸发出有效物质,驱蚊效果不错,一般可维持 6 ~ 8 小时,但随着应用时间的延长,杀虫剂挥发殆尽,灭蚊效果会逐渐减弱,需及时更换蚊香片;电蚊香液是利用毛细管原理,持续加热释放杀虫剂物质,免除了每天更换电蚊香片的麻烦。两者均含有农药成分,应尽量在通风良好的地方使用,并控制使用时间,尽量减少使用次数。

3. 杀虫剂 杀虫剂是一种毒性较强的液体,是蚊子的第一杀手,因此成为好多家庭的必备品。按照成分杀虫剂可细分为有机氯、有机磷、有机氮、拟除虫菊酯等。应用杀虫剂时应选择在蚊子经常出没或躲避的阴暗潮湿的地方喷洒,如浴厕、水槽、桌脚、橱柜等地方,推荐趁家人外出时使用,并在充分通风后关好纱门、纱窗后再进入室内。杀虫剂的种类应经常更换,以免蚊子产生耐药性。

4. 灭蚊窗纱涂剂 是利用蚊虫的向光性和药物的缓释原理,将灭蚊窗纱涂剂涂抹在纱窗上,形成一层保护膜,蚊蝇接触 30 秒后,会在两小时至数日内死亡。有效灭蚊成分一般为氯菊酯、氯氢菊酯等。使用时,勿用碱性溶剂清洗窗纱。其优点是耐日晒耐水洗,有效时间长达数月至半年。

(三) 中药与植物驱蚊

驱除蚊虫的香囊就非常适合夏秋季节佩戴。目前认为可以驱蚊的花草包括:七里香、食虫草、马缨丹(逐蝇梅)、驱蚊草、夜来香、万寿菊、茉莉花、薄荷、柑皮、茴香、丁香、薰衣草、尤加利、香茅、桉树、天竺葵、罗勒、百里香等。这些植物主要通过散发出蚊虫不喜欢的气味以达到驱蚊效果。花草驱蚊经济易行,对人体无任何伤害,还可以为房间增加美感,净化空气,摆在窗边,赏心悦目,特别是炎热夏天会令人神清气爽,心旷神怡。驱蚊花草不仅可以直接摆放在室内或者做成香囊,还可制成驱蚊手环、驱蚊贴等,方便携带。目前关于虫草驱蚊多为经验之谈,循证医学证据尚不足。此外还应注意,网上流行的维生素 B_1 驱蚊目前并没有可靠的证据。

(四) 蚊虫叮咬后的处理

首先务必要避免搔抓。搔抓会刺激皮肤里的组织液、淋巴液渗出,不仅造成局部红肿,而且会越抓越痒。搔抓还容易引起细菌感染,造成局部的蜂窝织炎等。如被蚊虫叮咬后瘙痒明显,可在家中用浓肥皂水、牙膏或其他碱性液体涂抹以迅速止痒,原因是这些东西中含有水解后呈碱性高级脂肪酸的钠盐或其他碱性物质,可中和蚊虫唾液中的酸性物质,因而可迅速消痛止痒。此外,还有一些可局部涂搽各种止痒剂,如酚或薄荷或炉甘石洗剂。瘙痒明显或皮疹严重者,可酌情使用抗组胺药,例如西替利嗪、氯雷他定、非索非那定、卢帕他定等。病情进一步严重者可尝试使用糖皮质激素。对于缓解局部瘙痒、红肿,可每天 2 次局部应用皮质类固醇霜 5 ~ 10 天,对于有全身反应的患者,可口服糖皮质激素 5 ~ 7 天。建议听从医生建议服药,勿自主服药,特别是糖皮质激素。花露水多为酒精制剂,只适合局部涂抹,大面积涂用时可能会感觉不适,当皮肤有稍微破损时还会感到刺痛。对于肿胀明显者可尝试冷却方法(冰或冰袋)减少局部水肿。

很多人习惯在被蚊子叮咬后在伤口上涂抹唾液,而这恰恰会让唾液中的金黄色葡萄球菌、溶血性链球菌等通过伤口进入皮下组织,并借助高温天气而迅速繁殖。感染者如果早期没有及时到医院进行治疗,会患上败血症、化脓性关节炎等并发症,严重的情况下还会导致死亡。务必警惕不要在伤口上涂抹唾液止痒。

当叮咬部位出现化脓等明显的感染迹象时,应给患处用碘伏消毒并外用一些消炎药膏如百多邦等,如感染较为严重,就要及时去医院诊治以免贻误病情。

蚊虫具有传播疟疾、丝虫病、乙型脑炎等传染病的可能性,如被蚊虫叮咬后出现腹泻、神志障碍、发热、皮肤弥漫性红肿等表现时,务必及时就医,除外感染性疾病可能。

九、现场破伤风的预防

(一) 何为破伤风

破伤风杆菌(*Clostridium tetani*)又称破伤风梭菌,是引起破伤风(tetanus)的病原菌。它大量存在于人和动物肠道中,由粪便污染土壤,经伤口感染引起疾病。破伤风梭菌细长,长 4～8μm,宽 0.3～0.5μm,周身鞭毛,芽胞呈圆形,位于菌体顶端,直径比菌体宽大,似鼓槌状,是本菌形态上的特征。繁殖体为革兰阳性,带上芽胞的菌体易转为革兰氏阴性。破伤风梭菌为专性厌氧菌,最适生长温度为 37℃、pH 7.0～7.5,营养要求不高,在普通琼脂平板上培养 24～48 小时后,可形成直径 1mm 以上不规则的菌落,中心紧密,周边疏松,似羽毛状菌落,易在培养基表面迁徙扩散。在血液琼脂平板上有明显溶血环,在疱肉培养基中培养,肉汤浑浊,肉渣部分被消化,微变黑,产生气体,生成甲基硫醇(有腐败臭味)及硫化氢。一般不发酵糖类,能液化明胶,产生硫化氢,形成吲哚,不能还原硝酸盐为亚硝酸盐。对蛋白质有微弱消化作用。本菌繁殖体抵抗力与其他细菌相似,但芽胞抵抗力强大。在土壤中可存活数十年,能耐煮沸 40～50 分钟。对青霉素敏感,磺胺类有抑菌作用。

(二) 现实生活中破伤风怎样感染人体

1. 创伤感染　是最常见感染方式,指因外伤受带有破伤风杆菌的泥土或其他异物感染。带有破伤风杆菌的人和动物是本病传染源。仅在发生创伤并受到破伤风杆菌侵入时才会引起疾病。如果伤口很浅,在血运丰富的地方不易感染。若伤口较深,污染较严重,发生破伤风的可能就会大大增加。尤其像野外泥土、下水道、鱼鳞、虾刺、木屑、铁钉等都很容易携带破伤风杆菌,这五种情况相关的伤口要提高警惕。

2. 脐带感染　新生儿常见的破伤风感染途径是脐带感染,脐带感染是因为分娩过程中用不洁的器械切割脐带,或用不洁的敷料处理脐带,使脐带伤口被破伤风杆菌污染所致。

3. 其他感染　除了以上两种感染途径,还有产道、耳道、拔牙、鼠咬和手术后感染等。易感人群普遍易感,但不会造成人群传播,病儿恢复后也不能产生病后免疫力。

(三) 破伤风感染发病机制

破伤风杆菌在伤口的局部生长繁殖,产生的外毒素是破伤风症状出现的原因。外毒素有痉挛毒素和溶血毒素两种,前者是引起症状的主要毒素,对神经系统有特殊的亲和力,能引起肌痉挛;后者能引起组织局部坏死和心肌损害。破伤风的痉挛毒素由血液循环和淋巴系统运送,并附合在血清球蛋白上到达脊髓前角灰质或脑干的运动神经核,主要结合在灰质中突触小体膜的神经节上,使其不能释放抑制性递质(甘氨酸或氨基丁酸),以致 α 运动神经系统失去正常的抑制性,引起特征性的全身横纹肌的紧张性收缩或阵发性痉挛。毒素也能影响交感神经,导致大汗、血压不稳定和心率增速等。所以,目前认为破伤风是一种毒血症。

(四) 临床表现及危害

破伤风的死亡率为 20%～40% 左右,一旦发作,治好比较困难。根据 WHO 统计,全球每年有 80 万新生儿死于破伤风。按照发病过程分为以下四期:

1. 潜伏期　一般为 4～14 天,短者 24 小时之内,长者数年。潜伏期的长短与创伤性质、部位和伤口的早期处理方式以及是否接受过预防注射因素有关。潜伏期越短,病情越严重,预后也越差,死亡率也越高。

2. 前驱期　一般 1～2 天,患者常有头痛、头晕、乏力、多汗、烦躁不安、打呵欠,下颌微感紧张酸胀,咀嚼无力,张口略感不便;伤口往往干陷无脓,周围皮肤暗红,创口疼痛并有紧张牵制感。

3. 发作期　典型的发作症状是全身或局部肌肉强直性痉挛和阵发性抽搐。

肌肉强直性痉挛首先从头面部开始,进而延展至躯干四肢。其顺序为咀嚼肌、面肌、颈项肌、背腹肌、四肢肌群、膈肌和肋间肌。病人开始感到咀嚼不便,咀嚼肌紧张,疼痛,然后出现张口困难,牙关紧闭;面部肌群痉挛,形成苦笑面容;颈项肌痉挛时,颈项强直,头略向后仰,不能做点头动作;咽喉部肌肉痉挛,可引起吞咽和呼吸困难;背腹肌痉挛时,腰部前凸,头和足后屈,呈角弓反张状;膈肌和肋间肌痉挛可出现呼吸困难,甚至窒息;膀胱括约肌痉挛可引起排尿困难,甚至尿潴留。

阵发性抽搐是在肌肉持续性痉挛的基础上发生的,轻微的刺激,如声音、光亮、震动、饮水、注射等均可诱发强烈的阵发性抽搐。每次发作可持续数秒、数分钟或数十分钟不等,发作时患者面色苍白,口唇发绀,呼吸急促,口吐白沫,流涎,磨牙,头频频后仰,四肢抽搐不止,全身大汗淋漓,表情非常痛苦。强烈的肌肉痉挛和抽搐有时可使肌肉断裂、出血,甚至发生骨折、脱位和舌咬伤等。

发作间歇期长短不一,在间歇期,疼痛稍减,但肌肉仍不能完全松弛。可有发热,大便秘结,小便短赤或尿闭,舌红或红绛,苔黄或黄浊,脉弦数等。因喉头痉挛,呼吸道不畅,黏痰阻塞气管等,均可导致肺炎、肺不张,可出现高热,甚至可导致窒息,是患者死亡的主要原因。

4. 后期　因长期肌肉痉挛和频繁抽搐,大量体力消耗,水、电解质紊乱或酸中毒,可致全身衰竭而死亡。或因呼吸肌麻痹引起窒息、心肌麻痹甚至休克、心搏骤停而危及生命。病程一般 3 ~ 4 周,严重者可达 6 周以上。

婴幼儿感染破伤风后早期症状为哭闹、口张不大、吃奶困难,随后牙关紧闭,面肌紧张,口角上牵,呈"苦笑"面容,伴有阵发性双拳紧握(图 3-1-61)。上肢过度屈曲,下肢伸直,呼吸肌和喉肌痉挛可引起青紫和窒息。痉挛发作时患儿神志清楚为本病的特点,任何轻微刺激即可诱发痉挛发作,病程中常并发肺炎和败血症。膀胱括约肌痉挛可引起尿潴留。持续的呼吸肌和膈肌痉挛,可造成呼吸骤停。死亡原因多为窒息、心力衰竭或肺部并发症。

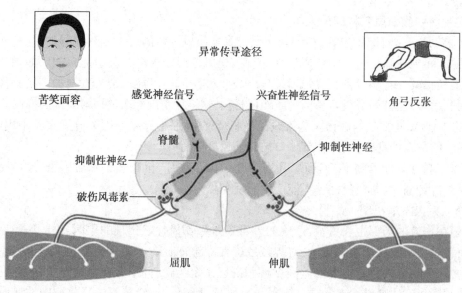

图 3-1-61　异常传导途径

（五）如何预防和治疗破伤风感染

1. 早期建立免疫功能　新生儿娩出后结扎脐带需要严格消毒处理,严格执行产后疫苗预防接种可有效预防本病。出生后给予主动免疫(我国主要是百白破三联疫苗),规律完整接种后最后一针后每 10 年给予主动免疫一次,以便形成足够的抗体滴度。对人体形成基本的保护功能。

2. 外伤后现场处理是关键　密闭而狭小的缺氧空间是破伤风感染进展的必要条件,尤其是像野外泥土、下水道、鱼鳞虾刺、木屑、铁钉等都很容易携带破伤风杆菌,这五种情况相关的伤口要提高警惕。彻底清创是首要条件,确定伤口后彻底开放清理伤口,变闭合伤口为开放伤口。凡能找到伤口,伤口内存留坏死组织、引流不畅者,在良好麻醉、控制痉挛下进行伤口处理、充分引流,局部可用 3% 过氧化氢溶液冲洗。有的伤口看上去已愈合,应仔细检查痂下有无窦道或死腔。

3. 尽早接受被动免疫　对于受伤时间比较长,伤口比较深,比较脏,除了彻底清洗消毒伤口外,要尽早足量注射一针 TAT,同时应注射破伤风类毒素疫苗。破伤风抗毒素/免疫球蛋白本质为抗体蛋白,能与破伤风毒素特异性结合,从而起到中和破伤风毒素的作用。具体注射方法如下(表 3-1-15)。

表3-1-15　注射破伤风类毒素疫苗

破伤风主动免疫情形 处理措施伤口种类	小而干净伤口		其他伤口	
	破伤风类毒素	破伤风免疫球蛋白	破伤风类毒素	破伤风免疫球蛋白
不确定或少于 3 次	要	不	要	要
3 次或以上	不(最后 1 剂超过 10 年 需要追加)	不	不(最后 1 剂超过 5 年 需要追加)	不

被动免疫血清:

（1）破伤风抗毒素:来源于动物血清,注意预防过敏。

（2）破伤风免疫球蛋白。对于儿童来说,混合疫苗主动免疫效果较单一药物主动免疫效果好。

被动免疫血清使用原则:破伤风抗毒素预防性使用:1500～5000IU 静脉注射,先注射 0.1ml（备肾上腺素 1 支预防过敏备急救）,15 分钟后再注射 0.25ml,30 分钟后如无反应注射完剩余剂量。

破伤风免疫球蛋白预防性应用:至少 250IU 肌内注射,可酌情加倍。

4. 确诊感染后治疗原则　由于破伤风感染表现非常典型,且目前难以获得有效的细菌学、影像学检查以帮助确诊破伤风,因此可以通过症状表现加以确诊。确定感染后彻底处理伤口,开放引流,不留死角和残留细菌。

（1）破伤风抗毒素治疗:第一次肌内或静脉注射 5 万～20 万 U,儿童同成人,以后根据病情而定,伤口周围可注射抗毒素。新生儿 24 小时肌肉或静注 2～10U。破伤风免疫球蛋白治疗:新生儿 500U,儿童及成人 3000～6000U,通常只用一次,肌内注射。

（2）做好入院护理工作:应住隔离病室,避免光、声等刺激、骚扰病人。可交替使用镇静、解痉药物,以减少病人的痉挛和痛苦。可供选用的药物有:10% 水合氯醛,保留灌肠量每次 20～40ml,苯巴比妥钠肌内注射,每次 0.1～0.2g,地西泮 10～20mg 肌内注射或静脉滴注,一般每日一次。病情较重者,可用冬眠 1 号合剂（由氯丙嗪、异丙嗪各 50mg,哌替啶 100mg 及 5% 葡萄糖 250ml 配成）静脉缓慢滴入,但低血容量时忌用。痉挛发作频繁不易控制者,可用 2.5% 硫喷妥钠缓慢静注,每次 0.25～0.5g,但要警惕发生喉头痉挛和呼吸抑制。用于已作气管切开者比较安全。但新生儿破伤风要慎用镇静解痉药物,可酌情用洛贝林、尼可刹米（可拉明）等。

（3）注意防治并发症:主要并发症在呼吸道,如窒息、肺不张、肺部感染;防止发作时掉下床、骨折、咬伤舌等。对抽搐频繁、药物又不易控制的严重病人,应尽早进行气管切开,以便改善通气,清除呼吸道分泌物,必要时进行人工辅助呼吸。还可利用高压氧舱辅助治疗。气管切开病人应注意作好呼吸道管理,包括气道雾化、湿化、冲洗等。要定时翻身、拍背,以利排痰,并预防压疮。必要时专人护理,防止意外;严格无菌技术,防止交叉感染。已并发肺部感染者,根据菌种选用抗生素。

（4）营养支持:由于每日消耗热量和水分丢失较多。因此要十分注意营养（高热量、高蛋白、高维生素）补充和水与电解质平衡的调整。必要时可采用中心静脉肠外营养。

（5）抗生素治疗:口服或静脉滴注甲硝唑 30mg/(kg·d) 首选,其次可选用青霉素 80 万～100 万 U,抗生素需要治疗 10～14 天。如伤口有混合感染。则相应选用抗菌药物。

（六）破伤风可疑感染后被动免疫治疗的误区

1. 避免滥用　如果接受过正轨的破伤风类毒素注射,最后一针注射后 5 年内,不需被动免疫。超过 5 年,受伤后立即加强一次类毒素,不必被动免疫。主动免疫效果是确切有效的,失效率仅仅为 4/亿。未经过正轨基础免疫免疫,且伤口深大者才注射被动免疫。

2. 应用范围　消化道闭合性损伤尤其是结肠破裂、肛周脓肿会有大量肠道细菌入体,极有可能出现破伤风感染,很少病例出现破伤风表现,可能与彻底冲洗、术后应用甲硝唑有关,建议未接受过主动免疫者行被动免疫治疗。

3. 注射时限　并非只有怀疑感染 24 小时内注射才有用,发病与细菌繁殖及外毒素释放有关,有些感染后即可出现增殖并释放外毒素,因此早期注射有效,另一种情况感染后处于静止状态,某些刺激情况下才会发病,例如伤口继发需氧菌感染,此种情况下被动免疫超过 24 小时后仍然有效,破伤风抗毒素作用时限为 7～10 天,破伤风免疫球蛋白作用时限为 3 周,伤后 24 小时以后甚至更久也有被动免疫必要,另外产生的外毒素仍有可能部分处于游离状态,被动免疫的时限不应限制于 24 小时之内。

总之,破伤风是一种机会致病菌,这意味着只有在特定的感染条件下才会被感染,只要在正轨医疗机构接受生产服务,幼儿出生后接受正轨疫苗接种,获得基础免疫力,外伤感染后彻底开放清理伤口,按需注射疫苗,可有效预防破伤风感染。

十、灾难生命支持课程

(一) 美国国家灾难生命支持(National Disaster Life Support,NDLS)

根据世界卫生组织灾难流行病学研究中心(WHO/CRED)研究,20世纪全球有约350万人死于自然灾难,约2亿人死于人为造成的灾难(如战争、恐怖主义、种族屠杀等)。1995年以来世界范围的灾难发生频率增加了1倍,这说明灾难发生的频率、程度以及风险都在上升,报告指出该数字上升的原因与当今监控及通信技术的改进、报告机制的完善有关。

我国是世界上自然灾难损失最严重的国家之一,但我国灾难医学"只有框架,缺乏体系"。在重大自然灾难面前,灾难医学救援也在不断汲取教训:医疗人员缺乏救灾专业训练、搜救现场缺乏必要的设备器械;各医疗救援队伍缺乏统一管理,救援效能不能最大化。近年来各种自然灾难事件频发,更应未雨绸缪,推动中国灾难医学救援事业发展,努力降低伤残率、减少次生灾难。

2000—2001年美国国家需求评估显示关于灾难医学美国缺乏相关课程尤其缺乏第一救援人员的相关课程,缺乏可覆盖所有灾难种类的课程,缺乏统一标准(包括术语的统一使用),各机构间缺乏相互协作,缺乏实践训练,缺乏符合职业安全与健康标准的课程,由此,2001年9月10日佐治亚医学院/佐治亚大学倡议建立大规模灾难应急响应教学与科研中心,通过疾病预防控制中心的资助,以社区、地方为基础建立灾难应急响应准备中心模型,启动灾难生命支持课程发展,规范美国国家灾难医学救援。在倡议发出第二天,美国"9·11"事件发生,更推动了该课程的发展。当时美国8个州签署了灾难相关事件响应的支持协议,40个城市院前急救参加,美国各地的疾病预防控制中心、专业机构及关键人员都参加到灾难生命支持课程的建设,并成立了灾难生命支持课程教育联盟。

美国国家灾难生命支持课程将灾难定义为"事件对地区正常运行造成严重破坏,导致大量的人员、物资、经济或环境损失,且该损失超过灾难发生地区自身应对能力,需借助外部援助才可达到拯救生命、保护财产安全、维持受灾地区社会稳定和完整的目标。"简而言之,当事件发生时,如需求大于现有资源,即可称之为灾难,它是自然灾难和人为灾难的总和。

美国国家灾难生命支持课程可覆盖绝大部分灾难的响应,具有广泛性特点,课程提供标准化训练,满足美国各项严格的国家要求,以训练能力为本,多学科合作,强调危险感知与操作技能,包含了危险物品处理的训练。

灾难发生时,短时间内需要大量医护人员和医疗资源进入灾区,灾后出现的大量伤员导致医疗需求急剧增加,同时灾区卫生机构和卫生设施遭到损失和破坏,不同程度地丧失救援能力,需要大量的医护人员和医疗资源进入灾区参与灾难应急救援,灾难响应并不是某一个机构或组织的责任,而是要靠众多机构、部门和个人的共同努力、彼此合作才能实现。重大灾难具有突发性、群体性、复杂性等特点,应在当地政府统一领导下开展灾难医学救援工作,依托强有力的灾难应对指挥体系和应急救援网络,动员一切可以借助的应对资源,共同实施救援任务。

灾难应急响应是一项系统工程,需要政府主导发展、全社会参与,实践性强,以灾难医学、临床医学、预防医学、护理学、心理学为基础,涉及社会学、管理学、工程学、通信、运输、建筑和消防等多门学科。相关部门应进行统一规划、设立规范的培训机构,尽快培养、储备一支专业的灾难医学救援人才队伍,提升医务、应急人员在灾难"第一现场"的医疗救援技术水平;同时,也要尽快提高公众的自救、互救能力。

美国国家灾难生命支持课程分为基础课程、高级课程和核心课程。中国灾难生命支持课程是除美国外唯一一个国家级培训中心,并根据中国国情翻译改编教材,设立有中国特色的课程,成为美国灾难生命支持基金会合作伙伴,加入美国灾难生命支持课程教育联盟。

(二) 基础灾难生命支持课程(Basic Disaster Life Support,BDLS)

基础灾难生命支持课程在美国是约8小时的课堂教学,教授基本灾难处理知识与核心内容,涵盖所有灾难类型,受众人员为医生、护士与院前急救人员。中国引进NDLS课程后改进BDLS课程,介绍美国灾难处理流程与相关知识,同时增加了部分实践内容,结合灾难救援模拟案例,包括从接受救援指令到开赴现场,从检伤分类到开展以"挽救生命、减轻伤残"的救治,从医学转运到送至后方医院的理论与实践等内容。

灾难发生时,预防措施失效,只能依靠救援挽救生命、降低损失,建国后我国发生了多起重大自然灾难,救援模式也经历了一个发展过程,起初我国灾难救援封闭而无序,而随着灾难发生频率的升高,救援次数的增加,灾难救援从技术到设备、从思路到观念都有了质的改变,中国式灾难救援已越来越得到国际认可。以芦山地震为例,震后1分钟,中国地震局发布自动地震速报信息;10分钟内,解放军和武警部队成立抗震救灾指挥部,并就近展开救援;1小时内,民政部、卫生计生委、交通运输部等救灾指挥系统各相关部门全部到位。中国灾难应急反应速度令世界刮目相看。而灾难发生后,政府力量、军队力量、民间力量三位一体,无缝衔接,全方位参与,让世界见证中国式救援的速度。因此我国已根据国情逐渐形成自身的灾难救援模式,经过多年重视与发展,灾难救援工作得到极大完善,取得的成绩有目共睹,但仍然存在一些问题,如灾难救援人才匮乏、技术水平参差不齐、应急救援立法比较薄弱、公民灾难预防知识欠缺等,灾难救援体系亟须完善。

美国国家灾难生命支持课程将灾难应急响应系统命名为"PRE-DISASTERParadigmTM",包括灾前与灾难发生时的应急响应,分为计划与实践(planning and practice)、恢复力(resilience)、教育与培训(education and training)、发现(detection)、事件管理(incident management)、安全与保卫(safety and security)、危险评估(assess hazards)、支持(support)、分诊和治疗(triage and treatment)、疏散(evacuation)、恢复(recovery)几个步骤,英文首字母连起来即为"PRE-DISASTER Paradigm",绝大部分步骤需要院前急救的参与。从某种意义上讲,灾难时的院前急救有别于传统的院前急救,最大的区别就在于组织与管理,由于灾难事故具有突发性、群体性、复杂性、破坏性,因此灾难救援的管理也具有不确定性、应急性和预防性三大特征。

灾难发生时,受灾地区应急医疗需求可能会迅速超越其资源供给,因此为了最大限度地挽救生命,必须基于有效利用现有资源的同时快速制定决策。灾难中的伤亡临床管理和非灾难时是不同的,如发生大规模人员伤亡事件,检伤分类的目标便是尽可能让更多的幸存者获得最大益处,这与日常的检伤分类的目的明显不同,而这也是真正灾难或突发公共卫生事件时首要处理原则。医疗的优先次序不仅会影响最初的治疗和伤患转运,也会影响整个大规模伤亡事件的后续管理。当医疗服务的需求超过了医疗和设备资源供给时便可定义为医疗灾难,而医疗资源的需求可能会进一步受到通信、交通和其他因素的限制,因此突发事件时与日常的医疗服务是完全不同的。突发事件发生后临床决策的首要目标是提高资源的利用率,故而临床决策不能局限于某个伤患的需求,应尽可能考虑到因资源受限而造成进一步伤亡的可能。

所有参与救援人员包括院前急救人员都必须充分理解检伤分类原则,这将有助于确定伤员的优先级别,明确工作方向,也有助于院前与院内救援人员协同合作处理事件。检伤分类原则旨在迅速识别危及生命的情况,开展必要的急救干预措施。初步的检伤分类是基于个人敏感性对损伤与疾病严重程度的判断,并对可挽救患者施行可行的治疗方案。例如灾难发生时,院前急救人员根据检伤分类原则分出的最高优先级别伤员仅提供解除威胁生命的干预措施,而对其他伤患仅提供支持治疗,随着资源的增加,可适时调整检伤分类原则,并重新评估评估伤患生存的可能性。

拿破仑的外科军医主任Baron Dominique Jean Larrey是第一位提出在大规模人员伤亡事件进行检伤分类的人,而在200年后的今天出现了各式各样的检伤分类系统,如CareFlight、CESIRA、START、JumpSTART、SALT、Triage SIEVE等检伤分类法,良好的大规模伤亡事件检伤分类分诊系统应简单易用、准确快速、重复性好,且适应于各种不同的灾难情况。虽然目前有许多检伤分类方法可用,但仍缺乏前瞻性研究证实,因此灾难时应遵循以下三个要素来选择合适的检伤分类方法:分诊敏感性、灾难严重性和可行性。如在灾难现场无法统一检伤分类法,将为后续的救治带来许多障碍。美国国家疾病控制与预防中心推荐SALT检伤分类法,SALT检伤分类方法是采用当时全球最先进的科学研究后得出的大规模伤亡事件检伤分类模型,简单易用,通过简单的指令对伤亡人员进行分级,随后单独评估每一分级内的伤患,同时采取必要的救援措施和/或转运,完全符合大规模人员伤亡事件分诊的核心要求。

(三)　高级灾难生命支持课程(Advanced Disaster Life Support,ADLS)

高级灾难生命支持课程在美国是为期2天的理论与实践课程,其模拟实训是亮点,包括危险品处理的相关训练,受众人员为危险品处理人员、洗消人员、灾难应急响应人员、公共卫生人员、院前急救人员、急救医学人员。中国引进NDLS课程,成为除美国外唯一一个国家级培训中心,改编翻译教材,成为美国灾难生命支持基金会合作伙伴,加入美国灾难生命支持课程教育联盟。在高级灾难生命支持课程中学员可通过模拟实训操练理论知识,实训内容包括个人防护设备的穿脱、灾难发生后各部门的协调、模拟病例的处理等,其中灾难现场救援模拟演练是最大的亮点,首批学员都认为灾难现场救援模拟演练内容新颖、方式独特,非常具有实践性。

灾难来袭前预案的制定和完善可在最大程度上减少灾难带来的损失,有效的应急响应预案能够确保在灾难发生时,人员已做好准备作出安全有效的响应。预案演练可增强人员的警惕性,并评估预案的可行性,从而为新的、未预期的公共卫生威胁进行准备。因此灾难应急响应预案的制定及模拟演练十分重要,预案的制定需要考虑到灾难的影响、范围、人员配备、各部门协作、环境等各种可能影响应急响应的因素。

大规模灾难及突发公共卫生事件可严重损毁公共卫生基础设施,导致大量群众流离失所,如果医疗服务中断可能会引起继发效应,从而造成非直接事件引起的发病率和死亡率升高,因此大规模灾难及突发公共卫生事件对社会和公民健康的直接影响可能是深远的。针对灾难所制定的应急响应计划应考虑到灾难及创伤所产生的生理、心理及行为问题。公共卫生和急救系统,包括第一响应人员、院前急救、医院急诊科、创伤中心、志愿者及其他各部门的合作是成功的关键。当发生重大灾难时,受灾的个人和地方有大量的生理和心理需求,此时医疗和救援服务资源将会相对不足,因此公共卫生等职能部门应协调合作、落实各项措施、控制局面,防止次生灾难发生。这些措施包括确定先后次序和标准,建立水、食品、医疗、固体废物清除、避难场所、动物和病媒控制和传染病防治的监测系统。公共卫生专业人员应与应急部门合作,确保受灾群众知晓健康和安全风险以及如何避免和应对这些风险,有关部门应及时公布诊断、护理和报告的流程,以及分配稀缺医疗资源的准则,公共卫生人员应着眼于整个地方的恢复,而非个人。

灾难响应并不是某一个机构或组织的责任。要掌握这些事件的确切规模以及涉及的人群数量需要很多机构和个人的共同努力才能实现。各机构和个人之间必须彼此合作,齐心协力以降低重复劳动、提高效率,保障社区和灾难响应者的安全。

大规模灾难事故的管理要求响应人员对各种潜在风险有着清醒的认知,灾难对公共健康的影响有可能会被广泛传播并发生变化,影响因素有很多,包括灾难事件的性质、范围及发生时间以及响应能力等。因此在为大规模伤亡事件做准备预案时,至关重要的一点是要将当地卫生系统视作社区关键基础设施的一部分并确保公共卫生保护措施的连续性。在重大灾难或突发公共卫生事件中,应首先满足受灾地区灾民的基本生理、心理需求,切实充分利用可用的资源。公共卫生部门应与其他部门合作落实各项措施(包括保证水和食物供应、确定各项措施及物资的优先级别、合理处置排泄物、提供临时庇护所、控制病媒、监测传染病的发生、提供诊治指南),控制局面,防止次生伤害的发生,公共卫生部门应以大局为重而非侧重于某个患者。

大规模灾难和公共卫生紧急事件的标志为医疗服务需求的突然或逐渐增加,以及相关的能够提供此类医疗服务的资源供应的减少,医疗的标准会由于医疗系统与基础设施的广泛破坏而出现下降,在这种情况下,医疗人员必须在非常规的医疗条件和方法下进行操作。医疗专业人员需依情况而定,提供给患者相应的医疗标准,在正常情况下被认为是"合理"的医疗服务在严重灾难或公共卫生紧急事件中可能会变得不再可行,在这些情况下大量的伤病员会使现有的医疗系统容量和能力难以承受。政府机构与卫生组织需制定大规模伤亡事件中医疗标准调整相关的指南与政策。

高级灾难生命支持课程将让学员将理论知识付诸实践,学习如何进行灾难预案的制定,如何应对公众媒体控制恐慌情绪,如何有序地指挥抢救,如何在有限资源的条件下进行救援工作,如何在现场进行施救,如何协同配合等,让学员最大程度上体会美国灾难处理流程。

(四) 核心灾难生命支持(Core Disaster Life Support,CDLS)

核心灾难生命支持课程在美国尚未开展,目前计划是约 4 小时的网上课程,受众人员为普通民众、第一反应人员等缺乏医学背景的人员,教授灾难发生时的基本处理方案。中国引进 NDLS 课程,计划制作 2 种核心灾难生命支持课程,其中一种核心灾难生命支持课程的受众人员为普通民众,教授民众灾难的基本应对方法,第二种核心灾难生命支持课程的受众人员为无医学背景的灾难应急响应决策制定人员,教授如何进行灾难应急响应预案的制定并介绍美国灾难应急响应相关法律法规。核心灾难生命支持课程的受众面均缺乏医学背景,故课程将避免使用医学专用术语,并根据不同情况设置实践课程。

当今世界威胁人们生命健康的已不再是战争,而是灾难、疾病和意外事故。面对突如其来的灾难,怎样才能尽量挽救生命、减少损失？在专业救援队伍到来之前，面对事故现场，用怎样的方法进行自救或救人？面对呼吸心搏骤停、奄奄一息的家人或他人，在医务人员赶到前，采取怎样的应急救护措施，才能有效地挽救生命和降低伤害程度？专业救护人员到达需要一定时间，然而这短短的时间恰恰是至关重要的，急救不只是专业医师的事，而是更是与每个公民都息息相关，应急灾难救护知识和技能的普及显得尤为重要。

灾难医学是一门研究灾难对人类生存的影响及灾后医疗救护的新型学科。灾难事件的发生具有突发性、群体性、复杂性、破坏性、危险性和不可预见性等特点，短时间内可造成大批人员伤亡。美国在灾难救援中非常重视公民/平民反应，在灾难救援医疗服务体系中，第一个重要的环节是在现场的公民做出的反应。其必须首先识别发生了什么，然后快速拨打急救电话或通知就近的第一反应者如警察、保安等，从而启动急救医疗服务体系。在等待专业人员到来之前，公民/平民反应人员可以为病人提供一些最基本的救护，公民/平民反应人员在最初时间内提供的救护非常关键，因为这一时间段往往是"救命的黄金时刻"。民众第一时间正确的自救对减少灾难造成的人员死亡、伤残率具有很大的作用，因此必须加强灾难急救知识的培训，它是防灾救灾降低损害的基本保证。目前在我国灾难医学无论从认识还是实践都尚属起步阶段，为适应当前及今后应急救援形势的需要，灾难医学培训这一新课题应尽快实施到实际工作上来。核心灾难生命支持课程着力于对无医学背景的人员普及救援基础知识，体现"社会化大救援"宗旨，努力实现"急救社会化、结构网络化、抢救现代化、知识普及化"的战略架构。普及与推广灾难急救知识，让更多民众掌握急救技能，最大限度减少自然灾难等突发事件造成的人员伤亡，降低伤残率。

在发达国家，围绕灾难救援的制度制定工作经过数十年的不断改进，到20世纪末已经较为系统、完善。相关行政部门和包括医学在内的行业，依照法律赋予的义务和职责，制定本行业、本部门灾难预防和救援方案，确定财政支持额度、组织架构组建、训练队伍、保障物资储备、推广普及防灾救灾知识等。预案制定、物资储备和急救力量储备，构成灾难应急响应的基本条件。预案制定是落实灾难方面法律的具体文案，科学、合理、完整、切合实际的预案制定是灾难救援的先决条件。充裕齐全的物资准备对于防灾救灾十分重要，应围绕本地区的灾难特点和救治能力要求储备充分的专业物质器械和生物物资。许多国家完成了从"单灾种防灾管理体系"向"多灾种综合管理体系"，再向"综合国家危机管理体系"的转变。我国在灾难事件处理方面虽然与发达国家存在一定的差距，但是有着自己独特的经验与处理模式，也正在探索符合自身国情的灾难应急响应体系。灾难应急响应决策制定人员如缺乏灾难处理相关经验与知识，对灾难应急响应预案的制定是不利的，这些人员应掌握必要的灾难应急响应原则、最新标准等内容，从而制定有效的应急响应预案。

附录：气管插管术

一、气管插管的适应证和意义

1. 除呼吸心跳停止的病人外，对于不能有效通气和有效气道保护的昏迷病人亦应早期院外插管。有经验的急救人员应将其当作为此类病人气道管理的最佳选择。然而研究亦显示缺乏经验的急救者进行院外插管或不恰当的检测插管位置会带来较高的并发症发生率。现场急救应根据个人具体情况谨慎选择。

2. 气管插管是通过气道途径给予脂溶性复苏药进行心肺复苏的唯一方法。当静脉通道无法建立，气道途径尤显重要。肾上腺素、利多卡因、阿托品均可通过气道途径给药。

二、气管插管的方法

（一）物品准备

1. 喉镜一套（大、中、小号）（图3-1-62）、气管导管一套（儿童、成人）、金属导管芯一只、简易呼吸器（呼吸球囊）一只、听诊器及10ml注射器各一只、开口器一只、舌垫一只、异物钳一只、胶布若干。此外最好还应有氧气瓶供氧装置，用于连接简易呼吸器以增加供氧浓度。

2. 所有物品必须定期提前检查，最好作为制度在每天上班后例行检查，使其时刻处在良好的应用状态，特别要注意喉镜的灯泡是否明亮。

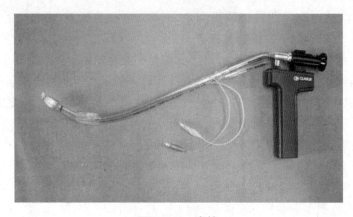

图 3-1-62　喉镜

（二）操作步骤

1. 患者的气管插管体位　使患者处于仰卧位,清除其义齿(假牙)及其他口腔异物,肩部垫高 10cm,用抬颏推额法,以寰枕关节为转折点使头部尽量后仰,以便使镜片和气管在一条直线上。

2. 吸氧　插管前先使用简易呼吸器面罩加压给氧,给病人吸 100% 纯氧 2~3 分钟,使血氧饱和度保持在 95% 以上,插管时暂停通气。

3. 准备工作　戴好听诊器,选择大小合适的喉镜,将金属导管芯插到气管套管中使其具有一定的硬度,并将其前端约 3cm 处稍加弯曲使其略呈鱼钩状,然后将所需物品(简易呼吸器、注射器、开口器、舌垫、异物钳、胶布)备齐一并放在患者右侧肩部上方。

4. 暴露声门　打开喉镜,操作者用右手拇指、示指拨开病人上下齿及口唇,左手紧握喉镜柄,把镜片送入病人口腔的右侧向左推开舌体,以避免舌体阻挡视线,切勿把口唇压在镜片与牙齿之间,以免造成损伤。然后,缓慢地把镜片沿中线向前推进,暴露病人的口、腭垂、咽和会厌,镜片可在会厌和舌跟之间,挑起会厌,暴露声门。

5. 插入气管导管　操作者用右手从病人右口角将气管导管沿着镜片插入口腔,并对准声门送入气管内,请助手帮助将导丝拔除,继续将导管向前送入一定深度,插管时导管尖端距门齿距离常在 21~23cm。注意气管导管不可送入过深,以防止进入单侧主支气管造成单侧通气。操作过程中如声门暴露不满意,可请助手从颈部向后轻压喉结,或向某一侧轻推,以取得最佳视野。

6. 确认导管位置　给导管气囊充气 5~10ml 后,立即请助手用简易呼吸器通气,在通气时观察双侧胸廓有无对称起伏,并用听诊器听诊双肺尖,以双肺呼吸音对称与否判断气管导管的位置正确无误。

7. 固定导管　放置牙垫后将喉镜取出并代之以舌垫,用胶布以"八字法"将牙垫与气管导管固定于面颊。

8. 将简易呼吸器尾部的输氧管与氧气导管连接并打开氧气瓶,捏压气囊持续人工呼吸或者将气管套管连接于呼吸机。

（三）基本动作要领

1. 打开口腔　动作要轻柔,切忌使用暴力和鲁莽操作;患者牙关紧闭者要首先用开口器将其口腔打开;提起会厌时要用左臂的力量,力线向前上方 45°~60° 挑开口腔。禁止将喉镜放在患者上唇及上牙上并以此作为支点。

2. 暴露声门　插管时暴露患者声门十分重要,只有充分暴露声门,直观下才能较顺利地将导管插到气管内。因此暴露声门是气管插管的关键技术。首先要选择正确型号的喉镜,过大或过小都会给操作者带来不适,其次要有良好的视野,如果患者分泌物较多则应先用异物钳夹一些纱布将喉部的分泌物抹去,第三要循序渐进,从患者舌根部逐渐进入,边进入边挑起喉镜,如果进到一定的深度仍未看到声门大多数是叶片进入过深,此时可边退出叶片边尝试地挑起喉镜,直到看见声门为止;如果有助手,可以让其垂直下按患者喉结(塞里克手法),有助于暴露声门。

3.“盲插法” 如果因喉镜灯泡不亮或其他原因(如患者咽部有大量的泡沫状分泌物)无法看到声门时可以采用“盲插”,这是院前急救时经常遇到的情况,此时急救者首先要建立自信,沿着患者舌弓走行方向和会厌的解剖位置逐渐插入,多数情况可以成功。如果不成功可以将方向和角度稍作改变再次试插,直到成功为止。盲插气管插管的最常见失误是将气管导管插到患者食管。由于食管开口呈闭合的扁形,如果会厌被喉镜挑得太高,食管口就会被张得很大,此时加之气管套管口的位置偏低就容易插到食管内。盲插的经验性很强,此外了解喉部和会厌的解剖位置也很重要,因此专业急救者应将喉部和会厌的冠状面的解剖位置和形态熟记于心。

(四)插管位置的判断

据报道在院外气管插管时误插入食管者占17%,因此辨别气管导管在患者体内的位置十分重要,除了通过呼吸末CO_2监护仪和食管探测设备在院外尚未普及,急救者还可通过看、听、按、血氧饱和度和喉镜等方法判断。

1. 看 是挤压气囊时观察患者胸腹部隆起情况,如果以整个胸部隆起为主则说明在气管内,如果以上腹部隆起为主则说明在胃内,如果以单侧胸部隆起为主则说明插管过深,气管导管进入了支气管内。

2. 听 是在挤压气囊的同时通过听诊器听患者胸腹部,如为肺泡呼吸音则证明在气管内,如为气过水声则说明在胃内;听诊区依次为胃区、双肺底、双肺尖。

3. 按 是指插管后操作者先将耳部靠近气管导管口,然后按压患者胸部,如果每次都能够感受到气流就证明在气管内。

4. 气管插管成功后经过数分钟的机械辅助呼吸,心搏骤停在数分钟内患者的血氧饱和度大多在数分钟内恢复正常,如果无变化则首先考虑气管插管失败,如果患者心脏停搏时间过长,血氧饱和度就不能成为气管插管成功与否的检测标准。

5. 如仍对导管位置有怀疑,还可以使用喉镜直接观察导管是否在声门内。

(五)插管时间

气管插管的时间不应过长,如果在短时间内无法完成或因插管造成复苏停顿10秒以上者应该进行面罩球囊通气2分钟再进行下一次尝试。

(六)阻阈设备(impedance threshold device,ITD)

与气管插管、面罩或其他气道辅助设备如喉罩导管、食管气道导管联合使用可增加回心血流量和心输出量,降低脑血管阻力,从而为心脏和大脑提供更多的血供。只要能够保持面罩和面部的密封,ITD和面罩同时使用与ITD和气管插管同时使用均能产生气管内负压。ITD是新的AHA指南高度推荐的能增加循环血量和复苏成功机会的CPR方式。有研究证实,ITD联合传统的徒手CPR可使心脏和脑血流量倍增,患者血压升高一倍,24小时存活和健康出院的概率增加50%以上。一旦恢复自主循环应立即除去ITD。目前尚未见正确使用ITD出现不良影响的报道,如果不恰当使用(比如忘记及时移除ITD)理论上可导致肺水肿的发生。

三、其他插管方法

(一)光索引导气管插管技术

大量临床应用表明,在常规气管插管操作中,光索至少与采用直接喉镜一样有效。在选择合适光索芯的情况下,其可用于所有年龄患者的气管插管操作。在困难气管插管患者,可将光索与喉罩通气道和直接喉镜等联合应用。在气管插管前,需将光索适度润滑,然后将其插入所选用的气管导管内,直至灯泡刚好位于气管导管的前端;然后在套囊上部的近端处将气管导管折弯。在头部处于中位的患者,折弯的角度大约为90°;如果患者头部处于轻度前屈或后仰位,折弯的角度应适当缩小或增大。光索前端折弯的长度大约相当于下颌骨颏部与舌骨之间的间距。对于能主动满意合作的患者,首先应让其伸出舌头;如果患者不能主动合作,可用戴手套的左手和纱布挟持患者的舌头,并将其牵出口外。此操作对维持气道通畅十分有益。将带光索的气管导管从一侧口角插入口腔内;在颈前部寻找合适的光亮点;如果光亮点首先出现在食管内,可提起光索并逐渐后退,当气管导管前端位于声门口时,可有突然性落空感,并且颈前部有光亮点透出。当在颈前喉结下方见到边界清晰明亮的光亮点后,即可用左手将气管导管沿光索插入气管内。推送气管导管时,必须考虑位于喉内光索的弯曲部分。如果光亮点是位于甲状软骨前壁,可相当容易地使气管导管从固定的光索上滑下进入气管内。如果将光索和气管导管一同推进,不仅不能成功,而且可损伤喉前部。当气管导管被插入气管内时,颈部的光亮点似乎被分开;随着气管导管进入胸腔内,将形成一扩大的透光哑铃。如果采用 Trachlight 型光索,在颈前喉结下方见到边界清晰明亮的光亮点后,应首先将光索内的硬质芯向外退出 10cm,然后再把柔软的光索与气管导管一起缓慢向下推送入气管内,直到光亮点在胸骨切迹处消失,说明气管导管前端恰好是位于声带与器官隆嵴之间的中点。然后再将光索从气管导管内退出。在喉显露为Ⅲ级或Ⅳ级的患者,亦可联合应用光索与直接喉镜实施气管插管。首先用直接喉镜提起舌根部,然后沿中线方向插入带光索的气管导管,在舌根下方盲探声门,一旦在喉结下方出现光亮点,即说明气管导管前端位于喉口处,可由助手沿光索推送气管导管。另一种方法是将带光索的气管导管在直接喉镜明视下先插入食管内,此时在颈部无透光亮点,然后缓慢后退光索,当其退出食管进入咽部时,颈部即有透光亮点出现,而且此时气管导管前端大多是位于声门处。亦可在直接喉镜协助下先单用光索在中线方向盲探声门,一旦光索进入气管内,再沿光索推送气管导管进入气管内。由于光索引导气管插管的关键步骤几乎完全有别于其他气管插管方法,即需光线从机体内部透射至外部,所以能够干扰此过程的任何因素均能降低此方法的有效性,如严重的颈前部瘢痕(包括屈曲性挛缩)和颈前脂肪组织堆积等。如果气道内的血性分泌物进入气管导管内覆盖在光索前端的灯泡之上,亦可造成光线的穿透能力下降。另外,由于光索引导气管插管是一盲探操作,所以对于上气道病变如肿瘤、囊肿、感染(会厌和咽后脓肿)和创伤的患者,或有上气道异物的患者,应避免使用光索进行气管插管操作。

（二）纤维支气管镜引导气管插管术

纤支镜在人工气道建立及管理上有很多不可替代的优越性。具体为:检查气道,明确引起气道急症的原因;放置双腔支气管导管,用于分侧肺通气;肺泡灌洗并作病原学检查;用于困难气道插管;成功率高,损伤小,安全性高。它的缺点也很突出:价格贵,需要专门维护、保养,携带不便,要专门培训。

（三）经鼻气管插管术

1. 盲探经鼻气管插管　适应证基本与经口插管的禁忌证相同。禁忌证或相对禁忌证主要包括呼吸停止;严重鼻或颌面骨折;凝血功能障碍;鼻或鼻咽部梗阻;颅底骨折。操作要点:先将鼻腔内点滴呋麻滴鼻液,润滑剂润滑并作表面麻醉。将导管与面部作垂直方向插入鼻孔,使导管沿下鼻道推进,经鼻后孔至咽腔,切忌将导管向头顶方向推进,否则极易引起严重出血。操作者可一面注意倾听通过导管的气流,一面用左手调整头颈方向角度,当感到气流最强烈时,然后迅速在吸气相时推入导管,通常导管通过声门时患者会出现强烈咳嗽反射。不要施加暴力。如果推进导管时呼吸气流声中断,提示导管前端已触梨状窝,或误入食管,或进入舌根会厌间隙。应稍稍退出重试。成功率约 70%。插入后务必确认气管导管在气管内而不是在食管内。反复尝试插管易造成喉头水肿,喉痉挛及出血,导致急性缺氧,诱发心搏骤停。建议在 3 次不成功后改其他方法。盲探插管受阻时的纠正方法:①误入梨状窝:如盲探插管受阻,管口呼吸声中断,可能导管滑入一侧梨状窝,在颈侧近喉结处可见隆起血肿包块。应退管 2~3cm,向反方向旋转 45°~90°角,再向中线探插,同时用左手压甲状软骨,使声门接近插管径路。②误入会厌谷:如同时出现窒息症状,常为头位过度后伸,导管前端置于会厌谷,致使会厌盖住声门造成窒息。在颈部可见甲状软骨上方隆起血肿包块,应稍退导管,使头位抬高前屈后,再沿最大气流声探插导管。③导管误入食管:如导管探插阻力消失而管口呼吸声也中断,多为头前屈过度,导管误入食管所致。应稍退导管,将头后伸,使导管向前转向插入气管,切忌用暴力探插。④导管误入咽后间隙:多为导管抵鼻后孔遇阻力时施行暴力探插所致,偶尔可听到"咔嚓"声,同时气流中断,即可能沿咽鼓管误入咽后间隙。应将导管逐渐后退,当听到气流声后,稍将导管旋转 90°角,重新探插,多能离开"盲道"抵咽喉腔。如鼻导管弧度过度弯曲,导管前端易顶在喉前壁受阻,应更换导管。如盲探插管困难,又允许经口置入喉镜,则可明视下用气管插管钳把出后鼻孔的鼻导管挟住送入声门。

2. 明视经鼻气管插管　气管导管通过鼻腔方法同盲插,声门暴露方法基本同明视经口插管法。当导管通过鼻腔后,用左手持喉镜显露声门,右手继续推进导管进入声门,如有困难,可用插管钳夹持导管前端送入声门。检查确认导管位置并固定。

（曾红　陈志　郭伟　张烁　梁勇　熊辉　韩菘　穆洪　杨赓　王立祥　米玉红　王洪波　徐爱民　刘禹赓　潘曙明）

第二节 爆炸灾难事件的医学救援

一、爆炸灾难事件的概述与特点

（一）基本概念

爆炸:是一种化学变化将固体或液体快速转换成为气体从而令到体积迅速增加的过程,并且会产生高温和释放极大能量。能量释放有多种形式,包括化学形式(化学爆炸)、核能形式(核能爆炸)和热液形式(火山爆发)。爆炸可分为意外或人为两种:意外爆炸事故包括工厂、采矿工作、燃料运输或储存仓库的事故。人为爆炸可分为高阶爆炸(HE)和低阶爆炸(LE)。高阶爆炸品包括 TNT 炸药、C4 炸药、可变塑料炸药、硝酸甘油炸药和硝酸铵燃油炸药,高阶爆炸品能够产生高压冲击波从爆炸中心以超音速的速度产生严重的爆炸伤害,低阶爆炸品例如火药、管状炸弹和石油炸弹等不会产生高压冲击波,只会通过比较慢的燃烧过程而产生次音速的爆炸(图 3-2-1)。

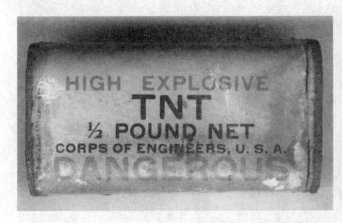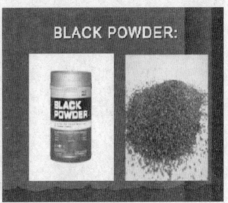

图 3-2-1 高阶(HE)和低阶(LE)炸药

（二）爆炸品

可以基于他们的生产方法分为专业爆炸装置和简易爆炸装置,专业爆炸装置是根据军方的标准制造、是大规模生产、有质量检验和采用高阶炸药制造出来的武器,简易爆炸装置是恐怖分子不按标准制造的爆炸品,或是改装现行的产品而制造出来的武器,例如将商业用的飞机改装成为导弹发射台。因为普通的材料也可以制造强大的爆炸品,恐怖分子会利用任何工具制造爆炸装置,2002 年印度尼西亚巴里岛的恐怖袭击便是一个很好的例子,这些简易爆炸装置(IEDs)主要目的是为了制造大量的伤亡,又可以加入有毒化学品、生物毒素或放射性物质,所以简易爆炸装置对院前急救人员是一个极大的威胁。

（三）战争中爆炸性伤害

爆炸性伤害是很常见的,如在第一次世界大战的炮弹性震慑和在第二次世界大战的空中轰炸模式;爆炸性伤害也可在恐怖袭击和工业爆炸见到。著名的恐怖袭击例子为俄克拉何马城的爆炸事件、伦敦地铁爆炸事件和波士顿马拉松的爆炸事件。1995 年 4 月 19 日俄克拉何马城爆炸导致 168 人死亡,680 人受伤,324 栋建筑损坏。2005 年 7 月 7 日伦敦地铁爆炸造成 52 人死亡,700 人受伤。2013 年 4 月 15 日波士顿马拉松爆炸造成 3 人死亡,264 人受伤。著名的工业爆炸的例子包括西得克萨斯化肥厂爆炸事件、得克萨斯城爆炸事件和天津爆炸事件。1947 年 4 月 16 日得克萨斯城爆炸是历史上最大的非核性爆炸,导致 581 人死亡、133 人失踪,5000 人受伤。2013 年 4 月 17 日发生在西得克萨斯化肥厂的爆炸也导致 15 死亡和 60 受伤。2015 年 8 月 12 日天津港口爆炸为危险化学品爆炸,造成 173 人死亡,797 人受伤。

（四）天津爆炸事件

1. 由于中国的经济迅速发展,核生化事故也增多了。最令人震惊的事件是发生于 2015 年 8 月 12 日,天津集装箱码头的危险化学品爆炸事件。这事件与一家在天津港内装卸危险化学品的物流公司有关,这些化学品包括易燃和腐蚀性物质,氧化剂和有毒化学品。

2. 这片仓库发生了两次大爆炸和一系列轻微的爆炸。滨海新区仓库大约在当地时间 22:50 发出了第一个火灾警报,可是第一批赶到现场的消防员不知道这些仓库存储了危险品,所以他们惯常地首先用水灭火,但水却引起了猛烈的化学反应。第一次爆炸震级约 2.3 级,相当于 15t TNT。在第一次不久后发生更厉害的第二次爆炸,产生的危害相当于 430t TNT。在这之后,亦发生的了一系列较小的爆炸。所有爆炸释放的总能量约 450 万 t TNT 炸药。

3. 这仓库存储的化学品具体数据并不清楚。除了数量庞大的氰化钠和电石,调查报告亦发现了 800t 硝酸铵和 500t 硝酸钾,主要用于制造化肥的硝酸铵,已被证实可引起巨大的工业爆炸。消防部门发言人证实,消防队员在初期使用水灭火,这可能导致电石遇水后释放出高挥发性气体乙炔,水也可以与氰化钠反应产生氰化氢,所有这些易燃剂在气体状态下都可能引爆硝酸铵(图 3-2-2)。

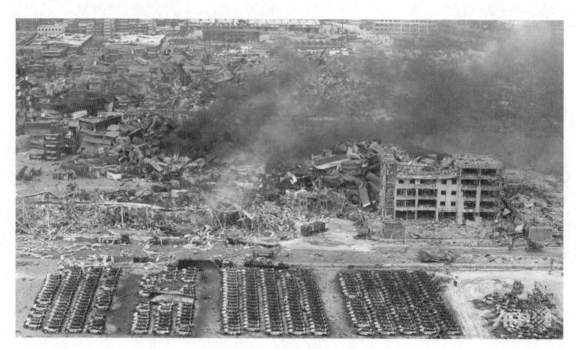

图 3-2-2　天津爆炸事件

二、爆炸事件的逃生与救生技术

1. 爆炸是一种令物质体积快速增长及释放能量的方式,而爆炸伤害程度在封闭的环境(如室内或隧道)会比室外更严重。室内爆炸会令建筑物倒塌造成更多的伤亡。对于能否逃离爆炸现场取决于你与爆炸地点的距离、逃跑的速度和爆炸品的类型。霍普金森规则显示峰值压直接与爆炸的能量相关,与离震中的距离成反比。高阶爆炸品如 C-4(冲击波以 8000m/s 的速度行进),爆炸几乎是瞬间的。因此,一般人几乎不可能逃离现场。如果想在爆炸现场中求生,重要的是与爆炸地点要保持一个安全距离。最小疏散距离就是不能导致受伤的距离,2kg 炸弹爆炸的最小安全疏散距离大约是 360m。20kg 炸弹的最小安全距离约 550m。500kg货车炸弹,最小疏散距离约 750m。

2. 爆炸最初可以造成正向和负向压力脉冲波,这个现象可以由弗里德兰德方程描述的爆炸气流波看到(图 3-2-3)。爆炸可以产生三种类型的损伤,散裂伤(spalling)发生在压力波从一种密度较小介质移向更高密度的介质的过程中造成的损伤,例如有一个水底爆炸会造成水表面破裂的现象。内向破裂伤(implosion)是指气体通过冲击波压缩后突然膨胀而对中空器官的损坏。剪切力伤(shearing)是指压力波在不同密度的组织之间以不同的速度移动时而产生的撕裂。在露天场所爆炸导致的死亡率约 8%,爆炸发生在一个狭小的空间里死亡率约 49%。70% 伤者有软组织损伤,11% 的伤者会发生创伤性截肢。

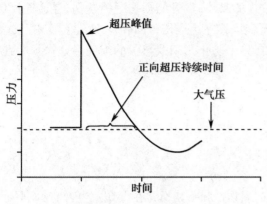

图 3-2-3　弗里德兰德：正向的和负向的压力波

3. 在没有预告的情况下爆炸会造成大量人群毁灭性的伤害，爆炸可以损害不同的人体器官，包括耳鼓膜破裂，含气器官穿破，不同程度的烧伤及创伤性截肢。受伤的程度取决于室内爆炸或室外爆炸、爆炸威力的大小及爆炸品类型、伤者与爆炸点的距离、是否有爆炸物体飞溅出来，如化学、生物和放射污染物。

4. 水底爆炸致命的半径范围大约是在空气中类似爆炸的 3 倍，因为水的密度比较高，爆炸波传播速度更快，但能量在水中损耗的速度亦比较慢，所以水底爆炸更加危险。增加生存的方法是尽可能漂浮在水上，减少身体和水之间的接触面积。

三、爆炸事件的基本搜救技术

（一）一般策略

当接近爆炸现场时，重要的是在 50m 范围内不要使用通讯设备，如对讲机或手机，这些设备的调频可以引爆爆炸装置。到达现场后，救援队应极其谨慎地向前推进。在救援之前，救援队应该减慢速度，进行 360° 环境监测以识别可疑对象和人物。救援小组负责人应减少在现场救援者的数量和所有员工应该结伴工作。除非该地区通过执法人员确定安全，救援队不应该进入热区（爆炸区）。此外，救援队应尽可能在现场疏散人群。

（二）进入热区策略

1. 在执行搜索和救援之前，最重要的是在安全距离现场建立一个事故指挥系统（incident command system，ICS），工作范围包括总体指挥、监控、沟通和协调的事项。事故指挥官应该设置热、暖和冷地区的安排。热区是高危爆炸点，冷区是医疗人员工作的清洁区，暖区是冷热区之间的接口区域，用于缓冲和洗消化学或辐射碎片。此外在工作区域内必须建立一条快速撤退和现场疏散通道，而救援团队成员应提供适当的个人防护装备（personal protective equipment，PPE）。事故指挥官应该沟通和协调好在现场各持分者团队，比如救火、执法、紧急医疗服务和医疗小组。执法人员应负责现场隔离和法律和秩序。消防队员应该快速控制火情。事故指挥官也应该注意次生性灾难，如不稳定的建筑结构，公共设施被破坏，坠下碎片、物理危害、化学或放射性污染物。

2. 在爆炸现场，会有大量的受害者。应该启动大规模伤亡事件的策略（MCI）。但要注意到受害者可能是没有可见的表面伤口或患有慢性疾病，这类病人也可能有生命危险。重要的是要确保在热区只进行疏散，而检伤分类应该在冷区进行。根据国际惯例，受害者是广泛筛选分为四类：红色（危急），黄色（紧急），绿色（次急）或黑色（死亡）。

3. 灾难现场分流与传统分流不同。灾难现场分流的方法是一个根本性的改变。传统分流的目的是对个别伤者作最大的好处。然而，在灾难现场分流，目标是去救活最多人数，但可能要牺牲个别重伤者。灾难现场分流的挑战是从多数的非关键受伤者中快速识别需要紧急治疗的少数重伤病人。在灾难分类中，分流类别将取决于受伤的严重程度，生存的可能性和现场可用的资源（如人力资源、后勤和运送设施）。在受资源约束环境中，有时分拣人员在关键情况下可能需要放弃少数生存机会率低的重伤者。

4. 爆炸事件中，可以预见有大量伤者，伤者可以分为两类：有明显受伤的人和那些没有明显受伤的人，有明显爆炸伤的人员要检查耳膜，如果耳膜完整，主要内脏损伤的机会很小，主要的工作为一般伤口处理。然而，如果鼓膜破裂，内脏器官可能受损，除了伤口的治疗，应该密切观察伤者是否存在因爆炸引起肺和内脏器官受伤。没有明显外伤的人群，也应检查耳膜，如果鼓膜完整，给予适当建议后病人可以自行回家休息。如果耳膜破裂，伤者在给予适当建议后也应该密切观察 8 小时，看看有没有伤及内脏。

5. 原发性爆炸损伤（PBI）是由高阶爆炸（HE）对组织器官有超高压的影响，爆炸损伤主要影响人体充气组织，如肺、耳朵和胃肠道等中空内脏。大威力爆炸设备如高阶爆炸品、车辆爆炸或在密闭空间的爆炸，除了普通的创伤,也应该考虑原发性爆炸损伤(PBI)。对于一般常规的爆炸,常见的损伤为钝挫伤、穿透性损伤、吸入性损伤、热损伤,但 PBI 的概率很小。在现场的治疗是不应该移除穿透伤口的碎片,而是覆盖并稳定该碎片防止损伤的恶化。如果有烧伤,应该用清洁的敷料覆盖伤口来防止污染及热量的损耗。如果预期到有病人长途运送,在运送之前骨折和脱位应该用夹板固定。

6. 爆炸伤者的处理

(1) 检查气道、呼吸、血液循环,必要时进行心肺复苏术。

(2) 覆盖胸部开放性伤口,并治疗张力性气胸(如果发生)。

(3) 局部加压控制出血,内出血需要手术控制。

(4) 烧伤伤口应该用清洁的水清洗并用无菌敷料覆盖。

(5) 幸存者中肺损伤是最常见的致命性爆炸损伤,严重的爆炸性肺损伤通常在爆炸发生后的 48 小时出现。爆炸性肺损伤的临床三联征为:呼吸停止、心跳减慢和血压下降。

(6) 除非气道被堵塞,不要移除身体内爆炸碎片。

(7) 如果是预期有长距离病人运送时,要用夹板固定以防止不稳定及长骨骨折导致的流血。

(8) 爆炸幸存者的眼睛可能有严重的损伤,症状包括眼睛疼痛、刺激、异物感觉和视力改变。这些伤害可能涉及因高速爆炸物造成的穿破,碎片异物不应该移除,受伤的眼睛用敷料覆盖加以保护。

(9) 听觉系统在 PBI 损伤是很容易被忽略,受伤的程度是取决于耳朵相对爆炸的方向。鼓膜穿破是最常见的中耳损伤,耳朵受伤的迹象通常在初步评估病情时出现,在检伤时应注意任何人有听力损伤、耳鸣、眩晕或者外耳部出血。如果有来自耳朵的血液,都应该怀疑中空器官损伤。

(10) 腹部损伤包括实时或延迟的肠穿破、内出血、实体器官受伤口及睾丸破裂。任何接触爆炸的伤者都应该注意腹部是否损伤,主要症状包括有腹痛、恶心、呕吐、呕血、直肠疼痛、睾丸疼痛,原因不明的血压下降、腹胀和腹部僵硬。

(11) 脑损伤:PBI 爆炸波会造成脑震荡或创伤性脑损伤。病人可能会出现头痛、疲劳、注意力不集中、嗜睡、抑郁和焦虑。

四、爆炸事件的医学救援

(一) 核爆炸事件

1. 核爆炸不同于普通爆炸。其毁灭力量更严重而且含有放射性物质。有 3 种核爆炸的能量释放的形式,即冲击波、热能和辐射危害。传统爆炸和核爆炸之间的区别为爆炸的规模、核辐射和放射性碎片的存在。爆炸因冲击波可以导致爆炸性伤害(50%)。因为直接吸收红外线能量,热能可以导致灼伤;红外脉冲引起的火灾导致的火焰灼伤。辐射损伤为 γ 波、中子和放射性碎片(放射性尘埃)等造成的危害。

2. 任何核武器的爆炸都会对社会造成巨大的物质和心理破坏,2009 年,美国国家安全局发布了第一版针对核爆炸的反应规划指南。在文件中,出版者根据破坏程度,物质损毁的类别,距离爆炸震中不同区域受伤的人进行分类。在 2010 年 6 月发布的文件第二版集中更新模拟研究的一些建议和指导,试图进一步量化在美国城市发生核爆炸的影响,指南更新的部分进一步细分损伤区域。作者称最接近震中的地区为严重损伤(SD)区;邻近地区为中度损伤(MD)区;距离震中最远的受灾地区称为轻度损伤(LD)区。另外,还提出了由放射性物质散射所决定的危险辐射散落(DF)区。设定震中的"安全"和"危险"距离因情况而定,这责任由现场事故指挥官负责,将取决于武器的能量,是否在高地或在地面上爆炸,地形和其他地势结构特征。

3. 辐射总吸收量取决于以下因素(图 3-2-4):持续时间越短,辐射越小。距离越长,辐射剂量越小。屏蔽越多,辐射剂量越小。因此,善用到这三种因素,生存的机会将增加。

4. 伤者将受到两种类型的辐射污染:第一种是辐射波,这种类型是爆炸瞬间时辐射波的释放,时间短、威力大、传播距离长。第二种是残留的辐射粒子,也称为辐射尘,尘埃和辐射碎片会跟随天气降雨,受污染的黑色烟尘也被称为"黑雨",黑雨带来了危险的辐射量,并且可带来极端的温度,非常致命。辐射粒子会污染它触及到的任何东西,要立刻找寻庇护所以防止黑雨的伤害。

5. 为了增加生存机会,应该了解不同类型的辐射和粒子知识。

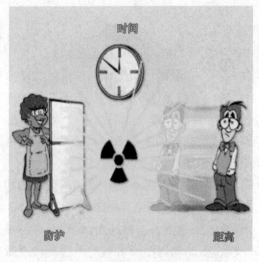

图 3-2-4　影响辐射剂量吸收的因素

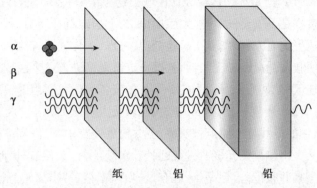

图 3-2-5　α、β 和 γ 射线的穿透力

（1）α 粒子：这些粒子是最弱的，几乎不存在任何威胁，α 粒子被大气层吸收之前仅在空气中影响 5cm，虽然它们的外部辐射只有微小的威胁，但摄入或吸食也会致命的，因此，穿着合适的保护衣可免受 α 粒子的伤害。

（2）β 粒子：这些粒子的速度比 α 粒子更快和进一步渗透。它的辐射长达 10m，然后被散播到大气层中，身体污染于 β 粒子并不致命，但长时间污染，亦可能导致"β 烧伤"，就像晒伤一样。然而，长时间的污染，它们对眼睛将造成严重威胁。摄入或吸入也是有害的，穿着合适的保护衣有助于预防 β 烧伤。

（3）伽马射线：伽马射线是最致命的。它们可以在空中可以穿越 1.5km，并穿透任何类型的屏障，因此，伽马射线辐射是非常危险的，对内部器官造成严重损害，需要有足够的屏障来抵御，尽量不要污染超过 5 分钟，在农村地区，请尝试寻找洞穴或藏于地洞，可躺在坑里，把土堆堆放于周围（图 3-2-5）。

6. 在核爆炸中幸存者不能撤离灾区，伤者应该留在住所至少 10 天左右，在任何情况下应该在离开住所前至少待 48 小时，这样做的原因是为了避免核爆炸的"裂变产物"，其中最致命的是放射性碘。因此，预防摄入碘化物可能是有益的，放射性碘的半衰期相对较短，约 8 天。但是，即使在 8~9 天之后，仍会有大量的放射性碘危害行动。放射性碘可能需要 90 天才会衰减到初始剂量的 0.1%。核裂变的其他主要产品是铯和锶。这些物质的半衰期分别为 30、28 年，也能很好地被生物吸收，可以危害食品长达几十年。这些物质可以被风扩散到很远的地方，如果以为偏远的地区是安全的，那就错了。

7. 应穿上所有衣服，包括帽子、手套、护目镜、把袖口扣上等，特别是在外面防止 β 烧伤。可以通过抖动和用水洗衣服自行除污，任何暴露过的皮肤上的残留物都可能最终引致烧伤。烧伤病人在辐射事件中很常见。烧伤的知识管理很重要。

8. 伤者受到轻微的烧伤，也被称为 β 燃烧。伤者应该用冷水浸泡烧伤处，直到疼痛消退。如果皮肤开始起疱，可以用冷水清洗污染物，然后用无菌纱布包扎以防止感染。不要去掉皮肤上的水疱，否则可能会引起感染。如果皮肤没有起水疱，无须用纱布盖住，可以用凡士林霜之类的药膏涂抹在烧伤的皮肤上。

9. 伤者受到严重烧伤，也被称为热燃烧爆炸，因为它主要来自高强度热，而非电离粒子。这可能危及生命，这是一个恶性循环：脱水、休克、肺损伤、感染等。应该遵循以下步骤来治疗严重烧伤：应该脱离燃烧区域免受进一步的污染；如果衣服覆盖在燃烧区域，可以轻轻地把衣服脱下，但不要试图把衣服和皮肤一起撕下来；更重要的是要把伤者尽快送到医疗中心。

10. 预防和治疗休克是重要的。休克时重要组织和器官血流不足，如果未经治疗，它可以是致命的。造成的结果是失血过多，严重烧伤，或反应性的伤口出血。表现有坐立不安、口渴、皮肤的苍白和心跳加速，出冷汗等。因为恶化，呼吸会短快以致喘憋，我们的目标是把伤者尽快送到医疗中心。如果病人病情恶化，在转移前应该首先保护呼吸和血液循环系统。

11. 当需要计划救援资源有限时,可用性辐射单元的知识将是有用的。

12. 美国卫生和人类辐射紧急医疗管理服务部建议在辐射事件中搜索和救援时采用以下方法:

(1) 严重损伤区域(SD区域):这个区域将具有非常高的辐射水平,会阻碍救援工作。该区域大部分的建筑物是不安全的,可能发生崩塌,街上的碎石会使街道无法通行,影响了救援速度,在一些地下车库和地铁隧道可能有幸存者,基于风险/利益考虑,工作人员需要确定辐射剂量,大幅下降才能继续进行救援工作,才可使救援的风险减至最低,救援人员需谨慎进入这个区域,并且只能营救已知的幸存者。救援人员一旦进入该地区,他们应该穿适当的个人防护装备和配备适当的辐射测试仪器。

(2) 中度损伤区(MD区):当救援人员从LD区进入MD区时,亦会遇到许多遭受严重结构破坏的建筑物,例如电线杆和路灯被吹倒、公共设施线路中断、汽车被推翻、塌陷的屋顶、一些建筑物倒塌并引起火灾、坠毁和失事侧翻的车辆、街道被封锁、水管外漏、天然气外泄、电力和通讯线路损毁。在这个区域中,辐射量也相当高并且危险,但是,该区有最多的"幸存者"需要紧急治疗和搜救,在非辐射污染区域的救援是最有效率的,因此在进入此区域前,救援人员需要佩戴适当的个人防护设备和适当的辐射测试仪器,主要目标是减少伤者和救护人员接收的辐射剂量。这里的救援重点是为那些无法自我疏散而需要紧急救治的伤者,这个区域必须做好救援计划,来应付高辐射水平、不稳固的建筑物、电线断电、煤气管道破裂、危险化学品泄漏、破碎的玻璃及火灾。这里的救援活动将集中于初步拯救生命和相关的医疗诊断。

(3) 轻度损伤区(LD区):这个区域的破坏是变幻莫测的,损坏主要由爆炸冲击波所造成,但是辐射污染量比较低,但是救援人员应佩戴适当的个人防护装备和配备适当的测试仪器。冲击波在建筑物、地面、甚至大气层多次反弹,造成很大的破坏,因为失事和坠毁的汽车使紧急救护车辆难以通过,清理建筑垃圾和瓦砾是困难的。因为冲击波爆炸的玻璃和碎片以及交通事故的伤害是可以预计的,所以该区大部分破坏不会危及生命,这个区域应该集中在救治严重伤员,救护员应鼓励和指导患者前往安全地点,在这个区域的救援人员亦拯救能自行走动的幸存者,这些人受伤通常不太严重,可自行去医疗中心和寻找庇护所。

(4) 危险的辐射散落区(DF区):该区域位于事故区域的外周,辐射不到10mR/h时。需要知道在这个区域,辐射水平是变幻莫测的,接近地面的辐射量为零,但该区域周围可能潜在轻或中度损伤区。这区最危险的放射性尘埃粒子容易被看见,但是没看见的放射粒子不代表辐射不存在,辐射将沿着上层风的路径向四方八面延伸,并且在较低的空气层显著扩散,放射性尘埃发生在首4~6小时是最危险,而且危险的水平将持续存在,救援人员应佩戴适当的个人防护装备和适当的辐射剂量监测器,如果在这个区域长时间污染可以产生急性辐射损伤或致命,因此,在该区进行拯救行动所用的时间应该要快而准。在DF区最重要的任务是向公众传达保护行动指令,在当地建立避难所,当辐射水平显著下降后提出具体撤离辐射区时间和地点。

(5) 10mR/小时边界(被NCRP命名为"热区"):该区域位于辐射外围,辐射水平大约10mR/小时。在该区域内,辐射水平可变幻莫测,并且从很高的水平到接近地面为零。区域边界足迹最初增加,但随着放射性衰减而收缩,区域范围由于放射性尘埃物衰变很快就会稳步缩小,这个区域可伸展到几百公里。10mR/h的概念慢慢被广泛接受,专家认为救援人员应该穿适当的个人防护设备和适当的辐射剂量监测仪器,这对救援是有帮助的。

13. 去除污染

(1) 外围辐射线包括γ波或X射线,它们没有质量或电荷。它们可以照射伤者但不残留放射性物质,因此不需要外部洗消。但是辐射粒子包括α和β粒子,它们具有质量和电荷,并且可以污染人体外部和内部,身体外部污染是指放射性碎片会沉积在身体和衣服上,至于身体内部污染,则交由医护人员处理。

(2) 对于皮肤去污,所有患者在进入消毒帐篷之前必须除去所有衣服和自己的个人物品。因此,保安人员(如警员)应先帮助收集和保管患者的所有财物,并且制订系统接收受污染的衣物和物品及用适当的标记以资识别,以便将来将物品交还伤者。皮肤洗消分为两步,首先是脱去所有的衣服(取决于当地政策),任何贴身的物品例如首饰、鞋子和手表。第二步是用大量的水清洗身体,还要注意皮肤褶皱、身体毛发、头皮、手、脚和指甲的地方,如果化学品不是水溶性的,可以使用温和的洗涤剂。洗消团队应该注意并确保洗消过程是全面和充分的,伤者一定要经过洗消,否则不应允许伤者进入清洁区,去除污染后,医护人员应给所有伤者提供一套干净的衣服和拖鞋以作更换。

14. 核爆炸伤者的医疗管理

(1) 身体局部接触污染:局部辐射损伤(LRI)。

这种类型的辐射损伤发生在直接处理辐射物质或在一定的距离污染于辐射环境中。因为随着距离增加辐射量会迅速下降,病人即使污染于高辐射剂量,但通常能够存活。主要的损伤是皮肤灼伤,类似于一般的热灼伤,但损伤的症状和体征可以在受辐射污染的几天后发生,而放射性尘埃的 β 辐射粒子仅会烧伤污染的皮肤。然而辐射波可以穿透到更深层的结构,穿透损伤程度是预测辐射后结果的重要因素。如果血管有损伤,几个月后可能发生血管功能不全,并导致皮肤坏死,所以主要治疗将是控制疼痛、预防感染、血管舒张剂治疗、手术清创和皮肤移植。

(2) 整个身体接触污染:急性辐射综合征(ARS)。

受到大量辐射污染者可能会患上急性辐射综合征(ARS),这是由于过量辐射照射导致身体系统损伤引起的全身性疾病。快速分裂细胞系将受到严重影响,如骨髓、胃肠道、淋巴细胞和精母细胞,ARS 也称为急性辐射中毒或急性辐射病。急性辐射疾病需要在很短的时间内接受于高剂量(至少 100rad)的电离辐射才会发生,一般来说,ARS 需要辐射污染于全身或身体的大部分。盖革计数器可用于量度污染水平,医疗保健者应该使用隔离预防措施和洗消程序。

(3) 急性辐射综合征通常分为 4 个疾病进展阶段。

1) 前驱期:①表现为恶心和呕吐;②其他症状包括:不适、发热、结膜炎;③污染后几分钟至 2 天内发生(取决于剂量)。

2) 潜伏期:①短期的症状改善;②持续数天至 1 个月;③需要跟进和监控。

3) 发病期:①显示临床综合征的症状;②严重性基于整体剂量、照射体积、健康状况和年龄;③显著的免疫抑制作用;④症状持续几天至几个月。

4) 康复期(或死亡期):①如果患者在并发症阶段能够存活,但是恢复进度缓慢(数周至数年);②如果接受致死剂量,患者可能几天内死亡(受到非常高、快速辐射剂量)或可能延迟几个月;③剂量超过 1000rad 是致命的;④如果患者可以康复,需要长期跟进,因为突变可能会导致癌症或婴儿先天缺陷。

15. 伽马辐射有非常高的能量水平,因此所有的救援队伍都应该遵守的规则是:减少辐射吸收,曝光时间,接触距离和适当的屏蔽。虽然 α 和 β 粒子的能量水平很低,会导致体外和体内的污染组织损伤和癌症,因此,救援队人员进入辐射区域之前应该穿适当的个人防护装备(PPE)。PPE 包括防护服、保护手套、橡胶靴和呼吸器。另外,每一个救援团队成员都应该佩戴剂量计。剂量计是一个来监控辐射剂量吸收的有用的工具。剂量计是一个迷你盖革计数器,为个人剂量监测探测器,它直接数字读出 Sv 数,自我监控水平可以确保没有过多的辐射接触。此外,救援队应该意识到辐射事故的形式可以是恐怖袭击等简易核设备、辐射传播设备和放射性接触设备。

16. 辐射检测设备　我们的身体不能感觉到电离辐射,因为电离辐射是看不到、听不到、闻不到,没有味道和感觉不到的,因此受害者可能不知不觉承受了致死的辐射辐射剂量,因此个人剂量计和放射性检测器可用于检测环境中辐射的存在。然而,辐射检测设备有一定的局限性,因为许多辐射检测设备只能测量 β 和 γ 射线,并不能检测 α 射线。常见的有两种主要类型的辐射探测器,第一个是盖革·米勒管(GM),GM 管由充气的管作探头,当辐射通过它时会传导,每一次导电都会计算。第二个是闪烁探测器,每当辐射通过时,里面的晶体会产生闪光,一般情况下,闪烁探测器比 GM 管更敏感和准确,需要注意的是这些辐射探测器都应定期维护。对于辐射水平的检测,应首先记录背景辐射水平,并与辐射源进行比较,读数的两倍增加显示对辐射水平的增加是阳性反应。对于受害者身体污染检查,应采用世界卫生组织建议的标准调查方法。

17. 应急指挥系统　事故指挥官应负责救援队的整体安全,在辐射污染区域工作的人员应设定工作时限。所有救援人员在进入辐射区前必须知道涉及的风险,一旦救援人员达到个人剂量计记录的最大接受辐射水平,基于安全原因,该人员必须离开现场。

18. 由于放射性损伤会对快速分裂细胞(特别是骨髓/机体防御和出血控制系统)造成影响。需要接受紧急手术以及手术伤口闭合的患者应及早进行救治。手术应最好在 48 小时内完成。如果错过了这黄金时间,伤者不应行手术治疗,直到造血系统恢复后才能进行手术(约 3 个月)。根据损伤的严重程度,伤者的洗消工作可以在之前、期间或初步稳定后执行。

19. 碘化钾片　碘化钾片在核电厂附近存放,用于保护工作人员减少放射性碘的吸收。身体的甲状腺需要碘化物来合成甲状腺激素以维持身体新陈代谢。碘化钾片的作用是使甲状腺吸收饱和,使放射性碘不能被人体进一步吸收,然而,碘化钾片并不能阻止其他放射性试剂如铯或锶的吸收。因此,它并不是万能的保护神药。此外,碘化钾片亦有并发症如过敏、甲状腺肿、可能影响哺乳期的母亲和新生儿等不良反应。因为代谢率减慢,碘化钾片对于 40 岁以上的伤者疗效减弱。放射性碘的半衰期相对较短,为 8 天。然而,即使在 8~9 天后,仍然会有大量的放射性碘残留体内,放射性碘的量可能需要长达 90 天才衰减至初始量的 0.1%。

(二) 物理爆炸事件

1. 爆炸伤害　可分为原发性、继发性、三次性、四次性爆炸损伤或是任何组合。爆炸可以产生冲击波、爆炸风和热能损伤。一般低阶炸药可引起钝挫伤、穿透性损伤、吸入性损伤和烧伤,但很少机会产生原发性爆炸损伤。但是对于高阶爆炸品、汽车爆炸或封闭空间内爆炸,原发性爆炸损伤则占主导地位。爆炸很快导致直接死亡,原因是急性窒息和大量肺出血的后果,其他导致死亡的原因包括肺动脉栓塞、明显的头部外伤、外伤性出血、挤压伤和穿刺伤。由于受到大面积爆炸冲击波的破坏,许多伤者尽管接受了高端和及时的医疗救护,仍然会面对死亡。当面对大量伤者时,尤其是在爆炸现场面对资源短缺的时候,救援队伍应尽可能拯救最多伤者,当伤者出现以下的情况例如创伤性截肢加上没有生命表征、呼吸或心脏停顿,应该考虑属于死亡类别。

2. 原发性爆炸损伤(PBI)　是冲击波对组织直接压迫造成的,高阶炸药爆炸造成强烈的压力脉冲导致身体组织损伤,爆炸波损伤的特点是通过巨大压力直接或间接对身体表面或内脏冲击,对身体结构和生理功能造成极大的伤害。高阶炸药(HE)的"爆炸波"(超级压力波)应区别于"爆炸风"(强力的热空气流),爆炸风能在高阶炸药(HE)和低阶炸药(LE)产生,但是爆炸波只能由高阶炸药产生。初级爆炸伤最重要的是影响中空器官,如肺、耳以及消化道中空器官。继发性爆炸损伤(SBI)是爆炸产生的碎片撞击伤者造成的,这种损伤是穿透性创伤和破裂性损伤。低阶炸药造成受伤的主要原因是碎片(继发性爆炸损伤),爆炸风(三次性爆炸损伤)和热能及污染损伤(四次性爆炸损伤)。在理论上低阶炸药和高阶炸药都能够导致继发性、三次性、四次性爆炸损伤。三次性爆炸损伤(TBI)是由冲击波将身体推向固定物体而造成的,如墙壁。头和脊柱受伤是最常见的。四次性爆炸损伤(QBI)包括所有其他损伤,爆炸直接或间接引起的。这包括热能、吸入性烧伤、挤压伤、挤压综合征、有毒物吸入窒息和其他伤害。

(1) 冲击波损伤:在原发性爆炸损伤(PBI),超压波以超音速的速度从爆炸中心发出,随着向外传播逐渐失去速度和能量,PBI 损伤是由高阶炸药创造的爆炸波引起的,约有 20% 的爆炸伤者会受到原发爆炸伤害。这些损伤的程度将取决于冲击波的峰值压力,超级压力的持续时间,爆炸发生的介质,密闭空间或开阔的区域和距离爆炸源的距离。原发性爆炸损伤一般会影响耳朵,呼吸系统和胃肠系统。然而,大脑和心血管系统也可能受到影响(图 3-2-6)。

(2) 压力波损伤:PBI 是因压力波直接影响人体,特别是空腔和内脏。PBI 造成损伤的方式包括散裂伤、

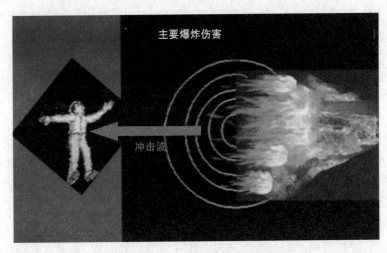

图 3-2-6　原发性爆炸损伤（PBI）

内向破裂伤及剪切力伤。散裂伤(spalling)是指当一个冲击波通过不同密度的组织时,在交界区域产生不同能量速度而造成组织破坏和损伤。内向破裂伤(implosion)是指气体通过冲击波压缩后突然膨胀而对中空器官产生的损坏。剪切力伤(shearing)是指压力波在不同密度的组织之间以不同的速度移动时而产生撕裂损伤。PBI 的大小取决于爆炸的规模和其发生的环境,在一个封闭的空间,如建筑物内或公共汽车上,超压波的效果会增加,因为冲击波会从固体物(墙,地板,天花板)发生反射,这叫反射脉冲,反射脉冲亦可能会导致远离爆炸现场的人受伤。

(3)　耳鼓膜损伤:耳鼓膜是最常见的由爆炸损伤的器官,在 0.34atm(大气压力)时就会产生损伤。在较高的压力下(4 ~ 5 个大气压),中耳的听小骨可能会移位,其他器官亦相继损坏。因此,耳鼓膜破裂是一个判断爆炸伤的有效识别 PBI 指标。在马德里的火车爆炸事件最近的一份报告中,在 243 个伤者中有 99 个发生鼓膜破裂,97 个胸部受伤,89 个弹片伤,骨折 44 个、烧伤 45 个、41 个眼损伤,12 个腹部损伤,并有 5 个外伤性截肢。因爆炸造成肺损伤的 17 例危殆患者中,13 例有鼓膜损伤和 4 个没有。27 名受重伤的伤者中有 18 个发生鼓膜破裂。在这些研究的基础上,可以得出结论,在没有耳鼓膜破裂的情况下,不太可能对其他空腔器官发生 PBI 损伤。耳鼓膜穿破是高敏感度指标,可以示其他空腔器官爆炸伤的可能性。然而,这表征不是绝对的,很多爆炸伤者耳鼓膜穿破却是没有其他爆炸伤,鼓膜穿破大部分无须手术也可以自然康复。

(4)　肺损伤:肺是 PBI 第二最常见的损伤器官,大多数有肺爆炸损伤的伤者会迅速死亡,其他迟发性死亡的原因是渐进性肺损伤如出血、气胸、血胸、纵隔气肿、或是急性气体栓塞引起的。肺挫伤的双侧肺门水肿在 X 线胸片上表现为经典的"蝴蝶征"(图 3-2-7)。急性气栓塞也是一种肺气压伤,亦需要特别注意,气体栓塞最常见是阻塞大脑或脊髓的血管。所以除非有气道梗阻或呼吸衰竭急需处理,否则不应在现场进行插管,正压通气会增加气体栓塞的死亡风险。此外,低血压可能是继发于张力性气胸表征,如果张力性气胸确定,应做胸腔引流手术。除非出现低血压,在现场应给予伤者最低流量的静脉输液。原发性爆炸伤 PBI 可以延迟发作。这些伤者应该通过脉氧测量计循环监测血氧饱和度侦测到,血氧饱和度下降可能提示早期"肺爆裂",治疗肺爆裂伤是具有挑战性的,因为高峰值吸气压力通气会增加空气栓塞或气胸的风险,通气时应使用限制性气道峰压并允许高碳酸血症。给予补液必须谨慎,应避免过量,因为受损的肺组织特别容易出现水肿,糖皮质激素和抗生素会有帮助。病人应被持续监控,如果出现气胸,应迅速行胸腔闭式引流术。虽然

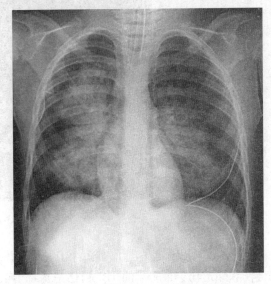

图 3-2-7　X 线片显示肺爆裂伤的蝴蝶征

盔甲可以保护请救人员受到碎片的冲击,但不能阻止由原发性爆炸伤造成的肺损伤,在动物模拟中发现盔甲可能会增加原发性爆炸伤的程度,所以要钻研开发有减震性能的防弹盔甲。

(5) 腹部损伤:结肠是空腔脏器,通常在原发性爆炸中出现损伤,幸存者的主要爆炸后腹部损伤包括由PBI、SBI 和 TBI 造成,最常见的腹部爆炸伤包括:PBI:腹部出血和穿破(结肠最容易穿破);SBI:碎片贯穿腹部和钝伤;TBI:腹部钝性和锐性创伤;QBI:腹部和腹壁挤压伤。肠道损伤的范围从肠膜撕破到破裂,然而,肠缺血性损伤可导致肠道梗死。腹部爆炸伤的临床表征可以是明显或变幻莫测的,包括腹痛、反跳痛、肌卫、肠鸣音消失、恶心、呕吐、发热、休克或出血的症状。封闭空间爆炸的伤者有更多腹部器官损伤的风险,腹部损伤在水下爆炸时会特别严重,因为水的相对不可压缩性,水下爆炸的杀伤半径约为空气中的三倍,在水中爆炸波的传播速度更快、能量消耗更少。

(6) 眼部损伤:眼外伤也是常见的爆炸伤。高达28%的爆炸幸存者会有严重的眼伤,特别是由爆炸造成玻璃破碎的情况。这些损伤包括眼球裂伤、眼眶骨折、前房积血、眼球撕裂伤、外伤性白内障、视神经的损伤以及眼球本身的破裂。破碎玻璃是造成眼部撕裂伤和异物的主要因素,在建筑物爆炸中,混凝土、金属、木材和其他材料飞溅可以造成异物眼损伤。炸弹恐怖袭击导致的眼外伤可能是广泛的,通常是两只眼睛同时受到伤害,PBI造成的钝性或穿透性眼睛损伤包括轻微的角膜擦伤到开放性眼球损伤、眼内异物(IOFB)、视网膜炎和眼前房积血、眼球破裂。爆炸的伤害程度取决于爆炸设备的大小、与爆炸的距离、传输超压的介质是空气、水还是固体,和开放或密死循环境。在现场进行急救不建议紧急摘除眼球,亦不应取出眼睛内的异物,只可以用一个纸杯或其他清洁物料覆盖眼睛,不要施加压力在眼球上,然后送病人都眼科中心治疗。对于眼化学烧伤,应用无菌生理盐水连续冲洗最少60分钟。

3. 二次爆炸损伤(SBI) 是由爆炸产生的碎片造成的,SBI 穿透伤害比 PBI 更常见,除了在重大建筑物倒塌的情况下,SBI 是爆炸伤者死亡的主要原因。SBI 炸伤中最常见的是头部、颈部、胸部、腹部及四肢的创伤,包括穿透性和钝性创伤、骨折、创伤性截肢、和软组织损伤。为了增加杀伤力,炸弹有可能含有故意放进炸弹装置内的物体在爆炸时飞溅出来。飞溅碎片可能会伤害到远离爆炸中心的路人,在 1998 年美国驻肯尼亚内罗毕大使馆的恐怖炸弹袭击中,2 公里外仍有伤者被飞溅的玻璃所伤。恐怖分子往往将如钉子、螺母和螺栓的额外物品添加到爆炸性混合物中,以增加 SBI 炸伤害的影响,军事武器如炮弹和手榴弹也采用同样方式来的设计,以增加爆炸所发出的威力。异物可以从不同的路径进入身体,而且皮肤外部表面伤痕并不明显,因此,对于 SBI 的伤害,应该有 X 线影像检查,所有这些伤口均被认为是受污染的,不应立刻给予病人缝合伤口(图 3-2-8)。

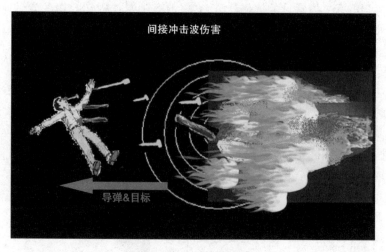

图 3-2-8 二级爆炸伤

4. 三级爆炸损伤(TBI) 是由冲击波将身体推向固体物所造成的,如墙壁。伤者也可能跌倒在地上,造成钝伤和穿透伤。最常见的 TBI 损伤是头部、四肢和脊柱损伤。其他损伤包括骨折、移位、甚至肢体截肢。TBI 造成的伤害程度也取决于伤者在环境中的撞击程度。伤害可以从简单的瘀伤和擦伤到穿刺伤。TBI 炸伤是由爆炸中的气体流动造成的,通常伤者位于接近爆炸的位置,但是如果伤者位于从一个结构中气体流动的出口,如门口、或舱门,TBI 伤害也可以发生在相对远离爆炸的地点。同样的,如果病人在小巷里,由于建筑物的结构,可能会使爆炸风放大数倍。TBI 受伤的程度取决于伤者受撞击的位置,损伤可以从简单的挫伤到穿刺伤、擦伤和挫伤,亦可导致挤压综合征,挤压综合征通常发生于四肢,因为骨折导致发炎、流血及水肿,在紧迫的肌鞘空间内被压缩的结果,这种局限性的肿胀促使局部缺血,然后继续肿胀,增加筋膜室压力,并进一步缺血,形成恶性循环,未经治疗的挤压综合征会引起局部组织坏死。临床症状包括低血压、急性肾衰竭、低钙血症、高钾血症、代谢性酸中毒、心律失常。在院前,应考虑使用止血带及静脉大量补液(约每小时 1.5 升)。挤压综合征特征表现为疼痛与损伤不成正比,受影响的肢体被在拉动时,含有肿胀肌肉的筋膜会加剧疼痛,挤压综合征应尽快进行筋膜切开术或筋膜室减压术(图 3-2-9)。

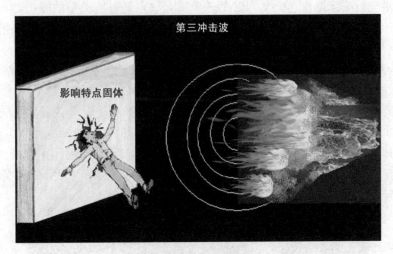

图 3-2-9 三级爆炸伤

5. 四级爆炸伤害(QBI) 包括那些不是由于任何上述损伤类别,并与爆炸无关的疾病,不属于 PBI、SBI 或 TBI,包括烧伤、吸入性损伤、中毒和有毒物质吸入。QBI 伤害也包括慢性疾病的发作,如哮喘、慢性阻塞性肺疾病、心绞痛。QBI 伤害还包括烧伤、有毒物、辐射和化学污染。在 2001 年 9 月 11 日恐怖分子用满载燃料的飞机袭击五角大楼,烧伤和其他 QBI 是重要的伤害。燃烧弹是第二次世界大战期间作为攻击城市的主要武器,能够造成广泛的破坏。传统的爆炸物一般不会引起原发性火灾,因为在爆炸过程中大部分的氧气被消耗,恐怖分子发明了延时高爆炸弹,并涂胶或勾荧油或汽油,这些化合物增加燃烧时间,所以燃烧弹袭击后,烧伤者的数量应尽快确定,并应考虑详细的烧伤中心资源规划,因为大量烧伤的伤者可能会造成烧伤中心迅速瘫痪。

(三)化学品爆炸事件

1. 化学爆炸被定义为一个爆炸事件,涉及被有毒化学物、生物、放射性或核物质污染的伤者。由于化学物泄漏可能是非常有毒的,会在很短的时间内杀死许多人,对于响应者和伤者现场的安全是非常重要的。世界上最严重的化学工业灾难,是 1984 年 12 月 3 日发生在印度博帕尔,造成 150 000 人受伤,2500 人死亡。2015 年 8 月 12 日天津的化学爆炸也有约 1000 名伤者。化学武器通常被恐怖分子用于杀害,以达到一定的政治目的。虽然化学事件是罕见的,但是,一旦发生,后果将是有害的。因此,对化学事件基本概念、毒性、个人防护、洗消和治疗的基本知识是非常重要。

2. 由于化学物泄漏可能是毒性强、并可在短时间内使人致死,所以现场救护人员和受害者的安全问题是非常重要的。首先要做的是物质的鉴定。关于化学品毒性的数据可以从以下途径获得:固定设施(如化工厂)、车辆类型(危险品车辆)、设施或车辆的标牌、库存和发货清单和材料安全数据表。为了成功逃脱,你必须了解危险品事件的接触途径。吸入是到目前为止最常见的接触途径。因此,救援队应小心与气体,蒸气,固体气溶胶,如灰尘,烟气和烟雾和液体气溶胶,如薄雾和浓雾。皮肤和黏膜的吸收也是常见的接触途径。皮肤对于某些化学物质有一定的保护,除非皮肤受损。眼和呼吸道黏膜是良好的吸收化学物质的地方,因此应使用保护装置。需要注意的是,化学物质既可以产生局部效应,也可以对整个身体产生全身效应。

3. 救援队人员应该在进入危险品区之前穿着适当的个人防护装备(PPE)。个人防护装备包括防护套装,乳胶内层和腈类外层手套,橡胶靴和有呼吸器的面罩。PPE 可以分为 A ~ D 四个级别。A 级 PPE 提供最高水平的保护。它是由气体防护级的防护服和独立性呼吸器(SCBA)组成。B 级 PPE 提供相对较次一等的保护,使用防飞溅套装和独立性呼吸器。C 级 PPE 包括化学品防护服和过滤式呼吸器。过滤器可以分为微粒或气体过滤。每个执行救援的小组成员均应该进行面罩适配测试,以确保面罩边缘完整没有漏气。新的 filter 类型模型是电动空气净化呼吸器(power air purification respirator, PAPR)。D 级别 PPE 只是在工作场所的普通的保护工作服。它包括防护服和外科手术口罩或 N95 口罩。A 级 PPE 能够提供最高级别的保护但它很笨拙,A 级 PPE 很难进行临床操作。C 级 PPE 的一个重大缺点是过滤类型的呼吸器不能用于氧气不足的环境。正确地穿着防护服的目的是为了员工在工作时不会让化学品接触身体,无论哪种防护装置,防护服套装供应者应该对工作人员进行充分的培训。

4. 事件现场分为热、暖、冷区。热区是主要的污染现场。热区是主要的污染区,冷区是清洁区,暖区是冷热之间的缓冲地带。重要的是要注意,冷热区域距离应该至少 50 米。为了不污染冷区,风和水流方向应从冷到热区。在热区,员工应该穿最高水平的个人防护装备(PPE)拯救受害者或证据收集。在运送至冷区之前,受害者应该在暖区进行洗消处理。热、暖区之间的界限被称作热线。工作人员穿着合适的 PPE 将替伤者进行洗消去污。流动的受害者可以执行自身清洁,不能行动的受害者,洗消去污工作由工作人员执行。去污后,进入冷区之前所有的受害者都应该进行去污完整性检查。暖区和冷区域之间的界限被称为净化后检查线。事故指挥中心和分流站和均应设在冷区(图 3-2-10)。

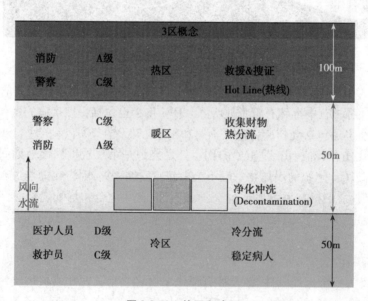

图 3-2-10 热区和冷区

5. 在热区,工作人员必须穿上最高级别的个人防护装备(PPE),只进行设备伤者或证据收集。暖区应是在伤者送往冷区前洗消伤者的洗消区。热区与暖区之间的界限叫热线。执法人员穿戴适当的 PPE 在伤者洗消之前收集伤者的财物。可以行走的伤者可以进行自我洗消,而洗消工作人员将帮助不能行走的伤者洗消。洗消后,所有的伤者在进入冷区之前都要检查确保没有污染。暖区与冷区之间的界线被称为洗消后的检查线。事故指挥中心和分流站和急症室将设置在冷区。

6. 当接近现场时,救援队要提高警觉,如特殊的气味,对眼睛或呼吸道的刺激气体。重要的是在爆炸现场 50m 范围之内不要使用通信设备,如无线电或手机,因为这些设备的调频可能会触发爆炸装置。抵达现场后,救援队应极端谨慎的行动。在继续推进之前,救援队应该放慢脚步,进行 360°的环境扫描,以确定没有可疑的物体和人。救援队的负责人应该尽量减少现场工作人员的数量,所有的工作人员都应二人一组工作,除非该地区已经被执法人员确认安全,否则救援队不应进入热区(爆炸区)。此外,救援队应尽可能快速地疏散现场人群。

7. 根据国际惯例,伤者大致可分诊为四类:红色(危急)、黄色(紧急),绿色(稳定)或黑色(预期死亡)(图 3-2-11)。

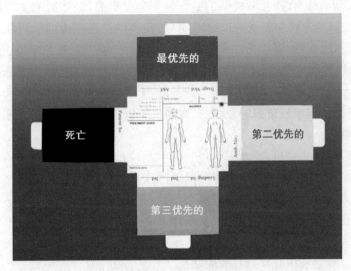

图 3-2-11　检伤分类标签

(1) 红色类别:重度异常生命表征的伤者。
(2) 黄色类别:处于恢复期,症状较轻的伤者,但有机会恶化。
(3) 绿色类别:症状轻微,可行走或交谈的伤者。
(4) 黑色类别:循环系统停止,无心搏,或预期死亡。

8. 灾难现场分诊是不同于传统意义上的分诊。灾难现场分诊在救治伤者的方法上需要根本性的改变。传统分诊的目的是为个别病人提供最大化的利益。然而,灾难现场分诊的目标是为救活最多伤者。灾难现场分流的难点是从大量非危重伤亡人员中迅速检出少量需要紧急挽救生命治疗的严重受伤患者,在灾难现场分诊中,其分类将取决于受伤的严重程度,存活的可能性和可用的资源(如人力,物流和病人运送设施)。有时分诊人员在资源受到约束的环境下可能需要放弃生存可能性低的危重病例。

9. 化学爆炸事件的医疗管理原则
(1) 终止污染。
(2) 在送到冷区之前对伤者进行洗消除污。
(3) 生命支援,如气道、呼吸和循环系统。
(4) 解药。
(5) 将所有患者送到医院检查以防止延迟发生的病变。
(详细医疗管理细节在〈第四节　化学品泄漏灾难事件的医学救援〉)

10. 穿着 PPE 的人员可能遇到的一些潜在的问题,包括有限的能见度,减少灵活性、幽闭恐惧症、活动能力受限,氧气供应不足,脱水,过热/过冷影响。再且穿上 A、B 级 PPE 要求特殊的训练,维护这些设备是十分困难的。在许多场合,医院洗消团队可以穿着 C 级 PPE 进行洗消操作,但是热衰竭或中暑对于 C 级 PPE 仍然是个大问题。

五、爆炸事件的救援特点

(一) 救援队必须面对许多挑战并需要解决潜在问题,爆炸地点是危险的,救援队应注意以下几点:
1. 可能有第二个爆炸装置。
2. 火警、污染及建筑物倒塌。

3. 由于有限资源及爆炸现场的潜在危险,不能对幸存者作太详尽的院前评估及治疗。

4. 轻伤者可以安排他们自行从爆炸现场走到最近的医院

5. 在爆炸事件中院前急救医疗管理的一个重要组成部分就是实施灾场分流。

6. "高估"分流伤者可能会耗尽有限的资源,"低估"分流伤者可能会增加危重伤者死亡率。

(二)当面对一场大型爆炸事件时,救援队的工作是十分艰难的,爆炸后的主要创伤是穿透创伤或钝性创伤。由于明显爆炸伤的初始症状和表征可以是不明显,伤者的早期表面症状可能不准确。如果发生在密闭空间(车辆、矿山、建筑和地铁)的爆炸死亡率更高,加上房屋结构倒塌,死亡率将进一步增加。便携式耳镜可用来诊断鼓膜破裂,如果鼓膜完整,没有呼吸困难,和急性腹痛等相关症状的情况下,可排除原发性爆炸创伤。

(三)爆炸性肺损伤是幸存者最常见的致命伤,救援队可以遵循一些简单的指引去处理伤者:

1. 施行普通创伤护理。

2. 快速疏散幸存者以增加生存机会

3. 遵循灾难管理的原则,在分流过程中不作非紧急治疗。

4. 如果伤者的数量多和存活率低,应减少现场心肺复苏的尝试。

5. 识别与恐怖炸弹袭击有关的风险,如第二次爆炸、环境污染(如毒素)、火灾和不稳定建筑结构。

6. 识别严重爆炸伤的患者

7. 紧急医疗服务和急救管理中心保持有效的联系

8. 伤者分诊标准应取决于可用资源与患者需求。

(四)因为恐怖炸弹袭击会造成大量重伤者,院前医疗系统(EMS)在应对这种大规模伤亡事件(MCI)起着重要作用。大规模伤亡事件的复杂性及其范围应该由EMS"评估",EMS应变将影响所有后续的临床医疗服务的质素,也直接影响到患者的死亡率和发病率。

(五)院前医疗系统(EMS)救援队应警惕第二次爆炸。国际经验显示恐怖分子常会在引爆后30～100分钟设置第二次爆炸,第二次爆炸的目标是针对现场救援队、消防和警察,在某些情况下,恐怖分子可能在爆炸区域远程引爆炸药或使用高能步枪袭击救援队,由多名恐怖分子组成的团队协调发动的二次攻击也曾报道。所以一定要提高警觉,怀疑任何伤者可能携带武器和炸药是十分重要的,恐怖分子给自己造成的炸弹伤害也很常见。

(六)儿童伤者

儿童有着较少的软组织和柔软肋骨用来吸收冲击波,所以使得儿童更容易受到原发性爆炸伤害。由于较低体重,他们更容易受到三次性爆炸伤害。由于肋骨柔软,固体器官损伤的发生率也较高,他们可以在显著出血的情况下保持血压。儿童出现低血压和低氧应怀疑张力性气胸。儿童高位颈椎骨折发生率也较常见。创伤性脑损伤可发生在无表面症状的儿童身上,因此第一次检查时表现为清醒的儿童如果出现以下情况如烦躁、嗜睡、行为异常、持续性呕吐、惊厥、意识丧失或出现脑脊液漏应尽快送往医院治疗。胸部损伤通常是由钝击造成,也是爆炸冲击导致儿童常见的死因。儿童气管较短,所以气管插管更困难,气管松脱更常发生,儿童气道较狭窄,因此更容易发生支气管痉挛和梗阻。因为儿童有更柔软的胸壁,所以肋骨骨折较不常见,但可以在没有显著外部损伤的情况下发生严重的胸内部损伤。儿童纵隔结构具有较大的可移动性,因此张力性气胸可导致纵隔移位造成呼吸系统和心血管损害,所以出现低血压、缺氧的儿童要考虑张力性气胸。因为儿童肋骨柔软/腹壁较薄,对于儿童的保护较少,腹部更容易受伤,儿童器官比例较大,如脾和肝更容易受伤。儿童常见的骨科损伤包括塑性变形骨折、青枝骨折、骨骺骨折、前臂骨折、肱骨髁上骨折。在肱骨髁上骨折,仔细检查神经血管对于发现潜在肱动脉损伤是必要的。

(七)妊娠伤者

在妊娠期间,胎儿被爆炸直接损伤是罕见的事,胎儿受到羊水的保护,如果冲击波影响到高密度的子宫壁和低密度的胎盘,可引起胎盘提早剥落,这对于附着于胎盘的胎儿而言存在风险。对处于第二和第三孕期妇女幸存者,应该送入产房进行胎儿监测。

（八）老年伤者

因为几乎没有针对于老年人的爆炸伤亡和护理模式的数据，所以对于老年人爆炸伤治疗的研究有限。因为身体组织的弹性下降的结果，老年伤者会增加骨折的风险（例如髋部，肋骨，颅骨），创伤性脑损伤和创伤后并发症。此外，慢性疾病、并发症、护理医疗服务和手术质素都会影响老年伤者的康复，一些潜在的重大疾病包括冠心病、高血压、慢性阻塞性肺疾病、糖尿病、老人痴呆、脑血管病、慢性肾衰竭、关节炎、胃食管反流病和慢性病导致的贫血，也会影响康复的进度，所以在处理老年伤者时需要考虑到这些并发症以及使用适合药物治疗。老年人的生理指标可以是隐性紊乱的，许多老年人的血管内容量状态很难评估，他们需要他们要经过详细的检查才能发现到年轻人常见的血容量不足的生理反应（如心动过速，低血压）。

六、爆炸事件的救援注意事项

（一）爆炸通常会导致大量伤者，而轻伤者通常比重伤者早到达急救站，在爆炸伤的分诊过程中，"低估"和"高估"是常见的，具有接近25%的错误率。在爆炸现场，会有大量的受害者。应该启动大规模伤亡事件的策略（MCI）。但要注意到受害者可能是没有可见的表面伤口或患有慢性疾病，这类病人也可能有生命危险。重要的是要确保在热区只进行疏散，而检伤分类应该在冷区进行。根据国际惯例，受害者是广泛筛选分为四类：红色（危急），黄色（紧急），绿色（次急）或黑色（死亡）。

（二）灾难现场分流与传统分流不同

灾难现场分流的方法是一个根本性的改变。传统分流的目的是对个别患者作最大的好处。然而，在灾难现场分流，目标是去救活最多人数，但可能要牺牲个别重伤者。灾难现场分流的挑战是从多数的非关键受伤者中快速识别需要紧急救生治疗的少数重伤病人。在灾难分类中，分流类别将取决于受伤的严重程度，生存的可能性和现场可用的资源（如人力资源、后勤和疏散设施）。在受资源约束环境中，有时分拣人员在关键情况下可能需要放弃少数生存机会率低的重伤者。

（三）灾难现场有分3个层面

现场分流（1级），医疗分流（2级）和运送分流（3级）。在现场分流（1级）中，目标是对严重伤者进行快速分流，方法是将伤者分为急性（红色）或非急性（绿色）。使用扬声器效果是对大量伤者进行一级分流的一种有效方法：用扬声器指示伤者自行移到特定检查区，那些可以自行移动的伤者将被归类为非卧床的伤者，不能自行移动而留下的人归类为危重伤者。

（四）在2级分流（医疗分流）中，伤者分为4类（红、黄、绿、黑）。对于红色病例，通常指那些如气道、呼吸或循环系统出现问题的伤者需要立即拯救。但是对于分流者来说，严重却预期没法存活的患者这是个挑战，因为可能没有足够资源处理这类别伤者。黄色病例通常是指那些是处于紧急情况但不需要立即进行急救的伤者。绿色病例是指那些需要少量或不需要接受医疗支持的受轻伤者（包括心理性伤害）。有时很难决定黑色（预期死亡）病例，这取决于生存机会和现场资源的可用性，例如，有伤者100%深层范围烧伤，心脏骤停患者以及严重衰弱疾病的伤者，可能要分流为黑色类别。

（五）在3级分流（运送分流）的目标是根据受伤的严重程度和可用的救护车资源，适当地运送伤者到不同的医院。在大规模伤亡事故中"高估或低估"病患者受伤程度总会发生。"低估"是指将急需医疗诊治的危重者分类至更低的类别。"低估"的发生率越高，医疗的延误就越大也增加死亡率和发病率的风险。"高估"是指将没有致命伤的患者分配至紧急组，"高估"发生率越多，会导致医疗系统不堪负荷。根据我们日常观察，分类错误通常涉及"高估"伤者受伤程度，这情况通常发生在爆炸伤害，受伤儿童或孕妇。

（六）急诊室的准备

一旦医院或医疗设施的紧急部门接到爆炸事故的通知，应在确认事故后启动应急计划。因为所有炸弹事件都有可能藏有化学和/或放射性污染物，根据东京沙林毒气事件的经验，有一半的轻伤者在一小时内绕过EMS系统并直接到达最近的医院寻求协助，所以在急诊室外面设立一个洗消区，为伤者进行洗消去污。在急诊室内应组建一个治疗轻伤的区域，中层医师负责分流和处理轻伤的工作，专业外科医生将会负责手术操作。爆炸类型和现场的信息有助于预测伤者类型，一般而言，严重受伤者将会在一小时后才陆续抵达医院。在一个密闭空间（如公共汽车）爆炸后，除了主要损伤包括多发性穿透性损伤和钝击伤，幸存者以原发爆炸伤为主,预计出现更多的原发性爆炸肺损伤。

（七）创伤后遗症

1. 大规模蓄意伤人事件,如炸弹袭击,是专门制造死亡,破坏,恐惧和混乱的工具。与自然灾难相比,大规模蓄意伤人事件更容易引发长期心理症状。炸弹袭击后恐惧和痛苦的伤害取决于几个因素,包括患者自身受伤和/或家庭成员和朋友的受伤或死亡、与亲人分离、缺乏其消息、或回忆恐怖可怕的场景,紧急救援人员和其他医疗服务提供商也可能会持续接触死亡和而出现上述心理症状。大多数恐惧心理反应是正常和可预期的,可以邀请心理医疗人员提供协助。临床医生应该认真对待所有身体、情绪、认知和行为反常的个案。如果病人表现出以下不寻常心理行为,他们应该被转诊到适当的临床心理中心进一步处理。

2. 创伤后压力症候群的临床表现

（1）生理反应:疲劳/疲惫、胃肠道不适、喉咙/胸部/腹部紧缩感、头痛、慢性疾病恶化,身体不适或心搏加速。

（2）情绪反应:抑郁、悲伤、烦躁、愤怒、怨恨、焦虑、恐惧、绝望、无助、内疚、自我怀疑、不可预知的情绪波动,情感麻木或不恰当的平静反应。

（3）认知反应:混乱、重复的梦或噩梦、对灾难全神贯注、无法集中注意力、记忆下降、决策困难、质疑精神信仰、迷失方向、犹豫不决、担心、注意力持续时间缩短、失忆或自责。

（4）行为反应:睡眠问题、易哭、过度活动、增加与他人的冲突、过度警觉、惊跳反射、孤独/不合群、不信任、烦躁、感觉被拒绝或抛弃。滥用药物和/或酒精也是一种常见的症状。

（八）感染风险

1. 爆炸事件现场的伤者,包括初期应变人员、拯救队员、病人运送员都有机会受到伤者血液或体液病菌和病毒的感染,爆炸品会令到伤者身体的骨头,纤维组织,血液和体液飞出并刺破其他人的皮肤而将病毒病菌传染到别人身体,其中病菌可以用抗生素治疗,但是病毒感染中就比较麻烦的包括乙型肝炎病毒、丙型肝炎病毒、艾滋病病毒等,都存在极大的感染风险。所以要因他们受感染的不同情况而作出不同的保护措施。爆炸现场的拯救人员收到血液和体液污染的情况可分为三个类别而作出有关治疗(表 3-2-1)

表 3-2-1　接触后根据风险分类的推荐管理

危险分类	HBV	HCV	HIV
第一类别	PEP	考虑进行验血测试	通常不需特别处理
第二类别	PEP	通常不需特别处理	通常不需特别处理
第三类别	不需特别处理	不需特别处理	不需特别处理

（1）第一类别:血液或体液接触到穿透性损伤或破裂的皮肤。

（2）第二类别:血液和体液接触到身体黏膜。

（3）第三类别:血液或体液只是接触都没有破损的皮肤。

2. 对于受乙型肝炎污染工作人员,如果是第一及第二类别,是属于高危的接触,如果他们过往没有接过乙型肝炎疫苗并没有这药物过敏的记录,便需要在 7 天内(最好 24 小时内)启动暴露后预防疗法(PEP)去接种乙型肝炎疫苗,接踵的剂量是要按照病人的年龄及乙型肝炎疫苗指引,对于第三类接触通常不需要特别处理。

3. 对于接触到丙型肝炎病毒的工作人员,目前并没有有效的暴露后预防疗法 PEP,如果是属于第一类别的接触,工作人员应该通过丙型病毒血液测试,在取得血液病毒初值后,在 4 ~ 6 个月后再进行血液测试,比较结果便知道是否感染到丙型肝炎,对于第二和第三类别接触,通常都不需要特别处理。

4. 对于接触艾滋病病毒,一般而言,除非是属于第一和第二类别,否则不需要进行暴露后预防疗法。通常第三位便不需要特别处理。

5. 感染风险的建议:如果不行在爆炸中接触到可能受感染的碎片,特别是孕妇和儿童,应该及早听取有关专家及医护人员的意见,医护人员应该非常明白有关感染病毒的指引、辅导、暴露后预防疗法、教育、注意事项、验血、及医疗程序,所有医护工作人员都应该根据指引怎样在大型事故中提供医疗协助,尤其是疫苗的需求会大大增加,所以要有完善的疫苗及药物供应安排。

(陈德胜)

第三节　核辐射事件的医学救援

一、核辐射事件的灾难概述与特点

(一) 定义

国际原子能机构(IAEA)定义核辐射事故由为"对人、环境或设施造成严重后果的事件",实例包括核事故对人的致命影响,向环境大量释放放射性物质或反应堆熔毁。美国环境保护局(US EPA)对辐射事故的定义是辐射在计划外或意外地泄漏,令到一个或多个工作人员接收到至少5mSv 的有效辐射剂量,或非工作人员接收到1mSv 有效辐射剂量,或其住所和环境可能已被辐射污染。

(二) 日本福岛核事故

1. 2011 年3 月11 日的地震和海啸震惊了整个日本。虽然核辐射是由海啸引发,但福岛第一核电站事故不能被视为一种自然灾难,而被认为是一个人为的灾难,并且是可以预测和防止的。它被视为是自1986 年切尔诺贝利辐射事故之后最大的一宗核辐射事故,在国际核事件分级表中处于7 级,据估计有10% ~30% 的放射性物质泄漏到环境中,相信在2013 年,日本政府最紧迫的问题仍是大量和需要几十年的时间才能清理的放射性废物。

2. 因为核反应堆熔毁,放射性核素从反应堆安全壳中释放而排放到海中。由于地震和海啸,大约有18 500 人死亡,虽然辐射污染并没有出现实时死亡,但在附近发现了来自核电厂事件的微量放射性粒子,包括碘-131 和铯-134/137,所以日本当局仍需要在发电厂周围实施一个20km 的隔离区,疏散约15 万人。

3. 世界卫生组织(WHO)发出了一份报告,估计福岛的居民患特定癌症的风险增加。2013 年世卫组织报告预测,生活在受影响最严重地区的居民,婴儿时有核辐射污染史的女性患甲状腺癌的风险高出70%(风险从0.75% 升至1.25%),男性患白血病的风险增加7% ,女性患乳腺癌的风险增加6% ,女性患实体癌的总体风险高出4% 。

4. 根据日本政府的统计,2011 年3 月对180 592 名受了辐射污染的民众进行检查,其中包括在核电厂进行操作的30 名工人(他们的污染水平大于100mSv),当中没有发现任何影响健康的病例。因此,日本政府认为,放射性释放所导致的健康影响主要是心理,而不是生理。他们声称,即使在受影响最严重的地区,辐射剂量从未超过与癌症风险增加的辐射剂量的四分之一(25mSv,而100mSv 被认为会增加广岛和长崎受害者的癌症发病率)。尽管如此,许多被疏散的平民亦患有抑郁症和其他精神健康问题。

5. 根据2013 年2 月发布的第十次福岛县健康调查报告,超过40% 的在福岛县检查的儿童被诊断为甲状腺结节或囊肿。但是亦有人认为超声检测甲状腺结节和囊肿是非常普遍的,并且在各种研究中发现阳性频率高达67% 。不过,在2013 年一项研究称,该地区患有甲状腺癌的人数是灾前的25 倍以上。

(三) 背景辐射

1. 背景辐射是存在于环境中的电离辐射。背景辐射来自各种来源,包括天然和人工。天然背景辐射的例子有宇宙辐射,特别是航空飞行和放射性建筑材料,例如氡。人工辐射包括吸烟,医学影像检查,核武器实验和核工业操作的辐射。放射性物质遍布整个自然界,在土壤、岩石、水、空气和植物中都能被检出。对人类而言,全球平均自然辐射每年约为2.4mSv,人工辐射每年约为0.6mSv。在一些富裕国家,例如美国和日本,由于医疗影像的普及,人工辐射接触大于自然环境所产生背景辐射。在欧洲,这个情况刚好相反,每个国家的平均天然背景辐射从英国每年2mSv 到芬兰每年超过7mSv。

2. 天然背景辐射

（1）天然背景辐射的最大来源是空气中的氡，这是一种从地面发出的放射性气体。氡及其同位素，母体放射性核素和衰变产物共同导致每年平均为 1.26mSv 的吸入剂量。因为天气而产生变化，会令氡不均匀分布，例如在斯堪的纳维亚、美国、伊朗和捷克共和国的建筑物内发现了超过世界平均水平500 倍的浓度，这是会严重危害健康。氡是铀的衰变产物，它在地壳中相对常见，但更多聚集在含矿层的岩石中，氡从这些矿石中渗透到大气中或渗入地下水或渗透到建筑物中。它可以被吸入肺部，并在身体驻留一段时间。

（2）虽然氡是天然产生的，但是人类可以通过一些活动（特别是房屋建筑）来增强或减弱它的污染，在房子中建造密封不良的地下室可能导致高浓度氡聚集。北美和欧洲北部某些地区广泛建造隔热和密封的房屋已经令氡成为背景辐射的主要来源。由于它比空气重，氡倾向集中在地下室和矿井内，密封地下室和抽吸式通风设备可以减少氡的渗漏。一些建筑材料，例如明矾页岩，磷石膏和意大利凝灰岩的轻质混凝土，如果它们包含镭，则可能产生氡。氡具有短的半衰期（4 天），并衰变为其他镭系放射性核素固体微粒，这些固体微粒可以被吸入并残留在肺中，因此，氡是继吸烟后引起肺癌的第二大原因，仅仅美国每年就有 15 000 ~ 22 000人死于癌症。

3. 人工背景辐射

（1）医疗来源污染：全球的人工辐射平均污染量为每年 0.6mSv，主要来自医学影像。这种医学影像在美国污染水平更高，平均每年 3mSv。传统的胸部 X 线片传送 0.02mSv 的有效剂量。牙科 X 线传送的剂量是5 至 10μSv。一般美国人每年接受约 3mSv 的医疗剂量。一些放射治疗来医治癌症等疾病亦计算在人工背景辐射，这些剂量会影响患者本人也影响其身边的人。

（2）消费品接触污染：频繁航空旅游会接触到越来越多的宇宙射线，空勤人员平均每年会吸收 2.19mSv的额外剂量。香烟含有钋-210，是烟叶中氡的衰变产物，大量吸烟会因为钋-210 的衰变导致每年吸入 160mSv 的辐射剂量，并在肺内的支气管分叉处留下斑点，这剂量不能与一般背景辐射防护剂量互相比较，因为后者涉及全身剂量，而吸烟的剂量只是针对身体肺部某一小部分。

（3）职业接触污染：国际放射防护委员会建议将职业接触剂量限制在每年 50mSv 以内，在香港法律限制辐射剂量为每年 20mSv。然而，职业背景辐射剂量还包括那些有潜在职业接触的环境下未被测量仪器检测出的辐射。这包括测量范围外的"天然背景辐射"和一切医疗辐射。这个剂量值通常不能准确测量，因为工人对接受的总辐射剂量并不能计算清楚，但这却是评估辐射对工人的影响过程中一个重要因素，因为工人们可能在生活的自然环境和接受的医疗辐射剂量上有显著不同，所以在要求职业剂量非常低的国家是很重视的。在 2002 年原子能机构会议上，建议每年低于 1 ~ 2mSv 的职业剂量的工作环境不需要进行监管审查。

（四）辐射的类型

1. 所有辐射都是电磁波组成，并可分为两种类型的辐射，一种是会导致身体组织损伤的电离辐射，另一种是不会造成身体组织损伤的非电离辐射。电离辐射包括伽马射线、宇宙射线、X 射线和紫外线。非电离辐射包括可见光、红外线、微波、雷达、电视、收音机、手机、微波炉等（图 3-3-1）。

2. 当电离辐射具有足够的能量穿透人体时，脆弱的细胞会死亡，强壮的细胞将存活但会出现损伤，死亡的细胞最终会变成瘢痕。根据损伤程度，存活细胞可以修复损伤但可能出现缺憾变形，然而，如果细胞内的脱氧核糖核酸损伤，这可能导致细胞突变而导致出现癌变（图 3-3-2）。

3. 电离辐射也可以分类为辐射波（外部辐射）或辐射粒子。辐射波包括伽马射线或 X 射线，虽然它们没有质量或电荷，但是它具有高能量水平，可

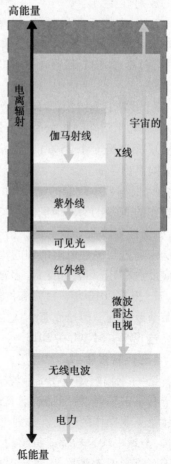

图 3-3-1　电离辐射和非电离辐射

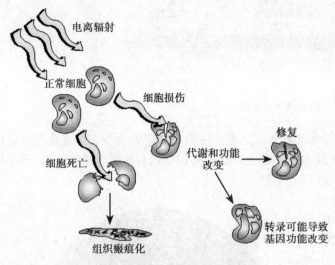

图 3-3-2　电离辐射导致的细胞损伤

以穿透身体组织,但照射后不会留下残留辐射物,所以当病人进行胸部 X 线检查后,X 线不会被带回家里。因此,身体外部被辐射照射后不需要作外部洗消。然而,辐射粒子包括 α 和 β 粒子,它们有质量和电荷,但是且能量低,穿透力亦低,α 粒子几乎不能穿透一张纸或一件普通的衣服,β 粒子则难以穿透铝箔或厚塑料,但因为它们是粒子,能污染人体外部和内部,在人体外部污染中,放射性粒子可能沉积在身体和衣服上,因此,辐射粒子污染是需要去污洗消。对于人体内部污染,放射性粒子可以被吸入,摄入或吸收并沉积在身体组织中。医疗螯合剂可用于去除我们身体中的辐射残留物。在辐射事故中,通常外部辐射波和辐射粒子同时存在(图 3-3-3)。

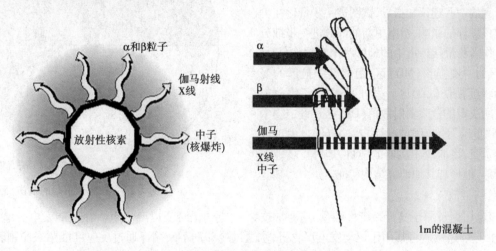

图 3-3-3　外部辐射和辐射粒子的穿透能力

4. 辐射粒子污染传播方法(辐射粉尘)

(1) 主要传播:透过天气、风、云、雨进行传播,检疫距离将取决于天气情况。世界卫生组织建议疏散区为 20km,因为辐射残留粒子一般不能传播超过 20km。

(2) 二次粒子污染传播:外部污染的辐射粒子通过人与人或人与环境之间接触交叉传播。如果患者受到辐射残留粒子物污染,但没有进行清洗消毒,他们将会把辐射残留粒子传播至 20km 以外的地方,而污染传播取决于他们的路线和他们所接触的人。

(3) 三次粒子污染传播:这是通过物流链传播,一般食物和消费品,例如车辆,辐射粒子片可以借此扩散到世界不同的地方,但辐射危害需要时间才能产生影响,这种传播可以透过出口和进口筛查而控制。

(4) 四次粒子污染传播:其他传播媒介,包括地下水污染。

(五) 辐射污染的主要种类

核爆炸(nuclear detonation)。

核电站事故/核反应堆熔毁(nuclear reactor meltdown)。

放射性扩散装置 (radiological dispersal device)。

简单辐射污染装置 (simple dispersal device)。

最大的伤害是核爆炸而危害最小的是辐射污染装置。然而,事件发生的可能性却是相反的顺序(图 3-3-4)。

1. 核爆炸

(1) 核裂变和核聚变都能产生极大的能量,其中核聚变产生的能量是无法估计,核爆炸的释放能量共有

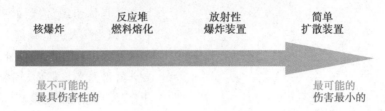

图 3-3-4　放射性和核场景

三种形式,分别是冲击波,热能和辐射危害。常规爆炸和核爆炸之间的区别是爆炸的大小和是否存在辐射性物质。爆炸可以通过冲击波对身体造成爆炸伤害(50%),热能会通过燃烧的火焰直接吸收导致烧伤,至于辐射损伤,危害将是伽马射线,中子和放射性辐射粒子(图 3-3-5)。

(2)任何核武器的爆炸都会对社会造成巨大的物质和心理破坏,2009 年,美国国家安全局发布了第一版针对核爆炸的反应规划指南。在文件中,出版者根据破坏程度,物质损毁的类别,距离爆炸震中不同区域受伤的人进行分类。在 2010 年 6 月发布的文件第二版集中更新模拟研究的一些建议和指导,试图进一步量化在美国城市发生核爆炸的影响,指南更新的部分进一步细分损伤区域。作者称最接近震中的地区为严重损伤(SD)区;邻近地区为中度损伤(MD)区;距离震中最远的受灾地区称为轻度损伤(LD)区。另外,还提出了由放射性物质散射所决定的危险辐射散落(DF)区。设定震中的"安全"和"危险"距离因情况而定,这责任自由现场事故指挥官负责,将取决于武器的能量,是否在高地或在地面上爆炸,地形和其他地势结构特征。

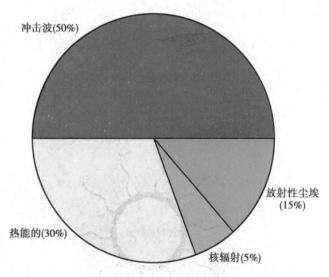

图 3-3-5　核爆炸引起的损伤

2. 核电站事故

(1)核电厂通过原子核分裂产生能量,这通常被称为"原子分裂"以产生电。在核能发电分裂过程中产生热将水转化为蒸汽,然后将其用于驱动发电涡轮机,水通过冷却剂不断循环通过反应堆堆芯来控制温度,当冷却剂的冷却能力异常或丧失,可能导致反应堆堆芯过热,这被称为核电站冷却剂失效事故(LOCA)。如果没有冷却反应堆的能力,放射性核心就开始熔化,因此术语叫"熔毁"。对于核反应堆熔毁,必须同时存在以下条件:

1)反应堆含有放射性元素的特殊混合物,并产生不同辐射的同位素。

2)保护外壳破裂导致放射性物质释放到环境中。

3)核心必须过热造成核燃料熔化。

(2)自 1950 年以来一共发生了四宗大型核电站事故。第一次是 1957 年的温斯乔核事故,第二次是 1986 年的三里岛核泄漏事故,第三次是 1986 年的切尔诺贝尔核事故,而最近一次是 2011 年发生在日本福岛的核事件,这些事故都导致放射性核素^{131}I、^{137}Cs、^{90}Sr 等泄漏。2011 年 3 月的福岛核电站灾难是非常不寻常的,是自然灾难造成的结果,地震造成 13~15m 的海啸,冲击了日本福岛核电站所在的海岸,而核电厂围墙只有 10m,无法抵御海水进入核电站,导致冷却系统故障,成千上万的人因为发电厂的辐射问题而疏散,损坏的反应堆释放出放射性物质,导致环境污染。由于公众对辐射的相关后果非常关注,放射性问题使数以千计的人对辐射的影响蒙上阴影。

3. 放射性扩散装置(RDD)　RDD 是一种会造成放射性物质散播的装置,通常会用于爆炸装置或脏弹进行放射性物质散播。然而,RDD 不一定需要爆炸以可以将放射性物质传播到环境中。非爆炸性 RDD 亦可造成环境污染,从而导致辐射污染。RDD 实例包括使用设施通风系统,熏蒸系统。简易爆炸装置(IEDs)在伊拉克和阿富汗几乎每天都发生,其物理破坏造成大量死亡和损伤,而具有放射性物质的装置爆炸可能会导致额外辐射的伤害,身体内外部污染和恐慌。邻近脏弹爆炸震中的人会承受物理创伤,烧伤和身体嵌入异物(包括放射性碎片)。RDD 所造成的物理伤害量取决于炸药的数量和类型。额外的放射性后果将取决于放射源和其物理性质以及爆炸装置。医疗人员应穿上适当的个人防护装备(PPE),并配备辐射监测设备,并针对辐射粒子吸入和伤口辐射碎片的污染。

4. 简单辐射污染装置（RED） 辐射污染装置是一种可以导致污染于电离辐射而不被察觉的设备。辐射源放置于隐秘的地方而会导致邻近人员受到高辐射剂量污染。此外，这种暗中放置的设备是不易发现和延误通知相关医疗团体。所以隐闭的辐射源放置会造成严重的伤害和疾病。但损伤程度是基于接受辐射的剂量，就像工业伤害一样，不论是意外还是人为的，伤者数量相对较少，但是隐藏的辐射源情况可能导致极其严重伤害，伤害程度是取决于放射源的位置和类型。

（六）影响放射性损伤的因素

1. 辐射剂量越大，损伤越严重。

（1）RAD（辐射吸收剂量，rad，目前国际上已被 GY 取代） 特定组织吸收的剂量。

（2）GRAY（辐射吸收剂量的国际单位，Gy） 1Gy=100rad。

（3）REM（辐射剂量当量，rem，目前国际上已被 Sv 取代） 不同的放射性粒子在相同的吸收剂量下具有不同的效果，因此使用有效剂量进行比较。

（4）SIVERT（辐射吸收剂量当量的国际单位，Sv）。

（5）100rem=1Sv=1Gy。

2. 减少放射性损伤的方法

（1）距离：离辐射源越远，接收的辐射量就越少。辐射剂量随距离迅速减小，并遵从反平方定律。双倍距离时剂量减少4倍，4倍距离时剂量减少16倍。

（2）时间：在辐射源的时间越短，吸收的辐射量就越少。

（3）屏蔽：铅护板能有效防护低能量 X-ray。但是，铅护板不防止 γ 射线和快中子的辐射。增加屏蔽围绕或减少污染。

3. 辐射随时间衰减

（1）碘同位素寿命短。

（2）铯、锶、钴寿命长。

（3）衰减率也影响接触剂量，并可能影响管理决策。

4. 细胞类型

（1）有些细胞可能死亡，但如果这些细胞群对生存不重要，影响可能不会被注意到。

（2）快速分裂的细胞，如骨髓和胃肠道最容易受到辐射。

（3）对于约 1Gy 的辐射剂量，细胞可以存活但稍后可能会演变为癌症。

（4）辐射诱发的癌症是跟剂量相关的。

（5）白血病通常发生在2年内，实体瘤潜伏于5年或以上。

二、核辐射事件的逃生与救生技术

（一）简述

辐射总吸收量取决于以下因素：持续时间越短，辐射越小。距离越长，辐射剂量越小。屏蔽越多，辐射剂量越小。因此，善用到这三种因素，生存的机会将增加。

居住在核电站等辐射源附近的人是危险的，尤其是当自然灾难是不可避免的地区，因此，他们应该准备辐射事故，日本的地震和海啸是一个很好的教训，地方政府应在事故发生前对公众进行教育和建议。如果发生辐射事故，该区域将受到辐射粒子的污染，当地居民可能需要在救援队赶到之前长时间逗留在室内等待救援。

（二）高危地区的准备

1. 辐射事故发生时应准备长时间留在屋内 由于辐射可能产生严重的放射性粒子污染，室外是并不安全的，人们应该至少留于庇护所48个小时，时间越长越佳，直到救援队抵达，并且储备足够食物和医疗用品，以增加生存机会。

2. 存放不易腐烂的食品是首选 如果您将它们存放在阴凉干燥的地方，非易腐食品可以储存持续好几年，含有碳水化合物的食品也是一个不错的选择，因为它可以为身体提供更多热量。每次去杂货店，拿起一两个食品储存并慢慢建立储存量,同时继续更新你的储存食物,排除过期食物。另外,请确保有开罐头的工具。

3. 储存干净的水　应考虑在食品塑料容器中储存,并用过滤或蒸馏水储满。目的是每人每天提供4L的水,在辐射事故发生时,有清洁的食水维持生命。

4. 准备应急救生包　物品包括手电筒、电池、防尘口罩、塑料布和胶带、垃圾袋、塑料胶袋、湿纸巾等卫生用品。如天然气供应和水源在事故中损坏时,应使用扳手和钳子来关闭公共设施。

5. 应准备通讯设备　因为辐射污染,人们需要留在室内,不能外出,不过与外界保持联系是很重要的。广播、电视、手机和对讲机是很好的通讯工具,应预备好后备电池,如果可能的话,尽量使用太阳能电力通信设备。最重要的是听24小时广播以获得紧急信息。另外,口哨是重要的,因为在某些情况下,这是唯一的通讯设备,可以帮助你寻求协助。如果通讯网路是完好无缺,手机亦是一个很好的通讯工具。最后可能的话,应为您的通讯设备准备太阳能充电器作为备用设备。

6. 应准备医疗和急救用品　如果你在事故中受伤,一个基本的急救包,如无菌纱布、绷带、抗生素软膏、乳胶手套、剪刀、镊子、温度计、毯子等,这些医疗物品大大增加你的生存机会。此外,一个简单的急救指导手册应该放在急救箱内。这本小册子可以从红十字会或圣约翰救伤队等组织或互联网上获得。你应该知道如何包扎伤口,进行心肺复苏,休克和烧伤的治疗。如果人们每天都需要服用特定的药物,他们应该确保在家里有足够的库存。

（三）在辐射事故中作出的应变措施

1. 灾民应该立即寻找庇护所。除了核电厂爆炸等传统的警告信号,其他警告可以来自该设施的警报或警告信号,而且核反应堆工厂爆炸的光可以在几公里外都能看见。如果在爆炸地区附近,除非是在一个防爆破保护非常好的庇护所,否则生存的机会很小。对于一个强大的核工厂爆炸,如果在几公里远,将有时间脱离热浪袭击和冲击波来临。在任何情况下,不应该直接看着爆炸火球,这可能会导致短暂失明。然而,爆炸的破坏范围是多变的,这取决于爆炸的大小、爆炸的高度,甚至是在爆炸时的天气条件(图3-3-6)。

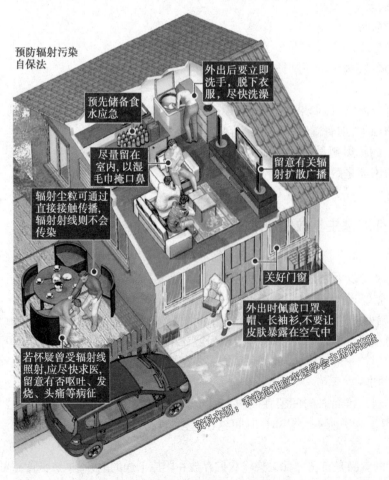

图3-3-6　在发生事故时如何保护自己

2. 如果事故现场找不到掩护,就近趴下,脸朝下,尽可能减少皮肤直接在空气中污染。如果没有避难所,应尽快挖一个地洞,因为爆炸的冲击波能量很大,即使几公里的距离也可以遭受三级程度烧伤。

3. 如果你可以确保建筑物不会遭受重大爆炸和热损伤,你应该在室内。这将至少有些保护以防止辐射,但这选择取决于建筑物的结构和其牢固程度,并尽可能远离窗户,最好在没有窗的房间,因为即使建筑物没有遭受实质破坏,核爆炸的冲击也可以把窗户吹到破裂。

4. 重要的是要记住,辐射可导致大量的死亡,伤者许多时接受两种类型的辐射。第一种是初始辐射,这是在爆炸时释放的辐射,短暂的和短距离的。第二种类型是残余辐射也称为辐射散落,辐射粒子落入大气中并且下降,这带来了危险的辐射。它的影响是黑色的烟尘污染称为"黑雨","黑雨"在极端温度下会污染它触及的东西,这是可以致命的,一旦经历了爆炸和初始辐射,你必须找到掩护才能躲避燃烧的黑色烟尘。

5. 为了增加生存机会,应该了解不同类型的辐射和粒子知识

（1）α 粒子:这些粒子是最弱的,几乎不存在任何威胁,α 粒子被大气层吸收之前仅在空气中影响 5cm,虽然他们的外部辐射只有微小的威胁,但摄入或吸食也会致命的,因此,穿着合适的保护衣保护你免受 α 粒子的伤害。

（2）β 粒子:这些粒子的速度比 α 粒子更快和进一步渗透。它的辐射长达 10m,然后被散播到大气层中,身体污染于 β 粒子并不致命,但长时间污染,亦可能导致"β 烧伤",就像晒伤一样。然而,长时间的污染,它们对眼睛将造成严重威胁。摄入或吸入也是有害的,穿着合适的保护衣有助预防 β 烧伤。

（3）伽马射线:伽马射线是最致命的。它们可以在空中可以穿越 1.5 公里,并穿透任何类型的屏障,因此,伽马辐射是非常危险的,对内部器官造成严重损害,你需要有足够的屏障来抵御,尽量不要污染超过 5 分钟,如果你在农村地区,请尝试寻找洞穴或藏于地洞,您亦可躺在坑里,把土堆放于周围。

6. 避难所对辐射的保护系数（PF）会告诉你住所相比在开放空间减少多少辐射,例如辐射防护系数（RPF）300,这意味着在遮蔽物中的辐射对比在开放空间中少 300 倍。

7. 加强你的庇护所,如果在一个坑里,可建造一个屋顶,但前提是建造材料要在附近,并且不必污染自己,虽然它不会阻止伽马射线的穿透,帐篷的帆布将有助于阻止辐射残留物堆积在你身上,在基本的物理层面里面,完全遮挡所有辐射物是不可能的,它只可降到一个可容忍的水平。以下的数据能帮助你减少辐射穿透到 1/1000 的所需材料量:

（1）钢:21cm。

（2）岩石:70～100cm。

（3）混凝土:66cm。

（4）木:2.6m。

（5）土壤:1m。

（6）冰:2m。

（7）雪:6m。

8. 人们应该计划在自己的庇护所逗留至少约 10 天,任何情况下都不应 48 小时内离开住所,原因是为了避免核爆炸产生的"裂变产物"。其中最致命的是放射性碘,因此,预防摄入碘化物对人体是必需的。放射性碘的半衰期相对较短,为 8 天。但是你应该记住,即使在 8～9 天后,仍然会有大量的放射性碘存在,因此,放射性碘的残余数量可能需要长达 90 天才衰减到 0.1% 的初始剂量。

9. 核裂变的其他主要产物是铯和锶,他们分别有 30 年和 28 年的较长的半衰期。他们很容易地被生物吸收,并可以对食品造成几十年的危害,这些物质能随着风吹到很远的地方,所以不要认为在偏远地区便安全。

10. 你的食物配给量是很重要的,除非你在一个特定的避难所有足够的食物和水,否则,你将需要在外寻找食物确保生存,为免把自己污染在辐射污染中,只要容器是完好无损,加工食品是最好的。动物可以吃但他们必须剥了皮并把心脏,肝脏和肾脏丢弃,尽量不要吃靠近骨头的肉,因为骨髓留有辐射残余物。"热区"中的植物是可食用的。那些具有食用根或灌木丛（如胡萝卜和土豆）都可食用,植物的可食性测试可以从商

购获得。自来水可能已经受到放射性污染物影响而有害，来自地下的水源，例如泉水或覆盖井，是最好的选择，溪流和湖泊可作为最后的选择。您亦可以在河岸边挖一个洞，创建一个过滤器，并让水渗透进来。这些水可能比较混浊，你可以把沉积物过滤，然后煮沸，以确保安全。如果在建筑物中，水通常是安全的。如果没有水，你可以使用管道中的水，在房子的最高点打开水龙头，让空气进入，然后从房子的最低点打开水龙头取水。

11. 人们应该穿的衣服包括帽子、手套、护目镜、袖口衬衫等，特别是在外面防止 β 烧伤。你可以通过不断摇晃你的衣服和用水洗涤来自我去污，任何残留物在皮肤上最终都会造成灼伤。

12. 治疗辐射和热灼伤的知识很重要

（1）轻微烧伤：也称为 β 烧伤。应将 β 型烧伤伤者浸在冷水中，直到疼痛消退。如果皮肤开始起疱或破裂，您可以先用冷水去除污染物，然后用无菌敷布包扎以防止感染。不要尝试打破水疱，以免引起感染。如果皮肤没有起疱或破裂，则没有必要用纱布覆盖它，你只需要用清洗烧伤部位，并涂上凡士林。

（2）严重烧伤：它主要来自高强度爆炸，而非电离粒子，也称为热燃烧。这可以危及生命：脱水、休克、肺损伤、感染等。你应该按照这些步骤治疗严重烧伤。如果衣服遮盖烧伤位置，你可以轻轻地将布去除，但不要尝试清除已粘住或熔接到伤口上的布，你应该保护烧伤区域免受进一步污染，最重要的是尽快将伤者送到医疗中心。预防和治疗休克是重要的，休克导致血流不足的会引起重要组织和器官受损，如果不经治疗，它可以致命。休克是由于失血过多、深度烧伤或对伤口或血液的反应，休克的迹象是坐立不安，干渴，皮肤苍白和心搏加速，某些情况也可能出现冷汗。当病情恶化时，病人呼吸短暂，出现气喘。我们的目标是尽快将患者送往医疗中心，如果伤者恶化，在转移过程中应保持气道，呼吸和循环系统畅通，松开任何紧身的衣服，会对病人有所帮助。

13. 随时帮助严重辐射伤者，也称为辐射综合征。这是不会传染的，一切都取决于接收的辐射量。

Gy（戈雷）＝用于测量电离辐射的吸收剂量的 SI 单位 1Gy＝100rad。Sv（西弗）＝剂量当量的 SI 单位，1Sv ＝100REM。为了简化，Gy 通常等于 1Sv。

（1）小于 0.05Gy：无明显症状。

（2）0.05～0.5Gy：暂时减低红细胞数目。

（3）0.5～1Gy：免疫细胞产量减少，容易感染；恶心、头痛和呕吐是常见的。这种辐射量通常在没有任何治疗的情况下仍然存活。

（4）1.5～3Gy：35% 在 30 天内死亡。（LD 35/30）恶心、呕吐、全身毛发脱落。

（5）3～4Gy：严重的辐射中毒，50% 在 30 天后死亡（LD 50/30）。其他症状类似于 2～3Sv 剂量，在潜伏期后口腔，皮下和肾脏中出现无法控制的出血（在 4Sv 下 50% 概率）。

（6）4～6Gy：急性辐射中毒，60% 在 30 天后死亡（LD 60/30）。死亡率从 4.5Sv 时的 60% 增加到 6Sv 时的 90%（除非有强烈的医疗护理）。症状在照射后半小时至两小时开始，持续长达 2 天，存在 7～14 天的潜伏期。之后通常与 3～4Sv 辐射一样出现相同的症状，强度会增加。女性不育在这一点上很常见。康复期需要几个月至一年的时间。死亡的主要原因（通常在照射后 2～12 周）是受到感染和内出血。

（7）6～10Gy：急性辐射中毒，近 100% 的在 14 天后死亡（LD 100/14）。生存依赖于强烈的医疗救治。骨髓几乎或完全被破坏，所以需要进行骨髓移植。胃和肠道组织严重受损。症状在照射后 15～30 分钟开始并持续长达 2 天，随后，有一个 5～10 天的潜伏期，病人有机会死于感染或内部出血，复原需要数年时间，甚至不会康复。

（8）12～20Rem：死亡是 100%，在这个阶段立即出现症状。胃肠系统被完全摧毁。从口腔，皮下和肾脏出现不可控制的出血。

（9）超过 20Rem：相同的症状并随着强度增加，胃和肠道细胞被破坏，脱水和大量出血。当大脑不能控制身体的功能，如呼吸或血液循环系统，患者便会死亡，暂时没有药物治疗可以扭转这种情况。

三、核辐射事件的基本搜救技术

（一）简述

总辐射吸收取决于以下因素:接触时间越短,辐射剂量越小。距离越长,辐射剂量越小。屏障越多,辐射剂量越小。因此,所有搜救队员都应该知道如何减少辐射吸收剂量。

（二）美国卫生和人类辐射紧急医疗管理服务部建议在辐射事件中搜索和救援时采用以下方法。

1. 严重损伤区域(SD 区域) 这个区域将具有非常高的辐射水平,会阻碍救援工作。该区域大部分的建筑物是不安全的,可能发生崩塌,街上的碎石会使街道无法通行,影响了救援速度,在一些地下车库和地铁隧道可能有幸存者,基于风险/利益考虑,工作人员需要确定辐射剂量大幅下降才能继续进行救援工作,才可使救援的风险减至最低,救援人员需谨慎进入这个区域,并且只能营救已知的幸存者。救援人员一旦进入该地区,他们应该穿适当的个人防护装备和配备适当的辐射测试仪器。

2. 中度损伤区(MD 区) 当救援人员从 LD 区进入 MD 区时,亦会遇到许多遭受严重结构破坏的建筑物,例如电线杆和路灯被吹倒、公共设施线路中断、汽车被推翻、塌陷的屋顶、一些建筑物倒塌并引起火灾、坠毁和失事翻侧的车辆、街道被封锁、水管外漏、天然气外泄、电力和通讯线路损毁。在这个区域中,辐射量也相当高并且危险,但是,该区有最多的"幸存者"需要紧急治疗和搜救,在非辐射污染区域的救援是最有效率的,因此在进入此区域前,救援人员需要佩戴适当的个人防护设备和适当的辐射测试仪器,主要目标是减少伤者和救护人员接收的辐射剂量。这里的救援重点是为那些无法自我疏散而需要紧急救治的伤者,这个区域必须做好救援计划,来应付高辐射水平、不稳固的建筑物、电线断电、煤气管道破裂、危险化学品泄漏、破碎的玻璃及火灾。这里的救援活动将集中于初步拯救生命和相关的医疗诊断。

3. 轻度损伤区(LD 区) 这个区域的破坏是变幻莫测的,损坏主要由爆炸冲击波所造成,但是辐射污染量比较低,但是救援人员应佩戴适当的个人防护装备和配备适当的测试仪器。冲击波在建筑物、地面、甚至大气层多次反弹,造成很大的破坏,因为失事和坠毁的汽车使紧急救护车辆难以通过,清理建筑垃圾和瓦砾是困难的。因为冲击波爆炸的玻璃和碎片以及交通事故的伤害是可以预计的,所以该区大部分破坏不会危及生命,这个区域应该集中在救治严重伤员,救护员应鼓励和指导患者前往安全地点,在这个区域的救援人员亦拯救能自行走动的幸存者,这些人受伤通常不太严重,可自行去医疗中心和寻找庇护所。

4. 危险的辐射散落区(DF 区) 该区域位于事故区域的外周,辐射不到 10mR/小时。需要知道在这个区域,辐射水平是变幻莫测的,接近地面的辐射量为零,但该区域周围可能潜在轻或中度损伤区。这区最危险的放射性尘埃粒子容易被看见,但是没看见的放射粒子不代表辐射不存在,辐射将沿着上层风的路径向四方八面延伸,并且在较低的空气层显著扩散,放射性尘埃发生在首 4~6 小时是最危险,而且危险的水平将持续存在,救援人员应佩戴适当的个人防护装备和适当的辐射剂量监测器,如果在这个区域长时间污染可以产生急性辐射损伤或致命,因此,在该区进行拯救行动所用的时间应该要快而准。在 DF 区最重要的任务是向公众传达保护行动指令,在当地建立避难所,当辐射水平显著下降后提出具体撤离辐射区时间和地点。

5. 10mR/h 边界(被 NCRP 命名为"热区") 该区域位于辐射外围,辐射水平大约 10mR/h。在区域内,辐射水平可变幻莫测,并且从很高的水平到接近地面为零。区域边界足迹最初增加,但随着放射性衰减而收缩,区域范围由于放射性尘埃物衰变很快就会稳步缩小,这个区域可伸展到几百公里。10mR/h 的概念慢慢被广泛接受,专家认为救援人员应该穿适当的个人防护设备和适当的辐射剂量监测仪器,这对救援是有帮助的。

（三）去除污染

1. 外围辐射线包括 γ 波或 X 射线,它们没有质量或电荷。它们可以照射伤者但不残留放射性物质,因此不需要外部洗消。但是辐射粒子包括 α 和 β 粒子,它们具有质量和电荷,并且可以污染人体外部和内部,身体外部污染是指放射性碎片会沉积在身体和衣服上,至于身体内部污染,则交由医护人员处理。

2. 对于皮肤去污,所有患者在进入消毒帐篷之前必须除去所有衣服和自己个人物品。因此,保安人员(如警员)应先帮助收集和保管患者的所有财物,并且制订系统接收受污染的衣物和物品及用适当的标记以知识别,以便将来将物品交还伤者。皮肤洗消分为两步,首先是脱去所有的衣服(取决于当地政策),任何贴身的物品例如首饰、鞋子和手表。第二步是用大量的水清洗身体,还要注意皮肤褶皱、身体毛发、头皮、手、脚和指甲的地方,如果化学品不是水溶性的,可以使用温和的洗涤剂。洗消团队应该注意并确保洗消过程是全面和充分的,伤者一定要经过洗消,否则不应允许患者进入清洁区,去除污染后,医护人员应提供所有伤者一套干净的衣服和拖鞋以作更换。

(四) 个人防护装备(PPE)

1. 在进入危险品区之前救援人员应该穿适当的个人防护装备(PPE)。PPE 包括防护服、橡胶手套、橡胶靴、全面罩和呼吸器。PPE 可以分为 A 级到 D 级,A 级 PPE 提供最高水平的保护,它包括气体防护服和个人自给式呼吸器(SCBA)。B 级 PPE 提供第二高水平的保护。它是防止液体飞溅的保护衣,使用个人自给式呼吸器。C 级 PPE 包括防护服和过滤式呼吸器,根据化学品的物理性质,过滤器可以是过滤粒子或过滤气体类型,救援小组成员应先进行拟合性测试,以确保在全面罩的边缘完整贴面没有泄漏,较新的过滤器型号是电动空气过滤呼吸器(PAPR)。D 级水平的 PPE 在是工作场所只提供一般的保护工作服,它包括保护衣和外科手术口罩或 N95 口罩。A 级和 B 级 PPE 提供最高级别的保护但它很笨重,很难执行临床操作。C 级 PPE 应在室外佩戴,因为氧气不足的环境是过滤式呼吸器的主要缺点。无论什么类型的个人防护装备,应向员工提供足够的培训。提供 PPE 服装的机构或相关组织应向救援队成员提供特别培训课程,确保防护装备正确穿戴和脱下,目的是确保救护人员工作时没有辐射碎片接触和残留在身体。

2. 虽然 A 级和 B 级 PPE 可以为工作人员提供更好的保护,但是,执行临床程序是非常笨拙的。在辐射事故中,主要担心的是辐射粒子,因此 C 级个人防护设备(PPE)或颗粒过滤器将是一个很好的选择。C 级 PPE(图 3-3-7)包括:

(1) 个人防护服。

(2) 一双丁腈手套。

(3) 一双抵抗化学物质的靴子。

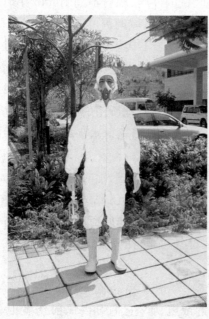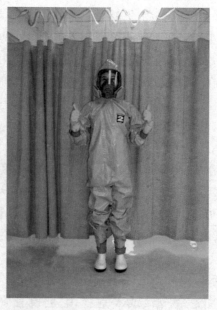

图 3-3-7　C 级个人防护装备(PPE)

（4）蒸汽或颗粒空气过滤全面罩或电动空气洗消呼吸器（图3-3-8）。

（5）密封带。

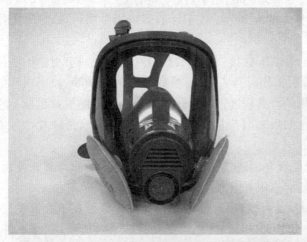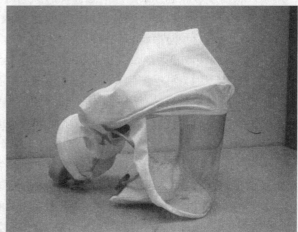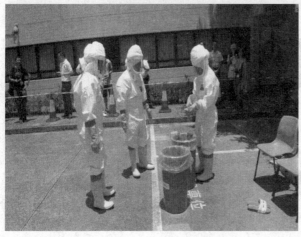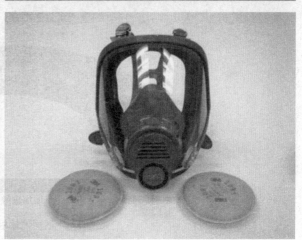

图3-3-8　颗粒空气过滤全面罩及空气洗消呼吸器

四、核辐射事件的医学救援

辐射对我们身体的伤害可以局部或全身，辐射污染可以是身体外部或内部的。然而，大多数的放射性损伤病情并不紧急。急性处理的主要目标是治疗创伤、支持性护理和治疗症状。

（一）身体局部接触污染

1. 局部辐射损伤（LRI）　这种类型的辐射损伤发生在直接处理辐射物质或在一定的距离污染于辐射环境中。因为随着距离增加辐射量会迅速下降，病人即使污染于高辐射剂量，但通常能够存活。主要的损伤是皮肤灼伤，类似于一般的热灼伤，但损伤的症状和病症可以在受辐射污染的几天后发生，而放射性尘埃的β辐射粒子仅会烧伤污染的皮肤。然而辐射波可以穿透到更深层的结构，穿透伤程度是预测辐射后结果的重要因素。如果血管有损伤，几个月后可能发生血管功能不全，并导致皮肤坏死，所以主要治疗将是控制疼痛、预防感染、血管舒张剂治疗、手术清创和皮肤移植。

2. 对于皮肤损伤，如果辐射剂量为3rad，在2～3周的时间内出现头发脱落。受到6rad的辐射剂量，几个小时内皮肤将会出现红斑，并且可能有烧灼感。受到10rad的辐射剂量，在2～4周内皮肤会出现干燥脱屑（皮肤脱皮）。受到15rad的辐射剂量，在几个星期内将会出现带有水疱的湿性脱屑。受到50rad的辐射剂量，从几天到几个月皮肤会坏死，最终可能坏疽或肢体断离。

（二）整个身体接触污染

1. 急性辐射综合征（ARS）

（1）受到大量辐射污染的那些人可能会患上急性辐射综合征（ARS），这是由于过量辐射照射导致身体系统损伤引起的全身性疾病。快速分裂细胞系将受到严重影响，如骨髓、胃肠道、淋巴细胞和精母细胞，ARS也称为急性辐射中毒或急性辐射病。急性辐射疾病需要在很短的时间内接受于高剂量（至少100rad）的电离辐射才会发生，一般来说，ARS需要辐射污染于全身或身体的大部分。盖革计数器可用量度污染水平，医疗保健者应该使用隔离预防措施和洗消程序。

（2）骨髓：当接收辐射剂量大于100rad身体将会出现临床症状。较小的剂量在临床上只会引致不明显的全血细胞减少。因为淋巴细胞有一个很大的核，在辐射损伤时首先消耗，然后依次为粒细胞、血小板和红细胞。淋巴细胞数量是一个有用的指标来预测辐射损伤的严重程度，吸收剂量越高，淋巴细胞数量越低。感染或出血和伤口愈合不良，都会有机会恶化而导致死亡如果辐射剂量大于350rad，不经治疗预计几个月内死亡。

（3）胃肠道：当辐射剂量大于600rad时，临床综合征就会出现，特点为腹痛、恶心、呕吐、腹泻和肠梗死。如果未经治疗，数周内便会死亡，原因是诱发多个器官功能衰竭和败血症。

（4）心血管和中枢神经系统：当辐射剂量大于2000rad时，将出现临床综合征。其特征在于意识丧失、头晕、视乳头水肿、运动失调症和昏迷。如果辐射剂量大于3500rad，大血管受损导致心血管衰竭、脑水肿。对于辐射剂量超过5000rad，患者将于48小时内死亡（图3-3-9）。

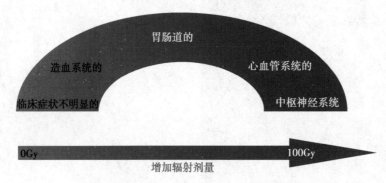

图3-3-9 不同的辐射剂量受伤的机体系统

2. 急性辐射综合征通常分为4个疾病进展阶段

（1）前驱期

1）表现为恶心和呕吐。

2）其他症状包括：不适、发热、结膜炎。

3）污染后几分钟至2天内发生（取决于剂量）。

4）如果接受小于4Gy的辐射量，2小时内出现呕吐。

5）如果接受4~6Gy的辐射量，1小时内出现呕吐，8小时内出现腹泻。

6）如果接受的辐射量超过8Gy，10分钟内出现呕吐，腹泻较严重，1小时内失去意识。

7）所有患者都应进行洗消过程以清除辐射碎片。

8）如果患者受到轻微的接触（1~2Gy），门诊治疗及跟进是足够的。

9）如果患者受到轻度曝光（2~4Gy），在一般医院接受住院治疗。

10）如果患者受到严重污染（4~6Gy），需要在专科医院接受住院治疗。

11）如果受害者受到致命的污染（>8Gy），应考虑缓和治疗。

（2）潜伏期

1）短期的症状改善。

2）持续数天至1个月。

3）需要跟进和监控。

（3）发病期

1）显示临床综合征的症状。

2）严重性基于整体剂量、照射体积、健康状况和年龄。

3）显著的免疫抑制作用。

4）症状持续几天至几个月。

5）如果接受超过 2Gy,预计会出现感染和出血。

6）如果受到中度污染(2～4Gy),在 6 至 8 周内死亡率约为 0～50%。

7）如果受到严重污染(4～6Gy),在 4 至 6 周内死亡率约为 20%～70%。

8）如果受到致命的暴露(>8Gy),2 周内死亡率约为 100%。

9）如患者受到轻微的接触(1～2Gy),通常不需要特别治疗。

10）如患者受到中度污染(2～4Gy),必须治疗感染和出血。患者应置于隔离病房,菌落刺激因子将有帮助。

11）如患者受到严重污染(4～6Gy),病人应安置在保护性隔离病房,使用菌落刺激因子,治疗出血和感染。

12）如果患者受到致命的污染(6～8Gy),治疗将类似于严重病例,应考虑骨髓或脐带血移植:①钙 DTPA:这药物没有绝对禁忌证,并应该在 24 小时内治疗疑似或确诊体内受到钚、镅或镉污染。相关禁忌证包括过敏、严重的血色沉着病和妊娠。主要并发症有锌、镁、锰的加速损耗及哮喘患者支气管痉挛。其他并发症包括头痛、胸痛、过敏、恶心、呕吐、发热、发冷、瘙痒和肌肉痉挛。通常成人剂量在 3～4 分钟给予 1 克静脉注射或吸入喷雾(用生理盐水或无菌水 1:1 配制),而儿科病人剂量则约每公斤 14mg,不超过 1g;②锌 DT-PA:在 24 小时内或超过 24 小时怀疑或确诊钚、镅或镉内部污染。这解毒剂没有绝对禁忌证,而且对妊娠患者更佳,相关禁忌证是过敏。主要并发症有镁和锰的损耗。其他并发症包括头痛、胸痛、过敏、恶心、呕吐、发热、发冷、瘙痒和肌肉痉挛。通常成人剂量是在 3～4 分钟 1 克静脉注射或吸入喷雾(用生理盐水或无菌水 1:1 配制)而儿科病人剂量则约每公斤 14mg,不超过 1g;③要注意的是,锌 DTPA 比钙 DPTA 更优质,因为锌 DPTA 有较少的副作用并且对于妊娠患者亦较为安全。这两种可选择的解毒剂应在 24 小时内给予病人,因为疗效将随时间降低,亦应避免同时使用两种解毒剂;④康复期(或死亡期),如果患者在并发症阶段能够存活,但是恢复进度缓慢(数周至数年);如果接受致死剂量,患者可能几天内死亡(受到非常高、快速辐射剂量)或可能延迟几个月,剂量超过 1000rad 是致命的;如果患者可以康复,需要长期跟进,因为突变可能会导致癌症或婴儿先天缺陷。

五、核辐射事件的救援特点

（一）安全问题

伽马辐射具有非常高的能量水平,因此救援队应该遵守有关辐射污染照射时间,照射距离和适当屏蔽保护的原则,以减少辐射吸收。虽然 α 和 β 粒子的能量水平低,但它们可以引起身体外部和内部污染,导致救援人员身体组织受损和癌变,因此,在进入放射区前救援人员应穿戴适当的个人防护装备(PPE)。PPE 包括防护服、内涂乳胶外涂丁腈的手套、橡胶靴和带有微粒呼吸器的全面罩。此外,每个救援队成员都应该佩戴辐射剂量计,辐射剂量计是监测辐射剂量吸收的有效工具(图 3-3-10)。辐射剂量计是一种小型盖革计数器检测仪,用于行动中进行个人剂量监测,剂量计在直接读数(μSV)单位,它很轻便,可以夹在口袋中随时进行自我监测照射剂量,确保没有过度的辐射污染。此外,救援队应该意识到辐射事故可能是恐怖袭击的形式,例如简易核装置,放射性扩散装置和简单辐射污染装置。

（二）放射线探测器

我们的身体不能感觉到电离辐射,因为电离辐射是看不到,听不到,闻不到,没有味道和感觉不到的,因此受害者可能不知不觉承受了致死的辐射辐射剂量,因此个人剂量计和放射性检测器可用于检测环境中辐射的存在。然而,辐射检测设备有一定的局限性,因为许多辐射检测设备只能测量 β 和 γ 射线,并不能检测 α 射线。常见的有两种主要类型的辐射探测器,第一个是盖革·米勒管(GM)。GM 管由充气的管作探头,当辐射通过它时会传导,每一次导电都会计算,第二个是闪烁探测器。每当辐射通过其时,里面的晶体会产生

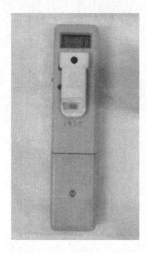
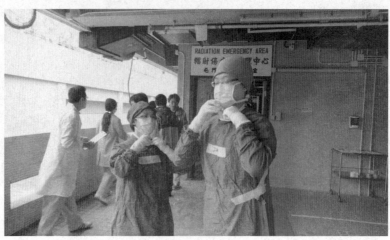

图 3-3-10　在辐射环境中工作前佩戴剂量计

闪光,一般情况下,闪烁探测器比 GM 管更敏感和准确,要注意的是这些辐射探测器都应定期维护。对于辐射水平的检测,应首先记录背景辐射水平,并与辐射源进行比较,读数的两倍增加显示对辐射水平的增加是阳性反应。对于受害者身体污染检查,应采用世界卫生组织建议的标准调查方法(图 3-3-11)。

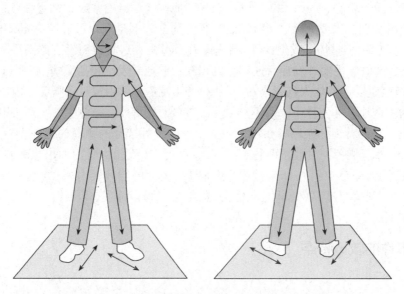

图 3-3-11　对放射性残骸所致身体污染的调查

(三)　应急指挥系统

事故指挥官应负责救援队的整体安全,在辐射污染区域工作的人员应设定工作时限。所有救援人员在进入辐射区前必须知道涉及的风险,一旦救援人员达到个人剂量计记录的最大接受辐射水平,基于安全原因,该人员必须离开现场。

(四)　在辐射事故创伤分诊流程

1. 由于辐射反应不会实时出现病征,所以伤者应根据传统的创伤流程进行分类。灾难现场分流是管理涉及大量伤者的大规模伤亡事件(MCI)的有效方法。灾难现场有分 3 个层面:现场分流(1 级),医疗分流(2级)和运送分流(3 级)。在现场分流(1 级)中,目标是对严重伤者进行快速分流,方法是将伤者分为急性(红色)或非急性(绿色)。使用扬声器效果是对大量伤者进行一级分流的一种有效方法:用扬声器指示伤者自行移到特定检查区,那些可以自行移动的伤者将被归类为非卧床的伤者,不能自行移动而留下的人归类为危重伤者。

2. 在 2 级分流(医疗分流)中,伤者分为 4 类(红、黄、绿、黑)。对于红色病例,通常指那些如气道、呼吸或循环系统出现问题的伤者需要立即拯救。但是对于分流者来说,严重却预期没法存活的患者这是个挑战,因为可能没有足够资源处理这类别伤者。黄色病例通常是指那些是处于紧急情况但不需要立即进行急救的伤者。绿色病例是指那些需要少量或不需要接受医疗支持的受轻伤者(包括心理性伤害)。有时很难决定黑色(预期死亡)病例,这取决于生存机会和现场资源的可用性,例如,有伤者100%深层范围烧伤,心脏骤停患者以及严重衰弱疾病的伤者,可能要分流为黑色类别。

3. 3级分流(运送分流)的目标是根据受伤的严重程度和可用的救护车资源,适当地运送伤者到不同的医院。在大规模伤亡事故中"高估或低估"病患者受伤程度总会发生。"低估"是指将急需医疗诊治的危重者分类至更低的类别。"低估"的发生率越高,医疗的延误就越大也增加死亡率和发病率的风险。"高估"是指将没有致命伤的患者分配至紧急组,"高估"发生率越多,会导致医疗系统不堪负荷。根据我们日常观察,分类错误通常涉及"高估"伤者受伤程度,这情况通常发生在爆炸伤害,受伤儿童或孕妇。

4. 由于放射性损伤会对快速分裂细胞(特别是骨髓/机体防御和出血控制系统)将受到影响。需要接受紧急手术以及手术伤口的闭合的患者应及早进行救治。手术应最好48小时内完成。如果错过了这黄金时间,伤者不应行手术治疗,直到造血系统恢复后才能进行手术(约3个月)。根据损伤的严重程度,伤者的洗消工作可以在之前,期间或初步稳定后执行。

(五)碘化钾片

碘片在核电厂附近存放,用于保护工作人员减少放射性碘的吸收。身体的甲状腺需要碘化物来合成甲状腺激素以维持身体新陈代谢。碘化片的作用是使甲状腺吸收饱和,使放射性碘不能被人体进一步吸收,然而,碘片并不能阻止其他放射性试剂如铯或锶的吸收。因此,它并不是万能的保护神药。此外,碘片亦有并发症如过敏,甲状腺肿,可能影响哺乳期的母亲和新生儿等不良反应。因为代谢率减慢,碘片对于40岁以上的伤者疗效减弱。放射性碘的半衰期相对较短,为8天。然而,即使在8~9天后,仍然会有大量的放射性碘残留体内,放射性碘的量可能需要长达90天才衰减至初始量的0.1%。

六、核辐射事件的救援注意事项

(一)国际核辐射事故等级(图3-3-12)

国际原子能机构制定了国际核与辐射事故量表(INES)。INES是一个用于向公众传播辐射相关事件的安全性意义的量表。按顺序排列,等级1~3级被称为"事件",水平4~7级称为"事故"。

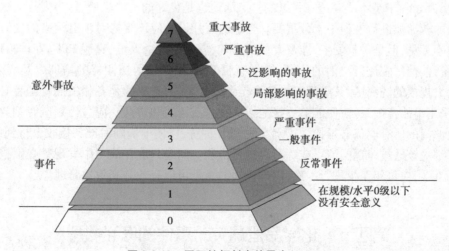

图3-3-12 国际核辐射事件量表(INES)

1. 0级意味着与核辐射安全无关的事件。例如:核电站的工人受与辐射安全无关的电击伤。

2. 1级意味着防止事件发生的安全系统设计存有"缺陷"。例如:2012年,2名工人在印度Rajasthan-5核电厂污染超过约束剂量。

3. 2级意味着有更严重的安全系统"缺陷",但对人和环境造成不严重的影响。例如:2011年,墨西哥的

Laguna Verde-2 核电站,由于反应堆压力容器中压力过高而导致反应堆裂开。

4. 3 级意味着工人接受超过 10 倍的法定污染年度上限的辐射量,或辐射未造成非致命性健康效应。例如:2008 年,比利时弗勒吕斯,从生产设备释放到环境中的放射性元素 131J。

5. 4 级意味着轻微的放射性物质泄漏但是不太可能导致相应对策实施,除了当地食品控制或导致至少 1 人因辐射死亡。例如:2011 年,在保加利亚,Stamboliysky,4 名工人在辐照设施过度污染。

6. 5 级意味着有限的放射性物质释放可能会导致实施相应对策或导致少数人死于辐射。例如:1979 年,美国三哩岛核电站,反应堆堆芯严重损坏。

7. 6 级意味着放射性物质明显释放可能会导致计划实施相应对策。例如:1957 年,俄罗斯联邦,克什特姆,高活性废料罐爆炸后释放明显放射性物质到环境中。

8. 7 级意味着大量放射性物质的释放具有广泛的健康和环境影响,需要实施预定以及进一步的对策。例如:1986 年,在乌克兰,切尔诺贝利,大量释放放射性物质至环境中。2011 年,在日本福岛也有大量释放放射性物质至环境中。

(二) 福岛核电站事故的教训

核事故独立调查委员会的意见是非常关键的,当中提到辐射灾难是"人为导致",而导致事故的直接原因全是可以预见,是由于核电厂公司未能达到基本的安全要求,而相关的核能法律又不完善。政府也未能及时向公众传达事故的严重性,当事发时只有 20% 在核电站工作的城镇居民知晓事故发生,在 2011 年 3 月 11 日晚上才知道 3 公里区域内要疏散,大约有 150 000 人被疏散,此时已为时过晚,对于疏散也造成了很大的混乱。灾区的居民仍然从事故的影响中挣扎求存,但是他们仍然面临严重的问题,包括辐射污染,流离失所,生活方式的破坏以及大面积的环境污染。审查委员会得出的结论是:政府和监管机构没有完全致力于保护公众健康和安全,他们没有采取主动去保护居民的健康并恢复他们的福利,监管机构没有监督核安全,让营运商在自愿的基础上自行监管而却逃避了直接责任。所以政府应进一步全面探讨符合国际标准的事故应急和保障措施,现有的法规根本上是有偏差的,而不是以保护公众的安全、健康和福利为标准。因此,为了为核电厂的安全作更好准备,日本政府应全面审查以制定关于预防、准备、应对和恢复的应急计划。

(三) 建议

在发生辐射事故机会高的地区必须制定应急计划,在经常有旅客出入的辐射事故区域应设有良好的筛检和洗消系统,来自受污染地区的旅客应在边境进行辐射探测器检查,要注意的是,辐射探测器的探头不应被保护膜覆盖,因为 α 粒子是不能穿透一张纸的。游泳池也是良好的洗消场所,适当安排运送大量能走动的伤者到不同位置的游泳池进行洗消是十分重要。当地的医疗设施应该支持对辐射污染的伤者进行检查和治疗。辐射事件并不常见,但是一旦发生,涉及大量的伤者,需调配大量人员、穿脱 PPE、安排医疗团队到现场、需准备及应对自行前往医院进行洗消的伤者,提供穿脱 PPE/操作辐射探测器的培训以及辐射事故的流程、甚至在医院准备大规模的洗消区,其管理工作将会是十分复杂的,重要的是各相关的管理者必须建立一个跨部门应急计划,采用事故指挥系统,便能够更好地指挥、监控、沟通和协调。应急计划应时刻放在急救部门并容易找到。急救部门的所有职员必须接受正确穿脱 PPE 训练,以使他们随时准备接收自行到达医院的伤者。所有的应急计划都应该透过跨部门演习或练习以进行检测。问题只能在演习中发现并在汇报后对计划进行微调,放射性灾难演习应每年至少进行一次,以确保辐射意外可以有效并高效地管理。

（陈德胜）

第四节　化学品泄漏灾难事件的医学救援

一、化学品泄漏事件的灾难概述与特点

(一) 引言

核生化事故(HazMat incident)被定义为受害者受到有毒化学,生物,放射性或核剂危害的事故。由于工业扩张和化学战剂的开发和使用,20 世纪以来民众接触有毒物质的风险持续增长。1984 年 12 月 3 日印度

博帕尔发生了世界上最严重的工业化学灾难,导致15万人伤亡和2500人死亡。2015年8月12日天津的化学品爆炸也导致了多人受害。2001年9月11日在纽约市世贸中心也发生了可怕的恐怖袭击。在当今社会,恐怖分子不仅使用常规武器,而且还会用化学、生物甚至放射性或核武器,因为化学剂容易制造,所以化学制剂引起的恐怖事件远比生物和核剂更为常见。1995年发生在东京的地铁沙林事件中,许多受害者绕过紧急医疗服务(EMS)并且使用自己的交通工具到达医院,所以具有急诊科(ED)的医院应做好准备去救治这类伤者。

（二）有害物质的分类

1. 联合国标准化学品分类(图3-4-1)。

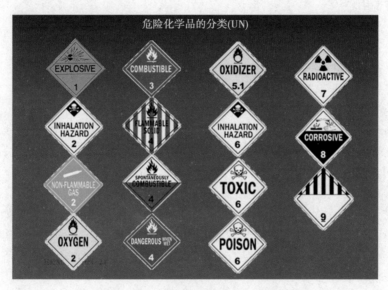

图3-4-1 联合国标准化学品分类

（1）爆炸品。

（2）气体。

（3）易燃液体。

（4）易燃固体。

（5）氧化性物质和有机过氧化物。

（6）毒性物质和感染性物质。

（7）放射性物质。

（8）腐蚀性物质。

（9）杂项危险物质和物品。

2. 高级核生化生命支持课程标准分类

（1）刺激性气体中毒综合征(irritant gas toxidrome)。

（2）窒息性中毒综合征(asphyxiant toxidrome)。

（3）腐蚀性中毒综合征(Corrosive toxidrome)。

（4）胆碱能中毒综合征(Cholinergic toxidrome)。

（5）烃和卤代烃中毒综合征(hydrocarbon and halogenated hydrocarbon toxidrome)。

（6）其他(others)。

3. 军事标准分类

（1）肺剂:光气(CG),双光气(DP),氯化苦(PS),氯(Cl)。

（2）血剂:氰(AC),氯化氰(CK)。

（3）起疱剂:硫芥子气(HD),路易氏剂,光气肟(CX)。

（4）神经毒剂：塔崩（GA），沙林（GB），梭曼（GD），GF，VX。

二、化学品泄漏事件的逃生与救生技术

（一）安全问题

由于化学泄漏可能是毒性强、并可在短时间内使人致死，所以现场救护人员和受害者的安全问题是非常重要的。首先要做的是物质的鉴定。关于化学品毒性的数据可以从以下途径获得：固定设施（如化工厂）、车辆类型（危险品车辆）、设施或车辆的标牌、库存和发货清单和材料安全数据表。如果化学物基本类型能够被识别，便可以从下列来源获得更加详细信息：

1. 本国的毒物咨询中心。

2. 高级核生化生命支持课程手册（AHLS）。

3. 无线信息应变系统（WISER）。

4. 美国国家职业安全和健康研究所（NIOSH）。

5. 有毒物质和疾病登记册（ATSDR）。

6. 北美危急应变指南。

7. 辐射紧急援助和培训中心（REAC/TS）。

8. 计算器辅助急救应变中心（CAMEO）。

9. 针对 CAMEO 的危险品建模程序。

（二）中毒途径

为了成功逃生，必须了解危险品事故的中毒途径。吸入性中毒是迄今中毒最常见的途径。因此，救援队要小心气体、气雾、灰尘和烟雾。皮肤和黏膜吸收也是中毒的常见途径。除非皮肤损伤，皮肤具有一定的保护作用。但是黏膜诸如眼睛和呼吸道是化学品直接中毒易感途径，所以拯救者应使用适当的个人保护装置。

（三）解答以下问题

如果能够解答以下问题：谁，什么，何时，何地，为什么，怎么样？，便可以在危险品事故中增加生存机会。

1. Who：什么类型的人接触到的化学物质，如工人，观众，路人和救援人员。

2. What：什么化学品中毒以及他们的物理状态：固体，液体或气体？气体往往是最易引起中毒。

3. When：事件发生的时间以及污染暴露的时间是多少？

4. Where：危险品事件发生的地点，固定设施如工业，农业，住宅或运输点，如机场、铁路、公路和码头。

5. Why：事故发生的原因，如空难、火灾、泄漏、爆炸或有意的攻击。

6. How：事故是有意还是无意。

（四）化学爆炸

1. 在发生危险品事故过程中，爆炸会使情况变得更加复杂。爆炸是能量的迅速增加和极端释放的一种表现，在封闭的环境中爆炸，如室内或隧道，会比室外爆炸带来更严重的损伤程度。室内爆炸会造成建筑物倒塌从而引起更大伤亡。能否逃脱爆炸取决于你与爆炸的距离、逃跑速度和爆炸的具体类型。对于高能炸药如 C-4（波速达 8000m/s），爆炸几乎在瞬间发生，因此，几乎是不可能逃脱避免爆炸受伤。如果可能的话，与爆炸点保持安全距离是重要的。最小疏散距离是指一个与爆炸最少的安全范围。2kg 管状炸弹的最小安全疏散距离约 360m。20kg 的公文包炸弹，最小安全距离约为 550m。对于 500kg 炸弹面包车，最小安全距离约为 750m。

2. 爆炸都会在毫无警告下造成毁灭性的伤害。爆炸伤可以对人体器官产生一系列不同生理损伤，包括耳鼓膜破裂，含气器官穿破，不同程度的烧伤和创伤。损伤的程度取决于爆炸发生在室内还是室外、炸药的大小和类型、与受害者距离、碎片是否存在化学品、生物或放射性污染物。

（五）工作人员的安全——个人防护装备（PPE）

1. 在东京沙林袭击，大约 82% 的受害者是自行前往医院，因为他们身上附有化学品，所以有 135 院前急救员受到了污染，23% 在医院工作的医务人员也受到了污染。因此，现场急救员和在急诊科工作的人员应该注意到化学品污染的问题。

2. 救援队人员应该在进入危险品区之前穿着适当的个人防护装备(PPE)。个人防护装备包括防护套装,乳胶内层和腈类外层手套,橡胶靴和有呼吸器的面罩。PPE 可以分为 A ~ D 四个级别(图3-4-2)。A 级 PPE 提供最高水平的保护。它是由气体防护级的防护服和独立性呼吸器(SCBA)组成。B 级 PPE 提供相对较次一等的保护,使用防飞溅套装和独立性呼吸器。C 级 PPE 包括化学品防护服和过滤式呼吸器。过滤器可以分为微粒或气体过滤(图3-4-3)。每个执行救援的小组成员均应该进行面罩适配测试,以确保面罩边缘完整没有漏气。新的 filter 类型模型是电动空气净化呼吸器(power air purification respirator PAPR)(图3-4-4)。D 级别 PPE 只是在工作场所的普通的保护工作服。它包括防护服和外科手术口罩或 N95 口罩。A 级 PPE 能够提供最高级别的保护但它很笨拙,A 级 PPE 很难进行临床操作。C 级 PPE 的一个重大缺点是过滤类型的呼吸器不能用于氧气不足的环境。正确的穿着防护服的目的是为了员工在工作时不会让化学品接触身体,无论哪种防护装置,防护服套装供应者应该对工作人员进行充分的培训。

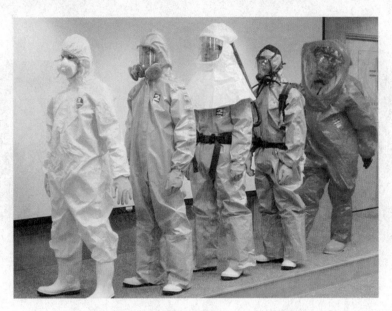

图 3-4-2　PPE 可以分为 A ~ D 四个级别

3. A 级 PPE 提供保护级别最高但它很笨拙。A 级 PPE 很难进行临床操作。受害者自己到达医院后,工作人员应该穿上 C 级个人防护装备(见图3-3-7)。

三、化学品泄漏事件的基本搜救技术

(一) 准备进入热区

当接近现场,救援队应提高警觉性例如特殊气味,眼睛或呼吸道感觉到刺激。重要的是不要使用通信设备,如对讲机或手机,这些设备的调频在爆炸现场 50m 内可以触发爆炸装置。当到达现场后,救援队应极其谨慎地推进,在行动前,救援团队应该减慢速度,进行 360°环境扫描识别可疑对象和人。救援小组负责人应减救援者的数量,在现场的所有员工应该二人一组工作。除非通过威胁解除指示,否则救援队不应该进入热区(爆炸区)。此外,救援队应尽可能从现场疏散人群。

(二) 进入热区策略

1. 在执行搜索和救援之前,最重要的是在安全距离现场建立一个事故指挥系统(ICS：Incident Command System),工作范围包括总体指挥、控制、沟通和协调的事项。事故指挥官应该设置热、暖和冷地区的安排。热区是高危爆炸点,冷区是医疗人员工作的清洁区,暖区是冷热区之间的接口区域,用于缓冲和洗消化学或辐射碎片。此外在工作区域内必须建立一条快速撤退和现场疏散通道,而救援团队成员应提供适当的个人防护装备(PPE)。事故指挥官应该沟通和协调好在现场各持分者团队,比如救火、执法、紧急医疗服务和医疗小组。执法人员应负责现场隔离和法律和秩序。消防队员应该快速控制火情。事故指挥官也应该注意次生性灾难,如不稳定的建筑结构,公共设施被破坏,坠下碎片、物理危害、化学或放射性污染物。

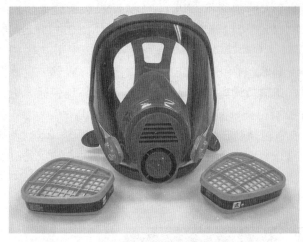
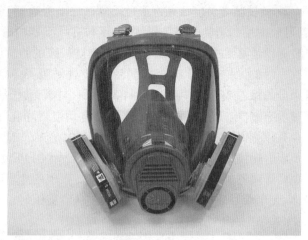
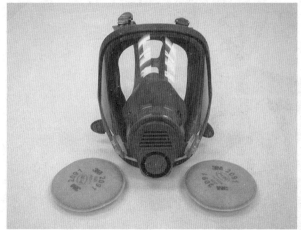
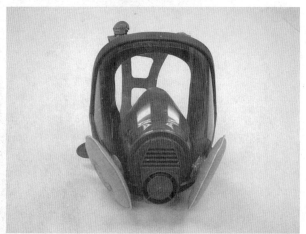

图 3-4-3　气体和微粒过滤器

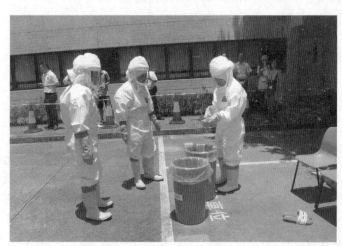
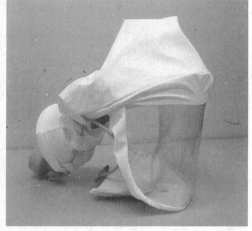

图 3-4-4　电动空气净化呼吸器(PAPR)

2. 在爆炸现场,会有大量的受害者。应该启动大规模伤亡事件的策略(MCI)。但要注意到受害者可能是没有可见的表面伤口或患有慢性疾病,这类病人也可能有生命危险。重要的是要确保在热区只进行疏散,而检伤分类应该在冷区进行。根据国际惯例,受害者是广泛筛选分为四类:红色(危急),黄色(紧急),绿色(次急)或黑色(死亡)。

3. 灾难现场分流与传统分流不同。灾难现场分流的方法是一个根本性的改变。传统分流的目的是对个别患者作最大的好处。然而,在灾难现场分流,目标是去救活最多人数,但可能要牺牲个别重伤者。灾难现场分流的挑战是从多数的非关键受伤者中快速识别需要紧急救生治疗的少数重伤病人。在灾难分类中,分流类别将取决于受伤的严重程度,生存的可能性和现场可用的资源(如人力资源、后勤和疏散设施)。在受资源约束环境中,有时分拣人员在关键情况下可能需要放弃少数生存机会率低的重伤者。

(三) 策略性评估方法(ASBESTOS)

1. A=根源是什么。

2. S=化学,固体/液体/气体/液化气体。

3. B=进入身体的途径。

4. E=化学试剂对身体不同器官的伤害。

5. S=毒剂的严重性。

6. T=出现症状的时间。

7. O=其他鉴别诊断。

8. S=与其他制剂的相互作用。

(四) HazMat 场景控制:建立的热、暖和冷区域

热区是主要的污染区,冷区是清洁区,暖区是冷热之间的缓冲地带。重要的是要注意,冷热区域距离应该至少50m。为了不污染冷区,风和水流方向应从冷到热区。在热区,员工应该穿最高水平的个人防护装备(PPE)拯救受害者或证据收集。在运送至冷区之前,受害者应该在暖区进行洗消处理。热、暖区之间的界限被称作热线。工作人员穿着合适的PPE将替伤者进行洗消去污。流动的受害者可以执行自身清洁,不能行动的受害者,洗消去污工作由工作人员执行。去污后,进入冷区之前所有的受害者都应该进行去污完整性检查。暖区和冷区域之间的界限被称为净化后检查线。事故指挥中心和分流站和均应设在冷区(图3-4-5)。

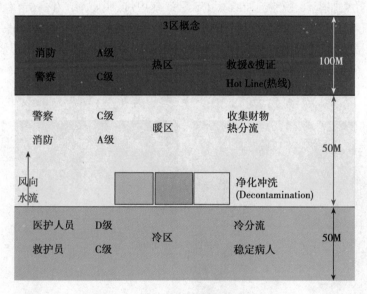

图 3-4-5　建立的热温暖和寒冷的区域

四、化学品泄漏事件的医学救援

(一) 高级核生化生命支持课程标准分类

1. 刺激性气体中毒综合征患者的处理

(1) 刺激性气体的有毒物质通常会对黏膜产生直接的毒性作用。一般它们不全身吸收。如化学品是高度水溶性的,会影响眼睛和上呼吸道的黏膜。如果是中等水溶性的,会影响到上呼吸道和大气道。如果是低水溶性的,因为对呼吸道产生的刺激最小,可发生长期吸入,它会影响到肺泡和引起急性肺水肿。刺激性气体主要损伤是呼吸道和肺功能,因为损伤途径主要是吸入,对于呼吸系统,受害者将首先表现为呼吸急促,后来发展缺氧,发绀和低血压从而导致急性肺水肿(APO)。需要注意的是,肺水肿的发作可存在临床潜伏期

(4~6 小时,可以高达 24 小时),死亡可在 24 小时内发生,因此,患病患者返家前需在院观察至少 1~2 天。高浓度的化学物质会对眼睛和上呼吸道产生刺激性,高浓度的刺激性气体会对咽喉产生刺激作用,导致突然的喉痉挛而死亡。

(2) 对心血管系统的影响是主要是由于缺氧导致心动过速(tachydysrhythmias)、心肌缺血、心肌梗死,最后心脏骤停。对神经系统的影响也是由于中枢神经系统缺氧从而导致的焦虑、躁动、混乱、癫痫发作,意识水平下降,昏迷和死亡。对皮肤和黏膜的影响将取决于化学物质的溶解度。如果是高度水溶性的刺激性气体,会引起流涕、流泪、结膜发炎,眼睛烧灼痛。对于皮肤,由于交感神经系统活性增加,皮肤会因为缺氧而发冷、苍白、大汗、发绀。在消化系统中,高度水溶性的化学物质会对口咽黏膜产生直接腐蚀作用,引起黏膜炎症和口腔和咽喉烧灼痛。通常,任何有害有毒物质可引起恶心和呕吐。

(3) 刺激性气体包括氯、光气、双光气、异氰酸甲酯和氯化苦。发生在印度博帕尔的著名工业事故是高度水溶性的刺激性气体(异氰酸甲酯)的泄漏导致。

(4) 氯气:氯的民用用途包括漂白、水净化、消毒以及合成人造橡胶、塑料和氯化烃等化合物。氯在标准温度和压力(STP(标准温度压强))为气体,比空气重 2.5 倍。为黄绿色、辛辣刺激性的气味。其临床效果是局部的而不是全身性的。在中央大气道,形成的氯化氢会导致坏死、黏膜脱落。在外周小气道,氧自由基与巯基、二硫键反应并损伤肺泡毛细血管膜。轻微暴露的受害者会出现窒息、窒息感、眼鼻刺激、胸闷、咳嗽和劳力性呼吸困难。中等强度暴露的受害者,除了上述症状,可于几个小时内出现声音嘶哑、喘鸣和肺水肿。对于严重暴露的受害者会出现静息时严重呼吸困难并可能在 1 小时内发生肺水肿。受害者将会出现大量上呼吸道分泌物并可能由于喉痉挛而猝死。

(5) 光气:在民用方面,这种化学物质是用于异氰酸酯(泡沫塑料)、除草剂,杀虫剂和苯胺染料的工业产品。光气可由燃烧氯化烃类如塑料、脱漆剂如四氯化碳和二氯甲烷、脱脂剂产生。光气在 STP(标准温度压强)是一种无色气体,比空气重 3.4 倍,并具有新割下的干草气味。光气水解会产生氯化氢并损伤气道黏膜。轻度暴露的受害者会出现轻微咳嗽、呼吸困难和胸闷。重度暴露受害者,除上述症状外,患者会出现眼部刺激和流泪。对于严重暴露受害者会出现严重咳嗽和呼吸困难。肺水肿将在 4 小时内发生。高浓度的光气可引起喉痉挛并最终猝死。重要是注意可能在肺水肿出现前存在一个潜伏期,运动会加快肺水肿发生(图 3-4-6)。

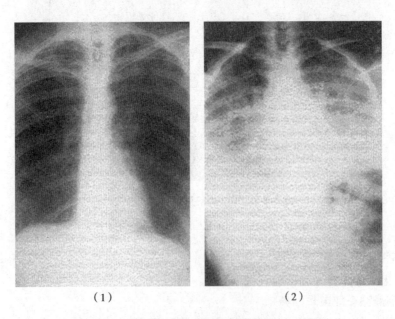

(1)　　　　　　　　　　(2)

图 3-4-6　出现急性肺水肿的受害者的胸部 X 射线

(6) 刺激性气体中毒综合征患者的急救医疗处理

1) 停止接触有毒物质并开始去污。简单地去除外部衣物可减少 80% 的污染。

2) 执行 ABC 操作(气道、呼吸、循环系统)。

3）休息(即使是最小身体活动也可以缩短临床潜伏期)。

4）治疗缺氧:氧疗,可能需要持续气道正压通气(CPAP)或间歇正压通气(IPPV)。

5）治疗急性肺水肿和支气管"痉挛"。

6）治疗胸部感染(如果出现)。

7）治疗低血压。

8）现时尚无可用的解毒药。

9）观察至少24小时。

2. 患有窒息性气体中毒综合征患者的处理

(1)窒息性气体可分为单纯窒息性气体和全身窒息性气体。单纯窒息性气体如丙烷和丁烷,其作用仅仅是从周围环境中取代氧气,导致吸入肺中的氧气减少,继而引发无氧代谢。有些窒息性气体(如丙烷和丁烷)是高度易燃易爆的。全身窒息性气体包括可形成高铁血红蛋白的化合物、一氧化碳、氰化物和"氰化合物"(腈)、硫化物和迭氮物。全身窒息性气体通过影响血红蛋白运输氧气或干扰细胞内线粒体生产能量而产生其效果。通常情况下,氧气会与血红蛋白(Fe^{2+})结合然后释放氧到细胞水平内的线粒体。

(2)一些全身窒息性气体会影响血红蛋白输送氧气。当血红蛋白的亚铁离子(Fe^{2+})被可形成高铁血红蛋白的化合物(如亚硝酸盐氧)化成三价铁(Fe^{3+}),导致血红蛋白氧结合位点将与水相结合,从而没有氧气能够运送到线粒体用来产生能量。同理,一氧化碳也与血红蛋白氧结合并干扰氧传输。

(3)一些全身性窒息性气体会通过线粒体细胞色素氧化酶影响氧利用率。例如氰化物,氰化合物(腈)、硫化物和迭氮物。线粒体是细胞内的能量工厂并进行有氧(使用氧)代谢。它应用细胞色素氧化酶对食物和氧气进行氧化磷酸化反应从而产生能量(三磷酸腺苷、ATP)。氰化物会使细胞色素氧化酶失效进而中断氧化磷酸化过程。虽然血红蛋白与氧气充分结合,氧气却不能被线粒体利用,这种现象被称为细胞窒息。

(4)气体常见的摄入方式是吸入。对于单纯窒息性气体中毒而言其靶点是导致低氧血症从而影响心血管和神经系统。然而,如果存在刺激性气体如硫化氢和迭氮化氢,还会影响气道和呼吸。

(5)对呼吸系统的影响包括呼吸急促(后可转为呼吸过缓,最终导致呼吸停止)。氰化物中毒患者可以体验到强烈呼吸窘迫感("空气饥饿")。由于硫化氢是一种刺激性气体会导致呼吸道局部毒性作用。对心血管系统的作用包括心动过速、胸痛、急性冠脉综合征、休克、心律失常,甚至心脏骤停。对于如亚硝酸盐、硝酸盐和迭氮化合物的化学物质会造成血管扩张和低血压、反射性心动过速,或由于脑缺血、脑或心肌梗死导致的晕厥。对于高铁血红蛋白血症的患者,其血的颜色是巧克力色从而皮肤的颜色是青紫色。

(6)对神经系统的影响也是由于缺氧导致头痛、头晕、无力、困惑、焦虑、癫痫、昏迷甚至死亡。暴露在高浓度的硫化氢中会引起"击倒"现象(突然昏迷)。胃肠道的症状和体征也是因为缺氧导致恶心、呕吐甚至肠缺血。人体摄入的氰化物和迭氮化盐可与胃内的盐酸结合形成氰化氢和迭氮化氰气体。所以医务工作者管理呃逆和呕吐的中毒病人时应保护好自己。

(7)皮肤和黏膜的症状和体征是冰冷、苍白、出汗。通常情况下缺氧病人是青紫的。然而,一氧化碳中毒的缺氧病人,皮肤颜色是粉红色,因为呈现的是羧甲基化血红蛋白的颜色。这同时适用于氰化物中毒的患者,线粒体无法利用氧气而导致血红蛋白富含氧气,所以他们的皮肤是红色。医务人员应该意识到血脉氧的不可靠因为血脉氧仪的原理是光谱分析。

(8)氰化物中毒

1)氰化钠和氰化钾是剧毒的化学药品,以白色晶体或粉末的形式存在。它们有杏仁的味道,但从基因方面来说,只有40%~50%的人能有这种感觉。在自然界,氰化物存在于苹果种子和杏等水果,烟草和汽车废气中。在工业领域,因氰化物对金属有高亲和力,广泛用于金矿、电镀、塑料和纤维、合成药物和农作物保护产品还有国内银材料清洗剂。氰化钠(NaCN)和氰化钾(KCN)是高度可溶的,能与水反应释放有毒气体氰化氢(HCN),并很快消散到大气中。氰化氢比空气轻,也易燃。它很快会自然降解为碳和氮。

$$NaCN + H_2O \rightarrow HCN + NaOH$$

2）氰化物在土壤中与在水中的反应相似,土壤中的水分将氰化物转化为氰化氢。经过许多自然过程,氰化物最终降解为碳和氮。众所周知,植物和蔬菜不能从土壤中吸收氰化物。但是鱼类和其他水中生物对水运的氰化物等化学物质非常敏感(死亡),因此,它们是指示污染非常好的生物标志物。过氧化氢(H_2O_2)可清除氰化物和加快环境净化氰化物污染。

$$NaCN+H_2O_2 \rightarrow NaOCN+H_2O$$

3）人体通过自我净化的过程可很快将体内低剂量的氰化物清除,一般几小时即可,肝脏把氰化物转化成硫氰酸并通过尿液排出人体。高剂量的氰化物将是人体的毒物。通常情况下,人体吸收超过 1.5mg/kg 将导致中毒。因此,70kg 的人氰化物中毒剂量通常是 100mg 左右。氰化物中毒可分为急性或慢性。

4）当吸入高浓度氰化物时,人体会立即起反应并可能发生死亡。短短 10 ~ 18 秒即可出现症状,5 ~ 8 分钟内即可死亡。氰化物在血液中的半衰期大约是 20 ~ 60 分钟,因此 72 小时后才出现症状的病人不太可能是氰化物中毒。氰化物的破坏性主要在于导致细胞窒息。高剂量的氰化物会袭击细胞的线粒体,影响细胞色素氧化酶,导致机体不能产生能量(ATP)。急性中毒的症状包括皮肤发红、呼吸困难、肌无力、心衰、惊厥和死亡。然而,运输氧气的红细胞不受影响。因此,中毒病人的皮肤是红色而不是蓝色,有别于其他原因导致的缺氧病人。

5）急性氰化物中毒的救生步骤:第一步要做的事情是搬运病人脱离中毒区域,阻止病人接触氰化物。除去衣物和氰化物对病人是很重要的。身体净化应尽快进行。如果病人需要复苏,需要特别强调的是氰化物可通过肺排泄,所以应避免口对口人工呼吸。有效的支持治疗可提高患者生存率,例如纯氧。

亚硝酸盐、硫代硫酸盐、羟钴胺素是氰化物中毒的有效解毒剂。因为这些解毒剂的副作用很大。因此,解毒剂只在病人生命受到威胁时才考虑,不要随便使用。亚硝酸盐将与氧结合的血红蛋白(Fe^{2+})转化成与蛋氨酸结合的血红蛋白(Fe^{3+}),蛋氨酸-血红蛋白生成之前解毒效果就已出现。建议把血液中蛋氨酸-血红蛋白的浓度维持在 40% 以下。亚硝酸盐可引起低血压,所以应警惕血压的突然下降。硫代硫酸盐的注射速度应减慢到至少 3 分钟,它的副作用是剧烈呕吐。羟钴胺素是现代毒理学中的一个用药选择,它可把氰化物转化成氰钴维生素。

(9)对窒息性中毒患者的紧急医疗处理

1）终止接触毒物和净化去污。

2）实施 ABCs(气道、呼吸、循环系统)。

3）治疗低氧,包括机械通气,通常需要收入 ICU。

4）100% 纯氧是有益的。

5）应用晶体液和血管升压药治疗低血压。

6）纠正代谢性酸中毒。

7）观察至少 24 小时。

8）氰化物中毒解药治疗并不是必须。

9）许多受害者可以单靠有力的支持性治疗而存活。

10）亚硝酸钠、硫代硫酸钠、羟钴胺素能够治疗氰化物中毒(表 3-4-1)。

表 3-4-1 用于窒息性中毒的解毒剂

解毒剂	包装	起始剂量	注射速度	重复剂量	附注
亚硝酸异戊酯	瓶	1 瓶	–	–	纱布口罩
亚硝酸盐	3% 10ml 安瓿	10ml 3% 溶液 iv (300mg)	3 分钟	如果症状出现 50% 原始剂量	(<40% MetHb) 注意低血压
		儿科剂量: 0.33ml/kg 3% 液体 iv			

续表

解毒剂	包装	起始剂量	注射速度	重复剂量	附注
硫代硫酸钠	25% 50ml 瓶	50ml 25% 液体 iv （12.5g） 儿科剂量：1.65ml/kg 25% 液体）iv	10 分钟	如果症状出现 50% 原始剂量	亚硝酸盐后硫代硫 酸钠立即给予
其他硫供体：羟钴 胺素	2.5g 瓶	2.5～5g	15 分钟	总量<15g	习惯用法

3. 腐蚀性化学品中毒症候群患者的处理

（1）腐蚀性毒物包括强酸、强碱、氧化剂和白磷。酸性物质会造成组织凝固性坏死。接触面凝固性坏死层的形成将会限制酸性物质进一步对组织的侵蚀。碱性物质造成的损害将会引起液化性坏死。因为没有凝固性坏死层的形成因此侵蚀的程度会更深。氧化剂可以产生放热反应，造成热损伤。白磷能在空气中自燃，引起化学性及热损伤。

（2）腐蚀性化学物质最突出的影响是对直接接触的皮肤和黏膜的损害。酸性化学物质产生凝固性坏死。碱性化学物质侵蚀产生液化性坏死。化学烧伤的严重程度取决于接触腐蚀性物质的浓度及接触持续时间。受害者会经历疼痛，一度至二度烧伤将导致皮肤发红。然而，三度和四度烧伤，由于神经末梢损伤，受害者可能没有任何疼痛。白磷燃烧，受害者可以安置在一个黑暗的房间，便于观察磷发光，从而鉴定受白磷污染。

（3）腐蚀性化学品对气道的临床影响包括烧灼感、黏液产生过剩、上呼吸道水肿、声音嘶哑、喘鸣、喉痉挛及失音。对于呼吸系统，这将导致呼吸急促，继之呼吸过慢，最终呼吸停止。对心血管系统的影响是由于血容量减少和血氧不足导致心动过速、休克、心肌缺血、心肌梗死，甚至心脏骤停。氧化剂可以从贫血到真正的溶血，从高铁血红蛋白血症到功能性贫血。白磷可引起低钙血症、心律失常、负性肌力作用，心力衰竭。对于神经系统，因为脑灌注不足和缺氧可导致焦虑、不安、精神错乱、癫痫发作、意识水平下降、昏迷甚至死亡。白磷可引起低钙血症导致手足抽搐和痉挛。腐蚀产物对患者胃肠道的影响为恶心、呕吐、流涎、吞咽困难、食管穿孔、腹痛及肠道穿孔。过氧化氢可以产生致命的氧气栓塞。白磷发光可引起呕吐和腹泻。

（4）腐蚀剂中毒症候群患者的紧急医疗处理。

1）终止接触有毒物质。

2）去除污染是极其重要的。接触和去除污染的间隔时间是决定化学性损伤严重程度的主要决定因素。

3）执行 ABCs（气道、呼吸、循环系统）。

4）眼睛：去除眼部污染，需要大量的水、生理盐水或乳酸林格液直至到达的洗出液终点 pH 为 7。在病人评估和运输过程中需连续行眼部冲洗。使用摩根镜头清洗仪器会用和局部麻醉剂会令到除眼部污染更为容易。

5）皮肤：皮肤去污重要的是要去除所有服装、珠宝、鞋子和任何能从身体上去除的东西。相比于热烧伤，因为化学腐蚀性水疱液含有腐蚀性物质，化学腐蚀性水疱应该被刺破。用大量的水清洗受腐蚀局部皮肤至少 15 分钟，直到伤口组织的 pH 为 7。要特别注意皮肤褶皱的清洗消毒。

6）肺：支持性治疗、氧气、PEEP 或 CPAP 可能是有益的。对于呼吸去污，确保足够的通气和氧合是必要的。

7）气道：对于喉痉挛或水肿的患者行气管插管。如果气道假膜形成可以用支气管镜去除。

8）脓毒症：抗生素治疗。

9）腐蚀剂没有解毒剂。

10）芥子气的长期影响是致癌。

4. 胆碱中毒症候群患者的处理

（1）由交感神经系统（控制战斗或者逃跑）和副交感神经（控制休息和消化）组成的自主神经系统控制

我们机体的器官和腺体的功能。这两个系统的平衡对于保证我们机体的健康非常重要。我们身体的骨骼肌是由躯体神经系统控制的。大脑和脊髓通过神经递质乙酰胆碱作用于不同的受体器官、腺体受体(毒蕈碱的受体)和骨骼肌受体(烟碱受体)控制自主神经和躯体神经系统。在正常循环,效应器官启动后,必须终止乙酰胆碱酯酶和乙酰胆碱活性,最终使器官功能返回到正常状态。如果胆碱酯酶的活性没有被抑制,乙酰胆碱将继续作用于器官发挥功能。

(2)胆碱能中毒症候群主要是由诸如有机磷和氨基甲酸酯类杀虫剂的胆碱酯酶抑制剂引起的。胆碱酯酶抑制剂能抑制乙酰胆碱酯酶的酶活性,因此乙酰胆碱积累在突触导致过度连续刺激效应细胞。受害者的症状将取决于什么类型的受体(毒蕈碱或烟碱受体)受刺激。刺激毒蕈碱受体,受害者将出现相应的症状和体征,可记忆为"DUMBELLS"。"DUMBELLS"代表腹泻(Diarrhoea)、排尿(Urination)、瞳孔缩小(Miosis)、心动过缓(Bradycardia)、支气管黏液溢出(Brochorrhoea)、支气管痉挛(Brochospasm)、呕吐(Emesis)、流泪(Lacrimation)、唾液分泌(Salivation)和出汗(Sweating)。烟碱受体刺激,受害者将出现的症状和体征可记忆为"MTWTF"(英文星期的缩写)。MTWTF代表瞳孔放大(Mydriasis)、心搏过速(Tachycardia)、虚弱(Weakness)、高血压(HyperTension)、高血糖(Hyperglycemia)和肌束颤动(Fasciculation)。

(3)胆碱酯酶抑制剂的毒性靶标是神经系统。它在短时间内会引起头痛、焦虑、头晕、精神错乱、焦虑、癫痫、昏迷和死亡。肌无力显著的、主要的标志是针尖样瞳孔。流泪、出汗和肌肉自发性收缩也将会出现。肌肉呈束状在面部皮肤和舌头最明显,眼睑是机体最薄的皮肤,舌头是带有黏膜的肌肉。患者会有腹部绞痛、恶心、呕吐和腹泻等胃肠道症状。患者也可能有尿失禁及由于肝糖分解和糖异生引起的高血糖。

(4)胆碱能中毒症候群患者的紧急医疗处理。

1)终止接触有毒物质和去除污染。

2)脱去衣服很重要的,因为部分的有毒气体可能残留在衣物上。

3)执行ABCs抢救措施(气道、呼吸及循环系统)。

4)缺氧的治疗:吸氧疗法和有力的气道通气。

5)低血压的治疗。

6)至少观察24小时。

7)解毒剂的总结见表3-4-2。

表3-4-2 胆碱能中毒症候群解毒剂

解毒剂	包装	起始剂量	注射速度	重复剂量	附注
阿托品	1.2mg安瓿	2mg,im/iv/i 缺氧的情况下避免静推因为会引起心律失常 儿科剂量0.05mg/kg	–	5~10分钟	常用范围:15~20mg,直到分泌停止及通气改善;阿托品对帮助瞳孔缩小无益
氯解磷定	500mg/20ml瓶	1giv <12岁:20~50mg/kg,iv >12岁:0.5~1g,iv	20~30分钟	1小时后可能需要1~2次的重复剂量	如果发生老化无用 ①GD:2分钟 ②GB:3~4小时
地西泮	10mg安瓿	10mg,im/iv 儿科剂量0.25~0.4mg/kg,iv		必要时重复	常用范围:10~20mg

(5)解磷定的适应证包括有机磷杀虫剂中毒或军事神经毒性物质中毒。应用解磷定对氨基甲酸酯中毒是有争议的。然而,当实际化学物质引起的严重胆碱酯酶抑制剂毒性时间未知的时候或者当患者由于氨基甲酸酯中毒表现为显著的烟碱中毒症状时间不确定时应当给予解磷定并且也是安全的。解磷定的相对禁忌证包括肾衰竭。应用解磷定通常是相对安全的,但应该密切观察并发症如心动过速、高血压和肌肉僵硬。快速静脉内用药或给予异常高剂量可引起神经肌肉阻滞和喉痉挛。

(6) 阿托品的适应证包括有机磷或氨基甲酸酯杀虫剂中毒和军事神经毒性物质中毒。阿托品的相对禁忌证是窄角闭角型青光眼、梗阻性尿路病和冠状动脉疾病患者,充血性心力衰竭、心动过速、高血压、甲状腺功能亢进。阿托品的绝对禁忌证是没有显著的毒蕈碱症状。阿托品的并发症包括皮肤干燥、视力模糊、畏光、瞳孔放大(瞳孔放大),急性窄角型青光眼、口干、便秘、尿潴留、心动过速、心肌缺血和梗死和神经系统疾病比如幻觉和情绪激动。

(7) 胆碱能中毒症候群检伤分类:急需立即救治的病人(红色):病人有心搏和急性症状(痉挛、发作期后、LOC、呼吸困难、窒息或弛缓性麻痹等)。

可延迟治疗的病人(黄色):撤消阶段,有不太严重的症状。

轻微的病人(绿色):最轻微的症状、能走路和说话。

预计死亡的病人(黑色):循环衰竭,没有心搏。

5. 碳氢化合物和卤代烃中毒症候群患者的处理

(1) 碳氢化合物和卤代烃作用于药物受体-氯化物通道复合体,造成内源性儿茶酚胺和中枢神经系统抑制和麻醉,碳氢化合物和卤代烃中毒造成的损害性影响可以是简单的窒息状态、降低室性心律失常的阈值。

(2) 呼吸系统临床症状和体征包括简单的窒息导致呼吸急促,继而呼吸过慢,最终呼吸停止。对中枢神经系统抑制效应会导致呼吸抑制和呼吸停止。松树油会引起过敏性支气管痉挛和喘息。摄入会导致吸入性及化学性肺炎、咳嗽、呼吸困难、咳痰和肺部感染。对心血管系统的影响主要是由于缺氧导致心动过速,最终胸痛、心肌缺血和心肌梗死。酚会导致心律失常和心脏泵衰竭。神经体征和症状包括中枢神经系统兴奋,如头痛、头晕、无力、精神错乱、焦虑、抑郁发作和中枢神经系统抑制最终导致昏迷。对皮肤和黏膜的影响包括皮肤过敏、皮炎和化学烧伤。苯酚可以产生严重的无痛性化学烧伤和皮肤脱色。对眼睛的影响包括刺激、流泪、视力模糊、结膜充血、角膜溃疡。对胃肠道的影响包括恶心、呕吐和腹泻。苯酚可以导致胃肠道黏膜糜烂、溃疡和肠道穿孔。

(3) 碳氢化合物和卤代烃中毒症候群患者的急诊医疗处理。

1) 终止接触有毒物质和去除污染。

2) 去除污染是极其重要的。化学物质接触和去除污染的时间间隔决定化学烧伤严重程度。

3) 执行 ABCs(气道、呼吸、循环系统)。

4) 眼:眼睛净化,需要大量的水、用生理盐水或乳酸林格液林格氏溶液直到洗出液 pH 为 7。病人评估和转运过程中应该连续冲洗眼睛。使用摩根镜头清洗仪器会用和局部麻醉剂会令到除眼部污染更为容易。

5) 皮肤:皮肤消毒,重要的是要脱掉衣服、珠宝、鞋子和身上的其他任何东西。相比较于热烧伤,化学烧伤性水疱应该打破含有腐蚀性水疱液的水疱。重要的是用大量水清洗受伤局部至少 15 分钟,直到伤口组织的 pH 为 7。应该特别注意清洗皮肤褶皱。

6) 肺:支持性治疗、氧气、PEEP 或 CPAP 可能是有益的。呼吸道去除污染是必要的,以确保足够的气道通气和氧合。

7) 气道:对于喉痉挛或喉头水肿的病人行器官插管。

8) 脓毒症:如果有吸入性肺炎行抗生素治疗。对低血压与血容量减少行支持治疗。心血管支持方面:确保充足的氧合后,心电监护应该用于心律失常并考虑应用静脉 β 受体阻滞剂。如果有心律失常发生,应遵循高级心脏生命支持指导方针。

(二) 军事标准分类

1. 化学战争试剂的定义 是一种化学品通过其毒理学作用达到杀死、严重伤害人类或使人类严重失能。因为化学药剂制造相对简单并且容易运输,而且它们的效果是直接和迅速,因此恐怖分子常常采用化学武器杀伤人群。尽管化学事件是罕见的,然而一旦发生,所致后果是非常严重。因此,了解基本概念、毒性、个人防护、去除污染和治疗的基本知识对化学事故的处理是非常重要的。

2. 历史 早在公元前 1000 年中国吸烟成分中含有砷。公元前 600 年雅典的梭伦将菟葵根加入到饮用水中。公元前 424 年在伯罗奔尼撒战争中斯巴达协约国通过点燃煤炭、硫黄、沥青产生的浓烟通过中空光束夺得雅典人占据的堡垒。第一次大规模使用化学药剂是在第一次世界大战。1915 年,德国军队在比利时伊普尔释放氯气,导致超过 5000 人的伤亡。第一次世界大战和第二次世界大战之间,许多国家继续开展对化学药剂的研究。

3. 化学战争物质(chemical warfare agents,CWA) 有很多定义,韦伯斯特九新大学词典将化学战争术语定义为战术作战时使用纵火的混合物、烟雾或使用刺激物、燃烧、有毒或使用窒息性气体。一个关于化学战争物质实用的定义为:通过其毒理效应用于军事行动杀伤、严重伤害或使人类(或动物)严重失能的一种化学物质。一般人只认为战争化学药剂使用只在阿富汗人、库尔德人和在如 1980 年的两伊战争中,所以并不关注化学武器。直到 1995 年 3 月 8 日在东京地铁沙林的袭击事件人们才开始关注这个问题。2001 年 9 月 11 日纽约世界贸易中心恐怖袭击事件的恐惧现在仍然存在。为了更好地控制潜在的危险情况、治疗伤亡人员和实施受害者去除污染,紧急救援人员应该提升在他们的区域处理化学危害的能力。尽管 1925 年日内瓦条约有禁令,但是化学战争试剂仍然继续发展。1930 年,德国工业化学家,Gerhart Schrader 博士合成了一种剧毒有机磷化合物二甲氨基氰磷酸乙酯(GA)。2 年后,他合成萨林(GB),类似于 GA 但更有毒性的化合物。在第二次世界大战期间,德国武装具备成千上万吨的被称为神经毒气的威力强大的有机磷化合物。第二次世界大战中日本和德国继续使用 CWA 作为武器。联合国调查的结果显示,在 1980 年伊拉克使用发泡剂芥末和神经性毒剂对抗伊朗。

4. 持久性概念的重要性 化学药剂可以固体、液体或气体状态存在,这取决于所处温度和压力。然而,一些化学制剂如防暴控制物质可以被分散为气溶胶,即被定义为一系列微小固体颗粒悬浮在空中。一些化学制剂可以蒸气形式存在,被定义为在给定的压力下一种物质在低于沸点的温度下以气态形式存在。一些化学试剂具有挥发性(非持久性),但有些是持久的。物质形态越不稳定,越容易蒸发。物质越稳定,它停留在物体上的时间越长和去除污染是重要的防止化学物质进一步吸收到体内的措施。让人普遍接受的公认的区分持久性和非持久性物质是 24 小时,这意味着一种持久性物质仍将构成液体危险和污染物体表面 24 小时或更长时间。持久性物质的例子有芥末和 VX 神经物质。非持久性物质的例子有神经毒性试剂 GB 和氰化物。

5. 化学战争试剂毒性量度单位(chemical warfare agents,CWA) 化学试剂的毒性是用特殊的单位衡量的。对于以液体或固体形式存在的化学试剂,毒性的衡量用有效剂量(ED50)这个标准,意思是:物质的数量可以预见会给 50% 的对象带来效应。失能剂量(ID50)意味着物质的数量将可以预见导致了人口的 50% 丧失能力。同样,致命剂量(LD50)意味着物质的数量将可以预见导致 50% 的人口死亡。化学制剂以气体、蒸气或气溶胶状态存在,毒性的测量方法是浓度-时间的结合形式,通常为 mg/m^3 乘以时间(通常为 min)。ECt50 意味着药品的数量可以预见会给 50% 设定的人口造成影响。ICt50 意味着化学物质数量会引起 50% 设定人口死亡。CWA 的四种物质毒性的升序为:以肺为靶目标物质、以血液为靶目标物质、起疱剂和神经毒性物质。

6. 蓄意攻击性化学剂分类。

(1)化学战争试剂:有毒化学药剂会导致严重伤害或死亡。包括神经毒气、糜烂性毒剂、以肺为靶目标试剂及以血液为靶目标试剂。

(2)失能试剂:产生暂时的身体或精神的效应,或两者兼而有之。

(3)防爆控制试剂(法律授权下使用):化学制剂如催泪烟和胡椒喷雾 OC、CS。

7. 化学战争试剂分类。

(1)以肺为靶目标物质:包括光气(CG)、双光气(DP)、氯气(Cl)和三氯硝基甲烷(PS)。这些物质损害肺和刺激眼睛及呼吸道。这些物质也作用于肺泡产生急性肺水肿。

1)所有对肺有损伤的物质通常在无症状的潜伏期后可以导致肺水肿。全氟异丁烯(PFIB)来自于军用物资中聚合物的毒性热解。碳氢化合物烟、反启蒙主义的烟也认为是对肺有损伤的物质。1915 年 4 月 22 日德国在比利时伊普尔使用氯气对抗法国。168 吨的氯气释放导致了约 5000 人伤亡。1915 年 12 月 19 日德国在比利时伊普尔使用光气对抗英国导致大量人员伤亡。1916 年 5 月 19 日在第一次世界大战中造成暴露于氯和光气的死亡人数占 80%。所有这些化学药物因为破坏肺泡-毛细血管膜引起肺水肿。症状的出现可能会延迟几个小时到几天(延迟发作的急性肺水肿),但是在高浓度可能因为喉水肿和痉挛发生猝死。治疗类似于刺激性气体中毒综合征的治疗。紧急治疗主要是支持治疗,不存在特定的解药。重要的是要注意即便努力治疗临床疗效也有可能加剧,受害者应即使是无症状的也必须严格休息。如果病人发展为胸部感染,应该考虑使用抗生素或抗病毒治疗。

2)以肺为靶目标损害性物质造成伤亡的检伤分类:①需要立即处理的(红标):急性呼吸道问题或急性肺水肿患者。②可以延迟处理(黄标):出现症状(呼吸困难)超过4个小时。轻微受伤(绿标):无症状,能够走路和说话。预计死亡(黑标):发病症状与急性肺水肿、发绀和低血压小于4小时。

(2)以血液为靶目标物质:包括氰化氢(AC)和氯化氰(CK)。这些物质由血液输送到人体的各组织与细胞色素氧化酶结合抑制氧化过程,阻碍细胞利用氧气,导致细胞缺氧。当中枢神经系统受影响时,呼吸会停止,循环将会衰竭。

1)以血液为靶目标化学制剂:最早在古埃及和罗马使用。它也被法国(三氯化砷及氰化氢混合剂)和英国在普法战争拿破仑三世、第一次世界大战中使用。在哈马和哈拉比亚的中东地区这种物质也被大量使用。氯化氢具有高度的水溶性,但只有产生氢氰酸的弱酸性。Ii非常不稳定,蒸气和天然气的密度为空气密度的94.1%,沸点为25.6℃。氢氰酸具有微弱的苦杏仁、桃子的"发霉"气味,或具有麻醉的功能(这种感知的能力是由基因决定的,40%~50%的人口没有这种能力),临床疗效的起始时间是吸入高浓度该物质的几秒内发生。氯化氰略溶于水的,但是非常不稳定。其蒸气比空气重,沸点13.8℃。它具有刺激性,刺鼻的气味导致眼睛流泪、鼻子流涕、呼吸道分泌物增多。发病时间在高浓度时几秒内发生。氰化氢和氯化氰可以产生大量人员伤亡,通常在10~18秒发病和通常在5~8分钟死亡。在化学物品袭击中,如果人在几分钟内抽搐或濒临死亡,这意味着该武器是一种神经毒性物质或为氰化物。这种神经毒性物质与口鼻分泌物增多有关。治疗类似于窒息性中毒症候群的治疗。

2)血液毒性物质导致伤亡的检伤分类:①需要立即处理的(红标):患者抽搐、意识丧失、呼吸暂停但有心跳。②可以延迟处理(黄标):从轻度疗效或成功治疗的撤消阶段。③轻微受伤(绿标):非常温和的影响或无症状,能够走路和说话。预计死亡(黑标):呼吸循环衰竭,没有心跳。

(3)引起水疱的物质(起疱剂):包括硫芥(H/HD)和氮芥(HN)、糜烂性毒气(L)和光气肟(CX)。起疱剂对眼睛和皮肤产生刺激,导致水疱的形成。吸入后会损害呼吸道的黏膜导致假膜形成。

1)1917年,起疱剂的第一次使用是在德国战场上。在第一次世界大战中,起疱剂导致超过70%的化学伤亡。尽管死亡率低于5%,但需要很长的恢复期时间对军队造成很大负担。第二次世界大战中,1943年12月2日巴里发生芥末灾难。在第一次世界大战,意大利对埃塞俄比亚、日本对中国、伊朗对伊拉克库尔德人使用了起疱剂。

2)芥末是一种油性液体,具有介于淡黄色到棕色的颜色。蒸气形式比空气重,液体形式比水重。非常稳定和较低的挥发性。它冻结和融化的温度为14.4℃。硫芥有大蒜的味道。一些特殊的探测器对这种气味可能有用。M8、M9探测器可以检测到液态形式的芥末,M256A1和CAM探测器可以探测蒸气形式的芥末。芥末可以在2分钟内穿透皮肤表面并迅速环化细胞组织和烷基化物脱氧核糖核酸(DNA)及蛋白质。DNA损伤将导致细胞死亡或突变。这种物质主要是通过皮肤侵入机体。其他侵入途径包括眼、呼吸道和消化道摄入。眼睛和肺损伤的发病率较高。

3)眼睛是神经蒸气最敏感的损伤器官,会导致瞳孔缩小、化学结膜炎、睑痉挛、角膜浑浊、全眼球炎。它可以导致化学烧伤皮肤红斑、囊疱、大疱、坏死。芥末蒸气的吸入会损害呼吸道和肺部呼吸道,导致黏膜坏死和出血、水肿和假膜形成,也可能导致患者突然死亡。激肠道导致胆碱能胃肠道症状。对于中枢神经系统,病人在吸入大剂量后可能淡漠、兴奋、惊厥、昏迷或死亡。在骨髓干细胞可能导致骨髓干细胞损伤或突变。由于气道受损、免疫系统损害和败血症感染、抑郁可能发生死亡。

4)起疱剂物质引起的损伤的检伤分类:①需要立即处理的(红标):具有急性呼吸道问题的病人。②可以延迟处理(黄标):出现胸部症状>4小时,中度到重度眼刺激、身体皮肤损伤面积在5%~50%之间。③轻微受伤(绿标):身体体表损伤面积小于5%。④预计死亡(黑标):胸部症状发作<4小时,身体损伤面积>50%。

(4)神经毒气(抗胆碱酯酶抑制剂):如塔崩(GA)、萨林(GB)、索曼(GD)、GF、V-物质(VX)

1）神经毒气是抑制胆碱酯酶的酶。胆碱酯酶为水解化学神经递质乙酰胆碱的酶。这抑制了乙酰胆碱在胆碱能突触的积累，导致过度神经功能亢奋和神经冲动的传导。

2）神经毒性物质是德国在第二次世界大战之前研制的。1936 年施克拉德合成了今天被称为塔崩的神经毒性物质。1 年后，施克拉德第二种有机磷化合物合成命名为沙林。在第二次世界大战期间德国合成 10 万 ~30 万吨塔崩和少量沙林投入军用，但这些物质是从未使用过的。索曼由理查德·库恩在 1944 年德国合成。在 1950 年早期，VX 首次合成并在英国工业中使用。之后传到当时的美国用于军事发展。除此之外，美国也开始生产沙林以备潜在的军事用途。神经毒气在战场的使用是在两伊战争。此外，萨林也被用于恐怖袭击。1994 年 6 月，日本奥姆真理教的成员在松元投放沙林。这个事件导致了将近 300 人受伤和 7 人死亡。然而这一事件并不广为人知。另一个恐怖袭击事件发生在 1995 年 3 月东京地铁。此事件导致了近乎 5500 人受伤、12 人死亡。

3）神经毒性物质在温和条件下呈液态，因此神经毒气这个术语是误称。在纯净状态时，它透明、无色、无味。据报道 GA 有微弱、有果味的气味，索曼气味不明确。GB 和 VX 是无臭的。G-物质比 VX 更加不稳定。更容易挥发的物质打散后将更易形成蒸气。稳定的物质将主要构成液体性危害。"G-物质"中，GB（沙林）是最易挥发的，GF 是最不易挥发的。

4）神经毒性物质以蒸气形式从呼吸道吸收，以液体形式穿透皮肤而被机体吸收。吸收小剂量会引起局部组织效应但大剂量该物质将分散到大脑、心脏和其他器官产生系统性影响。神经毒性物质在体内进行许多代谢反应。第一阶段的主要反应是在肝脏内进行包括氧化脱硫、氧化脱烷基化作用、芳环羟基化及水解反应。这些代谢产物大部分是随尿液排出，没有二期共轭反应。

5）以蒸气形式存在的神经毒性物质，毒性的测量是依据浓度-时间产生的，即浓度乘以时间。LCt50 意味着神经毒性物质的数量，可以预见造成 50% 人口致命的影响。以液体形式存在的神经毒气，毒性的测量为毒性物质的致命剂量。LD50 指毒性物质的数量，可以预见在 50% 的设定人口造成致命影响。以蒸气和液体形式存在的神经毒性物质的毒性列在表 1.1。造成即刻危及生命和健康（IDLH）的神经毒性物质 GB、GF 和 VX 的浓度单位为 $0.0001 mg/m^3$。GD 的 IDLH 为 $0.0003 mg/m^3$（表 3-4-3）。

表 3-4-3　神经毒性物质的毒性

物质	蒸气毒性 LCt50（mg·min/m³）	液体毒性 LD50（mg）
VX	10 ~ 50	10
GF	Unknown	30
GD	50 ~ 70	50 ~ 350
GB	100	1700
GA	400	1000

6）神经毒性物质为有机磷胆碱酯酶抑制剂。在组织中它们抑制乙酰胆碱酯酶抗交感神经生理作用受体，在血浆为丁酰胆碱酯酶和在红细胞为乙酰胆碱酯酶。临床症状是由过量乙酰胆碱引起。有胆碱能受体的器官包括平滑肌、骨骼肌、外分泌腺、中枢神经系统、颅传出和神经节的传入胆碱能神经。有两种类型的胆碱能受体，即毒蕈碱受体和烟碱受体。有毒蕈碱的受体的器官包括平滑肌和外分泌腺。有烟碱受体的器官包括骨骼肌和中枢神经。中枢神经系统包含这两种受体。阿托品主要阻断在有乙酰胆碱受体存在的器官过量的乙酰胆碱的作用而不是烟碱受体的作用。如果不被治疗而清除，神经毒性物质与胆碱酯酶（酶）的结合本质上是不可逆转的。红细胞酶恢复活性的周期为红细胞更新的速率，通常的速度为每天 1%。血浆和组织酶活性的恢复取决于新酶的合成。然而，不同组织的酶活性恢复率是可变的，除非肟功能发生"衰老"现象，肟具有去除与胆碱酯酶结合的神经毒气的作用，具有重新启动酶的功能。"衰老"是一种神经毒性物质和酶复合物之间的生化反应。一旦发生了"衰老"，神经毒性物质-酶复合体对肟的重新启动具有耐性。不同的神经毒气有不同半衰期。GD（索曼）的半衰期是 2 分钟而 GB（沙林）是 3 ~ 4 小时。其他神经毒性物质具有更

长时间的半衰期。这说明如果两分钟时间,肟对于 GD 中毒不会有用的。

7) 暴露于神经毒性物质的临床症状取决于给药途径和给药剂量。暴露于亚致死数量的神经毒性蒸气会造成对眼睛、鼻子和呼吸道的刺激。皮肤接触亚致死数量的神经毒性液体首先会导致胃肠道(GI)症状。另一方面,暴露在致命的以蒸气形式或液体形式存在的神经毒性物质将导致快速发展的级联事件。受害者在一到两分钟将会发生器官衰竭,其次在接下来的几分钟发生呼吸暂停和肌肉无力。神经毒性物质中毒的症状和体征取决于毒性物质的数量和接触途径。

鼻子:流涕可能是神经性毒性物质蒸汽接触的第一个症状。严重程度取决于接触剂量。

眼睛:瞳孔缩小是人类接触神经毒性物质蒸气的一个特征性症状。除非是致命的剂量或接近液体的液滴,暴露于液体形式的神经毒性物质不会导致瞳孔缩小。瞳孔缩小将在人体暴露后的几秒或几分钟内出现。带有防毒面具的人员因为面罩的泄漏导致双侧偶尔单侧眼睛损害。受害者通常主诉疼痛、黑蒙、视力模糊、结膜充血、恶心及呕吐。局部滴眼剂如阿托品或后阿托品可以减轻瞳孔缩小及其相关症状。

气道:暴露于神经毒性物质蒸气导致支气管收缩,增加气道分泌物分泌。几分钟内接触大量的神经毒气可能发生呼吸暂停。虽然支气管狭窄或肋间肌无力可造成呼吸暂停,但呼吸暂停也可能由中枢神经系统功能障碍引起。

胃肠道:暴露于神经毒性物质引起消化道分泌物及其蠕动增加。因此,受害者会恶心、呕吐、腹部痉挛、腹泻及大便失禁。恶心和呕吐是神经毒气液体接触的早期症状,而腹泻通常发生在受害者接触大量神经毒性物质后出现。消化道增加可能发生在通过各种途径系统性吸收毒性物质之后。

腺体:暴露于神经毒性蒸气将增加泪、鼻涕、唾液和支气管腺体的分泌。皮肤接触毒性液体将导致局部出汗。暴露于大剂量的蒸气或液体出汗是常见的症状。

骨骼肌:过量乙酰胆碱对烟碱受体作用会导致肌肉呈束状和抽搐。如果暴露于高剂量的神经毒气紧随其后的是肌肉软弱、无力。然而肌肉无力从来都不是神经毒气中毒的第一个神经肌肉系统症状。接触液体的滴剂,局部肌肉呈束状通常发生在暴露的部位。暴露于大剂量神经毒性物质后肌肉普遍自发性收缩是很常见的现象。

心血管系统:一般的或急性的神经毒剂中毒可以减缓心率。心动过缓是由于不明确的神经刺激。心动过速可因刺激在神经节前烟碱受体和其他因素如缺氧和焦虑引起。因此,心率并不是诊断和预测预后一个好指标。肾上腺素刺激会引起血压升高通常是正常的,直到终端刺激下降。

中枢神经系统:在接触大量的神经毒气后受害者会失去意识、癫痫发作及呼吸暂停。这些临床症状在接触大量蒸气 1 分钟内发生。皮肤接触大量的液体毒剂 1~30 分钟可能会有一个无症状期。接触少量的神经毒气,中枢神经系统的症状不同,呈非特异性。这些症状包括健忘、抑郁、注意力不集中、失眠、噩梦、易怒和判断能力受损。

8) 神经毒性物质探测器:神经毒气攻击和中毒检测探测器包括 M256A1、CAM、M8、M9、M8A1 和 M8 报警系统。液体"G-物质"把 M8 转变为"金黄色"色彩,将 VX M8 变为"翠绿"或"橄榄绿"色彩。液体神经毒气和发疱将 M9 变为纸粉色、红色、红褐色或紫色。然而,这种色彩变化在 M9 不能确定毒性物质的种类。

9) 正如上面所讨论的,神经毒气抑制红细胞、血浆和组织的胆碱酯酶活性。因此,这种酶活性的估计在检测神经剂是否有接触是有用的。相比等离子体酶活性检测,红细胞酶活性检测更敏感反应急性神经毒剂的接触。必须强调,红细胞酶抑制的数量与风险的严重程度并不相关。在一个极端例子,正常或接近正常的红细胞酶活性可能存在毒性物质在该器官中等毒性作用。然而,在另一个极端例子,当流涕和瞳孔缩小是唯一接触暴露的症状时,红细胞酶可能被抑制了70%。其他实验室检查发现是其相关的并发症的结果。长时间的缺氧后可能发生酸中毒。出汗和胃肠道紊乱可能会导致电解质失衡。

10) 医疗管理:包括终止接触有毒物质、复苏、解毒、去污和通风及支持疗法。一个病人的临床状况将决定这些程序的顺序和需要内容。处理相关伤亡时医务人员应佩戴防护装备(PPE)。终止神经毒气暴露和提供基本的气道、呼吸和循环生命支持是必要的。一般支持治疗方法包括吸氧、液体复苏、纠正酸碱失衡和心律失常的监控。

11) 解毒剂和药物监督处理:阿托品是一种抗胆碱能药物。非常有效地阻止过度的乙酰胆碱的毒蕈碱作用。它抑制外分泌腺的分泌、减少平滑肌收缩。最初的剂量是2mg,可以静脉注射、肌内注射或通过气管导管给药。可以每5~10分钟反复给直到分泌停止或人员通气改善。在一般情况下,达到这些效果可能需要阿托品15~20mg。此外,阿托品不能帮助瞳孔缩小和对骨骼肌没有影响。阿托品可能对没暴露于神经毒气的人员引起副作用。当超过10mg阿托品这些副作用是常见的,包括谵妄、抑制出汗导致热相关疾病。

12)氯解磷定是一种肟类药物。其作用机制是破坏神经毒物与酶的结合,从而恢复酶的活性。它主要作用于烟碱能神经元位点,以提高骨骼肌的力量。其对毒蕈碱能位点作用在临床上并不明显。此外,当神经元与神经毒物紧密结合并使其老化后,氯解磷定作用将减弱。初始剂量为1g大于20~30分钟静脉注射。1小时后可重复注射。

13)地西泮:是一种抗惊厥药。每个军事人员为其同伴携带含有10mg地西泮的自动注射器。目前的军事实践指南建议根据其中毒水平给予1~3次Mark Ⅰ型注射器的地西泮注射。

14)Mark Ⅰ试剂盒(图3-4-7):由包含2mg阿托品(0.7ml)和600mg(600mg)氯解磷定组成的自动注射器。每一个军事成员分配3个Mark Ⅰ解毒包注射针(图3-4-8)。MARK Ⅰ解毒包注射的数量取决于中毒的严重程度。受害者出现瞳孔缩小和严重流涕时应给予一个Mark Ⅰ解毒包注射。一个受害者出现轻度到中度呼吸困难应根据呼吸苦难程度给予1~2Mark Ⅰ解毒包注射针。严重的受害者是指出现瞳孔缩小,大量的分泌物,严重的呼吸困难或呼吸暂停、发绀、肌肉震颤、抽搐、癫痫发作、意识丧失。对于这样的受害者,应立即给予3个Mark Ⅰ解毒包注射针。然后,应给予阿托品,直到分泌物减少和通气改善。皮肤暴露于液体的受害者将要比暴露于蒸气的受害者更难以管理。暴露于液体神经毒受害者的剂胃肠道反应预计出现在30分钟至18小时。如果胃肠道反应发生在最初的几个小时内,通常需要两个Mark Ⅰ解毒包。如果较晚发生胃肠道反应,只需1个Mark Ⅰ解毒包。如果受害者有类似于蒸气暴露严重受害者的临床反应,应给予3个Mark Ⅰ解毒包和地西泮(安定)注射。

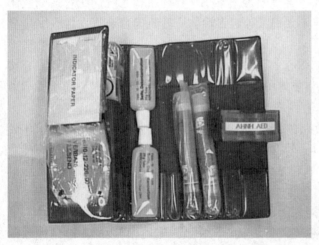

图3-4-7　针对神经性毒剂的Mark Ⅰ解毒包

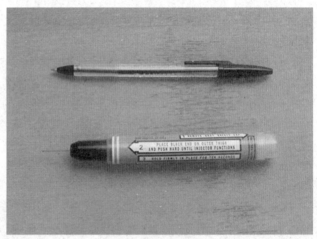

图3-4-8　Mark Ⅰ神经性解毒剂的自动注射器

15)洗消去污:是为了防止神经毒剂的进一步吸收并防止神经毒剂对他人的污染。为了减少对受害者的伤害,应尽快进行去污。如果毒剂是蒸汽形式,受害者应该转移到一个没有毒剂蒸气的环境并应戴上保护性面罩。只是暴露于神经毒剂蒸气后皮肤洗消去污是不必要的,但衣服必须移除,因为其可能包含残留毒剂蒸气。暴露于液体神经毒剂后,衣物必须立即移除。水可作为去污剂,当大量应用时可去除和稀释化学毒剂。除水外,0.5%次氯酸盐溶液也可用于去除/中和化学毒剂。一些商业去污包也可应用,如含有活性炭和树脂的M291去污包以及M258a1去污包。

16)通气支持:对于出现严重呼吸代偿的受害者是必要的治疗手段。增加通气治疗可增加药物疗效。通风的方法取决于设备的可用性。由于大量的分泌物和支气管狭窄,气道阻力通常增高(50~70cmH₂O)。严重暴露的个案报道提示,通气支持可从半小时至3小时不等。

17)增强解毒剂的方法:溴吡斯的明(吡啶斯的明)是一种用于治疗重症肌无力的氨基甲酸酯类药物。

可通过氨甲酰化反应与乙酰胆碱酯酶结合数小时。当酶处于氨基甲酰化状态时,可保护酶免受类似于神经毒剂的化合物的攻击。因此,溴吡斯的明可用于神经毒剂暴露前的增强解毒剂效应。这也通常被称为"预处理"。溴吡斯的明作为解毒增强剂量为 30mg,每 8 小时一次。何时开始或停止使用该药物是一个军事指挥决策,而不是个体决定。发现在梭曼暴露中,使用溴吡斯的明可数倍增加 LD50,并伴随存活率增加。然而,在 GB 或 VX 中毒时,应用溴吡斯的明没有提供额外的益处。目前的资料不足以评估溴吡斯的明对 GA 和 GF 中毒的效用。溴吡斯的明并不是解毒剂。不应梭曼暴露后应用。如果没有合适的标准 MARK Ⅰ 解毒包治疗,溴吡斯的明将是无效的。

8. 控制暴乱药剂分类。

(1)控暴剂科森斯托顿(CS)催泪烟的处理

1)科森斯托顿(CS)催泪烟是一种防暴剂,这种催泪剂主要作用是刺激皮肤和黏膜,使目标对象产生暂时性失能。科森斯托顿是一种悬浮粒子。它对人类有作用,但对动物例如狗没有作用。其刺激效果将持续约 30 分钟。其可以填装于子弹中用枪发射或填装于榴弹之中。其 LD50 为 200mg/kg,在户外环境使用通常是安全的。然而,亚当氏气(DM)和氯苯乙酮(CN)一起使用可能会偶尔导致意外死亡。

2)眼睛:眼睛对催泪剂很敏感。当眼与 CS 接触时,有严重的烧灼感,导致撕裂和红肿。剧烈的疼痛使眼睑闭合,产生短暂的"失明",可能会抑制目标的战斗或抵抗能力。然而,如果目标可以忍受疼痛并睁开眼睛,其视力可接近正常,即使是残留高浓度毒剂。由于 CS 是一种固体化合物,所以 CS 粒子可能嵌入角膜或结膜并引起组织损伤。因此,在眼睛持续性疼痛的情况下,受者应寻求药物治疗,并应去除 CS 颗粒。通常情况下,除了在近距离爆炸或武器射击时,CS 不会产生永久性的眼损伤。

3)口鼻:当鼻子的黏膜与 CS 接触时,可产生燃烧的感觉,病伴有流鼻涕和喷嚏。当口腔黏膜接触 CS 时,会增加唾液分泌并产生烧灼感。

4)呼吸道:吸入 CS 后会导致气道灼烧感和刺激,伴有咳嗽,并产生"胸部紧缩感"或无法呼吸的感觉。然而,肺功能研究显示,暴露后,气道即刻产生微小改变。目前为止,没有证据表明,CS 可能会导致永久性肺损伤,即使在暴露于现场浓度。研究表明,吸入致死量 CS 后,一些动物死于 12～24 小时后发生的严重气道损伤,但幸存者很少或没有呼吸道异常。

5)皮肤:与皮肤接触的皮肤会产生刺痛感和灼热感,可能会引起发红,特别是如果皮肤刚刚被剃过的话。过敏反应可发生在一些敏感受者身上。在高温、高湿度和高浓度 CS 的条件下,可能会有更严重的囊泡性皮炎。类似于严重晒伤。据报道,在暴乱后进入被污染建筑物的消防员会在四肢暴露的皮肤上发生水疱和皮肤炎。

6)肠道:像大多数防暴剂,CS 对肠道通常不会有影响(亚当氏气是一个例外)。然而,如果铯浓度较高或受者敏感,有可能发生腹部绞痛和呕吐。

7)心脏:在暴露于 CS 后,立即出现短暂的心脏心率和血压上升。然而,持续暴露后心脏率和血压可以恢复正常。因此,其作用可能是由于焦虑或最初不适,而不是 CS 的药理作用。这种"应激反应"可能会导致原有心脏病患者出现不良反应。

8)类似毒剂(亚当氏气,DM):通常现场浓度 DM 的临床效果类似于其他控暴剂,但 DM 对皮肤刺激性小。然而,在较高浓度时,DM 引起恶心,呕吐和全身不适。因此,它被称为催吐剂。DM 的作用从最初暴露 3～4 分钟出现,可能持续 1～2 小时。由于对毒剂不知情,受者将持续吸入和吸收较大剂量毒剂。受者可能因为呕吐而移除面罩进而消除持续吸入毒剂。

9)急救医疗处理:由于 CS 临床作用有自限性,CS 污染的医疗管理主要是去污。去除污染外部衣物可以减少 80% 的污染。大量冷水或凉水应用于冲洗受影响区域,应特别注意温水会增加疼痛和烧灼感。因为 CS 是悬浮颗粒,也可用风进行净化。新鲜空气是有益的。婴儿对催泪气体非常敏感,应在暴露后立即就医。如果病人对 CS 敏感,基本心脏生命支持程序将是有益的。

10)急诊分诊。

立即(红色):因过敏而出现重度异常生命体征的病人。

延迟(黄色):恢复期,症状较轻。

轻微(绿色):轻微的症状,可走路和交谈。

预计死亡(黑色):无心脏搏动而出现衰竭。

(2) 控暴剂胡椒喷雾处理(OC)。

1) 辣椒油脂(OC)来源于红辣椒。OC 是热辣椒中一种强有力的名为辣椒素的生物碱的衍生物。OC 是橙红色油状液体,不溶于水。一滴辣椒素溶于 100 000 滴水既可产生热感。OC 轻微刺激皮肤作用。当 OC 接触黏膜(眼、鼻、咽喉和肺),将直接导致扩张眼部毛细血管,导致暂时性失明和短暂性气道炎症,但可保持呼吸。其效果通常持续 15 分钟,但一些轻微刺激可在暴露后几个小时持续存在。

2) OC 效果类似于 CS,效果只会持续很短的一段时间。刺激强度是有 SHU 测定(史高维尔辣度单位)。法律强制规定的一般浓度为 50 万~200 万 SHU(Scoville Heat Unit)。高浓度喷雾剂更能刺激皮肤并且维持更长的炎症持续时间。

3) OC 是一种致炎毒剂,因此对处于药物和酒精或精神疾病影响下的受者是有效的。与 CS 不同,它是非挥发性的,不会成为雾状。然而,CS 是一种刺激物,对处于药物和酒精或精神疾病影响下的受者是可能无效的。OC 对于攻击性犬类以及野生动物是一种有效的威慑,但 CS 对于动物没有或仅有微小影响。因此,执法行动中应用 CS 进行反恐防暴控制时,可以应用狗和马匹。

4) 急救医疗处理:胡椒喷雾污染的医疗管理(OC)主要是去污。去除被污染外部衣物可以减少 80% 的污染。大量冷水或凉水应用于冲洗受影响区域,温水会增加疼感和烧灼感。由于 OC 是脂溶性的,推荐应用肥皂或温和洗涤剂清洗。重要的是不要用含有很多油脂和油性乳液的肥皂摩擦皮肤,因为这将催泪气体粒子深入到皮肤并延长痛苦。如果 OC 进入眼睛,试图彻底洗手后取出隐形眼镜。疼痛可以用止痛药如对乙酰氨基酚和抗炎药物(如抗组胺药)缓解。婴幼儿对催泪瓦斯非常敏感,应在暴露后立即送往医院。胡椒喷雾很少涉及被喷射的人死亡。这些人可能出现严重的可危及生命的过敏反应。症状包括气道因肿胀而堵塞、昏厥和休克。在这种情况下,基本心脏生命支持程序可能有益处。没有 OC 特效解毒剂,但存在市面上中和剂如 SUDECON 或 ARM II 溶液。

5) 急诊分诊:①立即(红色):因过敏导致重度异常生命体征的病人。②延迟(黄色):处于恢复期,症状较轻。③轻微(绿色):轻微的症状,可行走和交谈。④预计死亡(黑色):无心脏搏动的循环系统衰竭。

9. 失能剂。

(1) 失能剂定义:设计用来产生定向障碍或其他短暂丧失行动能力的效果,而非设计用来伤害或杀伤人类的化学毒剂。

(2) 失能剂的军事环境中的记录为公元前 600 年,当梭伦用藜芦根扔进河里引起敌人腹泻。公元前 200 年,迦太基人使用曼陀罗酒诱导麻醉。公元前 184 年:汉尼拔用充满蛇的罐子扔到甲板上造成恐慌和混乱;以及使用颠茄生物碱诱导定向障碍。公元 16 世纪和 17 世纪,穆斯林使用大麻在他们自己的军队培养无畏精神。

(3) 失能剂可分为刺激物如控暴剂(CS、CN 等)和胡椒喷雾;中枢神经系统兴奋剂如安非他明、可卡因、尼古丁、咖啡因、士的宁、戊四氮;中枢神经系统镇静剂如巴比妥类、阿片肽、抗精神病药,地西泮,芬太尼;致幻剂如 LSD-25,裸头草碱,伊博格碱、去氢骆驼蓬碱、MDMA(摇头丸),PCP 和致谵妄药特别是抗胆碱能药物如 BZ、15 号毒剂。

(4) 暂时丧失可以是生理性的如腹泻、高热、黏膜刺激或者是精神性("神经化学"、行为)如混乱,幻觉和动机丧失。良好失能剂的标准应具有高效力、高安全系数、易扩散,作用时间短(10~60 分钟),可重复应用和效果可预见,适合用特效解毒剂治疗。在民用条件下,失能剂可能被利用于恐怖活动,监狱暴乱,劫持人质和隔离抗命不遵个人/群体。

五、化学品泄漏事件的救援特点

(一) 大量受害者

1. 危险品事件时通常会出现大量受害者。然而根据国际经验,只有约 10% 的受害者是真正的受害者。因此,健全有效的分流制度对处理这重大伤亡事故将起到十分重要的。伤亡组合包括。

1）常规爆炸。

2）化学/生物/放射/核（CBRN）中毒污染。

3）不同化学/生物/放射/核（CBRN）的组合。

4）心理。

5）生理。

6）诈病。

7）以上任意组合。

2. 如果在一个大规模的运输铁路中发生神经毒剂攻击，大量旅客将筋疲力尽并逃出车站。由于恐惧的影响，许多人会在激素的作用下导致出汗，呼吸急促，呕吐，虚弱，呕吐，甚至是尿便失禁。除了最关键的针点瞳孔，这些症状与神经毒剂中毒症状非常相似。因此，医疗队应该保持冷静，仔细评估和适当分流受难者，不要急于为正常受害者注射解毒剂，因为神经毒剂的解毒药也是高毒性的。管理原则包括终止接触毒剂、复苏（气道、呼吸和循环）、使用解毒药和支持治疗。

3. 危险品事件中，预计出现大量伤者。由于某些化学物质毒性反应可能会延迟发生，所有的受害者都应该被送到医院并在出院前进行详细的医疗评估。大量的受害者需要车辆运送伤者到医院。根据国际经验，红色病例（更严重）将比绿色病例（不那么严重）更延迟救出灾难场所。因此，重要的是要为红色病例保留救护车数量，并安排巴士或面包车运送绿色病者去医院。

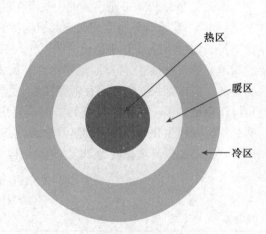

图 3-4-9　热、暖、冷区域的灵活设置

（二）去污区设置的灵活性

如前所述，对于去污区的设置，应在冷区和热区之间至少有 50m 的安全距离。重要的是要注意，风的方向应该是由洁净吹到污染区域。救援队和当地气象台之间的密切联系是很重要的。由于风向是可以改变的，去污区的入口/出口方向应是灵活变化的。作为一种去污区环形设置，热区在中央，冷区在周围是一个很好的选择（图 3-4-9）。

（三）由于大量的受害者和所有的受害者将进行净化处理

所有受害者将交出所有衣服和财务后再进入净化帐篷。因此，需要警察或保安人员帮助收集和保管所有受害者的财物。保安人员应该建立一个系统收集污染的衣服和财物，用适当的标签和表示识别以便将来归还财物给予受害者。

（四）去污过程

大多数有毒化学制剂可以通过皮肤吸收。因此，洗消去污应尽可能快的进行。只存在气体暴露伤者没有必要进行洗消去污，因为有气体残留在衣物内的可能性，所以脱除衣服是很重要的。液体，固体剂和气溶胶暴露需要去污。除非证明排除污染可能，否则所有的受害者都被认为是被污染的。通用去污剂是次氯酸盐溶液（皮肤用 0.5%，设备用 5%）。然而，大量稀释原则是去除污染的解决方案，大量水是同样有效的。对于皮肤去污，这是二个步骤的过程。首先是去除所有的衣服（取决于地方政策）、珠宝、鞋子、和任何黏附皮肤的物质。第二步是用大量水仔细清洗皮肤并注意注意皮肤褶皱、身发、头皮、手、脚和指甲。如果化学物质不是水溶性的，可以使用温和的洗涤剂。去污团队应观察并确保去污过程是彻底的和足够，除非确认去污完成。任何受害者都应不被允许进入冷区（洁净区）。该项确认可以由特殊的化学剂探测器检测。氰化物是挥发性的，不太可能留在伤口，因此在确认去污后对医疗工作者是安全的。芥子气和神经性毒剂在组织中迅速反应然后发生转化生物转化（幸存者的伤口里不会含有大量神经毒剂），因此经过去污后对外科医生是安全的。然而，异物在伤口是一个例外。它应该用非接触操作去除。对于眼部去污，水是最好的，眼睛应被冲洗，直到 pH 等于 7.0，重要的是要摘除隐形眼镜后行眼部净化。去污后，所有的受害者都应该提供一套干净的衣服和拖鞋。

六、化学品泄漏事件的救援注意事项

（一）工作人员安全

重要的是要确保现场人员的安全。去污团队领导应确保所有团队成员有适当的去污穿戴个人防护装备（PPE）。在平常时期需要有合适的穿脱 PPE 训练。准备穿脱 PPE 的视频是十分有用的，特别是在去污工作行动前，队员可以刷新自己的记忆。在穿戴 PPE 后，团队成员之间难以有效沟通。为便于团队成员之间的简单交流，应建立一套用于沟通的手势信号。此外，因为在热带地区热衰竭和中暑是很常见，团队成员应安排在轮班工作，每一次时间不应超过 1 小时。此外，应任命一特殊的"防护服检测员"以确保在合适的穿脱 PPE 过程中去污团队成员不被污染。

（二）PPE 相关问题

工作人员穿着 PPE 可能遇到的一些潜在的问题，包括有限的能见度，减少灵巧、幽闭恐惧症、运动受限，空气供应不足，脱水和热与冷的影响。根据我们的经验，在 2001 年 9 月 25～26 日在新加坡举行危险品医疗生命支持工坊中，8 名工作于急诊科的工作人员穿着 A、B 级 PPE，只有一个人在 A、B 级 PPE 穿戴的情况下能成功地完成气管插管、静脉通道建立。穿戴 A、B 级 PPE 需要特殊的训练并且保持保持穿戴这些设备是十分困难的。所以如果受害者能存活到医院，逻辑上危险物质的浓度不应该很高，医院净化团队可以穿 C 级 PPE 操作便足够了。在穿戴 C 级 PPE 时需要注意热衰竭或中暑，在 2000 年 4 月 27 日香港地区雅丽氏何妙龄那打素医院核生化举办的灾难演习中，6 名工作人员穿戴 C 级 PPE 在室外工作 30 分钟便出现了脱水和轻微中暑现象。那天环境温度为 28℃，相对湿度为 89%。他们的生命体征（表 3-4-4）。

表 3-4-4　去污团队成员在演习之前/之后的重要生命体征
负责洗消工作人员维生指数

气温 28℃　　　　　　　　　　　　　　　　　　　　　　　　　　　　　　　　　　　　湿度 89%

	出发工作前维生指数	脉搏（次/分）	血压（mmHg）	穿防护服	脉搏（次/分）	血压（mmHg）	体温（℃）
分流员工	1025	120	171/88	1118	148	157/86	38.4
检查员工	1025	98	120/80	1120	154	141/73	38.3
工作人员#1	1025	102	161/93	1050	109	150/47	37.9
工作人员#2	1025	102	125/87	1050	111	150/60	37.6
工作人员#3	1045	112	137/80	1115	92	141/73	38.2
工作人员#4	1045	96	131/70	1115	125	171/82	37.1

（三）自行到达医院的受害者

根据国际经验，例如在东京沙林毒气攻击，许多污染受害者通过自己运输方式自行赶赴医院。重要的是确保医院没有受到这些遭受害者的化学污染从而导致医院暂停服务。医院应为自行到达的受害者准备一个应急计划。所有的医院大门应该由着装至少 C 级 PPE 保安人员守卫（图 3-4-10）。任何人进入医院都应被询问污染情况。如果遇到受污染的受害者，他们应该被引导到受害者集中区等待分流和评估。医院还应为管理自行到达受污染的受害者准备洗消设施。所有受污染的受害者应该被净化除污后才允许他们进入急救部门处理。医院洗消设置是与现场环境相似的。受害人的收集点是热区，洗消设施处于暖区，冷区是急诊室前的缓冲区。并且采用同样的风向和水流方向的原则。如果预计有大量自行抵达受污染的受害者，医院应与当地洗消部门，如消防部门联络，在医院的环境下提供大规模洗消设置。医院应为消防部门提供水和病人流动的后勤服务（图 3-4-11）。

（四）净化后污染水的管理

净化后收集的所有污水应存放在大型耐化学腐蚀的容器内以防止污染环境。因为污水不能被医院常规排水系统排出，所以在水槽的污水应收集注入储物容器中。如果化验结果表明水已被污染，这些耐化学腐蚀

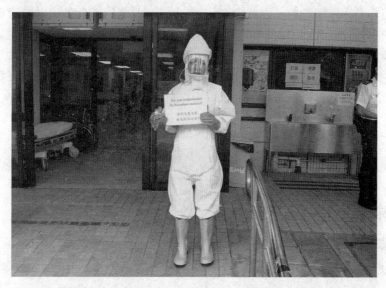

图 3-4-10　把守在医院门口穿着 C 级 PPE 的工作人员

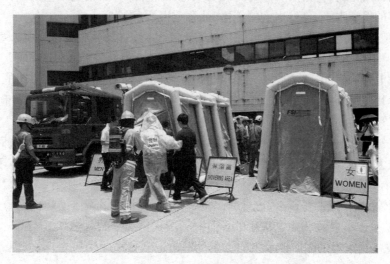

图 3-4-11　消防部门在医院设置大型去污装置

的容器应移交给有关部门妥善处理。如果需要大规模去污行动,通常会使用大量的水,并难以收集所有受污染的水。因此消防部门将为环境去污使用大量的水,因为所有污染水无限稀释,所以不会构成毒性危险,可以经当地医院的排水系统排出。

（五）污染和环境清洁

博帕尔事件(Bhopal incident)发生于 1984 年 12 月 3 日凌晨,设于博帕尔贫民区附近一所农药厂发生氰化物泄漏事件,官方公布瞬间死亡人数为 2259 人,当地政府确认和气体泄漏有关的死亡人数为 3787 人。还有大约 8000 人在接下来的 2 个星期中丧命,另外还有大约 8000 人因为气体泄漏而死亡。这次灾难泄漏的化学物质,称为异氰酸甲酯(methyl isocyanate),一旦遇水会产生强烈的化学反应。根据事件的报告,这次有水渗入载有异氰酸甲酯的储藏罐内,令罐内产生极大的压力,最后导致罐壁无法抵受压力,罐内的化学物质泄漏至博帕尔市的上空。由于这次大灾难,世界各国化学集团改变了拒绝与小区通报的态度,亦加强了安全措施。但亦因这事件,很多环保人士以及民众,都非常关注将化工厂设于邻近民居的地点,亦希望设立应急预案,可以在化学品泄漏事故减少伤亡。

（六）跨部门演习

危险品事件并不常见,但是一旦发生,由于涉及大量处于紧急情况的受害者,并且需要调动很多工作人员、穿脱 PPE、安排医疗团队到现场、处理自行到达的受害者、医院洗消去污行动、甚至是医院院区内的大型洗消去污,所以管理工作是非常复杂的。因此,准备一个由各有关部门持分者认同的跨部门应急计划是十分重要的。应采用事故指挥系统(ICS),以便有更好的指挥、控制、沟通和协调。应急计划应在急诊部门随时可以应用,在急救部门所有工作人员应该有适当的穿脱 PPE 训练,使他们准备好随时接收自行到达医院的受害者。所有的应急计划都应该由部门间的演习或演练以进行测试。有时只能在演习发现微小问题和并在汇报后对计划进行微调。危险品演练应至少每年一次,以确保危险品事件可以有效并高效地管理。

(陈德胜)

第五节　生物灾难事件的医学救援

一、生物灾难事件的灾难概述与特点

(一) 生物灾难事件的灾难概述

由重大传染病疫情、生物恐怖袭击及生物战等组成的对人民和国家安全存在重大威胁的一类典型的非常规突发事件。

重大传染病疫情:是指某种传染病在短时间内发生,波及范围广泛,出现大量的病人或死亡病例,由于其发病率远远超过常年的发病水平,易发生大的传播、社会危害严重。

生物恐怖袭击:是恐怖分子利用传染病病原体或其产生的毒素(即生物战剂)的致病作用实施的反社会、反人类的活动,它不但可以达到使目标人群死亡或失能的目的,还可以在心理上造成人群和社会的恐慌,从而实现其不可告人的丑恶的目的。生物战:在本质上与生物恐怖没有区别,它们使用的都是生物武器,只是使用的场合不同和使用的目的有所差异而已,在战场上使用就称生物战,而在恐怖活动中使用就称生物恐怖。

重大传染病是自然源性的潜伏性病原微生物在自然与环境因素共同作用的结果,而生物恐怖及生物战常是人为因素借鉴重大传染病中具有强大破坏性的病原体或毒素所致。其共同之处在于可对人民生命财产安全、甚至是国家安全产生重大的破坏。本文以重大传染病为起点,系统介绍各类重大传统传染病的病情特点,在认识各种重大传染病特点的基础上,充分了解各种病原微生物相关传染病的特点,进而了解生物恐怖袭击和生物战的手段与方式,从而为生物灾难的预防和救援提供充分的科学依据。

1. 传播途径引发生物灾难的病原体及生物毒素可以通过多种途径侵入人体,下面分别介绍各类传染病特点。

主要包括:

(1) 经呼吸道吸入溶胶:可以通过空气或飞沫传播,如肺鼠疫、天花等。

(2) 经皮肤及黏膜破损处感染:如炭疽;经虫媒叮咬感染,如鼠疫(腺鼠疫除外)、兔热病、黄热病、森林脑炎等。

(3) 经消化道食用了被制剂污染的食物和水:如霍乱、伤寒、肉毒毒素、葡萄球菌肠毒素等。

2. 各类重大传染病的特点。

(1) 鼠疫:我国存在着世界面积最大、最为复杂多样的鼠疫疫源地,主要包括四大区域:内蒙古中部和西部地区的长爪沙鼠鼠疫疫源地,内蒙古东部的达乌尔黄鼠鼠疫疫源地,广泛西部地区的旱獭鼠疫疫源地,南方的家鼠鼠疫疫源地。目前,有些疫源地存在高度活跃状态,动物间的鼠疫随时可能造成人类的感染,并可能引起人类间的传播。尤其当地震灾难发生后,由于灾难因素造成鼠类群迁,鼠密度上升可以明显增加传播鼠传播传染病的危险性,引发严重的生物灾难。

1) 临床症状:鼠疫是由鼠疫杆菌引起的一种自然疫源性烈性传染病,具有传染性强、传播迅速、病死率高的特点。鼠疫主要通过鼠蚤叮咬、直接接触、飞沫传播和消化道传播,其中腺鼠疫主要通过鼠蚤叮咬、皮肤接触传播,肺鼠疫主要通过空气飞沫传播。潜伏期 16 天,一般 23 天,各型鼠疫病人共同临床症状表现为突然发病、高热、剧烈头痛、恶心呕吐、呼吸急促、心率增快等症状。

①腺鼠疫:腺型最多见,常发生于流行初期。急起寒战、高热、头痛、乏力、全身酸痛、偶有恶心、呕吐、烦

躁不安、皮肤瘀斑、出血等。发病时即可见蚤叮咬处引流区淋巴结肿痛,发展迅速,第 2~4 天达高峰。腹股沟淋巴结最常受累,其次为腋下、颈部及颌下淋巴结。由于淋巴结及周围组织炎症剧烈,使呈强迫体位。如不及时治疗,肿大的淋巴结迅速化脓、破溃,于 3~5 天内因严重毒血症、继发肺炎或败血症死亡。治疗及时或病情轻缓者,腺肿逐渐消散或伤口愈合而康复。

②肺鼠疫:肺型可原发或继发于腺型,多见于流行高峰。肺鼠疫发展迅猛,急起高热,全身中毒症状明显,发病数小时后出现胸痛、咳嗽、咳痰,痰由少量迅速转为大量鲜红色血痰。呼吸困难与发绀迅速加重。肺部可以闻及湿性啰音,呼吸音减低,体征与症状常不相称。未经及时抢救者多于 2~3 天内死于心力衰竭、休克。临终前高度发绀,皮肤常呈黑紫色,故有黑死病之称(图 3-5-1)。

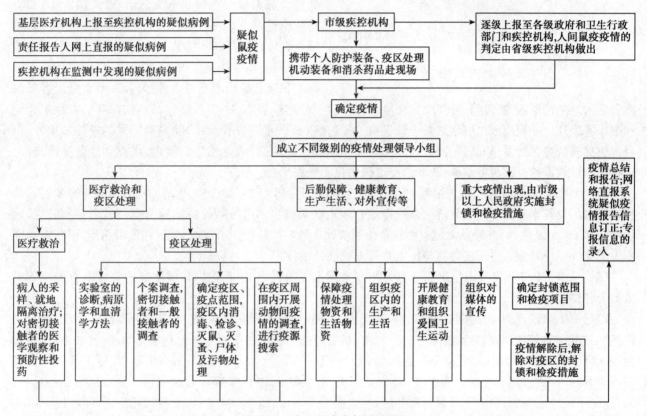

图 3-5-1　人间鼠疫应急处理流程

③败血症鼠疫:败血症鼠疫系临床症状最严重的病型之一。原发者发展极速,全身毒血症症状、中枢神经系统症状及出血现象严重。迅速进入神志不清、谵妄或昏迷,抢救不及时常于 24 小时~3 天内死亡。

④皮肤鼠疫:鼠蚤叮咬处出现疼痛性红斑,迅速形成疱疹和脓疱可混有血液,可形成疖、痈。其表面被有黑色痂皮,周围暗红,底部为坚硬的溃疡,颇似皮肤炭疽。偶见全身性疱疹,类似天花或水痘。

2)治疗:原则是"及时治疗,减少死亡;正确用药,提高疗效;精心护理,促进康复;消毒隔离,防止传播"。对各型鼠疫的特效治疗一般仍以链霉素为首选,其次是广谱抗生素,如磺胺类药物,可作为辅助性治疗或预防性给药。

(2)炭疽:是由炭疽杆菌引起的人兽共患急性传染病。主要由病畜传染给人。传染源为牛、马、羊、驴等草食动物。炭疽杆菌可通过接触病畜和污染的皮、毛、肉等经伤口感染引起皮肤炭疽,也可以气溶胶形式通过呼吸道传播引起肺炭疽,或经食用未煮熟的带菌肉类引起肠炭疽。发病主要为牧民、农民、屠宰及皮毛加工等职业人群,皮肤炭疽与肠炭疽以散发多见,肺炭疽可出现局部暴发(图 3-5-2)。

一般霉雨季节后炎热多雨有利于炭疽的传播,如遇地震灾难,容易使沉积在土壤中的炭疽芽胞冲出,随水污染地面,且由于炭疽芽胞具有对外界环境极强的抵抗力,常造成污染持续存在,增加人和动物感染的机会。病人、疑似病人应在临时隔离点就地单独隔离治疗,直至临床症状消失、细菌培养连续 3 次阴性。潜伏

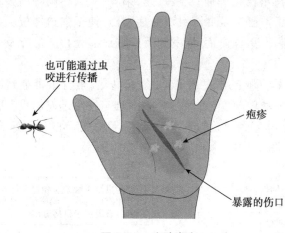

也可能通过虫咬进行传播

疱疹

暴露的伤口

图 3-5-2 皮肤炭疽

期:皮肤炭疽一般 1 ~ 3 日,可长至 12 个月;肺炭疽可短至 12 小时;肠炭疽 12 ~ 18 小时。

1)临床表现:①皮肤炭疽多发生于暴露的皮肤,如面、颈、肩、手等处。开始为斑疹或出血疹,第 2 天呈疱疹,肿胀区扩大,第 5 ~ 7 天坏死区溃破呈溃疡,其血性渗出物结成黑痂,痂下为肉芽组织,溃疡直径 1 ~ 5cm,周围肿胀区可达 5 ~ 20cm,局部疼痛不明显,有轻度发痒。肿胀消退后,黑痂在 1 ~ 2 周后脱落,以后愈合成瘢痕。②肺炭疽突然干咳,低热、乏力和心前区压迫感。2 ~ 4 日后出现高热、寒战、咳嗽加重、咳血性痰,伴有胸痛、气紧、发绀和大汗。肺部仅有少量湿啰音,还可伴胸腔积液,X 线检查呈支气管肺炎、胸腔积液和纵隔增宽等表现,常并发败血症。③肠炭疽表现为急性剧烈腹泻、腹痛与呕吐,大便呈水样便,可伴发热,轻者 2 ~ 3 日可愈,重者有高热、血性水样便和腹胀等表现。④炭疽败血症常继发于肺炭疽、肠炭疽以及严重的皮肤炭疽,除局部原发的炎症加重外,全身毒血症表现更为严重,如高热、寒战、衰竭,常发生感染性休克、弥散性血管内凝血、出血和全身脏器炎症,包括血源性炭疽肺炎和炭疽脑膜炎,病情可迅速恶化而导致死亡。

2)治疗:青霉素 G 为首选抗生素。链霉素、金霉素、土霉素、四环素、红霉素等也有效。对青霉素过敏的患者可选用氯霉素或大环内酯类抗生素进行治疗。皮肤炭疽患部可外敷红霉素或金霉素软膏;局部皮肤病灶可用 0.1% 溶液洗涤,并敷以无刺激性软膏如硼酸软膏等。严禁切开引流或切除,也不可挤压,以防败血症发生。此外还应对病人进行抗休克与抗 DIC 等对症支持治疗。

(3)天花:1979 年世界卫生组织宣布天花在全球范围内灭绝,但在美国和俄罗斯的实验室里仍保留少量的天花样本。

1)临床表现:严重毒血症状(寒战、高热、乏力、头痛、四肢及腰背部酸痛,体温急剧升高时可出现惊厥、昏迷)、皮肤成批依次出现斑疹、丘疹、疱疹、脓疱,最后结痂、脱痂,遗留痘疤。天花来势凶猛,发展迅速,对未免疫人群感染后 15 ~ 20 天内致死率高达 30%。发病 3 ~ 5 天后,病人的额部、面颊、腕、臂、躯干和下肢出现皮疹。开始为红色斑疹,后变为丘疹,2 ~ 3 天后丘疹变为疱疹,以后疱疹转为脓疱疹。脓疱疹形成后 2 ~ 3 天,逐渐干缩结成厚痂,约 1 个月后痂皮开始脱落,遗留下瘢痕,俗称"麻斑"。重型天花病人常伴并发症,如败血症、骨髓炎、脑炎、脑膜炎、肺炎、支气管炎、中耳炎、喉炎、失明、流产等,是天花致人死亡的主要原因。

2)治疗:到目前为止,对天花还没有确定有效的治疗方法。患者通常是以支持疗法进行治疗,给以充足水分及营养,例如静脉注射电解质,以药物控制高热或疼痛,同时对年幼体弱者以抗生素预防感染天花病毒后继发的细菌感染,加强护理,保持眼、口、鼻及皮肤清洁。感染天花的患者必须严格隔离直至痊愈,隔离时间不得少于发病 40 日。其衣物、用具、呼吸道分泌物、疱疹渗出物需要严格消毒,与患者接触的人员应该立即种痘。天花传染性极强。必须对所有通过飞沫和空气传播接触病原的接触者作预防性隔离,持续时间至少 17 天。病人在皮疹结疤脱落之前,都应被视为有传染性的,因而在此期间须被隔离。预防所有的暴露人群应在 3 ~ 5 天内接种疫苗或再接种。此病以预防为主,提倡接种天花疫苗(种痘)。

(4)霍乱:主要发生在生活条件相当差的发展中国家,不洁饮用水是其主要的传播途径(图 3-5-3)。

1)临床表现:① 泻吐期多以突然腹泻开始,继而呕吐。一般无明显腹痛,无里急后重感。每日大便数次甚至难以计数,量多,每天 2000 ~ 4000ml,严重者 8000ml 以上。初为黄水样,不久转为米泔水样便,少数患者有血性水样便或柏油样便,腹泻后出现喷射性,初为胃内容物,继而水样、米泔样。呕吐多不伴有恶心,呈喷射样,其内容物与大便性状相似。少部分的患者腹泻时不伴有呕吐。由于严重泻吐引起体液与电解质的大量丢失,出现循环衰竭,表现为血压下降、脉搏微弱、血红蛋白及血浆比重显著增高,尿量减少甚至无尿。机体内有机酸及氮素产物排泄障碍,患者往往出现酸中毒及尿毒症的初期症状。血液中钠钾等电解质大量丢失,患者出现全身性电解质紊乱。缺钠可引起肌肉疼挛,特别以腓肠肌和腹直肌为最常见。缺钾可引起低

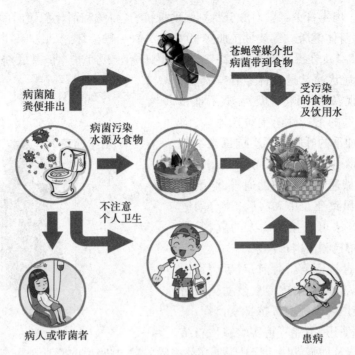

病菌随
粪便排出

苍蝇等媒介把
病菌带到食物

受污染
的食物
及饮用水

病菌污染
水源及食物

不注意
个人卫生

病人或带菌者

患病

图 3-5-3　霍乱传播途径

钾综合征,如全身肌肉张力减退、肌腱反射消失、鼓肠、心动过速、心律不齐等。由于碳酸氢根离子的大量丢失,可出现代谢性酸中毒,严重者神志不清,血压下降。②脱水虚脱期患者的外观表现非常明显,严重者眼窝深陷,声音嘶哑,皮肤干燥皱缩、弹性消失,腹下陷呈舟状,唇舌干燥、口渴欲饮,四肢冰凉、体温常降至正常以下,肌肉痉挛或抽搐。③恢复期少数患者(以儿童多见)此时可出现发热性反应,体温升高至 38～39℃,一般持续 1～3 天后自行消退,故此期又称为反应期。病程平均 3～7 天。

2)诊断:①确诊标准:凡有腹泻、呕吐等症状,大便培养霍乱弧菌阳性者;霍乱流行期在疫区有典型霍乱症状而大便培养阴性无其他原因可查者,如有条件可做双份血清凝集素试验,滴度 4 倍或 4 倍以上即可诊断;疫源检测中发现粪便培养阳性前 5 天内有腹泻症状者,可诊断为轻型霍乱。②疑似标准:凡有典型泻吐症状的非疫区病例,在病原学检查未确诊前;霍乱流行期,曾接触霍乱患者,有腹泻症状而无其他原因可查者。本病的处理原则是严格隔离,迅速补充水及电解质,纠正酸中毒,辅以抗菌治疗及对症处理。

3)治疗:①一般治疗:休息。重型患者绝对卧床休息至症状好转。水分的补充为霍乱的基础治疗,轻型患者可口服补液,重型患者需静脉补液,待症状好转后改为口服补液。②对症治疗:频繁呕吐可给阿托品;剧烈腹泻可酌情使用肾上腺皮质激素;肌肉痉挛可静脉缓注 10% 葡萄糖酸钙,热敷、按摩;周围循环衰竭者在大量补液纠正酸中毒后,血压仍不回升者,可用多巴胺药物;尿毒症者应严格控制液体入量,禁止蛋白质饮食,加强口腔及皮肤护理,必要时协助医生做透析疗法。③病因治疗:四环素有缩短疗程、减轻腹泻及缩短粪便排菌时间、减少带菌现象,可静脉滴注,直至病情好转,也可用多西环素(强力霉素)、复方磺胺甲噁唑(复方新诺明)、吡哌酸等药物治疗。

4)注意事项:本病常见的并发症有酸中毒、尿毒症、心力衰竭、肺水肿和低钾综合征等。

(5)肉毒毒素:自然状态下,肉毒中毒在我国的分布有明显的区域性,与各地区的海拔、气压、水源环境、当地居民的饮食习惯等有关系。我国发生肉毒中毒的地区主要集中在新疆、内蒙古、河北等地。肉毒毒素食物中毒主要由进食了被肉毒杆菌及毒素污染的食品引起,是人类肉毒中毒最普遍的一种形式。常见的食物包括植物性食物(如发酵的豆、面制品)和动物性食物(如腊肉、罐头等)。引起肉毒杆菌毒素食物中毒的食物主要满足三个条件:①被肉毒杆菌芽胞污染;②在肉毒杆菌容易产生毒素的条件下保存;③进食前未经适当加热烹煮。

肉毒毒素作用的机制是阻断神经末梢分泌能使肌肉收缩的乙酰胆碱,从而达到麻痹肌肉的效果。人们食入和吸收这种毒素后,神经系统将遭到破坏,将会出现头晕、呼吸困难和肌肉乏力等症状。肉毒杆菌毒素可被用于生产生化武器。肉毒杆菌毒素对酸有特别强的抵抗力,胃酸和消化酶短时间内无法将其破坏,故可被肠胃道吸收,从而损害身体健康。毒素可在加热80℃10分钟后被破坏。

1）临床表现(图3-5-4):在摄入毒素后12～36小时内开始出现症状。但是低剂量毒素接触者可以在数天以后才发病。开始的症状通常是脑神经麻痹,包括上睑下垂、视力模糊、复视、口腔咽喉干燥、吞咽困难和发音困难。继之出现对称的下行性的弛缓性瘫痪,同时伴有全身乏力和不断加重的呼吸衰竭。抗毒素早期使用可能防止或减少中毒引起的渐进性呼吸衰竭。呼吸衰竭的治疗可以用机械通气进行辅助通气,必要时需进行气管切开术。小鼠致死及中和实验、聚合酶链式反应(PCR)、免疫学方法可直接从病人的食物、粪便、呕吐物、血清等标本中检测出肉毒毒素。

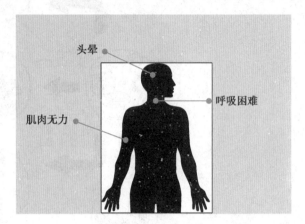

头晕

呼吸困难

肌肉无力

图3-5-4 肉毒中毒症状

2）治疗:特异性肉毒抗毒素。目前,对于肉毒中毒还无特异的治疗药物,主要采用抗毒素被动免疫治疗。关键是尽早、足量应用特异性肉毒抗毒素治疗,只要临床诊断明确,应立即使用,不能等待实验室检查结果。监护与改善呼吸功能及加强支持治疗是降低病死率的关键,呼吸道的管理是决定治疗成败的重要因素,应常规持续、及时清理呼吸道分泌物,防止窒息及吸入性肺炎。在无抗毒素的情况下及时对症支持,大量补充液体和维生素,应用抗生素防治感染仍有一定效果。

3. 传染病的传染途径与控制　传染病的传播必须具备3个条件:传染源、传播途径以及易感人群。缺少任何一个条件或者切断他们之间的联系,传染病的传播、流行过程都不会实现。传染源是指受传染病病原体感染的人或动植物,病原体不仅能在传染源体内生存和繁殖,还能借助传染源的移动向外界散布。传播途径是指病原体从传染源体内排出后感染人或动物的过程,不管是接触型传染病还是非接触型传染病,病原体都需要通过一定的传播介质才能感染人体。

易感人群是指某一类或几类易受病原体感染的特殊人群,易感人群对病原体的抵抗力较弱,是最容易受到感染和发病的群体。

重大传染病的发展过程体现在程度和范围两个层面上的扩展。程度上的扩展主要指患者病情的加重。随着发病时间的推移,患者会表现出逐渐加重的临床症状,此外在某些特定时间段还可能转变为新的传染源。以流感为例,最初患者只有常规感冒症状,如鼻塞、流鼻涕、咳嗽、打喷嚏等,然后会逐渐出现胸闷、头疼、四肢乏力、发热等比较严重的症状,这是病情在患者个体程度上扩展的表现。传染病在范围上的扩展源于其最显著的特点——传染性。无论是人际传播还是人畜传播,传染病都会不断扩大受其影响的承灾体数量。

重大传染病的传播属于发散式传播,表现为同一区域内受感染者数量的增加,会扩展传染病的影响区域,导致其他区域内出现传染病疫情。对于某一特定区域而言,传染病在初期可能呈现出暴增的现象,之后由于采取治疗和防控措施使疫情得到暂时控制,随着人员的流动、民众警惕性下降或预防的减弱,传染病有可能卷土重来,再次出现大规模的恶性发展,使整个过程表现出"暴发—减缓—再暴发"的间断性特点。但是从整体疫情的角度来看,传染病通常是持续发展的,受感染者总量和影响区域、范围都呈逐步上升和扩张的趋势。

当传染病突然暴发时,由于时间紧迫,可能无法开展有效的师资培训和全员培训,因此要在最短的时间内对应急处置人员进行培训,迅速开展疫情报告、患者救治、流行病学调查、标本采集、消毒隔离等工作,确定传染病的种类及致病因素,并确定有效的治疗方法,为后续的防治工作做好准备。在重大传染病的发展阶段,应从传染病传播的3个条件入手,控制和隔离传染源,隔断传播途径,保护易感人群。具体来说,可以采取以下策略:

（1）隔离策略、隔离感染者:隔离策略主要针对传染病在范围上的扩展。一旦发现感染者,在确认病情以后要立即采取隔离措施,切断与未感染者的联系,阻断疫情扩展的源头。实施隔离策略的前提是正确判断疫情,对疫情扩散的方式和途径有清晰的认知,在考虑成本的基础上采取快速有效的隔离措施。

(2)减助策略、净化环境:除了已经确认病情的患者,还存在众多的潜在接触者和病菌携带者。他们没有表现出任何明显的临床症状,难以有效监测和控制,因此可采取净化环境的策略,通过控制公共场所人员密度、执行严格消毒程序等手段来减少公共区域的病菌数量,降低正常人群接触病菌的概率。

(3)增阻策略、对症下药:对患者个体而言,疫情的发展主要体现在病情的加重上。对此最有效的应对策略就是对症下药,采用科学合理的治疗方法削弱和杀死病菌,控制和减轻病情。

4. 重大传染病事件应对策略。

(1)重大传染病蔓延的应对策略。

1)及时应对并发症和医疗资源紧张。对于重大传染病可能引起的并发症,最重要的是借鉴经验,通过对以往病例的病理学分析和临床观察,及时预防和准备治疗导致的并发症。对于医疗资源紧张的现象,要从应急医疗资源的管理入手,在平时做好应急资源的储备、更新工作,在发生疫情之后及时调配、运输应急医疗资源,保证资源的有效和充足供应。

2)合理控制舆情蔓延。对于重大传染病引发的舆情,既不能采取沉默或者封锁的策略,也不能完全放任公开或任由群众讨论,对重大传染病舆情的控制要把握一定的力度,在依法维护社会秩序稳定的前提下,及时公开和更新疫情信息,保障公民的知情权。

3)避免政治事件的发生。首先要提高重大传染病的应急能力,加强政府公信力,使群众信任、接受并支持政府在重大传染病期间采取的各种措施,其次要及时进行信息交流,避免重大传染病对国际影响力的影响,加强国际沟通和协作,与世界卫生组织、红十字会等组织共同应对重大传染病。

4)减少经济损失。哄抢食品药品、抬高医药品价格的现象本质为典型的信息不对称,这就需要政府科普防疫知识,备足防疫用药,及时发放防疫药品,安定民心。此外,还应完善社会保障,帮助低收入者应对疫情;完善保险制度,减轻重大传染病造成的经济损失。

(2)重大传染病衍生的应对策略:重大传染病的衍生事件多为舆论发酵导致的社会失序,所以保持与群众的交流畅通是关键。重大传染病的危机沟通对时效性的要求很高,在沟通中要态度诚恳,关注公众需求。

(3)重大传染病耦合的应对策略:对于重大传染病与人类无法控制的自然灾难的耦合,不能通过解耦方式来避免,只能采取措施应对耦合之后的局面。对于可控的耦合因素,可以采取隔断策略、过程解耦策略、换境策略、释放策略等引导耦合事件的发生方向,避免耦合带来的更为复杂的挑战。

(4)重大传染病终结的应对策略:病菌的消除是重大传染病终结的内在动力,因此可以使用强化的增阻策略,在对症下药的基础上巩固治疗,加速病情的好转和恢复。对传染病具有抑制作用的环境因素也会推动疫情的终结。将隔断策略和减助策略联合起来,严格隔离感染者、疏散密集人群、保持环境清洁、提高机体自身的免疫力,都会在一定程度上缩短疫情的终结期。

(二)生物灾难事件的特点

无论是人为导致的生物恐怖还是自然传染引起的重大传染病疫情,生物灾难事件常具有以下共同特点。

1. 不可预见性在生物恐怖袭击或生物战中,生物制剂从源头向外传播,可能是猝不及防的,普通的医疗措施很难抵御。当施放生物制剂为气溶胶时,气溶胶无色无味,不易发觉,在气象、地形适宜的条件下可造成较大范围的污染。带菌的昆虫、动物可能在当地是常见的,如果为恐怖人员释放,则易与当地原有者混淆,不易发现。因而导致了生物灾难爆发时的不可预见性,由此引发巨大的人员伤亡。但另一方面,其不可预见性是相对的。不同于物理化学因素或机械作用迅速发生杀伤作用,病原体进入人体后,经过与人体组织相互作用的过程,破坏了人体的正常生理状态而引起疾病。即使是毒素(美国列入化学战剂),不论量多大,进入人体后也要经过30分钟以上才能发病。也就是说,生物战剂所致传染病都有一定时间的潜伏期,我们可在此期间内采取有效的措施,以防止或减少生物武器的危害作用。总之,生物武器虽然有其危害作用,在一定程度上是可以防护的。

2. 可传播性有些生物战剂可引起人与人、人与动物之间的传染,这是其他武器所没有的间接效果。能否引起传染病流行与病原体及生物毒素的特点有关,如果病原体在人与人之间可以传播,且毒力强、对常用抗菌剂有耐药性的变异株时,就有可能造成较大的流行。

3. 致病性有些病原体及生物毒素可引起受害者相对较轻的症状,如发热、无力、局部或全身疼痛等,甚至需要住院治疗,在一段时间内失去工作能力,病死率一般较低。但有些病原体及生物毒素确可引起症状严重、病死率高。不同的病原体及生物毒素引起的疾病,其病程长短和治疗的难易也不相同。目前的研究仅能证明高水平生物制剂暴露时疫苗和药物的疗效,但有效的医疗预防措施很难从实地环境中的以确认。

（三）影响生物灾难的危害程度的因素

1. 自然条件重大传染病事件发生时,自然环境中的各种因素(包括地理、气候、生态环境等)对流行过程的发生和发展有重要影响。一方面它可直接影响病原体在外环境中的生存能力,另一方面又可影响传播途径和机体的非特异性免疫力。寄生虫病和由虫媒传播的传染病对自然条件的依赖性尤为明显。传染病的地区性和季节性与自然因素密切相关,如夏季常引发肠道传染病,冬季则易导致呼吸道传染病。

在生物恐怖或生物战中,生物战剂气溶胶在施放喷洒时就损失了95%,施放后,除生物战剂气溶胶的扩散受气象和地形等条件影响外,生物战剂本身还受太阳辐射和温湿度的影响,从而限制了生物战剂在外界存活的时间。据世界卫生组织顾问委员会估计,各种生物战剂气溶胶每分钟的衰亡率分别为:病毒30%,立克体10%,细菌2%,炭疽芽胞杆菌0.1%。美军条令记载其部队安全进入生物武器袭击地区的时间:晴朗的白天,在施放后2小时可以进入;夜晚或阴天,在施放后8~18小时可进入。这也可以说明,一般生物战剂在自然条件下起致病作用的时间是不长的。

2. 社会环境卫生防疫措施、人员的免疫状况、个人防护器材配备和训练程度,显著影响着生物灾难事件的发生与疫情进展。免疫保护的程度因病原体或生物毒素的种类而不同,一般来说,减毒的活疫苗和类毒素对相应的病毒和毒素攻击的保护力,比菌苗对细菌攻击的保护力效果好。适时、正确地戴防毒面具或防护口罩,可有效防止生物战剂经鼻侵入。

二、生物灾难事件的逃生与救生技术

（一）生物灾难事件的识别

由于生物灾难事件的严重危害性,预防治疗往往需要相对专业的救援队,尤其需要医务人员的帮助。所以,生物恐怖袭击或生物战发生时,及时逃生、寻求积极的帮助是十分必要的。短时间内识别生物灾难的发生对于保护自身安全、及时逃生,减少生物灾难的危害作用具有重要意义。那么,如何判断是否发生了生物灾难事件呢?提示可能发生生物灾难事件的情况(表3-5-1)。

表3-5-1 可能发生生物灾难事件表

特征	情况
地区性	居住在同一地区的居民患病;生物恐怖袭击时,可能发现患者沿着风向分布,同时出现大量动物病例等
突发性	短期内迅速出现的疫情,微生物恐怖袭击后48~72小时或毒素恐怖袭击几分钟至几小时,出现规模性的人员伤亡
异常性	在非流行区域发生异常流行病;事件区发现不明粉末或液体、遗弃的容器和面具、大量昆虫等
群体危害性	大量人员、甚至动物(尤其注意生物媒介)均有患病、并出现死亡

（二）逃生技术

1. 逃生路线 发生生物恐怖袭击或生物战时,有效的逃生技术可以减轻个人患病、生物危害的播散。在逃生时,如条件允许,可利用密闭的有过滤通风装置的掩蔽部、坑道、地下室,以及密闭性能较好的车辆进行防护。具体要求如下:

（1）迅速将人员带到生物制剂气雾团或污染区的上风处或气雾团飘移路线的一侧。

（2）在黄昏、夜晚、黎明、阴天或雪后,生物制剂气雾团多贴地面移动,此时人员宜到高处。

（3）在晴朗的白天,生物制剂气雾团多随气流上升扩散,此时人员宜到低平处。

（4）树林或建筑物可阻留部分生物制剂,但生物制剂气雾团在林内或建筑物间不易扩散,滞留较久。因此,人员宜到其下风处,但不要在林内或建筑物间停留。

2. 个人防护身体防护是最有效且最重要的途径。一个全封闭的呼吸器能避免呼吸道和黏膜、眼结膜等暴露在有感染性病原和毒性物质。然而,在平民中的使用受到限制。

（1）吸入途径:生物恐怖袭击中,大多数生物制剂的接触途径是吸入。恐怖分子制造的生物制剂会产生大小和直径合适的微粒,当人们吸入这些微粒即可致病。由于生物制剂无色、无味,且其粒子小而不易被察觉,所以其成为主要的接触途径。2001 年秋天,在美国炭疽邮件攻击期间,导致死亡的炭疽瘟接触途径即是吸入。吸入性生物灾难事件的保护措施（表 3-5-2）。

表 3-5-2　吸入途径的防护

工 具	特 点
防毒面具	对微生物气溶胶有很好的滤除效果,佩戴得当可完全防止制剂经口、鼻、眼侵入人体
防护口罩	是用过氯乙烯高效滤材制成的,其内面有塑料支架,边缘有可调节的松紧带,并在鼻梁处加有铝片可调节至与面部完全密合,对微生物气溶胶的阻留率在 99.9% 以上,呼吸阻力也较小
防疫口罩	是用 100cm×50cm 的纱布一块,中央铺以 1.5cm 厚、25cm×15cm 的脱脂棉垫,将上、下边的纱布折过来包住棉花作为口罩主体,再把纱布从左右两端剪到棉层边缘作为口罩带,对微生物气溶胶的阻留率在 90% 左右
毛巾口罩	是将毛巾的两条边剪开成 4 根带子,再将毛巾折成五层即成,对微生物气溶胶的阻留率在 70% 左右

（2）经口途径:生物制剂的经口途径被认为是次要的,但仍然值得注意。发生气溶性生物制剂的恐怖袭击后,导致直接污染和继发污染的途径是人们摄食有污染的食物。确保食物和水的供给系统不被污染是政府公共卫生、预防和医疗部门的一项重要工作。确保饮用水的清洁,最好是经加热的氯化处理的饮用水。该项工作应在生物恐怖袭击之后尽快进行。

（3）经皮肤途径:完整的皮肤能有效预防大多数生物制剂的入侵。而黏膜和擦破或其他损伤的皮肤将成为细菌和病毒的感染通路。所以在生物恐怖袭击时,对这些损伤部位应予以保护措施（表 3-5-3）。

表 3-5-3　皮肤、黏膜的防护表

工 具	特 点
防毒衣或防疫服	可供专职防疫人员侦察、洗消;或污染区工作时使用
戴风镜	可防止生物制剂经眼结膜侵入,但预先应将风镜的通气孔封贴好
皮肤暴露部位涂擦驱避剂（二乙基间甲苯酰胺）	对蚊、蜱、螨等驱避效果可达 4~7 小时,涂药时注意不要涂在黏膜上

三、生物灾难事件的基本搜救技术

搜索是救援工作最主要的内容,是保证救援工作成功的关键。搜索也是救援工作中最困难的部分,既需要丰富的实际经验和技巧,也需要现代化的高科技装备帮助进行定位,搜索定位是指在灾难现场通过寻访、呼叫、仪器侦测或犬搜索确定被困在自然空间或缝隙中的幸存者的位置,搜索定位队是救援队的重要组成部分。搜索技术分为几个方面,救援搜索人员应当明确搜索的目的、掌握如何给建筑物作标记、寻找幸存者并与之取得联系以及确定幸存者位置的方法。比较好的搜索方法有:人工搜索、搜索犬搜索、仪器搜索。

（一）搜索方式

1. 人工搜索　首先组织人员在场点四周搜索,营救人员寻找表面可见的幸存者并通过喊话与他们取得联系,并将这些幸存者转移到安全地方。这种搜索方法的前提是幸存者能够听到呼叫,并有能力作出回应。在生物灾难中,由于其传播性可对人员造成感染,因此搜救人员必须在严格的隔离措施的情况下才是安全的。另外,生物灾难发生时幸存者处于昏迷状态,应用这种方法进行搜救,工作难度将更加增大。

2. 在建筑或地质等破坏性灾难后的废墟的搜索中,对于确定幸存者或尸体的位置,显示了良好的优越性。但由于生物灾难很多情况下为人兽共患疾病,可以通过犬呼吸道、肠道等感染搜救犬,故而犬搜救在生物灾难的搜救受到限制。

3. 仪器搜索　应用热红外生命探测仪和声波振动生命探测仪以及光学生命探测仪等仪器搜索幸存者在生物灾难中是一种有效的搜救技术。仪器搜索可以及时的发现生命迹象,提高搜救效率,提高受害人员的存活率。

在生物灾难搜救中往往是多种技术联合,取长补短,可以发挥很好的作用。

（二）搜索流程

实施搜救的过程可按照以下 5 个阶段来进行。

1. 第一阶段,侦察和救助地表伤员　检查现场,救助地表伤员,尽可能地收集建筑物内其他居民的信息。

2. 第二阶段,搜寻和转移轻度被困伤员　就近搜索救助那些易于搭救的伤员。此外,应与能够看到或听到却不能立即转移的被困伤员保持联系。

3. 第三阶段,搜索可能存在幸存者的地点　搜索废墟,营救所有可以看到或听到的被困者。其中可能包括呼叫和倾听回应的过程。

4. 第四阶段,选择性地深入搜索　进一步搜寻较少可能存在幸存被困人员。

5. 第五阶段,系统地进行搜救　尽可能在所有可能的伤员都被营救之后,方可对选定的区域进行清理或者长时间的隔离。其中包括清除尸体和残肢。使用喷漆或标牌标识已搜寻过的建筑。这种方法同样也可用于标识可能仍有尸体存在的建筑。

四、生物灾难事件的医学救援

医学救援的意义:医学救援是灾难救援与处置全过程中的重要组成,是灾难防护的重要手段与最终实施,其内容涵盖灾难预防、灾难控制与救援、灾难恢复的过程中的一系列医学措施,是灾难过程中医学预防、救援、处置、人员治疗康复、人员心理干预的综合活动。医学救援在生物灾难中的重要性与作用更为突出,这是因为生物灾难危害范围广、群体损伤重、常需要特殊救治。医学救援是减轻生物灾难后果的强效有利的手段。

医疗救援的最终目的是消除灾难。因此,必须尽可能避免致病源的扩散,同时也要防止自身受到感染伤害,包括施救人员的自身防护、消毒隔离、生物样品的采集、防疫、医学宣传和教育等。

生物灾难事件发生后,迅速成立的灾难医疗救援队(disaster medical assistance team,DMAT) 常常是挽救受伤人员、控制事件发展的主力军。DMAT 由医师、护士、急救技术员、医疗辅助人员以及管理后勤支持人员等组成,通常是非专职人员,但都经过系统培训,平时定期进行演练,在需要的时候可以在数小时内集结,然后到达现场实施救援。DMAT 的所有成员都是非专职的,但是需要经过专门的培训和考核才能真正组队执行任务。

1. 专业医师　医生是 DMAT 的核心,对于生物灾难医疗救援,感染科医师首当其冲,除此以外,急诊、麻醉等专科医师是急危重症患者处置的中坚。其他专业医生根据不同的需要配备,如内科、外科、妇产科、儿科、眼科、耳鼻喉科或者皮肤科等。灾难时期有着的特殊处理特点,医师必须具有良好的素质和全面的医疗知识技能,在紧急情况应对上也必须经过一定的训练。

2. 护理人员　在 DMAT 中的作用是不可或缺的,也必须具有相当的素质。除了协助医生的工作外,护理人员还可能担负对易感者和危险人群的教育疏导,减少对传染病的恐惧心理等重要任务。

3. 检验人员　不同于一般的救援,检验人员的配置是 DMAT 的重要组成部分,担负着快速有效采集、鉴别致病微生物的重任,为后续的治疗打下坚实的基础,也为进一步的流行病学调查提供参考。野外情况下,往往实验条件简陋,要求检验人员具有较高的技术水平,用最简单的方法获得必要的检测结果,为诊疗和调查提供依据。

4. 医疗救援的步骤如下。

（1）快速反应：由于生物袭击往往不易及时发现，只是在传染病暴发和传播后才引起怀疑。一旦发生灾难，应立即召集组队，准备有关物资，同时派遣先遣队在最短的时间内到达现场。先遣队到达后进行先期调查，了解基本情况，做现场流行病学调查，通过细致的流行病学调查来判断是否是生物武器袭击或者重大传染病事件。调查内容包括：疫病的种类、可能的传播方式、患者数量、周围环境特点、可以利用的资源等。通过调查，尽可能多的收集资料，为后续的诊断治疗做好准备。

（2）建立医疗站：对病患进行分诊处理和洗消，主要目的是进行病患分类和初步治疗，防止致病因子的进一步危害。由于处理的是传染性疾病，除了常规治疗外，还应该根据具体条件对具有传染性的患者进行适当的隔离以控制疫情的扩散。救援不仅是针对个体，更是针对人群，对于生物救援来说，及时准确地检测致病微生物至关重要，因此必须尽快建立医疗实验室以完成微生物采样、检测、培养、保存和转运等工作。实验室的基本装备包括：显微镜，微生物采样、培养器具，冰盒等，在平时就应有适量的储备，以便于及时应用。

（3）制定针对性的处理方案：将收集的资料信息准确及时地传递到后方医院，使之能够及时地准备和运送相应的诊疗用品（如药品、疫苗、洗消用品等）及其他必需的物资（如帐篷、水、食品等），对患者或继续隔离诊治，或转送后方医院进一步治疗。重大灾难发生后，救援人员需要被派遣到其他地方进行长时间工作时，应为所有人员准备生活必需品、食品和饮水，应保证至少 3 天的用量，使之能在不需要后勤支持的情况下连续工作 72 小时。由于传染病暴发和生物恐怖发生的不可知性，平时就需要做好各种微生物采样、检测、治疗药品和疫苗的储备，以备不时之需。当灾难发生时，有专门的交通工具保障各种物资的后续供应，尤其是冷链对于运输疫苗、样品等必不可少。另外，除了有关技术上的准备，由于传染病的暴发经常会引发心理恐慌，甚至社会的动荡，还要考虑相关医学知识的宣传和教育。

针对不同的生物灾难的致病因子介绍相关特点见表 3-5-4。

表 3-5-4　生物灾难的致病因子介绍

致病因子	人与人之间的传播	潜伏期	病程	死亡率	生物/毒素持久性	疫苗的效能（暴露于气雾剂）
肺鼠疫	高度	2～3 天	1～6 天（通常是致命的）	高（除非在 12～24 小时内治疗）	土壤中可达 1 年，活组织中 270 天	无
兔热病	无	2～10 天，平均 3～5 天	>2 周	未经处理者为中等	在潮湿的土壤中或者其他媒介中数月	对动物有 80% 效能
天花	高	7～17 天，平均 12 天	可达 4 周	中到高度	非常稳定	灵长类动物中保护有效
肉毒毒素	无	1～5 天	24～72 小时死亡，如不是致命的则可持续数月	无呼吸支持者高度	在水或食物中数周	灵长类动物中 3 次注射效能 100%
蓖麻毒素	无	18～24 小时	数天；摄取则 10～12 天内死亡	高度	稳定	无

五、生物灾难事件的救援特点

1. 危害重　生物恐怖袭击可在短时间内造成传染病的暴发和流行，造成大面积的感染区和次生感染区，危害范围大，持续时间长，可造成大量人员和动物的死伤及环境的破坏。生物恐怖袭击还会造成民众的心理恐慌及严重的社会影响。另外，生物恐怖袭击大多为了达到一定的政治目的，可能引发国内政治动荡甚至是全球的政治冲突。

2. 防护难　生物战剂气溶胶大多无色无臭，可隐藏在日常生活用品中使用，携带病原体的动物和正常动物不容易区分，使得生物袭击具有很强的隐蔽性。通过技术检查手段早期发现生物恐怖袭击的迹象比较困难。有的生物战剂在人类或动物感染后有一定的潜伏期，潜伏期过后感染者才会出现症状，因而不能及时地发现受到生物恐怖袭击。另外，生物战剂传播途径较多，包括食物、水源、空气、土壤、动物、尸体等。这些都造成了对生物恐怖袭击的防护较为困难。

3. 救治难　生物恐怖袭击后,大多数生物战剂可引发烈性传染病,症状严重,病死率高,病情不易控制。许多生物战剂具有很强的耐药性,不容易杀灭,会对人体和环境产生长久的危害。另外,利用现代生物技术,可以制备更复杂的新型致病微生物,而研制疫苗及救治药物需要一定时间。因此,与常规武器袭击相比,生物恐怖袭击后展开有效的救治较为困难。

4. 影响生物灾难救援的因素。

(1) 受自然条件的影响:生物制剂绝大多数是一些活的致病微生物,在储存、运输、施放过程中不断死亡。各种自然因素,如温度、湿度、日光、风向、风速、降雨、下雪,以及地形、地物等对生物制剂气溶胶的存活和扩散都有明显的影响。在使用时要受到一定限制,其效果难以预测。因此,生物武器的使用在时间和空间方面受到很多限制,并不是在任何时间、任何地点都能应用的。

(2) 受社会因素的制约:社会制度和卫生防疫措施,对生物武器的危害作用有很大影响。被攻击国家的社会制度、军民觉悟、卫生与文化水平以及防护情况等,对生物武器袭击后果有决定性影响。如果我们的卫生状况良好、防护水平较高,就能大大减少生物武器的杀伤破坏作用。

(3) 没有立即杀伤作用:生物制剂进入人体后,都要经过一定潜伏期才能发病,短者数小时,长者十余天。不像常规武器或核、化学武器那样具有瞬时杀伤作用,作为战术武器使用就受到限制。同时,如能早期发现、诊断并及时采取防治措施,就可以减少发病,防止蔓延。

六、生物灾难事件的救援注意事项

(一) 现场污染区伤员的处置、洗消

由于传染病暴发或者生物恐怖的处置必须考虑到传染源的扩散问题,因此其救援不同于一般的创伤急救医疗,对患者分类后不会马上转运,一般需要先就地进行处理,尤其是大量受污染患者的洗消处理,有传染性患者的隔离治疗,这些需要有专门的训练,包括寻找合适的地点,建立和使用有关的设施,后勤应对这些设备予以保障。此外,医疗废物、病媒和动物的处理也是十分重要的培训内容。

(二) 污染区与疫区处理

遭受恐怖分子生物恐怖袭击时,生物制剂所涉及的范围称为污染区。生物制剂所引起的传染病患者及其密切接触者居住和活动的房间、庭院、街道或村庄等,称为疫区。划定污染区范围,实行管制和封锁:污染区的范围与恐怖分子使用生物制剂的种类、数量、施放方式、气象条件、地形地物以及危害时间等多种因素有关,污染区的划定及其封锁,需由领导机关决定,决定封锁后,在通往污染区的道口设武装警戒和检疫哨卡,限制人员出入和物资外运。在污染区内进行杀虫、灭鼠和消毒,对恐怖分子投掷的杂物及僵死动物应集中焚烧掩埋。发现传染患者应立即隔离和治疗,并检疫接触者;经上级批准后,实行疫区封锁。

(三) 对受污染人员进行紧急处理

如进行医学观察或留验,预防接种或服药预防,进行积极的治疗等。

(四) 医疗人员防护的方法

三级防护原则,以传染性非典型肺炎为例。

(1) 一级防护:①适用于门(急)诊医护人员。②应穿工作服、隔离衣,戴工作帽和12层以上棉纱口罩。③每次接触患者后应立即洗手和消毒。手的消毒用0.3% ~0.5%碘伏消毒液或其他快速消毒剂(氯己定、苯扎溴铵、75%乙醇等)揉搓1~3分钟。

(2) 二级防护:①适用于进入隔离病区或留观室的医务人员,还包括接触患者、采集标本、处理其分泌物、排泄物、使用物品和死亡患者尸体的工作人员、转运患者的医务人员和司机等。②进入隔离病区和留观室时,必须戴12层以上棉纱口罩(或 N95 口罩),每4小时更换1次或潮湿时更换,并戴手套、帽子、鞋套、穿隔离衣。③每次接触患者后,应立即进行洗手和消毒,手的消毒方法同一级防护。④对患者实施近距离操作时要戴防护眼镜。

(3) 三级防护:①主要针对与患者密切接触或对患者实施特殊治疗的医护人员,如为患者实施吸痰、气管切开和气管插管的医务人员。②除应采取二级防护外,还应戴全面型呼吸防护器。

(朱华栋)

第六节　自然灾难事件

一、地震灾难

（一）地震概述

1. **地震概念及类型**　地震指地球内部缓慢积累的能量对地壳产生的巨大压力超过岩层所能承受的限度,岩层突然发生断裂或错位,使积累的能量急剧地释放出来,引起地球表层振动,并以地震波的形式向四周传播。因此,地震所引起的地面振动是一种复杂的运动,它是由纵波和横波共同作用的结果。

地震的类型有以下三种:

（1）构造地震:构造地震是由构造变动特别是断裂活动所产生的地震（图3-6-1）。全球约90%地震是构造地震,其中大多数又属于浅源地震,影响范围及危害程度之大。我国的强震绝大部分是浅源构造地震,其中80%以上均与断裂活动有关。

（2）火山地震:由于火山活动时岩浆喷发冲击或热力作用而引起的地震,称为火山地震。火山地震相对较小,数量约占7%左右。地震和火山往往存在关联,可相互引发。全球最大的火山地震带是环太平洋地带。

（3）冲击地震:各种原因引发的巨大冲击而产生的地震。如山崩、滑坡等原因,或因碳酸盐地区岩层受地下水长期溶蚀形成许多地下溶洞,洞顶塌落引起。后者又称为塌陷地震。本类地震约占地震总数的3%。震源很浅,影响范围小,震级也不大。

2. **地震灾难**　地震灾难是地球表层异变过程的产物,是致灾因子、孕灾环境与承灾体相互作用的结果,灾难是致灾因子的风险性、孕灾环境的稳定性、承灾体的脆弱性以及它们之间的相互作用形成的。而地震是岩石圈的某一有限区

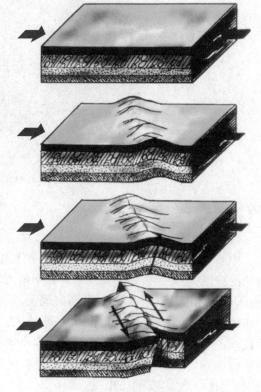

图3-6-1　构造地震

域内能量的突然释放所引起的震动,是地震灾难的主要致灾因子。地震灾难包括由地震引起的各种灾难以及由地震诱发的各种次生灾难。依据地震成灾机制,地震灾难可划分为原生灾难、直接灾难（两者统称为直接灾难）、次生灾难、诱发（衍生）灾难和伴生灾难。

（1）直接灾难:地震运动导致房屋、基础设施、工程结构、物品等物质的破坏,包括以下几方面:①房屋位于地表,量大面广,是地震袭击的主要对象。房屋坍塌不仅造成巨大的经济损失,而且直接恶果是砸压屋内人员,造成人员伤亡和室内财产破坏损失;②人工建造的基础设施,如交通、电力、通信、供水、排水、燃气、输油、供暖等生命线系统,大坝、灌渠等水利工程等,都是地震破坏的对象,这些结构设施破坏的后果也包括本身的价值和功能丧失两个方面。城镇生命线系统的功能丧失还给救灾带来极大的障碍,加剧地震灾难,形成恶性循环;③工业设施、设备、装置的破坏显然带来巨大的经济损失,也影响正常的供应和经济发展;④牲畜、车辆等室外财产也遭到地震的破坏。

（2）次生灾难:指地震运动引发的各类威胁人畜生命安全的灾难,包括山体崩塌、滑坡、泥石流、水灾等。根据灾难涉及的领域不同,次生灾难大致可分为两大类:一是社会灾难,如道路破坏导致交通瘫痪、煤气管道破裂形成的火灾、下水道损坏对饮用水源的污染、电讯设施破坏造成的通讯中断,还有瘟疫流行、工厂毒气泄漏污染、医院细菌污染或放射性污染等;二是自然灾难,如滑坡、崩塌落石、泥石流、地裂缝、地面塌陷、砂土液化等次生地质灾难和水灾,发生在深海地区的强烈地震还可引起海啸。

　　同时,地震灾难突发性强,破坏性大,除给灾区民众带来身体上的创伤外,还产生一系列的情绪、生理、认知、行为异常等应激反应,严重者还会罹患急性应激障碍、创伤后应激障碍,更有甚者,这种痛楚伴随终身。一方面,地震的震动和恐怖心理,可能引起高血压、冠心病等疾病的人群病情加重、复发或猝死。另一方面,地震灾难给人们造成的心理伤害是无形的,它的影响是巨大的、极具破坏性的,其危害性不亚于地震本身,如不予以足够重视,将构成极大隐患(图3-6-2)。

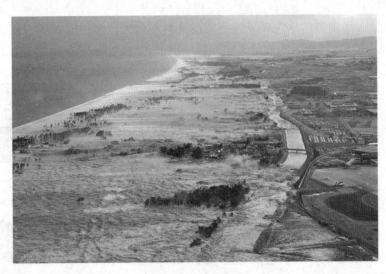

图 3-6-2　地震灾难

(二) 地震灾难特点

　　中国位于世界两大地震带——环太平洋地震带与欧亚地震带之间,受太平洋板块、印度板块和菲律宾海板块的挤压,地震断裂带十分发育。我国的地震活动主要分布在五个地区的23条地震带上。这五个地区是:①台湾地区及其附近海域;②西南地区,主要是西藏、四川西部和云南中西部;③西北地区,主要在甘肃河西走廊、青海、宁夏、天山南北麓;④华北地区,主要在太行山两侧、汾渭河谷、阴山-燕山一带、山东中部和渤海湾;⑤东南沿海的广东、福建等地。我国的台湾省位于环太平洋地震带上,西藏、新疆、云南、四川、青海等省区位于喜马拉雅地中海地震带上,其他省区处于相关的地震带上。我国地震活动频度高、强度大、震源浅,分布广,是一个震灾严重的国家。

　　我国是地震多发国家,地震灾难对国民的生命财产安全构成了严重的威胁。要防御和减轻地震灾难,首先就要弄清地震灾难的特点:

　　1. 突发性　地震震源的快速形成迸发出巨大的能量与现有建筑物及其他设施抗剪性能的脆弱性共同决定了地震灾难的瞬间突发性。它也是地震灾难与其他自然灾难相比较最突出的特点之一。

　　2. 严重性　特别是人员伤亡之惨重堪称群灾之首。强震释放的能量是十分巨大的。一个5.5级中强震释放的地震波能量就相当于2万吨TNT炸药所释放的能量,或者说,相当于第二次世界大战末美国在日本广岛投掷的一颗原子弹所释放的能量。而按地震波能量与震级的统计关系:$\lg E = 1.5M + 11.8$ 计算,震级每增大1级,所释放的地震波能量将增大约31倍。那么一次7、8级强震的破坏力之大可想而知。况且,如此巨大的地震能量瞬间迸发,危害将特别严重。

　　3. 地震灾难和社会经济发展水平的不均衡性　地震灾难的轻重不仅与地震大小有关,而且受制于震中地区经济发达程度、人口密度以及建筑物的抗震能力等社会经济发展水平。由于地震活动在空间分布上具有成带性,随时间分布具有活跃与平静相交替的盛衰交替性,地震灾难也具有类似的时空分布不均匀性。只是地震灾难的成带性,不仅受地震带的影响,而且受社会经济发展区域性不平衡的制约。社会经济发达的强震区是地震灾难威胁最严重的地区。社会经济中等发达的强震区与社会经济发达的中强震区都是面临中等地震灾难威胁的地区。社会经济发达的无震区或少震区与没有人烟或社会经济不发达的强震区都是没有或很少有地震灾难的地区。

4. 次生灾难种类多,生命线工程遭破坏灾难更重　地震可能引起的次生灾难种类很多,如滑坡、泥石流、火灾、水灾、瘟疫、饥荒等。由于生产设施和流通功能受破坏而造成的经济活动下降,甚至停工停产等间接经济损失,以及因为恐震心理、流言蜚语及谣传引起社会秩序混乱和治安恶化造成的危害等也可列为地震次生灾难。这些次生灾难之间还可能有因果关系,形成恶性循环。

5. 地震灾难的轻重与场地条件　地震灾难主要是由地面强烈震动摧毁建筑物引起的。而影响地面震动的因素有震源、传播介质及局部场地条件三类。场地条件好坏对于地震灾难轻重有明显影响,对于同一个地震来说,震源的震动特性和介质传播地震波的特性基本相同,不同的主要是场地条件。这里说的场地条件是指局部地质条件。

6. 余震和后续地震往往会加重灾情　主震已经破坏但尚未倒塌的建筑物再遭遇强余震可能倒塌。而1次强震之后,发生一系列余震是普遍的事,一般都会构成一个地震序列。若遇到双震型或震群型地震序列的后续强震,震灾就更加严重。

（三）地震灾难逃生

地震造成的损失要比火灾、洪水大得多,大地震甚至会使整个城市顷刻之间化为废墟。地震时的伤亡,主要是地震引起的建筑物坍塌和各种次生灾难造成的。在灾难面前,人人都可能是潜在的受害对象,而人类并非无所作为,仍有很大空间发挥自身能动性及创造性。如掌握正确的防震逃生知识将会大大降低地震造成的伤亡损失。逃生诀窍之一就是寻找"救命三角区",即建筑物倒塌落在物体或家具上后,靠近它们的地方会留下一个空间。这个空间被称作"救命三角区"。物体越大、越坚固,被挤压的余地就越小。而物体被挤压的余地越小,这个空间就越大,于是利用这个空间的人免于受伤的可能性就越大。但并不是所有人都能幸运地躲在救命三角区里(图3-6-3),地震时就近躲避,震后迅速撤离到安全地方是应急防护较好的方法。所谓就近躲避,就是因地制宜根据不同情况采取不同对策。

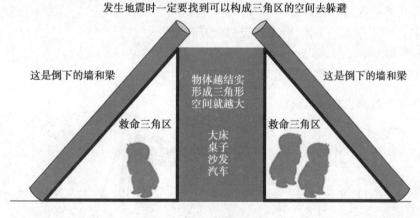

图 3-6-3　地震救命三角区

1. 如何逃生　地震开始时,如果正在屋内,切勿试图冲出房屋,这样砸死的可能性极大。权宜之计是躲在坚固的床或桌下,倘若没有坚实的家具,应站在门口,门框多少有点保护作用。应远离窗户,因为窗玻璃可能震碎。如在室外,不要靠近楼房、树木、电线杆或其他任何可能倒塌的高大建筑物(图3-6-4)。尽可能远离高大建筑物,跑到空地上去。为避免地震时失去平衡,应躺在地上。倘若附近没有空地,应该暂时在门口躲避。切勿躲在地窖、隧道或地下通道内,因为地震产生的碎石瓦砾会填满或堵塞出口。除非它们十分坚固,否则地道等本身也会塌陷。地震时,木结构的房子容易倾斜而致使房门打不开,这时就会眼睁睁地把命丢掉。所以,不管出不出门,首先打开房门是明智之举。发生大地震时,搁板上的东西及书架上的书等可能往下掉。这时,保护头部是极其重要的。在紧急情况下可利用身边的棉坐垫、毛毯、枕头等物盖住头部,以免被砸伤。外出避难时要穿上尽可能厚的棉衣和棉制的鞋袜,并且要避免穿上易着火的化纤制品。如在医院住院时碰到地震,钻进床下才是最好的策略。这样,可防止从天窗或头顶掉下物品而砸伤。地震时,不要在道路上奔跑,这时所到之处都是飞泻而下的招牌、门窗等物品。因此,此时到危险场合最好能戴上一顶安全帽之类的东西。地震时,大桥也会震塌坠落河中,此时停车于桥上或躲避于桥下均是十分危险的。因此,如在桥上遇到地震,就应迅速离开桥身。大地震有时发生在海底,这时会出现海啸。掀起的海浪,会急剧升高,靠近岸边的小舟就十分危险。此时,最好是迅速离开沙滩,远离浪高的海面,才算是安全的。在公共场所遇到地震时,里面的人会因惊恐而导致拥挤。这时需要的是镇静,定下心来寻找出口,不要乱跑乱窜。

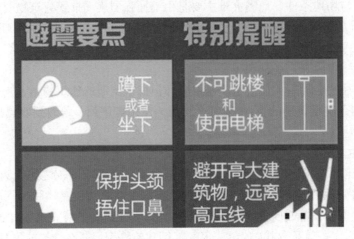

图 3-6-4 避震要点

2. 地震小提示(图 3-6-5)。

(1) 如果在家,不要惊慌地奔出室外,最好躲在卫生间、厨房等开间小的空间避震;也可以躲在内墙根、墙角、坚固的家具旁等容易形成三角空间的地方,要远离外墙、门窗和阳台;不要使用电梯,更不能跳楼。

(2) 如在教室、工作场所、公共场所等人多的地方时,先不要着急往外逃,应迅速包头、闭眼,在讲台、课桌、工作台和办公家具下边等地方躲避。

(3) 一次强震过后,不应安心下来,要准备应付余震的发生。

(4) 震后首先将大火扑灭。

(5) 尽量步行到避震所,携带物应尽量减至最少。

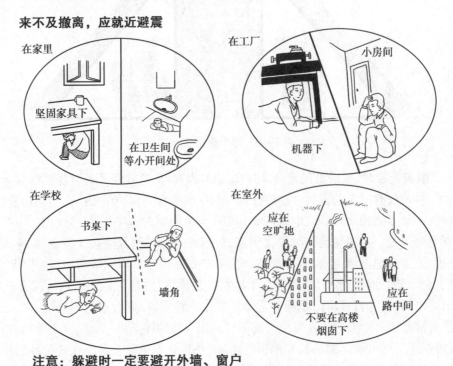

图 3-6-5 地震小提示

（6）不要走狭窄的道路、沟渠边缘、悬崖或河边,尽量避开山脚、陡崖,以防滚石和滑坡;如遇山崩,要向远离滚石前进方向的两侧方向跑。

（7）靠近海岸时,必须注意海啸的发生。在低洼地则应防止水淹。

（8）不要害怕余震,也不要乱听谣言。

（9）遵守秩序,注意卫生。

3. 震前准备　在平时,应预先准备好各种避难的工具和装备:①水;②5 日左右的粮食(准备好即使一天不生火也足够食用的粮食);③贵重物品(现金、银行存款薄,各种证件以及必要的印鉴等);④手电筒、蜡烛、火柴等;⑤收音机;⑥毛毯;⑦手巾、绳、草纸等日用品以及洗漱用品;⑧急救药品;⑨背囊等用品;⑩手机经常充满电备用。这些用具应平时整理好,以便需要时可以马上携带走。如果有婴儿或幼儿的家庭,要准备好婴儿用的尿布、奶粉、伞、席子等小孩用品,最重要的是根据家庭的需要,随时准备好可以足够2～3天生活的各种应急日用品和食物。

（四）地震灾难自救与互救

震区群众,尤其是家庭、邻里之间的自救互救,是减少地震时人员伤亡的有效手段之一。

1. 被埋压人员首先要鼓起求生的勇气,要消除恐惧心理,能自我离开险境者,应尽快想法脱离险境。

2. 被埋压人员不能自我脱险时,设法将手脚挣脱出来,清除压在自己身上的物体,特别是腹部以上的压物,等待救援。可以用毛巾、衣服等捂住口鼻,保持呼吸通畅防止烟尘呛入窒息。

3. 被埋压人员要保持头脑清醒,不可大声呼救,以保存体力,等待救援。应利用一切办法与外界联系,可用石块敲击物体,或在听到外面有人时才呼救。

4. 被埋压人员应支撑可能坠落的重物,扩大安全生存空间,最后向有光线和空气流通的方向移动,以脱离险境。若无力脱险时,应尽可能减少体力消耗,在可活动空间里,设法寻找代用食品和水,创造生存条件,等待救援。

5. 组织家庭、邻里互救。家庭人员和邻里熟知被埋压人员位置,可及时进行抢救。在救人中要注意听被困人员的呼喊、呻吟、敲击器物等声音。

6. 救人时要先抢救建筑物边沿瓦砾中的幸存者。在瓦砾堆中,要及时抢救处在房屋底层或未完全遭到破坏的地下室中的幸存者。

7. 地震时抢救目标应先是医院、学校、旅社、招待所等人员密集的地方。在抢救被埋压者的过程中,人们要密切配合,救死扶伤。

8. 救援要讲究方法,首先应使被救者头部暴露,迅速清除其口鼻内的尘土,防止窒息,再暴露其胸腹部。若伤员不能自行出来,不可强拉硬拖。救援时可用小型轻便的工具,如铲、锤、凿、棍等。使用时注意安全,特别是在接近被困人员时,更应小心,不用利器硬挖。

（五）地震灾难的基本搜救技术

山崩海啸,地震来临,如果了解地震发生的原理及特点,掌握一些基本的逃生和自救方法,人们在面对这一恐怖的自然灾难时,将提高自己生存下来的机会。但是个人的力量总归是有限的,人力有穷尽,很多时候,外界的救援显得尤为重要,下面介绍地震灾难发生时,一些基本的搜救技术。

在地震灾难环境下对倒塌建筑物进行成功的搜寻与救护行动,需要消防部队各个部门如指挥、保障、搜寻、救护和通信之间的密切合作。消防部队作为第一时间到达现场的专业救援队伍,平时积极的演习训练,将确保其能够第一时间采取正确、有效、安全的救援行动。所有的救援团队需要整体统筹,制定相应救援原则,按照该原则进行救援。场地或建筑物的搜寻一般作为第一顺序。往往场地或建筑物的搜寻因为其复杂的环境,救援难度很高,所以科学的搜寻、救护策略显得尤为重要。现代地震灾难的基本搜救技术包括:生物搜寻、仪器搜寻和物理搜寻。

1. 搜救犬搜救　搜救犬能够进入一些搜救人员无法进入或者危险性较高的地方,搜救犬拥有灵敏的嗅觉,这在复杂的地震现场往往比人眼更为有效,能够找到那些被忽略的区域,寻找到需要救助的受困人员。受过良好训练的搜救犬救援队能够在较短时间内搜寻较大区域,并能够发现那些失去意识的幸存者。搜救犬往往需要训导员跟随,往往由多名训导员指引多条搜救犬根据事先制定的计划进行施救,对于特定的搜寻区域,需要提前进行规划,并对于每一块搜寻区域的特点,难点以及危险做出提前评估,然后由指挥部统一指挥开始搜寻。但是,搜救犬的有效工作时间并不长,大约 20～30 分钟,受客观条件制约较大,而且相对于其他的搜寻方式而言,搜救犬数量有限,训练不易,无法做到大规模覆盖搜寻。同时,对于同一区域,需要两只甚至多只搜救犬来确认检查,不同的搜救犬、不同的操作员会有不同的搜寻效果。所以,搜救犬搜寻最好搭配其余搜寻方式一起搜寻,比如下文将介绍到的仪器搜寻及物理搜寻。

2. 仪器搜寻　仪器搜寻是指救援人员使用特定的仪器搜寻地震现场的幸存者。地震现场复杂,特别是城市地震现场,高楼废墟掩埋或者地下室坍塌,这种时候往往搜救人员包括受伤较轻或未受伤的幸存者甚至搜救犬都无法深入,这个时候仪器搜寻就可以发挥作用。声波和监听设备是仪器搜寻常用的手段。声波搜寻往往通过受困人员发出的声波、振动信号来进行搜救,受困人员的喊话、爬行,敲击硬物,甚至心跳、呼吸等都能产生一定频率的声波,这些声波被仪器所探及,则可引导救援人员进行救援。当然,声波搜寻也有其不足之处,因为地震现场复杂,各种声波干扰比比皆是,于是识别有效的求救信号则十分重要。必要的话,可以使用光导纤维设备、红外热成像设备,或者其他设备进行搜寻。救援人员需对受灾区域进行搜寻并概括情况,标示出值得注意的信息,然后重点搜寻这些区域。可以由大至小,由粗略至精细。使用声波/震动监听设备,需要在建筑物或空穴周边部署至少两个探测器。应使用大功率扬声器或其他喊话设备,向被困在建筑物中神志尚清醒的幸存者喊话。要求幸存者发出重复信号(例如,"连续敲墙 5 下")。搜索区域应尽最大可能保持安静。和搜救犬分队确认幸存者类似,应该派另一位仪器搜索人员对可疑地区独立进行确认。

3. 物理搜寻(人工搜寻)　物理搜寻为最简单廉价的搜寻方式,在特定时候也能发挥出不亚于前两者的搜救功效。因为其一般不需要专家、搜救犬或是特殊、昂贵的设备,人们可以很快的接受训练并投入其中,这样就可以及早地进行救援或者自救,要知道,在地震现场,一分一秒的时间都很珍贵,早一分钟救援也许就可以挽救一个生命。很多情况,基本的物理空间搜寻工作已经被附近居民、过路人及早期的报警者完成。但要完成彻底的物理空间搜救工作,则需要受过严格训练的搜救。与其他搜救方法相比,搜救时需要更加小心谨慎,而搜救人员本身也面临着相当大的危险。

以上是一些传统的搜救方式,同时随着科技的进步,有一些新型的搜救技术及设备运用到了搜救工作当中,比如:低频电磁探生仪可以隔着钢筋混凝土墙、钢板、木板、水以及其他能反射吸收高频信号的障碍物接受到人体心脏跳动将发出一种 30HZ 以下超低频电波;还有超声波探测技术,超宽带电磁探测技术以及基于气体测量的搜索定位技术。当然,在不久的将来更加全能的搜救机器人将会在搜救工作中大放异彩。

上述各种方法都有其优点和局限,所以要结合搜寻现场实际,综合各类搜寻、救护方法以确保搜救行动的成功。

(六) 地震灾难的搜救策略

与搜救方法相辅相成的,是搜救策略。顾名思义:搜救策略是指要根据不同类型的现场或建筑物、不同的倒塌类型、不同时段、不同的外部环境影响等因素,确定各个区域或建筑物的搜寻、救护的优先级,选用搜寻方法,部署搜寻救护兵力和分配搜寻任务。

1. 地震搜救顺序的确立　指挥部需根据受灾区域面积的不同和可支配资源的数量,制定出相对健全的搜寻救援计划,划分特定的搜寻区域,可以是以某一条街道,某一个工厂,某一所学校。由此按照面积比例,搜寻的复杂程度及搜寻的价值大小即将资源配置到每个待搜索区域。这种区域划分比较适合针对于面积较小的区域,可作为地震中心的重点搜寻使用;对于较大的区域——例如一个城市来说,由于资源限制,这种方法就显得没那么有效。搜寻时应优先考虑对被困人员较多的区域进行搜救;这样可以在最短的时间内搜寻到最多的人员,并且减少二次伤害,比如火灾或者洪水等带来的损失,在最可能有幸存者的地区(根据建筑类型来判断)以及潜在幸存人数最多地区优先展开营救,如医院、学校、工厂、商业中心、写字楼等。

2. 制定具体的搜救计划　首先需对地震搜救区域进行详细的评估,对于周围环境的评估,是否会发生火灾等二次灾难;同时应评估搜寻该地区哪一类或几类搜寻措施更占优势,取得的搜寻效果最佳。这一步工作和计划,会使得接下来的搜寻会更有条理性,它将关系到搜寻资源的分配,具体搜寻策略的制定以及相应的应急处理。幸存者的位置应该在搜寻图中加以明确,而搜寻的人员以及相关设备的位置也应该被标识出来,通过相互位置关系,合理的向搜寻位置分配搜寻资源,提高搜寻效力,避免不必要的浪费以及混乱。威胁和危害,评判任何潜在危险,例如建筑物的悬空部分、结构不稳或者潜在坍塌区域、有害物质、煤气、水电等。危险区域应该用警戒线标示并管制。对受灾区域内部及周边的基本空气情况进行评估。对搜索区域进行信息概括并列出所有需要注意的问题。而搜救各部应根据自己的搜寻区域的实际情况及时向指挥部反应,并提出自己的建议。

3. 现场工作的开展　依据事先制定好的搜寻原则及规定,务必使搜救队伍做到令行禁止。搜救过程中必须遵守一贯的搜救原则,按照约定俗成的搜救流程进行搜救。遇到特殊情况,则单独评估处理。整个受灾区域应纳入搜救团队的监控之中,避免单打独斗,协调各搜救队伍之间科学合理地进行搜救工作。制订并遵守进入和离开救援地点的规定。对于具体的搜救区域,比如学校,医院等,应该现场评估,结合事先准备好的搜寻计划开始搜救,并不断地根据搜寻人员的反馈调整、修改搜寻方案。综合运用人工、搜救犬和电子搜救设备,以及确定适当的行动顺序(优先级)可使有限的力量集中在重点的区域,从而提高搜寻的效率,做到各种搜寻技术的互补,提高搜寻的成功率,有效利用搜寻资源。现场工作应包括:评估搜寻威胁并结合实际情况找出处理方法;确认和标识高危地带,避免火灾、山洪、泥石流等二次灾难发生;关闭电气水等;标识具体的搜寻目标;清退与搜寻无关的人员并给予妥善安置;选择合适的场地安放搜寻器械;应在某一搜寻阶段结束后及时进行简短的总结工作,分析具体的成果与不足,以利于下一步计划的展开。

4. 地震搜寻工作的步骤。

(1) 地震区域的评估,确定幸存者位置,评估搜寻结构稳定性,评估水电气设施状况,并关闭设施以确保安全。

(2) 积极、有序、安全的转移及时逃生的幸存者。

(3) 清退搜寻区域的无关人员。

(4) 使用人工搜寻的方法初步探察所有空隙和坍塌建筑物中的空穴来搜寻是否有幸存者,通过喊话设备进行喊话,使用经过训练的搜救犬或搜救人员对空穴、可进入空间进行搜救。

(5) 对于救援困难的幸存者,在明确其位置以后,使用具体的搜寻工具和技术,清除覆盖在废墟上方的建筑物残骸。

(6) 大规模清理地震区域。通常在所有已知幸存者被全部转移以后才可实行大规模清理。

(七) 地震灾难的医学救援

地震灾难发生以后,很多时候,医疗救援工作需要与搜救工作同时展开。医疗救援工作不仅仅是指现场伤者的救助,它具有丰富的内涵,它包括现场的医疗指导,伤情分类,早期的现场救护,专科分流,伤员后期的心理疏导以及震后的疫情防治。

1. 地震发生后,作为救援的核心力量之一,医务工作者往往会第一时间赶往现场,配合当地职能部门,消防官兵及群众人员展开救援。医务人员的介入,不仅仅只是抢救伤员,同时可以给予担当搜寻主力的消防官兵等搜寻人员进行简单的培训,避免在救援过程中因为错误的救援方式导致伤员的二次损伤。例如,重物压伤肢体特别使下肢的幸存者,不能简单的抬开重物救出伤员,否则将会引发脂肪栓塞危及生命。

2. 在现场医疗急救中,经验丰富的医生将会起到极大的作用,依据医生的经验,可以迅速地将伤员分级,重点找寻出病情最为严重、时刻有生命危险的病人,及时做出现场处置并转运到后方,可以依据受伤者的伤情,按轻、中、重、死亡分类,并使用不同颜色的伤病卡做出标志,备注伤员信息后,置于伤员的左胸部,以方便转运人员进行识别转运。有地震资料提示,地震中骨折最为常见,约占伤员总数的 55% ~ 64%,部分合并软组织损伤,脊柱损伤的伤员也很常见,一部分伤员出现截瘫或全瘫痪。地震伤员最重要的死亡原因来自颅脑损伤,这类病人在地震中也较为常见,有 30% 左右,而严重颅脑损伤的病人因为交通等原因,不能及时地进行手术治疗,所以死亡率较其他损伤更高;此外胸部损伤引发的死亡率也较高。据统计,地震早期死亡的主要原因是创伤性休克、大出血、饥饿性脱水。所以对于地震现场救援而言,需要积极的抢救休克,给予有效的止血措施,对于危重症状早期处理,以争取后续的转运治疗。

3. 早期现场急救原则现场救护原则是先救命后治伤,先治重后治轻。主要急救措施使:对于呼吸心跳骤停者的心肺复苏及电除颤;呼吸道的通畅以及呼吸的维持;正确有效的止血及包扎,对于某些出血比较凶猛的伤员,可以给予伤口近端绑止血带;对于骨折病人应进行临时的固定以及制动,避免骨折端损伤血管神经;

应该请有经验的医生对重伤员进行评估,优先处理危及生命的症状:如颅脑损伤,严重气胸等。若条件允许,可以考虑在现场进行手术,否则需待伤员病情稳定后立即给予转运。地震中,因为交通堵塞以及搜救工作的原因,抢救工作常常受时间的限制,通常认为,在地震发生后 24 小时内抢救,成活率较高。迄今所收集的资料表明,85% ~95% 的救活者是在地震后 24 小时内救出的,超过 24 小时抢救出的存活率就大大下降。

4. 对于需要后续治疗的伤员,可以在病情稳定后转运到安全的后方医院,经过专业医生的分级分类之后,根据伤情由专业的医疗团队向就近或专科医院分流。必要时可考虑航空转运。重症病人的转运需谨慎,在转运前需仔细评估,然后需专业的医务人员陪同转运,避免在转运途中伤员死亡。

5. 灾后伤病员的心理康复治疗也是医疗救援的重点。往往大灾过后,许多幸存者会产生应激性心理创伤,少数幸存者因此轻生或造成社会不稳定因素。由专业的心理医生及时介入将十分必要,给予及时有效的心理疏导,对于一些严重心理障碍的人员给予积极的治疗,如某一些敏感人群可以进行地震脱敏疗法。同时,全社会的关怀也是心理治疗的一方面,不仅需要给予物质上的帮助,也需要给予受灾人民精神上的帮助,帮助他们重拾信心,走出地震的阴影,早日回归社会。

6. 最后,灾区的卫生防疫工作也是医疗救援工作的重点。地震发生后,当地卫生防疫部门应立即派出防疫队赶赴现场。对饮用水源和食品及时进行检查和监测,防止和控制传染病的暴发流行,及时制定控制疫情发生的措施,必要时进行预防接种等。搜救工作结束以后,需进行仔细的消毒防疫工作,预防疫情的发生。

7. 对于医学来说,预防永远比治疗更加重要,虽然目前地震的发生仍然不能预测,但是积极的地震演练对于这一类不可预估的灾难就会有重要意义。平时应加强地震灾难的基本医学自救知识的普及,地震发生后一些简单的伤病处理,比如止血、包扎、固定等。因为地震发生后最先的反应者是相对没有受伤的幸存者,即受难者的亲属、邻居和朋友,这些人会主动承担起自救的责任,挽救伤员生命,阻止伤情恶化自救互救基本知识的普及十分重要,培训内容除止血、包扎固定、搬运、心肺复苏外,还需要针对地震灾难的特点,告诉人们如何准备救援的备用品,如何去接受受难的人群,如何确定被困的受难者所处的位置,如何正确地救护受伤者,如何搬运伤员去医疗机构诊治等,就有可能挽救更多伤病员的生命。

(八) 地震灾难的救援特点

中国也是地震灾难频发的国家之一,2008 年汶川大地震直接经济损失巨大,因此减少财产损失及人员伤亡,提高应急救援地震灾难的能力,是我们在当前及今后都需面临的重大难题;地震灾难很难预防,目前无有效的预警措施,发生突然而持续时间较短,救援时需要不同的部门、区域协同合作,短时间内就要完成救援资源的调配及救援工作的有序开展,下面就国内地震救援作相关介绍。

1. 地震救援响应(图 3-6-6)。

(1) 预备救援:地震局颁布灾难报告,通知救援队准备开展地震救援,同时政府相关机构收集灾难信息,

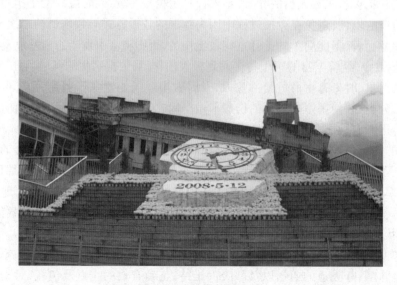

图 3-6-6 地震救援响应

评估受灾范围及程度,确定受灾地点后根据实际情况派出救援队伍。

(2) 发布命令:由政府相关机构发出救援命令,救援队接到命令后即刻出发,并与其他组织开展协调合作,到达救援地点后选择合适的行动、救援方式;另一方面,受灾地政府机构成立灾难指挥中心,组织当地力量迅速开展救援,与此同时准备接待救援人员和资源的到来。

(3) 领取任务:救援队伍赶往灾区后,根据指挥中心分配的任务,在保证自身安全的情况下迅速执行救灾任务。

(4) 评估灾区:到达任务指定的受灾点,救援队伍可着手两方面的工作:建立救援基地如医疗点、设备存放点;此外,救援人员还可对周边环境进行考察、分析,快速评估任务区域内的受灾建筑物类型、数量、受损严重程度、潜在危险、可能发生的次发灾难、交通情况等。

(5) 开展救援:综合受灾情况信息,开展黄金 72 小时的救援工作,若评估后不能在相应时间内完成任务,则救援队伍在请求救援中心增派支援的同时开展救援工作,若能在相应时间内完成任务,则在安全有序的原则下开始救援,并注意救援队的自身安全。

(6) 开展搜索:救援队伍派出搜索分队,常规开展搜索工作,一旦发现灾后幸存者需对其进行定位和标记,同时将现场情况上报给受灾地指挥中心,尽可能搜索任务区域的灾后幸存者;在完成搜索任务后可参与现场救援。

(7) 执行救援:受灾地指挥中心收到搜索分队的信息后,派遣救援队参与救援,若救援队因现场环境危险、救援设施缺乏、人员不足等情况不能完成任务,则应派出支援队伍;若救援队伍能安全救出受灾者且还有其他救援任务时,则进行转场救援行动;若任务完成后暂时没有安排,则在救援基地进行休息等待任务分配。救援行动分以下几部分:①赶往灾地;②评估灾况;③清理交通;④安抚伤者;⑤创造空间;⑥转移伤者;⑦评估行动。

(8) 完成救援:救援队若有新任务,则按程序执行新的救援任务;若无安排,则撤离灾区。

灾后环境复杂,危险丛生,次生灾难潜伏,如何安全、高效、有序地开展救援工作,发挥自身优势,提高救援成功率,是我们应该积极思考的问题。安全第一,减少救援过程中不必要的损失。

2. 地震救援的特点　地震破坏巨大,大量建筑物倒塌人员被埋,幸存者难以发现和定位,使得救援工作难度增加,加上救援器械难以及时到达灾区,救援行动难以开展。

(1) 灾后环境复杂:大量建筑物垮塌,人员被埋,伤者家属、志愿者、救援队等现场搜救人员较多,现场秩序可能较乱,一些家属可能因为情绪失控出现不理智的行为;此外,各类基础设施如道路、水电、天然气、移动通信等遭到巨大破坏;余震频发给救援现场带来不确定的危险,若出现雨、雪、风、雾、冰雹等恶劣天气则更是增加了救援难度。

(2) 施救能力要求高:由于灾后救援环境复杂,救援难度较大,对救援队伍的综合救援能力要求也相应较高,复杂环境下的救援要求救援人员在这种专业性、高风险、紧迫性中,不仅要具备充分的救援经验和知识,还要能熟练操作使用各类救援装备,能对灾后坍塌建筑作综合评估,确保救援安全。

(3) 施救设施需求大:灾后救援过程中,雷达生命探测仪、视音频生命探测仪、地震搜救犬等搜救定位设备至关重要,能便于搜索分队进行准确地搜索定位;此外,还可能用到千斤顶、吊车、挖掘机等器械,便于起吊、挖掘、破拆、顶升和支撑倒塌的建筑物,若幸存者被埋压位置较深时,甚至要用到大型工程机械;因此,因地制宜制定出详尽救援计划、综合运用救援设备才可能提高救援效率,例如现场担架不够用时,可就地使用门板作为替代使用。

(4) 施救时间相对长:废墟下幸存者的生命体征会随着时间越来越弱,因此救援行动必须争分夺秒。幸存者被发现并定位后,在等待打通救援通道的过程中,要消耗大量的时间、精力和物力。施救过程中,要合理使用破拆器械,因其主要器具易被损坏,加之其操作空间有限,给救援队增加了施救难度。综上,使得救援效率低,救援时间长;与此同时,大震后多伴发余震,易出现次发灾难,救援危险性增加,现场救援可能因此而暂停。2008 年汶川地震中,现场救援时间最长达到 170 小时。

(5) 施救危险性大:灾后现场具有一定的危险性:首先,频发的余震给救援带来困难,四川汶川大地震发生后的数天内发生余震 6000 多起,其中 6 级以上的余震 4 起,破坏较大;余震可能引起已塌陷的建筑物出现二次塌陷、救援通道出现塌方毁损;其次,救援队伍在破拆时,若使用的器械引起较大震动,亦可能造成二次塌陷;再者,救援时一些玻璃、钢筋等尖锐物品容易刺伤救援人员;而救援人员劳动强度大、施救时间长,消耗大量的精力和体力,有可能出现警惕性降低,误入险境而受伤;最后,地震后引发的水电、煤气泄漏、疫情暴发等次生灾难也极易引起现场人员中毒和患病。

(九)灾后救援的注意事项

1. **灾后救援应急响应** 救援队一旦接到命令,就应立即集合并携带救援准备赶往灾后现场;可通过汽车、航空、铁路运输,并做好救援设备的打包转运工作。集结完毕后,救援队要按照指令迅速前往受灾区域,最大限度争取救援黄金时间。此外,在向地震灾区行进时,可以小时为时间节点,定时保持与总指挥中心的信息通畅。

2. **防止救援通道堵塞** 灾后四面八方的救援物资、人员必将涌向灾区,尤其是在乡村道路,因道路狭窄,极易发生拥堵,芦山地震时道路拥堵尤为明显。针对这样的情况,救援队要有前瞻性,能及时了解道路前方的路况,最好获得及时的道路信息,必要时可携带轻便装备徒步开进,此时救援人员可划分为先遣队和后援队,先遣队要相对精干,携带轻型搜索、破拆、救生装备先期到达灾区,快速施救幸存者;后援队则携带重型救援装备,进行后续增援攻坚。

3. **科学选择救援基地** 各救援队在设置救援基地时,最好根据功能划分:救援物资存放点、通信指挥点、医疗救护点、救援设备存放点、后勤供给点、人员集结点、队员生活点、搜救犬集结点、车辆停放点。在布置营地时,要注意营地进出口应朝向道路的一侧,根据现场实际需要可单独设置进出口。队员生活点应尽量位于营地噪声最小的位置,便于救援人员休息;厕所则应于生活区一角的外侧,便于排污和防疫。救援设备存放点占地面积应足够大,以便于装备取用、装卸和维修。发电机和燃料桶的放置应充分考虑其噪声影响以及维护的方便和安全性。此外,营地应用警戒带在周边进行围护,专人看管,防止无关人员进入营地。最好能在帐篷外做好标识,注明用途、编号、负责人姓名以及住宿人员的姓名。营地高耸的设备,如通信天线、旗杆、照明灯等在雷雨时,要采取防雷措施以确保安全。

4. **争取黄金救援时间** 地震之后的黄金救援时间为72小时,所以灾后救援的首要任务就是搜救幸存者,为加快搜救效率、扩大搜救范围,最好分组实施多点搜救。从汶川、芦山地震的经验来看,一般人在废墟下可存活的时间为7天,因此为了不放弃希望,72小时黄金救援时间结束后,仍然要持续进行搜救,救援行动最好持续7天以上。

5. **确保现场通信畅通** 地震发生后,道路受阻,网络通信中断,能够依靠的最佳通信方式只有卫星电话。所以各地震救援队最好携带卫星电话,以保证通信网络的畅通。此外,还要携带发电机、电台等设备,可迅速实现与指挥中心的联络畅通,确保现场数据、资讯能够及时传输。

6. **预防灾后次生灾难** 按照既往的惯例和经验,一次强的地震发生以后可能发生一系列余震;救援队员一定要高度重视,做好安全防范。在山谷中行进时,要注意次生灾难预警,及时观察周边山体可能发生的坠石等,如遇余震要及时示警,人员要进行躲避。在建筑废墟中实施救援时,要对可能再次垮塌的建筑进行支撑加固,防止余震造成建筑物再次垮塌。

7. **科学有序撤离救援** 既往地震救援队伍的有序撤离多在震后5～7天,余震减少减弱、处理次生灾难任务基本结束时,灾区以外的跨区域增援力量全部撤离,灾区及附近的救援力量视情况撤离或组织轮换;震后7～10天,余震明显减弱、救援任务全部结束。除灾区当地(自治区、直辖市)力量外,其他增援力量全部撤离,灾区救援力量保持战备。而在国际救援活动中,一般在震后第5天,全天没有发现一处有生命迹象的则可自行组织撤离。从玉树地震救援实践来看,高原高寒缺氧地区地震有其特殊性,被困人员生还率低,搜救时间则相对缩短。据统计,玉树地震消防救援中,全部的生还者中有96%是在72小时内搜救生还的,72小时以后生还的不足4%,而72小时后救援人员出现高原反应的人数已达到总人数的40%。因此,在地震后第3天,可以视情况组织增援队伍有序撤离。一是按照"先平原、后高原和先到先撤、晚到晚撤,以及伤病员多的队伍先撤、伤病员少的队伍后撤"的原则组织撤离;二是设置中转站,海拔高差较大的增援救援队在中途需设置中转站,以便让参战官兵在中转站进行休息后再撤回到低海拔地区。

二、海啸

海啸(tsunami)是短期内强烈的海水波动现象。常分为4种类型,即由气象变化引起的风暴潮、火山爆发引起的火山海啸、海底滑坡引起的滑坡海啸和海底地震引起的地震海啸。此外,人为的海底核爆,或者是陨石撞击都会造成海啸。

海啸的形成有多种原因,地震引发的海啸灾难形成需具备3个必不可少的条件:①海水深达几百至几千米;②震级在7.5级以上的大地震;③有利的地形,包括海岸和海底。全球的海啸发生区基本与地震带一致,但并不是所有的水下地震都可以引发海啸,六级以下(包括六级)的地震基本上不可能引起海啸。海底地震、山崩、火山爆发等各种原因引起海底地壳剧烈相对运动,导致海洋水面突然上下起伏,其中具有较长波长和周期的波浪可从变动源头向四周传播,当传至近海岸的海湾时,能量积蓄形成巨大的波浪扑向海岸造成极大的伤害。

历史上有记载的破坏性海啸大约有260次左右,平均6～7年发生一次。约80%的地震海啸发生在环太平洋地区,而60%左右太平洋地区的地震海啸发生在日本列岛及附近海域,因此日本是全球发生地震海啸并且受害最深的国家。2011年日本大地震引发的海啸,浪高达37.9m,造成极其严重的破坏,大地震和海啸导致确认约15 894人死亡,2561人下落不明。失踪群体中大部分被认为已经遇难,而他们的遗体或被海啸卷入大海,或依旧埋在震后废墟中。海浪袭击所到之处,满目疮痍,一片废墟。

(一)海啸灾难的概述与特点

海啸灾难具有破坏性大、波及范围广、短时间内可对沿岸居民造成多种危害的特点,且造成的各种损伤又具有范围大、伤员多、受伤者病情发展迅速的特点。海啸常导致"死多伤少",如1998年巴布亚新几内亚海啸死亡者2200人,而伤员只有700人。另外,海啸的发生,常具有一定的迷惑性,先行波之后常伴有一个相对平静的时期,这段时期实际上蕴藏着危险。许多人常误以为第一个波是海浪,等退去后跑到岸边捡拾被海浪冲上来的贝壳等海洋生物,结果无法及时向远离海岸的方向撤离,造成伤亡。

海啸发生时,大量海水涌上海岸将周围地区淹没,造成的最直接伤害就是海水的淹溺。由于巨浪的冲击及海水的浸泡可导致建筑物发生坍塌导致大批挤压伤伤员,而且强烈的海啸会使公共卫生系统遭受严重破坏,居住场所倒塌损坏或被淹没(图3-6-7,图3-6-8),受灾人群会相对集中到临时避难场所,群体的居住环境极易导致多种传染病的流行。特别是水媒、呼吸道传染病的流行;此外由于痛失亲人和居住场所,居民及伤员在身体损伤的同时还遭受了巨大的精神创伤。

1. 溺水　是指大量水被吸入肺内,引起人体缺氧窒息的危急病症。溺水者常面色青紫肿胀、眼球结膜充血、口鼻内充满泡沫、泥沙等异物,特别是海啸发生时,由于海水倒灌,冲刷沿岸农田,海水内常常有很多杂

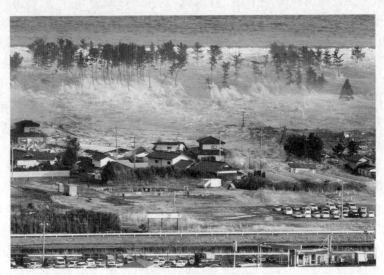

图 3-6-7　海啸灾难

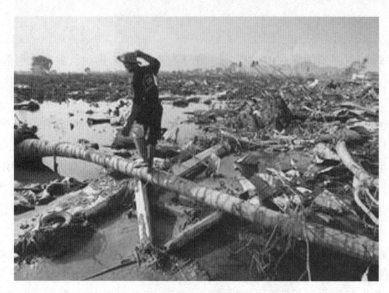

图 3-6-8　海啸灾难

物,在营救后应立即清除患者口鼻内的泥土、杂草等异物,确保呼吸畅通。由于海水中氯化钠含量达3.5%,其渗透压为血液的3~4倍,部分溺水者吸入大量海水后,海水渗入肺部、消化道后,循环系统内大量液体会因为渗透压的改变进一步加重体液分流,使组织水分增加,引起肺水肿和明显的血容量、电解质紊乱。低于20℃的海水淹溺可使体温缓慢且明显的下降,若低于5℃极冷的海水中,体温下降会更为迅速。多数溺水者四肢发凉,意识丧失,重者心跳、呼吸停止,因此除了直接被海水淹溺之外,在海水中浸泡造成的体温过低是被海啸冲入大海者死亡的另一重要原因。

2. 挤压综合征　海啸发生引起的房屋建筑坍塌会造成大批挤压伤员及各系统的损伤,如肌肉部位挤压综合征、脊椎四肢损伤、颅脑损伤等。挤压综合征是指肌肉丰富的肢体或躯干被倒塌的工事、建筑物或其他重物长时间挤压、受伤肢体的自压或缚扎止血带的时间过长,使受压缺血部位的肌肉受到破坏,在解除挤压之后发生以急性肾衰竭为主要临床表现的综合征群。部分伤员早期可不出现休克,或休克期短而未发现,有些伤员因挤压伤强烈的神经刺激,广泛的组织破坏,大量的血容量丢失,可迅速产生休克,而且不断加重;伤员在伤肢解除压力后,横纹肌溶解,24小时内出现褐色尿或自述血尿,应该考虑肌红蛋白尿;肌肉坏死,大量的细胞内钾进入循环,加之肾衰竭排钾困难,在少尿期血钾可以每日上升2mmol/L,甚至在24小时内上升到致命水平,高血钾同时伴有高血磷,高血镁及低血钙,可以加重血钾对心肌抑制和毒性作用;肌肉缺血坏死以后,大量磷酸根,硫酸根等酸性物质释出,使体液pH降低,致代谢性酸中毒,严重创伤后组织分解代谢旺盛,大量中间代谢产物积聚体内,非蛋白氮迅速升高,临床上可出现神志不清、呼吸深大、烦躁烦渴、恶心等酸中毒,尿毒症等一系列表现。当然,海啸造成的建筑物倒塌在海水淹没的区域相对于地震和未被海水淹没的地区而言,会因海水对倒塌破坏物体的浮力使得挤压力有所缓解,但挤压综合征仍然是海啸灾难中威胁受灾民众生命安全的重要伤情之一。

海啸造成的各部位创伤往往为复合伤,伤情较为复杂。尽管损伤的部位和类型都有不同程度的差异,但直接威胁受伤人员生命的主要是呼吸循环功能不足、休克和大出血。在不同类型的创伤中,三种威胁常并存,需在创伤救治过程中优先解决。

3. 传染病流行　大灾常伴有大疫,海啸也同样如此。公共卫生设施,尤其是洁净水供应系统在海啸中会遭受严重破坏导致生活饮用水源被污染、食品不足引起营养不良、卫生状况恶化、难民密集地聚集于公共避难所、传染源的散播,这些都为传染病的发生和传播流行创造了适宜的条件。灾后最主要的传染病是急性呼吸道传染病和痢疾,其他传染病包括疟疾、霍乱、伤寒、甲型肝炎、登革热、炭疽等。病原体可经空气、水、食物、接触、虫媒等不同途径进行传播,造成较为复杂的疫情。

4. 灾难创伤后应激障碍(post traumatic stress disorder,PTSD)　灾难中劫后余生的人在心理上承受着超乎想象的沉重压力,如果得不到及时的治疗,极易造成灾难创伤后应激障碍。创伤后应激障碍是指对亲身经历的或目击的导致或可能导致自己或他人死亡或严重躯体伤害的意外事件或严重创伤的一种异常精神反应,又称延迟性心因性反应。患者经历灾难性事件三个月后(在这之前的被称为急性应激障碍),也可能在事发后数个月至数年间,仍对该事件反复体验,并有避免引起相关刺激的回避行为和高度的警觉状态,病情持续以至引起主观上的痛苦和社会功能障碍。罹患 PTSD 多为直接或接触创伤事件的幸存者(受害者)、目击者与救援者。

PTSD 有许多特征,但主要有三个:①对创伤事件的重复体验,伴有警觉性过高,如易激惹或惊吓反应;②社会生活退缩,如避免社交和情感麻木;③强烈的羞愧、内疚或耻辱感。90% 的 PTSD 患者于创伤后发生睡眠障碍、缺乏兴趣、情感不协调,并有对与创伤相关境遇的回避行为和反复体验创伤性事件。患者亦常出现抑郁症状、广泛性焦虑和暴力行为,男性多呈现抑郁症和药物滥用,女性多呈现惊恐障碍。男性、女性嗜酒现象均较普遍,且发生率相似。

(二) 海啸灾难的逃生与救生技术

1896 年 6 月 15 日,日本三陆遭受巨大海啸袭击,这次海啸是由距岩手县宫古外 200km 的海域发生 7.6 级海底地震引起,最大波高可达 24m,有记录死亡人员 27 122 人。1933 年 3 月 3 日,同地区再次发生 8.3 级地震引发海啸,最大波高为 25m。此次海啸虽然与 1896 年规模近似,但并未造成重大的人员伤亡,死亡人数为 3000 多人。究其原因主要在于人们吸取之前教训不断积累经验,在海啸发生时采取有效方式及时躲避,进而减少了人员伤亡。

1. 海啸逃生　当人们对即将发生的灾难的相关知识有一定程度了解且掌握逃生技能时,面对海啸的发生有助于保持冷静的头脑,并能够科学合理地应对海啸所致的破坏,从而降低不必要的生命财产损失。地震后海啸前的时间是逃生的有效时间,这一时间可以是数分钟至数小时。必须充分利用这宝贵的时间,争取逃生机会。

(1) 地震是海啸的前兆。如果感觉到较强的震动,不要靠近海边、江河的入海口。如果听到有关附近地震的报告,要做好防海啸的准备,注意电视和广播新闻。因为海啸有时会在地震发生几小时后到达离震源上千公里远的地方。

(2) 海上船只听到海啸预警后应该避免返回港湾,海啸在海港中造成的落差和湍流非常危险。如果有足够时间,船主应该在海啸到来前把船开到开阔海面。如果没有时间开出海港,所有人都要撤离停泊在海港里的船只。

(3) 海啸登陆时海水往往明显升高或降低,如果你看到海面后退速度异常快,应立刻撤离到内陆地势较高的地方。

2. 海啸逃生技术　对于沿海居民必须有针对性地进行海啸灾难特点的宣教,同时普及自救互救知识,使居民掌握一定的求生技巧和简单的急救措施。

(1) 海啸发生时,应保持清醒的头脑,避免慌乱,尽快逃离岸边及受损的危险建筑物。如无法及时逃离危险地带,应尽可能寻找可用于救生的漂浮物,落入水中后借助事先准备好的漂浮物浮于水面,同时减少手脚运动节约体能,避开水面上尖锐的漂浮物,防止巨浪袭来时将落水者扎伤。海啸发生时会损害沿岸居民住房、厂矿及公共基础设施,导致一些化学物质及燃料如柴油、汽油等泄漏漂浮于海面,落水者应注意防止吸入到呼吸道。在周围无危险漂浮物及化学物质泄漏时,保存身体能量的正确方法为采取仰卧位,头顶向后,口鼻向上方露出,确保呼吸通畅。

(2) 落入水中时对生命最构成威胁的是寒冷,特别是在季节较为寒冷的秋冬季节,体温的迅速下降可导致身体冻僵甚至冻死。值得注意的是,处于海水中体温在穿衣服的情况下会比不穿衣服下降得慢,静止比活动时下降得慢。因此,为防止或者延迟体温下降速度过快,在海啸发生时应穿一些保暖性能好的衣服,将头颈部和手脚覆盖严实。尽可能接近高处,如无法达到,在保证漂浮的情况下不要游泳,等待船只和救生人员的抵达。

(3) 夏季天气较为炎热,水温较高,落水者会较秋冬季节生存时间更长,但要面对的另一个严峻问题是炎热的高温会使人体水分蒸发散失较多,落水者会很快觉得口渴。不具备常识且口渴难忍的人常会误喝海水,事实上盐分较高且苦咸的海水非但不能解渴,反而会导致腹泻并出现幻觉、精神失常甚至死亡。

（4）多人同时落水时,应靠拢在一起等待救援,这样不仅有助于互救,还可以相互鼓励安慰保持求生的意念和信心,同时聚拢在一起目标较大容易被发现而获得及时的救援。在互救的过程中应注意避免被溺水者紧抱缠身。如果溺水者由于过度慌张紧抓救援人员,救援人员可先将手松开,再进行二次施救,不应长时间僵持累及自身。

（5）如果落水者受伤,未受伤者应采取止血、包扎、固定等急救措施,甚至实施人工呼吸、心脏按压等。重伤员则要及时送医院救治。

（三）海啸灾难的基本搜救技术

由于海啸具有受灾面积广,难以及时发现遇难者的特点,建立有效的警报呼救系统极为重要。完善的报警系统应逐级建立,包括国家报警系统的完善以及地区范围内警报系统的发展,如建立国家紧急呼救的无线电频率和电话号码,且尽可能与国际呼救系统联网;其次可利用大众传播媒介宣传求生求救知识,在十分必要的时候可考虑播出失踪人员名单;此外,沿海居民,特别是渔民应具有紧急信号灯或无线电通讯设备等求救设备,渔船在遭遇紧急情况时,可发送国际统一的遇难信号"SOS"。搜救人员在获悉呼救信息后,结合当时的气候条件对遇难地点及实际情况进行准确估计,迅速组织人力物力积极搜寻遇难人员。

1. 社交网络　社交网络的发展无疑让信息得已更迅速地传播,这在紧急事故面前弥足关键。尼泊尔地震发生后,谷歌推出了一款名为"Person Finder（找人）"的工具,幸存者可以发出安全信号,方便救援行动。这款"找人"工具最早运用在 2010 年的海地大地震事件,之后多次在包括 2011 年的日本大地震与海啸、2013 年四川雅安地震以及波士顿马拉松的炸弹袭击等紧急事故中也发挥了重要作用。

2. 生命探测仪　当无数生命被掩埋在瓦砾中时,寻找生命源无疑是重中之重,生命探测仪,是地震搜救中确定生命迹象的主要工具。生命探测仪以不同功能分为红外生命探测仪、音频生命探测仪以及雷达生命探测仪。在 2008 年 5 月 12 日的四川汶川大地震的搜救中,数万名被困的同胞在生命探测仪的帮助下获救。

3. 工业内镜　日常中工业内镜多用于检测细小管道、工业设备内部金属疲劳和结构探伤等,而在地震中,则成为搜救的"奇兵"。生命探测仪只能确定废墟中是否有生命迹象,而对废墟内部情况则无法探知,工业内镜纤细灵巧的身材使它可以很容易的从废墟缝隙深入到垮塌建筑的内部,伸缩自如,由光纤传输照明光以及显微摄像,能够实现 360 度全景观察,救援人员通过监视器就能掌握废墟中伤员的准确位置和身体状况,有针对性地制定营救方案。

4. 遥感技术　从不同时间或在不同条件下获取的同一地区的遥感图像中,提取和量化地物变化信息的过程。该技术在灾难应急工作中能发挥其巨大优势。发生灾难的地区,利用遥感动态技术,可快速提取受灾范围、监测受灾情况,为灾后的救援工作提供实时资料。2011 年 3 月 11 日,日本发生 9 级特大地震及海啸,遥感动态监测技术快速提取受灾区域、统计受灾面积、分析海啸沿岸的受灾程度。

5. 机器人　近年来机器人越来越多地参与到地震、海啸等灾难搜救中,包括地面搜救机器人、空中搜救机器人、水下搜救机器人等海陆空全面涵盖。机器人能进入人类无法达到的区域,包括废墟以及污染区。

6. 无人机　可快速起降,传回的影像资料为救援工作提供了高效、准确的信息,赶在救援队人员部署之前,对整个地区进行低空飞行探查,短时间内就可以帮助救援队确定倒塌严重区域,为救援力量分布、调度提供了服务。同时还为新闻报道提供及时有效的报道素材。

发现遇难民众后,采取适当的营救措施帮助遇难人员脱离险境后迅速检查判断伤情的严重程度,进行必要的现场急救处理,如人工呼吸、心脏按压等。如果伤员病情严重,在急救处理的同时,紧急组织后送力量将重症伤员迅速后送至后方医疗机构。后送时确保方法得当,头颈部损伤和骨折的病人在搬运过程中应防止不恰当的动作加重损伤,特别是脊柱骨折和脊髓伤病人,禁用软担架。

海面搜救是对第一波海啸中幸存的遇难者实施医学救援的首要关键举措。长期浸泡于海水中的落水者体温会明显下降,严重危害人体健康和生命安全。如果被捞救上来的落水者因长时间漂浮导致体温下降甚至昏迷不醒,应尽快恢复落水者体温,有条件的情况下将其全身浸泡于 40℃ 左右的温水中,如不具备浸泡条件可喂饮热糖水以帮助其体温迅速恢复,切忌利用饮酒、局部加热或按摩的方法帮助昏迷的落水者恢复体温,这些错误的方法不仅达不到复温的目的,相反会加速体内热量的丧失。

（四）海啸灾难的医学救援

1. 溺水伤员的抢救

（1）溺水者脱离险境后应立即进行现场抢救,迅速将溺水者的衣服和腰带解开,擦干身体,清除口鼻中的淤泥、杂草、泡沫和呕吐物,使上呼吸道保持畅通。存在呼吸道阻塞时,可将溺水者脸部转向下方,救生者一腿跪地,另一腿屈膝,将溺水者腹部置于救生者屈膝的腿上,然后一手扶住溺水者的头部,另一手用力按压溺水者的背部,将水分和阻塞物拍出气管。如果溺水者牙关紧闭,救生者可在其身后,用两手拇指顶住溺水者的下颌关节用力前推,同时用两手示指和中指向下扳其下颌骨,将口掰开。若呼吸停止,人工呼吸是使溺水者恢复呼吸的关键步骤,在气道畅通的情况下应进行口对口吹气法人工呼吸,人工呼吸的节律为 15～20 次/分。此外,若溺水者心跳停止或极其微弱,可实施胸外心脏按压,必要时可酌情在静脉或心腔内注射 0.1% 肾上腺素 0.5～1ml。

（2）急救处理后应对溺水者进行密切的监护,持续观察其呼吸、心跳和血压的改变情况,特别强化对肺部的监护。细胞和组织的低氧常伴有代谢性酸中毒,充分的肺泡通气和组织灌注的恢复对达到理想的血气水平和酸碱平衡至关重要,此外可采取单纯的输氧直至气管插管和持续的机械人工呼吸。为防止并发肺水肿,可酌情使用适量的脱水剂,如甘露醇、高渗葡萄糖注射液等。若合并脑水肿,可使用地塞米松等肾上腺皮质激素类药物。在条件允许的情况下,采用低温治疗可减低脑组织的耗氧量,降温越早越好,以头部为主,腋窝、肘窝、腘窝处可放置冰袋加强降温效果,维持肛温在 30～32℃。另外溺水者多有蛋白尿、血尿,在用药时应注意对肾脏的保护。

2. 挤压综合征的治疗　对于海啸灾难中造成的挤压综合征,关键在于早发现早诊断。

（1）尽快解压与施救,应及早去除挤压因素。恢复受压部位的血运,避免机体组织长时间的缺血缺氧。

（2）早期对患者积极进行容量复苏,避免肾脏缺血;应避免补充含钾液体以防止加重高钾血症,可予以生理盐水、5%葡萄糖溶液交替使用以减轻钠负荷、补液速度应能维持尿量>1mL/（kg·h）为目标。

（3）补充碳酸氢钠碱化尿液可避免肌红蛋白及尿酸形成管型加重肾脏损害。碱化尿液治疗时需要监测尿液 pH,维持尿液 pH>6.5。

（4）密切监测血钾浓度,高钾血症可通过静脉补充葡萄糖酸钙、碳酸氢钠、胰岛素比例糖水、利尿、导泻等措施促进钾离子向细胞内转移或通过尿液、胃肠道排出体外。一旦发生高血钾、急性肾功能不全的表现,应及时行连续肾脏替代治疗（continuous renal replacement therapy,CRRT）,以减轻肾脏损害、维持机体内环境、有利于肾功能恢复。

（5）营养支持,纠正低蛋白血症和贫血。

3. 创伤的救治　针对海啸造成的创伤伤害,以下 3 种情况会严重危及伤员生命:

（1）溺水后异物阻塞以及头颈部的创伤会使得伤员通气功能不足,最直接有效的处理方法就是立即进行气管内插管,其中最安全并可防止误吸的是带有气囊的气管内插管。

（2）创伤严重的伤员常出现血容量减少、循环功能不足,应快速从静脉输注生理盐水等含盐类液体补充血容量,若补液后休克状态仍无法及时缓解,应检查除创伤部位以外是否有胸腔腹腔内的大出血。

（3）针对大出血患者的首要处理方法就是控制出血,控制外出血最有效的急救方法是用敷料按压出血部位,包扎压迫止血。对于隐匿性出血者应依部位进行诊断,如腹腔或胸腔穿刺等。

另外,骨折的伤病员应根据不同的骨折部位做好妥善的固定,合并外伤时应先清除创面污物再进行包扎。为防止细菌污染,可根据伤情判断可能的致病菌并结合伤员身体状况选择适宜的抗生素防止感染。

4. 传染病预防　海啸发生后,食物和洁净的生活饮用水短缺,环境污染严重,存在肠道传染病如霍乱、感染性腹泻、痢疾、伤寒、登革热、甲型和戊型病毒性肝炎等传染病流行的危险。此外,灾情发生后,人群集中居住临时搭建且卫生条件较差的避难所,在这种情况下灾民暴露感染机会增加,苍蝇、蚊子等可作为传染病传播媒介的昆虫大量滋生,易导致登革热、疟疾、丝虫病、流行性乙型脑炎等传染病流行。特别是对于疫苗普及接种率较低的地区,流感、麻疹、白喉、脊髓灰质炎等传染病也有可能传播。因此,结合海啸发生后的灾情特征,传染病的预防显得尤为重要。因此,应结合传染病传播的三要素采取综合治理措施应对可能流行的传染病。

（1）控制传染源：根据受灾地区既往传染病的流行情况，结合当前环境卫生状况和流行病学调查结果，采取有效措施及早发现传染病患者并尽早进行诊断；对确诊的患者或可疑病人及早隔离，同时进行早期治疗；对与可能传染源有接触者进行检疫排查。由于海啸发生后，大量海水会冲刷上岸污染水源，因此不洁净的饮用水往往会成为引发消化系统传染病的重要传染源。救援组织应抓紧调配纯净水分发给灾民，同时即刻开展水源净化工作，防疫人员则应及时向灾民普及传染病预防知识，禁饮不清洁的生水、注意饮食卫生、勤洗手并保持环境卫生。对于动物性传染源而言，生病的家畜可实施隔离治疗并妥善处理其排泄物，死亡的家畜可挖坑深埋，苍蝇、蚊子等昆虫可直接消灭。

（2）切断传播途径：由于各种传染病的传播途径不同，应制定不同的措施切断传播途径。针对呼吸系统传染病，如流感、流行性脑脊膜炎，应保持室内空气流通。特别是灾民大量集中居住于临时避难所时，人员众多，每日应定期通风并周期性进行空气消毒，同时加强个人防护，必要时佩戴口罩。对于消化系统传染病，如痢疾、甲肝、戊肝等，重点注意食物和饮水卫生，勤洗手，加强个人卫生防护，保持环境卫生。同时加强生活饮用水的净化和消毒处理，对粪便的处理应加强管理，此外同样需要对居住场所及用具进行定期消毒。

（3）保护易感人群：海啸的发生常造成大批伤员，且使得大批灾民无家可归，许多孤儿和老年人无人照顾，而儿童、老年人以及伤员又是传染病的易感人群，应进行重点防护，包括饮食、饮水、居住条件和环境卫生，另外在必要时应针对灾区可能或正在流行的传染病实施有效地免疫接种进行预防。

5. 灾后心理救助　灾后的心理救助是医疗救援不可或缺的一部分。对地震海啸灾后的伤病员早期进行心理干预，可以舒缓伤病员的恐怖、悲痛、焦虑等不良情绪，减轻应激损害。尤其对于患有某些隐匿性疾病（如冠心病、消化道溃疡等）的伤病员，进行心理治疗、调整其心理状态尤为重要，同时也可减少灾后心理疾病的发生。许多伤病员是从海啸灾难中逃生的，亲友的遇难及惨烈的灾难场面都对伤病员心理造成极大伤害，极易引起强烈的心理应激反应，出现恐怖、焦虑、失眠、精神恍惚、精神失常等症状。帮助伤病员增加对自我和外部事物的认知，重新评价灾难经历，重复体验羞愧、狂怒等痛苦情感，增强对自我和他人信任的勇气和对外部世界的安全感，以解除患者的被动退缩和无助感。另外，还可让患者建立"互助组"，使他们增加彼此的关注，建立团队间的安全感和信任感，从而改变被动和无助感，增强自信心。灾难后精神障碍应在复合式心理疗法基础上，结合中医心理疗法、中药治疗、西药治疗、电针疗法等综合治疗。医疗救援队中应有一定数量的女队员，女性的温柔和爱心更利于在治疗疾病的同时积极进行心理干预，使当地难民的心身恢复健康，特别是在儿童伤病员中可发挥更好的作用。

（五）海啸灾难的救援特点

海啸灾难医学救援工作具有以下特点：

（1）灾区伤病员大量增多，医学救援工作任务艰巨。灾后大量灾民无家可归，伤病员迅速增多，救援现场情况复杂，救援队必须快速反应，迅速到达灾区现场，展开救援工作。

（2）基础设施遭到严重破坏，医疗救援难度大。由于灾区公共设施无法运行，大部分公路和桥梁被冲毁，交通、通讯、燃油、供电、食品及饮用水等生命线工程供应中断。加之灾难后许多设施近乎瘫痪，环境恶劣、道路拥挤、交通受限，这些都给伤病员的现场救治和后送带来困难。

（3）救援工作持续时间长，卫生防病难度大。海啸导致大量尸体得不到及时掩埋，在露天暴晒、浸泡而腐烂。灾区现场又是霍乱等传染病发生地，很可能造成传染病大面积流行。

（4）救援环境恶劣，救援队员自身健康保护问题突出。灾区炎热多雨，大量蚊虫滋生，而救援队为野外集体生活，蚊虫叮咬较多，加上医疗卫生资源匮乏，救援队员自身健康面临较大威胁。

（六）海啸灾难的救援注意事项

1. 完善的预案是救援成功的前提　在破坏性海啸发生后，医疗队接到命令，按照预案分组，分别负责队伍的集结、出动程序的启动、物品的准备、对外联络、灾区情报的收集，各项工作应有条不紊的高效进行。重大灾难具有突发性、群体性、复杂性等特点，医疗救援必须有高效的卫勤指挥系统，并根据不同的特定区域，不同的灾情制定科学的医疗救援预案。预案要具有科学性、可操作性、体系性，才能为救援提供系统、规范以及具体政策、方法、措施的准备和指导，才能使救援做到快速、机动、高效。

2. 对灾区相关情况的收集是进行医疗救援决策的基础　在进行医疗救援行动之前，必须对灾区的情况进行详尽的收集广播、互联网、报刊等各种渠道对灾区情况进行收集。到灾区后，救援队立即与当地政府的救援机构、相关国际组织（世界卫生组织、联合国现场协调指挥中心等）、其他救援队建立了畅通的联系，及时掌握灾区情况的变化、了解灾区所需，才能提高救援的效率，为救援队在灾区的行动提供了指引。建立一个高速的信息平台，是适应现今社会变幻莫测、难以想象的各类灾难事故紧急医疗救援的需要。

3. 在破坏性海啸发生后，应对短时间内出现的大量伤员必须进行科学合理的分类，以便组织相应的医疗和运输力量进行有条不紊的救治。根据海啸发生后伤员的类型及体征，如神志、呼吸、脉搏、血压等各种损伤情况，一般可分为如下三类。

（1）危重伤病员：溺水时间较长，处于深度昏迷状态。呼吸脉搏微弱，伴有严重休克，大出血或血气胸，需要立即采取急救的伤员。

（2）重伤病员：溺水时间较长，但呼吸系统和循环系统的功能已基本恢复，或者并发脑外伤、内脏伤、骨折等，在采取现场急救后需要后送治疗的伤员。

（3）轻伤病员：包括淹溺时间较短，就地抢救后已无大碍，或软组织损伤人员，如擦伤、皮下血肿等。此类伤员行动能力较好，可进行自救或互救，无须后送至医疗机构。

4. 医疗救援与防疫并重　灾区大量散落的尸体由于无法及时清理，尸体经暴晒、浸泡腐烂，灾区到处弥漫着恶臭，加上医疗卫生资源匮乏，卫生防疫形势十分严峻，灾区随时可能暴发多种传染病。由于地震造成灾区人与生活环境间生态平衡的破坏，构成了传染病易于流行的条件，如何防止在大灾之后的大疫，是海啸灾区救援的一项重要任务。救援队在难民营进行医疗救援时，每巡诊到一处，都对灾民进行健康教育，宣讲防病知识，发放消毒用品，对其生活的周围环境进行消毒，防止传染病的流行。

5. 重视救援队员自身的医疗保障　救援队每天派专人负责队员的日常保健和卫生防疫工作，每天对队员进行巡查，发现异常及时诊治，坚持每天对营地周围进行杀虫、灭蚊，监督队员补充营养素和各种防蚊、防晒等保护措施的落实，对从灾区救援返回营地的队员进行洗消，防止传染性疾病的流行。还在可能的情况下，尽力改善队员的生活、居住环境，以保障救援队员的体力恢复，使救援队在灾区极其艰苦的条件下、长时间救援工作中，避免因病、因伤减员。因此，完善救援队自身的卫勤保障，是救援工作可持续开展的重要保证。

三、洪涝

（一）洪涝灾难的概述与特点（图 3-6-9）

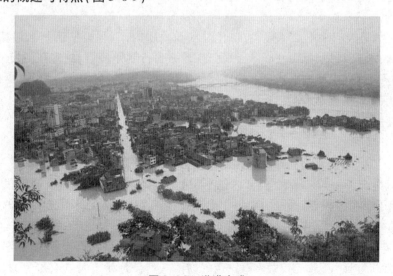

图 3-6-9　洪涝灾难

洪涝灾难是自然界的一种异常现象，也是世界上最常见的灾难。从命名上说"洪"是指大雨、暴雨引起的水道急流、山洪暴发、河水泛滥、淹没农田、毁坏环境与各种设施等，"涝"指水过多、过于集中或返浆水过多造成的积水成灾。在联合国关注的 15 种主要自然灾难中，洪涝灾难的破坏程度最为严重，20 世纪最后十年里,约 15 亿人遭受洪灾,在全部因为自然灾难而死亡的人口中,洪涝灾难造成的死亡大概占 75%。2008 年全球发生超过 166 次洪涝灾难,在我国自 20 世纪 90 年代以来,我国洪涝灾难造成的直接经济损失约占全国各类自然灾难总经济损失的 62%,约相当于同期 GDP 的 1.55%,每年因洪水造成的人员死亡多达 3000 余人。

洪涝灾难从其起源可分为以下六类:区域性洪涝灾难、山洪、冰塞洪涝灾难、堤坝溃坝引起的洪涝灾难、泥石流引起的洪涝灾难、海平面上升引起的洪涝灾难。某些地区因地质原因更易发生某种特定类型的洪涝灾难,因此有必要做好此类洪涝灾难的预测以及相应的规划和准备工作。

导致洪涝灾难增多及后果严重的危险因素主要有:人口增长过快、城市化发展过快、环境恶化,如消失的森林和天然洪水缓冲区和气候变化,会使更多的人有遭受洪灾的危险。冰川融化、海平面上升将使以前没有洪水危险地方面临遭受洪水的危险。

洪涝灾难可分为直接灾难和次生灾难。在灾难链中,最早发生的灾难称原生灾难,即直接灾难,洪涝直接灾难主要是由于洪水直接冲击破坏,淹没所造成的危害。如人口伤亡、土地淹没、房屋冲毁、堤防溃决、水库垮塌;交通、电信、供水、供电中断;商业、学校、卫生、行政、事业单位停课停工停业以及农林牧副渔减产减收等。次生灾难是指在某一原发性自然灾难或人为灾难直接作用下,连锁反应所引发的间接灾难。次生灾难对灾难本身有放大作用,一场大洪灾来临,首先是低洼地区被淹,建筑物浸没、倒塌,然后是交通、通信中断,接着是疾病流行、生态环境的恶化,而灾后生活生产资料的短缺常常造成大量人口的流徙,增加了社会的动荡不安,甚至严重影响国民经济的发展。

(二)洪涝灾难的逃生与救生技术

洪涝灾难对所在地的公路交通、通讯、医疗救护等基础设施造成严重破坏,专业救援队伍可能不能及时进入受灾区域,受灾地区的人民应积极展开自救互救,以减少洪涝灾难对生命造成危害。

1. 早期监测预警系统　在易发生洪涝灾难的地区,当短时间内降雨量急剧增多时,人们应通过网络、电视、收音机、报纸等及时关注和获取灾难的预警信息,当官方广播提示预警时,应做好撤离的准备及应急物资的准备;在户外的人员应尽快回到室内或选择高地、山坡、楼房,避免靠近下水道窨井、电线、危房、化工厂等危险地区。当广播提示洪水警告并建议撤离,应果断撤离至指定的避难场所,不应为挽救贵重财物而延误逃生时间,在撤离时对于妇女、儿童及老人应予优先。避难所一般选择地势较高、交通方便、卫生条件较好的场所,具有饮水设施的医院、学校、体育场等。在离开家门之前,应把煤气阀、电源总开关等关掉,时间允许的话,将贵重物品用毛毯卷好,收藏在楼上的柜子里。出门时最好把房门关好,以免家中物品随水漂流掉造成损失。

2. 垒筑防水墙　如果人们来不及转移,为防止洪水涌入屋内,应积极垒筑防水墙堵住大门下面所有空隙。用麻袋、草袋或布袋、塑料袋,里面塞满沙子、泥土、碎石自行制作沙袋,放置在门槛的外侧。如果预料洪水还会上涨,那么底层窗户外也要堆上沙袋。当房屋坚固程度较差、或者来不及垒筑,可向高处(如结实的楼房顶、大树上)转移,等候救援人员营救。

3. 救生应急物品的准备　应在家中的上层空间储备食物(以高热量即食食物为主)3 天份/人;饮用水也应准备 3 天份,3~4 升/(天·人);保暖衣物;带有电池的收音机;发信号用具(如哨子、手电筒、旗帜、鲜艳的床单);基本的药品和急救包;烧水用具和水净化的药品(无味的氯片或碘片)。

4. 自制木筏等逃生设备　如果水灾严重,水位不断上涨,紧急情况下必须自制木筏逃生,任何入水能浮起的东西,如床板、箱子、柜、门板等,都可用来制作漂浮工具。因受困人员未受过专门的培训,使用自制的设备逃生时存在较大的风险,因此除非危急情况,请勿采用这种方法。

5. 落水后的逃生　如果不幸落水,应保持冷静,尽量抓住身边的任何漂浮物,如树枝、木板等借助它们的浮力浮在水面上,寻找机会抓住建筑物、大树等固定的物体。不会游泳的人员应避免惊慌失措、手足乱动、反复呛水,在水中立即屏气,仰面朝上,头后仰,双脚交替向下踩水,手掌拍击水面,让嘴露出水面,呼出气后立即使劲吸气。

(三)洪涝灾难的基本搜救技术

洪涝灾难的应急救援工作应根据灾情的急缓程度灵活地组织实施,力争在洪水泛滥成灾之前,将大部分群众转移至预定安置点。若洪水已泛滥成灾,则应全力解救遭洪水袭击的群众,基本原则是先救集团目标,后救漂散人员。洪涝灾难的搜救需要专业人员配备专门的器材进行,应有计划有组织的进行因此普通民众因避免单人独自行动。

1. 侦察检测通过实地查看和询问知情人,掌握洪涝的发生时间、危害区域、危险地段、受灾企业单位、受困人员,有无危险化学品及重要物资受威胁等情况。查看河堰、堤坝及道路、桥梁是否有决堤、垮塌的危险。

2. 救援准备掌握灾情状况、研究制订应急救援方案;确定转移疏散灾民和物资的路线;做好水上个人安全防护,准备应急救援器材、及其他必备物资。

3. 救生排险

(1) 转移疏散灾民:当判定灾区可能被洪水淹没、或判断重要堤坝可能发生崩塌决口而人力无法阻止时,救援工作应集中主要力量协同地方政府组织灾区群众转移疏散。

(2) 解救受困人群:当洪水已经泛滥成灾时,救援力量应以主要精力解救受困群众。

(3) 搜救落水人员

1) 在解救受困人员的同时,应组织部分力量,利用小型舟艇搜救落水人员。

2) 对人数较多的落水人群,应先抛撒漂浮器材,使险情得以缓解,尔后再利用小型舟艇逐批救送。

3) 距离河岸较近时,可向待救者投掷带有绳索的救生圈或浮力较大的漂浮物,让待救者抓住救生器具,将其扯到安全地带。另外,河岸与水面有落差时,可让待救者紧紧抓住拉梯等工具爬到岸上。

4) 若落水人员较少且漂散范围较大时,应采取分片负责的方法组织搜救,条件许可时,可利用直升机协同寻救。

5) 搜救中,尽可能地利用绳索、钩杆将落水者拉、钩上舟(艇)。情况紧急时,也可组织水性较好的人员下水施救,但必须有两人以上共同实施,并采取必要的保护措施,禁止单人作业。

(四) 洪涝灾难的医学救援

针对水系灾难医学救援的研究与实践在全球范围内发展得非常迅速,已在较短时间内形成了涉及医学、急救、心理、康复等多个方面的内容。我们在本书中主要讨论:现场的医学救援、卫生防疫、心理危机干预。

洪涝灾难可对人类造成各种伤害,伤害的严重程度取决于洪涝灾难的特征(如洪水的深度和速度,是否伴有风灾等其他灾难)、发生洪水时人的位置(如室内、室外、车辆内等)以及人口学特征(如年龄、健康状况、人口密集程度)等、在灾难发生的事件段(如早期为淹溺、创伤等,后期则为各类传染病)。洪灾发生的地区人口密度越高伤亡可能越大,尽早预警和及时疏散是减少伤亡的重要因素之一。灾难发生的早期医学救援包括:淹溺、机械创伤、温度因素相关的损伤、叮咬伤。后期以卫生防疫工作、传染病的治疗为主要任务。而贯穿于整个灾难过程的是心理危机的干预。

1. 早期的医学救援

(1) 淹溺的救援:淹溺是指人体淹没于水或其他液体中,水与污泥、杂草等物堵塞呼吸道和肺泡、或因咽喉、气管反射性痉挛,所致窒息及缺氧,肺泡失去通气、换气功能,使机体处于危急状态甚至呼吸心搏停止的过程。①现场救援:在洪涝灾难救援时,救援人员应首先快速判断患者意识、呼吸及大动脉搏动情况,当患者无自主呼吸和/或未触及大动脉搏动时,应立即心肺复苏,进行胸外按压、开放气道、清除呼吸道异物、并给予人工呼吸,依照2015年国际心肺复苏指南中的要求进行。不应为了排出呼吸道、消化道水分,反复变化体位控水,而延误心肺复苏的时间。对于有呼吸及心搏的患者,在保证呼吸道通畅、循环稳定的前提下立即转运至集中的医疗站或当地医院。②院内救治:应依据患者发生淹溺的环境是淡水还是海水进行不同的治疗,在沿海地区因海啸导致的淹溺是海水淹溺,在内陆地区发生的多为淡水淹溺。两者的病理生理具有相似的地方,也有所区别。淡水中电解质含量少,渗透压较人体渗透压明显低,进入人体后可导致溶血、血液稀释引起容量负荷过重及电解质紊乱、并可引起肺损伤。而海水为高渗(含盐度3% ~3.5%)及碱性(pH 8.0 ~8.5),进入肺泡,高渗液体使得体循环的液体进入肺泡,引起严重的肺水肿和急性呼吸窘迫综合征。治疗上主要有以下四点:

1) 液体管理和治疗:淡水淹溺的患者应选用等渗或高渗氯化钠液静滴,避免使用低渗液体加重病情。容量负荷重时应限制液体的输注并用利尿剂及脱水剂;有明显溶血或贫血时,可输红细胞或全血。海水淹溺患者应选用5%葡萄糖液静滴、或低分子右旋糖酐及血浆等低渗液体、出现低血容量时应注意补液纠正低血压。

2）治疗肺水肿和急性呼吸窘迫综合征：淹溺时水进入呼吸道后，可稀释肺泡表面活性物质，导致肺泡塌陷和肺不张，可出现肺水肿和急性呼吸窘迫综合征，应参照急性呼吸窘迫综合征的食疗方式，积极给予机械通气治疗，选用合理的呼气末正压等。

3）治疗肺部感染：洪涝灾难时，淹溺吸入的多为污水可含有各种微生物，因此患者应注意抗感染治疗，需选用覆盖多种细菌及真菌的广谱抗生素。

4）对症支持治疗：预防休克、维持水电解质平衡，有缺氧的患者应给予脑复苏、营养支持等。

（2）机械性损伤：当发生洪涝灾难时，常因建筑物倒塌或其他大件物品坠落，使人受到撞击并挤压，出现软组织损伤、骨折、甚至严重脏器损伤等多发性；并由于电线断裂，导致电击伤；当造成天然气管线、储气罐、化工原料罐破坏时，可出现爆炸火灾等。①现场救治：救援人员应在环境相对安全、干燥的区域设立医疗救护站，出现大批量的伤员时，首先对患者进行检伤分类，对于危重、较重、一般情况和无生命迹象的患者分别给予红、黄、绿、黑标，优先处理红标患者，现场处理以维持气道通畅、开放静脉通道、止血包扎固定、处理张力性气胸等危及生命的因素，并立即转入后方医院继续专科治疗。②院内救治：伤员转入医院后，应进行更为详细的二次检伤，并依据病情：创伤、电击伤、爆炸伤等给予积极的专科治疗。

（3）温度：洪涝灾难可发生在各个季节，在冬春秋季的洪涝灾难中，环境温度较低，昼夜温差大，在水中浸泡或露天等待救援的患者有出现低体温的风险，现场救援时应去除患者潮湿的衣物，给予干燥的衣物、床单覆盖保暖，轻症患者可进食温热的高热量食物饮料，危重患者应维持生命体征并立即转运至就近的医院进一步治疗等。院内救援，对于严重低体温并出现并发症的患者，可给予主动复温，包括电热毯、热水袋、温水浴等体外复温，以及静脉输注加热的盐水（40～42℃）、或使用加热盐水（40～42℃）腹腔、胸腔灌洗、或通过血液净化技术进行体内复温。

炎热夏季发生洪涝灾难时，由于高温、清洁的水源短缺、过度的体力消耗均可导致患者中暑。①现场救援：应将患者放置在温度较低且通风的环境，在大动脉血流丰富的部位给予冰袋降温，有条件的情况下开通静脉，积极补液。②院内救治：应依据核心温度，给予冰袋、风扇空调、静脉输注冰盐水等方式降低患者体温，同时注意治疗相关的并发症。

（4）叮咬伤：洪水上涨时，家畜、老鼠、昆虫、爬行动物等开始迁徙，从而使叮咬伤增多，此时人还可能感染狂犬病毒或其他动物源性传染病。①现场救治：初步的伤口消毒等处理，如不明哺乳动物的咬伤，应冲洗伤口至少5分钟，止血包扎，然后到就近的医院注射狂犬疫苗；毒蛇咬伤，应阻止蛇毒进入血液循环，立即阻断受伤部位的血液循环。②院内救治：给予注射抗蛇毒血清、并对症处理相关的并发症。

2. 卫生防疫　洪涝灾后的常见传染病包括：①肠道传染病：霍乱、痢疾、伤寒等；②虫媒传染病：出血热、钩体病等；③急性呼吸道感染：流感等；④其他的常见病：红眼病、皮肤病等。

卫生防疫工作是洪涝灾难救援工作中极其重要的一个方面，灾难之后的卫生防疫工作可参照原国家卫生部（现国家卫生计生委）于2008年5月15日颁布的《抗震救灾卫生防疫工作方案》中的相关内容，包括疫情监测、食品卫生、饮水卫生、环境卫生、病媒生物防制、消毒处理、化学中毒预防和处理、尸体处理、心理危机干预九项内容，但也需结合洪涝灾难的特点，因地制宜，有的放矢。现依据洪涝灾难的特点，提出卫生防疫的注意事项：

（1）疫情监测建立、恢复疾病监测系统：在灾民安置点建立临时监测点，临时或巡回医疗队就是疫情报告责任人。对收集的监测数据进行分析及评估，找出预警的疾病和有关危险因素；迅速组建、完善疫情应急调查处理队伍；恢复实验室服务功能，发挥其服务的能力，保证实验诊断，弄清各种暴发疾病的原因，从而采取正确的控制措施；恢复计划免疫工作，确保冷链系统、常规免疫规划正常运转。必要时采取应急接种，必须根据专业人员的建议进行。

（2）食品卫生：灾区的食品卫生是预防肠道传染病和食物中毒的重要内容，需要强化食品卫生监督管理。工作重点是：对救援食品的卫生监督和管理；灾区原有食品的清挖整理与卫生质量鉴定和处理；对灾区在简易条件下生产经营的集体食堂和饮食业单位进行严格卫生监督和临时控制措施；加强食品卫生知识宣传,以居民家庭预防食物中毒为主。

（3）饮水卫生：洪涝灾难发生后常伴随着供水设施遭到破坏，停水停电。由于环境遭到严重破坏，水源可能含有多量泥沙，浑浊度高；受人畜粪便、垃圾、尸体污染，各种杂物进入水体，使细菌滋生，水质感官性状恶化和有毒物质污染，极易造成传染病的发生和流行。为了确保大灾之后无大疫，各地必须搞好饮水卫生。其主要内容是：清理集中式供水的水源地；瓶装水运输方便，水质安全，可用来解决应急饮水问题；建立临时水处理设施；自来水厂清理与供水管网修复；加强卫生宣教，饮水消毒。

（4）环境卫生：为确保大灾之后无大疫，灾区各地必须及时动员群众搞好环境卫生，其主要内容是：做好水源保护；设置临时厕所、垃圾堆集点；做好粪便、垃圾的消毒、清运等卫生管理；按灾难发生地的实际情况妥善处理人和动物尸体。

（5）病媒生物防制：做好蚊、蝇、蚤、蜱、鼠等病媒生物监测与防治的组织工作，预防钩端螺旋体病、立克次体病及腺鼠疫等传染病的发生；加强对野生动物监测；预防肾综合征出血热、出血性虫媒病毒病、鼻疽性脑炎以及迄今人类尚不了解的传染病的发生机会。

（6）化学中毒预防和处理：洪涝灾难的区域内，有毒化学品一旦发生泄漏则能通过呼吸道、消化道和皮肤进入人体造成中毒，危害公众健康。措施：①发现并警示潜在危害源：各类化工厂、化学品仓库、化工商店、农资商店、家庭存放的农药、不明原因包装瓶（箱），以及其他有特殊味道物品、环境；②人群健康状况出现异常要立即通知疾病控制人员到现场调查、处理；③按规范对化学中毒现场进行调查。

3. 心理危机干预 受灾地区民众受灾难的灾难性危害影响，例如失去亲人、财产、疲劳、损伤等，使人情绪不稳，可出现暴力、抑郁、创伤后应激综合征（PTSD）等；此类精神障碍在 15% ~20% 的幸存者中存在。由于发生比例大，危害性大，应十分重视精神卫生问题，要在灾难发生的早期即开始进行心理危机干预。心理危机干预就是积极预防、控制和减缓灾难的心理社会影响，促进灾后心理健康重建，维护社会稳定。常用的心理危机干预技术包括：

（1）心理急救：心理急救涉及寻求支持、提供支持、安定人心、确保安全、安慰和沟通。在此阶段不适合探索心理反应，应该寻求并提供所需必要信息以便采取适当的行动。

（2）晤谈：①灾难性事件的应激晤谈（CISD）：以小组为背景，为应急服务工作人员提供早期干预，不用于丧亲的受灾者。②心理晤谈：心理晤谈应在创伤后 3 天内以小组形式进行。其目的是回顾参与人员的目前反应和感想。③支持性晤谈或自然晤谈：受灾者可自发聚成小组，与其他有相似灾难经历的人讨论并回顾彼此的经历，支持性晤谈或自然晤谈就是利用这种机会。在这种情况下，可以提供相互支持、减轻痛苦，分享经验并提供确认进一步需求的机会。

（3）支持性的咨询：可以应用于任何急性应激的个体，包括安慰和保证、实际性的建议、允许个体讨论他们的经历（但只有个体有此需求时），帮助他们与支持性网络建立联系，识别那些需要随访和专科服务的高危个体，内容包括：①关于处理遭遇死亡的创伤咨询；②对于丧失的咨询；③一般性的咨询。

对于特殊障碍——创伤应激综合征，应由精神卫生专业人员采取药物、认知行为干预等方法积极的治疗。同时我们应尤其关注弱势群体——儿童/老年人的心理健康。因此，对于心理危机干预应及早进行，早期筛查出高危人群，积极干预，保证人们在灾难之后能面对现实，鼓起生活的勇气，积极投入到灾后重建的工作中去。

（五）洪涝灾难的救援特点及注意事项

1. 人道救援原则 灾难救援应以抢救生命为首要和中心任务。不分种族、信仰或国籍且无任何附带条件，援助仅凭需求优先；救援时应尊重文化与习俗；同时在其后的宣传和广告活动中需尊重受灾者的尊严。

2. 快速反应原则 快速反应在灾难救援工作中占有重要地位，灾难发生后应立即开始救援行动。及时、迅速是救援的基本原则，在最佳救治时机采取最适宜的救治措施，以达到最佳救治效果的保障原则和工作方式。伤员救治存在最佳救治时间段，在黄金时段采取救治措施，救治效果最佳；在灾难环境条件下，分时段在不同地点采取不同的救治措施，实施连续性的医疗后送，最终可以挽救伤员生命。结合灾难伤害的特点，急救的时效性分为个体急救时效性和群体急救时效性。

3. 安全与科学救援原则 洪涝灾难救援时应树立"安全第一"原则，保证救援者的安全，还包括设备安全、器械安全等。在救援中正确的决策可以避免集体伤亡,保证救援力量能争取更大的抢救效果。救人第一,施救者也应善于保护自己。

4. 自救互救与专业救援互补原则　严重的洪涝灾难可造成灾区自身的救援体系破坏,基础设施如道路、房屋、能源、通信设施可能被摧毁。外界的救援力量进入困难,灾后最初期的救援必须依靠自救互救。而专业救援队伍也应排除万难尽快抵达灾区,利用专业的设备进行有效的救援。

5. 区域救援原则　洪涝灾难的发生具有地域特点,建设区域灾难救援体系非常重要。跨区域救援存在时效、人流、物流等多方面问题,只能是补充和支援。本区救援体系严重破坏时,不能完成救援任务时,应立即启动外部救援力量。

6. 科学救援原则　洪涝灾难救援是专业技术,要遵守科学原则,不可鲁莽冲动。首先要评估环境安全,保障自身安全。评估建筑结构稳定性,确定二次倒塌的可能性。评估水电气设施、危险品、内部空气状况等。确定搜索路线、方法,对救援现场行支撑加固,创造安全通道。要充分分析搜救人员的安全、搜救难度、花费时间、幸运者生存可能。

7. 检伤分类与分级救治原则　检伤分类与分级救治原则是指在批量伤员发生且救治环境不稳定时,将伤病员救治活动分重点、分阶段实施的原则。

1) 第一级(现场抢救):医务救援队进入灾区现场后,搜寻和发现伤员,依据伤情进行分诊,在伤员的显著部位给予黑、红、黄、绿标等标识。其后优先保证呼吸道通畅,进行包扎、止血、初步固定,然后就近转运至指定的医疗站。

2) 第二级(早期救治):在灾区医疗站或灾区医院对现场送来的伤员进行早期处理,再次检伤分类,然后送到稍远处的医院或中转医疗所。

3) 第三级(专科治疗):指定的设在安全地区的地方和军队医院(即后方医院)进行较完善的专科治疗,直至伤员治愈。

8. 灾难准备原则　洪涝灾难后快速有效的救援行动以平时的充分准备和训练为基础。灾前贮备重于灾后行动。应更重视灾前准备,如救援预案的制定、救援队伍的训练、救援物资的储备、群众防灾知识普及和演练等。

四、风暴潮

(一) 风暴潮灾难的概述与特点(图 3-6-10)

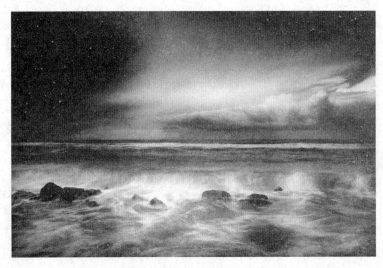

图 3-6-10　风暴灾难

1. 定义

(1) 风暴是一种风速很大的灾难性天气现象,多发生在海洋性临海地区。风暴灾难是指由风暴造成的灾难,包括龙卷风、雷暴、热带气旋及大范围的温带气旋。

（2）风暴潮是由台风、温带气旋、冷锋的强风作用和气压骤变等强烈的天气系统引起的海面异常升降现象。风暴潮可使水位在短时间内急剧上升,冲毁堤坝、淹没农田和城镇、破坏基本建设,使人们生命财产造成巨大损失。

风暴潮在很多国家引起了严重的自然灾难。孟加拉湾沿岸各国人民损失最重,这个地区死亡人数占当今世界总死亡人数的65%,美国物质损失最多,每年损失8亿美元以上。我国仅1996年3次风暴潮灾难中直接经济损失290亿元,死亡505人,失踪139人,风暴潮是影响我国经济发展的严重自然灾难之一。

2. 风暴潮灾难特点

（1）强度大,范围广:风暴潮在短时间内可以摧毁多个城市和乡村,造成严重的人员伤害和财产损失。

（2）伤情复杂,难以救治:风暴潮造成的伤害、伤情极为复杂,常常导致伤员多个部位和器官的创伤,并发症极多。

（3）难于救援:公共设施破坏严重,大量建筑倒塌、供水、供电、信息交通系统瘫痪,人们的心理障碍严重,难于救援。

（4）次生灾难频繁:除风、水灾难外,还可能出现山体滑坡、泥石流、火灾、爆炸、煤气泄漏、瘟疫等多种次生灾难,进一步增加人员和财产损失。

3. 风暴潮灾难伤员伤情特点

（1）软组织损伤:最为常见,可表现为各种急性裂伤、挫伤、擦伤、割伤,常伴有伤员污染。

（2）骨折:各地骨折患者能达到所有伤者的30%,常见影响部位包括下肢74%,上肢10%,躯干9%,其中25%骨折患者为开放性骨折。

（3）颅脑损伤:是风暴潮灾难中导致伤员死亡的最常见原因,颅脑损伤患者一般不到10%,大多数为轻度脑震荡伤。

（4）胸腹部损伤:所占比例不足10%,但风暴潮造成的腹腔脏器损伤和创伤性休克的伤员比交通意外还要多,需要剖腹探查的只23%。

（5）挤压伤:挤压综合征发生率为2%~15%,约50%挤压综合征患者出现急性肾衰竭,其中一半患者需要透析治疗。

（6）淹溺:发生海水浸泡或次生灾难水灾后,会出现大量淹溺伤员,引起缺氧窒息。

（7）心理创伤:风暴潮后严重创伤后应激综合征发生率为2%~59%,表现为恐慌、焦虑、抑郁、轻信谣言、影响行为活动。

（二）风暴潮灾难的逃生与救生技术

风暴潮灾难破坏性极大,处于灾难中的人们在逃生时需注意以下几点:

（1）收到灾难预警信息后需做好准备:包括停止一切生产工作及活动,迅速寻找避难场所,如有可能,听从应急机构统一指挥,有序进入灾难场所。

（2）个人要穿耐磨鞋子,多穿几件衣服、戴帽子、外套。

（3）向高处撤离,尽量避开地下或半地下室等低洼场所,远离户外广告牌、电线杆、围墙、活动房等易倒塌物质。

（4）留在家中需储备食物、饮用水、急救包和常备药品、收音机和手电筒、哨子等发信号用品,还需要准备口袋等防水用品及逃生器材。

（5）若洪水上涨,避难所不能自保时,需充分利用准备好的逃生器材逃生,或迅速寻找门板、桌椅、木床或大块泡沫塑料等能漂浮的材料逃生。

（6）若被卷入洪水,一定要尽可能抓住身边固定或能漂浮的物质,不要惊慌失措,因为越慌乱越易呛水。

（7）尽量避免攀爬电线杆、铁塔和泥坯房屋顶,发生高压线、铁塔倾斜或电线出现下垂时,要远远避开。

（三）风暴潮灾难的基本搜救技术

风暴潮灾难强度大,波及面广,因此需要在灾难发生之前就做好相应的救灾预案,包括信息的发布、难民的安置、公共设施的保护和替代方案,搜救和医疗救援等,尽量做到全面、周到。

其中搜救是重要的一环,首先,要保障搜救者的安全,在灾难减轻,相对平息的环境中进行搜救;其次,要有搜救方法,做到事半功倍;最后,需要先进仪器的帮助。

搜救还要分陆上和海外两大部分。

1. 陆上搜救

(1) 由于受灾面积大,搜救人员数量有限,因此需要合理安排搜救物质,做到搜救区域不遗落,并优先搜救人员密集区,优先搜救急重伤员。

(2) 根据实际情况采用不同搜救方法,如人工搜救、救生犬搜救,仪器搜救等。

(3) 先易后难,先表后里,先简单工具,后小型,最后大型机械。

2. 海上搜救 海上搜救不同于陆地搜救,海洋面积大,气候多变,海水流动性强,遇险人员会随海流或受海风影响发生明显位置改变,使搜救更加困难,因此需要确定目标存在点的最佳位置,要考虑:①遇险地点、时间;②现场海水流向、流速、风向、风速;③到达现场所需时间。搜求时以最佳位置为中心,半径 16.09km(10 英里)做圆,画出圆的切线构成正方形,以正方形为最可能区域进行搜救。基本模式为单船模式、多船模式和海空联合模式,可进行扩展正方形搜救、扇形搜救、平行搜救、拉网式搜救。

海上搜救的主要是现代通信技术。海上搜救通信的基本功能有:①报警;②定位;③协调。因此遇险后需要及时报警,同时报警信息要完整、准确,简单易懂,国内通用语言是普通话,国际通用语言是英语。

海上搜救通信技术主要包括以下几种:

(1) 基本频(VHF)通信技术:波长范围在 0 ~ 10m,频率在 30 ~ 300MHz 左右,传播距离最远 185.2km(100 海里)。可以提示航行安全性。

(2) 中/高频(MF/HF)通信技术:波长在 100 ~ 1000m,频率在 300 ~ 3000Hz,传播距离最远 370.4km(200 海里),主要用于海上救援中最远距离通讯。

(3) 雷达定位技术:工作频率 9GHz,主要定位正遇险船舶或进行搜救的船舶。

(4) 卫星通信技术:是全球卫星搜救系统中的重要一环,可实现及时报警,准确定位。

(四) 风暴潮灾难的医学救援

风暴潮灾难破坏力强,范围广,伤员多,伤情严重,因此医学救援需要协调统一,第一,要制定风暴潮灾难医学救援预案,建立科学有效的救援体系和应急预案;第二,要对灾难进行准确评估,以便随时调整救援方案;第三,要最大限度利于可用资源,充分整合,合理分配;第四,要做好灾后防疫工作。

1. 检伤分类 目的是尽最大可能抢救更多数量的伤员,应由经验丰富的医护人员进行,按伤情轻重分为危重、重、轻伤和死亡四类,分别贴红、黄、绿黑标签,送不同部门进行进一步处理。

2. 外伤处理 风暴潮灾难多发伤常见,伤情复杂,易合并感染,对严重多发伤患者应实施损伤控制外科,即分期手术,包括初始简单手术、复杂和不确定手术。对于污染伤口,建议进行二期缝合,还需要考虑常见致病菌如大肠埃希菌、克雷伯杆菌、变形杆菌、假单胞菌属、葡萄球菌和链球菌,另外还要注意对于破伤风的预防。

3. 淹溺救治 应给予控水、去除呼吸道异物等措施,若呼吸心搏停止,则应进行胸外心脏按压。要注意淡水淹溺和海水淹溺的不同病理基础,有针对性地进行救治。

4. 伤员后送 为使现场有限资源发挥更大的作用,需要对伤员进行转运,需要注意:①严格掌握运送指征,尽最大可能防止途中病情加重;②统一标准,避免出现差错;③多种途径:如车、船、飞机等。

5. 心理干预 心理救援是风暴潮灾难医学救援的重要组成部分,灾难本身造成的人员心理失衡严重,且持续时间长,需要心理危机干预小组及时,定期进行心理辅导,以缓解灾民焦虑情绪和恐惧心理。

6. 灾区防疫 风暴潮灾难的常见传染病有呼吸道传染病、胃肠道传染病、虫媒传染病和皮肤、黏膜传染病。灾后需要迅速建立疫情和病情监测,保障饮用水、食品卫生,处理好垃圾、粪便、动物尸体,无蚊、蝇、鼠等病媒动物。

(五) 风暴潮灾难救援特点及注意事项

1. 预警十分关键 对风暴潮灾难进行预警,可以明显降低死亡率,除进行合理避难外,掌握正确的自救与互救技术,也同样能减少死亡率和伤残率。

2. 系统救援 要尽快成立灾难救援指挥系统,简化沟通程序,明确救援权限,统一发布命令,分层次有秩序进行搜寻与救援。

3. 完善预案 要针对风暴潮级别特点及当地实际情况制订切实可行的救援预案,充分考虑灾难的影响以及吸取以前风暴潮灾难救援的经验。

4. 专业救援经验 根据当地地理环境、气候特点以及可能出现的风暴潮灾难进行专业救援队伍的培训,使之能够在灾难发生后迅速进行有效的医学救援。

5. 控制灾后疫情 风暴潮灾难发生后,要及时采取合理措施,控制和消灭可能发生的疫情,保障食物、饮用水的卫生安全,消灭蚊虫,避免重大疫情的发生。

五、火灾

(一) 建筑物火灾

1. 建筑物火灾概述与特点

(1) 建筑物火灾概述:建筑物火灾是最常见的火灾,据历年火灾统计,建筑火灾次数占火灾总数的90%以上。随着我国社会经济的发展和城市人口的持续增长,土地资源的紧缺,促使城市建筑日趋向高空以及地下延伸,城市构造随之立体化,地下建筑以及高层建筑也越来越多。它既有节约城市用地和丰富空间造型等优点,也存在火灾危害性大的问题。

建筑物的分类:建筑物可按其使用性质、结构类型、层数或高度以及耐火等级等进行分类。与建筑物火灾相关的分类主要是按照层数或高度以及耐火等级等进行分类。①按层数或高度分类:建筑物按其层数或高度,可分为单层、多层、高层、超高层和地下建筑等。a. 单层建筑是指建筑层数为一层的建筑,俗称平房。b. 多层建筑是指2~9层的居住建筑,以及两层及两层以上、建筑高度不超过24m的其他建筑。c. 高层建筑目前包括高层民用建筑和高层工业建筑两部分:高层民用建筑是指10层及10层以上的居住建筑(包括首层设置商业服务网点的住宅),以及建筑高度超过24m的公共建筑(不包括单层主体建筑高度超过24m的体育馆、会堂、剧院等公共建筑以及高层建筑中的人民防空地下室);高层工业建筑是指建筑高度超过24m的两层及两层以上的厂房和库房。d. 超高层建筑通常是指建筑高度超过100m的高层建筑。e. 地下建筑是指建造在地表以下的各类建筑。其中,半地下室是指房间地平面低于室外地平面的高度超过该房间净高1/3,且不超过1/2者。地下室是指房间地平面低于室外地平面的高度超过该房间净高一半者。②按耐火等级分类:建筑物的耐火等级是衡量建筑物耐火程度的标准,由其构件的燃烧性能和耐火极限确定。按耐火等级建筑物分为四级:a. 一级建筑是指钢筋混凝土结构或砖墙与钢筋混凝土楼板组成的混合结构建筑;b. 二级建筑是指钢结构屋架、钢筋混凝土柱或砖墙组成的混合结构建筑;c. 三级建筑是指木屋架和砖墙组成的砖木结构建筑;d. 四级建筑是指木屋架与难燃性墙体组成的可燃结构建筑

(2) 建筑物火灾的发展以及蔓延

1) 建筑物火灾的发展:建筑物火灾与其他类型火灾一样,在通常情况下,都有一个由小到大、由发展到熄灭的过程。与可燃液体和可燃气体火灾相比,建筑火灾阶段区别更明显,特点更突出。建筑火灾最初都发生在室内的某个房间或某个部位,然后由此蔓延到相邻的房间或区域,以及整个楼层,最后蔓延到整个建筑物。其发展过程大致可分为初起、全面发展和下降三个阶段:①室内火灾的初起阶段:室内火灾发生后,最初只局限于着火点处的可燃物燃烧。局部燃烧形成后,可能会出现以下三种情况:一是以最初着火的可燃物烧尽而终止;二是因通风不足,火灾可能自行熄灭,或受到较弱供氧条件的支持,以缓慢的速度维持燃烧;三是有足够的可燃物,且有良好的通风条件,火灾迅速发展至整个房间。这一阶段着火点处局部的温度较高,燃烧的面积不大,室内各点的温度不平衡。由于可燃物燃烧性能、分布和通风、散热等条件的影响,燃烧的发展大多比较缓慢,有可能形成火灾,也有可能中途自行熄灭,燃烧发展是不稳定的。火灾初起阶段持续时间的长短不定;②室内火灾的全面发展阶段:随着燃烧时间的持续,室内的可燃物在高温的作用下,不断释放出可燃气体,当房间内温度达到400~600℃时,便会发生轰燃。轰燃是室内火灾最显著的特点之一,它标志着室内火灾已进入全面发展阶段。轰燃发生后,室内可燃物出现全面燃烧,室温急剧上升,温度可达800~1000℃。火焰和高温烟气在火风压的作

用下,会从房间的门窗、孔洞等处大量涌出,沿走廊、吊顶迅速向水平方向蔓延扩散,同时,由于烟囱效应的作用,火势会通过竖向管井、共享空间等向上层蔓延。此外,室内高温还对建筑构件产生热作用,使建筑构件的承载能力下降,可能导致建筑结构发生局部或整体倒塌;③室内火灾的下降阶段:在火灾全面发展阶段的后期,随着室内可燃物数量的减少,火灾燃烧速度减慢,燃烧强度减弱,温度逐渐下降,当降到其最大值的80%时,火灾则进入熄灭阶段。随后房间温度下降显著,直到室内外温度达到平衡为止,火灾完全熄灭。

　　2)建筑物火灾的蔓延:建筑物室内火灾的发展,表现为火焰和燃烧产物通过各种蔓延途径,从一个房间向另一个房间或其他区域蔓延。根据建筑物内的着火部位,可以概括出三种火焰和燃烧产物蔓延的典型模式:

　　①走廊式布置的楼层内火灾蔓延模式:平面设计为走廊式的建筑,发生在楼层一个房间内的燃烧能引起高热烟气和火势沿整个楼层蔓延(图3-6-11)。

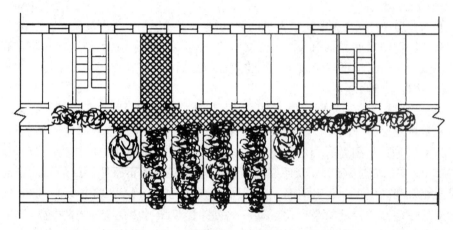

图3-6-11　火灾在走廊式布置的楼层内蔓延示意图

　　②单元式布置的楼层内火灾蔓延模式:采用单元式平面布置的建筑,火灾主要在一套房间内蔓延,较少在一个单元里蔓延,但火势较大时也可能通过楼梯间、电梯井、外墙窗口等蔓延到其他单元(图3-6-12)。

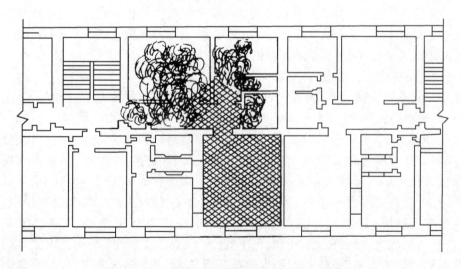

图3-6-12　火灾在单元式布置的楼层内蔓延示意图

　　③地下室火灾蔓延模式:地下室发生火灾时,由于燃烧区域新鲜空气补充量不足,会缓慢燃烧,并析出大量有毒气体和烟雾。有毒气体和烟雾通过竖向蔓延途径向上部扩散,对楼内人员造成危害,并使楼梯间形成浓密的充烟区域(图3-6-13)。

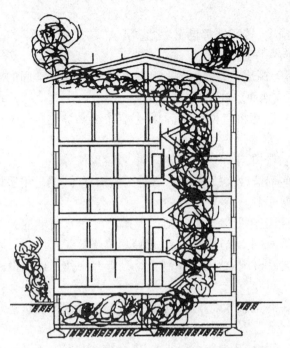

图 3-6-13　地下室火灾时烟雾沿楼梯蔓延示意图

（3）建筑物火灾特点

1）火势蔓延速度快：由于现代化建筑多采用集中空调系统，且又多是固定窗，无法开窗放热，因燃烧而使室内温度升高，氧气迅速减少，室内高温烟气可达600℃以上，一旦遇到新鲜空气便会产生"轰燃"，火焰会在风压作用下冲破门窗向室外蔓延，火与热烟可能沿走廊竖井通道迅速蔓延。在发展阶段其蔓延速度水平方向为 0.5～0.8m/s，垂直方向为 3～4m/s。据测定，在火灾初期阶段，因空气对流，在水平方向烟气扩散速度为 0.3m/s，在火灾燃烧猛烈阶段，各管井烟气扩散速度则可达 3～4m/s。假如一座高度为 100m 的高层建筑发生火灾，在无阻挡的情况下，半分钟左右，烟气就能顺竖向管井扩散到顶层，其扩散速度是水平方向的 10 倍以上。

2）燃烧温度高：在高层建筑火灾中由于产生600～800℃以上高温，而且热量不易散出。人在高温条件下极易疲劳，高温蒸汽会降低能见度。吸入高热烟气会引起呼吸道灼伤、肿胀以致引起呼吸道阻塞而窒息，

给灭火和营救疏散人员带来困难。

3）有毒烟气危害大：在高层建筑火灾中烟雾浓度大，烟气流动扩散快，特别是高层建筑内装修采用塑料制品、高分子化合物制品多，烟雾毒性大，给疏散扑救带来极大困难。国内外大量统计资料表明高层建筑火灾死亡人数中 50% 以上是被烟气毒死的。一座百米高的建筑在无阻拦的情况下烟气能在半分钟内到达顶层。

4）人员疏散困难：高层建筑的特点：一是层数多，垂直距离长，人员集中，疏散到地面或其他安全场所的时间长，加之，发生火灾时由于各竖井空气流动畅通，火势和烟雾向上蔓延快，增加了疏散的难度。美国消防标准，平均约 4 栋高层建筑配备一辆举高车，我国的举高车数量极少，有些城市甚至没有配备，并且从实际出发，举高消防车也不能满足安全疏散和扑救的需要。普通电梯在火灾时因不防烟火或停电等原因而无法使用，多数高层建筑安全疏散主要是靠楼梯，而楼梯间内一旦窜入烟气，就会严重影响疏散，建筑内的人员极难在短时间内撤离，因此导致大规模的群死群伤情况。

5）扑救困难：高层建筑高达数 10m，甚至达数百米，发生火灾时从室外进行扑救相当困难。一般要立足于自救，即主要靠室内消防设施。但由于目前我国经济技术条件所限，高层建筑内部的消防设施还不可能很完善，尤其是二类高层建筑仍以消火栓系统扑救为主，因此，扑救高层建筑火灾往往遇到较大困难。高层火灾扑救过程中，登高消防车也不是万能的，首先，世界上现有登高消防车最高约 130m，而国内最高的云梯车只能举高 101m，实际使用中，通常消防云梯车只能升至限定值的 80% 左右，但当今超高层建筑比比皆是，远远高出云梯车的灭火能力范围。其次，户外射水灭火存在局限性，只适用于建筑外部着火，若建筑物内部着火，一味外部射水可能使火势蔓延，形成"赶火烧"的局面。

2. 建筑物火灾的救生和逃生技术　火灾已成为威胁公共安全，危害人民群众生命财产的一种多发性灾难。据统计，全世界每天发生火灾 1 万起左右，死亡 2000 多人，伤 3000～4000 人，每年火灾造成的直接财产损失达 10 多亿元。提高人们火场逃生能力，以及救生新技术的应用，是降低火灾风险的关键。

（1）火灾逃生方法

1）了解和熟悉环境：当你走进商场、宾馆、酒楼、歌舞厅等公共场所时，要留心安全出口、灭火器的位置，以便在发生意外时及时疏散和灭火。

2）迅速撤离：一旦听到火灾警报或意识到自己被火围困时，要立即想法撤离逃生。

3）从通道疏散：如疏散楼梯、消防电梯、室外疏散楼梯等。也可考虑利用窗户、阳台、屋顶、避雷线、落水

管等脱险。

4）利用标志引导脱险:在公共场所的墙上、顶棚上、门上、转弯处都设置"紧急出口"、"安全通道"、"火警电话"和逃生方向箭头等标志,被困人员按标志指示方向顺序逃生。

5）利用绳索滑行:用结实的绳子或将窗帘、床单被褥等撕成条,拧成绳,用水沾湿后将其拴在牢固的暖气管道、窗框、床架上,被困人员逐个顺绳索滑到下一楼层或地面。

6）保护呼吸系统:逃生时可用毛巾或餐巾布、口罩、衣服等将口鼻捂严,否则会有中毒和被热空气灼伤呼吸系统软组织窒息致死的危险。

7）借助器材:通常使用的有缓降器、救生袋、网、气垫、软梯、滑竿、滑台、导向绳、救生舷梯等。

8）低层跳离:适用于二层楼。跳离前先向地面扔一些棉被、枕头、床垫、大衣等柔软的物品,然后用手扒住窗户,身体下垂,自然下滑,以缩短跳落高度,快速从火灾逃生。

9）暂时避难:火灾很大,在无路逃生的情况下,可利用卫生间等暂时避难。避难时要用水喷淋迎火门窗,把房间内一切可燃物淋湿,延长时间。在暂时避难期间,要主动与外界联系,以便尽早获救。

10）提倡利人利己:遇到不顾他人死活的行为和前拥后挤现象,要坚决制止。只有有序地迅速疏散逃生,才能最大限度地减少伤亡。

（2）火灾救生技术:研究高楼火灾的特点,了解消防装备的技术状况,对于指导人们正确选择救援逃生设施,正确应对高楼火灾进行应急逃生,具有现实的意义。

1）逃生缓降器:逃生缓降器主要针对普通家庭和个人使用,其构造由调速器、安全带、安全钩、钢丝绳等组成,（图3-6-14）。每次可以承载约100kg重的单人个体自由滑下,其下滑速度约为1.5m/s,从二十层楼上降到地面约需40秒,根据人体重量的不同,略有差异。逃生缓降器不甚适合老幼病残者,此外还存在多人同时使用时的相互缠绕问题。

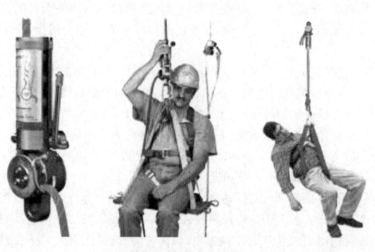

图3-6-14 逃生缓降器

2）救生气垫:救生气垫（图3-6-15）是一种利用充气产生缓冲效果的高空救生设备。一般采用高强度纤维材料,经缝纫、黏合制成,其气源一般采用高压气瓶。救生气垫仅限于高度为3~4层的楼房使用,随着高度的增加,其缓冲效果、作用面积也将大打折扣,因此应用范围非常有限。

3）楼顶缓降装置:一种安装于大楼楼顶的缓降装置,其顶端包括一个圆球、一个支架和滑动平台,圆球内垂下一根带着挂钩的钢索（图3-6-16）。工作时,滑动平台需要向外推出约1.2m,这样平台一侧的一个直径约1m的圆洞就被推出了楼顶,被救人员由此圆洞下跳逃生。圆球核心有一个螺旋桨,逃生者在下降的过程中,钢索带动滑轮组,同时就会拉动圆球内的螺旋桨旋转。旋转的螺旋桨会产生一定的空气阻力,给向下运动的钢索一个反作用力,从而使逃生的人能够缓速下降。

该装置的成本较低,但仅靠一根钢索从几十米的高空逃生,需要一定的勇气,且每次仅能运送一人。

4）柔性救生滑道:柔性救生滑道是一种能使多人顺序地从高处在其内部缓慢滑降的逃生用具（图3-6-

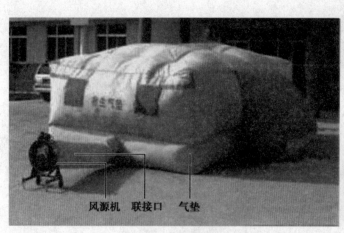

图 3-6-15　救生气垫

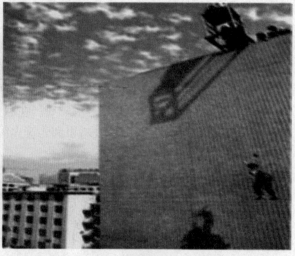

图 3-6-16　楼顶缓降逃生装置

17)，采用摩擦限速原理，达到缓降的目的。其内层的导套具有抗静电性能，可使人体在其内部下滑时，不至于由于摩擦生热而灼伤人体，其外罩材料具有防火性能、抗渗水性能和抗辐射性能，最高耐温600℃。人体平均下滑速度不大于3m/s，并能通过肢体形态的变化调整其下滑速度。

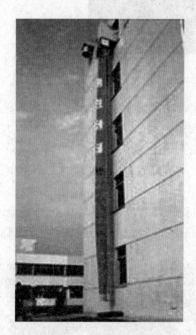

图 3-6-17　柔性救生滑道

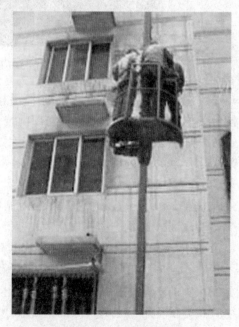

图 3-6-18　组合升降装置

　　该装置特点是适用范围广，能够包括老幼病残者，但多层入口容易造成人员的碰撞和踩踏。且其安装在高楼的外墙，长期经受各种腐蚀，其材料寿命尚需进一步证实。此外，逃生者衣服上的装饰物、金属物，也可能划伤滑道的内衬。

　　5）组合式升降装置（图3-6-18）：主要由导轨和升降装置两部分组成，其中导轨事先安装于高层建筑疏散通道窗口的外墙一侧，升降装置由消防部门日常配备和维护，可以在所有安装导轨的高层建筑上公用。当高楼发生火警时，消防人员赶赴现场将升降装置与导轨组合，此时导轨、升降装置及各个楼层的疏散通道窗口，可构成一个与地面沟通的临时应急通道，消防人员可由此通道进入楼内实施消防灭火，楼内被困人员也可由此通道及时疏散。

　　该装置不受高层建筑的高度限制，一次升降可以承载3～5人，适用于包括老幼病残在内的各类人群，有能力的物业部门也可配备升降装置,在消防人员到达现场之前先行组织疏散楼内被困人员。其缺点是必须事先在高层建筑的外墙上安装导轨。

6）消防直升机:消防飞机是航空消防的核心装备(图3-6-19)。现代消防飞机按其飞行原理可分为固定翼飞机和直升机两大类。固定翼消防飞机飞行速度快、航程远、载重量大,一般用于森林、草原等野外火灾扑救。消防直升机一般是利用已有成熟的军用或民用直升机改装而成。直升机具有垂直起降、空中悬停等独特性能,在很多方面更适合消防任务的需要。在森林灭火中,直升机功能齐全、作业准确,动用直升机比使用固定翼灭火飞机更为经济有效。在城市和建筑火灾扑救中,消防直升机的作用也是无法替代的。

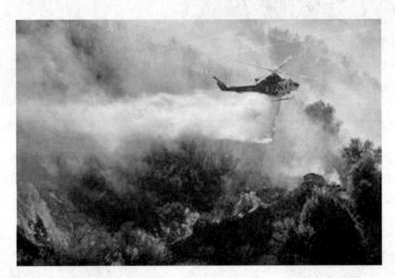

图3-6-19　消防直升机

7）应急救援吊篮:高楼火灾应急救援吊篮由悬挂机构和升降设备两部分组成(图3-6-20),悬挂机构预先安装在各个高楼的楼顶,升降设备在消防部门装备,包括钢索和悬吊平台。发生高楼火灾时消防人员携带升降设备到达火灾现场,操作悬挂机构可以牵引钢索上升并且悬挂在楼顶,挂好的钢索容许载荷。再操作悬吊平台沿钢索升降,可以运送消防人员及器材至火灾楼层实施灭火,也可以将楼内被困人员有序地疏散到地面。

应急救援吊篮技术成熟,其悬吊平台配备有制动器、行程限位和安全锁,以保障升降作业的安全,载荷范围为 $100 \sim 1250kg$。设备的组合时间仅需十几分钟,升降速度可达 $10m/min$;由于升降设备在消防部门配备,不会因常年遭受风雨侵蚀和日晒老化而影响升降作业的安全。

3. 建筑物火灾的基本搜救技术　建筑物发生火灾时,根据建筑物的种类以及现场当时实际的情况,人员搜救技术大致可以分为3种。

（1）定向搜救技术:火灾现场往往会有受伤人员不能自行疏散,特别是在高层建筑物中。为此,必须采取相应的战术方法对该部分人员进行全面彻底的搜救,避免伤亡事故发生。定向搜救技术主要分为局部定向搜救技术以及整体定向搜救技术。

1）局部定向搜救技术:局部定向搜救技术又可以分为左手以及右手定向搜救技术。实际操作:指挥员的位置(门口、门厅)确定以后,搜救队员进入房间,沿着左墙(右)墙行走,且始终保持墙的位置在人员左手(右手)边,用墙作为搜寻方向的起点。沿着左(右)墙面走两(几)步,然后转向房

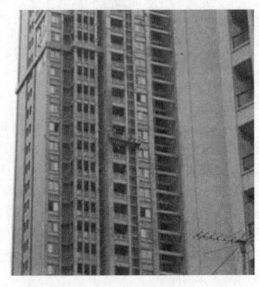

图3-6-20　高楼火灾应急救援吊篮

屋中间走两(几)步,用右手进行大面积搜索,然后回撤两(几)步回到左(右)手边墙,持续这样搜救直到完成整个房间搜救工作(见图3-6-22)。如果在某一个时刻搜救队员必须急速撤出,应当回撤到墙边,向前行走并一直保持其右手或右肩沿着墙,回撤到门的位置,无论搜救队员转向离墙多远的位置,只要清楚墙的数量,并且保持时刻和墙面接触,最终可以回到门的位置(图3-6-21)。

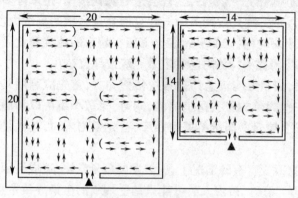

图3-6-21 左手定向搜救图
▲指挥员;⇆搜寻线路

2)整体定向搜救技术:整体定向搜救分为3个步骤:①先搜救着火区后搜救蔓延区:每一名被困人员都是急需救援的主体,但凡事有轻重缓急之分,着火区是事故发生的最初位置,该区域应作为最先搜救的重点部位。a. 分区负责,任务明确。搜救小组在进行搜救时,为避免搜救过程中出现盲区,必须将搜索区域进行划分,明确各自的任务,规定搜索时间,确保搜救效果。b. 加强个人防护,水枪后方掩护。搜救时,在做好个人防护的基础上,要充分利用水枪射流进行保护,确保搜救人员安全。c. 强攻细搜,避免遗漏。由于搜救区域是起火部位,燃烧比较猛烈,温度高,烟雾大,必须进行强攻细致搜救,速度要快。在确保着火区无人员被困的前提下,迅速将力量集中于火势蔓延区域。搜救的同时,要尽最大的努力控制火势蔓延,以免造成人员未救出,搜救人员被困的危险局面。②由浓烟区部位向外排查搜索:火灾发生后,产生的大量烟雾迅速向四周弥漫,极易造成人员的窒息、中毒、晕倒,如不及时将其救出,很快就会死亡。为此,在搜救过程中,必须先从浓烟区内部向外展开搜救。a. 做好个人防护,喷雾水枪驱烟保护。火灾产生的大量烟雾中伴有多种有毒有害气体,个人必须佩戴好空气呼吸器,穿隔热服。利用喷雾水枪进行驱烟、隔热、开辟搜救通道,充分保证搜救人员安全。b. 必要情况下,携带并放置导向绳,以利于迅速返回安全地带。当大量浓烟严重影响视线,视距不足1m时,向内部延伸施救必须放置导向绳,便于进攻和迅速撤离。③由人员密集区到零散区搜索:火灾事故发生后,人员密集区的人员在慌乱逃离过程中,在求生欲望的驱使下,往往只顾自己,不顾他人,易发生踩踏事故,导致部分人员失去自行疏散能力。而人员零散区域相对较好,逃离过程比较顺畅,影响疏散的因素较少,待需救援人员较少。为此,搜救的重点应首先从人员密集区展开。

(2) 疏散战术方法:在火灾发生时,商场内的人员无论是营业员还是顾客,都会出现恐慌状态,虽然有自主行动能力,但由于心理作用,导致了上述行动上的偏差,为此,采取正确的疏散战术方法对有效地组织该部分人员的疏散具有重要作用。

1)疏散人员与控火的优先选择:事故现场往往比较混乱,因此,及时有效地引导这些人员沿着正确疏散通道进行疏散显得尤为重要。然而,火势仍在发展蔓延,一旦控制不当,必然严重影响到后期火灾的扑救,并且如果发展过快,势必也会影响到人员疏散,所以疏散与控火孰先孰后应该根据实际情况作出选择。①先疏散火灾发生区人员,后控制燃烧区火势。在火灾初期时,火势比较小,烟雾浓度低,为此,在首批出动力量不足,不能确保有效扑灭火灾的情况下,首先应在地下商场管理人员的有效配合下及时组织引导疏散,可利用照明器材、防烟、防毒面具及简易防护用具(湿毛巾等),并在转弯处楼梯口安排人员指示方向,行动不便者可派人护送撤离。当人员疏散顺畅后,可将力量进行重新调整,抽出相应力量作用于火势发展的主要方面,降低发展速度,等待增援力量到达。②先控制燃烧区火势,后疏散被困人员。当首批力量到达火灾现场时,经过多途径的有效侦查,有以下两种情况时,可先将主要力量放在控制火势发展蔓延方面。a. 火势较小:火灾燃烧面积小,发展蔓延途径少,可确保现有到场力量能够做到完全控制或扑灭火灾。b. 火势发展蔓延快:火灾燃烧荷载高,发展蔓延途径多,不及时进行有效控制,势必造成迅速发展蔓延,形成大面积猛烈燃烧。以上两种情况存在本质的不同,一是可控可灭,一是不控不行。为此,指挥员必须具备过硬的专业灭火素质,丰富的实际作战经验,审时度势,坚毅果断,及时作出决定,将作战力量有效地配置到火灾现场的主要方面。③控制燃烧区火势与人员疏散同时展开。当发生火灾的部位处于商场的中心部位时,发展蔓延途径多,燃烧烟雾大,影响范围广,为此,火灾不得不控制,且人员必须及时疏散时,指挥员必须将现有力量进行合理分配,保证控火、疏散两不误。到场力量有的，但是人力并不缺乏。可以寻求地下商场的管理人员和灭火救援疏散预案中负责疏散的人员配合进行，这既保证了控火力量，也保证了疏散的力度。

2）结合火灾发生时间段确定疏散重点：由于不同的时间段商场内购物人员的分布不尽相同，人员密集部位也存在变动，并在建筑特征的影响下，发生火灾后，需要疏散的重点部位也要综合分析判定，确保疏散重点，挽救最多生命。①节假日期间 在该段时间段内，商场内的一些柜台，往往会进行促销活动，招来许多顾客聚集在该位置，一旦发生火灾后，势必造成场面混乱，为此，救火指挥员应该着重加强该区域的疏散力度。②星期一至五期间地下商场中购物者以工薪族为多，在下班时间，该部分顾客会聚集在超市的蔬菜和食品类柜台附近，在晚上则较多聚集在服装类商铺周围，为此，应根据不同的时间确定重点疏散部位。

3）引导疏散为主，应急广播指导为辅：发生火灾后，如果原有应急广播系统依然完好，首先应利用其进行广播，引导人员正确疏散，稳定被困人员情绪，指导一些简单的自我防护措施，同时，疏散小组可以和商场管理人员一起组织引导，有秩序地将被困人员疏散到安全地带。疏散的基本顺序，首先是出入口，其次是通道、走廊和袋形走廊等处。

（3）疏散与搜救有机结合：火灾现场情况复杂，瞬息万变。有的情况下，火势发展蔓延较快，造成被困人员不能被及时救出，错过了最佳救助时间，最终葬身火海。有时，被困人员可能只是受烟气的熏染导致窒息，暂时性昏迷，或者吸入有毒性气体中毒昏迷，只要能迅速将其救出就有生还的希望。最快的搜救方式便是将疏散与搜救有机结合起来，以最快的速度、最有效的方式、最大限度的挽救人员生命。为此，必须采取有效的措施，提高救援速度。

1）设置搜救中转区：搜救过程中，搜救小组有时会遇到待救人员较多、人力不足的情况，如果将每一名被困者救到安全地带，势必打断搜救连续性，影响救援速度。根据火灾现场的实际情况，可以在地下商场的某一处设置搜救中转区，该区域应设置在比较安全，无烟雾迷漫及火势蔓延的部位，确保人员可以暂时性安全逗留。

2）搜救小组深入内部搜救被困人员。

3）发现被困人员后将其转移至中转区后，通知疏散组到中转区接应，而后继续进入内部进行搜索。

4）疏散组将中转区人员转移至安全地带（图3-6-22）。前方搜救人员对火灾现场情况比较熟悉，搜救连续性较好，在将被困人员转移至中转区后，迅速返回继续进行人员搜救，大大地提高了人员搜救效率。中转过程中，搜救组人员必须做好个人防护，时刻注意空气呼吸器气体剩余量，确保在关键时刻可以顺利撤出到安全地带。

4. 建筑物火灾的医学救援 建筑物火灾中，除火灾直接烧伤以及其他因素导致的创伤之外，主要包括有

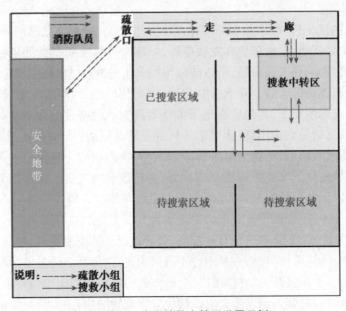

图3-6-22 人员搜救中转区设置示例

毒气体和颗粒性烟尘,其中一氧化碳(carbon monoxide,CO)是主要的毒物,10%的火灾中,一氧化碳超过急性致死浓度(0.5%)。

(1)烟雾中可能存在的毒物

1)全身性毒物:包括重金属(锑、铅、汞、铜等)和金属烟雾(铝、锑、钢、铁、镍、硒、银、锡、锌、镁的氧化物等)。

2)全身窒息剂:包括一氧化碳、丙烯腈等。通过干扰氧的输送和传递,造成组织缺氧。

3)单纯窒息剂:包括氮气、二氧化碳、甲烷等。

4)呼吸道刺激剂:包括氨气、氯化氢、氟化氢、丙烯醛及其他醛类、乙酸、氮氧化物、二氧化硫、光气等。上述气体会导致化学性气管炎、支气管炎,急性肺水肿,上呼吸道阻塞或肺炎。

5)支气管平滑肌刺激剂:包括二氧化硫、异氰化物等。

(2)建筑物火灾所致损伤的病理生理改变:此处重点阐述呼吸系统损害的病理生理改变。

1)CO与血红蛋白(hemoglobin,Hb)结合,形成碳氧血红蛋白,其结合能力是氧与Hb结合能力的250倍,引起机体急性缺氧。

2)氰化物中的氰离子与细胞色素酶中的三价铁相结合,抑制生物氧化作用,组织细胞不能利用氧。氰化物和CO在毒理学上有协同作用,多种毒物同时存在,毒性增加。

3)火焰的剧烈及炽热蒸气吸入,可立即引起强烈的喉痉挛,气道阻塞,呼吸骤停。迷走神经反射在这一反应过程中起重要作用,遇难者血标本无碳氧血红蛋白,多系死于此种喉痉挛。

4)最大的威胁是来自化学损伤,毒性燃烧产物随烟雾吸入气道后,部分与湿润的气道接触形成酸性和碱性类物质,进而扩展进入支气管树导致组织损伤,产生充血、水肿和渗出,导致威胁生命的支气管痉挛和水肿。坏死黏膜的脱落可造成致命的窒息。

5)当吸入性损伤合并皮肤烧伤时,可见大量吞噬细胞及炎性因子(蛋白酶及氧自由基等)释放进入肺泡,直接损伤肺组织,这种病理特点与ARDS相似。同时由于吞噬细胞贮备耗尽,丧失防御的能力,大大增加了感染的易感性。

(3)建筑物火场烟雾中毒的临床表现

1)患者的眼睛可能有不同程度的刺痛感或流泪,大部分患者出现呼吸困难,声音嘶哑、胸闷、喘息、咳嗽、痰中有烟尘,甚至出现发绀和精神错乱等。数日后可发生肺炎等并发症。肺部可听到干、湿啰音和捻发音,出现呼吸道阻塞征象。

2)呼吸道刺激可引起气管炎、支气管炎。

3)黏膜水肿和分泌物增多可造成气道阻塞、呼吸极度困难、低氧血症。

4)当病情进一步加重时可出现肺水肿,甚至进展为多器官功能障碍综合征。

建筑物火灾导致呼吸道损伤,可分为轻、中、重三类。①轻度:损伤在声门上,少有喉水肿及气管阻塞;②中度:支气管隆突以上的损伤,多有喉水肿,常引起气道阻塞症状;③重度:是指气管隆突以下损伤,可达支气管树及肺泡。此型气管切开不能完全奏效。

吸入性损伤症状的出现可以发生于伤后1周,并且可以是突然的和致死性的。这种损伤复苏后的治疗观察有极为重要的价值。吸入性损伤的病理过程分为三个阶段:①支气管痉挛,发生至伤后12小时;②肺水肿,发生在伤后24~48小时;③感染合并症阶段,伤后3天开始。

(4)辅助检查

1)痰液检查:早期痰液中烟尘、细菌的检查有助于吸入性肺炎的诊断和治疗。

2)碳氧血红蛋白:多数伤员血中碳氧血红蛋白在10%~55%,但在停止烟雾吸入之后可发生解离,尤其在给予高浓度氧吸入后明显降低,往往会使医师低估中毒的严重程度。

3)X线检查:对烟雾吸入中毒者的早期诊断意义较小,大部分患者胸部X线片无异常。48小时后少数患者出现肺泡和间质水肿、局限性浸润,一般数日消失,部分有肺炎表现。

4)常规检查:如血常规、生化、血气分析、心电图等各器官的影像评估应因需实施。

(5)建筑物火灾的医学救援要点

1）采取"一戴二隔三救出"及"六早"的急救措施。①一戴：施救者在进入高浓度毒源区域施救前,应首先作好自身应急防护；②二隔：作好自身防护的施救者应尽快阻止毒气继续被中毒者吸入,以免中毒进一步加深,失去抢救时机；③六早：早期现场处理,早期使用地塞米松和山莨菪碱,早期气道湿化,对重度吸入中毒患者早期气管切开,早期预防肺水肿的发生,早期进行综合治疗。

2）迅速抢救生命：保持呼吸道通畅,对呼吸停止者应施行人工呼吸,给予高浓度氧气吸入,尤其是缺氧者和一氧化碳等中毒者,氧吸入应持续到动脉血气和碳氧血红蛋白正常。

3）判断有无吸入烧伤。

4）保护创面：治疗合并伤特别是皮肤烧伤,镇静、止痛、抗休克。

5）肺复苏：而非紧急气管切开。如果病人需要机械通气和保持气道通畅,要紧急气管插管,进行机械通气,并及时转进专科医院。早期气管切开易造成并发症。

6）糖皮质激素的应用：可解除气管痉挛,减少水肿,减轻肺损害,并可减轻昏迷病人的脑水肿,也可使用解痉剂如氨茶碱等。

7）抗生素：防治肺部等细菌感染,根据病情选用适当抗生素药物。

8）解毒剂：氰解毒剂燃烧时产生氰化物的物质较多,建议对火灾受害者中昏迷的病人常规使用氰解毒剂能挽救一些患者。常用25%硫代硫酸钠,20~50ml静脉注射,或3%亚硝酸钠10~20ml静脉滴注,也可用亚硝酸异戊酯吸入。

9）对症治疗：①对昏迷者,碳氧血红蛋白>40%时,给予高压氧治疗；②防止发生声门痉挛和喉头水肿,可用2%碳酸氢钠溶液,异丙肾上腺素或麻黄碱(麻黄素)雾化吸入,必要时行气管插管或切开。③严密监测血流动力学状态,适当补充液体,减少肺水肿发生。发生肺水肿者给予相应治疗处理,如进行性缺氧需持续气道正压、呼气末正压、氧疗或用呼吸器配合氧疗等。④超声雾化吸入使痰易于咳出,减少感染,剧咳可适量吸入酒精或乙醚。支气管痉挛喘息可输注氨茶碱或吸入沙丁胺醇(舒喘灵)。⑤防治并发症,约15%的烟雾吸入中毒伤员有并发症,特别是肺部感染等。⑥抗凝剂治疗和预防凝血障碍。特别是合并皮肤烧伤时,可防止DIC和休克肺等严重并发症的发生。

10）伤员运送：搬运伤员时要根据具体情况选择合适的搬运方法和搬运工具。途中应严密观察病情变化,必要时做急救处理。伤员送到医院后,应向医务人员交代病情,介绍急救处理经过,以便入院后的进一步处理。

5. 建筑物火灾的救援特点

（1）突发性强,难以预防：火灾不受时间、空间的影响,气候的变化、人类生产及生活中诸多的原因均可引发火灾,其中建筑火灾是一种发生频率最高的火灾。由于社会的发展,城市化进程加快,建筑密度、人口密度急剧增加,高层建筑如包含多种功能的摩天大楼、容量巨大的高层住宅楼明显增加。地下建筑的数量亦在迅速增加,如地铁、地下车库、地下超市及步行街等也明显增多。由大量人口聚集带来的生活需求剧增导致大型超市、娱乐场所以及市郊各种制造业工厂、仓库数量也迅速增加。而以制造业为主的城市更是工厂林立,由此带来的火灾隐患明显增加。另外引起火灾的原因多种多样,难以预防,稍有疏忽则可引起火灾。

（2）救援困难,救治滞后：城市人口密度过高,交通易堵塞,救援车辆难以到达火灾地点或不能最大限度接近火灾建筑。由于消防意识不高,许多建筑物中的消防设施往往如同虚设,有消防栓却无供水或水压不达标,导致无水可用或供水困难。且因各种建筑物材料构造不同,火情复杂多变,结构迥异,建筑物内部通道复杂,有些建筑物面积巨大,楼层过高,导致搜救困难,容易出现搜救死角。另外,发生火灾时建筑中空气温度极高、能见度低,往往存在有毒气体,特别是制造业工厂及化工厂,大量的化学产品分解、蒸发,电气套管、电线等燃烧产生大量有毒气体,此时需要穿戴防毒衣、佩戴空气呼吸器等防护装具,使灭火及搜救行动受到一定影响。高层或地下建筑出现火灾时,由于超高楼层或面积巨大造成战线过于纵深,难以快速展开搜救。火灾引起的断电也会导致联络困难,难以确定受困群众的位置。

不同的物质燃烧导致的火灾需要使用不同的灭火剂,如果选择灭火剂错误,会造成火情突变,因此导致灭火剂选择难度大,相应地增加了灭火难度。另外,气候变化也会影响救治进程,比如风大时不仅助燃,也会显著影响消防水柱的灭火效果,同时让云梯车难以在高层救援时发挥作用。

上述情况均会导致同一种后果,消防队员难以进行快速的救援,受伤人员不能及时抢救出火灾现场,导致我们的医务人员难以尽早施行救治,加重人员伤亡情况。

(3)伤亡严重:建筑物是人群密度最高的场所,发生火灾时往往带来大量的伤亡。由于消防知识没有很好普及,群众缺乏良好的消防安全意识,导致群众缺乏基本的自救常识和技能,随意堵塞、锁住消防通道时有发生。各社区、单位、团体缺乏消防演练,缺乏行之有效的消防预案,疏散预案常常流于形式,很少组织演练。消防监管部门亦存在诸多漏洞,许多建筑物的消防验收并不严格甚至是走过场,或者发现了问题并未及时督促整改,导致许多建筑物客观上存在陈旧、损坏甚至虚设的消防设施,以及数量有限且不合理的逃生通道。导致在各种建筑物火灾时,易出现民众疏散时慌不择路甚至无路可择,逃生时间不足、秩序混乱,极易造成拥挤、踩踏,进一步导致群众情绪波动,形成恶性循环而增加伤亡。

还有火灾周边群众对火灾认识不足,无法意识到火灾在建筑群及仓库群中火势蔓延极为迅速、扑救困难,极易发生连锁反应,因此存在侥幸心理,往往在主观上造成了疏散滞后而导致的伤亡。上海"11·15"火灾中即出现过起火点在9、10层楼,而2楼居住群众以为自己处于低层,火灾难以波及而未及时离开,当意识到危险却为时已晚。

火灾造成的高温空气、大量现场燃烧物燃烧产生的有毒烟雾易致呼吸道灼伤、烧伤,导致呼吸困难,甚至窒息、中毒死亡。不可预测的坠落物品、气体爆炸等也易导致大量的伤亡。火灾导致电路燃烧,电线断落,形成对地短路,形成跨步电压,也易危及群众及救援人员的生命安全。

另外,由于种种原因导致的救援滞后,医疗人员难以及时的介入治疗,也易增加人员伤亡。医疗机构出现火灾时,由于医院病患本身行动困难,难以疏散。且医疗人员本身也一样存在减员风险,导致医疗力量的削弱,进一步增加了救治的难度。

(4)经济损失大:由于火灾的不可预测性,虽然政府给予有力、有序及有效的处置,火灾依然往往会带来巨大的经济损失,建筑物火灾的损失尤为惨重,因为建筑物不仅是人类居住场所,也是人类财富及生产原料储存场所。其发生火灾带来的损失和影响包括:①人的生命和健康的损失:由于建筑物是人类居住的场所,特别现在高层住宅楼、高层办公楼,人口密度大,可燃物多,逃生通道有限,救援困难,其发生火灾时不可避免的受灾群众带来巨大的生命与健康的损失,而且参与救援的人员也一样面临同样的威胁。②物质财富的损失:火灾会烧毁建筑物内储存的大多数物质财富,包括私人的、集体的、社会的物质财富;火灾救援时也会投入大量的人力、财力;灾后的赔偿、重建、环境治理等也需要大量支出。③社会秩序和精神方面的损失:每次火灾均会引起受灾群众的应激及心理障碍,并容易引起社会秩序混乱,引导受灾群众重新步入新生活,维持良好的社会秩序也需要大量的人力及财力的投入。

(5)病情严重、救治困难:火灾时易发生烧伤,大面积的烧伤常见,其具有高死亡率及致残率的特点,严重影响了人类的健康。由于目前有关烧伤的知识普及性较差,民众在面对烧伤时往往束手无策,不仅如此,参与救援一线的消防指战员对烧伤防治知识的了解也不足。另外,由于烧伤的救治专业性较强,大多数医院并没有专业的烧伤病房,从火场抢救出来的烧伤病人往往较难得到及时、有效的救治,以至于致残甚至失去生命。

火灾时常见的还有吸入性损伤,包括热损伤、窒息及化学性损伤,其中窒息是火灾中致死的常见原因,大量氧消耗而产生的高浓度二氧化碳,含碳物质及含氮物质燃烧不完全而分别产生的一氧化碳和氰化氢,均极易导致窒息,如无法及时救出火灾现场给予及时有效的抢救治疗,极易出现窒息死亡。

另外火灾时还可因疏散时出现的踩踏、惊慌失措时坠楼、倒塌重物的挤压、火场电路导致的电烧伤,以及火场爆炸物的爆炸等造成的损伤如骨折、出血及挤压伤等,均对现场及医院急救人员产生巨大的挑战。

(6)次生灾难:①坍塌:建筑物发生火灾时,无论何种结构的楼体都存在坍塌危险,特别钢架结构的建筑物,钢铁在加热到一定温度时,平衡稳定性变差,且灭火时钢架结构接触到水后又急剧降温收缩,同样会破坏钢架结构的稳定性,坍塌后更难以控制火势;建筑物火灾时,常常发生楼层顶部构件、楼层外墙的玻璃幕墙落导致伤亡发生。②复燃:堆垛仓库、粮食仓库等存储的棉、麻、草、苇、木材等物品,因其具有阴燃的特点,极易造成复燃。仓内空间悬浮的粉尘,当达到一定的浓度,遇火源易发生粉尘爆炸。石油化工厂火灾时,由于油品、可燃气体可继续外溢和泄漏,若冷却和控制不利,也易发生复燃甚至复爆,导致现场受灾群众的再次伤害或救援人员的生命危险。③环境破坏:化工厂及各制造工厂火灾时易导致毒气及水污染,医院或个别工厂由于其工作、生产的需要,放置有放射性物质,火灾时易出现放射性污染等,都会给本来就非常困难的救援增加难度。

另外,受灾人群的应激损害和心理障碍,使得灾后恢复正常的生活、生产带来一定的难度,甚至造成社会的不稳定。

6. 建筑物火灾的救援注意事项 发生火灾时,要积极行动,不能坐以待毙,利用各楼层的消防器材,如干粉、泡沫灭火器或水枪扑灭初期火灾是积极的救援、逃生方法。尽量利用建筑物内的设施逃生,是争取逃生时间、提高逃生率的重要办法。要充分利用室内的防烟楼梯、普通楼梯、封闭楼梯进行逃生;利用建筑物的阳台、走廊、避难层、室内设置的缓降器、救生袋、安全绳等进行逃生;利用墙边落水管辅助逃生;利用房间床单、窗帘、桌布等物湿化后连接起来进行逃生。如果处于楼层较低(三层以下)的被困位置,当火势危及生命又无其他方法可自救时,可将室内席梦思、被子等软物抛到楼底,从窗口跳至软物上逃生。

不同部位、不同条件下人员的救援要统一管理,对老、弱、病、残、孕妇、儿童及不熟悉环境的人要引导疏散,帮助逃生:

(1) 当某一楼层、某一部位起火,且火势已经开始发展时,应广播会告诉着火的楼层,以及安全疏散的路线、方法等;

(2) 当房间内起火,且门已被火封锁,室内人员不能顺利疏散时,应紧闭房门,用水淋湿墙壁和门阻止火势蔓延。另寻其他通道,如通过阳台或走廊转移到相邻未起火的房间;

(3) 如在楼梯间或过道上遇到浓烟时要马上停下来,用浸泡后的毛巾、口罩捂住口鼻以防烟、毒气。被困人员要尽量靠近当街窗口或阳台等容易被人看到的地方,向救援人员发出求救信号,千万不要试图从烟火里冲出,也不要躲藏到阁楼或壁橱等地方;

(4) 如楼房中的某一单元着火,楼层的大火已将楼梯间封住,致使着火层以上楼层的人员无法从楼梯间向下疏散时,被困人员可先疏散到屋顶,再从相邻未着火的楼梯间往地面疏散;

(5) 由于烟和热气上升的道理,在离地板近的地方,烟雾相对少一点。在充满烟雾的房间和走廊内时,逃离时最好弯腰使头部尽量接近地板,必要时应匍匐前进,可减少烟气吸入。

火灾逃生时的注意事项(图3-6-23):①不能因为惊慌而忘记报警,应准确告知受困位置;②建筑物发生火灾时要保障安全通道的通畅;③不能一见低层起火就往下跑;④不能因清理行李和贵重物品而延误时间;⑤不能盲目从窗口往下跳,应耐心等待救援;⑥不能乘普通电梯逃生;⑦不能在浓烟弥漫时直立行走。

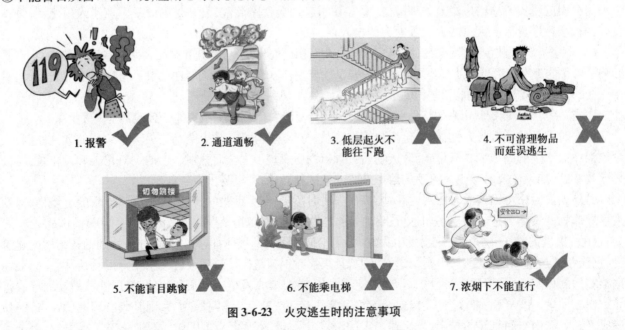

1. 报警　　2. 通道通畅　　3. 低层起火不能往下跑　　4. 不可清理物品而延误逃生

5. 不能盲目跳窗　　6. 不能乘电梯　　7. 浓烟下不能直行

图3-6-23 火灾逃生时的注意事项

(二) 森林火灾的救援

1. 森林火灾的概述与特点 森林火灾是一种突发性强、破坏性大、处置救助较为困难的自然灾难(图3-

6-24）。自地球出现森林以来,森林火灾就伴随森林发生。火势往往在人力控制范围外,在森林内部自由蔓延和扩展,对森林、森林生态系统和人类带来一定的危害和损失。由于森林环境一般都较为复杂、无规律,因此森林火灾的发生具有较大的不确定性和突发性。

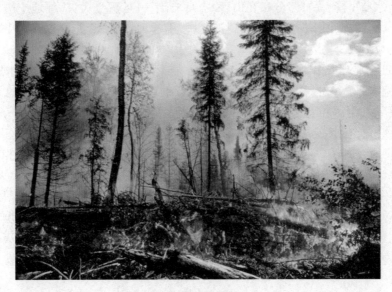

图 3-6-24　森林火灾

　　森林是大自然的组成部分,在诸多影响森林的自然因素中,火灾对森林的影响和破坏是最为严重的。森林火灾不仅烧死、烧伤林木,还直接减少森林植被面积,而且严重破坏森林结构和森林环境,导致森林生态系统失去平衡。森林生态系统是森林群落与其环境在功能流的作用下形成一定结构、功能和自调控的自然综合体,是陆地生态系统中面积最多、最重要的自然生态系统,对陆地生态环境有决定性的影响。因此,森林火灾危害极为严重。

　　(1) 烧伤和烧毁林木:森林一旦遭受火灾,最直观的危害是林木的烧伤和烧毁。森林火灾的严重程度直接引起大面使森林蓄积下降,另一方面也使森林生长受到严重影响。森林是生长周期较长的再生资源,遭受火灾后,其恢复需要很长的时间。特别是高强度大面积森林火灾之后,森林很难恢复原貌。由于土壤表面炭化增温,还会加速火烧迹地干燥,导致阳性杂草丛生,不利森林更新,常常被低价林或灌丛取而代之甚至造成耐极端生态条件的低价值森林更替。如果反复多次遭到火灾危害,还会成为荒草地,甚至变成裸地。例如,1987 年“5·6”特大森林火灾之后,分布在坡度较陡的地段的森林严重火烧之后基本变成了荒草坡,生态环境严重破坏,再要恢复森林几乎是不可能的。

　　(2) 烧毁林下植物资源:森林除了可以提供木材以外,林下还蕴藏着丰富的野生植物资源。如长白山林区的人参、灵芝、刺五加等是珍贵药材;我国南方漆树可加工制成漆;桉树提炼出的桉油是制造香皂、香精的最佳原料等。所有这些林副产品都具有重要的商品价值和经济效益。然而,森林火灾能烧毁这些珍贵的野生植物,或者由于林火干扰后,改变其生存环境,使其数量显著减少,甚至使某些重要植被濒临灭绝。

　　(3) 危害野生动物:森林是各种珍禽异兽的家园。森林遭受火灾后,会严重破坏野生动物赖以生存的环境,同时在火灾中能够直接烧死、烧伤野生动物。由于火灾等原因而造成的森林破坏、生存环境的急剧改变,我国不少野生动物种类已经灭绝或处于濒危。如野马、高鼻羚羊、豚鹿、朱鹮、黄腹角雉、台湾鹇等几十种珍贵鸟兽已经灭绝。另外,大熊猫、东北虎、长臂猿、金丝猴等国家级保护动物也面临濒危,如不加以保护,有灭绝的危险。因此,防治森林火灾,不仅是保护森林本身,同时也保护了野生动物,进而保护了生物物种的多样性。

　　(4) 引起水土流失:森林具有涵养水源,保持水土的作用。据测算,每公顷林地比无林地能多蓄水 $30m^3$。$30km^2$（3000 公顷）森林的蓄水量相当于一座 100 万 m^3 的小型水库。因此,森林有“绿色水库”之美称。此外,森林树木的枝叶及林床的机械作用,大大减缓雨水对地表的冲击力;林地表面海绵状的枯枝落叶层不仅具有抗雨水冲击作用,而且能大量吸收水分;加之,森林庞大的根系对土壤的固定作用,使得林地很少发生水土流失现象。然而,当森林火灾过后,森林的这种功能会显著减弱,严重时甚至会消失。因此,严重的森林火灾不仅能引起水土流失,还会引起山洪暴发、泥石流等自然灾难。

(5) 使下游河流水质下降:森林多分布在山区,山高坡陡,一旦遭受火灾,林地土壤侵蚀、流失要比平原更为严重。大量的泥沙会被带到下游的河流或湖泊之中,引起河流淤积,并导致河水中养分的变化,使水的质量显著下降。河流水质的变化会严重影响鱼类等水生生物的生存。颗粒细小的泥沙会使鱼卵窒息,抑制鱼苗发育;河水流量的增加,加之泥沙混浊,会使鱼卵遭到破坏。此外,火烧后的黑色物质(灰分等)大量吸收太阳能,使得下游河流水温升高,特别是喜欢在冷水中生存的鱼类,火烧后常常大量死亡。

(6) 引起空气污染和生活环境变化:森林燃烧会产生大量的烟雾、粉尘,其主要成分为二氧化碳、水蒸气及杂物,前两者物质约占所有烟雾成分的 90%~95%;另外,森林燃烧还会产生一氧化碳、碳氢化合物、碳化物、氮氧化物及微粒物质,约占 10%~5%。除了水蒸气以外,所有其他物质的含量超过某一限度时都会造成空气污染,危害人类身体健康及野生动物的生存。1997 年发生在印度尼西亚的森林大火,燃烧了近一年,森林燃烧所产生的烟雾不仅给其本国造成严重的空气污染,而且还影响了新加坡、马来西亚、文莱等邻国。许多新加坡市民不得不佩戴防毒面具来防止烟雾的危害,由于林地裸露,太阳光直射,土壤表面温度增加,湿度变小。此外,高强度、大面积的森林火灾,对森林资源和整个森林生态系统可以造成毁灭性的损失,破坏森林及周围土壤的化学、物理性质,降低土壤的保水性和渗透性,使某些林地和低洼地的地下水位上升,引起沼泽化。

(7) 威胁人民生命财产安全和影响社会稳定:森林火灾常造成人员伤亡。全世界每年由于森林火灾导致千余人死亡。1871 年发生在美国威斯康星州和密歇安州的一场森林大火烧死 1500 余人;1987 大兴安岭的一场大火烧死 212 人。此外,森林火灾还会给人民财产带来危害。林区的工厂、房屋、桥梁、铁路、输电线路、畜牧、粮食等常常受到森林火灾的威胁。扰乱所在地区经济社会发展和人民生产、生活秩序,火灾中的烧伤、热力伤、有害物质的直接损失等直接威胁人类的生命安全,环境的改变也威胁到人类的生存环境。而且扑救森林火灾需耗费大量的人力、物力、财力,给国家和人民生命财产带来巨大损失,直接影响社会稳定。

森林火灾的形成需要同时具备三种条件:森林可燃物、火源和氧气。森林中所有的有机物质,如乔木、灌木、草类、苔藓、地衣、枯枝落叶、腐殖质和泥炭等都是可燃物。细小的干枯杂草和枯枝落叶等是最易燃烧的危险引火物,干燥和死的可燃物较潮湿或活的可燃物易燃,含大量树脂的针叶树和樟树、桉树等阔叶树较一般阔叶树易燃不同森林可燃物的燃点温度各异。干枯杂草燃点为 150~200℃,木材为 250~300℃,要达到此温度需有外来火源。火源按性质可分为:自然火源和人为火源。自然火源包括雷击火、火山爆发和陨石降落起火等,其中最多的是雷击火,在我过黑龙江大兴安岭、内蒙古呼盟和新疆阿尔泰等地区最常见。绝大多数森林火灾都是由人为火源引起,约占总火源的 95% 以上。进入春季,农事用火增加,清明节祭祀活动频繁,游客大量进去林区,这些因素都增加了人为火源引入森林的风险。此外,森林燃烧必须有足够的氧气才能进行。当氧气在空气中的含量减少到 14%~18% 时,燃烧就会停止。

此外,森林火灾具有年周期性、季节性、及日变化性的规律。通常降水较多的湿润年一般不容易发生森林火灾,而多发生在降水少的干旱年,由于干旱年和湿润年的交替更迭,森林火灾就有年周期性的变化。凡一年内干季和湿季分明的地区,森林火灾往往发生在干季。这时雨量和植物体内含水量都少,地被物干燥,容易发生火灾,称为火灾季节(防火期)。中国南方森林火灾多发生在冬、春季,北方多发生在春、秋季。此外,在一天内,太阳辐射热的强度不一,中午气温高,相对湿度小,风大,发生森林火灾的次数多;早晚气温低,相对湿度大,风小,发生森林火灾的次数少。

森林火灾发生后,按照对林木是否造成损失及过火面积的大小,可把森林火灾分为:一般森林火灾、较大森林火灾、重大森林火灾和特别重大森林火灾。一般森林火灾:受害森林面积在 1 公顷以下或者其他林地起火的,或者死亡 1 人以上 3 人以下的,或者重伤 1 人以上 10 人以下的;较大森林火灾:受害森林面积在 1 公顷以上 100 公顷以下的,或者死亡 3 人以上 10 人以下的,或者重伤 10 人以上 50 人以下的;重大森林火灾:受害森林面积在 100 公顷以上 1000 公顷以下的,或者死亡 10 人以上 30 人以下的,或者重伤 50 人以上 100 人以下的;特别重大森林火灾:受害森林面积在 1000 公顷以上的,或者死亡30人以上的,或者重伤100人以上的。在我国东北内蒙古林区,森林火灾分布面积大,损失严重,尤其是大兴安岭和小兴安岭北部表现得更为严重。

因此,森林火灾的预防工作和森林火灾救援工作是中国防灾减灾工作的重要组成部分,是国家公共应急体系建设的重要内容,是社会稳定和人民安居乐业的重要保障,是加快林业发展,加强生态建设的基础和前提,事关森林资源和生态安全,事关人民群众生命财产安全,事关改革发展稳定的大局。

2. 森林火灾的逃生和救生技术　森林火灾具有突发性强、破坏性大以及处置救助较为困难的特点,掌握森林火灾的逃生和救生技术是非常必要的。

(1) 保持冷静,准确判断:一旦处在森林火灾区域里,人们难免因为慌张而自乱阵脚,在森林火灾区域内毫无目的乱跑,这样反而不容易选择正确的逃生路径且容易受到更多的伤害。在火灾区域里首先要保持镇定,应就地报警,如无通信设备时,可以在火烧迹地内点火报警。准确判断明火的火势大小,火苗燃烧的方向,风向的变化。在森林火灾中,一定要冷静、准确判断并密切关注风向的变化,这不仅仅决定了大火的蔓延方向,还决定了在火灾中正确逃生的方向。

(2) 自我保护:森林火灾中,直接对人体造成伤害的主要是高温、浓烟以及一氧化碳,易使人出现中暑、烧伤、窒息或者中毒等损害,尤其是无色无味的一氧化碳中毒。应当使用沾湿的毛巾或衣物遮住口鼻,减少有害气体和大量烟雾对呼吸系统的损伤及降低一氧化碳的吸入引起窒息的风险。如果附近有水的情况下,尽量把身子的衣服浸湿,以降低在火灾中高温对身体的影响。若难以躲避高温和浓烟,应选择附近没有可燃物、无植被或只有低矮植被的平地卧地避险,切记不可选择低洼地或坑、洞,因为这些区域容易沉积烟尘。灭火人员应配备具有阻燃防护装备减少救援人员的伤害。

(3) 选择正确的逃生路径:在准确判断风向和火势方向后,选择逆风方向逃生。5级以上的大风极容易导致火势失控,若突然发现无风,更不可麻痹大意,因为风向随时改变,切勿顺风逃生。退入安全区,观察火场变化,一旦出现飞火和气旋时,要立即进入火烧迹地或植被少、火焰低的区域。若在逃生过程中因慌张而迷了路,应在保证安全提前里,停止前进并沿路返回原地。当无其他方法以摆脱迷途时,就沿河流方向向下游行走也是正确的逃生路径。

(4) 应该掌握的逃生方法:当大火袭来时,如近前有道路、河溪等可以依托的地形,按照规范点自救火。要考虑点迎面火阻挡火峰以解围,如无条件应选择平坦地势,迅速组织点顺风火,并一边打两侧的火,一边跟着火头方向前进,进入到点火自救产生的火烧迹地内避火。当点火或其他条件不具备时,如风向突然改变火势掉头时,切忌顺风奔跑,通常情况下,火势蔓延速度要比人奔跑的速度快得多。正确方式是选择已经过火或杂草稀疏、地势平坦的地方,用衣服蒙住头部,憋住一口气快速果断地逆风穿越火线,猛冲突围。人在7.5秒内可以实现突围。学会按照规范俯卧避烟火:在进入点火自救产生的火烧迹地后,或在点火解围方法来不及时,应选择植被少的地方卧倒,脚朝火冲来的方向,并扒开浮土直到出现湿土后,把脸放进小坑里,用衣服包住头部,双手放在身体前方。为了防止在火到来前被烟雾呛昏窒息,要用湿毛巾捂住口鼻,并在地下扒个坑把脸贴湿土呼吸,可避免烟害。待大火过后,立即起立,如果衣服被烧,应马上滚灭或相互扑灭。学会在火烧迹地内点火报警,给寻找者或救援人员指示信号,但要注意安全,防止跑火。或者沿着火烧迹地边缘方向前进,也可能会找到扑火队伍。

(5) 脱逃火灾进去安全休息区后仍需保持警惕:还需提防蛇虫、毒蜂等动物的侵袭。如果发现结伴出游的同伴掉队了,要及时向当地灭火救援部门请求支援,切记不可只身一人返回火场。

3. 森林火灾的基本搜救技术　森林环境一般都较为复杂,森林火灾也具有较强突发性和较大的破坏性,导致森林火灾的搜救工作相当有难度,是一项十分复杂的系统工程。森林火灾发生后,各级人民政府需启动森林火灾应急预案,有关工作人员应立即赶赴火灾现场,根据现场扑火和救援工作建立前线指挥部,统一调配和组织火灾的应急救援和扑火工作。

目前在国际广泛使用的森林火灾扑救模式是美国研发的森林火灾扑救指挥系统(ICS)。该系统经过30多年的发展逐渐完善,将指挥、行动、计划、后勤和财务五种功能融合一体,以目标一致、统一领导和合理授权作为组织设计原则。该组织架构被划分为指挥官、指挥团队及一般团队3个层次,可以根据需要启动和裁撤岗位。ICS的支撑建立在统一的指挥权、依托现场计划行动、整合的通信及标准的用语、标准的组织术语、严格安全有效的资源管理、灵活的信息发布、标准的人员培训的基础之上。

国内外现有的森林火灾扑救技术主要包括人工扑打、风力灭火、以水灭火、化学灭火、航空灭火等

（1）手持扑火机具灭火技术：森林消防中最常用的扑救方式是手持扑火机具灭火（图3-6-25）。常用手持扑火机具包括二号工具、点火器、风力灭火机等。二号工具是我国森林火灾扑救最常用的手持扑火机具，适用于扑灭弱度地表火。

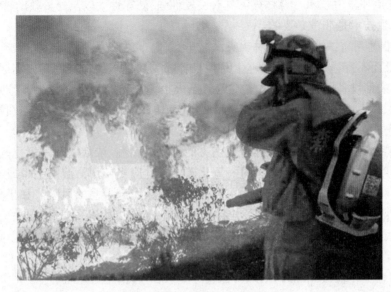

图3-6-25 手持扑火机具灭火

风力灭火机主要分为手持式和背负式两种，多以小型二冲程汽油机为动力，可利用产生的强风吹散燃烧释放的热量，以降低温度达到灭火效果，同时将可燃物吹离火场以实现灭火。风力灭火机是我国专业森林消防队伍扑救森林火灾十分重要的灭火机具，可用于直接扑打地表火及清理火场，在广东山地的扑火中十分有效。

其他手动扑火工具包括背负式水枪、铁锹、锄头、尖镐、斧头、油锯、灭火耙、镰刀等。

（2）以水灭火技术：水的性质使水成为理想的天然灭火剂。以水灭火具有安全、有效、快速的特点，是世界上控制和扑救森林火灾的重要方法，许多林业发达国家广泛应用这一技术，研制出便携消防水泵、水罐消防车、水罐灭火飞机等森林消防设备，使消防队伍对火场的控制能力大大提高。我国在水陆两用装甲消防车、J-50森林消防车、灭火水泵等设备上的研制成功和广泛应用，使以水灭火技术得到进一步的提高。消防泵是用水灭火必不可少的设备，由于森林的确环境复杂，野外火场水的来源难以保证，往往不能就地取材，通常需要长距离输水。此外，林用消防泵还必须做到尽可能重量轻、体积小以便于携带。灭火水枪和胶囊水枪灭火器是简易以水灭火装备，在扑灭低强度地表火及清理火场时用处较大。

细水雾技术是一种环境保护型以水灭火技术，通过水雾冷却正在燃烧的可燃物表面进行灭火，具备节能效果，在同样灭火效率下，用水量仅为直流喷淋的10%，同时可通过水雾汽化吸热快速降低火场温度，保障扑火队员安全

人工降雨灭火也属于一种以水灭火技术，适合于持续时间较长不易扑打的森林大火，同时也通过大面积降低火险等级达到预防森林火灾的目的。在美国、澳大利亚等国家，还利用人工降雨防止雷击火。

（3）化学灭火技术：化学灭火主要是指通过地面和飞机等途径，将化学灭火药剂喷洒到火场上，来扑灭或阻滞森林燃烧传播的一种方法，已成为一些发达国家高效灭火的手段之一，目前的研究集中于提高化学灭火的性价比。常用的长效化学灭火剂主要包括磷酸铵、硫酸铵、硼酸盐和卤代化烃等类型。化学灭火从药剂的使用方法上分为直接灭火和间接灭火，从技术上分为航空灭火和地面灭火。航空化学灭火是发达国家扑救森林火灾的常用手段，也是世界森林灭火的发展方向。航空化学灭火携带化学灭火剂对火头或火线进行直接喷洒，适用于控制偏远地区的初发火。地面化学灭火机具包括喷雾机和自压式灭火器，其中自压式灭火

器通过将化学药剂投入盛有水的灭火器桶体中发生化学反应产生压力,从而将生成的灭火药液射出灭火。此外,由于浓缩剂可使灭火化学制剂增稠,提高化学药剂灭火性能,也成为当前化学灭火的研究热点。我国自1955年开始进行航空化学灭火研究和应用。以东北航空护林系统为例,在2007—2009年,共飞行1057架次,喷洒药液1394.5t,扑灭火头127个,扑火火线长度达到21650m,喷洒隔离带长度9750m,可见航空化学灭火在扑救森林火灾中的重要作用。

(4) 航空灭火技术:航空灭火是利用飞机对森林火灾进行预防和扑救的一种森林防火手段,是森林防火的重要组成部分和措施,也是世界公认的先进防、扑火手段。航空灭火的主要手段包括机降灭火(飞机直接着陆运输扑火队员灭火)、索降灭火(利用绞索设备将扑火队员降至地面灭火)、吊桶或吊囊灭火(利用直升机外挂容器装载水或化学药剂喷洒灭火)和机腹式水箱灭火(利用固定式机腹水箱装载水或化学药剂喷洒灭火)。机型方面,森林灭火专用飞机主要包括固定翼飞机和直升机。固定翼飞机载重量大、低飞性能好,有的还可以自吸加水,灭火效率高;直升机对火场、机场和水源环境的要求低,机动灵活,而且可以搭载扑火队员和消防物资。

近年来,美国俄勒冈州常青藤国际航空公司将波音飞机改装成专门用于森林火灾扑救的灭火飞机,该种飞机可以一次携带水60~75吨,在美国和以色列森林火灾扑救中效果显著。

(5) 爆破灭火技术:爆破灭火利用灭火弹或炸药产生巨大冲击波打压火势,同时抛射生土达到灭火效果。1934年前苏联最早使用索状炸药进行森林灭火,我国最早在1959年大兴安岭进行了爆破灭火实验。灭火弹主要在发生中高强度火或打火头减弱火势时使用,它只能控制火势,不能彻底灭火,且危险性较高。索状炸药可在不同地质条件下快速开设防火隔离带,并利用爆炸产生的巨大冲击波以及抛射的生土进行灭火。爆炸水雾灭火弹是一种新型消防器材,使用时用直升机将弹体空投到火场,在火场上空爆炸产生含有化学灭火剂的水雾进行灭火,同时水雾中含有大量的消焰剂和爆炸所产生冲击波也能辅助灭火。

(6) 林火阻隔间接灭火技术:林火阻隔间接灭火技术通过阻隔可燃物,达到有效地防止火灾蔓延、减少火灾损失的作用,主要内容包括林区公路建设、防火线的开设、林火阻隔以火攻火、营造防火林、营造耐火植物带、林相改造等。

开设防火隔离带。阻隔带是森林防火和森林火灾扑救的重要基础设施。防火线、临时隔离带、林区道路等能有效阻隔林火,起到间接灭火的作用。林区道路既可充当林火隔离带,又是交通运输线。北欧模式是通过加大林区道路密度,形成路网,使得林区的任意地点均可快速到达;北美国家的理念是用道路网来代替防火线,一般平均每公顷林地有道路十多米。澳洲则采用网格化道路管理林区,一般一个网孔0.8~2.0km。开设防火隔离带关键在使用机具,除手持工具镰刀、油锯、割灌机、多用防火锹、镐、锯、斧等工具常用于开设防火隔离带外,喷土枪、森林防火车辆加入开设隔离带队伍是开设防火隔离带的重要进展。喷土枪通过传动装置发动铣子掘起泥土并喷洒到火头上灭火,工作效率通常比手工作业快8~10倍,适用于扑灭低强度及中强度地表火。自20世纪始,各种森林防火车辆用于开设隔离带,效率得到极大提高。

(7) 利用防火隔离带以火攻火技术:利用防火隔离带以火攻火技术适用于价值不高的林地或陡坡林地。技术要点包括:位置选择上应依托生物防火林带、道路等自然隔离带,同时选择火场背坡开设隔离带;时间估算上应确保隔离带开设完成前林火不会到达;开设技术上应达到10m宽度,只需简单劈除、清理易燃杂草和易燃枯枝落叶,乔木及阔叶灌木可不劈除,并于隔离带中间或靠外2/3修宽度1m左右的"绝缘带"。隔离带开设完成后,由高到低,在防火隔离带中"绝缘带"内侧点烧隔离带实行以火攻火。

4. 森林火灾的医学救援 森林火灾具有较大的破坏性,在火灾区域的居民、游客以及进行森林火灾灭火工作的消防人员均容易受到火灾的伤害。森林火灾中主要的伤害来火灾的高温和大量热辐射引起烧伤、中暑甚至热射病,以及大量高温浓烟对呼道的急性损伤引,甚至窒息。人员在火灾现场吸入有毒性气体引起中毒,如一氧化碳、醛类、苯类等,以及在复杂的灾难环境受到不同程度的创伤。受伤人员往往合并多种损伤,病情既紧急又复杂,加之因森林火灾而使原本落后的交通运输变得更为艰巨,因此森林火灾的紧急医学救援工作既艰难,又尤为重要。

森林火灾中的救援工作首先要让伤员尽快离开灾区或到达安全区,切断火灾中各种损伤因素。森林火灾区域内的居民、游客等应当尽量实施自救,在有消防工作人员指引的情况下尽快有序撤离灾区,不应在火场中奔跑、乱叫和用手扑打火焰,避免引起不必要的损伤和加重伤情。在森林火灾区进行现场救治的工作人员受伤后也应从前线迅速撤出。直升机在森林火灾救援工作中起到非常重要的作用,其对火场和机场环境要求低,能够灵活、快速地护送人员离开火场(图 3-6-26)。救援直升机上还可以实现紧急处理,如吸氧、建立静脉通道和静脉补液、物理降温以及对有骨折患者进行临时固定等,并将生命体征不稳定的患者及有潜在危及生命风险的患者护送至具有高级生命支持的医疗机构。下面介绍森林火灾引起的各种损伤的医学救援。

(1)烧伤伤员的紧急处理:在森林火灾中最常见的致死原因是大面积烧伤以及大火焚烧,占森林火灾死亡原因的 29%。由于火灾产生的相当高的温度以及大量的热辐射直接或间接对人造成伤害,损伤伤员的皮肤,引起大面积的烧伤,引起大量体液丢失,造成低容量性休克甚至因为直接在大火里焚烧致死。烧伤程度可是部分烧伤,或者全程烧伤。伤员病情的危重情况与烧伤面积成正相关。

伤员首先要紧急撤离火线,脱去着火的衣服,紧急情况下伤员可通过倒地慢滚方式或同伴拍打紧急灭火,有条件的可用水浇淋迅速灭火,减少火焰对人员的直接伤害。

1)紧急评估烧伤的严重程度,并根据烧伤程度进行分类处理。①Ⅰ度烧伤仅伤及表皮浅层,生发层健在,再生能力强;②浅Ⅱ度烧伤伤及表皮的生发层、真皮乳头层;③深Ⅱ度烧伤伤及皮肤的真皮层,介于浅Ⅱ度和Ⅲ度之间;④Ⅲ度烧伤伤及全皮层甚至皮下、肌肉和骨骼。通常以手指并拢后的单掌面积为体表面积的 1% 来评估烧伤面积大小。

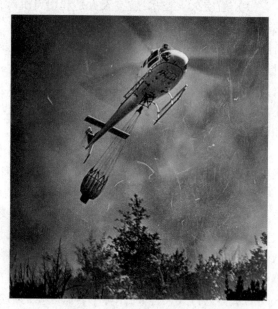

图 3-6-26　森林火灾中的救援直升机

2)烧伤分类处理原则,主要包括:①Ⅰ度烧伤不需要特殊处理,可让患者饮入 1000ml 的水,水中加入 3g 盐和 50g 糖,如有条件可再加入碳酸氢钠 1.5g;②Ⅱ度烧伤面积在 10% 及以下的患者,利用生理盐水冲洗伤口,移除异物,对四肢烧伤用无菌辅料湿敷后进行包扎,若无无菌辅料,清洁辅料也可利用。对于面部和躯干的烧伤应暴露伤口,防止感染。部分患者因为皮肤和衣服难以分开,此时不应强行剥离,并安排后送;③Ⅱ度烧伤面积超过 10% 和Ⅲ度烧伤患者应当迅速建立静脉输液通道,进行快速、大量补液扩容,予以生理盐水迅速静滴,记录伤员生命体征,运用无菌或清洁辅料湿敷伤口,并迅速安排后送。有条件的情况下,可注射破伤风抗毒血清,并使用抗生素治疗。直升机运送是最为方便和快捷的后送方式,应当在维持生命体征平稳的前提下,将伤员直接送至具有高级生命支持的医疗机构,而不是逐级后送;④镇痛止痛。烧伤的伤员们往往伴有剧烈疼痛,伤员比较焦虑和恐慌,应当安慰伤员,并适当使用镇痛和镇静药物。可酌情予以地西泮(安定)、哌替啶(度冷丁)等药物进行镇痛和镇静。四肢烧伤引起的疼痛可用冷水浸泡以减轻疼痛。在医护人员还需警惕部分未予以镇静、镇痛处理却比较安静的伤员,可能发生休克状态;⑤处理其他损伤。烧伤患者通常受到烟雾、热力的损伤,引起急性呼吸窘迫、喉头水肿,应予以吸氧,观察呼吸频率和监测末梢血氧饱和度,必要时行气管插管或气管切开以保持呼吸道通畅。伴有骨折、大出血等损伤的伤员均需要对症进行处理。

(2)气道损伤的紧急救治:森林火灾引起的高温空气直接增加了呼吸道损伤的概率,此外吸入大量的浓烟也可造成呼吸道的急性损伤。伤员主要表现为呼吸困难、胸闷、憋气、咳嗽、乏力等不适,可能伴随面部烧伤、面部水肿、声音嘶哑等症状。伤员可能出现急性呼吸道损伤、哮喘急性发作、急性支气管炎、急性肺炎等,严重的患者甚至出现急性呼吸窘迫症、窒息,均需要紧急救援。损伤的程度与在火灾区域滞留的时间和吸入空气温度以及吸入烟雾的量成正相关。部分伤员呼吸窘迫可在与热空气及吸入大量烟雾 24 小时后出现,因此医护人员应当高度警惕有过森林火灾接触史的人员。

救治伤员时首先要迅速撤离火线,临时到温度较低、空气较新鲜的空旷场地等待医护人员救治。医护人员应当迅速给予伤员吸入氧气,密切监测患者呼吸频率和末梢血氧饱和度,确保血氧饱和度在 95% 及以上。若患者出现呼吸频率增加、呼吸困难,警惕患者出现喉头水肿引起窒息。通常热力引起的气道损伤常伴有呼吸道水肿,医护人员需要果断进行气管插管避免喉头水肿引起的窒息。若喉头水肿明显无法顺利进行气管插管,则应紧急进行环甲膜切开术保证患者呼吸道通畅,并紧急护送伤员到具有高级生命支持的医疗机构进行救治。

维持血容量。伤员在火灾中通常体内会丢失大量水分而又未能及时补充。对呼吸相对平稳的伤员,可让其饮入1000ml的水,水中加入3g盐和50g糖。呼吸急促且低血压的伤员,应迅速建立静脉通道,并快速补充因在火灾高温作业环境中丢失的体液。静脉补液速度不宜过快,避免心脏负荷过大引起急性心功能衰竭后出现肺水肿,加重呼吸道症状。

(3)一氧化碳中毒的紧急处理:研究者将森林火灾烟雾中的化学成分进行研究发现,烟雾的普通成分主要是一氧化碳、碳和硅的微粒、醛类和苯类。暴露于醛类的人员会出现局部的皮肤或呼吸道的刺激症状,可以作为危险信号从而避免与之接触,但暴露在无味、无色的一氧化碳气体中并没有任何的预警信号,因此增加了一氧化碳中毒的危险性和不可预测性。一氧化碳能够和氧气竞争血红蛋白,造成组织缺氧,尤其是对中枢神经系统的影响更为重要。患者嘴唇、黏膜可呈现"樱桃红色"、出现头痛、头晕、乏力、恶心、呕吐、呼吸短促甚至意识昏迷等症状。

迅速撤离火灾现场。当怀疑伤员出现一氧化碳中毒时,应当迅速将伤员送离火灾现场,到空气清新的空旷环境中。有条件的应给予高浓度氧吸入,氧流量控制在5~10L/min,保持呼吸道通畅。迅速转运伤员到具有高压氧治疗的医疗机构进行高压氧治疗,并对症支持处理脑水肿、肺水肿。此外医护人员应当警惕急性一氧化碳中毒迟发脑病,该病指部分急性一氧化碳中毒患者处于昏迷苏醒后,意识可恢复正常,但经2~30天的假性治愈期后又出现神经精神症状。

(4)热相关性疾病的紧急处理:所有暴露在森林火灾现场的人员发生热相关性疾病的危险急剧增加,引起中暑、射热病、横纹肌溶解、电解质紊乱、热衰竭、热休克等。这主要是因为森林火灾中高温、高热辐射环境大量消耗人员的体力和体液,人员通常无法得到与体力消耗等同量的液体的补充,容易因为脱水量大引起低血容量休克、热衰竭、热休克。伤员多表现为疲劳、眩晕、虚弱、恶心、呕吐、头疼、肌肉抽搐、注意力不集中,这都影响伤员的判断力,可能会因判断失误而引起更重的损伤。最初体温可以不升高或升高不明显,但随着中枢神经系统的损伤加重,体温会逐渐升高,身体所有的体温调节机制全部失效,体温上升到极为危险的水平,甚至引起多器官功能衰竭。

对于怀疑发生热衰竭的患者,应当迅速撤离火线到温度较低的空旷区域。应当脱去伤员的隔热防护服,让身体暴露在常温或相对低温下进行散热。可予以冷水浸湿毛巾擦拭身体进行降温。体温升高的伤员在救护运输过程中应当予以物理降温,可用双氯芬酸钠、赖氨匹林等药物进行降温,如无药物降温或冰袋降温条件的可紧急使用酒精皮肤擦拭,在送到具有高级生命支持的医疗机构后应与医生交代已执行的降温处理措施。

症状较轻的伤员可嘱咐其饮入1000ml的水,水中加入3g盐和50g糖,如有条件可再加入碳酸氢钠1.5g。严重者需要建立静脉输液通道并大量补液。对于体温持续升高,且肌肉酸痛、肿胀及无尿的伤员应怀疑有横纹肌溶解,除了大量补液还需要碱化血液,可通过静脉滴注5%碳酸氢钠注射液,避免急性肾衰竭和高钾血症引起心脏骤停。

症状较轻的伤员可送至二级救治中心进行治疗和观察,症状较重者应直接送至具有高级生命支持的三级救治医疗机构,而不应分级护送而耽误和加重病情。

(5)其他类型损伤的处理:森林环境十分复杂,火灾时居民、游客及消防灭火人员在这复杂环境中极易受到不同程度和不同类型的损伤。如因为倒下的树木、掉落的物体直接撞击居民、游客或救护、消防人员的头部、胸部、腹部或四肢,引起直接撞击损伤,可能引起头部外伤、全身多处骨折及大出血等。

四肢大出血的伤员应当采用止血带加压止血,并记录采用止血带的具体时间。若无止血带,可临时使用绳子或布巾捆扎出血的肢体近端以减少出血量。

救护人员怀疑伤员出现骨折时,查体明确发现有骨擦感和骨擦音后,应当减少对伤员的反复检查,以免加重骨折带来的剧烈疼痛和增加出血量。采用夹板进行固定患肢,减少不必要活动来减轻疼痛,若无夹板工具,可临时寻找合适的树枝当夹板使用进行固定。怀疑股骨干骨折、骨盆骨折的伤员,建立静脉通道并予以静脉输液,密切监测血压变化的情况。怀疑脊柱骨折的伤员,尽量固定伤员整个上身并减少搬运的次数,搬运时不可弯曲脊柱。应警惕上颈椎骨折的伤员及头部外伤的患者有呼吸、心搏骤停的风险,均应临时固定后迅速送往具有高级生命支持的医疗机构。

（6）受伤后的人员的后期康复也至关重要:在国内伤员的后期康复治疗往往被忽视,是国内目前的弱项。通常国内的救援只重视紧急救援,导致伤员致残率增高,降低生活质量,增加社会不稳定性和社会压力。因此建立完善的伤后康复治疗体系进行康复治疗也非常重要,伤员应接受全程、足量、合理、专业的康复训练,逐渐恢复伤前生活状态。另外,对伤员进行心理辅导也是后期康复不可缺失的重要环节之一。对每一位经历森林火灾的人员来说都是一种沉重的心理压力,尤其是面对森林大火直面扑救而受伤工作人员来说心理负担更为严重,心理辅导能够让伤员走出火灾的阴影,重新回归到生活和工作中,对伤员的预后起到至关重要的作用。

5. 森林火灾救援的特点

（1）森林火灾救援难度大、范围广:由于森林火灾突发性强、破坏性大、灾难面积广、伤员数量多、伤员病情重且伴有多处损伤,森林火灾的救援工作难度相当大。火灾中需要救援的对象不是传统临床医学面临的个体,而是一个范围广的"面"。这种情况下,有限的医疗资源需要面对大量需紧急救护的人群,当地的医疗机构往往无法单独承担这样的医疗任务,而外来的医疗人员和医疗设施也是有限的;此外多发伤伤员较多,病情紧急,涉及内科、外科、妇产科、儿科及各种专科,医护人员需要较为全面的救援知识以应对紧急情况,整体的救援难度非常艰辛。

（2）救援采用分级救治原则:目前在森林灾难救援中实施三级救治,即一级现场救治,二级早期救治,三级专科救治,即把伤员的整个急救过程从时间到空间上分开。外来的医疗力量应当更具当地救援体系合理分配到不同级别的救治过程中。

1）现场救治:是指第一时间通过陆路、空运将移动医疗人员及设备运送到现场,搭建临时移动救援中心,相当于将医院的手术室和危重病抢救单位设置在前线,这样可以极大的降低死亡率和伤残率。

2）早期救治:指距离森林火灾现场较近的,可以在短时间内到达的原有的医疗机构,实行紧急治疗,如:开颅减压、气管切开、呼吸机辅助呼吸、胸腔闭式引流术、抗休克、手术止血、清创缝合等。对于轻伤员及暂时不宜护送的危重患者进行留观治疗。在某些地区,可根据当地现实情况将现场救治和早期救治合并。

3）专科救治:指的是距离森林火灾灾区较远的、设置在安全地带的大型三甲医院,进行确定性治疗直至痊愈出院和伤后康复训练治疗。

（3）采用检伤分类方式进行救治:发生森林火灾后,往往面临大量的、伤情不一的、需要进行不同处理的伤员,面对有限的医疗资源、有限的救治时间,救援人员就必须对伤员进行分类,区分轻重缓急患者,并确定救治和后送的先后顺序,合理的分配医疗资源,提高救治效率和质量。①通常在进行现场救治时进行现场分类,也是初次检伤分类,将具有威胁生命安全的急诊患者检出,并迅速进行维持生命的救治。②再进行复检,对伤员进行进一步评估,诊治伤员可能存在的较重的损伤。根据救治需要,确定哪些是需要进行紧急手术、哪些需要进行专科手术、哪些需要留观,在确定伤情后根据具体情况送至二级和三级救治单位

6. 森林火灾的救援注意事项

（1）加强森林火灾的预防工作:森林火灾对生态和人类的威胁之大,应当加强预防工作,尽量减少森林火灾的发生率。需要大力开展宣传教育,提高国民的防火意识,做到安全用火。并加大执法力度,加强法制管理。建立对象的防火措施,如营造阔叶树防火林带、修建防火隔离带,加强森林消防工作并建立防火监测系统,并安装避雷设施减少自然灾难引起的森林火灾。

（2）加强平时的救援培训:在美国、加拿大及澳大利亚等国家非常重视森林消防岗位人员的培训工作及救护人员的紧急抢救操作的培训。目前国内对森林消防的培训工作也非常重视,建立包括野外扑火人员和扑火指导员标准,定期进行轮训考核,制定岗位等制度。并要求每位灭火人员熟练掌握各项有关灭火工具及各种常用装备的使用。救护人员应当着力训练气管插管和气管切开术。针对森林火灾吸入性损伤发生率较高这一特点,应在平时训练中加强气管插管和气管切开训练,以便在紧急关头保住伤员生命。此外扑火消防

人员及医护人员均应当学会在森林火灾中的各种自救和互救技能,确保自己的生命安全。

（3）应当加强灾后伤员及工作人员的心理辅导:面对来势凶猛的森林火灾对生命的威胁及伤痛,受伤人员及参加救援的工作人员或多或少存在一定的心理负担。应当对经历森林火灾的人员进行心理辅导,让他们能够恢复正常的日常生活中,并能更好的投入到工作中,为下一次的森林火灾做好准备。

（4）设立专门的卫勤保障部:灭火作战人员往往分布在几十甚至上百公里的火灾现场里,需要在火线人员后方5km处交叉设置多个临时的卫勤保障点,并随着消防灭火人员移动进行相应的位置调整。通常临时保障点以救护车为基本单位,配备专业的医护人员、各种紧急救援药品和器材,必要时可到火线上进行救援工作,并由指挥中心补充临时保障点。此外还需配备完善的医疗后送体系,将需要进一步处理的伤员送至距离灾区较近可进行手术的医疗机构甚至到具有专科救治水平的医疗机构,做好前接后送流程,高效地实施救援。

（方跃 陈锋 曾红科 黄培培 张劲松 温妙云 刘禹庚 朱海燕）

第七节 其他灾难事件的医学救援

一、踩踏事件

（一）灾难概述与特点

随着我国经济、政治、文化水平的不断提高,各种大型群体性活动也越来越多,大型群体性活动中一旦发生突发事故,将会导致重大的经济损失和人员伤亡,其中最典型的是踩踏事件,踩踏事件是大型公共聚集场所的主要人为灾难之一,我国城市各种公共场所聚集的人群规模越来越大,但凡重大节假日,公共场所人群聚集,群体性拥挤踩踏事件极易发生,踩踏事件的场面难以控制,甚至会呈现多米诺骨牌现象。群体性踩踏事件所带来的后果是破坏性的,其造成的社会负面影响难以估计,必然影响正常的社会生活秩序。

2014年12月31日23时35分许,正值跨年夜活动,因很多游客市民聚集在上海外滩迎接新年,上海市黄浦区外滩陈毅广场东南角通往黄浦江观景平台的人行通道阶梯处底部有人失衡跌倒,继而引发多人摔倒、叠压,致使拥挤踩踏事件发生,造成36人死亡,49人受伤(图3-7-1)。这一触目惊心的事件并不是个例,世界各个国家均发生过严重的踩踏事故。根据国外媒体的统计,20世纪90年代以来,全世界共发生各种类型的恶性踩踏事件约60起,最悲惨的踩踏事故发生在1990年的麦加,1426名朝觐者被踩死或窒息而死。2010年7月,德国在举行"爱的大游行"电子音乐狂欢节时发生踩踏事件,事件造成19人死亡,342人受伤。我国自2000年以来至少发生了15起踩踏事件,至少有140人在事件中丧生,310人受伤。

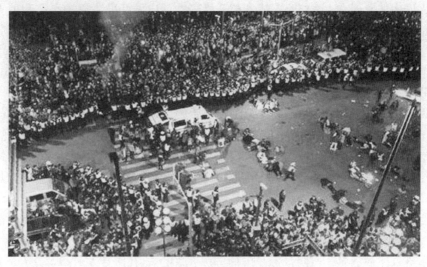

图 3-7-1 上海踩踏事件

踏踏事件是指大量人流在拥挤空间活动时，由于某种因素发生秩序混乱，导致人群互相推挤造成行走或站立不稳而跌倒未能及时爬起，被踩在脚下或压在身下，无法活动，引起伤亡。轻者出现局部充血、骨折等现象，重者可能由于机械窒息而导致死亡。从各国的踩踏事件案例来看，踩踏事件多发生在校园、宗教场所、体育场所和公共集会场所，每次事件都可造成大量人员伤亡，事件发生的诱因除了场地的客观原因外，也有组织者的管理问题，还有人为或自然等诱发因素。总之，人群密度大，产生群集现象是踩踏事件发生的直接原因，恐慌心理的出现和扩散是造成大量伤亡的心理方面原因，公共场所的硬件设施设计不合理是踩踏事件的客观原因，公共活动应急准备不足时踩踏事件的管理原因，公共安全素质有待提高是踩踏事件发生的根本原因。踩踏事件一旦发生，现场信息交流难度极大，救援工作开展困难，老人、女性及儿童伤亡率高。

以 2014 年上海踩踏事件为例，事发地点位于陈毅广场东南角通往黄浦江观景平台的上下人行通道阶梯处。阶梯自上而下分为两组共 17 级，两组阶梯间距 2.3m，阶梯两侧有不锈钢条状扶手。阶梯宽度 6.2m，最高处距地面高度 3.5m，纵深 8.4m。事发诱因为新年倒计时活动人员流量激增，2014 年 12 月 31 日晚 20 时起，外滩风景区人员进多出少，大量市民游客涌向外滩观景平台，呈现人员逐步聚集态势。据综合监测显示事发当晚外滩风景区的人员流量，20 时至 21 时约 12 万人，21 时至 22 时约 16 万人，22 时至 23 时约 24 万人，23 时至事件发生时约 31 万人。23 时 23 分至 33 分，上下人流不断对冲后在阶梯中间形成僵持，继而形成"浪涌"。23 时 35 分，僵持人流向下的压力陡增，造成阶梯底部有人失衡跌倒，继而引发多人摔倒、叠压，致使拥挤踩踏事件发生。该案例直接的诱发因素是陈毅广场和观景台上的人群密度过高，人群形成严重拥挤对冲，当观景台和陈毅广场上的两群对冲人流把人群拱起到一个极限的时候，一些身形较弱小的人或是弯腰捡东西的人首先被挤倒，人群就如多米诺骨牌般倒下，踩踏开始蔓延。

踩踏事件致伤因素为撞击、挤压、碾挫、烧伤、烫伤，这些致伤因素可发生在一个伤者身上。伤情特点为伤情比较严重，致残率及死亡率较高，反复踩踏，伤情不断加重。在强大外力作用下，伤情的严重程度与受到踩踏的部位紧密有关，多表现为身体的四肢、胸部或头面部等部位的挤压伤。四肢受到踩踏时挫伤、骨折、皮下血肿较为常见，胸部受到踩踏时，可发生肋骨骨折、血气胸、心肺挫伤乃至创伤性窒息、心搏呼吸骤停。头面部受到踩踏时，可造成眼部、耳部、鼻部损伤导致视力减退、耳聋等。

以 2014 年上海外滩踩踏事件为例，伤患多为骨折、胸部挤压伤和软组织挫伤，而罹难患者的致死原因多为创伤性窒息。

（二）踩踏事件的逃生与救生技术

当踩踏事件无法避免时，当事人该如何保护自己，从而将伤害降到最低呢？

1. 首先，参加集会的个人要时刻清楚自己所在的位置，熟记撤离通道和出口，如有可能尽量靠近疏散通道和出口。

2. 在拥挤的人群中如发现有人情绪不对或人群开始骚动就应做好准备保护自己和他人，避免被绊倒避免自己成为踩踏事件的诱发因素。如发觉拥挤的人群向自己行走的方向涌来，应马上避到一边，不要奔跑，以免摔倒。如旁边有商店、咖啡馆等可以暂时躲避的地方，可以暂时躲避一时。

3. 切记不要逆着人流前行，若身不由己陷入人群中，一定要稳住双脚，避免站在玻璃旁边，避免身体前倾或低重心，即便鞋子被踩掉也不要贸然弯腰。

4. 在拥挤的人群中，可采取左手握拳，右手握住左手手腕，双肘撑开平放胸前，形成一定空间保证自身呼吸。如有可能尽量抓住一样坚固牢靠的东西，如路灯柱等，待人潮涌过迅速而镇静地离开现场。

5. 如不慎倒地，应尽最大努力尽快站起，如无法站起要设法靠近墙壁，面向墙壁，身体蜷缩如婴儿般，双手在颈后、后脑紧扣，双臂夹在头部两侧，双膝尽量前屈，护住胸腔和腹腔重要脏器，侧躺在地上，避免趴在地上或躺在地上。

6. 当发现自己前面有人突然摔倒，马上停下脚步，同时大声呼救告知后面的人不要向前靠近，如附近有孩童，将孩童抱起，保持镇静尽快离开现场。

7. 发现踩踏事件发生后应第一时间报警并拨打 120 求救电话，在医务人员和警务人员到达现场前，要抓紧时间用科学的方法开展自救和互救，保证自身安全是最重要的。

8. 当现场形势得到控制时,请现场有医学背景的人员共同参与救援,大声告知可自行行走的伤患尽快站起,站到指定区域等待救援。

9. 随后请无法行动的伤患挥舞肢体,首先检查不能行动也无法挥舞肢体的伤患,如发现呼吸、心搏骤停则立即施行 CPR,如伤患生命体征不稳定急需救援,则采取相应措施,如存在大动脉活动性出血,立即控制出血等,随后再检查无法行动但可挥舞肢体的伤患,如存在威胁生命体征稳定的问题则立即采取相应措施,如生命体征稳定可延迟处理可等待救援人员的到来或等处理完其他伤患后再做处理,最后检查可自行走动的伤患,具体的检伤分类方法参见灾难生命支持课程 SALT 检伤分类法,本文随后将做介绍。

踩踏事件重在预防,平时注重宣传:①不在楼梯或狭窄通道嬉戏打闹;②人多的时候不拥挤、不起哄、不制造紧张或恐慌气氛。③同时完善踩踏事件的法律体系,普及踩踏事件预防预警知识和技能,开展多样化安全教育,提高全社会安全素养。④在大型群众性活动前制定切实可行的应急预案,做好人流量监测预警工作,及时进行现场限流、引流工作,确保现场秩序井然,避免骚动,一旦出现突发意外情况,组织人群按照预案进行快速疏散,采取果断有力的措施,有效控制事态扩大和发展。⑤做好现场指示及信息发布工作,做足实时风险评估工作。⑥要想防止拥挤踩踏事件的发生,最重要的就是控制集会人数,有数据显示当每平方米人数大于 3 个时即可能发生踩踏事件,因此对购票才能入场的集会,通过售票控制人数,对自由参加的集会可通过交通管制控制人数,根据活动现场的大小和集会人数预留一个或数个疏散区域,如是夜间集会,现场应配备充足的照明设备,活动现场应布置醒目的导游图标,任何集会都应设置一条应急通道,并确保该通道时刻畅通。

(三) 踩踏事件的紧急救援及注意事项

当发生踩踏事件时个人要保持镇静,不要惊慌失措,应向周围大声呼救,请求支援。利用各种通讯手段紧急呼救,并及时反馈现场方位、伤员数量、伤情程度、处理情况等信息。未受伤者应设法维护好现场秩序,为及时救治伤员创造一个合适的环境。应注意踩踏事件中的伤员有可能多处或反复遭受严重踩踏、挤压,伤情可能较为复杂。踩踏事件现场伤员可能是一个或多个,同一个伤员可能同时有多处受伤,现场救护要分清主次和轻重缓急。

建议踩踏事件的救援采取 SALT 检伤分类法,SALT 检伤分类法是 Sort-Assess-lifesaving interventions-Treatment/transport 的简称,是检伤分类程序中的核心步骤。SALT 检伤分类方法通过简单的指令对伤亡人员进行分级,随后单独评估每一分级内的伤患,同时采取必要的救援措施和/或转运。SALT 检伤分类方法完全符合大规模人员伤亡事件分诊的核心要求,最近在美国被确定为大规模人员伤亡事件的检伤分类标准。一旦踩踏灾难现场安全,救援人员第一时间到达时即可使用 SALT 方法对各个年龄段和各种类型的伤患进行快速分诊和评估。SALT 检伤分类法优化了生存率,且易于掌握和记忆。

使用 SALT 法可通过自我评估先对伤患进行总体分类,首先可让伤员步行到指定区域,救援人员可通过广播通知伤患:"如果你需要帮助,请到某处"。这些可步行到达指定地点的伤患通常病情较轻,无需处理情况,这些伤患通常满足以下标准:完整的气道、自主呼吸和循环(如可步行离开现场,不太可能有严重的呼吸困难和低血压)和正常的精神状态(可服从指令)。对于未能到达指定地点的伤患,可要求他们挥手示意(或服从一个指令)或者观察他们有意识的行动(如自由行动或自救行为),救援人员可通过广播告知伤员:"如果你需要帮助,请挥动手或脚示意"。此时应对依然没有指令性动作的伤患立即进行评估,如存在威胁生命的状况(如大出血),应立即进行干预,其次评估有指令性动作的伤患,最后则是可自行走到指定地点的伤患。

SALT 法在完成总体分类后需进行个体评估(图 3-7-2)。存在以下情况时,需要对伤患(无法自行行走至指定地点、无法挥手示意或有明显生命危险)进行快速急救干预:可立即实施抢救措施、干预后可明显提高存活率、无须救援人员随时观察、在救援人员观察范围内、只需要现有设备支持。急救干预的措施包括以下几种情况:开放气道,如考虑为张力性气胸,进行穿刺减压,采用加压包扎或止血带控制动脉大出血。经过适当的急救干预后应按检伤分类原则进行分类、治疗或转运。

SALT 检伤分类法将伤患分为五类:亟须抢救者(红色)、可延迟处理者(黄色)、轻微伤者(绿色)、姑息治疗者(灰色)、死亡者(黑色)。

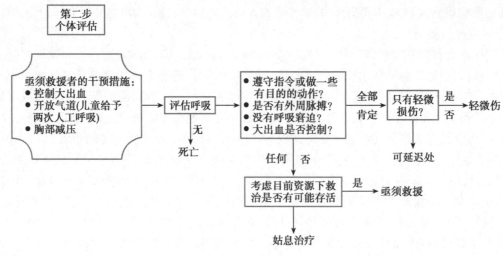

图 3-7-2　SALT 检伤分类

　　亟须抢救伤患是检伤分类中优先处理级别最高的伤患,这些伤患通常存在威胁生命的情况,需要立即进行医疗干预才可能存活,而通过紧急处理,这些伤员的存活率较高。可延迟处理伤患需要医学干预,但是相对于亟须抢救伤患而言不那么紧迫,这些伤患可以接受短时间延迟处理,而不会明显影响生存率。轻微伤患病情较轻,即使没有医疗干预也可存活,总体而言这些伤员存活率最高,可最后接受医疗处理。姑息治疗伤患在现有医疗资源下存活率很低,如可用资源增多,这些伤患很可能被分配到亟须抢救者组,同样的,如缺少相关资源或技术,亟须抢救者类也可能重新分至姑息治疗者类。因此,检伤分类是一个动态的过程,重新评估至关重要。死亡伤患无生命迹象,在医疗资源十分充足的情况下可尝试基础生命支持,通常疗效甚微。

　　踩踏事件本身可造成极度恐慌,伤患即便伤情稳定,踩踏事件造成的心理阴影仍可持续存在。面对突如其来的灾难,人在没有任何心理准备的情况下遭受打击,目睹死亡和毁灭,会造成焦虑、紧张、恐惧等急性心理创伤,甚至留下无法弥补的长久心理伤害。失去亲人、家庭破碎的巨大痛苦可引发精神失常,因此事件早期的心理救援十分重要。良好的专业精神心理疏导对防治灾后的并发症、事件的后续处理帮助极大。事件发生后及时进行心理援助,可以帮助事件亲历者面对和走出可能的心理阴影。同时救援人员的心理疏导也不能忽视,满目疮痍的事件现场可能会带给他们极大的心理压力。

二、交通事故的医学救援

　　交通事故是伴随着现代道路交通工具的使用而出现的一种意外创伤,尤其是汽车的广泛使用,交通事故已成为人类现代文明的"公害",据世卫组织发布的《道路安全全球现状报告 2015》:2013 年全球有 125 万人死于交通事故,平均每 25 秒钟死亡 1 人。随着我国经济的发展,我国也将成为"车轮"上的国家。

　　(一) 交通事故的概述与特点

　　1. 交通事故伤的概念　　交通事故灾难包括道路、铁路、航运和海运等交通工具上发生的人身灾难。特别是随着道路交通工具的普及,道路交通事故伤更加频繁。

　　近二十年来,随着我国机动车数量的急剧增加,交通事故伤呈倍数增长,已成为严重影响经济发展,社会稳定和人民健康的重要因素。

　　2. 交通事故伤的急救医学　　交通事故伤的救治链包括院前急救、急诊科救治、专科救治三个紧密相连的环节。在西方发达国家,已建立起完善的急救网络,充足的应急设备,人员训练有素,有力地保障了救援的实施和救治的效果,而目前我国上述条件还在不断完善中。

　　3. 交通事故伤的伤亡特点　　交通事故伤是严重的创伤,累及多部位和多个器官,容易漏诊误诊,早期死亡率高,文献统计表明:伤后 30 分钟是急救的黄金时间,近期的研究表明严重创伤病人的死亡有 3 个高峰期:

　　第一个死亡高峰期是在创伤后数秒至数十分钟内。早期死亡原因主要是特重型颅脑损伤严重脑干损伤,高颈段脊髓损伤,心脏、主动脉或其他大血管破裂出血等。由于伤情严重,时间紧迫,无法得到有效救治,大部分伤者死于交通事故现场。

第二个死亡高峰是在严重创伤后数十分钟到数小时内。死亡原因多是严重脑挫裂伤、硬膜下血肿、血气胸、肝脾破裂、骨盆骨折损伤大血管休克等。如果伤者能得到有效救治,其死亡率会大大下降。

第三个死亡高峰是创伤后数日至数周内。此类死亡原因多是各类并发症引起,如严重肺部感染、应激性溃疡、脓毒血症及多脏器功能衰竭等。

(二) 交通事故伤的医学救援

交通事故伤害已经是现代社会危害极大的公共危害,也是 40 岁以下人群的首位死因。全球每年约有 120 万人死于交通事故,我国统计每年因交通事故死亡约 10 万人。因此,如何快速、有效、准确地判断和处置伤情,及时安全地转运病人是医学救援需要解决的问题。

1. 国内医学救护模式 现场救护是交通事故伤医疗救护体系中最重要的一环。国内普遍模式是首先在事故现场对伤病员进行伤情判断和简单处理后使用交通运输工具(救护车,救援飞机,医疗救护船等)将伤病员送达急诊中心,在急诊中心进一步检查治疗后,转往专科治疗或重症监护室加强治疗,这是目前国内医疗机构普遍应用的救护模式:院外急救-院内急诊-专科或重症加强监护室。这一模式涉及不同的部门,到达急诊后,以多科会诊,分科救治为主,这类救治模式片面强调了各自的专业特点,忽视创伤患者的整体情况,常常缺乏有效的统一和协调,存在延误创伤救治的黄金时间,在发生重大灾难事故时这一模式更加暴露出协调不足的缺陷。

创伤的一体化救治仅在国内个别医疗中心运行,这类救治模式明显降低了死亡率和致残率,是一种更好地救治模式。

2. 交通事故伤医学救援 交通事故伤的现场救护需要时效性,要迅速安全地转运病人,同时也需要现场的救护,其遵循的原则如下:①抢救顺序:先救命,后治伤;②先抢救危重伤员,后治轻伤员;③先救活人后处置遗体。

(1) 院外急救:交通事故伤时,由于伤情严重,院前死亡的伤员占全部死亡的 60% ~ 80%,死亡原因主要是颅脑严重创伤,窒息,大出血及腹部脏器的损伤。因此,交通事故伤应重视现场救治,使伤员脱离危险状态后,应尽快转运或给予更高级生命支持。

1) 迅速脱离危险环境:搜索到事故现场伤员后,要迅速脱离危险环境至安全地带,同时也要注意救护者自身安全。

2) 保持气道通畅:对呼吸困难或呼吸道异物梗阻伤员要立即通畅气道。方法是抬头压颌法使后坠的舌根上台,若有分泌物,凝血块等异物梗阻要及时清理干净。

3) 心肺复苏:对于呼吸心搏骤停伤员要立即行 CPR。

4) 迅速止血:交通事故伤害中出血是早期死亡的首要因素,必须立即在现场有效止血。方法包括加压止血、填充止血、止血带止血法等,其中使用止血带要记录起始时间并注意避免神经损伤。

5) 伤口的保护:主要指伤口的包扎,包扎材料有干净的毛巾、衣服、纱布、绷带等。腹部伤口外露的肠管组织等需先用碗样器物保护后包扎,外露的骨折断端不能还纳,大面积烧烫伤伤员需用三角巾或清洁床单保护后转运。

6) 骨折的固定:固定好骨折的断端可以起到减轻疼痛,防止休克的目的,也更有利于转运伤员。可以使用现成的夹板或就地取材作为固定的支具。

7) 伤员的搬运:在搬运过程中,重点是保持呼吸通畅,对颈椎腰椎要加以重视,需专人固定后再行搬运,搬运人员需要协调一致,避免医源性损伤的发生。

(2) 伤员的转运和分流:特大交通事故伤害时有发生,有较多人员伤害时需要合理安排解决伤员的转运和分流问题。目前,国内大多数采用救护车转运,极少数采用救援飞机转运。

1) 伤员分流和转运原则:特大交通事故导致大批人员受伤时,首先需要对伤情做出准确的判断,依据伤情和就近救治的原则,确定哪些重伤员需要即刻转往附近的有创伤救治能力的三甲医院或创伤救治中心;轻、中等程度的伤员转运就近的二级医院或区域中心医院,轻微伤伤员仅需在现场做简单处置。

伤员分类标准如下:①伤情危重的伤员:包括急性呼吸循环衰竭、严重内外伤出血、严重脏器损伤(肝、脾破裂,肺损伤等)、严重颅脑损伤、严重颌面部及颈部损伤、面积超过 20% 的烧(烫)伤、严重创伤性休克、经过心肺复苏后的患者。这类危重症患者在经现场救治后伤情基本若稳定,或其危急情况得到有效缓解,需要尽快转运到附近的三级综合医院或创伤救治中心进行监护治疗或手术治疗。②暂时无危及生命,伤情比较轻的伤员:如各种轻、中度创伤不伴有休克、生命体征平稳的伤员,如单纯肢体骨折、轻度脏器损伤及已经充分止血的软组织伤等。这类伤员可不必立即后送,可在第一类危重伤员转运完后再安排运送。这些伤势较轻或中等程度损伤伤员可运送到二级医院进行外科处理。③轻微伤伤员:可在事故现场处理。

2)分流和后送原则:伤员经现场检伤分类及初步应急处理后,若伤情稳定后,需有计划地向就近的三级综合医院或区域创伤救治中心运送。伤员分流后送人数及接受医院需急救医疗指挥中心及相关部门协调后确定,具体分流原则如下:①需要接受决定性救命手术治疗或专科治疗的重症伤员转送到交通事故附近的三级医院或创伤救治中心。②需要接受一般外科手术或监护治疗的轻度及中等程度受伤的伤员可分流转送到附近二级医院或区域创伤救治中心。

3)伤员运送:当交通事故伤害发生在城区或郊区,伤员较少时,一般是采用救护车运送。当交通事故伤发生在远离城市的区域或山区时,受伤人员伤情较重时,可考虑直升机运送。

伤员运送原则如下:①依据先重后轻的原则,分批、迅速、安全的运送伤员。②转运前需再次对送伤员进行检伤分类。对有活动性大出血或转运途中有可能出现生命危险的伤员,先就地抢救,待伤情平稳后再决定转送,或在转运途中要加强观察。③在转运途中医护人员必须严密观察伤情变化。④在转运过程中要正确搬运,避免造成医源性二次伤害,在搬运重症伤员时要使用监护设备,时刻监护病情的变化。⑤做好病人基本情况的登记和医疗护理记录,认真做好伤情交接工作。⑥当有活动性出血、休克未得到有效纠正、骨折未固定、呼吸道梗阻未解除等情况时不宜盲目转运伤员。

(3)急诊室急救:车祸伤救治病人进入急诊室后要立即进行初期复苏,标准化的流程:①保持呼吸道通畅,早期给氧提高组织血氧含量,改善机体缺氧状态。②立即止血(加压包扎、止血带止血及手术止血)。③开放静脉通道,快速扩容,留取血标本,交叉配血等。④常规监测心率,血压,呼吸体温等,及时发现异常改变。⑤全面检查,评估伤情。⑥决定是否需要立即救命手术的紧急情况,如血气胸、肝脾破裂、脑疝等紧急情况。

(4)重症监护治疗:维持重要脏器功能,减少脏器并发症的发生是救治的重要保证。多发伤患者由于创伤后应激反应,休克和感染等导致脏器并发症等将直接威胁患者的生命,救治重点在于早期防治脏器的并发症,应对呼吸、循环、肝肾等心肺等进行连续的全面监测,重点纠正缺氧情况,确保呼吸通畅,抗休克治疗。利用综合手段提高多发伤患者的救治成功率。

(5)专科治疗:专科治疗的重点是对患者实施确定性的救命手术,包括实质脏器的修补或切除、空腔脏器的修补等。

（三）交通事故的救援特点

1. 容易导致交通堵塞,甚至引发二次道路交通事故。发生在交通枢纽的道路交通事故,特别是在高速公路、桥梁(如果桥梁上的车辆过多使其超出承重量很有可能引起桥梁的倒塌)、隧道的车辆流量大,事故后其他车辆无法改向行驶造成车辆交通严重阻塞,救援车辆无法通行,增大了救援压力。在道路交通事故中,发生在十字路口的事故比较常见,多为车辆在行使过程中驾驶员因交通法规意识淡薄而没有按照交通指示灯行驶、在一些没有设立红绿灯的新道路交界处超速行驶,这种情况经常造成群死群伤恶性道路交通事故,从而导致严重的交通堵塞。特别是雨天和雾天发生道路交通事故后,如果警戒措施不到位,就往往容易引发二次道路交通事故,甚至在救援中发生救援人员自身的安全事故。

2. 容易导致发生次生事故或灾难。汽车相撞所造成的道路交通事故,常伴有火灾事故发生,大多表现为车辆在相撞时将油箱损坏,致使燃油泄漏遇火源后着火。同时,车辆本身装载有易燃易爆的油品甚至化学危险物品,一旦发生道路交通事故,可能导致大量的有毒物体外泄,造成更大的人员伤亡,并严重污染生态环境。

3. 伤者的营救难度大,营救时间紧迫。在道路交通事故中,往往是交警部门先接到报警并到现场处理,在无法营救伤者的情况下才会通知消防等专业营救部门前往救援。可见,需要专业救援部门到场救援的道路交通事故都是救援难度大、对专业救援器材和救援技能依赖性强的事故,被困伤者伤势往往十分严重,伤者多处于受伤失血过多甚至昏迷的状态,需要紧急救援,如有迟缓就有导致伤者失去生存的可能。其次,被困在车辆内的伤者已经等待了一定时间,伤者已经将生存的期待寄托在救援人员身上。致使伤者看到救援人员到场后往往情绪激动,使救援行动受到的干扰大,增大了救援难度。但从发生道路交通事故后到救援人员出动到达现场,往往需要一段时间,如果道路交通事故引起交通堵塞,就会延误更多的时间,对视时间为生命的救援行动造成了最大的影响。

4. 实施救援时面临的周边环境往往比较恶劣。一是道路交通事故多发生在晚上,特别是发生在郊区的道路交通事故不易发现,同时往往发生事故的路段地形复杂,加上照明不足,大大增加了事故救援的难度。二是事故地点地形复杂多变,有的事故车辆侧翻滑进农田、山脚甚至水塘中。

(四) 交通事故的救援注意事项

1. 车祸发生后,应严格加强交通管理,必要时,应建议交通管理部门紧急关闭交通道路,特别是高速公路,防止其他车辆拥入相撞或严重堵塞交通。

2. 安抚被困人员的情绪。通常情况下,被困人员受伤后都是神志不清,生存渴望又很大,在现场往往会大呼大叫,大力挣扎,增加了伤者的体力消耗,增大了救援的难度,这时要对伤者进行细想安抚,稳定其情绪,使其配合救援工作。

3. 发生车祸的地点如靠近危险地域,应该对周围的地形进行勘察,察看是否有滑坡、地层下陷和高压线杆倒落等情况,并固定车体,以免造成车体滑落或翻车。

4. 个人防护。在处置有化学危险品泄漏的交通事故中,进入现场进行侦检和设立警戒区的人员,在没有弄清楚物质的名称、性质之前,必须进行高等级的防护;其他人员应根据侦检情况,确定相应的防护等级。

5. 对未受伤的或轻伤的乘客要集中管理,防止扰乱救护秩序;对闻讯赶至的受难者家属要派人做疏导和解释工作。

三、山体滑坡与泥石流的医学救援

(一) 山体滑坡与泥石流的灾难概述与特点

1. 山体滑坡和泥石流的特点 山体滑坡是最为常见的自然灾难之一,是一种广泛发生的地质事件(图3-7-3)。世界卫生组织(WHO)将山体滑坡定义为因自然现象或人为行动造成土石向坡下运动。广义的山体滑坡指,由于降雨、融雪、地震和火山喷发,所有发生在地面和海底,重力作用下的土石由高处向低处的运动,包括山体滑动,岩石崩落,雪崩,和泥石流。这种土石运动可以进一步分为干土运动和湿土运动。干土运动是指不涉及降雨和地表水作用的斜坡滑动和岩石崩落。湿土运动即指泥石流。泥石流是含有大量泥沙石块的特殊洪水流。具有突然性、流速快、流量大、物质容量大、破坏力强等特点。泥石流在

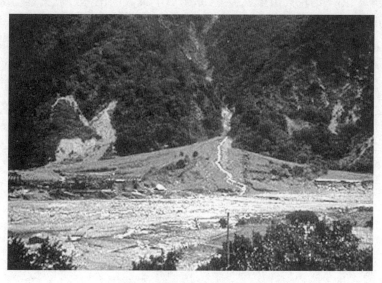

图 3-7-3 自然因素造成的山体滑坡

运动过程中还会沿途卷走树木、车辆、房屋和人,造成财产损失和人员伤亡。泥石流是一种黏性泥浆的流动,速度一般为 16m/s。

山体滑坡是一种混合型灾难,发生的原因分为自然因素和人为因素两个方面。自然因素是指在地理学特征上,某些地区因其特殊的地貌形态或地质结构容易产生山体滑坡,如陡峭的斜坡。另外,被河流、冰川、或海水侵蚀的山谷,结构松软、抵抗风化破坏能力较低的岩土,在水的作用下容易发生变化,发生山体滑坡的可能性较大。地震使山体变得破碎、松散,通常认为 4 级以上的地震就会引发山体滑坡。当出现暴雨和长时间强降雨时,雨水在斜坡上渗入到土体或岩石缝隙中,使土体或岩石的强度降低,易发生山体滑坡。

现代社会发展对土地的过度改造是造成山体滑坡的重要因素。在山体滑坡易发地区如山区、峡谷、沿海地区等建设居住点时,地基薄弱,开挖边坡过陡,堆土不当;建设道路或通信线路,铺埋地下管道时,山体爆破不当,都会增加斜坡的不稳定性,造成山体滑坡问题。过度砍伐森林,水土流失使土地沉降水平降低,增加了山体滑坡的风险,也可能导致山体滑坡(图 3-7-4)。

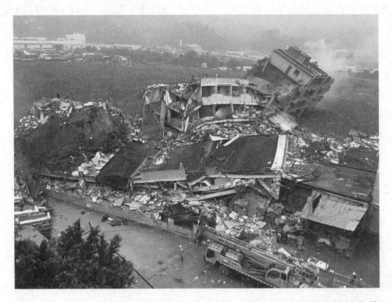

图 3-7-4 人为因素造成的滑坡事故(中国深圳 2015 年 12 月堆土垮塌事故)

2. 山体滑坡和泥石流事件概况 大型山体滑坡多数由地震或火山喷发引起。1980 年发生在美国华盛顿州南部的大型山体滑坡,由圣海伦火山爆发引发,是历史上最大的山体滑坡灾难。从世界范围来看,亚洲是受山体滑坡影响最严重的地区;美洲遭受的死亡最多,欧洲遭受的经济损失最大,平均每次山体滑坡造成的损失为 2300 万美元。灾难高发的环太平洋盆地,从 1990 年到 1999 年发生的自然灾难中,滑坡灾难是造成死亡的第二大原因,仅次于飓风灾难,是地震死亡人数的 4 倍,火山爆发死亡人数的 3 倍(图 3-7-5,表 3-7-1 ~表 3-7-3)。

表 3-7-1 1900—2016 年全球受灾人数前十位的泥石流

国家	时间	总受灾人数	国家	时间	总受灾人数
巴西	1966 年	4 000 000	阿富汗	2006 年	300 000
印度	1986 年	2 500 000	尼泊尔	2002 年	265 865
中国	2010 年	2 100 000	中国	2016 年	237 600
印度	1995 年	1 100 000	印度尼西亚	2003 年	229 548
秘鲁	1983 年	700 000	菲律宾	2003 年	217 988

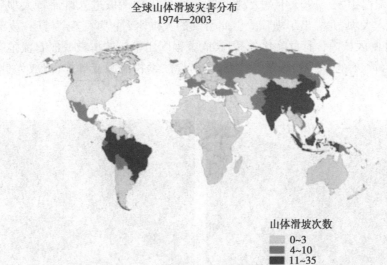

全球山体滑坡灾害分布
1974—2003

山体滑坡次数
- 0~3
- 4~10
- 11~35

图 3-7-5　1974—2003 年全球山体滑坡灾难分布

表 3-7-2　1900—2016 年全球经济损失前十位的泥石流

国家	时间	经济损失（万美元）	国家	时间	经济损失（万美元）
秘鲁	1983 年	98 880	瑞士	1999 年	68 500
中国	1998 年	89 000	意大利	1987 年	62 500
中国	2016 年	82 000	厄瓜多尔	1993 年	50 000
中国	2010 年	75 900	危地马拉	2010 年	50 000
意大利	1982 年	70 000	前苏联	1989 年	42 300

表 3-7-3　1900—2016 年全球死亡人数前十位的泥石流

国家	时间	死亡人数	国家	时间	死亡人数
前苏联	1949 年	12 000	菲律宾	2006 年	68 500
秘鲁	1941 年	5000	印度	1968 年	1000
洪都拉斯	1973 年	2800	哥伦比亚	1987 年	640
意大利	1963 年	1917	秘鲁	1971 年	600
中国	2010 年	1126	秘鲁	1973 年	500

　　我国是一个多山的国家,每年都有山体滑坡灾难发生。我国的泥石流灾难分布广泛、类型齐全、暴发频繁,危害严重。泥石流的暴发主要是受连续降雨、暴雨、尤其是特大暴雨等集中降雨的激发。因此,泥石流发生的时间规律是与集中降雨时间规律相一致的,具有明显的季节性。一般发生于多雨的夏秋季节。

　　3. 山体滑坡和泥石流的影响概述　山体滑坡和泥石流灾难的主要影响是造成经济损失和人员伤亡。由于山体滑坡和泥石流的活动强度不同,影响地区的人口密度和经济发展水平差异,在不同地区也有很大的差异。我国西部地区的山体滑坡和泥石流规模很大,但经济发展水平较低,所以危害以人员伤亡为主,尤其是西南山区。而东部地区经济较发达,灾难的规模或破坏面积一般较小,造成的人员伤亡数量也较少。经济损失主要是摧毁大量的城乡道路、建筑设施、水利工程,居民房屋、耕地,破坏电力、供水、交通、通信等基本服务。

　　山体滑坡也可以产生其他类型的灾难。例如 1998 年 7 月发生在巴布亚新几内亚的海啸,就是由海底滑坡、大规模坍塌和岩石塌落引发。1963 年意大利北部,巨大的山体滑坡进入维昂特大坝后面的水库,被山体冲击的水漫出水库,进入大坝,并溢出了坝顶。由此引发的大洪水,冲毁了多个村庄,数千人因此而丧生(图3-7-6)。如果泥石流冲刷区域内含有危险化学品,其危害程度比单一的滑坡或泥石流危害更为广泛和严重。因为危险化学品具有有毒、有害、易燃、易爆等特点,极易导致毒物泄漏或爆炸,造成人员伤害和环境污染的事故,破坏力大。

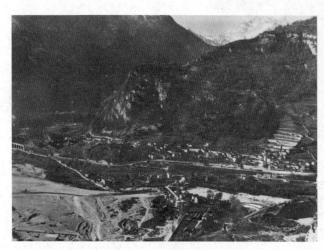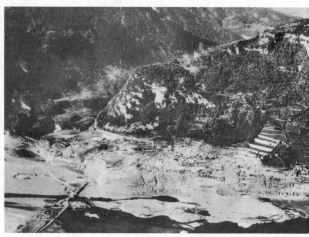

图 3-7-6 山体滑坡产生其他类型灾难(1963 年意大利北部维昂特大坝山体滑坡引发洪水前后对比图)

4. 山体滑坡和泥石流对公众健康影响 山体滑坡和泥石流对公众健康的影响力和影响面巨大,死亡率高,常导致重大公共卫生事件。近十年来,全国由于泥石流造成的人员死亡已近万人,平均每年达 928.15人。高死亡率与泥土、山石掩埋造成的外伤和窒息相关。泥土、山石和建筑物等的直接冲击,会给人体造成各种创伤、挤压伤、骨折等损伤;还可使人因掩埋或吸入泥浆水而发生呼吸道梗阻窒息,严重者如不及时抢救,会导致死亡。山体滑坡和泥石流摧毁和掩埋房屋,造成居民无家可归,受灾群众居住在临时搭建的帐篷内,卫生条件简陋,环境卫生无法保证,都存急性传染病暴发的风险。山体滑坡和泥石流灾难的幸存者可能出现短期和长期的精神障碍,主要是创伤后综合征和抑郁障碍,自杀倾向高。女性幸存者和缺少家庭支持的幸存者是精神疾病的高发人群。

(二) 山体滑坡与泥石流的逃生与救生技术

山体滑坡和泥石流的发生具有突然性,因此防灾减灾,平时做好准备,才能在灾难来临时及时逃生。在山地环境下,山体滑坡、泥石流现象虽然不可避免,但通过采取积极防御措施,滑坡、泥石流危害是可以减轻的。居住在山区的居民是最容易遭受灾难的群体,加强防灾减灾意识,提高自我保护能力和自救能力。应该避免在有山体滑坡风险的地区附近建造房屋,还应当修建防洪工程。监测、预警和疏散属于非结构性减灾,以降低灾难造成的死亡率。当地政府应定期检查房屋及山坡地表的变化,如检查房屋墙壁是否存在裂缝和裂纹、斜坡上的树木以及电线杆等是否出现倾斜、房屋附近的路面是否发生变形等。早期预警系统可根据气候、降水等信息,对山体滑坡发生进行预报,提前通知群众撤离。一些国家和地区通常使用警报器和紧急警报广播,向居民发出警报。

1. 认识山体滑坡的高危险区 曾发生过山体滑坡的区域(图 3-7-7);峡谷山口的扇形区(图 3-7-8),边坡的坡顶和坡脚,堆土坡的坡顶和坡脚(图 3-7-9)。

陡坡的坡顶和破脚,山坡地污水粪便处理系统等都是山体滑坡发生的高危险区。

2. 高危地区的居民应提高防范意识 对山体滑坡和泥石流多发地区的居民进行有关的科普教育,熟悉山体滑坡警告标识;了解所在地区的山体滑坡的风险,发生过山体滑坡的类型;熟悉住处周边地况,以便了解不同情况下面临的风险;观察住处附近斜坡排泄雨水的方式,尤其需要注意水流汇集的地方,加强自我保护意识和防御措施的指导,注意减少人为破坏生态环境的不良行为;保护植被,科学而合理地开发山区资源;建立新型的生态环境系统,抑制泥石流的发展。了解当地的应急预案和撤离计划,和家人一起制定撤离计划并

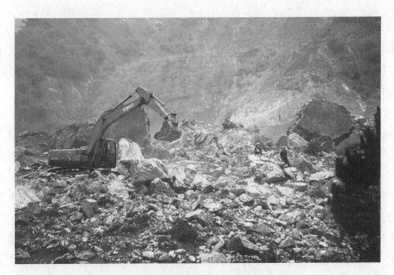

图 3-7-7 曾发生过山体滑坡的区域

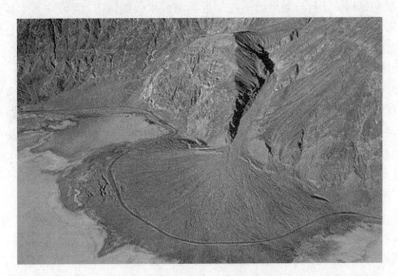

图 3-7-8 峡谷山口的扇形区

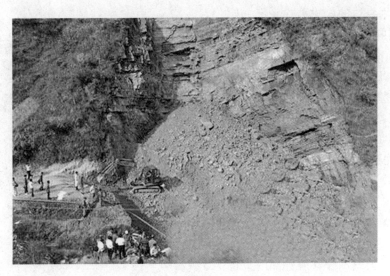

图 3-7-9 山坡的坡顶和坡脚

进行练习。

3. 装配并常备应急工具包 如果居住在山体滑坡和泥石流的高危地区,应该以家庭为单位准备好应急工具包。当发生山体滑坡和泥石流险情时,第一时间携带应急工具包立刻撤离。美国红十字会推荐的需准备的物资包括:水、食物、手电筒、电池或手摇供电收音机、备用电池、急救包、药品和医疗用品、多用途工具、卫生设备和个人卫生用品、私人文件副本(药品清单和相关用药信息、家庭住址证明、房产证明、身份证/护照、保险单)、手机和充电器、家庭和紧急联系方式、备用现金以及其他毁坏后不能重置的必需品。其中水按照每人每天 3L 的用量计算,食物应不易腐烂、容易烹饪。水、食物和药品至少储备 3 天的用量,因为救援人员会在灾难发生后立即赶赴现场,但是无法立即救助所有人。受灾居民可能在数小时或数天之后才能获得帮助。

4. 掌握山体滑坡和泥石流暴发的征兆 掌握山体滑坡和泥石流暴发前的特征,对于自救非常重要。对异常声响保持警觉,如树木折断的声音或岩石相互撞击的声音,可能预示岩石碎片在移动。如果发现地面、街道和车道出现裂缝并缓慢增大变宽,地面出现新的泉眼,楼板或阳台开始脱离建筑物主体,门或窗户首次出现卡住的情况,瓷砖、砖块或建筑物地基上出现新的裂缝,树木、电线杆出现倾斜都要及早采取转移等避险措施。泥石流往往发生在特定的沟谷中,一般上游像漏斗、饭勺、树叶,中游深且窄,下游则较为开阔,沟谷上、下游相对高差一般在 300m 以上。如果居住在邻近溪流或水渠的地方,应该注意水流情况,警惕任何流水水位的突然上升、下降或断流,尤其注意水质是否突然由清变浊。这些变化可能表明上游有泥石流活动,应该迅速撤离。当听到山沟内有轰鸣声,应该马上意识到泥石流就要到来,并立即采取逃生措施。如果上游存在山塘水库或地下水丰富,在遇到连续强降雨天气时,更易爆发泥石流。

5. 山体滑坡和泥石流期间 长时期的降水和潮湿天气之后的强降雨期间,如果正处于滑坡和泥石流发生的区域,应该时刻保持警惕和清醒,因为许多人都是在睡觉的时候被夺去生命的。如果有收音机,注意收听天气预报,并格外关注强降雨警报。如果在行车时遇到山体滑坡或泥石流,最好掉头找一条较为安全的路线行驶。如果必须经过,应当警惕路上随时可能出现的各种危险,如掉落的石块、树干等。要随时查看清楚前方道路的路面有没有裂开,小心道路突然塌陷发生危险。也不要在刚刚发生滑坡后便通过此地区。千万不要在没有探明情况的前提下就驱车通过。

遭遇山体滑坡时,应迅速撤离到安全地点。安全地点应选择在滑坡两侧边界外围,千万不能选择滑坡的上坡或下坡作为避难场地。在确保安全的情况下,离原居住处越近越好,交通、水、电越方便越好。要沉着冷静,不要慌乱。一般除高速滑坡外,只要行动迅速,都有可能逃离危险区域。逃离时,以向两侧跑为最佳方向,即朝垂直于滑坡前进的方向跑。切忌沿着滑坡方向向上或向下逃离,或随滑坡滚动。如果是有组织的撤离,要听从统一安排,不要自择路线。当遇到无法逃离的高速滑坡时,应卷曲身体抱成一团,并用双手和双臂保护好的头部,或利用身边的衣物裹住头部。如果正在室内,应选择躲避在结实的障碍物下,同时注意保护好头部。值得注意的是,泥石流往往突然暴发,因而逃生机会很小。与山体滑坡的逃生方向相同,泥石流将暴发时不要顺沟方向朝上游或朝下游跑,应该朝着沟岸的两侧山坡跑,注意避开河谷和地势低的区域(图 3-7-10)。

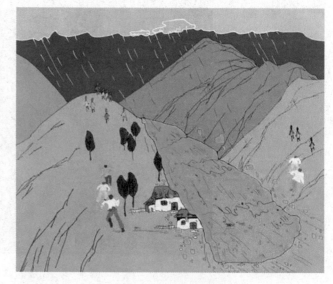

图 3-7-10 泥石流逃生

6. 山体滑坡和泥石流发生后 滑坡停止后,远离山体滑坡的区域,因为滑坡可能连续发生,只有当地政府证实安全后才可进入。查看滑坡附近是否有受伤或被困的人,但不要进入滑坡区。接受过急救培训的群众应主动帮助受伤群众。及时向当地消防,公安和公共服务部门报告灾情。受灾群众应积极开展互助互救,注意照顾婴儿、老人和残疾人等特殊人群。使用便携式电池供电收音机收听最新的紧急信息。警惕火灾、水灾和交通事故等次生灾难的发生。

（三）山体滑坡与泥石流的医学救援

1. 现场控制和安全评估　山体滑坡和泥石流灾难发生后,应由当地民防部门/民事保护部门(civil protection)应第一时间启动应急预案,迅速组织建立现场救援指挥中心,现场医学救援由当地卫生主管部门人员和医疗救援专家共同负责。现场救援总指挥应根据当地气候与水文记录,与地理学家共同商讨,立即进行灾难现场初期控制和危险区域划分,确保受灾人员和救援人员的安全。危险区域的划分有利于灾后风险分级,规定不同级别救援人员的工作范围,救援行动实施的具体化。山体滑坡和泥石流灾难现场危险区域的界定由土质、地势、降雨和植被等因素决定。具体划分为:

（1）冷区(cold zone):①如果泥石流形成1级河流("河流等级"是地理学上河流系统的一种分级,干流越大,支流越多,河流等级越高),冷区在泥石流区域边界的30m以外;②如果泥石流发生在大于26度的斜坡并形成2~4级河流,冷区在泥石流区域边界的300m以外;③如果泥石流发生在大峡谷口并形成5级或以上河流,但已基本停止流动,冷区在泥石流区域边界的150m以外。以上建议仅适用于降雨已减弱或停止的情况。如果降雨仍在继续,所有划定距离需增加。

（2）温区(warm zone):冷区和泥石流区域之间的区域。所有救援人员应穿着安全服。

（3）热区(hot zone):泥石流区域。这个区域内的救援人员应配置完善的安全装备。

各区域应有指定的救援人员,温区和热区的救援人员和冷区的救援人员不能轮换。

2. 搜救确认和实施营救　搜救队伍应由经验丰富,装备齐全的专业人员组成。救援人员可使用小型充气救生筏通过泥石流软泥地段,也可充当一个稳定的工作平台。泥石流区域往中心生存的概率越小,大多数幸存者是在泥石流边缘约占泥石流宽度1/4的范围内被发现的。因此泥石流边缘地带应进行重点搜救。搜救被困人员时,配备一定数量的医护人员,携带必需的急救药品和器材。搜救中发现被倒塌物埋压的人员时,应首先快速清除堆积物,使内部通风透气,然后才去锯、撬和搬移的方法救出被困人员。

如果有人被困在淤泥中,可以采用抛绳救援的方法将人拉出淤泥。如果深陷淤泥达腰部以上,救援人员必须进入淤泥营救。营救的关键是解决淤泥对人体的吸力。解决方式分为两种。①一种是通过水的作用减弱吸力。将直径2.5cm的消防水带,一端连接水源,一端绑在金属棒上,目的是增加水带的重量,保证水带能沉入淤泥中。然后将消防水管推到被困者身边,打开水源,大量的水喷出,被困者身边的淤泥被稀释成水泥浆,淤泥吸力减弱。②另一种是通过空气的作用减弱吸力。具体方法是使用自给式消防呼吸器(self-contained breathing apparatus,SCBA)连接刚性消防水带,将空气输入淤泥,在被困者身边形成巨大的气泡,减弱淤泥的吸力。无论使用哪一种方法,都应环绕被困者一圈,减弱被困者周边所有方向的吸力,然后尝试垂直拉出。联合使用上述两种方法,能救出淤泥深达颈部的被困者。

3. 医疗救护　当山体滑坡与泥石流灾难造成大规模伤害事件时,医疗救援多为第二现场。应当立即成立现场紧急医疗救援指挥部,设立检伤分诊组、现场救治组和转运组(图3-7-11,图3-7-12)。

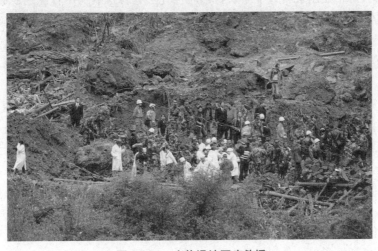

图3-7-11　山体滑坡医疗救援

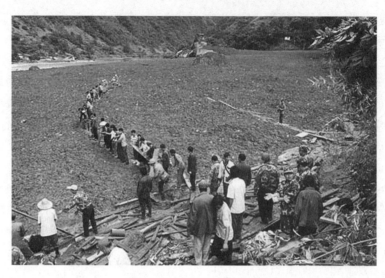

图 3-7-12　泥石流医疗救援

（1）检伤分诊组：批量伤员的救治关键是检伤分类，对伤员进行分级、分区急救处理和转运。检伤分诊组要复查所有伤员，进行二次检伤，给每个伤员佩戴检伤卡，尽可能标明伤员所有信息，如姓名、性别、年龄、受伤过程、初步印象、治疗经过、联系人、联系方式等。

（2）现场救治组：现场救治组负责伤员的救治工作，在独立实施救护时，都应该服从指挥调度、相互配合、充分发挥团队的力量和优势。灾难现场抢救出的伤员，常见病症包括低体温、急性呼吸道阻塞窒息、各种创伤、挤压综合征和腔隙综合征，应重点监护并进行相应的急救处理。挤压综合征和腔隙综合征的急救处理在灾难事件的特殊医疗处置章节中具体讨论。

（3）转运组：灾难现场抢救出来的伤员，原则上尽量就地抢救，但在环境危险时，应该将伤者转移至安全地带再检查处置。必须遵循先重症后轻症、先救命后治伤、对症治疗为主的原则。首先检查伤员是否有反应，打开呼吸道，检查是否正常呼吸。解开伤者衣领，开放气道，解除舌根后坠，然后清理口腔异物，使呼吸道通畅。如果伤者没有反应也没有正常呼吸，立即施行心肺复苏术。如因为严重胸部外伤出现呼吸困难，怀疑有张力性气胸者，应该立即在伤侧胸壁第二肋间插入粗针头，行胸膜腔造口。有条件者迅速给氧。

批量伤员的外伤救治与其他原因造成的外伤处置原则相同。山体滑坡和泥石流泥石流造成人体的创伤，主要是局部软组织损伤、血管破裂出血、骨折及脏器损伤等。救援现场对不同部位的出血，可采用指压、加压包扎、止血带等方法止血包扎。胸部开放性伤口，须严密覆盖，紧密包扎，阻断气体从伤口进出。腹部开放性伤口，如有内脏脱出，不要还纳，可用纱布垫围一圈或者用干净的碗、小盆等容器扣上，保护后进行包扎。外露的骨折端不要还纳，可用无菌敷料或干净衣物临时包扎。有骨折或者严重软组织损伤的肢体，可用夹板或其他硬质材料将肢体固定，固定一般超过伤口上下关节，以减轻疼痛，防止再损伤。怀疑有脊椎受伤的伤员，转运时注意固定和保护头部，伤者平躺于担架、门板等硬质器材上。建立静脉通道，适当补液，加强创伤性休克的防治。有条件的情况下，尽快使用抗破伤风血清以及破伤风类毒素，防止破伤风发生。

4. 转运

（1）交通部门在灾难现场需进行必要人员车辆出入的限制，以避免耽误急救车辆对伤员的转运。首先救援指挥部应制定危重伤员的详细转运方案，转运工作的协调安排，救治转运组负责有序地将需要外转治疗的伤员及时安全地转送到指定医院进一步救治。极危重患者原则上就地处理，不做转运，等伤情相对平稳后再转运。直升机和急救车转运是主要的转运方式。

（2）转运组根据红黄绿优先顺序和轻重搭配、亲人搭配的原则尽可能多地将伤员监护转送到有一定救治能力的医疗救治点，或指定的后送医院。

（3）根据伤情和伤员人数确定陪同医务人员，选派急救经验丰富、急救技能过关、能熟练应用救护车内的各种仪器设备、应急处理能力强的急救人员出诊。

（4）对所要转治的患者事先进行病情了解,明确转治途中可能出现的病情变化和意外情况,针对性地做好途中所需医疗物资的各项准备工作。

（5）转运中的注意事项:依据伤情协助伤员取适当体位,创伤伤员按原则给予相应体位,避免呕吐物误吸或呼吸道阻塞引起窒息,危重伤员给予心电监护、吸氧、输液等措施,并及时记录现场及途中治疗经过。对带有引流的伤员妥善固定,保持管道的密闭及引流通畅;骨折伤员固定牢靠,颈椎骨折伤员佩戴颈托等措施,以避免搬运时二次损伤。转运过程中密切监测患者的生命体征,包括神志、瞳孔变化、呼吸、血压、脉搏、心率、血氧饱和度等。生命体征波动较大,患者出现烦躁不安或异常安静等情况时,均提示病情变化,必须积极查找原因并及时处理。

（6）要及时与接诊医院进行信息沟通,告知伤员到达的时间及伤情等,以便接诊医院提前做好相应接诊准备工作,做到危重患者院前-院内"无缝隙"交接,并做好交接记录。

5. 灾民安置点的医疗 泥石流灾难过后传染病易流行,主要是呼吸道传染病和肠道传染病。

（1）泥石流灾后受灾群众集体居住,居住条件较差,若受凉、淋雨、过度疲劳后,抵抗力下降,普通感冒的发病率极高,是灾后医疗救援中居第一位的疾病,同时也容易局部暴发流感。治疗上应嘱感冒及流感患者及早卧床休息,多饮水,防止继发感染,及时处理并发症。

（2）灾区居民在灾后机体抵抗力急剧下降,结核病传播的可能性也比较大,应提高警惕。一旦有低热患者治疗效果不佳的情况应及时转送到上级医院检查确诊,做到早发现、早诊断、早隔离、早治疗,以防止在人群中传播。

（3）流脑以婴幼儿多见,主要发生在冬春季节,三四月份是高峰期。该病主要通过空气飞沫传播。发热、头痛、呕吐是流脑三大主要症状。如出现发热、头痛、呕吐三大主要症状,须考虑到该病的可能。其他如SARS、甲型 H1N1 流感、禽流感、麻疹等呼吸道传染病虽然发生的可能性较低,也需密切监测。

（4）在泥石流灾难过后,灾民聚居的地方因为环境卫生较差、人口密集,如果水源污染,粪便、垃圾和腐烂变质的有机物质(包括牲畜尸体)得不到恰当处理,蚊蝇便会滋生,加上不注意个人卫生和食品卫生,容易暴发肠道传染病。我国在灾难过后的消毒、杀虫、灭鼠贯彻的比较彻底,对水源的监控及消毒尤其重视,以往灾难过后常见的"霍乱、痢疾"等肠道传染病的大规模流行可能性渐趋微弱,但可见散发的肠炎和痢疾等肠道传染病。如果缺乏安全水源和卫生设施,甲型肝炎和戊型肝炎也会在泥石流灾难后传播。医务人员及时发现、诊断、治疗和隔离肠道传染病病人,发现有传染病症状病人及时上报并采取相应隔离消毒措施。

6. 卫生防疫 泥石流灾难较地震、海啸等灾难而言,伤员数量相对有限,基本完成了现场医疗救治工作后,灾后医学救援工作的重心应迅速从医疗救治转移至卫生防疫。内容涉及传染病疫情监测、病媒生物监测、消毒、生活垃圾处理、临时厕所设置及无害化处理、退水清淤区域消杀、遇难人员后期尸体处理、灾民安置点卫生防疫、灭鼠等方面。

7. 心理辅导 灾难会给人们造成心理创伤和其他不利的心理后遗症,在灾难发生后的第一时间,就应该组织专业人员对伤者、家属及救援人员进行心理辅导。

（四）山体滑坡与泥石流的救援特点

1. 山体滑坡与泥石流的救援重在防范 位于山体滑坡和泥石流多发区及其附近的救援力量,应根据实际,积极取得各级政府设立的防汛抗旱指挥部和国家科委自然灾难综合研究组的帮助,了解辖区周边的包括山体滑坡和泥石流在内的地质灾难情况,认真分析研究,进行风险评估。同时结合消防部队的特点和器材装备情况,制定相应的应急救援预案。各级公共卫生系统应急反应决策者、急诊管理人员、急救员以及急诊医护人员都应接受灾难风险评估,灾难应急准备,灾难应急反应的培训,并且有必要做相应的实战演练。

2. 地面救援和空中救援相结合 山体滑坡和泥石流灾难救援不可预测风险因素多,伤员救治、转运过程困难障碍多,救援方式呈多样化。救援人员应根据灾情、气象、交通条件以及上级指示,合理确定救援方式。救援方式有地面救援和空中救援。地面救援行动之前首先须派出工程机械勘察道路,清除泥沙石块,排除路障,标示安全路线,为救援顺利通行创造条件。救援车辆进入灾区时,应编队行进,按开辟和标示的路线小心行驶。

山体滑坡和泥石流灾难受困人员往往位置分散而且偏僻,通行条件差,寻找难度大。当救援人员和车辆无法到达时,应改用空中救援。当有可供起飞降落的飞行条件时,即可利用运输直升机向灾区空投救灾物资,消防直升机空投特勤队员实施救援空投,或利用急救直升机营救处境危急的受困人员脱离险境。

3. 统一调集救援力量和救灾物资 根据上级指示,统一调派救援力量,确保重点及危急、险恶地段或区域的需要。山体滑坡和泥石流灾难发生后,必须在灾后24～48小时内进行救援,被掩埋的人才有可能存活。但是,山体滑坡和泥石流通常发生在偏远山区,灾难发生后,国家或其他地区的救援力量不能及时到达。在外界救援人员尚未到达之前,应尽快依靠现有装备和救援能力,当地的卫生服务设施,积极抢救灾民。当周边救援人员到达灾难现场后,当地各部门应该积极协助,在救灾指挥部的协调下,整合全部救援力量。救灾物资应根据上级指示和灾情需要,会同地方有关部门共同筹集和准备。

(五)山体滑坡与泥石流的救援注意事项

1. 救援人员一定要加强自我防护 在一些情况下,医护人员可能无法避免地必须深入灾难现场参与救援,到达现场前应该采取必要的防护措施,腿部和双脚的防护是必需的。如果泥石流还有继续流动的趋势,应着个人漂浮设备(如救生衣)。在山区、陡坡时必须佩戴头盔和穿着安全带。其他的防护设备还包括手套、口罩、护目镜等。到达现场后要立刻确定自身是否安全,随时保持警惕,注意斜面陡坡情况,防止再次滑坡。救援人员还应该配备足够的生活所需物品,主要有应急灯、雨衣、帐篷、发电机、各种方便食品及饮用水等。冬季穿戴好御冷衣物,配备必要的抗寒防冻药品,夏季要准备好驱蚊药物和常用药品。

2. 救护人员和救援车辆要加强行动安全 救援人员要以小组为单位,不准单独行动。救援车辆选准在险恶地段的停靠位置,要有利于撤退。交通部门应及时修复毁坏的道路,清楚障碍,以保证救援车辆和装备顺利抵达目的地。救援车辆行驶前应查明行驶路线,按抢险开辟和标示的路线谨慎小心行使。通过复杂路段时,要注意辨明公路的位置及路况,防止发生意外(图3-7-13)。

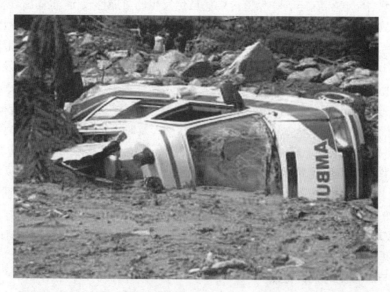

图3-7-13 急救车遭遇泥石流毁坏(2008年5月,意大利维拉尔佩利切)

3. 空投、空运救援行动必须准确掌握气象条件,并加强地面引导,空中和地面密切协作。

4. 边远地区的搜救人员,应具备可靠的通信联络手段,并保持不间断的指挥联络。行动中应具备判定方位的技能,并随时掌握气候变化。

四、毒气泄漏的医学救援

(一)毒气泄漏的灾难概述与特点

1. 概述 毒气,是对生物体有害的气体的统称。天然毒气有硫化氢、氯气、氨气、一氧化碳、一氧化氮、二氧化硫等;化学毒气有光气、双光气、氰化氢、芥子气、路易斯毒气等。毒气除自然界产生的以外,还有人工制造的。通过化学手段制造的毒气一般被用于军事目的,属于化学武器。随着化学工业的发展,有些毒气被用于化工生产。这些毒气所含的物质能够附着于红细胞，令红细胞的载氧量减低，毒气吸入的愈多，会使得红细胞的载氧量愈低。吸入过量的毒气可以令到人窒息，甚至死亡。毒气泄漏的危害性很大，一旦泄漏必须立即采取有效措施消除。

2. 特点

（1）毒气泄漏方式：在化学事故中，毒气的大量泄漏扩散不仅会造成极其严重的人员和财产损失，同时会产生很大的社会影响。而在各种毒气泄漏方式中，以灾难性破裂引发的泄漏危害最大，而连续泄漏则更具广泛的代表性。

1）瞬时泄漏：由于撞击、爆炸等原因使容器发生灾难性破裂时，容器内的有毒气体在极短的时间内全部泄漏出来。尽管整个过程并非瞬时完成，但与毒气的扩散过程相比，灾难性破裂的泄漏时间可以忽略不计，可看作为瞬时泄漏。

2）连续泄漏：加压容器或管道产生的纯气态泄漏通常以射流的方式发生，其特征可用临界流（其最大出口速度等于声速）来描述，临界流的发生与否依赖于储存压力与大气压力之比。对于大多数气体，当储存压力大于等于大气压力的两倍时，流体泄漏时的出口速度等于声速。因此，绝大多数气体发生泄漏时将以临界流方式为特征。

（2）化学品毒气泄漏的特点：发生突然、扩散迅速、持续时间长、涉及面广（图3-7-14）。一旦出现泄漏事故，往往引起人们的恐慌，处理不当则会产生严重的后果。对居民的身体和心理都会造成巨大的创伤，对国家财产造成无可挽回的损失，对社会安定造成巨大的影响。因此，发生毒气泄漏事故后，如果现场人员无法控制泄漏，则应迅速报警并选择安全方法逃生。不同化学物质以及在不同情况下出现泄漏事故，其自救与逃生的方法有很大差异。若逃生方法选择不当，不仅不能安全逃出，反而会使自己受到更严重的伤害。

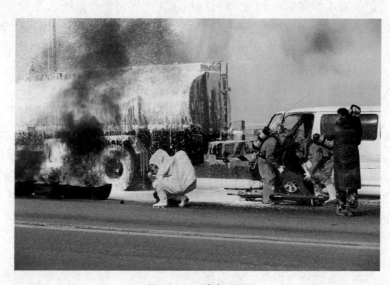

图3-7-14　毒气泄漏

（二）毒气泄漏的逃生与救生技术

1. 毒气泄漏的逃生技术

（1）发生毒气泄漏事故时，现场人员不可恐慌，按照平时应急预案的演习步骤，各司其职，井然有序地撤离。迅速拨打119、110、120等急救电话求援。

（2）逃生要根据泄漏物质的特性，佩戴相应的个体防护用具。如果现场没有防护用具或者防护用具数量不足，也可应急使用湿毛巾或衣物捂住口鼻进行逃生。

（3）沉着冷静确定风向，撤离时要弄清楚毒气的流向，不可顺着毒气流动的风向走，而要逆向逃离。然后根据毒气泄漏源位置，向上风向或沿侧风向转移撤离，也就是逆风逃生；另外，根据泄漏物质的相对密度，选择沿高处或低洼处逃生，但切忌在低洼处滞留。

（4）不要盲目奔跑、大声呼叫，防止毒气吸入和烟气呛入。要借用敲打声响，挥动光、色等物达到求救的目的。

（5）当毒气泄漏发生时，若没有穿戴防护服，绝不能进入事故现场救人。因为这样不但救不了别人，自己也会被伤害。

2. 毒气泄漏的救生技术

（1）处置原则：相关部门接到毒气事故报警后，消防抢救人员必须做好自我保护和呼应互救，穿戴全身防火、防毒等的服装，必须携带足够的氧气、空气呼吸器及其他特种防毒器具，确保施救抢险人员和现场的安全。

（2）处置措施

1）现场处置人员的个体防护：现场救援人员在开展工作时首先要确保个人安全，切忌在毫无防护措施的情况下进入现场，以免发生中毒。①医疗救护人员在现场救护和转运毒气泄漏中毒患者时，可穿 C 级或 D 级防护服、佩戴正压式或携氧式呼吸器、防护手套（一次性橡胶手套）。现场医疗救护人员必须 2 人以上。②调查和采样人员进入毒气泄漏现场调查或采样时，必须穿戴 A 级防护服，佩戴防毒面具、防护手套（一次性橡胶手套）、眼罩、鞋靴。调查和采样人员必须 2 人以上。

2）洗消：立即将患者移离中毒现场，脱去污染衣物，用肥皂和温清水彻底清洗污染的皮肤（包括皱褶部位）、毛发、指（趾）甲；眼部受污染时，应迅速用流动清水或生理盐水冲洗 10 分钟以上；清洗皮肤时，水温不宜太高，以免因皮肤血管扩张而加快化学毒物吸收。

3）医疗救治：如化学中毒品种明确，且有特效解毒剂，应立即给予足量特效解毒剂。面对呼吸、心搏停止者，应立即同时施行人工呼吸、胸外心脏按压等心肺复苏，注意切勿用口对口呼吸的方法，以防交叉中毒。治疗采取给氧、保持呼吸道通畅、短程应用糖皮质激素配合对症、支持等综合疗法；中、重度中毒有条件时可应用高压氧治疗。注意防治脑水肿和肺水肿，必要时行机械通气实施急救措施。

4）灾难救援机器人技术：国际研究结果表明，灾难救援机器人研究逐步从试验研究转入到实际应用，多种技术融合化、多智能体网络化是今后灾难救援机器人研究的发展方向。面临极其危险和恶劣的灾难救援环境，灾难救援机器人可以代替和协助救助人员执行相关作业。

（三）毒气泄漏的医学救援

1. 急性硫化氢中毒事件医学救援　硫化氢（hydrogen sulfide，H_2S）不直接用于生产，而是生产过程中产生的废气。它既是一种窒息性气体，同时又有刺激性。浓度超过 40mg/m³ 即有可能引起中毒症状；1000mg/m³ 经数秒钟即可引起人严重中毒；1400mg/m³ 可使人立即昏迷，呼吸麻痹死亡。急性硫化氢中毒是短期内吸入较大量硫化氢气体后引起的以中枢神经系统、呼吸系统为主要靶器官的多器官损害的全身性疾病。发生职业性中毒时，病员集中，发病迅速，后果严重，常在接触后立即发病或接触数分钟、数十分钟发病；生活环境中非职业性接触引起的急性中毒相对较少，但发病都很迅速，现场的及时救助，对挽救病人生命非常重要。

（1）概述

1）理化性质：硫化氢是一种比空气重的无色气体（d=1.192），有臭蛋味，能溶于水、乙醇、乙烯，它在水中解离产生硫氢根离子（HS^-）和硫离子（S^{2-}），在 pH7.4 时，大约 1/3 硫化氢分子以未解离形式存在，2/3 以 HS^- 形式存在。

2）毒性：小鼠 LC_{100} 为 1243mg/m³ · 15～30min 与人的致死情况相近。硫化氢是一种强烈的神经毒物，较低浓度产生对眼和上呼吸道黏膜的刺激，浓度愈高对中枢神经系统（CNS）的作用和窒息作用愈明显。高浓度和极高浓度的硫化氢不仅作用于颈动脉窦及主动脉区的化学感受器，反射性引起呼吸抑制，而且可直接作用于延髓的呼吸和血管运动中枢，使呼吸麻痹和心脏骤停，发生电击样死亡。

3）接触机会：凡含有有机物腐败即可产生硫化氢，因此硫化氢存在于某些生活环境，如蓄粪池、污水沟等，在工业上常作为许多工业过程的副产物而存在于生产环境中。酿造工作、二硫化碳制造、制毡行业、胶水生产、工业废物处理、渔场、液体肥料贮存和生产、炼油、石油和天然气开采、橡胶硫化、化学实验室工作、下水道清理、硫染工艺、甜菜制糖、硫酸纯化、人造纤维生产、造纸、有机磷农药生产等均可接触到硫化氢，也曾发生海水和棕榈油混合物产生大量硫化氢发生中毒事故。

急性硫化氢中毒的主要途径是通过呼吸道吸收，也可经消化道、皮肤吸收。

4）中毒的临床表现：硫化氢可以引起多脏器损害，在中、重度中毒，除神经系统和呼吸系统损害的表现外常可伴心脏的损害或肝脏的损害，特别是心脏的损害近年报道较多，主要表现为心电图出现 ST 下移和 T 波低平或倒置、束支阻滞、室性期前收缩、一～二度房室传导阻滞、病态窦房结综合征或伴窦性心动过速、少数"心肌梗死"图形，以及心肌酶谱异常。

5）中毒识别及分级标准，识别要点：①有短期内确切的吸入硫化氢的接触史（所处环境工艺流程可产生硫化氢，当时闻到臭蛋味或事后测得硫化氢气体）。②迅速出现眼、呼吸道黏膜刺激和中枢神经系统及呼吸系统临床表现，可伴发心肌损害。二项均符合可确认。

诊断分级：

接触反应：接触硫化氢后出现眼刺痛、畏光、流泪、结膜充血、咽部灼热感、咳嗽等眼和上呼吸道刺激表现，或有头痛、头晕、乏力、恶心等神经系统症状，脱离接触后在短时间内消失者。

轻度中毒指具有下列情况之一者：①明显的头痛、头晕、乏力等症状并出现轻度至中度意识障碍；②急性气管—支气管炎或支气管周围炎。

中度中毒指具有下列情况之一者：①意识障碍表现为浅至中度昏迷；②急性支气管肺炎。

重度中毒指具有下列情况之一者：①意识障碍程度达深昏迷或呈植物状态；②肺水肿；③猝死；④多脏器衰竭。

6）中毒事件的鉴别：需注意与一氧化碳、氰和腈类化合物、二氧化碳、惰性气体引起的急性中毒、急性中枢神经系统感染性疾病和脑血管意外等鉴别。

（2）硫化氢中毒现场的医疗救援：急性硫化氢中毒的猝死率高，现场救助需注意自身防护，禁止在无任何防护的情况下进入中毒场所救助中毒者，这对于避免发生多人急性硫化氢中毒或发生猝死非常重要；中毒者呼吸停止，抢救时尽量采取人工呼吸器，避免用口对口人工呼吸，以防止救治者发生中毒。

1）现场医疗救援

轻症患者—绿标：①脱去污染衣服、保持安静、卧床休息、密切观察病情变化。②对症治疗：躁动不安者肌内注射地西泮 5mg 或苯巴比妥 0.1g；咳嗽、气急者吸氧，结膜充血、流泪可用红霉素眼药水和氢化可的松眼药水交替滴眼。

重症患者—黄标：①吸氧；②地塞米松 10mg 加入 5% 葡萄糖液 250ml 静滴或加入 5% 葡萄糖液 20～30ml 静注；③镇静、止咳等对症治疗；④施普善（脑活素）10～30ml 加入 5% 葡萄糖液 250ml 静滴，胞磷胆碱 0.5g 加入 5% 葡萄糖液 250ml 静滴。

危重症患者—红标：①猝死病例立即进行心、肺、脑复苏：人工呼吸，胸外心脏按压（每分钟 100～120 次），并反复静注肾上腺素 1mg、尼可刹米（可拉明）0.375g、洛贝林 3mg 直至自主呼吸恢复和心脏窦性自主心律恢复为止。呼吸、心搏恢复应尽快高压氧（HBO）治疗。②5% 碳酸氢钠 200ml 静滴，纠正酸中毒。③保持呼吸道通畅。④地塞米松 20～80mg 加入 5% 葡萄糖液 250ml 静滴或加 5% 葡萄糖液 20ml 静注。⑤施普善（脑活素）30ml 加入 5% 葡萄糖液 250ml 静滴，胞二磷胆碱 0.75g 加 5% 葡萄糖液 250ml 静滴。⑥昏迷患者生命体征稳定可送 HBO 治疗。

2）患者转送：①红标患者在中毒现场急救点进行急救处理，心搏呼吸恢复后或症状得到初步控制后立即转送有 HBO 治疗条件的化学中毒医疗救援基地或综合医院治疗；②黄标患者给予现场急救措施后立即转至有高压氧（HBO）治疗条件的化学中毒医疗救援基地或综合医院治疗；③绿标患者给予现场救治措施后，首先应在中毒现场急救点留置治疗和医学观察，在黄标和红标患者转送完毕后，再转至化学中毒医疗救援基地或综合医院治疗。

（3）医院内的医疗救援

1）抢救、治疗原则以对症及支持疗法为主，积极防治脑水肿、肺水肿，早期、足量、短程使用肾上腺糖皮质激素。高压氧疗对防治脑水肿、肺水肿、促进昏迷病人的苏醒有重要作用。对中、重度中毒，有条件者应尽快安排高压氧治疗。

2）对呼吸、心搏骤停者，立即进行心、肺复苏，待呼吸、心搏恢复后，有条件者尽快高压氧治疗，并积极对症、支持治疗。

3）动物实验证实,4-二甲基氨基苯酚(4-DMAP)对急性硫化氢中毒有解毒作用,但临床病例报道较少。

2. 刺激性气体中毒事件医疗救援 刺激性气体(irritant gas)是指以气体、烟雾等形式侵入机体,对人的眼睛、皮肤,特别是对呼吸道黏膜具有刺激作用,并直接导致呼吸系统结构损伤及急性功能障碍为主要表现的一大类化学物。刺激性气体是化学工业的重要原料和副产品,随着现代工业的发展,接触刺激性气体的职业越来越广泛,是工业生产中最常见的有害气体。导致中毒的主要刺激性气体有氯气、氨气、二氧化硫及光气等,以氯气为最多;化学工业是最容易发生刺激性气体中毒的行业,恶性中毒事故多由刺激性气体泄漏所致。因刺激性气体种类多,易扩散,在火灾、爆炸、泄漏等情况下其危害范围不仅仅是事故现场,也常污染现场周围环境,导致事故现场周围人群的群体性急性中毒,影响面广(图3-7-15)。

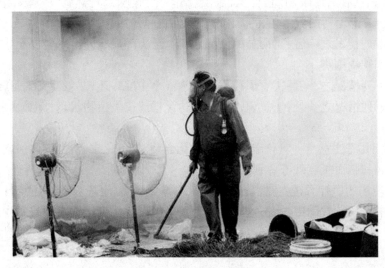

图3-7-15 刺激性气体中毒

（1）概述

1）理化性质:刺激性气体常以气态或液态形式储存,不同种类的刺激性气体分子量、比重、饱和蒸汽压和在水中的溶解度差距很大,液态毒物的气化率也不尽相同。刺激性气体大多具有不同程度的腐蚀性,易发生泄漏;有些在日光下与易燃气体混合易发生燃烧爆炸。

刺激性气体的毒性与理化特性、水中溶解度及腐蚀强度等相关,一般情况下,水中溶解度越大,腐蚀性越强,其毒性越大,对皮肤和黏膜的刺激作用也越强。水中溶解度大的刺激性气体有盐酸、氯磺酸、氨、硝酸、硫酸、铬酸、硫化氢、三氯化硼、硫酸二甲酯(常温下)、甲酸甲酯、氯甲酸甲酯、甲醛、乙醛、三氯乙醛、一甲胺;氨气、硫酸二甲酯、浓酸、一甲胺等的腐蚀性较强。

2）毒性:刺激性气体常以局部损害为主,危害严重时也可引起全身反应。病变部位和程度取决于毒物的水中溶解度和浓度,溶解度与毒物作用部位有关,而浓度则与病变程度有关。

高水溶性的毒物接触到眼和呼吸道黏膜时,易溶解附着在局部立即产生刺激作用,如:氨、盐酸等。

中等水溶性的毒物,在低浓度时只侵犯眼和上呼吸道,而高浓度时则可侵犯全呼吸道,如氯、二氧化硫等。

低水溶性的毒物,对上呼吸道刺激性小,易进入呼吸道深部并逐渐与水分作用而对肺产生刺激和腐蚀,常引起化学性肺炎或肺水肿,如二氧化氮、光气等。

液态的刺激性毒物直接接触皮肤黏膜可发生灼伤。

3）接触机会:刺激性化学物种类繁多,几乎遍及各种工业,常见于化工、制药、冶炼、采矿、农药、航天等部门,在制造、使用或运输过程中均有可能接触到。(附件2)在现代建筑材料、家具、室内装潢等火灾烟雾中也常含大量具有刺激性的热解物。

由于刺激性气体有易扩散的特性,常易造成群体性中毒,甚至引起严重的社会性灾难事故。

（2）中毒的表现:呼吸系统为刺激性气体的主要靶器官,可并发心、肝、肾等多脏器系统损害及眼、皮肤灼伤。①潜伏期,不同种类刺激性气体中毒潜伏期与其在水中溶解度有较密切关系。一般水溶性大的其潜伏期短,起病及病情变化较迅速,甚至可无潜伏期;水溶性小的其潜伏期长,最长可达48~72小时;②呼吸系统症状,刺激性气体中毒的共同特点为靶器官都是肺,但因不同毒物的毒性作用不同,仍有各自临床特点。

1）水溶性强的刺激性气体:常见的化学物有氯、二氧化硫、硫酸二甲酯(常温下)等这类化学物。因这类化学物水溶性大,主要作用于上呼吸道,以上呼吸道黏膜的直接刺激损伤作用为主,深部肺组织的损伤相对较小。临床表现以眼部刺激症状及鼻炎、咽喉炎、气管及支气管炎等为主,高浓度吸入时,可引起喉头水肿、喉头痉挛而致明显缺氧、发绀、甚至引起窒息死亡。严重时可发生肺水肿及急性呼吸窘迫综合征。

2）水溶性弱的刺激性气体:常见化学物有光气、氮氧化物、有机氟热裂解气等。因这类化学物溶解度小,经呼吸道进入后,对上呼吸道黏膜刺激性较弱,刺激反应无或较微,能潜入呼吸道深部黏膜,刺激肺泡壁和毛细血管,使之通透性增强,导致化学性肺炎或迟发性化学性肺水肿。临床主要表现为明显的胸闷、胸痛、呼吸急促、剧咳、痰多,甚至可咯血等。肺部可闻干、湿啰音,或哮鸣音。血气分析示明显低氧血症。胸部X线显示两肺散在不规则片状阴影,边缘不清,严重者可融合成大片。极严重者可导致急性呼吸窘迫综合征。

3）腐蚀性强的刺激性气体:常见化学物有氨、氟化氢、氯磺酸等。吸入后除造成眼、皮肤灼伤外,往往合并呼吸道严重损伤。高浓度吸入时,也可导致肺水肿及急性呼吸窘迫综合征。呼吸道吸入损伤乃一种特殊类型的灼伤。

（3）中毒的分级

1）轻度中毒:凡具有下列情况之一者,可诊断为轻度中毒:有眼及上呼吸道刺激症状,如畏光、流泪、咽痛、呛咳、胸闷等,也可有咳嗽加剧、咯黏液性痰,偶有痰中带血。体征有眼结膜、咽部充血及水肿;两肺呼吸音粗糙,或可有散在性干、湿啰音;胸部X线表现为肺纹理增多、增粗、延伸、或边缘模糊。符合急性气管-支气管炎或支气管周围炎。

呈哮喘样表现。症状以哮喘为主,呼气尤为困难,伴有咳嗽、胸闷等。体征两肺弥漫性哮鸣音。胸部X线表现可无异常。

2）中度中毒:凡具下列情况之一者:呛咳、咯痰、气急、胸闷等,可有痰中带血,两肺有干、湿性啰音、常伴有轻度发绀。胸部X线表现为两中、下肺野可见点状或小斑片状阴影。符合急性支气管肺炎。

咳嗽、咯痰、胸闷和气急较严重。肺部两侧呼吸音减低,可无明显啰音。胸部X线表现为肺纹理增多,肺门阴影增宽,境界不清,两肺散在小点状阴影和网状阴影,肺野透明度减低,常可见水平裂增厚,有时可见支气管袖口征和/或克氏B线。符合急性间质性肺水肿。

有吸入碳氢化合物或其他液态化学物的病史。出现剧烈呛咳、咳痰、痰中带血,也可有铁锈色痰、胸痛、呼吸困难、发绀等,常伴有发热、全身不适等。X线胸片示肺纹理增粗及小片状阴影,以右下侧较多见,少数可伴发渗出性胸膜炎。符合急性吸入性肺炎。

3）重度中毒:弥漫性肺泡性肺水肿或中央性肺泡性肺水肿:剧烈咳嗽、咳大量白色或粉红色泡沫痰,呼吸困难,明显发绀,两肺密布湿性啰音。胸部X线表现两肺野有大小不一、边缘模糊的粟粒小片状或云絮状阴影,有时可融合成大片状阴影,或呈蝶状形分布。$PaO_2/FiO_2 \leq 40kPa(300mmHg)$。

急性呼吸窘迫综合征:呼吸频数(>28次/分)或/和呼吸窘迫。胸部X线显示两肺广泛多数呈融合的大片状阴影,血气分析$PaO_2/FiO_2 \leq 26.7kPa(200mmHg)$。

窒息。

并发严重气胸、纵隔气肿或严重心肌损害等。

猝死。

（4）中毒事件的鉴别:刺激性气体中毒应与内科学上常见细菌、病毒性肺炎,某些有机粉尘所致的过敏性肺炎,因吸入液体性化学物质引起的吸入性肺炎,群体性癔病,传染性疫情(如禽流感、非典型性肺炎)等相鉴别。还应与皮炎、结膜炎等内科疾病相鉴别。

（5）中毒现场的医疗救援

1）现场医疗救援:立即脱离接触,保持安静及保暖,躁动不安者可给予镇静剂,如地西泮(安定)、异丙嗪(非那根);出现刺激反应者,严密观察至少12小时,并予以对症处理。观察期内应卧床休息,以免活动后病情加重,并予对症处理,如雾化液吸入或喷雾剂吸入、吸氧;静脉注射糖皮质激素等,有利于控制病情进展。

眼部受化学物污染,必须立即彻底冲洗,决不能不予冲洗即送医院,以免眼部发生不可逆的严重病变。皮肤污染化学灼伤也应在现场冲洗彻底后送医院。

2)患者的转运:红标患者首先应在中毒现场急救点进行急救处理,症状得到初步控制后立即转运至化学中毒医疗救援基地或综合性医院治疗。

黄标患者在给予现场急救措施后,立即转运至化学中毒医疗救援基地或综合性医院治疗。

绿标患者在给予现场急救措施后,首先应在中毒现场急救点留置进行医学观察,在黄标和红标患者转运完毕后,再转运至化学中毒医疗救援基地或综合性医院治疗。

(6)医院内的医疗救援

1)合理氧疗:可选择适当方法给氧,吸入氧浓度不应超过50%,使动脉血氧分压维持在8kPa以上(60mmHg)。如发生严重肺水肿或急性呼吸窘迫综合征,给予鼻面罩间歇或持续正压通气(CPAP)或气管切开呼气末正压通气(PEEP)疗法。常规不主张高压氧治疗。

2)应用糖皮质激素:早期、足量、短程。

3)维持呼吸道通畅:积极对症处理可给予雾化吸入疗法、支气管解痉剂及祛痰止咳剂,去泡沫剂,如二甲硅油(消泡净);如有昏迷、痰液过多、支气管黏膜脱落患者应及时施行气管切开术。

4)应用胆碱能阻滞剂及利尿剂:对出现肺水肿患者,可用654-2或阿托品静脉注射,20～30分钟可重复。利尿剂的应用应根据液体的入量进行,避免发生低血容量性休克。

5)防止继发性感染和真菌感染。

6)维持血压稳定,合理掌握输液,记录液体出入量,纠正水电解质和酸碱紊乱,良好的护理及营养支持等。

7)防止并发症:除避免剧咳及屏气动作外,纵隔气肿可取坐位将气体引至颈部皮下慢慢吸收,气胸轻时可自行吸收,重者可抽气或插管作闭式引流。

3. 单纯性窒息性气体中毒事件医学救援　单纯性窒息性气体系指那些本身毒性很低或属惰性气体,但由于他们的存在可使空气中氧含量降低,引起肺内氧分压下降,导致机体缺氧窒息的气体。常见的有:甲烷、二氧化碳、氮气、氩气、水蒸气等(图3-7-16)。

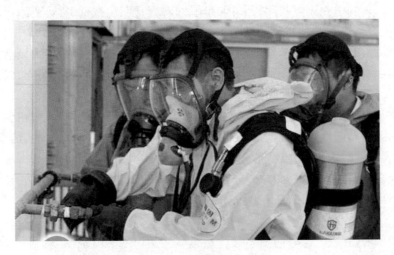

图 3-7-16　窒息性气体中毒

(1)概述

1)理化性质和毒性:甲烷(CH_4),为无色、无臭、无味的可燃气体,是沼气、天然气及油田气的主要成分。分子量16.06,密度0.55g/L。甲烷本身基本无毒,但在密闭或半密闭的空间,高浓度的甲烷可取代空气中的氧,而造成缺氧环境。当空气中甲烷浓度达25%～30%时,可出现头晕、呼吸增快、脉速、乏力、注意力不集中、共济失调、精细动作障碍、严重者出现窒息,极高浓度时可引起猝死。

二氧化碳(CO_2)，又名碳酸酐、干冰。为无色无味的不可燃气体，分子量44.01，密度1.527g/L。工业中将CO_2压成液态储在钢瓶中，放出时凝结成雪状固体，称为干冰。在密闭或半密闭的空间，高浓度的二氧化碳可取代空气中的氧，而造成缺氧环境，从而危害人身健康，甚至危害生命。吸入空气中二氧化碳占3%时，血压升高，脉搏增快，听力减退，对体力劳动耐受力降低；二氧化碳达5%时，吸入30分钟，呼吸中枢受刺激，稍活动感到头痛和呼吸困难；吸入空气中二氧化碳占7%～10%时，数分钟即可使人意识丧失；更高浓度时则可导致窒息死亡。

氮气(N_2)，在常温下是无色无味的惰性气体，是空气中的主要成分，约占78%。氮气本身无毒，常压下当作业环境空气中氮气浓度增高氧气浓度相对降低，能引起机体缺氧性损伤，甚至窒息死亡。高压下当作业环境空气中氮浓度增高，会引起氮麻醉和减压病。氮的化学性质极不活波，常压下氮气无毒，也无特殊生理作用，只起到稀释空气中氧浓度并维持肺泡膨胀的作用，当空气中氮气含量增高时（>84%），可降低空气中氧的浓度，引起缺氧。

2）接触机会：甲烷：甲烷在自然中广泛存在，如沼泽地、下水道、畜粪坑、地窖、竖井、煤矿等。在工业产品或原料中，通常存在于管道中，或以液化气体的形式存储于钢管中。工业上甲烷主要用于制造乙炔、氢气、合成氨及制备炭黑、硝基甲烷、一氯甲烷、二氯甲烷、三氯甲烷、二硫化碳、四氯化碳、氢氰酸等。甲烷是天然气、沼气和油田气的主要成分，为煤矿内的废气，通风不良或忽略防护可中毒和瓦斯爆炸事故。

二氧化碳：发生二氧化碳急性中毒的场所多为密封或半密封状态的酿酒池、沤粪池、糖蜜池等，或是低于地面的地下设施如饮水井、矿井、地窖、建筑物孔桩等。这些场所的共同特点是内部通风不良，有机物较多并繁殖、发酵，产生大量的二氧化碳，同时消耗大量的氧，因此急性二氧化碳中毒时常常伴有缺氧的存在。工业上二氧化碳用于制造啤酒、饮料、灭火剂和发酵等。

氮气：工业上用于反应塔釜、储藏、钢瓶等容器和管道的气相冲洗，以排除其中氧和其他易燃易爆气体。化工生产用作合成氨的原料。食品和其他工业用氮气冲入密封包装中以防物质变质。医学上用于气相色谱作载气浓缩氮气作生物试验干燥和固体吸附剂，在动物实验中，用氮气制造缺氧性损伤观察血液酶谱变化。激光技术用氮气放电达到激光输出。液氮广泛用于科学研究，如冷却金属以改变物理特性，速冻及低温保存器官组织和微生物种系等。压缩氮气、氧气和氦气的混合气体用于深海作业。

（2）中毒临床表现：单纯窒息性气体中毒主要表现为以急性脑缺氧引起的神经系统为主的缺氧性损害表现，其临床表现与空气中含氧量多少及接触时间长短有关。

1）中枢神经系统：早期表现为头晕、头痛，兴奋，烦躁，肌肉抽搐；晚期出现语言、行动障碍，定向障碍，思维紊乱，嗜睡，昏迷，腱反射消失，锥体束征阳性。

2）呼吸、循环系统：早期表现为：胸闷、呼吸、心搏加快，血压升高；晚期表现为呼吸浅促，发绀，心动过速，心律不齐，血压下降，最终出现呼吸、循环衰竭或休克。高度缺氧会出现呼吸、心搏骤停。

3）脑水肿表现：出现颅内压升高的症状：头痛，呕吐，血压升高，心率减慢，呼吸浅慢，抽搐，昏迷。眼底检查可见视网膜及乳头水肿。值得注意的是缺氧所致的脑水肿以细胞内水肿为主，因此早期颅压往往增高不明显，相应的临床症状及眼底改变可不显著。

4）其他表现：缺氧性心肌损害和肺水肿，口角可有白色或粉红色泡沫样分泌物溢出，肺部可闻及干湿性啰音。消化和泌尿系统表现　严重缺氧对肝、肾功能都有影响，部分病例可出现丙氨酸氨基转移酶与血浆尿素氮升高；脑电图检查可呈中度及高度异常；脑诱发电位中枢段潜时可延长；头颅电子计算机断层扫描（CT）或磁共振成像（MRI）可显示脑水肿。

（3）中毒诊断及分级标准

1）诊断分级：①轻度中毒：心慌、胸闷、头晕、头痛、乏力、恶心、呕吐、耳鸣、视力模糊、注意力不集中，思维判断能力下降、反应迟钝，思维混乱，运动不协调等缺氧表现，轻度意识障碍，如意识模糊、嗜睡状态或朦胧状态。在脱离缺氧环境后大部分症状在短期内逐渐缓解；②重度中毒：上述症状进一步加重，并出现精神混乱、言语定向障碍，重度意识障碍，如浅昏迷、中度昏迷、深昏迷、植物状态；甚至呼吸、循环衰竭或窒息。脑局灶损害表现，如皮质性失明、小脑性共济失调、帕金森综合征等。脑电图检查：可呈中度及高度异常；脑诱发电位中枢段潜时可延长；头颅电子计算机断层扫描（CT）或磁共振成像（MRI）可显示脑水肿。

2）中毒的鉴别诊断：单纯性窒息性气体中毒场所常伴随硫化氢、一氧化碳等有害气体，因此现场监测应同时测定可能产生的有害气体，以排除或确定硫化氢、一氧化碳等混合气体引起的中毒。

（4）中毒现场的医疗救援

1）现场医疗救援

轻症患者—绿标：①脱离中毒环境：救援者注意自身防护的情况下（尽可能戴供氧式防毒面罩），立即将患者从危险空气中救援出来移至空气新鲜地方，解开衣领，安静、平卧、保暖，保持呼吸道通畅，直到缺氧症状消失。必要时迅速给患者戴防毒面具，防止毒气的继续吸入。②积极纠正缺氧：立即给予较高浓度（35%～60%）的氧气吸入：鼻导管法、面罩给氧。应尽早、持续、高浓度供氧，不应间断或低流量吸氧。

重症患者—黄标：①脱离中毒环境，积极纠正缺氧：同上。②维持生命体征：维持正常呼吸、循环；呼吸变浅变慢者除用人工呼吸者，可使用呼吸兴奋剂，静注洛贝林3～6mg和尼可刹米0.375～0.75mg。

危重症患者—红标：①救离中毒环境，积极纠正缺氧：同上；②维持生命体征：呼吸、心搏停止者，立即行现场心、肺、脑复苏术。窒息引起自主呼吸停止，必须进行人工呼吸、口对口呼吸或使用呼吸机直至恢复自主呼吸。③现场抢救治疗：但在供氧条件有限的情况下优先保证重症及危重患者的供氧。昏迷病人可用纳洛酮，首次0.4～0.8mg静脉注射，半小时后清醒者停用，仍昏迷者重复给药1次，或4mg加入500ml生理盐水静脉滴注直至意识基本清醒；控制抽搐，可用地西泮等镇静止痉剂；呼吸兴奋剂的应用：呼吸抑制明显者静脉注射或静脉滴注尼可刹米、洛贝林等呼吸中枢兴奋药物。

2）患者的转运：①黄标患者在给予现场急救措施后，立即转运至有条件进行高压氧治疗的化学中毒医疗救援基地或综合性医院治疗。②红标患者首先应在中毒现场急救点进行急救处理，症状得到初步控制后立即转运至有条件进行高压氧治疗的化学中毒医疗救援基地或综合性医院治疗。③绿标患者在给予现场急救措施后，首先应在中毒现场急救点留置进行医学观察，在黄标和红标患者转运完毕后，再转运至综合性医院治疗。

（5）医院内的医疗救援

1）尽快改善和纠正缺氧：呼吸道管理维持呼吸道通畅，注意气道通畅的体位，清除分泌物，呼吸停止者立即行气管插管，建立人工呼吸，持续机械通气。

合理氧疗：①鼻导管或面罩给氧：方法简便，不受条件限制，适用于现场急救、转送途中或基层医院。应尽早、持续、高浓度供氧，不应间断或低流量吸氧。②高压氧舱：在2.5～3个绝对大气压下吸纯氧，血浆中的溶解氧可提高20倍，此时血氧含量可满足组织需要，且在高压氧下，毒物的清除率比常压下快2倍，但应注意治疗时间不能过长，防止出现氧中毒。③体外膜肺氧合技术：重度中毒时呼吸道分泌物增加或肺水肿，高压氧治疗气体难以到达肺泡而致气体交换障碍，或因各种因素不能进入高压氧舱时，可采用静脉-静脉转流，体外膜肺氧合。

维持正常循环：建立静脉通道，抗休克，血压下降明显时可用多巴胺40～80mg加入液体中静脉滴注。

2）预防治疗脑水肿、肺水肿

①糖皮质激素的应用：早期、足量、短程使用糖皮质激素对减轻中毒症状，保持内环境稳定，提高机体应急能力，减轻脑水肿和肺水肿及心肌损害有着重要的作用。可用地塞米松20mg或氢化可的松200～300mg加入液体中静脉滴注，8～12小时后可重复用药。

②利尿脱水药物的应用：可给予20%甘露醇或25%山梨醇，剂量为每次1～2g/kg，静脉快速滴注或推注，6～8小时后可重复使用。与此同时，如临床已证实有脑水肿存在应加用速尿，每次20mg肌内注射或缓慢静注，一日1～2次。脱水利尿过程中应注意可能发生的副作用，如血容量不足、血压过低和电解质紊乱等。脱水不宜过度，脱水过程中应记录出入水量，测尿比重和血钾、钠、氯含量，以期随时调整脱水利尿药物用量，及时补充电解质。另外早期可给予5%低分子右旋糖酐，剂量为500ml，静脉滴注，可改善脑内微循环，增加血液的流动性，降低血液黏度，有利于防止脑水肿。

③对症支持治疗：重症病人发生缺氧性脑病，需积极治疗脑水肿，防治呼吸、循环衰竭，防感染，纠正酸碱、水电解质失衡，补充维生素及其他营养物质，可使用脑细胞活化剂、自由基清除剂、钙离子拮抗剂及能量合剂等。a.改善脑细胞代谢，促进脑功能恢复：可用ATP20～40mg、辅酶A50～200U、脑活素20mg或胞磷胆

碱0.75~1g稀释后静脉滴注,每日1次,或用细胞色素C 30mg加入葡萄糖液中缓慢静脉注射或静脉滴注,每日1次(用前做皮肤过敏试验)。b.保护脑功能:20%甘露醇250mL静脉滴注,每8~12小时1次,以减轻脑水肿,并用三磷腺苷、辅酶A、胞磷胆碱、维生素B族等。c.钙离子拮抗剂:如尼莫地平可阻断钙离子进入脑细胞并阻止内质网中钙离子的释放,可减轻或防止脑细胞损伤,可酌情应用。

4. 砷化氢中毒事件医学救援　砷化氢是具有强烈溶血作用的毒物,经呼吸道吸入后可引起急性血管内溶血,严重者可发生急性肾衰竭,对神经、心、肝、肺等重要脏器也有毒性作用。

(1)概述

1)理化性质:砷化氢,又名砷化三氢,为无色气体,带有大蒜样臭味,但无明显刺激性。分子式 AsH_3。分子量77.95。相对密度2.695(气体)。熔点-116.3℃。沸点-55℃。密度2.66g/cm³。蒸气压1466.3kPa(11 000mmHg 20℃)。水中溶解度20ml/100g(20℃);微溶于乙醇、碱性溶液;溶于氯仿、苯。水溶液呈中性。在水中迅速水解生成砷酸和氢化物。遇明火易燃烧。燃烧呈蓝色火焰并生成三氧化二砷。加热至230℃,可分解为元素砷。遇明火、氯气、硝酸会爆炸。痕量的砷化氢最好用高锰酸钾溶液或溴水吸收。

2)毒性:砷化氢属高毒类,是一种剧烈的溶血性毒物。

3)接触机会:工业上用于有机合成、军用毒气、科研或某些特殊实验中。是生产过程中的副作用产物或环境中自然形成的污染物。只要有砷和新生态氢同时存在,就能产生砷化氢。主要见于:①多种金属,特别是锌、锡、锑、铝、铅、镍、钴等金属矿石中常含有硫化砷。含砷矿石在冶炼、加工、贮存过程中与工业硫酸或盐酸等酸类反应,或用水浇熄炽热金属矿渣,或金属矿渣遇湿,均可产生砷化氢。②生产和使用乙炔、金属制品的酸洗、蓄电池充电,生产合成染料、电解法生产硅铁、氰化法提取金银等,也可产生砷化氢。③由无机砷或有机砷水解生成。国内曾有因海鱼腐败使有机砷转化为砷化氢的报道,水中某些微生物在一定条件下腐败亦可产生砷化氢,阴沟、下水道气体中也含有砷化氢。主要侵入途径为呼吸道吸入。

(2)中毒临床表现:血液系统为中毒主要靶器官,相继引起肾脏损害,同时可造成神经系统、循环系统、消化系统及呼吸系统等多脏器功能损害。主要临床表现为不同程度的急性血管内溶血和急性肾功能损害。中毒程度与吸入砷化氢的浓度密切相关。

1)潜伏期:随吸入浓度和接触时间而异,一般为半小时至数小时,很少超过24小时,吸入极高浓度者可在数分钟内发病。潜伏期愈短,病情愈严重。

2)起病急,常先有头晕、头痛、乏力、四肢酸痛等,伴有恶心、呕吐、食欲不振、腹部隐痛,少数可有腹泻等症状,呼气中有蒜臭味。溶血可在数分钟内开始,也有在20h左右发生者,而多数为3小时以内。开始时常有畏寒、发热、旋即出现黄疸,小便呈深黄色、暗红色,胃肠道症状逐渐加重,乏力明显,常伴有烦躁不安、睡眠障碍等,肾区叩痛、肝区胀痛也较多见。

3)严重中毒病例发病急剧,常以寒战,继之以高热起病,伴剧烈头痛、眩晕、倦怠、意识模糊、恶心、呕吐持续,不能进食,肾区胀痛明显,有时呈绞痛性质,向两侧下腹部放射。黄疸很快出现,巩膜深度黄染,皮肤呈古铜色或紫黑色。24小时尿量少于400ml或完全无尿,尿呈深酱色或近黑色,尿蛋白强阳性,有各种管型,残破红细胞等;贫血重,网织红细胞明显增多。肾功能明显异常,血清肌酐、尿素氮明显增高或血清肌酐每日增加44.2μmol/L(0.5mg/dl)及尿素氮每日增加3.57mmol/L(10mg/L)。出现急性肾衰竭,并伴有肝脏损害。

4)在血管内溶血的基础上,可发生肝脏病变、肺水肿、心力衰竭、心律失常等。此外尚可出现全身脏器出血现象。

5)实验室检查　除血、尿常规及血清胆红素的变化外,血清结合珠蛋白降低;血、尿砷定量超过当地正常参考值。

(3)中毒识别及分级标准

1)识别要点:①砷化氢接触史;②出现以急性血管内溶血、急性肾功能损害为主的临床表现;③血清总胆红素、间接胆红素增高,尿潜血阳性,尿胆原强阳性是血管内溶血及其严重程度的参考指标。

三项均符合可明确。

2)诊断分级:①接触反应:具有乏力、头晕、头痛、恶心等症状,脱离接触后症状较快地消失。无尿色改变、巩膜皮肤黄染等常见急性血管内溶血的临床表现,有关血管内溶血实验室检查均正常。②轻度中毒:常有畏寒、发热、头痛、乏力、腰背部酸痛,且出现酱油色尿、巩膜皮肤黄染等急性血管内溶血的临床表现;外周血血红蛋白、尿潜血试验等血管内溶血实验室检查异常,尿量基本正常。符合轻度中毒性溶血性贫血,可继发轻度中毒性肾病。③重度中毒:发病急剧,出现寒战、发热、明显腰背酸痛或腹痛,尿呈深酱色,少尿或无尿,巩膜皮肤明显黄染,极严重溶血皮肤呈古铜色或紫黑色,符合重度中毒性溶血性贫血,可有发绀、意识障碍。外周血血红蛋白显著降低,尿潜血试验强阳性,血浆或尿游离血红蛋白明显增高。血肌酐进行性增高,可继发中度至重度中毒性肾病。

（4）中毒事件的鉴别诊断

1）内科、传染科疾病:如上呼吸道感染、急性胃肠炎、急性病毒性肝炎、传染性单核细胞增多症、钩端螺旋体病、胆囊炎、肾输尿管结石、胆石症等。

2）其他毒物中毒事件:如硫酸铜、铅、铬酸、萘、锑、氯酸盐、甲硫醇、苯肼、苯的氨基硝基化合物、杀虫脒等。

3）其他原因引起的溶血:药物性溶血（如伯氨喹）、原发性血液系统疾病（如海洋性贫血）、疟疾、蛇毒中毒、血型不符输血等。

4）群体性癔症。

（5）中毒现场的医疗救援

1）现场医疗救援:发生事故时,所有接触者,均应迅速脱离现场。

轻症患者—绿标:①安静休息,严密观察;②鼓励饮水,口服碱性药物;③观察尿液颜色变化。

重症患者—黄标:①立即转送综合医院住院治疗。②鼓励饮水及口服碱性药物。③止吐、吸氧、对症治疗。

危重症患者—红标:①立即静脉推注地塞米松 10～20mg,静脉滴注或推注 5% 碳酸氢钠 250ml,血容量不足者给予低分子右旋糖酐 500ml 静脉滴注。②对于出现呼吸节律明显不规律、窒息或严重缺氧的患者,应立即进行气管插管辅助呼吸。③采取紧急措施,维持生命体征。

2）患者的转运:①红标患者首先应在中毒现场急救点进行急救处理,症状得到初步控制后立即转运至有条件进行血液净化的化学中毒医疗救援基地或综合性医院治疗。红标患者有随时出现呼吸、心搏骤停的可能,应当在有呼吸支持保证的情况下进行转运。所有负责转运的救护车辆必须有随车医生和护士,并配有气管插管、心肺复苏药物等抢救用品。②黄标患者在给予现场急救措施后,立即转运至有条件进行血液净化的化学中毒医疗救援基地或综合性医院治疗。③绿标患者在给予现场急救措施后,首先应在中毒现场急救点留置进行医学观察,在黄标和红标患者转运完毕后,再转运至化学中毒医疗救援基地或综合性医院治疗。

（6）医院内的医疗救治

1）控制溶血:①糖皮质激素:早期、足量、短程应用,地塞米松 10～40mg 或氢化可的松 200～600mg 加入输液中静脉滴注。病情控制后,逐渐减量。②自由基清除剂:可予还原型谷胱甘肽（古拉定）1.2～1.8g,将古拉定用注射用水溶解后,加入 250ml 生理盐水中静脉滴注。维生素 C 注射液 5g,一日 2 次加入静滴,维生素 E 0.1g,1 日 3 次口服。③输新鲜血液:成分输血 400～1200ml。④换血疗法:换血可排出部分血液内的溶血产物及有毒物质,置换部分可能发生溶血的红细胞,故对发病急剧,溶血程度特别严重的重度中毒者,可采用此法,但强调换血时间要早,不宜超过中毒后 48 小时,换血总量一般是人体总血量的 50% 以上,一次换血量约为 3000～5000ml。换血时应考虑医疗单位的客观条件、技术力量及换血的副作用等。

2）保护肾脏:及时纠正血容量:低分子右旋糖酐 500ml,一日 1 次静脉滴注。①补充碱性溶液:5% 碳酸氢钠 250ml,1 日 1～2 次,静脉滴注或静脉推注。②利尿:轻度中毒者可给予 20% 甘露醇 125～250ml 静脉滴注,或 60～100ml 在 5～10 分钟内静注完,全日用量不宜超过 750ml;对重度中毒者,以呋塞米为宜,100～200mg,静脉推注,或将呋塞米与多巴胺合用,多巴胺每分钟 3μg/kg 加呋塞米每小时 10～15mg/kg,静脉滴注。

3）中药治疗:如 20% 川芎嗪注射液 20ml 静脉注射,每 6 小时 1 次;复方丹参注射液、黄芪注射液等静脉滴注。

4）血液净化疗法：是抢救重症病人的最有效方法，是接诊医院的必须具备的条件，应尽早采用。①血液透析（HD）为首选治疗方案，可每日或隔日1次，持续时间视病情而定，一般为2周。②血液灌流（HP）：有报道此方案治疗效果较佳。

病情符合下列任何一项者，均为血液净化疗法的指征：①全身皮肤明显黄染或呈古铜色或紫黑色；②少尿或无尿时用利尿剂治疗无效；③SCr>442μmon/L（5mg/dl）或每日增高幅度>44.2μmol/L（0.5g/dl）。

5）金属络合剂的应用：急性期特别是少尿或无尿时一般不主张应用巯基类络合剂，少数中毒者体内砷的氧化物负荷较大，可考虑适当应用，给予二巯丙磺钠0.125g一日2次肌注，二巯丁二钠1g一日1次静脉滴注，结合血砷、尿砷检测结果调整用药时间，一般为3~7日。

6）对症支持治疗

5. 芥子气中毒事件医学救援（图3-7-17）　硫芥，芥子气，二氯二乙硫醚，Sulfur mustard，Bis（2-chlroethyl）sulfide，β，β-Dichloroethylsulfide，Mustard gas，CAS：505-60-2。其作用特点：性质稳定持久性大；穿透性强；毒效广，中毒途径多；致伤后病程较长，恢复慢。目前尚无特效解毒药。

（1）概述

1）理化性质：无色到至黄色油状液体，有大蒜气味；工业品呈深褐色。分子式$C_4H_8Cl_2S$。分子量159.08。相对密度1.2741g/cm³（20/4℃）。凝固点14.4℃。沸点217℃（分解）。蒸汽密度5.4。蒸汽压0.012kPa（0.09mmHg 30℃）。挥发度0.62mg/L（20℃）。易溶于有机溶剂脂肪和油中。25℃水中溶解度48ppm。常温下缓慢水解成盐酸和无毒的二羟二乙硫醚；煮沸、搅拌并加碱（如2%碳酸钠）可加速水解。易被含活性氯的物质，如漂白粉、氯

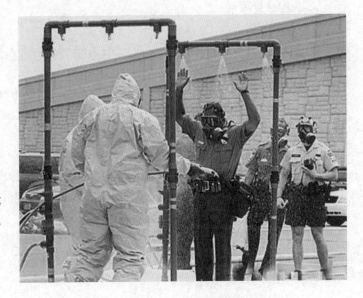

图3-7-17　芥子气中毒

胺、次氯酸钙及氧化剂破坏而失去毒性；但在强氧化剂如硝酸（长时间加温）、高锰酸钾（加温并有硫酸存在时）作用下可产生仍有糜烂作用的芥子砜。遇热、明火可燃。

2）毒性：人吸入LCLo：23ppm/10M；经皮LDLo：64mg/kg。大鼠吸入LC50：100mg/m³/10M。小鼠吸入LC50：120mg/m³/10M。兔经皮LD50：40mg/kg。经皮肤或呼吸道侵入血液后，分布于体内各组织，以肾、肝、肺含量最多，骨髓含量很少，在体内主要以二羟二乙硫醚形式从尿中排出。为高毒类糜烂性毒剂。液滴态芥子气使人皮肤起大疱的剂量为0.2mg/cm²。地面污染浓度10.6mg/m³，对无防护或无消毒措施人员有杀伤作用。半数杀伤浓度为1000mg/m³。1mg/m³浓度可导致眼损伤。中毒机制：强烈刺激、腐蚀皮肤、黏膜。抑制细胞有丝分裂致骨髓损害，抑制蛋白分解酶及磷酸激酶，特别严重抑制己糖磷酸激酶，致使糖代谢障碍和组织营养失调，促进蛋白质及脂肪分解。

3）接触机会：本品为化学战毒气。生产、贮存、使用及销毁过程中均可有接触。芥子气中毒事件多发生于人流密集地方，病员较为集中，发病迅速，后果严重，常在接触后立即发病或接触数分钟、数十分钟发病，生活环境中非职业性接触引起的芥子气剂中毒相对较少，但发病都很迅速，后果严重，现场的及时救助，对挽救病人生命非常重要。

（2）中毒的临床表现：芥子气对眼、呼吸道和皮肤都有作用。能使皮肤和其他与之接触的身体部位发生灼伤和起疱，吸入时能引起呼吸道损伤，被吸收到体内可引起全身反应。

1）皮肤损伤：皮肤出现弥漫性红斑，继之变青紫色，可有色素沉着；易形成水疱、糜烂、溃疡、不易愈合。多发生于暴露部位，衣服摩擦处及皮肤柔嫩多汗部位。

2）眼损伤:急性结膜炎,重者可发生角膜溃疡、白翳、穿孔,可致失明。

3）呼吸道损伤:出现鼻、咽炎,声音嘶哑,喉水肿,剧烈咳嗽、咯痰、胸痛、呼吸困难,易引起肺水肿和继发感染;坏死的支气管黏膜脱落可致窒息,常有假膜咳出。

4）消化道损伤:服染毒食物或吞咽染毒唾液而引起。有食欲减退、恶心、呕吐、腹痛、腹泻、呕血、便血、大便恶臭。严重损伤时可很快引起出血性肠炎或溃疡穿孔而死亡。

5）全身吸收中毒:可引起头痛、头晕、无力、嗜睡、反应迟钝等中枢神经症状;血红细胞、白细胞最初升高,2~3天后可突然降低,出现全血细胞减少;早期心率增快,血压上升;后可致休克;体温升高,血乳酸和酮体含量增加,尿肌酸、肌酐、硫磷排泄增加。

（3）中毒识别及分级标准

1）识别要点:①有短期内确切的吸入芥子气的接触史;②迅速出现眼、皮肤、呼吸道黏膜刺激和全身吸收症状临床表现。

二项均符合可确认。

2）诊断分级

轻度中毒:具有下列之一者:①明显的头痛、头晕、乏力等症状,并出现轻度至中度意识障碍。②急性气管-支气管炎或支气管周围炎。

中度中毒:具有下列之一者:①意识障碍表现为浅至中度昏迷。②急性支气管肺炎。

重度中毒:具有下列之一者:①意识障碍程度达深昏迷或植物状态。②肺水肿。③猝死。④多脏器衰竭。

（4）中毒事件的鉴别诊断

1）传染病疫情:如流行性脑脊髓膜炎疫情,乙型脑炎疫情。

2）其他急性中毒事件:如路易氏气;轻度眼损伤与刺激性气体相鉴别;皮肤损伤要与高温、低温等物理因素所致烧伤、冻伤以及丹毒等相鉴别。

3）心血管疾病,如脑血管意外、急性心肌梗死。呼吸道和消化道损伤应与上呼吸道炎和胃肠道感染相鉴别。

（5）中毒现场的医疗救援

1）现场医疗救援

轻症患者—绿标:①脱去污染衣服,保持安静,卧床休息,密切观察病情变化。②对症治疗:躁动不安者肌内注射地西泮5mg或苯巴比妥0.1g;咳嗽、气紧者吸氧,用惠菲宁(美敏伪麻碱溶液)10ml,1日3次,无痰剧烈咳嗽可用磷酸可待因15~30mg,1日3次。结膜充血、流泪可用红霉素眼药水和氢化可的松眼药水交替滴眼。

重症患者—黄标:①吸氧。②地塞米松10mg加于5%葡萄糖液250ml静滴或加于5%葡萄糖液20~30ml静注。③镇静、止咳等对症治疗。④施普善(脑活素)10~30ml加于5%葡萄糖液250ml静滴,胞磷胆碱0.5g加于5%葡萄糖液250ml静滴。

危重症患者—红标:①猝死病例立即进行心、肺、脑复苏:人工呼吸,胸外心脏按压(每分钟100~120次),并静注肾上腺素1mg、异丙肾上腺素1mg、阿托品1mg、可拉明0.375g、洛贝林3mg直至自主呼吸恢复和心脏窦性自主心律恢复为止。②5%碳酸氢钠200ml静滴,纠正酸中毒。③保持呼吸道通畅。④地塞米松20~80mg加入5%葡萄糖液250ml静滴或加入5%葡萄糖液20ml静注。⑤施普善(脑活素)30ml加入5%葡萄糖液250ml静滴,胞磷胆碱0.75g加入5%葡萄糖液250ml静滴。

2）患者转送:①红标患者在中毒现场急救点进行急救处理,心搏呼吸恢复后或症状得到初步控制后立即转送有高压氧(HBO)治疗条件的化学中毒医疗救援基地或综合性医院治疗。②黄标患者给予现场急救措施后立即转至有条件的综合性医院治疗。③绿标患者给予现场救治措施后,首先应在中毒现场急救点留置治疗和医学观察,在黄标和红标患者转送完毕后,在转至综合性医院治疗。

（6）医院内的医疗救援

1）皮肤损伤:用1:5漂白粉浆涂皮肤,3~5分钟后用水冲洗,然后按一般灼伤处理。

2）眼损伤:立即用净水或2%碳酸氢钠溶液冲洗。及早使用抗生素溶液滴眼。

3）呼吸道损伤:对症处理,防治肺水肿,突然呼吸困难,有喉水肿或坏死膜阻塞气道时即行气管切开。

4）对症治疗。

6.急性一氧化碳中毒事件医学救援(图3-7-18)　凡含碳的物质燃烧不充分时,都可产生一氧化碳(CO)气体,包括急性职业中毒与生活中毒,急性CO中毒是我国发病与死亡人数最多的急性职业中毒,CO也是许多国家引起意外生活性中毒中致死人数最多的毒物。

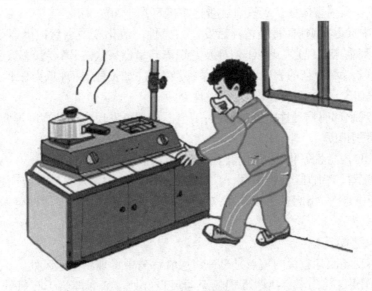

图3-7-18　急性一氧化碳中毒

（1）概述

1）理化性质:一氧化碳(CO)为无色、无臭、无刺激性的气体。分子量28.01,密度0.967g/L,冰点-207℃,沸点-190℃。在水中的溶解度甚低,但易溶于氨水。空气混合爆炸极限为12.5%~74%。

2）毒性:人吸入 TCLo 600mg/(m³·10min),LCLo 5000ppm/5min。人（男性）吸入 LCLo 4000ppm/30min,TCLo 650ppm/45min。

3）接触机会:CO经呼吸道吸收。

钢铁工业、化学工业、煤气、煤炭、交通等生产活动中吸入高浓度一氧化碳。生活取暖用炉、土坑、火墙排烟不畅或煤气灶、煤气热水器等使用不当。

（2）中毒临床表现:急性CO中毒起病急、潜伏期短,以急性脑缺氧的症状与体征为主要表现。

1）接触反应:接触一氧化碳后出现头痛、头昏、心悸、恶心等,吸入新鲜空气后症状即可迅速消失者。

2）轻度中毒:主要表现为头痛、头昏、心悸、恶心、呕吐、四肢无力、烦躁,轻至中度意识障碍（意识模糊、朦胧状态）,但无昏迷。HbCO 浓度10%~30%。吸入新鲜空气或氧气数小时后症状逐渐消失。

3）中度中毒:除上述症状外,面色潮红、多汗、脉快,前至中度昏迷。HbCO 浓度30%~50%。及时抢救后一般无明显并发症或后遗症。血 HbCO 浓度在10%至50%。

4）重度中毒者意识障碍程度达深昏迷或植物状态。常见瞳孔缩小四肢肌张力增高,牙关紧闭,强直性全身痉挛、大小便失禁。部分患者可并发肺水肿、严重的心肌损害、休克、呼吸衰竭、上消化道出血、皮肤水疱或成片的皮肤红肿、肌肉肿胀坏死、肝、肾损害等。血液 HbCO 浓度可高于50%。多数患者脑电图异常。

5）急性CO中毒迟发脑病是指部分急性中毒患者意识恢复正常后,经过2~60天假愈期,又出现脑病的神经精神症状。

（3）中毒事件的诊断及分级标准

1）接触反应:出现头痛、头昏、心悸、恶心等症状,吸入新鲜空气后症状可消失。

2）分级标准

轻度中毒:具有以下任何一项表现者:①出现剧烈的头痛、头昏、四肢无力、恶心、呕吐。②轻度至中度意识障碍,但无昏迷者。

血液碳氧血红蛋白浓度可高于10%。

中度中毒:除有上述症状外,意识障碍表现为浅至中度昏迷,经抢救后恢复且无明显并发症者。

血液碳氧血红蛋白浓度可高于30%。

重度中毒:具备以下任何一项者:意识障碍程度达深昏迷或去大脑皮质状态;患者有意识障碍且并发有下列任何一项表现者:①脑水肿;②休克或严重的心肌损害;③肺水肿;④呼吸衰竭;⑤上消化道出血;⑥脑局灶损害如锥体系或锥体外系损害体征。碳氧血红蛋白浓度可高于50%。

3)急性一氧化碳中毒迟发脑病(神经精神后发症):急性一氧化碳中毒意识障碍恢复后,经约2~60天的"假愈期",又出现下列临床表现之一者:①精神及意识障碍呈痴呆状态,谵妄状态或去大脑皮质状态;②锥体外系神经障碍出现帕金森综合征的表现;③锥体系神经损害(如偏瘫、病理反射阳性或小便失禁等);④大脑皮质局灶性功能障碍如失语、失明等,或出现继发性癫痫。

头部CT检查可发现脑部有病理性密度减低区;脑电图检查可发现中度及高度异常。

(4)中毒事件的鉴别诊断

1)其他毒物中毒事件:急性氰化物、硫化氢、甲烷中毒等。

2)轻度中毒应与感冒、高血压、食物中毒、梅尼埃综合征鉴别;中毒及重度者应注意与其他病因(如糖尿病、脑血管意外、安眠药中毒等)引起昏迷相鉴别;对迟发的脑病患者需与其他精神病、帕金森病、脑血管病等进行鉴别诊断。

(5)中毒现场的医疗救援

1)现场医疗救援:现场医疗救援的重点是迅速将患者移离中毒现场至通风处。

轻症患者—绿标:①迅速将患者移离中毒现场至通风良好处。②立即给予吸氧处理。③留置观察至少24小时。

重症患者—黄标:①迅速将患者移离中毒现场至通风良好处。②立即吸氧处理。③早期应用糖皮质激素,可给予地塞米松10~30mg。④尽快转送综合医院诊治。

危重症患者—红标:①迅速将患者移离中毒现场至通风良好处。②如出现呼吸,心搏停止,立即给予心肺复苏术。③立即给予氧疗,现场常压面罩吸氧,迅速送到综合医院治疗,最好有高压氧舱。④早期应用糖皮质激素,给予地塞米松10mg。⑤对症处理。

2)患者的转运:①红标患者在给予现场急救措施后,立即转送到有高压氧舱的综合性医院治疗。②黄标患者在给予现场急救措施后,立即转至有高压氧舱的综合性医院治疗。③绿标患者在给予现场急救措施后,首先应在中毒现场急救点留置进行医学观察,在红标和黄标患者转运完毕后,再转运至综合性医院治疗。

(6)医院内的医疗救援

1)及时纠正脑缺氧,多采用鼻塞给氧,氧流量4~6L/min。伴二氧化碳潴留者氧流量约为1~2L/min。高压氧治疗疗效最佳,重症者3天内每日2次,以后每日1次,其原则是尽量用得早、压力够、时间足。

2)对呼吸衰竭者可使用呼吸兴奋剂,应用可拉明、洛贝林静脉注射或加入10%葡萄糖注射液内静脉滴注。呼吸已停止者,应立即施行人工呼吸或气管插管人工加压给氧,直至出现自主呼吸。对大量黏痰和泡沫痰阻塞呼吸道者,可行吸痰,消除痰液。如有呼吸抑制可尽快行气管切开,以保持呼吸道通畅,改善呼吸。如有血压降低,立即行抗休克治疗。

3)解除脑水肿:一氧化碳中毒后1~3天内最容易发生脑水肿,有的可持续1周左右,个别可达15天。因脑水肿达到顶峰(中毒2~3小时)后使有效脑循环重新恢复十分困难,故最初1小时极为关键。

①常规应用糖皮质激素和脱水利尿剂,限制液体入量。②输新鲜血液或血浆、人体白蛋白等,以维持血液足够的胶体渗透压。在脑水肿消除后停药。③使用脱水剂:静脉注射甘露醇250ml(1g/kg)。静脉注射后4小时内尿量不足400ml者可再用第2剂,注意防止低血容量休克和用药不足引起"反跳"。

4)脑细胞赋能剂:及早应用能量合剂,特别是ATP补充尤为重要。据报道完全缺氧状态下,脑内ATP 10分钟就完全耗尽。同时应用精氨酸、γ-氨酪酸、维生素 B_6、谷氨酸钠、维生素 B_1、维生素 B_{12}。一般至苏醒后7~14天。

5）人工冬眠疗法：对频繁抽搐、极度烦躁不安或出现高热的患者，用人工冬眠疗法有助于组织对缺氧的耐受。常用氯丙嗪和异丙嗪，并用冰块降温使肛温降至34℃左右。

6）改善脑微循环：脑水肿纠正后，积极疏通微循环，促进脑细胞受损区血液供应。可用低分子右旋糖酐500ml 静脉滴注，每日1次，20天为一疗程。

7）苏醒药物的应用：在引起昏迷的直接原因已被控制以及脑缺氧或脑水肿已被基本纠正的基础上，为改善脑细胞代谢，缩短昏迷时间，促进精神活动恢复，即有"苏醒先兆"时早期选择苏醒药物。氯酯醒200～500mg 加入10%葡萄糖注射液静脉滴注，每日1次；胞二磷胆碱500mg 加入10%葡萄糖注射液中静脉滴注，每日1次。

8）体外反搏治疗：适用于急性一氧化碳中毒稳定期，可使主动脉舒张压提高80%以上，能使颈总动脉血流增加77.3%，从而增加脑血流量，促进脑动脉侧支循环开放和通畅，可改善脑组织血液供应，使缺血、缺氧的脑组织细胞病变得到恢复，制止脑组织进一步软化、坏死，有得于细胞功能恢复。每日一次进行体外反搏治疗，每次40～60分钟，12次为一疗程。

9）迟发脑病治疗尚无特殊治疗方法，对症综合治疗为主，出现锥体外系症状者可应用抗帕金森病药物，有精神症状可给予镇静剂。

7. 路易氏气中毒事件医学救援（图3-7-19） 路易氏气，2-氯乙烯基二氯胂，Lewisite，2-Chlorovinyldichloroarsine，2-Chlorovinylarsinedichloride，Dichloro（2-chlorovinyl）arsine，CAS：541-25-3 是一种很强的细胞毒，又是血管毒，对毛细血管有强烈的毒性。治疗有特效解毒药——二巯基类药物。

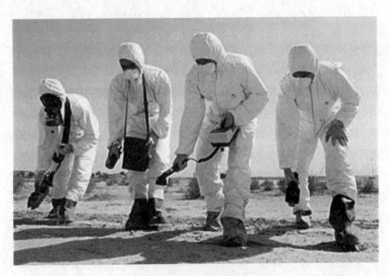

图3-7-19 路易氏气中毒

（1）概述

1）理化性质：纯品为无色油状液体；工业品呈深褐色，有天竺葵叶汁气味。分子式 $C_2H_2AsC_{13}$。分子量207.31。相对密度1.888g/ml（20/4℃）。凝固点−13℃。冰点−18℃。沸点190℃（部分分解）。蒸气密度7.2g/L。蒸汽压0.053kPa（0.4mmHg 20℃）。挥发度4.7mg/L（20℃）。难溶于水；易溶于汽油、煤油及其他有机溶剂。易被过氧化氢、高锰酸钾、硝酸、次氯酸钙、碘等氧化剂氧化形成无糜烂作用的氯乙烯胂酸。与水作用很快形成固体的氯乙烯氧胂，失去其挥发性，但仍有强烈的毒性和皮肤糜烂作用。极易被苛性碱破坏，生成乙炔等产物。此反应可作为鉴定反应的基础。

2）毒性：人吸入 LCLo：6ppm/30M。大鼠经皮 LD50：15mg/kg。小鼠经皮 LD50：12mg/kg。兔经皮LD50：4mg/kg。属高毒类。本品的毒理作用与三价无机砷有许多相似之处。它是很强的细胞毒，又是血管毒。在体内能与酶的巯基结合，使其失去活性。在体内已知有20多种巯基酶，例如琥珀酸脱氢酶、尿素酶、羧酶、组织蛋白酶等都可被其抑制。如与丙酮酸氧化酶体系中的巯基结合时，丙酮酸的氧化即受到抑制。神经系统（特别是大脑）以及其他组织中都有这种酶存在。此酶受到抑制后，产生糖代谢障碍，因而影响神经系统和其他组织的正常功能。此外,对毛细血管有强烈的毒性。中毒时,毛细血管极度扩张,特别是内脏部分的毛细血管。随后小动脉也发生损害。所以除皮肤损伤发生严重水肿和出血外,内脏器官和神经组织也有广泛性出血、水肿或积液,并易发生循环系统衰竭和肺水肿。

3）接触机会:路易氏气为化学武器中糜烂毒剂代表之一。在敌人使用毒剂袭击时,可能在短时间内出现大量中毒伤员。主要经眼、呼吸道、皮肤吸收引起中毒,亦可经消化道(误食染毒食物与水)引起中毒。

(2)中毒的临床表现:路易氏气对局部刺激作用强烈,潜伏期短,病程经过急剧,发展迅速,但恢复较快。

1）皮肤损害特点:液滴态路易气接触皮肤后10～20秒就感到针刺样疼痛,并随着毒剂的渗入而加剧。红斑鲜红,界限不明显,伴有水肿和点状出血。水疱极度膨胀。水疱液呈血性混浊。

2）眼损伤特点:无潜伏期,轻者主要是刺激症状,炎症时间短。重者出现强烈的疼痛感,有严重的充血和水肿。液滴态路易气进入眼内如未及时处理,会导致角膜坏死和玻璃体流出以致失明。

3）呼吸道损伤特点:无潜伏期,有呼吸道刺激症状。严重中毒者常发生肺水肿并伴有胸膜渗出。

4）经口中毒的特点:数分钟之后发生剧烈的疼痛和无法控制的呕吐。有时呕吐物混有血液。较严重损伤时,主要病变是胃肠黏膜急性炎症并有出血和溃疡。

5）全身吸收中毒的特点:发展迅速,中枢神经系统、心血管系统和肺部易受损害。严重中毒者首先出现中枢兴奋、流涎、心动过速、呼吸短促、恶心及呕吐。以后转为中枢抑制、无力、淡漠。由于毛细血管通透性发生变化,大量液体渗出,引起肺水肿、血液浓缩、休克和死亡。不死亡的伤员可能发生溶血而引起溶血性贫血。此外,还可出现白细胞减少、代谢障碍,包括蛋白质分解增加,尿中非蛋白氮增高。

(3)中毒事件的识别

识别依据:

1）中毒史:有接触路易氏剂的历史。现场毒物侦检,对空气、服装、可疑饮用水或食物的化学侦检,均可发现路易氏剂。

2）临床特点:经过一定潜伏期后出现皮肤、眼、呼吸道等多器官损伤和全身吸收中毒症状,恶心、呕吐是本品吸收中毒的早期症状,结合其他情况可进行诊断。

3）毒剂鉴定及检验:对呼吸道损伤的诊断应注意以下几点:①染毒后如很快出现呼吸道症状,应考虑有重度呼吸道损伤;②颜面广泛染毒时,应考虑有呼吸道损伤。

4）皮肤水疱液、尿、血液及经口中毒的呕吐物中可检出砷。全身吸收中毒发生急性肺水肿时,可有血液浓缩的血液学及生化改变及血流动力学改变。

(4)中毒事件的鉴别

1）传染病疫情:如流行性脑脊髓膜炎疫情,乙型脑炎疫情。

2）其他急性中毒事件:如硫芥。

3）心血管疾病:如脑血管意外、急性心肌梗死。

(5)中毒现场的医疗救援

1）现场医疗救援

轻症患者—绿标:①脱去污染衣服,保持安静,卧床休息,密切观察病情变化;②对症治疗:躁动不安者肌内注射地西泮5mg或苯巴比妥0.1g;咳嗽、气紧者吸氧,用惠菲宁(美敏伪麻碱溶液)10ml,一日三次,无痰剧烈咳嗽可用磷酸可待因15～30mg,一日三次。结膜充血、流泪可用红霉素眼药水和氢化可的松眼药水交替滴眼。

重症患者—黄标:①吸氧;②地塞米松10mg加入5%葡萄糖液250ml静滴或加入于5%葡萄糖液20～30ml静注;③镇静、止咳等对症治疗;④施普善(脑活素)10-30ml加入5%葡萄糖液250ml静滴,胞磷胆碱0.5g加入5%葡萄糖液250ml静滴。

危重症患者—红标:①猝死病例立即进行心肺脑复苏:人工呼吸,胸外心脏按压(每分钟100～120次),并反复静注肾上腺素1mg、尼可刹米(可拉明)0.375g、洛贝林3mg直至自主呼吸恢复和心脏窦性自主心律恢复为止;②5%碳酸氢钠200ml静滴,纠正酸中毒;③保持呼吸道通畅;④地塞米松20～80mg加入5%葡萄糖液250ml静滴或加5%葡萄糖液20ml静注;⑤施普善(脑活素)30ml加入5%葡萄糖液250ml静滴,胞磷胆碱

0.75g 加 5% 葡萄糖液 250ml 静滴。

2）患者转送：①红标患者在中毒现场急救点进行急救处理，心跳呼吸恢复后或症状得到初步控制后立即转送有治疗条件的综合性医院治疗；②黄标患者给予现场急救措施后立即转至有治疗条件的综合性医院治疗；③绿标患者给予现场救治措施后，首先应在中毒现场急救点留置治疗和医学观察，在黄标和红标患者转送完毕后，再转至综合性医院治疗。

（四）毒气泄漏医学救援特点

大量毒气泄漏导致的突发中毒事件是突发公共事件中的一种类型，是指在短时间内，毒物通过一定的方式作用于特定人群，造成严重的群发性健康影响或危害的事件。突发公共事件医疗卫生救援是指对突发公共事件导致的人员伤亡、健康危害的医疗卫生救援工作，其中医学救援是整个医疗卫生救援的一部分，强调的是医护人员在应急救援中应担负的职责与任务。在突发中毒事件的卫生应急处理流程中，医疗卫生活动贯穿整个过程，包括事发前的应急准备，事发时的应急响应，事发中的应急处置，以及事发后的善后处理等。

（五）毒气泄漏的救援注意事项

1. 医疗救援的原则　现场救援应遵循"先救命后治伤、先救重后救轻"的原则开展工作。另一方面，救援人员在自身安全有保证的情况下才能行动。

2. 现场检伤分类

1）绿标：为轻症患者，具有下列指标：头晕、头痛、多汗、胸闷、心悸、恶心、呕吐、腹痛、腰痛、视力模糊、全身乏力、精神萎靡等症状。

2）黄标：为重症患者，具有下列指标：步态蹒跚，嗜睡或意识模糊，甚至昏睡和谵妄，癫痫样抽搐，精神症状明显；轻度发绀、气急、哮喘、明显咳嗽咯痰；脉搏大于 120 次/分，微循环恢复试验大于 1 秒，大动脉搏动微弱。

3）红标：为危重症患者，具有下列指标：昏迷，癫痫持续状态；重度发绀，三凹征明显，鼻翼扇动，呼吸大于 30 次/分，剧烈咳嗽并咯大量白色或粉红色泡沫痰，哮喘持续状态；寒战高热，脉搏小于 50 次/分或大于150 次/分，微循环恢复试验大于 2 秒。

4）黑标：为濒死或死亡患者，同时具备下列指标：瞳孔散大；无自主呼吸；大动脉搏动消失。

3. 医疗救援的基本措施　现场医疗救援关键在于及时，首先采取的措施是迅速将病人移离毒气泄漏现场至空气新鲜处，松开衣领，保持呼吸通畅，并注意保暖。必要时迅速给患者戴防毒面具，防止毒气的继续吸入。中毒者呼吸停止，抢救时尽量采取人工呼吸器，避免用口对口人工呼吸。

当出现大批中毒病人，医疗救援资源相对不足时，应对病人开展现场检伤分类，优先处理红标病人。

4. 伤员的转运　毒气泄漏中毒事故的伤员原则上送具有较好救治条件的综合医院进行治疗观察。

5. 医疗救护信息记录与报告

（1）参加现场医疗救护的单位和医疗救援专业队伍中，由专人负责对伤病员按病情做好分类登记和转送的工作，填写现场伤亡情况统计表，并及时将伤病员的分类数量和转送去向，向省、市级化学中毒应急指挥部报告。

（2）参加现场医疗救援的医务人员要详细将伤病员的伤情及急救处置等逐一填写于伤病员情况单上，随伤病员交给接收伤病员后续治疗的医疗机构。

（3）省、市级化学中毒应急指挥部应有专人负责收集现场抢救过程中的情况和伤病员伤亡情况，并及时汇总后向省、市级政府报告。

（4）承担伤病员收治的医疗机构要每日向化学中毒应急指挥部报告伤病员情况、医疗救治进展等，重要情况随时报告。

五、危楼、废墟等狭窄空间的医学救援

（一）危楼、废墟等狭窄空间的灾难概述与特点

狭窄空间是指一个封闭的空间，其形体大小和构造足够使人员身体进入其间并具有以下特征：主要用途并非供人员使用；进入及离开受限；存在可能的或明确的危害（图 3-7-20）。

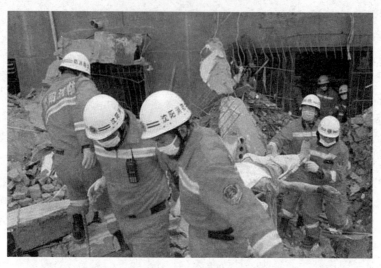

图 3-7-20 危楼、废墟等狭窄空间的医学救援

狭窄空间医学救援(confined space medicine,CSM)是指在相对受限的空间内进行的医疗活动。根据我国农村建筑特点,常见的狭窄空间主要为危楼、废墟。那么,危楼、废墟等狭窄空间的特点如下:

1. 活动环境恶劣　需救助者身处黑暗、狭窄、酷热、寒冷、潮湿、流水、大雪、粉尘的环境中,还会有锐利的障碍物(玻璃、破碎物品)、有毒气体、缺氧、漏电等各种危险物存在。这样的环境很可能会引起医疗人员和伤病需救助者继发性损害。比如高温、低温、多湿、干燥会引起体温异常和脱水;黑暗和狭窄会使得需救助者出现高度的紧张和恐怖感,增加精神压力;在救援活动中,寒冷和过度疲劳等因素易引起医务人员体力不支,增加了他们受伤的可能性;此外须注意伤病需救助者的血液、体液会引起继发性感染。

2. 活动受限　救助人员因佩戴防护服、头盔、防风镜、防尘口罩、耳塞、手套等保护装置,会影响医疗操作者的视野和限制自身的活动,也妨碍了过细的医疗操作。

3. 伤病需救助者的多样性　伤病需救助者在年龄、性别、基础疾病(背景因素)、受伤机制等方面有较大差异。密闭空间场所的差异导致了受伤需救助者的表现形式呈多样性。常见的疾病以骨折、皮肤外伤、多发伤、头部外伤、低体温、脱水等为主。对一些既往有慢性疾病的需救助者处置时要格外注意,因 CSM 处置的伤病的需救助者的病理生理以进行性恶化为主要特征,尤其对慢性病史长期服药治疗的伤病需救助者如高血压、糖尿病要积极干预,防止恶化。还要考虑不同国家伤病需救助者语言交流的困难。

(二)危楼、废墟等狭窄空间的灾难逃生与救生技术

1. 灾难逃生(图 3-7-21)

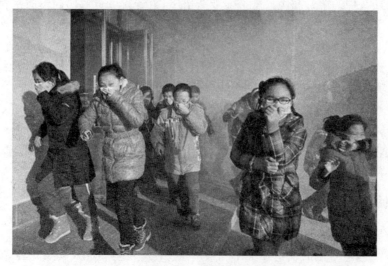

图 3-7-21 灾难逃生

当房屋剧烈晃动,即将倒塌时,应按以下方式应对并迅速逃生:

(1) 保持清醒,不要惊慌失措。

(2) 正在用火、用电时,要立即灭火和断电,防止被烫伤、触电和发生火灾。

(3) 立刻将门打开,尤其是坚固的防盗门,以免房屋倒塌后撤离时,房门、大门变形卡死无法进出。平时要事先想好万一被关在屋子里,如何逃脱的方法,准备好梯子、绳索等。

(4) 房屋突然倒塌时不要试图逃跑,因为时间来不及。应迅速寻找坚固的梁、柱附近或坚实的床、家具旁、内墙墙根、墙角处等易于形成三角形空间的地方躲避,也可转移到承重墙角多、开间小的厨房、洗手间等去暂避一时,因为这些地方结合力强,尤其是管道经过处理,具有较好的支撑力。并顺手用被褥、枕头、棉衣或脸盆等加强保护头部,应远离玻璃窗、门。

(5) 若住在平房或楼层低的房间,则应冲出门外,同时注意保护头部,可用双手抱头或者用随手能找到的枕头或垫子当头盔,千万别跑出来站在楼旁边,以免被上面落下的重物或玻璃伤到。

(6) 万一在搭乘电梯时遇到地震,迅速将操作盘上各楼层的按钮全部按下,一旦停下,迅速离开电梯。万一被关在电梯中,要通过电梯中的专用电话与管理人员联系并求助。

食物和水是生存的基本需求,水则显得更为重要,人体的75%是水,水使人体维持恒温,使肾脏行使排泄功能,使人拥有清醒的头脑,使心脏正常跳动。但体液是有限的,身体消耗的水分必须及时得到补充,否则生命受危。没有食物,正常人平均能活3周,但无水3天也存活不了。水的供给是生存必需物中优先考虑的物质。

2. 求生技巧　若已处在危楼、废墟、狭窄空间时,以下方式是自救的关键:

(1) 尽量保存体力。

(2) 待在凉快的区域。

(3) 不要进食或尽可能少进食。如果身体得不到水分,体液会从要害器官转移以便消化食物,这会加速脱水。脂肪很难消化,需要大量水分。

(4) 不要吸烟、饮酒,那样会使器官消耗大量水分。

(5) 不要谈话,用鼻呼吸,而不是用嘴呼吸。

(6) 获取水分可以采取如下可能的措施,往往有1种途径即可挽救生命或拖延存活时间。

1) 雨露的收集:雨水深入狭窄空间,有意识的收集和饮用。收集雨水可以采用身边的容器或挖一个小坑,小坑中垫上防渗的材料,如果没有防渗的薄片材料,金属材料或帆布材料都可很好的防渗。

2) 在日夜温差较大的地区,会有很多露水,当它凝集在金属体上时,可以抹下来或直接舔吸。

3) 切记可以通过前述缺失减少水分丢失,但不要限定饮水。如果必须限量就小口啜饮。在长时间缺水后,获取水分千万不可豪饮,开始也是啜饮。大量豪饮猛灌会导致脱水者呕吐,造成大量宝贵体液的丧失。

4) 凝结水,植物根部可从地下吸收水分。若空间内有树的枝叶,可以让树来帮你,在一段树木嫩枝叶上套一只塑料袋,叶面蒸腾作用会在袋内产生凝结水,袋口朝上,袋的一角靠下,以便收集凝结水。

5) 上述方法无法满足的情况下,身边的植物、植物根茎能有水分的东西都是可以选择的食物。

6) 最恶劣的情况是无法获取任何水源,唯一可做的就是将水分消耗降至最低程度。

7) 饮用尿液和海水不是推荐的方法。

(7) 被掩埋在废墟下时,至关重要的是不能在精神上发生崩溃,要有勇气和毅力。强烈的求生欲望和充满信心的乐观精神,是自救过程中创造奇迹的强大动力。

(8) 被掩埋后,注意用湿毛巾、衣服或其他布料等捂住口鼻、头部,避免灰尘呛闷发生窒息及意外事故,适当活动手和脚,消除压在身上的各种物体,用周围可搬动的物品支撑身体上面的重物,避免塌落,扩大安全活动空间,保障有足够的空气。条件允许时,应尽量设法逃避险境,朝更安全宽敞、有光亮的地方移动。

(9) 被掩埋后,要注意观察周围环境,寻找通道,设法爬出去,无法爬出去时,不要大声呼喊,当听到外面有人时,再呼叫,或敲击出声,向外界传信息求救。

(10) 无力脱险时,尽量减少体力消耗,寻找食物和水,并计划使用,乐观等待时机,想办法与外面救援人员取得联系。

3. 救生技术　急救的时效性是一切急救的出发点和归宿,它应该成为急救、救护、救援政策、制度的出发点和归宿点。流性病学调查显示,近50%创伤性死亡发生在伤后60分钟内,而这1小时内,大部分又发生在前10分钟。此时间段内自救互救是生命救治的主要形式或唯一形式。

自救互救是一切伤病急救的开始和基础,它具有比专业救护更高的救治时效值,它是不能被专业救治所替代的,并为专业救治提供关键基础。本部分将依照"白金10分钟"的理念,在时间顺序上从这两方面介绍急救,分别是自身急救、他人互助初步急救。急救关乎生命、互救重于急救、自救才是根本。

(1) 危楼、废墟及狭窄空间内自救:在发现自己受困于危楼、废墟、狭窄空间后,受困者应保持冷静,不要惊慌失措,分析自己所在的位置,迅速辨清方向,走向或朝向新鲜风流的方向,在地震中如果人员被困在狭窄空间,则要设法移动身边可动之物,扩大空间,进行加固,以防余震。这时不要用明火,防止易燃气泄漏爆炸。要捂住口鼻,防止附近有毒气体泄漏。然后找机会呼救,等待救援,受困者可以通过以下手段检查自身的受伤情况并予以初步处理。

1) 发现出血部位并初步止血,可采用衣服条等物结扎不能止血的肢体,或压迫止血。

2) 骨折的处理:肢体有开放性骨折时,用衣服包住受伤肢体,以免骨折端受到进一步污染,若有明显出血,采取压迫止血;大血管的损伤出血,要果断结扎近端肢体。

3) 开放性气胸的处理:受伤者如呼吸困难,并且胸部有开放性创伤时,可采用塑料袋或不透气的物品贴住出气部位,并用衣服加压包扎。

上述的自身急救只有在受困者意识清楚的情况下方能完成,而且操作难度大,只能是初步的解除相关危险,争取生存的时间。

(2) 他人互助初步急救:营救人员打开通道,准备必需的急救材料或药品接近受困者,为顺利转移创造条件。营救者需要评估现场,确保自身与伤病人员的安全,分清轻重缓急,先救命后治伤,果断地实施救护措施。并且做好以下几个方面的工作。

1) 维持呼吸道畅通:开放气道、清理口腔内异物、分泌物。

2) 重建呼吸功能:呼吸停止时,施与人工呼吸。

3) 重建循环功能:严重出血者予以止血,心搏停止时,施与心外按压。

4) 预防休克:可行的办法主要为口服补液,服用淡盐水。

5) 对中毒或吸入有害化学试剂者应给予相应的急救措施。

6) 预防再次受伤:适当的固定、保护创伤部位,尤其是保护头部等重要部位免受进一步损伤。

7) 给予伤患心理支持:可能的情况下尽量与患者交流。

这部分的工作灵活性较大,应当根据患者的状态(清醒、昏迷)、狭窄空间的环境(大小、能否展开工作)及转移出狭窄空间的时间和难度等因素决定。以最优化抢救受困者生命为首要考虑的问题。如可在短时间内,将受困者移出,可以减少烦琐的处理。待受困者被转移至开阔场地再予施行,但是若转移困难较大,最好是处理好上述列举的几点伤情,利于顺利转移,确保生命受到最大保护。

(三) 危楼、废墟、狭窄空间的医学救援

现场的综合诊治是营救急救的核心,此时受伤者已到达开阔处,专业急救队的救治条件明确提升,此时诊治的基本原则是快速检查生命体征,快速准确诊断,同时,分清先后缓急,及时全面开展抢救。另外还要注意将伤患置于正确舒适的姿势,防止病情恶化,为了更确切的检查伤害情况,如有必要,可拆开或脱下衣物。衣物可剪开或从衣缝撕开,但必须小心,否则会加重伤情,如果没有合适的保护的遮盖物,不要过度暴露伤病者身体,保暖但避免过热而出汗;心理疏导、交流,为受困者输送信心;可能的情况下,尽量采取减轻病人痛苦的措施;详细记录,并随时观察伤患病情的变化。松开紧身衣服,但如果脊椎受伤,则不要牵拉伤病者的衣服。

1. 生命指征　包括神志、呼吸、血液循环和瞳孔

(1) 神志:查看伤病者是否苏醒、昏睡和无知觉。伤病员对问话、拍打、推动等外界刺激无反应,表示伤病员已意识不清或丧失,病情危重。如果伤病者无知觉,要寻找头部受伤的痕迹。

(2) 呼吸:正常人每分钟呼吸16~18次,垂危时呼吸变快、变浅、不规则。临死前呼吸变慢、不规则,甚至呼吸停止。

（3）血液循环：正常人每分钟心搏男性为 60~80 次，女性为 70~90 次，严重创伤（如大出血），心搏快而弱，脉搏细而速，死亡则心搏停止。检查伤病者的脉搏。如果腕部不能检查到，那么检查在脖子旁边的颈部大动脉。

（4）瞳孔：正常时两眼瞳孔等大等圆，遇光则迅速缩小，危重伤病员两眼瞳孔不等大等圆，或缩小或扩大或偏斜，对光刺激无反应。呼吸停止、心搏停止、双侧瞳孔固定散大是死亡的三大特征。出现尸斑则为不可逆的死亡。

受伤者的病情评估除基本的方法外，建议将微型 B 超作为一项常规现场检查手段，以更为准确的评估内脏、软组织的创伤，以查明隐匿性损伤或内出血的存在。判断创伤的程度，一般来说，轻伤是指人体仅有局部组织的擦伤或皮下血肿等轻微的损伤。重伤是指人体有骨折、内脏损伤、大面积或特殊部位烧（烫）伤、严重的挤压伤等单一或多项同时存在的损伤。危重伤是指伤病员有大出血（包括内出血）或重度脑外伤等引起昏迷、休克、呼吸心搏骤停等。

2. 急救　包括气道建立、高质量心肺复苏、四项基本技术（止血、包扎、固定、搬运），另外早期抗休克、抗感染也是治疗的重点。

抢救原则为分清轻重缓急，并注意发现隐匿性损伤、挤压综合征的发生与否、中毒情况等。

（1）现场心肺复苏：心肺复苏术是用于呼吸和心搏突然停止、意识丧失病人的一种现场急救方法。其目的是通过口对口吹气和胸外心脏按压来向患者提供最低限度的脑供血。呼吸心搏骤停发病 4 分钟内能开始进行正确有效的心肺复苏术，能更高概率的救活受伤者。首先判断受伤者是否失去知觉，有无呼吸心搏，若无，则应立即开始心肺复苏术，其步骤如下。

1）伤员的准备：将病人平卧在平地或硬板上，当病人有外伤（如骨折等）时，要小心搬动，以免加重病情。

2）胸外心脏按压：抢救人员在病人右侧时其左手掌根部置于病人胸前胸骨下段，再将右手掌压在左手背上（婴儿可用示、中指尖，儿童可用一只手掌根），两手的手指翘起不接触病人的胸壁，伸直双臂肘关节不弯曲，用双肩向下压而形成压力，将胸骨下压约 5cm 以上（婴儿 1.5~2.5cm，儿童 2.5~4cm），按压和放松时间相等，但手掌不离开病人胸骨部位，反复进行，每分钟按压 100 次以上。胸外按压的部位不宜过低，以免损伤肝、脾、胃等内脏。按压的力量要适宜，不宜过猛，否则会使胸骨骨折，引起气胸血胸。压力过轻，形成的胸腔压力过小，不足以推动血液循环。

3）保持病人气道通畅，可用仰头-抬颏（或托颌或托颈）法，使病人的口腔，咽喉轴呈直线，防止舌根、会厌阻塞气道口，方法是操作者一般站或跪在病人右侧，左手置病人前额上用力后压，右手指放在病人下颌骨下沿将颏部向上向前抬起。

4）口对口吹气：抢救人员将置于病人下颏的右手向下压其颏部，撑开病人的口，左手拇指与示指捏住病人的鼻孔，防止呼入的空气逸出。抢救人用面罩气球给予受伤者呼吸，用 1~1.5s 的速度向病人口中吹入约 500ml 空气，无此设备的情况下，采用口对口呼吸，自己的双唇包绕封住病人的口的外部，形成不透气的密封状态，然后以中等力量，吹气后，抢救人员即抬头侧过一边，做一次深吸气，待下次吹气。口对口吹气和胸外心脏按压应同时进行（可单人或双认同时进行），按压与吹气的比例为 30:2，即吹气 2 次，胸外按压 30 次。

复苏的成功与终止。进行心肺复苏术后，病人瞳孔由大变小，对光反应恢复，脑组织功能开始恢复（如病人挣扎、肌张力增强，有吞咽动作等），能自主呼吸，心搏恢复，发绀消退等，可认为心肺复苏成功。若经过约 30 分钟的心肺复苏抢救，不出现上述复苏的表现，预示复苏失败。若有脉搏，收缩压保持在 60mmHg 以上，瞳孔处于收缩状态，应继续进行心肺复苏抢救。如病人深度意识不清，缺乏自主呼吸，瞳孔散大固定，表明脑死亡。心肺复苏持续 1 小时之后，心电活动不恢复。表示心脏死亡。患者出现尸斑时，可放弃心肺复苏抢救。

（2）止血

1）加压包扎止血法：用消毒纱布或干净的毛巾、布块折叠成比伤口稍大的垫盖住伤口，再用绷带或折成条状布带或三角巾紧紧包扎，其松紧度以能达到止血目的为宜。此种止血方法，多用于静脉出血和毛细血管出血。当伤口在肘窝、腋窝、腹股沟时，可在加垫后屈肢固定在躯干上加压包扎止血。加压包扎止血法适用于上下肢、肘、膝等部位的动脉出血，但有骨折或可疑骨折或关节脱位时，不宜使用此法。

2）指压止血法：指压止血法是一种简单有效的临时性止血方法，它是根据动脉的走向，在出血伤口的近心端,用手指压住动脉处,达到临时止血的目的。指压止血法适用于头部、颈部、四肢的动脉出血,依出血部位的不同,可分为以下几种方法。

头顶出血压迫法:方法是在伤侧耳前,对准下颌关节上方,用拇指压迫颞动脉。

头颈部出血压迫法:方法是用拇指将伤侧的颈总动脉向后压迫,但不能同时压迫两侧的颈总动脉,否则会造成脑缺血缺氧。

面部出血压迫法:用拇指压迫下颌角处的面动脉。

头皮出血压迫法:头皮前部出血时,压迫耳前下颌关节上方的颞动脉。头皮后部出血则压迫耳后突起下方稍外侧的耳后动脉。

腋窝和肩部出血压迫法:在锁骨上窝对准第1肋骨用拇指压迫锁骨下动脉。

上臂出血压迫法:一手将患肢抬高,另一只手用拇指压迫上臂内侧的肱动脉。

前臂出血压迫法:用拇指压迫伤侧肘窝肱二头肌腱内侧的肱动脉末端。

手掌出血压迫法:用两手指分别压迫腕部的尺动脉、桡动脉。

下肢出血压迫法:用两手拇指重叠向后用力压迫腹股沟中点稍下方的股动脉。

足部出血压迫法:用两手拇指分别压迫足背拇长肌腱外侧的足背动脉和内踝与跟腱之间的胫后动脉。

3)止血带止血法:止血带止血法是快速有效的止血方法,但它只适用于不能用加压止血的四肢大动脉出血。方法是用橡皮管或布条缠绕伤口上方肌肉多的部位,其松紧度以摸不到远端动脉的搏动,伤口刚好止血为宜,过松无止血作用,过紧会影响血液循环,易损伤神经,造成肌体坏死。上止血带的伤员,必须在明显的部位标明止血带的部位和时间;上止血带的时间超过2小时,要每隔1小时放松一次,每次8分钟,为避免放松止血带时大量出血,放松期间可改用指压法临时止血。

橡皮止血带止血法:常用一条长1m的橡皮管,先用绷带或布块垫平上止血带的部位,两手将止血带中段适当拉长,绕出血伤口上端肢体2~3圈后固定,借助橡皮管的弹性压迫血管而达到止血的目的。

布条止血带止血法:常用三角巾、布带、毛巾、衣袖等平整的缠绕在加有布垫的肢体上,拉紧或用"木棒、筷子、笔杆"等拧紧固定。

(3)包扎

1)包扎的目的在于保护伤口,减少感染,固定敷料夹板,挟托受伤的肢体,减轻伤员的痛苦,防止刺伤血管、神经等严重并发症,加压包扎还有压迫止血的作用。包扎要求动作轻快、准、牢,包扎前要弄清包扎的目的,以便选择适当的包扎方法,并先对伤口做初步的处理。包扎的松紧要适度,过紧影响血液循环,过松会移动脱落,包扎材料打结或其他方法固定的位置要避开伤口和坐卧受压的位置。为骨折制动的包扎应露出伤肢末端,以便观察肢体血液循环的情况。

2)包扎的材料:三角巾:用一块边长1m的正方形棉布,沿其对角线剪开即为两条三角巾。将三角巾的顶角折向底边的中央,再根据包扎的实际需要折叠成一定宽度的布带。若将三角巾的顶角偏折到底边中央偏左或偏右侧,则成为燕尾巾,其夹角的大小可视实际包扎需要而定。

绷带:我国标准绷带长6m,宽度分3、4、5、6、8、10cm 6种规格,供包扎实际需要选用。绷带的一头卷起为单头带,从两头卷起则为双头带。其长度可视包扎部位的需要而定。现场救护没有上述常规包扎材料时,可用身边的衣服、手绢、毛巾等就便材料进行包扎。

3)包扎的方法:头部帽式包扎法:将三角巾的底部向内折叠约两指宽,放在前额眉上,顶角向后拉盖头顶,将两底边沿两耳上方往后拉至枕部下方,左右交叉压住顶角绕至前额打结固定。

头、耳部风帽式包扎法:将三角巾顶角打一个结,置于前额中央,头部套入风帽内,向下拉紧两底角,再将底边向外反扎2~3指宽的边,左右交叉包绕兜住下颌,绕至枕后打结固定。

三角巾眼部包扎法:包扎单眼时,将三角巾折叠成四指宽的带状,斜置于伤侧眼部,从伤侧耳下绕至枕后,经健侧耳上拉至前额与另一端交叉反折绕头一周,于健侧耳上端打结固定。包扎双眼时,将带状三角巾的中央置于枕部,两底角分别经耳下拉向眼部,在鼻梁处左右交叉各包一只眼,成"8"字形经两耳上方在枕部交叉后绕至下颌处打结固定。

三角巾胸部包扎法:将三角巾的顶角置于伤侧肩上,两底边在胸前横拉至背部打结固定,后再与顶角打结固定。

三角巾下腹部包扎法：将三角巾顶角朝下，底边横放腹部，两底角在腰后打结固定，顶角内两腿间拉至腰后与底角打结固定。

燕尾巾肩部包扎法：单肩包扎时，将三角巾折成约 80°夹角的燕尾巾，夹脚朝上，向后的一角压住向前的角，放于伤侧肩部，燕尾底边绕上臂在腋前方打结固定，将燕尾两角分别经胸、背部拉到对侧腋下打结固定。包扎双肩时，则将三角巾折叠成两尾角等大的双燕尾巾，夹角朝上，对准颈后正中，左右双燕尾由前向后分别包绕肩部到腋下，在腋后结固定。

三角巾手、足部包扎法：包扎膝、肘部时，将三角巾折叠成比伤口稍宽的带状，斜放伤侧，两端压住上下两边绕肢体一周，在肢体内侧或内侧打结固定。包扎手、足时，将三角巾底边横放在腕（踝）部，手掌（足底）向下放在三角巾中央，将顶角反折盖住手（足）背，两底角交叉压住顶角绕肢体一圈，反折顶角后打结固定。

三角巾臀部包扎法：将三角巾顶角朝下放在伤侧腰部，一底角包绕大腿根部与顶角打结，另一底角提起围腰与底边打结固定。

绷带手腕、胸、腹部环形包扎法：包扎手腕、胸、腹部等粗细大致相等的部位时，可将绷带做环形重叠缠绕，每一环均将上一环的绷带完全覆盖，为防止绷带滑脱，可将第一圈绷带斜置，环绕第二或第三圈时将斜出圈外的绷带角反扎到圈内角重叠环绕固定。

绷带四肢螺旋包扎法：包扎四肢时，将绷带做一定时间间隔的向上或向下螺旋状环绕肢体，每旋绕一圈将上一圈绷带覆盖 1/3 或 2/3。此法常用于固定四肢夹板和敷料。

绷带螺旋反折包扎法：包扎粗细差别较大的前臂、小腿时，为防止绷带滑脱，多用包扎较牢固的螺旋反折法，此法与螺旋包扎法基本相同，只是每圈必须反扎绷带一次，反扎时用左手拇指按住反扎处，右手将绷带反折向下拉紧绕缠肢体，但绷带反扎处要注意避开伤口和骨突起处。

（4）骨折的固定

1）骨折临时固定的要点：止血：要注意伤口和全身状况，如伤口出血，应先止血，后包扎固定。

加垫：为使固定妥贴稳当和防止突出部位的皮肤磨损，在骨突处要用棉花或布块等物垫好，要使夹板等固定材料不直接接触皮肤。

不乱动骨折的部位：为防止骨断端刺伤神经、血管，在固定时不应随意搬动；外露的断骨不能送回伤口内，以免增加污染。但是，现场急救时，搬动伤员伤肢是难免的，如为避免使伤员再次受伤，要先将伤员搬到安全地方，在包扎固定时也不可避免要移动伤肢，这时可以一人握住伤处上方，另一人握住伤处下端匝着肢体的纵轴线做相反方向的牵引，在伤肢不扭曲的情况下让骨断端分离开，然后边牵引边同方向移动，另外的人可进行固定，固定应先捆绑断处上端，后绑下端，然后再固定断端的上下两个关节。

固定、捆绑的松紧要适度，过松容易滑脱，失去固定作用，过紧会影响血液循环。固定时应外露指（趾）尖，以便观察血流情况，如发现指（趾）尖苍白或青紫时，可能是固定包扎过紧，应放松重新包扎固定。固定完成后应记录固定的时间，并迅速送医院做进一步的诊治。

2）骨折固定的材料：夹板：用于扶托固定伤肢，其长度宽度要与伤肢相适宜，长度一般要跨伤处上下两个关节。没有夹板时可用健侧肢体、树枝、竹片、厚纸板、报纸卷等代替。

敷料：用于垫衬的如棉花、布块、衣服等；用于包扎捆绑夹板的可用三角巾、绷带、腰带、头巾、绳子等。

3）骨折固定的方法：前臂骨折的固定方法：用夹板时，可把两块夹板分别置放在前臂的掌侧和背侧，可在伤员患侧掌心放一团棉花，让伤员握住掌侧夹板的一端，使腕关节稍向后背屈，然后固定，再用三角巾将前臂悬挂于胸前。无夹板时，可将伤侧前臂屈曲，手端略高，用三角巾悬挂于胸前，再用一条三角巾将伤臂固定于胸前。

上臂骨折的固定方法：有夹板时，可将上肢屈曲贴在胸前，在伤臂外侧放一块夹板，垫好后用两条布带将骨折上下两端固定并吊于胸前，然后用三角巾（或布带）将上臂固定在胸部，无夹板时，可将上臂自然下垂用三角巾固定在胸侧，用另一条三角巾将前臂挂在胸前；亦可先将前臂吊挂在胸前，用另一三角巾将上臂固定在胸前。

小腿骨折的固定方法：有夹板时，将夹板置于小腿外侧，其长度应从大腿中段到足跟，在膝、踝关节垫好后用绷带分段固定,再将两下肢并拢上下固定,并在脚部用"8"字绷带固定,使足掌与小腿呈直角。无夹板时,可将两下肢并列对齐,在膝、踝部垫好后用绷带分段将两腿固定,再"8"字形绷带固定脚部,使足掌与小腿呈直角。

大腿骨折的固定方法:将夹板置于伤肢外侧,其长度应从腋下至足跟,两下肢并列对齐,垫好膝、踝关节后用绷带分段固定。用"8"字形绷带固定足部,使足掌与小腿呈直角。无夹板时亦可用健肢固定法。

锁骨骨折的固定方法:让病人坐直挺胸,包扎固定人员用一膝顶在病人背部两肩胛骨之间,两手把病人的肩逐渐往后拉,使胸尽量前挺,然后做固定,方法是在伤者两腋下垫棉垫,用两条三角巾分别在两肩关节紧绕2周在肩部中央打结,打结者应将三角巾用力拉紧,使两肩稍后张,之后将患者两肘关节屈曲,两腕在胸前交叉,用另一条三角巾在平肘处绕过胸廓,在胸前打结固定上肢。亦可用绷带在挺胸、两肩后张下做"8"字形固定。

脊椎骨折的固定方法:脊椎骨折抢救过程中,最重要的是防止脊椎弯曲和扭转,不得用软担架和徒手搬运。如有脑脊液流出的开放性骨折,应先加压包扎。固定时,由4~6人用手分别扶托伤员的头、肩、背、臀、下肢,动作一致将伤员抬到硬木板上。颈椎骨折时,伤员应仰卧,尽快给伤员上颈托,无颈托时可用沙袋或衣服填塞头、颈部两侧,防止头左右摇晃,再用布条固定。胸椎骨折时应平卧,腰椎骨折时应俯卧在硬木板上,用衣服等垫塞颈、腰部,用布条将伤员固定在木板上。

(5)搬运:伤员经过现场初步急救处理后,要尽快用合适的方法和震动小的交通工具将伤员送到医院去做进一步诊治。搬运过程中要随时注意观察伤员的伤情变化。常用搬运方法有徒手搬运和担架搬运法,适用于病情较轻且搬运距离短的病患。

1)单人搬运法是用搀扶、背、抱等方法。

2)双人搬运法是用双人椅式、平托式、拉车式等方法。

3)多人搬运法是用平卧托运等方法。

4)担架搬运法:用于病情较重,路途较远又不适合徒手搬运的伤员。常用搬运工具有帆布担架、绳索担架、被服担架、门板、床板以及铲式、包裹式、充气式担架。伤员上担架时,要由3~4人分别用手托伤员的头、胸、骨盆和腿,动作一致地将伤员平放到担架上,并加以固定。不同的病情选用不同的担架和搬运方法,如上肢骨折伤员多能自己行走,可用搀扶法。下肢骨折伤员可用普通担架搬运,而脊椎骨折时则要用硬担架或木板,并要填塞固定,颈椎和高位胸脊椎骨折时,除要填塞固定外,还要有专人牵引头部,避免晃动。

(6)抗休克:在大多数急救过程中,及时建立静脉通路是抢救的关键。迅速建立静脉通路已解决维持循环和给药的目的,积极抗休克治疗,早期抗休克可以大大减少并发症的发生,以晶胶体液混合输注为主,贫血者给予输血治疗。就建立静脉通路的途径、原则和方法,我们曾总结出8个部位和16个点:浅静脉(外周静脉),颈外静脉、头静脉、贵要静脉、大隐静脉;深静脉(中心静脉),颈内静脉,锁骨下静脉上入路、锁骨下静脉下入路、股静脉,以方便于不同操作者对不同患者、不同目的和在不同环境下选择。

(7)抗感染:破伤风抗毒素、抗生素的应用,依据相关医疗标准执行。

3. 急救新技术

(1)经骨髓腔输液:静脉输液需要专业的医务人员完成,且还有可能受到某些条件的限制。例如,严重的休克可以导致浅静脉塌陷而难以使用,而经由深静脉通路则要求操作者具有一定的穿刺技术和设备条件,如果不能被满足可陷治疗者于束手无策的困境,而导致贻误或丧失救治时机的病例屡见不鲜。因此,建立替代输液途径至关重要,脊髓穿刺输液就是其一,该技术被国外急救组织广泛采用。美国心脏协会(ILCOR)在2000年复苏指南中表述:在急诊的过程中,建立血管通路是应该尽早考虑使用骨髓腔内血管通路。骨髓腔内血管通路是一个安全、有效的血管通路。骨髓腔内血管通路与中心静脉插管达到血药浓度峰值的时间相同,而且并发症少。成年人心搏骤停时,首选骨髓腔内血管通路。建立骨髓腔内血管通路是抢救心搏骤停病人的标准方法。至少,静脉与骨髓腔输液位列同等位置。

1)骨髓腔输液的适应证:静脉穿刺失败3次,或时间超过90秒,建立骨髓通路(美国心脏学会规定);批量伤病员需要紧迫建立输液通道。骨髓腔穿刺一次成功率可达到80%~97%。

2)穿刺部位:主要的穿刺部位包括胫骨、髂骨、胸骨、肱骨、股骨、锁骨、胫骨内踝等。成年人常选用胫骨上端,最常用穿刺点一般选在胫骨平台下3cm左右。6岁以下的儿童适于胫骨,其进针部位为胫骨粗隆下方

1~3cm,可避开骨骺生长板,只要能进入骨髓腔,许多部位都可以建立输液治疗的骨髓腔通路。

3）骨髓腔输液速度:骨髓腔输液速度是一个关键指标,特别是看能否满足紧急扩容的需要。Warren 等对成年人不同部位骨髓腔输液速率进行研究,在一般压力和加压 39.9kPa 情况下,肱骨为 11.1ml/min 和 41.3ml/min;股骨下端为 9.3ml/min 和 29.5ml/min;内外踝为 8.2ml/min 和 24.1ml/min;胫骨为 4.3ml/min 和 17.0ml/min。也有人笼统地说骨髓腔输液速度最快可达到 56ml/min(加压),可见以上速度时完全能够满足快速扩容需要的。

4）骨髓腔输液器械:骨髓腔输液装置类型较多,国外主要有 FAST 输液器(first access for shock and trauma,FAST)、骨髓输液枪(bone injection gun,BIG)、手转骨髓腔输液器(SurFast)、直针式骨输液器(Jamshidi)、电钻式(IO)等,还有部分上述器械的改良产品。其中,以电钻式较稳定、可靠。由于进口产品价格昂贵,短期内难以在中国普及应用。

国内也有相关或代用产品,主要有带针芯的 16-20 号骨穿刺针、标准蝶形针、标准腰穿针、笔尖式骨内穿刺针、胸骨或髂骨骨髓抽吸针等,甚至有使用头皮针进行胸骨穿刺的成功报道。国内产品是使用人力进针,虽有遗憾,价格便宜、实用。

5）骨髓腔输液应注意的问题与禁忌证:尽管骨髓腔输液的并发症不常见,但依然有发生的报告,包括:①皮下和骨膜下液肿;②骨髓炎;③骨折;④其他:如胸骨穿破伴发纵隔炎、骨膜下输注、骨髓损伤、误入关节内、局部皮肤感染、骨针松动、骨针断裂、婴儿生长板损伤、脓毒症以及潜在脂肪栓塞等报道。因此,以下情况不适宜建立骨髓腔输液:发生骨折的骨头、成骨不全的患者、严重的骨质疏松患者以及在穿刺部位发生蜂窝织炎的患者。再次进行骨髓输注尝试应避免在同一块骨上进行操作,避免发生潜在的泄漏危险。

（2）便携式 B 超:狭窄空间受控者往往存在开放伤或闭合伤,开放伤的诊断较为容易,通过仔细检查皮肤的完整性,检视出血等可快速诊断,但是闭合伤的诊断在急救中是一个难题,以往只能通过仔细查体做出推测性的初步判断,很可能存在诊断的遗漏而导致治疗不及时或不当。对于闭合性损伤的急救诊断,一种便携式 B 超型超声在近年来得以应用。便携式 B 超可以装备与营救装备体系中,携带方便,易于使用,可大大提高对受困者的快速、准确诊断,提供胸腔、腹腔脏器损伤,血管损伤等的诊断和治疗依据。

（3）便携式血气分析仪:血气分析仪是通过对人体血液及呼出气的酸碱度(pH)、二氧化碳分压(PCO$_2$),氧分压(PO$_2$)进行定量测量,来分析和评价人体血液酸碱平衡(紊乱)状态和输氧状态的仪器。由于该仪器分析快速、准确、可靠,因此,可以为分析病因和制订治疗方案提供可靠的依据;在临床中常用于昏迷、休克、严重外伤等危急病人的抢救,外科大手术的监视、治疗效果的观察;是肺源性心脏病、肺气肿、气管炎、糖尿病、呕吐、腹泻、中毒、等病症诊断和治疗中所必备的仪器。目前该设备已有便携式装置,可以前伸至急救中的应用,装备与急救车中,为急救的医疗救治提供准确的病情分析依据。

（四）危楼、废墟及狭窄空间的救援特点

由于危楼、废墟及狭窄空间的活动环境恶劣、活动受限、伤病需救助者多样性,因此医疗救援上存在以下特点:

1. 长时间的救援活动　需要长时间的救援行动是 CSM 的一个特点(表 3-7-4)。普通的交通事故现场救出伤病一般需要 20~30 分钟,但 CSM 救援时间根据现场状况不同常常需数小时到数十小时,急救人员不仅需要支付过大的体力、精神消耗,伤病需救助者也要经历长时间的痛苦。在此期间伤病需救助者的生理和心理状态均会发生剧烈变化,不仅要给予生理上的治疗,还要进行精神上的鼓励,边操作边用语言交流。

2. 粉尘对人体的损伤　在危楼、废墟及狭窄空间内漂浮的粉尘等吸入容易引起患者眼睛和呼

表 3-7-4　外伤急救医疗与狭窄空间医疗的区别

项目	外伤	CSM
救治场所	救出后	狭窄空间内
现场处置所需时间	短	较长
现场急救危险物	没有	较多
防护服	轻便	复杂装备
支援者	多数	无(仅为后方支援)
确认生命体征	容易	困难
救命处理	基本操作	复杂、困难
脊柱保护	必须、简单	困难、常常妨碍救出需救助者
镇痛	不必马上进行	首选

吸道损害,导致结膜炎、呼吸道感染等,严重情况下可引起窒息。此外需注意砖与混凝土等建筑物的粉尘发生安静化后,伴随救助活动的开始重新漂浮被吸入气道而病情加重。本疾病在 CSM 时具有特征性的病理生理状态。急救人员应给伤病需救助者尽早使用口罩和防风眼镜。此外根据必要开放气道、行气道内插管、环甲膜穿刺等处理。最近报道,2001 年美国世贸大厦倒塌后救助的队员中近 70% 合并有呼吸系统疾病。

3. 氧浓度的降低和有毒气体/有毒物质的产生　由于危楼、废墟及狭窄空间内氧气浓度降低,在进入狭窄空间前,救援人员应事先使用监测仪进行检测并准备好携带的氧气,此外还应特别注意狭窄空间内各种有毒气体和有毒物质。

4. 易引起血液、体液感染　救援人员在接近受伤需救助者或死者遗体时必须戴防护镜和手套,避免感染。特别对暴露性较高的地方,要穿着防护衣。对全部的有感染性的血液、体液进行有效防护。

5. 接触需救助者时间有限　由于诊疗空间狭窄和救援人员过多的防护装备往往只能接触到伤病需救助者身体的一部分,增加了医疗救援的难度。

(五) 危楼、废墟及狭窄空间的救援注意事项

危楼、废墟及狭窄空间存在很多潜在的危险因素,为防止继发性损伤,在进行医疗救援时要有完善的准备及活动指导。

1. 进入危楼、废墟及狭窄空间前的准备

(1) 原则

1) 遵守和听从负责人的指挥,相互之间进行有效沟通。

2) 确认现场状况和危险程度。

3) 确认伤病需救助者的位置以及状况。

4) 与消防人员共同制定救出计划,估测救出所需要的时间。

5) 使用的器材全部在外部准备。

6) 再次确认自身的安全装备和着装,要时刻铭记其关乎自身的生命安全。

(2) 汇报:医疗小组到达灾难现场后,首先应该向现场指挥总部报告。确认指挥命令系统,因在现场需要和消防人员共同活动,相互之间充分交流构筑信任关系。现场指挥部承担救助活动的全部责任,医疗小组必须在其指挥下开展行动。自由行动只会给救助带来障碍,有时还会引起多人危险。

(3) 收集现场资料:CSM 医疗小组的活动,80% 在危楼、废墟、狭窄空间外,内部活动仅占 20%,活动成败取决于进入前的准备和计划。因此在进入前要通过消防组织尽可能收集现场资料(包括现场安全、狭窄空间内部状况、危险程度、需救助者的情况、紧急状况下的应对以及天气、湿温度等)。

(4) 与消防合作制定营救计划:计划包括医疗处置的范围、狭窄空间内活动的程序、医疗处置与救出之间的平衡关系,为此准备好人手、医疗器械、物品等。

(5) 配备必要物品:个人安全防护用品要牢记安全的 123 原则:自身(self)、现场(scene)和生存者(survivor)。在现场救护中救护人员对掩埋在废墟下的受伤人员进行及早的医疗干预,至少要携带和穿着安全七件套:

1) 带有灯光的安全帽。

2) 防风镜。

3) 防尘口罩(尽量使用带有吸附管的 N95)。

4) 皮手套。

5) 安全靴。

6) 护肘、护膝。

7) 通信器械、口哨及必要的医疗器材与药品。

(6) 确保转运工具,与接收医院进行提前沟通:对出现挤压综合征的需救助者转运时要考虑当地急救水平,如有必要可选择急救直升机远距离转运,并在转运前进行良好的沟通。

(7) 记录:在混乱的灾难现场,为确保救助者和被救助者的安全,有关对活动的记录非常必要,记录内容包括个人情况、现场危险程度、被救助者的疾病状态和活动的时间与详细内容。

2. 进入危楼、废墟及狭窄空间

（1）原则

1）原则上只允许 1 名人员进入,需特殊处理时可考虑 2 名人员进入。超过 2 人没有必要且导致继发性损害的风险增加。

2）狭窄空间内的活动必须有外界的支援。狭窄空间外人员需提前了解必要事项。

3）即使在进入前做了周全的准备和计划,但进入内部后,其状况随时会发生变化,要能够随机应变。

4）活动中要经常和需救助者进行联系,在处理伤情时要耐心说明。

（2）行动

1）进入人员尽量选择 1 名队员进入,人员增多会导致危险增大,进入的人员一般由指挥者以外的人员担当。

2）再次确认个人装备在进入前再次确认所携带的器械和个人装备,不仅自己确认,还要由其他有经验者重新确认。

3）进入在进入狭窄空间后,要牢记退路（标记符号）。提前同需救助者进行语言交流,给予精神支持。根据其应答大致了解需救助者的状态、年龄、性别以及受伤人数等。

（3）到达需救助者身边:从保护颈椎的角度来看,能够安装颈托最为妥当,无法安装颈托时,需要告知需救助者不要活动头部。

（4）评估需救助者全身状况和商议救出计划:在狭窄空间内对需救助者进行全身观察几乎不可能,必须通过对能看到的、触摸到的部分或听到的声音进行全面状态的评估。评估不仅包括气道、呼吸、循环、意识、体温,还应预测有无挤压综合征的可能。根据以上判断,制定救出计划。

3. 医疗活动

（1）原则

1）为确保需救助者的安全,救助者要迅速进行最低限度的医疗处置。

2）准确判断医疗行为能不能与可不可做,不要浪费时间。

（2）诊疗行动

1）稳定生命体征:通过确保气道开放、管理呼吸、维持循环、防止挤压综合征的发生、除颤以及保温等措施稳定生命体征。

2）对骨折部位和脊柱进行保护和固定:狭窄空间内对救助者必须进行的一个医疗处置就是对骨折和脊柱进行固定和保护。对骨折部位进行固定不仅可以缓解需救助者的疼痛,也能使救出时移动需救助者身体或变换体位变得容易。

3）切断四肢:在狭窄空间内救助需要较长时间时,其中的一部分病例,四肢切断是唯一的救命手段。四肢切断尚未建立统一的标准,但不能简单草率地去判断,实际上在狭窄空间内进行四肢切断的操作并不容易。一般认为当需救助者生命出现危机、其他的救出手段无效时,且有足够的准备的情况下急救人员确定的最终的选择方法。

4）镇痛:无论从人道还是从预防疼痛防治疾病恶化的角度来看,现场使用镇痛药是必要的。在美国,现场常使用吗啡和氧化亚氮等。

5）精神支持:黑暗和狭窄会使需救助者高度紧张,充满恐惧,将要经历长时间的痛苦,饮食和排泄等生理上困难,进一步增加了需救助者的不安和无助感。利用声音和肢体接触与需救助者建立良好的信任关系,缓解需救助者的不安,给予需救助者精神上的支持。支持和鼓励在治疗上是非常有效的手段。

4. 处置完成—救出

（1）原则

1）处置完成后尽快离开狭窄空间。

2）需救助者身体上方去除压迫物体时,需注意病情变化,积极应对。

3）在需救助者救出或转移时,要对其生命体征进行完整的再评估。

（2）内容

1）判断挤压时间一般认为挤压骨骼肌大约30%（一侧上肢占15%，一侧下肢占30%），2小时以上就可引起挤压综合征。挤压综合征易导致心搏骤停，要准备各种抢救药物以及除颤仪。

2）去除压迫时的医疗处置止血带结扎，其有效性在临床证据不足。但因挤压综合征的急剧恶化常发生在解除挤压后，因此防止急性循环恶化止血带结扎可能有效。但结扎止血应该在解除挤压前的短时间内使用，然后转运至医疗机构进行处理。在出现室颤时要及时除颤。

5. 救出完成—搬送

（1）原则

1）病情的再次评估与处置与医院充分沟通后，决定转运方法。

2）各部门的协调配合是成功的关键。

（2）内容

1）对救出后的需救助者决不可麻痹大意，要再次观察和评估，如有必要应进行追加处置、确保安全将需救助者转运到医院。

2）狭窄空间内外的协调、医疗和消防密切合作、医务人员与需救助者配合，以上三个合作是成功的关键。

六、矿难的医学救援

（一）矿难的灾难特点

我国的矿业主要包括煤矿与非煤矿山，都是国民经济发展的重要基础，其中煤矿数量现存1万个左右，从业人员611万人，在我国煤矿安全事故占全部矿山安全事故的比例始终在第一位，事故发生频次约占全部矿山事故的95%。全国非煤矿山的数量现存11余万座，包括有色金属矿、贵金属矿、稀土金属矿、放射性矿、非金属矿、化学矿等各种类矿山，从业人员1000余万人。由于历史上矿业安全生产保障条件差、工程地质灾难隐患多、重特大恶性事故不断，严重制约着社会发展，面临着安全生产事故和各类职业病危害的双重严峻形势（图3-7-22）。

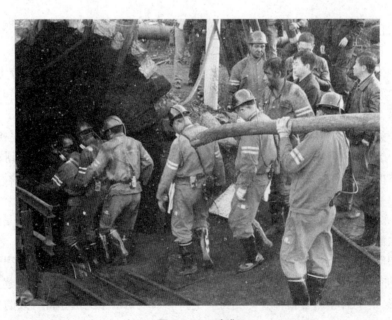

图3-7-22　矿难

矿山常见灾难事故包括瓦斯爆炸、水害、火灾、粉尘爆炸、矿山垮塌、冒顶、尾矿溃坝、地热伤害等，事故的发生涉及多种危险因素如：工人、职业环境、社会环境、自然条件、法规、致伤物等，但其中人的因素最重要，既包括生产工人群体，又包括企业管理者乃至政府管理部门，这一点与地震、海啸等单纯自然灾难造成的人员伤亡有本质区别。致伤物种类很多，包括煤矿瓦斯、雷管炸药、交直流电、危险化工产品、鞭炮、各类生产机械、交通工具等。一些矿山经多年开采,自然条件差,煤与瓦斯突出、地下水防治难度加大,生产危险区域不断扩大。例如矿山工作面瓦斯积聚情况下若通风系统不完善,遇电火花、掘进或爆破时极易引起瓦斯爆炸事故。私挖滥采积累的大量未经处理的采空区,形成薄弱地带,受开采活动影响和蠕变作用的破坏及降水影响,可诱发了大面积采空区顶板冒落、地表塌陷事故。越界开采防水煤柱,老空区积水体和与其密切水力联系的松散孔隙地下水返流溃灌进入井下巷道,导致了煤矿透水事故发生。有很多矿山漠视安全科学基本规律,超能力、超强度、超定员组织企业生产,工业为了满足经济快速发展的要求,对矿山能源需求总量过高,安全科学生产专业技术人员严重匮乏,尤其是专业院校毕业的人才不能充实一线,历史上安全欠账过多,后期投入不足,这些都是灾难事故发生的重要因素。

一般而言,矿山灾难事故的发生具有以下特征:

1. 灾难事故的突然性　矿山灾难经常突然发生,少数情况下可能有一定的预兆,但信息传递到社会层面上这一过程很难预料。同时由于矿山大多位置偏远,山区道路复杂,转运、救援困难。

2. 灾难事故的危害性　矿山灾难事故具有巨大的危害性。它不仅仅造成巨大的经济损失,常常危及矿井下作业人员的生命安全,群死群伤现象很容易伴随发生。伤亡人员往往伴随着事故成批出现,且危重伤员居多,按一般常规的救治方法,经常遇到施救困难的情况。

3. 灾难事故的复杂性　矿山灾难事故造成创伤的类型复杂多样,有电击、中毒、窒息、烧伤及各种机械损伤,可有多脏器复合伤,容易漏诊,而且现场处置困难。同时由于事故现场大多在矿井下,事故发生后井下情况变得更加复杂,施救更为困难,救援到达的时间、救援设备、救援人员所需的必备条件经常遇到各种阻碍。另外矿山灾难事故的发生往往容易引起国内、国际新闻媒体的密切关注,舆论监督与批评问责的压力也会影响到事故的救援,矿山灾难事故善后维护稳定的经济成本、法律成本也非常高。

矿难事故以中毒与创伤为主。创伤具有群体伤多、高能量伤多、复合伤多、危在瞬间的多、死亡率高的特点。中毒以瓦斯、有毒化学气体为主。在矿难事故中骨折的发生率最高,约占40%~60%。致伤原因以矸石砸压、矿车挤压为最多,其次为重物撞击、高处坠落和爆炸致伤等。在肢体损伤中大约1/3为开放伤,以下肢为多,常伴有严重的软组织损伤。矿山事故中颅脑损伤死亡率居所有损伤之首位,在全身各处的外伤当中占重要的地位。胸部创伤的发生率居第3,死亡率居第2,接近25%,仅次于颅脑外伤。

(二) 矿难的逃生与救生技术

1. 灾难发生后,应保持镇静,尽快使自己镇静下来,选择最正确的方法避灾逃生。事故发生后,应立即发出警报,以便快速组织自救和制定抢救措施。

2. 在汇报灾情时,要将看到的异常现象,听到的异常声响,感觉到的异常冲击等如实汇报。

3. 选择正确的避灾撤退路线,一般来说,位于事故地点进风流中的人员,则应逆风流撤出;但遇有转入进风流的贯通巷道时要迅速转入进风流中撤退;处在事故地点回风流的人员,如确认在不冒生命危险的情况下,逆着风流行走一小段路程即可到达新鲜风流中,则可沿此捷径迅速撤到安全地点。

4. 灾区人员撤出路线选择的正确与否,决定着现场脱险,创伤救护的成败。遇险人员无法撤出灾区时,应有效利用避难硐室。借助于独头巷道、各类硐室和两道风门之间等位置,利用现场的木板、风门、煤块、岩石、泥土、风筒等物资构筑隔离墙或风帐,隔绝有害气体,人员在内避难待救。

5. 应注意在硐室外留下衣物、矿灯等明显标志,以便救护队搜索时发现。待救时要保持安静,不急躁,尽量俯卧于巷道底部,以保持精力,减少氧气消耗,并避免吸入更多的有毒有害气体。

6. 矿室内只留一盏矿灯照明,其余矿灯全部关闭。间断敲打管道或岩石等发出呼救信号。

7. 躲避地点要选择顶板坚固,空气清新,离水源较近,设有压风自救器的地方。随时注意附近情况的变化,发现危险时,立即转移。在撤离险区后,应迅速向井下及井上有关部门报告。

8. 正确使用自救器　矿山井下发生火灾、爆炸、煤与瓦斯突出等事故时,应使用自救器等呼吸保护装备,供受困人员佩戴免于中毒或窒息之用。以往的矿难事故中不乏因佩用自救器不当而死亡的案例,实为惨痛的教训。应注意戴上自救器后,外壳逐渐变热,吸气温度逐渐升高,表明自救器工作正常。绝不能因为吸气干热,而把自救器自行拿掉。化学氧自救器佩戴初期生氧剂放氧速度比较慢,可能会有供氧不足,此刻不可取下自救器呼吸井下"空气",可减慢奔跑的速度或减少剧烈活动,以降低氧耗。佩戴过程中唾液可以咽下,决不可拿下面具往外吐。在未达到安全地点前,严禁取下鼻夹器和面具。

9. 发生瓦斯突出、爆炸事故时应迅速背向空气震动的方向,脸向下卧倒在底板下,不可卧于水沟内,头尽量低些,并用湿毛巾捂住口鼻,以防止吸入大量有毒气体,与此同时迅速戴好自救器,选择避灾路线,快速撤离。如果爆炸造成巷道被破坏,人员在通过时不要推拉支架,要顺序依次通过。当不能直接撤离出地面时,应首先撤离至合适的避灾点,如救生舱、避难硐室,等待救援。也可利用独头巷道、硐室或两道风门之间的条件,就地取材构筑风障,减少有害气体流入。在烟雾较大,视线不清的情况下,工人可用湿毛巾捂住口鼻,手拉手低身前进。

10. 矿山井下一旦发生透水事故,在场人员应立即将灾情向矿井调度室汇报,并根据灾情程度,在确保人员安全的条件下,及时进行现场抢救,制止灾难进一步扩大,无法抢救时,应有组织地沿避灾路线撤退,并设法以最快的方式通知附近地区工作的人员安全撤退。撤退时,必须听从班组长或有经验的老工人的指挥,撤退到上一水平或地面。处在上山的工作人员,应在就近上山的联络巷或躲避硐内暂避。不要进入透水地点附近的平巷或下山独头巷道中。当独头上山下部唯一出口被淹没无法撤退时,可在独头上山待救。如果一时躲避不开,要站稳脚跟,拉住可靠物,头部露出水面,平静呼吸;防止被水冲倒,切不可顺流奔跑,待波峰过后,沿着上山或者沿着矿井侧巷撤退到上一水平,然后出井。在撤退时人员迷失方向,必须朝着有风流通过的上山巷道方向撤退。如果退路被截断,就应迅速找到该地区位置最高、离井筒或大巷最近的地方暂避。撤退时通过立井、窄小巷道时,要按次序通过,不可慌乱。撤退到地面或安全地点后,应立即清点人数,向领导汇报。

11. 矿山发生顶板事故后,应立刻把身体靠向硬帮或有强硬支柱的地方。伤员要尽一切努力争取自行脱离事故现场,无法逃脱时,要尽可能把身体藏在支柱牢固或大块岩石架起的空隙中,防止再受到伤害。当大面积冒顶堵塞巷道,即矿工们所说的"关门"时,作业人员被堵塞在工作面,这时应沉着冷静,由班组长统一指挥,只留一盏灯供照明使用,如有压风管时,应立即打开供给氧气,并用铁锹、铁棒、石块等规律地敲击通风、排水的管道,向外报警,使救援人员能及时发现目标,准确迅速开展抢救工作。

12. 矿山发生电击事故应当迅速切断电源或用干燥的木棒将电线拨开,电源不明时,不要直接用手接触触电者。在潮湿地方,施救人员要穿绝缘胶鞋,戴胶皮手套或站在干燥木板上以保护自身安全。判断触电者是否清醒,有无呼吸,对心搏呼吸停止者立即实施心肺复苏,不要轻易放弃。如果触电者虽失去知觉,但呼吸、心搏存在,应使触电者平卧,空气流通,要注意保暖。如果触电者神志清醒,但有心慌、四肢发麻、全身无力等症状,或者触电者一度昏迷后清醒过来,应使触电者安静休息,不要走动,等候急救医生或送医院。

13. 在矿山的地面或井下,如气温大于36℃、湿度大于60%的环境中,由于长时间工作或强体力劳动,易发生中暑。井下的风井入风气温过高是夏季高温的主要原因,煤炭或硫化矿石氧化放热也占工作面风流带出热量的20%以上,热害也是矿井生产向深部发展过程中不可避免的。重度中暑可出现高热、神志障碍、抽搐,甚至昏迷、猝死。应及时转移至通风、或阴凉的地方或空调供冷房间处。仰卧,解开衣领,脱去或松开外套。用湿毛巾冷敷头部、腋下以及腹股沟等处,有条件的可用温水擦拭全身,同时进行皮肤、肌肉按摩,加速血液循环,促进散热。意识清醒的病人或经过降温清醒的病人可饮服淡盐水,或服用人丹、十滴水和藿香正气水(胶囊)等解暑。

(三) 矿难的医学救援

矿难的医学救援要求现场救援必须与高水平的院内救援紧密结合,现场搜救与医疗活动必须在到达现场时就同步开始,对搜救出的伤员的病情给予危险性评估及有效的治疗措施,并在高水平调度指挥平台下将病人送往相关的医疗专科医院,而不是简单处理后将伤员运往最近的急诊室。世界卫生组织 WHO 曾发文支持在那些尚未建立发达的院前医疗系统或医疗资源有限的国家推荐建立类似法国 SAMU 类型的急救系统,SAMU 系统的总体优势之一是在救治系统中对病人的整体性处理;它的院前、院内救治是互相补充和密切配合的,从而使现有的医疗机构救治能力得到充分的利用。我国的矿难救援体系也完全具备了上述优势,并在组织程序上进一步得到了发展,还设有一支机动的医疗急救专家组。通过救援网络化、抢救现场化、技术规范化、装备现代化,工人自救、互救与专业化救护相结合来提高矿山事故抢救成功率,规范矿山医疗救护队伍建设,改善我国在安全救援方面的国际形象。

矿山医学救援一般依照矿山事故类型进行针对性救援,主要有以下几种形式。

1. 顶板事故造成矿井下压埋伤等创伤　冒顶、塌方等顶板事件是矿井常见事故。由于能量巨大,伤势一般较重,病情复杂,头颅、胸腹、脊椎、四肢均可伤及。此类创伤是矿井下创伤的主要类型,常造成多发伤、颅脑外伤、胸部创伤、四肢骨折、脊柱脊髓损伤、脏器损伤、开放伤等严重损伤。有许多被压埋的遇难矿工表面并未见机体损伤或出血,但很快进入昏迷或死亡。其原因多为内脏破裂所致的内出血或者头部压震后的颅内出血,也有的因四肢或躯干遭受重物长时间挤压后很容易发生挤压综合征,导致急性肾衰竭和严重休克而死。现场要迅速检查伤者意识、呼吸、心搏、出血及有无脊柱骨折。先止血,缠上绷带。四肢受压肿胀时,可采用冷毛巾、冰块外包手巾放在肿胀处,并伤肢抬高。如果被救出的人受伤较重或有骨折,只要情况允许要按骨折伤员处理,先包扎固定,然后正确搬运送医院治疗。

2. 机械伤　机械伤以绞伤、挤压伤为主,常导致肢体开放性损伤或离断,矿井下机车撞击、挤压常导致严重的损伤:多发骨折、颅脑损伤、胸腹部损伤、肝脾破裂、严重骨盆骨折等。

3. 坠落伤　通过着地部位直接摔伤和力的传导致伤,以脊柱和脊髓损伤、骨盆骨折为主,也可造成多发骨折、颅脑损伤、肝脾破裂。

4. 矿井下瓦斯、粉尘爆炸造成的损伤　矿井下瓦斯、粉尘爆炸可导致大量人员伤亡。爆炸冲击波常常导致伤员全身爆震伤,尤其是肺和其他含气器官的严重损伤;火焰烧伤常常累及暴露皮肤,呼吸道吸入性烧伤也较常见;爆炸燃烧产生混合性有毒有害气体,最多见为一氧化碳中毒,造成伤员体内严重缺氧、窒息而死亡。高浓度瓦斯或二氧化碳也可导致人员窒息死亡。矿井下哑炮意外爆炸、雷管爆炸常造成头面、眼、颈、手等多部位损伤,创面不整齐、损伤重、异物多,处理较困难;爆炸后的“冲击波”使人体被抛掷着地或碰到坚硬物体而致伤。

5. 烧伤　烧伤现场急救的原则是先除去伤因,脱离现场,保护创面,维持呼吸道畅通。对于烧伤面积小者和四肢的烧伤,可用冷水冲淋或浸泡,能起到减少损害减轻疼痛的作用,浸浴时间一般为半小时或不痛为止;胸背部烧伤的伤员,救助者可将干净的毛巾盖在创面上,然后用凉水向上浇以减轻疼痛。烧伤创面要用无菌敷料简单包扎,敷料不够时也可用清洁的毛巾或衣服。烧伤表皮水疱不要刺破,不要在创面上涂任何油脂或药膏。严重口渴者,可口服少量淡盐水或淡盐茶,条件许可时,可服用烧伤饮料(每 1000ml 水中加氯化钠 3g、碳酸氢钠 1.5g、葡萄糖 50g)。因爆炸燃烧事故受伤的伤员,创面污染严重,不要强行清除创面上的衣物碎片和污物,简单包扎后立即送往医院治疗。常见的强碱类化学烧伤有氢氧化钾、氢氧化钠和生石灰烧伤。急救时首先脱去浸有碱液的衣服,再用大量清水冲洗创面。使用酸性中和剂必须慎重,避免产生中和热加重烧伤。一般经大量清水冲洗后,不再用中和剂。对眼部的冲洗必须彻底,而且首先要对眼部进行冲洗,至少要冲洗 15 分钟,冲洗后再涂抗菌油膏;因生石灰引起的烧伤,要先清扫掉沾在皮肤上的石灰粉,再用大量清水冲洗。千万不要将沾有大量石灰粉的伤部直接泡在水中,以免石灰遇水生热加重烧伤。经过清洗后的创面用清洁的被单或衣物简单包扎后,即送往医院接受治疗。

6. 创伤性休克　矿井下事故中创伤性休克是矿难创伤救治中早期死亡的重要原因。导致创伤的因素很多,全身各种组织、器官都可受到损伤,表现形式各异。现场救护中应注意区分以下四种类型损伤。

(1) 闭合性损伤:见于钝器伤、跌伤和撞伤,体表无伤口。受伤处肿胀、青紫,可伴有骨折及内脏损伤,由于内脏和骨折出血可出现休克。正因为闭合性损伤比较容易忽视,在发生跌伤、撞伤后,往往需要进一步在医院检查。

(2) 开放性损伤:见于锐器伤和其他严重创伤,体表有伤口,感染机会增加,失血较多。如有大动脉血管损伤,出血为喷射性,短期内会出现休克,需要立即止血、包扎。应注射破伤风抗毒素预防破伤风的发生。

(3) 多发伤:同一致伤因素同时或相继造成一个以上部位的严重创伤。多发伤组织、脏器损伤严重,死亡率高。现场救护要特别注意呼吸、脉搏及脏器损伤的判断,并防止遗漏伤情。

(4) 复合伤:复合伤是由不同致伤原因,同时或相继造成的不同性质的损伤,如矿井下瓦斯爆炸直接致伤同时又吸入有毒有害气体致伤。复合伤增加了创伤的复杂性,现场救护要针对不同性质的损伤进行相应救护。

7. 其他损伤　矿井下透水事故容易造成的淹溺损伤,常常导致大量人员死亡。矿井下因环境潮湿,工作环节都离不开用电,触电时有发生。触电对人致命伤害是引起心室纤维性颤动、心脏骤停、呼吸麻痹,甚至死亡;矿山地面或井下特殊的高温环境,加上矿工高强度劳动,易发生中暑。各类事故都容易伴随缺氧窒息和烟雾中毒。

(四) 矿难的救援特点

新中国成立以来,党和国家非常重视矿业生产条件的改善,对以煤矿为主的矿业安全事故紧急救援、预防工作非常重视,为矿山安全生产的监督管理和矿难的救治工作投入了大量的人力、物力和财力。我国矿山应急救援体系拥有专门机构,在国家安全生产监督管理总局矿山救援指挥中心成立的基础上,依托北京煤炭总医院建立了国家矿山医疗救护中心,相继在各省市建立起省级矿山医疗救护分中心。依据《国家安全生产事故灾难应急预案》和《矿山灾难事故医疗应急救援预案》开展急救医疗工作,有过多次成功完成紧急医疗救援的良好经验。目前在国家矿山救援指挥中心下面拥有 18 个省级指挥中心、14 个国家矿山救援基地、4 个国家矿山救援研究中心、2 个国家矿山救援培训中心,近 80 支矿山救护大队、400 多支救护中队、1400 多支救护小队,14 000 多名救援人员,在全国范围已基本形成了统一指挥、协同作战的救援体系。这个救援体系包括两个方面:一是矿山应急救援体系,其任务是在第一时间把伤员从事故现场解脱抢救出来;二是矿山医疗救援体系,其任务是对伤员进行医疗救治,在矿山应急救援体系后再筑一道防线,减少死亡率及伤残率。目前这两支队伍已渐成规模,形成了矿山应急救援队在前,医疗救护队在后,应急救援队与医疗救护队相结合的急救网络。该体系最高机构为国家矿山救护及应急救援委员会。委员会主任、副主任由国家安全生产监督管理局领导同志兼任;委员由国家安全生产监督管理局的有关司、室负责人、省局及省矿山救援指挥中心负责人、矿山救护队指挥员、矿山救护专家等组成。救援委员会办事机构设在国家局矿山救援指挥中心。国家安全生产监督管理局成立矿山救援指挥中心,作为国家矿山救护及其应急救援委员会的办事机构,负责组织、指导和协调全国矿山救护及应急救援的日常工作,并对复杂事故的调查分析取证提供足够的技术支持。区域救护大队是区域内矿山抢险救灾技术支持中心。具有救护专家、救护设备和演习训练中心。为保证有较强的战斗力,区域救护大队必须拥有 3 个以上的救护中队,每个救护中队应不少于 4 个救护小队,每个救护小队至少由 9 名队员组成。区域救护大队的现有隶属关系不变、资金渠道不变,但要由国家安全生产监督管理局利用技术改造资金对其进行重点装备,提高技术水平和作战能力。在矿山重大(复杂)事故应急救援时,应接受国家局救援指挥中心的协调和指挥。国家局矿山救援指挥中心将配备先进、具备较高技术含量的救灾技术装备,为重大、复杂事故的抢险救灾提供装备支持。

矿难的救援特征主要体现在两个方面:瓦斯事故伤员的救援和透水事故井下被困人员的救援。下面从这两个方面入手阐述相关矿难的救援特点。

1. **瓦斯爆炸事故伤员的救援** 甲烷(俗称瓦斯)存在于煤矿、油田以及有发酵过程的空间,是我们日常生活中所用能源"天然气"的主要成分,包括煤矿等矿山井下开采过程中很容易能够接触到。因为它具有无色、无味、易燃、易爆等特点,作业人员不易察觉,在高浓度时容易引起瞬间突发灾难。甲烷造成灾难有两种形式:一是在煤层中存有大量甲烷时,储存空间一旦与开采工作面沟通,大量甲烷进入巷道,造成缺氧环境,引起作业人员窒息。有研究表明,当空气中的甲烷达到 25% 时,人会出现头晕、胸闷、心慌、注意力不集中等症状;当空气中的甲烷达到 80% 以上时,导致人员迅速死亡。二是大量甲烷进入开采工作面,当井下浓度达到 5% 时遇火源即爆炸,浓度在 8%～10% 爆炸力最强,造成大量人员伤亡,瓦斯爆炸后将产生大量混合性有毒、有害气体,其中最常见为一氧化碳。一氧化碳进入血液后,与血红蛋白结合成碳氧血红蛋白,使血红蛋白失去携氧能力,造成体内严重缺氧而中毒,短期内吸入高浓度一氧化碳就可致人死亡。

(1) 撤离:当发生瓦斯爆炸事故后,应当迅速组织撤出灾区和受威胁区域的人员,积极组织矿山救护队抢救遇险人员。

(2) 控制:尽快查明爆炸原因、发火地点、火势大小、火灾蔓延的方向和速度,遇险人员的分布及其伤亡情况,防止火灾向有人员的巷道蔓延。

(3) 防护:由于事故造成自己所在地点有毒有害气体含量增高,可能危及救护人员生命安全时,必须佩戴正压氧气呼吸器,并禁止没有佩戴正压氧气呼吸器的人员进入灾区工作或通过窒息区撤退。

(4) 断电及通风:瓦斯爆炸后,应立即切断通往事故地点的一切电源,设法扑灭各种明火和残留火,以防再次引起爆炸。同时采取一切可能采取的措施,迅速恢复灾区通风。排除爆炸产生的烟雾和有毒气体,让新鲜空气不断供给灾区,是抢救遇险人员最有效的方法,但在恢复通风前,必须查明有无火源存在,否则会再次引起爆炸。通风时必须选择正确的方法。处理火灾时常用的通风方法有:正常通风、增减风量、反风、风流短路,停止主要通风机运转等。使用这些通风方法应根据已探明的火区地点和范围,灾区人员分布情况来决定。

(5)打开通道:瓦斯爆炸后,常发生冒顶,造成巷道堵塞,影响救护队员进行侦察抢救,必须清理巷道的堵塞物,打开通路。为了抢救遇险人员,防止事故蔓延和扩大,在灾区内发现火灾或残留火源,应立即扑灭。火势很大,一时难以扑灭时,应制止火焰向遇险人员所在地点蔓延,特别是在火源地点附近有瓦斯聚积的盲硐时,应千方百计防止火焰蔓延到盲硐附近引起瓦斯爆炸,待遇险人员全部救出后,再进行灭火工作。

(6)科学救援:火势特大,并有引起瓦斯爆炸危险,用直接灭火法不能扑灭,并确认火区内遇险人员均已死亡无法救出活人时,可考虑先对火区进行封闭,控制火势,用综合灭火法灭火,待火熄灭后,再寻找遇难人员的尸体。发生连续爆炸时,为了抢救遇险人员或封闭灾区,救护队指战员在紧急情况下,也可利用两次爆炸的间隔时间进行,但应严密监视通风和瓦斯情况,并认真掌握连续爆炸中时间间隔规律,考虑在灾区往返时间。当间隔时间不允许时,不能进入灾区,否则难以保证救护人员的自身安全。

(7)一氧化碳中毒:瓦斯与一氧化碳未发生爆炸时也可以导致中毒。中毒初期只是表现为头痛,以后随之会出现头晕、眼花、恶心、心慌、四肢无力、皮肤黏膜出现樱桃红色等症状。当人们意识到已发生一氧化碳中毒时,往往已为时已晚。因为支配人体运动的大脑皮质最先受到麻痹损害,使人无法实现有目的的自主运动。采取救援措施时抢救人员必须佩戴有氧防护面罩,伤员也要佩戴有氧防护面罩,迅速转移到通风保暖处平卧,解开衣领及腰带以利其呼吸及顺畅,尽早吸氧,尽快送医院进行抢救治疗,早期实施高压氧治疗。

2. 透水事故伤员的救援 矿井在建设和生产过程中,地面水和地下水通过各种通道涌入矿井,当矿井涌水超过正常排水能力时,就造成矿井水灾——即透水事故。透水事故是矿山安全事故中最难预测、防治与危害最大的事故之一。矿井下发生水灾事故的主要原因包括:①地面防洪防水措施不当造成地表水进入井下;②水文地质情况不清,测量错误或资料不准,采掘工作面穿通积水的老空区、含水断层、陷落柱及富水岩层;③未严格执行探放水制度。对防治水设施管理不善。如有的水闸门、防水墙质量低劣造成大量漏水;④有的水仓不清理,水泵不维修,透水时起不到排水作用;⑤乱采滥挖,破坏了防水隔离煤柱。

透水事故井下的救援主要依靠有效排水后打通救援通道。当救护队员发现透水事故井下被困人员被困时,要避免用头灯光束直接照射被困人员的眼睛,以避免在强光刺射下瞳孔急剧收缩,造成失明。在被困人员长期未进食的情况下,不能立即吃硬食物和过量饮食,以免发生消化道意外,造成不良后果。

(五)矿难的救援注意事项

1. 矿山应急救援队为主体的救援体系 由于矿山大多分散在山区、农村,远离城市,交通不便,而医疗救援水平较高的医院又都建立在大城市。因此,矿山医疗急救模式有别于常见的"120"模式。目前形成了矿山应急救援队为主,医疗救护队紧随的救援的组织特色。

2. 检伤分类,合理救治,科学转运 凡发生群体性意外伤害,抢救工作的首要任务是检伤分类。要迅速并根据伤情,就地取材,及时进行止血、包扎、骨折固定、心肺复苏等应急处理。运送途中应密切注意伤员的脉搏、呼吸和血压变化。车速不宜过快,避免颠簸后使伤情加重或出现其他伤害。在送往医院途中应取未烧伤侧的卧位。在现场急救和搬运伤员过程中,方法要得当,动作要轻巧,避免伤员扩大伤情和受不必要的痛苦。

3. 预防再喂养综合征(RFS) 矿难后的被困人员由于食物、能量摄入突然停止,导致人体血糖下降,同时胰岛素分泌下降伴随胰岛素抵抗,分解代谢多于合成代谢,导致机体磷、钾、镁和维生素等微量元素的消耗,但此时血清磷、钾、镁浓度仍可能正常。一旦重新开始摄食或进行营养治疗,如给大量含糖制剂后,血糖会马上升高,胰岛素分泌恢复甚至分泌增加,胰岛素作用于机体各组织,导致钾、磷、镁转移入细胞内,从而形成低磷血症、低钾血症、低镁血症;另外,糖代谢和蛋白质合成的增强还消耗维生素 B_1,导致维生素 B_1 缺乏。上述因素联合作用,会损伤人体心脏、大脑、肝脏、肺等细胞功能,引起重要生命器官功能衰竭,甚至死亡。

RFS 预防的关键在于逐渐增加营养素摄(输)入量,避免大吃大喝(包括口服及静脉途径)。禁止摄入含糖量多的食物与饮品,可用少糖奶制品替代;禁止大量输入葡萄糖液,可用脂肪乳剂或氨基酸制剂。从而减少糖在热量中的比例。经验性补磷、补钾、补充维生素 B_1。饥饿后的营养补充应该遵循“先少后多、先慢后快、先盐后糖、多菜少饭、逐步过渡”的原则,在一周后恢复至正常需要(摄入)量。一旦发生 RFS,应该进行专业治疗。

4. 矿山事故救援的同时要注意各类职业病危害的预防,如尘肺、铅、氟等中毒危害、环境重金属污染等事件的发生。

5. 在矿难的救援过程中,尤其要注意避免二次伤害事故的发生。在抢救事故中,要防止扩大事故,增加伤亡,决不允许用活人换死人。要将安全科研措施落实到生产实践中来,会实现真正的“科学发展与安全发展”。针对矿山灾难的重点危险因素和隐患,应采用高新技术手段应对并实施监控预警,同时必须提高矿山的医疗救援能力保障,控制安全隐患并最大程度减轻灾难损失。

七、灾难中毒事件的医学救援

(一)灾难中毒事件的概述与种类

1. 概述　急性中毒是指毒物短时间内经皮肤、黏膜、呼吸道、消化道等途径进入人体,使机体受损并发生器官功能障碍。灾难中的毒物多为化学性毒剂,包括军用毒剂、农药、工业毒物及重金属等。急性中毒起病急骤,症状严重,病情变化迅速,常可危及生命,因此,必须尽早明确诊断,给予及时有效的急救处理。

在灾难事件中,往往中毒事件发生突然,扩散迅速,作用范围广。并且因中毒人员众多,可引起较大的社会危害和损失。其一般具有以下几个特点:

(1)突发性:灾难事件往往都是突然发生,如地震、洪水、火灾及各类安全事故等,不可预知或提前预知时间短,灾难中的中毒事件通常也在没有充分的思想准备的前提下突然发生;

(2)群体性:灾难事件波及范围广,影响人员多,出现中毒患者少则几人或几十人,有时可多至数百人;

(3)共同性:灾难中毒事件中毒患者通常在相同的病因下,引起相似的临床表现或相同的病理改变;

(4)复杂性:在突发安全灾难事故中,多种化学品会同时引起中毒,而不同的毒物致机体损害的靶器官不同,使病情变得复杂;

(5)紧迫性:时间性强,特别是有些灾难中毒事件后可引起闪电性死亡。如氰化物、硫化氢及毒鼠强等;

(6)艰巨性:既要尽力保全重症患者的生命,又要预防轻症患者的神经症。这类事件一旦发生,接诊单位必须逐级上报,以便于组织协调救治,甚至善后处理。医学救援的任务是抢救中毒人员,迅速将其转移至安全地带,及时送医院救治,同事做好群众的防护和组织撤离工作。

2. 种类　中毒种类众多,2015 年底 CAS 公布有机或无机化合种类达到 1 亿种。其中与人们生活、工作密切相关的超过 800 万种。常见的毒物按形态可分为以下几种:

(1)有毒有害气体

1)天然毒性气体:高空中的臭氧、火山喷出的硫化氢、溶洞中存在的高浓度的二氧化碳等。

2)工业毒性气体:石油化工循环水处理、卤水净化、自来水消毒、纸浆漂白、盐水电解、液氯灌装等接触氯气的工种有可能接触氯气和液氯、脱硫、脱硫醇等接触二氧化硫的工种有可能接触二氧化硫;化肥工业、制造硝酸、丙烯腈生产、制药、合成氨、制冷、发酵、氨基酸制取、炼焦等作业有可能接触氨;电焊、浓硝酸合成、氨氧化、硝酸吸收、金银提纯等工种可能接触氮氧化合物。

(2)有毒固态毒物

1)工业毒物:指在工业生产中使用或产生的各种有害物质。它可能是原料、辅料、半成品、产品,也可能是废弃物、夹杂物或其中所含的有毒成分,常见的强酸、强碱、醇类、胺类、硝基化合物。

2)环境毒物:包括水污染物和固态废弃物,如光化学烟雾、亚硝酸盐等。还包括金属中毒,特别是重金属,侵入人体后,达到一定浓度(剂量)均可产生毒性作用。铅、汞、锰、镉、铬、砷、磷等各有不同的受累器官(靶器官),而出现各具特点的临床表现。

3)食品添加剂与食品污染:包括防腐剂、调味剂、香精、甜味剂、着色剂或使用色素、漂白剂等。食品污染物主要指污染粮食、食用油。

4）农业：包括农药、化肥、除草剂、灭鼠药等。

5）有毒动、植物包括毒蕈、曼陀罗、草乌（乌头）等毒性较大的植物和毒蛇、胡蜂、河豚、蜈蚣等有毒动物。

6）药物：药物几乎都可以引起不良反应。药物不良反应一般指在正常用法、用量情况下出现对人体有害或意外的发应。因没有严格遵守毒物的防护和管理制度，药物保管不严，出现毒物外泄等情况引起中毒。药物中毒以镇静催眠药、精神类药品、阵痛退热药为主。

7）毒品：绝大多数毒品中毒为过量滥用引起，因阿片类毒品、吗啡、哌替啶、苯丙胺类而至死者众多。

8）家庭用化学品：指家庭中常备的各类化学品，像消毒液、清洁剂、染料、涂料等。

9）军用毒剂：指用于战争目的、具有剧烈毒性、能大规模地毒害或杀伤敌方人畜和植物的各种化学物质，包括沙林、梭曼、塔崩、芥子气等。

（3）按照接触毒物的剂量和时间的长短。灾难中毒事件又可分为急性、慢性和亚急性中毒三种类型：

1）急性中毒：是指一次短时间的，如几秒乃至数小时的经皮吸收或呼吸道的吸入；如经口时，则指一次的摄入量或一次服用剂量引起的中毒。

2）慢性中毒：系指长时间的，如吸入、经皮侵入或经口摄入数月或数年引起的中毒。

3）亚急性中毒：介于急性与慢性中毒之间的，称为亚急性中毒。有些毒物如铅和锰等需要很高的浓度才能引起急性中毒。而实际上在实际中毒事件中存在这样浓度的机会很少，所以这种毒物一般只会引起慢性中毒。

（二）灾难中毒事件的自救、互救与救生技术

1. 自救与互救　灾难中毒事件具有突发性，因此要求现场作业人员具有自救、互救的能力。

（1）自救：指发生灾难中毒事件时，实施救援行动的人员以及在事故现场受到事故危害的人员自身采取的保护防御行为。自救是现场急救工作最基本、最广泛的救援形式。自救行为的主体是灾难中毒事件受害者本身。由于他们对现场情况最熟悉、反应速度最快，发挥救援的作用最大。如工厂发生灾难中毒事件现场急救工作往往通过本厂职工自救行为应能控制或解决问题。

（2）互救（他救）：是指发生灾难中毒事件时，事故现场的受害人员相互之间的救护以及他人或救护队伍或社会救援力量组织实施的一切救援措施与行动。互救（他救）是救死扶伤的人道主义和互帮互助的社会主义精神文明的体现。在发生大的灾难中毒事件时，在本身救援力量有限的情况下，争取他人救助和社会力量的救援相当重要。军地专业救援力量应在救援中，充分发挥急救、技术咨询、指导、培训的作用，为救援工作做出应有贡献。

自救与互救（他救），是灾难中毒事件应急救援工作中两种不能截然分开的重要的基本的形式。救援人员——专业救援队伍，特别是消防队员、医务人员必须掌握自救与互救方面的一些基础知识和基本技能，如胸外心脏按压、人工呼吸、防护用品、外伤急救技术的使用，事故状态下的紧急逃生、撤离技术等，使现场急救工作成效显著。

2. 紧急逃生　发生灾难中毒事件时，抢救受害人员是应急救援的首要任务，在应急救援行动中，快速、有序、有效地实施现场人员和伤病员的安全逃生是降低伤亡率，减少事故损失的关键。但要掌握正确的逃生方法。

（1）在空旷地带出现吸入中毒事件，如化学事故时，要向上风向空气新鲜处或安全地带方向逃生，终止继续吸入毒物。

（2）在建筑物内要尽量利用建筑物内的设施，逃生利用建筑物内已有的设施进行逃生，是争取逃生时间，提高逃生率的重要办法。

1）利用消防电梯进行疏散逃生，但着火时普通电梯千万不能乘坐。

2）利用室内的防烟楼梯、普通楼梯、封闭楼梯进行逃生。

3）利用建筑物的阳台、通廊、避难层、室内设置的缓降器、救生袋、安全绳等进行逃生。

4）利用观光楼梯避难逃生。

5）利用墙边落水管进行逃生。

6）利用房间床单等物连接起来进行逃生。

（3）不同部位、不同条件下人员的逃生方法。

1）摩天大楼的逃生技巧：①贴地爬行要注意防止烟雾中毒,预防窒息。一般做法是用湿毛巾、口罩蒙鼻。在烟雾浓烈时,应该尽量贴近地面爬行撤离;②先离房间开房间门时,先用手背接触房间门,看是否发热。如果门已经热了,则不能打开,否则烟和火会冲进房间。如果门不热,离开房间以后,一定要随手关门;③走下楼梯一般建筑物都会有两条以上的逃生楼梯,要尽量往下面跑。如果通道出现烟雾或火焰,也要用湿棉被等物作掩护迅速冲出去;④尽量暴露暂时无法逃避时,不要藏到顶楼或者壁橱等地方。应该尽量待在阳台、窗口等易被人发现的地方。

2）家庭灾难逃生备忘：①选择从楼梯或室外消防梯走出险区。同时出现火灾时一定不能使用电梯!②比较低的楼层可以利用结实的绳索(如果找不到绳索,可将床单或结实的窗帘布等撕成条,拧好成绳),拴在牢固的窗框或床架上,然后沿绳缓缓爬下;③如果被困于二楼,可以先向楼外扔一些被褥作垫子,然后攀着窗口或阳台往下跳。如果被困于三楼以上,千万不要急于往下跳,容易造成伤亡;④转移到其他比较安全的房间、窗边或阳台上,等待消防人员的救援。

（三）灾难中毒事件的现场医学救援技术

灾难中毒事件中的毒物多为化学性毒剂,包括军用毒剂、农药、工业毒物及重金属等。因中毒人员众多,可引起较大的社会危害和损失。医学救援的任务是抢救中毒人员,迅速将其转移至安全地带,及时送医院救治,同时做好群众的防护和组织撤离工作。我国是生产使用化学品的大国,总结多年开展中毒救援的经验,中毒事故发生后现场的医学救援十分重要。

1. 灾难中毒事件的现场医学救援组织管理　现场医学救援组织管理是一项非常重要的工作,关系到能否迅速的组织医学救援,最大限度地减少中毒事件造成的人员伤亡。灾难中毒事件伤员处置必须遵循分区救治和分级救治的基本原则。在现场指挥部的统一指挥下,消防、卫生、医疗等各单位密切配合。根据毒物种类、侦检结果对救援人员和中毒人员采取足够的防护措施,防止人员继续中毒。迅速划定染毒区域,在上风方向设立急救站,将现场全部人员撤离染毒区,在急救站对批量中毒伤员及疑似染毒人员进行分类、洗消、救治,与后方医疗单位对接,在指挥部统一指挥下将伤员有序后送至指定医院。

（1）制定现场医学救援方案:灾难中毒事件发生的情况千差万别,最重要的是查明事件原因,抢救中毒和其他伤病员,消除事件后果,减少损失。制定现场医学救援方案具体内容如下:

1）根据事件现场人员报告,初步判定事件的原因和性质。进一步查明中毒毒物的名称、总剂量、浓度、范围、持续时间、迁移方向等情况,迅速报告上级和有关部门、友邻单位,以便进行防护、人员疏散、检测,并得到上级部门指示和有关单位支援。

2）迅速堵塞疏漏,控制污染源、对已经污染的地面、厂房、设备、水源等采用冲洗、擦拭、中和、氧化、焚烧等方法消除污染。

3）建立污染区,并设立警示标志,禁止无关人员进入、必要时安排人员戒备。

4）组织人员撤离污染区。

5）如同时发生火灾和爆炸时,组织人员灭火和抢险。

6）迅速查明中毒和其他伤病员数量,调集救援人员和车辆进行现场抢险,并用指挥小组协调通知有条件或定点医院准备接收伤病员。

7）在现场进行救援的人员必须佩戴相应的防护器材,如皮肤污染后应尽快彻底清洗。

8）保证通信等抢救器材完备,夜间救援应有足够的照明设施。

9）做好教育工作,严谨现场进食、饮水和吸烟。

（2）组织管理(图3-7-23)

1）救援队的组成:一般由医疗与消防部门共同组成,分别负

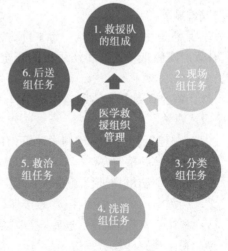

图3-7-23　灾难中毒事件的现场医学救援组织管理

责伤员的分类、洗消、救治和环境的检测、布控、消除等。因救援对象是伤员,医疗负责人为救援队最高指挥。救援队下设指挥、侦检、现场抢救、分类、洗消、救治、后送、后勤保障等组别。每个组根据伤员数量、岗位及流程设置组长及若干组员。实施侦检、现场急救、伤情分类、伤员洗消、救治及后送等。

2)现场组任务:染毒区的救援人员必须采取足够的防护措施,一般3人一组,携带一副担架,统一行动,防止发生意外。对所有人员均佩戴防毒面具防止继续染毒,对有行动能力的伤员引导其撤离染毒区,对失去行动能力的伤员采取必要的救命措施,尽快脱离染毒区域,然后再实施救治。

3)分类组任务:对伤员进行实施伤情分类,根据伤员伤情及受污染情况,引导伤员分流至救治组。较常用的分类方法是START分类法,不要求完全准确,目的在于高效分流伤员。一般开设2个分类站,每个分类站配置2人。

4)洗消组任务:负责对污染伤员和救援人员洗消,以及伤员污染物的封存和处理。一般设立轻、重两个洗消通道,在保证伤员生命体征的情况下为伤员去除染毒衣物,洗消、更换清洁衣物,继续救治。洗消过程中发生危及生命的伤情变化,则以先救命后洗消为原则。一般用清水洗消,或根据毒物特性使用适宜的洗消剂。一般重伤员洗消通道配置6人,轻伤员洗消通道配置2人,洗消效果检测1人。

5)救治组任务:对脱离热区危重伤员的紧急抢救,对洗消后伤员的救治,包括心肺复苏、呼吸循环支持、外伤的止血包扎固定以及复合伤的处置等。一般设立内科、外科两个救治单元。每个单元配置3~5人。

6)后送组任务:与后方对接,安排伤员后送、记录伤情,一般2~3人。

(3)分类方法:按照国际公认的标准,检伤分类分为四个等级:轻伤、中度伤、重伤与死亡,统一使用不同的颜色加以标识,必须遵循下列的救治顺序:①第一优先:重伤员(红色标识);②其次优先:中度伤员(黄色标识);③延期处理:轻伤员(绿色或者蓝色标识);④最后处理:死亡遗体(黑色标识)。

一般采用START分类法,属模糊定性法。START是Simple triage and rapid treatment(简单、检伤分类及快速治疗)几个英文单词第一个字母的缩写。评估的项目有:能否行走、呼吸、循环、意识四个方面。

1)利用呼喊集合的方式先将伤病患分成可以行动与不可行动两种,可以行动的病患是所谓的延迟病患可以延迟治疗,伤票颜色会给予绿色(轻伤)。此种检伤方式可以快速将大多数较不危急的伤病患找出,但也可能会轻估其严重度,所以这类病患到达设定的集结区时,需马上进行二次检伤。

2)评估呼吸次数:如呼吸>30次/分或<10次/分则为红色(第一优先);如没有呼吸则需再次打开呼吸道评估呼吸,如仍是没有呼吸则为黑色(死亡);如呼吸介于10~30次/分(正常)则进入下一步骤。

3)评估循环:循环主要评估的项目有两项,第一为桡动脉,第二为微血管充盈时间。如桡动脉不能扪及或微血管充盈时间>2秒则为红色(第一优先);如桡动脉能扪及且微血管充盈时间<2秒则进入下一步骤。

4)遵从指令:用简单的指令评估伤病患的意识状况、有无脑部损伤,如无法遵从指令者则为红色(第一优先);如可以遵从指令者则为黄色(第二优先)。

(4)伤票的内容与格式如下

1)栏目与内容:①伤票属性;②损伤类型;③救援单位名称、联系方式;④伤票编号及条形码。

2)伤员一般项目:①姓名(可选);②性别:男、女;③年龄段:婴儿、儿童、青年、中年、老年。

3)现场一般情况:①受伤场所:如实记录;②疑似污染物:根据侦检结果记录;③防护等级:C级防护、D级防护、其他、无;④送达方式:车辆、背抬、搀扶、自行;⑤事发时间;⑥开始分类时间。

4)伤员生命体征:①意识状态:清醒、模糊、昏迷;②呼吸频率<10次/分;10~30次/分;>30次/分;③动脉血压:<80/50mmHg;>80/50mmHg;④脉搏/心率<50次/分;50~120次/分;>120次/分。

5)复合伤:皮下气肿、褐色尿、四肢麻痹、腹壁紧张。

6)用药情况

7)伤员外伤及污染情况(圆形代表外伤,三角形代表污染):①外伤:骨折、烧伤、出血;②污染:外污染、内污染、毒剂污染、疑似污染;③污染及洗消;④污染途径:呼吸道、消化道、皮肤、伤口;⑤污染衣物的处理:去除、消毒手套处理、其他;⑥洗消物质:洗消手套、清水、洗消液、软布擦拭、其他;⑦洗消部位:全身、局部、眼耳口鼻、伤口;⑧处置:根据实际处置情况记录。

8)诊断、危重度分级:①诊断:根据伤情记录;②危重度分级:死亡/濒死、重度、中度、轻度。

9)记录方法:①开始时间:伤员被送至分类场,开始检伤分类的同时开始;②记录方式:油性记号笔手工书写记录;③伤票归属:根据救援单位确定;④伤票编号:统一编排,确保连续、唯一;⑤分类组:伤员一般情况、生命体征、检伤分类、外伤与污染及处置;⑥洗消组:伤员洗消部位、洗消剂、洗消方法、染毒衣物处理方法;⑦救治组:伤情、诊断、外伤处置、救治;⑧后送组:完善伤情记录,伤员登记,后送情况记录。

（5）现场急救要点

1）立即解除致伤原因,脱离事故现场。

2）置神志不清的伤员于侧卧位,防止气道梗阻,缺氧者给予氧气吸入,呼吸停止者立即施行人工呼吸,心搏停止者立即施行胸外心脏按压。

3）皮肤烧伤应尽快清洁创面,并用清洁或已消毒的纱布保护好创面,酸、碱及其他化学物质烧伤者用大量流动清水和足够时间(一般20分钟)进行冲洗后再进一步处置,禁止在创面上涂敷消炎粉、油膏类,眼睛灼伤后要优先彻底冲洗。

4）如是严重中毒要立即在现场实施病因治疗及相应对症,支持治疗;一般中毒伤员要平坐或平卧休息,密切观察监护,随时注意病情的变化。

5）骨折,特别是脊柱骨折时,在没有正确固定的情况下,除止血外应尽量少动伤员,以免加重损伤。

6）勿随意给伤员饮食,以免呕吐物误入气管内。

7）置患者于空气新鲜、安全清静的环境中。

8）防止休克,特别是要注意保护心、肝、脑、肺、肾等重要器官功能。

9）伤票图样见图3-7-24。

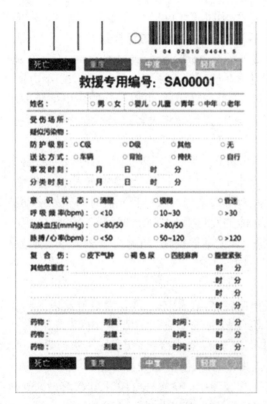
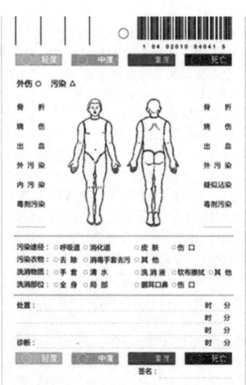

图3-7-24 灾难事件中伤员现场应急救援伤票

2. 救援技术

（1）个人防护技术:灾难中毒事件现场要分区管理,按照与有害源的距离和危害程度分为热区、温区和冷区。救援人员要明确责任,在相应的区域内开展救援工作,不要超越区域分界线,各区域工作人员要穿戴相应的救援装备。

1）A级个体防护:防护对象:接触可经皮肤吸收的气体、液体;可致癌和高毒性化学物;极有可能发生高浓度液体泼溅、接触、浸润和蒸气暴露的情况;接触未知化学物;有害物浓度达到可立即威胁生命和健康（IDLH）浓度的可经皮肤吸收的化学物;缺氧环境。

A 级个体防护装备:呼吸防护:全面罩正压空气呼吸器(SCBA);防护服:全封闭气密化学防护服,防酸碱等各类物质,能够防止液体、气体的渗透;防护手套:抗化学物;防护靴:抗化学物;头部防护:安全帽。

2)B 级个体防护:防护对象:种类确知的气态有毒化学物质,不经皮肤吸收;达到 IDLH 浓度;缺氧。

B 级个体防护装备:呼吸防护:SCBA;防护服:头罩式化学防护服:非气密性,防化学液体渗透;防护手套:抗化学物;防护靴:抗化学物;头部防护:安全帽。

3)C 级个体防护:防护对象:非皮肤吸收气态有毒物,毒物种类和浓度已知;非 IDLH 浓度;不缺氧。

C 级个体防护装备:呼吸防护:空气过滤式呼吸防护用品(正压或负压系统),过滤元件适合特定的防护对象,防护水平适合毒物浓度水平;防护服:隔离颗粒物,防少量液体喷溅;防护手套:抗化学物;防护靴:抗化学物。

4)D 级个体防护:防护对象:非挥发性固态或液态物质,毒性或传染性低。

D 级个体防护装备:呼吸防护:无须呼吸防护;与所接触物质相适应的防护服;防护手套、防护靴(或鞋套)。也就是常规的工作服。

5)未知化学物质以及不明原因事故现场调查应选用:A 级防护服+SCBA;对情况已知,有害物的产生或发散已停止,但仍存在飞溅的危险的应选用:B 级防护服+SCBA。

(2)各类个体防护装备的性能和选择方法

1)防护服:从防护性能最高的正压气密防渗透防护服,到普通的隔离颗粒物防护服,各类防护服的性能有较大的差别,适用范围也不同。在式样上,防护服分连身式和分体式结构,由于材质不同,有些洗消后防护性下降,所以有一次性的,也有限次使用的。选用可通过向专业机构咨询或通过生产厂家提供的检测数据来确定。

2)眼面防护具:眼面防护用具都具有防高速粒子冲击和撞击的功能。眼罩对少量液体性喷洒物具有隔离作用。若需要隔绝致病有害物通过眼睛黏膜侵入,应在选择呼吸防护时选用全面罩。

3)防护手套、鞋靴:和防护服类似,各类防护手套和鞋靴适用的化学物对象不同,另外,配备时还需要考虑现场环境中是否存在高温、尖锐物、电线或电源等因素,而且要具有一定的耐磨性能。

4)呼吸器:常用的呼吸防护分为过滤式(空气净化式)和隔绝式(供气式)两大类。隔绝式将使用者呼吸器官与有害空气环境隔绝,靠本身携带的气源(如 SCBA)或导气管(长管供气式),引入作业环境以外的洁净空气供使用。A 级和 B 级防护都使用正压全面罩 SCBA。常见的过滤式呼吸器有防尘面罩和防毒面具,分随弃式面罩(也称简易型,半面型)、可更换半面罩和全面罩。可更换半面罩和全面罩都使用可以更换的过滤元件,按防护对象分为防颗粒物(或称防尘)、防气体或蒸气及尘毒综合防护。防尘滤料根据效率高低有不同级别,每类滤毒罐、滤毒盒也会有适用的气体或蒸气种类,有些仅防某种气体,有些可综合防护,有些带滤烟层或颗粒物滤料(可拆卸或不可拆卸)。过滤式呼吸器用于 C 级防护,考虑到现场有害物种类,配备时一般应考虑选择尘毒组合式过滤元件。

(3)防护装备的穿戴和脱除方法:个体防护装备在现场使用过程中会沾染上现场的有害物质,穿戴错误有可能造成新的污染和健康危害。每类及每种产品的穿戴顺序有所不同,原则是:一般应先佩戴呼吸器,然后是防护服、眼面护具、手套和鞋靴等,摘除顺序则相反。穿脱时动作要轻,避免污染物扬起,尽量减少污染面在环境中暴露的面积和时间,脱去的污染装备应装入双层塑料包装袋,并将口扎紧。

(4)洗消技术:利用化学、物理和自然等方法,使毒剂失去毒性或从人员、物体上除去的过程叫洗消。灾难中毒事件中已经受到有毒物质沾染的人员,需要尽早、彻底的洗消。

1)皮肤的洗消:一般情况下应将中毒者的衣物脱去,并以 0.5% 的含氯溶液清洗皮肤 10 分钟;如果没有含氯溶液,可使用干粉状、沙土和面粉一类具有吸附作用的物质,以减少化学毒剂的吸收,并在使用后采用湿纸巾将其除去;在没有含氯溶液的情况下,也可以选择淡水和海水代替;还可在中毒 10 分钟内以漂白剂代替进行清洗。如果毒剂有明显的残留,应该用枝条、书本边缘或是刀具钝的一侧等类似物将其刮去;以液态或固态形式施放的毒剂需要更进一步洗消。

2)眼睛的洗消:毒剂污染眼睛后,应立刻用水冲洗眼睛,方法是把面部转向侧面,用手指撑开眼睑,把水慢慢滴入眼内,使水从面部的侧面流掉,不要使染毒面积扩大。冲洗时要停止呼吸闭住嘴,防止流入口腔。整个消毒过程通常在一次停止呼吸时难以完成,可分几次进行;有可能时可在他人协助下进行。

3）伤口的洗消：伤口洗消时必须立即用纱布将伤口内的毒剂液滴轻轻吸掉；肢体部位受伤时，应在其近心端扎上止血带或其他代用品，用大量净水反复冲洗伤口，然后进行包扎。接触糜烂性毒剂的患者，如果皮肤损伤非常严重，可用肥皂水进行清洗。

4）呼吸道的洗消：离开染毒区后立即用2%碳酸氢钠溶液或净水漱口和洗鼻。

（5）心肺复苏（CPR）：可以在第一时间恢复病人呼吸、心搏，挽救伤病员生命，主要用于心脏性猝死等危重急症以及触电、淹溺、急性中毒、创伤等意外事件造成的心搏、呼吸骤停。

1）第一时间胸外心脏按压：选择胸外心脏按压部位，以两乳头连线中点（胸骨中下1/3处），用左手掌根紧贴病人的胸部，右手置于左手上，手指间互相交错或伸展，左手五指翘起，双臂位于病人胸骨的正上方，两臂双肘关节伸直，用上身力量垂直向下按压，持续2分钟的高质量的CPR，即按压频率100～120次/分，按压深度5～6cm，按压后迅速放松，解除压力，让胸廓完全回弹，掌根不得离开胸壁，如此有节奏地反复进行，按压与放松时间大致相等。若为单人CPR，可采用持续按压，若为双人应以心脏按压：人工呼吸＝30：2的比例进行，操作5个周期（心脏按压开始送气结束）。若有条件可配备AtuoPulse自动心肺复苏系统。对于有胸外心脏按压禁忌证患者，可给予腹部按压、腹部提压、胸腹联合按压等方法。

2）打开气道：为保持呼吸顺畅，多采用仰头抬颌法；但对怀疑有颈部损伤者，只能托举下颏（提下颌法）；若疑有气道异物，应用力、突击性挤压患者上腹部；及时取下义齿（假牙）等。

3）人工呼吸：一手以"CE"手法固定，一手挤压简易呼吸器，每次送气400～600ml，频率10～12次/分，并避免过度通气；每次呼吸超过1秒，每次须使胸部隆起。

4）判断复苏是否有效：若仍为"三无"者，继续行高质量CPR；如停止按压后搏动继续存在，说明病人自主心搏已恢复，可以停止胸外心脏按压；若无自主呼吸，人工呼吸应继续进行，或自主呼吸很微弱时仍应坚持人工呼吸。

5）复苏有效时，可见病人有眼球活动、口唇、甲床转红，甚至肢体可活动；观察瞳孔可由扩大变小，并有对光反射。

6）当有下列情况可考虑终止复苏：①心肺复苏持续30分钟以上，仍无心搏及自主呼吸，现场又无进一步救治和送治条件，可考虑终止复苏；②脑死亡，如深度昏迷，瞳孔固定、角膜反射消失，将病人头向两侧转动，眼球原来位置不变等，如无进一步救治和送治条件，现场可考虑停止复苏；③当现场危险威胁到抢救人员安全以及医学专业人员认为病人死亡，无救治指征时。

（6）催吐技术：神志清醒的经口中毒的患者，只要胃内尚有毒物，都可进行催吐，催吐是排出胃内毒物的最好办法，操作方法如下：

1）用羽毛、压舌板、匙柄、筷子、手指等搅触咽弓和咽后壁使之呕吐。此法简单易行奏效迅速，如因胃内容物过稠不能吐出、吐净，可嘱病人先喝适当的温清水或盐水，然后再促使呕吐，如此反复行之，直至吐出液体变清为止。

2）将食盐8g溶于200ml温水中口服。

3）以1：2000高锰酸钾100～300ml口服，可刺激胃黏膜引起呕吐。

4）注意事项：①口服催吐药物后，仍不发生呕吐时，可用硬羽毛、压舌板或手指刺激咽部，促使呕吐。②当呕吐发生时，病人头部应放低，危重病人可将头转向一侧，以防呕吐物吸入气管，发生窒息或引起肺炎。③服腐蚀性毒物及惊厥尚未控制的中毒者不宜催吐。④有严重心脏病、动脉瘤、食管静脉曲张、溃疡病等不宜催吐。

（7）毒蛇咬伤处置技术：毒蛇咬伤在灾难现场容易发生，若处置不当，后果严重。需要注意以下几点：

1）保持镇静，不要跑动，尽量保持伤口部位不动；如伤在下肢，应抬着去医院。

2）绑扎伤肢。立即放低被咬伤的肢体，在伤口上方5～10cm或上一个关节处，用领带、手帕等扎紧，然后用手挤压伤口周围，或用工具吸，将毒液排除体外，绑扎部位每15～30分钟放松1～2分钟，绑扎时间一般不超过2小时，避免肢体缺血坏死。注意：不宜用口吸毒液（口腔黏膜破溃者严禁口吸）。

3）清洗伤口。在将伤口切开前，必须先用肥皂水、清水清洗伤口周围皮肤，然后用消毒药液消毒。

4）切开伤口排毒。以蛇的牙痕为中心，呈"＋"或"＋＋"形切开伤口，进行冲洗和排毒，也可用工具吸出毒液。

5）局部降温。排吸毒液后，用冷水局部冷敷降温。如有条件，最好先将伤肢浸于 4～-7℃的冷水中 3～4 小时，然后改用冰袋、冷毛巾在伤口处及四周冷敷，以减缓人体吸收毒素的速度。

6）伤者口渴时可以喝水，但不要饮酒及浓茶、咖啡等兴奋性饮料。

（四）灾难中毒事件的救援特点及原则

1. 灾难中毒事件的救援特点

（1）毒物毒性大：可迅速杀伤人员或令人迅速失能，中毒伤员成批出现；如光气吸入中毒时早期会出现严重的肺水肿，晚期可死于肺纤维化，大剂量吸入时发生"闪电样"死亡；氢氰酸和光气一样属速杀性毒剂，吸入中毒时机体出现明显的缺氧表现，严重中毒者数分钟内因呼吸、心搏停止而死亡。

（2）中毒途径多：可通过呼吸道、眼、皮肤、消化道及伤口吸收中毒，持久性毒剂还能使地面、植物、服装、武器装备、粮食、水源等染毒而间接地引起人员中毒。如糜烂性毒剂（芥子气和/或路易氏剂）可通过皮肤、呼吸道、眼及消化道等多种途径中毒。

（3）杀伤作用时间长：非持久性毒剂可持续几分钟、几十分钟。持久性毒剂可持续几小时、几时天甚至几周。

（4）杀伤范围广：毒剂能使较大范围的空间和地面染毒。染毒空气可随风扩散到一定距离，并进入防护不严的建筑、车辆、舰艇，伤害隐蔽的人员。

（5）受各种因素的影响较大，对有防护和准备的人员，化学毒剂的作用大为消弱。大雨、大雪或大风影响毒剂的持久性。风向不定、气温过高或地温高于气温可影响毒剂的杀伤作用。

2. 灾难中毒事件的救援原则　现场急救处理一般采取共性处理，对特殊伤员给予相应的个体化处理。在救治中要遵循"先救命、后治病，先重后轻，先急后缓"的原则，把有限的医疗资源用到最紧急、最需要的地方，如对心搏呼吸停止的伤员要迅速给予心肺复苏，创伤大出血引起休克的伤员要立即止血抗休克等。应急救援的目标是通过有效的应急救援行动，尽可能地降低事故的后果，包括人员伤亡、财产损失和环境破坏等。

（1）早期诊断：早期正确的诊断是进行有针对性的抢救治疗和组织医疗后送的基础。主要根据是：

1）中毒史：着重了解灾难中毒事件情况、伤员防护情况、中毒症状和体征以及化学侦检结果等。

2）症状特点：根据各种中毒的临床特点进行诊断。

3）实验室检查：根据各种中毒损伤特点，进行必要的实验室检查以辅助诊断。

4）毒剂侦检：除了解化学侦检结果外，必要时从伤病员染毒的皮肤、服装、呕吐物、水及食物等采样进行分析。

（2）综合救治：对中毒伤病员的救治，应注意正确处理中毒和其他创伤的关系。贯彻抗毒治疗与综合治疗相结合、局部处理与全身治疗相结合以及中西医结合等原则。救治要做到及时、准确。在救治过程中应注意维持呼吸和循环功能、注意安静保暖、加强护理、防治感冒及维持水电解质平衡等。

综合救治要遵循下述四个步骤：

1）调查中毒事件现场，调查时要确保对伤病员或其他人无任何危险，迅速使伤病员脱离危险场所，尤其在工地、工厂事故现场，更是如此。

2）初步检查伤病员，判断其神志、气管、呼吸循环是否有问题，必要时立即进行现场急救和监护，使伤病员保持呼吸道通畅，视情况采取有效的止血、防止休克、包扎伤口、固定，保存好断离的器官和组织、预防感染、止痛等措施。

3）呼救、呼叫救护车。你可继续施救，一直要坚持到救护人员或其他施救者到达现场接替为止。此时还应反映伤病员的伤病情和简单的救治过程。

4）如果没有发现危及伤病员生命的体征，可作第二次检查，以免遗漏其他的损伤、骨折和病变，这样有利于现场施行必要的急救和稳定病情，降低并发症和伤残率。

（3）治疗过程中注意防止设备和人员污染。救援人员在接触受害者时，如果没有适当的防护，或者受害者没有得到彻底洗消，救援人员就可能间接染毒。运载受害者的工具也可被污染，且长时间无法使用。医院的大部分区域也可因为污染物的存在而无法使用。除此之外，还要注意以下几点：

1）立即解除致病原因，脱离中毒现场。

2）置神志不清的伤员于侧卧位，防止气道梗阻，缺氧者给予氧气吸入，呼吸停止者立即施行人工呼吸，心搏停止者立即施行胸外心脏按压。

3）皮肤烧伤应尽快清洁创面,并用清洁或已消毒的纱布保护好创面,酸、碱及其他化学物质烧伤者用大量流动清水和足够时间(一般20分钟)进行冲洗后再进一步处置,禁止在创面上涂敷消炎粉、油膏类,眼睛灼伤后要优先彻底冲洗。

4）如是严重中毒要立即在现场实施病因治疗及相应对症,支持治疗;一般中毒伤员要平坐或平卧休息,密切观察监护,随时注意病情的变化。

5）骨折,特别是脊柱骨折时,在没有正确固定的情况下,除止血外应尽量少动伤员,以免加重损伤。

6）勿随意给伤员饮食,以免呕吐物误入气管内。

7）置患者于空气新鲜、安全清静的环境中。

8）防止休克,特别是要注意保护心、肝、脑、肺、肾等重要器官功能。

3. 安全转运注意事项 对病情稳定的伤病员要尽快向医疗机构转送。对于不同类型的伤员可以利用不同的交通工具给予转送,如轻伤员可以用一般车辆,较重的需要救护车辆,严重的需要用急救型救护车送。也就是说,对于需要进一步抢救的伤员的转送,不应该是普通的运输,而应在医学监护下的安全转送,即医疗救护运输。

(1)外伤体位:颅脑伤病员应采取半卧位或侧卧位,以防止呕吐物或舌根下坠阻塞气道。胸部伤病员应取坐位,这样有利于伤员呼吸。严重的腹部外伤用担架或木板抬运时应取卧位,屈曲下肢。脊柱脊髓伤者原则上要由2~4人一组进行搬运,首先将伤员的身体放成平直位置,用均衡的力量将伤员平卧或抬起,注意动作要一致。

(2)中毒体位:中毒者一般采取坐位或半卧位比躺卧位更好,以便于患者呼吸及咳嗽。昏迷患者应平卧且头偏向一侧,并在头部及四肢大血管处放置冰袋,可将体温降至32℃左右,以延缓脑细胞死亡。

(3)危险化学品事故中的伤员,尤其中毒或灼伤患者在转送中注意保暖十分重要。

(4)烧伤在清创之后,可以采用包扎或暴露疗法,但凡属考虑转院者均应包扎。转送途中暴露创面将增加护理难度,增多感染机会。

(5)如酸碱灼伤患者在现场水冲洗时间少于30分钟,那么在转送途中应继续冲洗,尤其对碱灼伤患者更为重要。

(6)某些化学物质灼伤易合并中毒,必须给予高度注意。如小面积的铬酸盐及苯酸溶液灼伤可引起急性肾衰竭,氯乙酸溶液(晶体)灼伤后易引起吸收中毒而致多脏器功能衰竭、心脏传导系统改变而心脏骤停。氢氟酸灼伤面积达1%时要警惕大量氟吸收所致全身性氟中毒,防止低血钙发生。

(7)在运送因苯酚、黄磷(白磷)等脂溶性化学物灼伤的伤员时,应争分夺秒,继续用特殊清洗剂冲洗或外涂(50%~70%酒精、1%~2%硫酸铜等),再用水清洗,以争取尽快将皮肤污染物清除干净,以杜绝再吸收。

(8)运送黄磷(白磷)或含混有黄磷的无机磷灼伤者时,创面应湿包或用水浸泡,以阻止残留在创面上的黄磷颗粒遇空气燃烧,加重灼伤。创面使用油脂性外用药及油纱布敷料,以防磷吸收中毒。

(9)禁止使用有色素药物,如甲紫(龙胆紫)、红汞等,以免给判断灼伤(烧伤)深度和清创带来困难。

(10)危重伤员在运送前应建立可靠的静脉通道,途中突然发生气道梗阻时可紧急做环甲膜穿刺或切开插管术,严重电烧伤转运前应当留置导尿管,记录尿量以了解休克情况,应边运送边进行心脏复苏。

(11)眼外伤应在现场详细检查处置的基础上,运送途中根据情况处置。如有眼球穿通或破裂伤不能冲洗,不得施加包扎,不许使用眼膏;如有眼内容物脱离出时肯定有眼球破裂,应点消炎眼药水,双眼加眼垫运送。运送途中尽量不颠簸和防止挤压眼球。

(12)运送途中的抢救应自始至终进行,既不能因病情缓解而轻易停止继续采取措施(如呼吸停止伤员经采取人工呼吸等措施而初步恢复自主呼吸后),也不能擅自对经采取心肺复苏术后仍未复苏的伤员放弃抢救,必须给予伤员全程救护,为院内抢救创造一切机会与可能。

(13)运送中应尽可能做到一人一卡别在胸前或衣服的其他明显部位,注明姓名与初步诊断等,为院内抢救提供参考并节约时间。

(14)将现场采集的血、尿、呕吐物等样品随伤员一同送到医院,进一步化验分析,指导临床诊断治疗。

（15）护送人员必须做好现场抢救、途中病情观察、处置与护理、通信联络等记录,到达目的医院后应进行床边交班,移交运送医疗记录。

（五）灾难中毒事件的救援注意事项

1. 佩戴个人防护器具方面注意事项 救援过程中,不论患者还是救援人员都需要进行适当的防护,这一点非常重要。特别是把患者从严重污染的场所救出时,救援人员必须加以预防,避免成为新的受害者。防护器具必须佩戴合格产品,并保证佩戴的正确性,防护器具不可轻易摘取,救援结束后应对个人的防护器具进行检查通过专业认证确保无误方可继续使用。

2. 使用抢险救援器材方面的注意事项 根据救援现场的实际情况配备相应的抢险救援器材,器材必须是合格物品,使用人员必须对器材有相应的了解。

3. 采取救援对策或措施方面的注意事项 灾难中毒事件现场受到毒物威胁的人员,在发生中毒事件后应根据情况和现场局势,在确保自身安全的前提下,采取积极、正确、有效的方法进行自救和互救。现场不具备抢救条件的应尽快组织撤离。如果泄漏物化学品是易燃易爆的,应严禁火种。扑灭任何明火及任何其他形式的热源和火源,以降低发生火灾爆炸危险性;应急处理时严禁单独行动,要有监护人,必要时用水枪、水炮掩护。应从上风、上坡处接近现场,严禁盲目进入。

4. 现场自救和互救的注意事项 在自救和互救时,必须保持统一指挥和严密的组织,严禁冒险蛮干和惊慌失措,严禁个人擅自行动。事故现场处置工作人员抢修时,严格执行各项规程的规定,以防事故扩大。

5. 现场应急处置能力确认和人员安全防护等事项 应急小组领导、应急抢险人员到位并配备抢险器材,确认有能力进行抢救,个人安全防护到位佩戴正确并物品合格。

6. 救援结束后的注意事项 救援结束后切勿放松警惕,所有人员必须立即撤离现场远离事发地点,做好人员清点,用品给养是否到位。认真分析灾难中毒事件原因,制定防范措施。

（潘曙明 邱泽武 魏捷 菅向东 尹文 张涛 徐爱明 梁勇 彭晓波 宁琼 燕小薇）

第八节 中医药急救技术在灾难医学救援中的应用

中医药学在过去五千年中,一直护佑着中华民族的健康。中医药学的每一次突破性进展都是在与灾难斗争时产生的。中医药在数千年的临床实践与疾病斗争中,积累了大量丰富的经验,形成了坚实的理论基础。中医药理论认为,气候环境因素、人体内在因素、时行之气和戾气等因素共同作用决定了传染病的发生。

东汉末年,军阀混战,民不聊生,灾疫频发,张仲景总结其救治外感热病的经验,著《伤寒杂病论》,创立了"六经辨证"体系,成为中医治疗感染/传染性疾病的千年轨范。

金代末年,王朝更迭,战争不断,百姓饱受劳役饥饱之苦,在汴梁围城后出现严重疫情,每天死亡上万人。当时名医李东垣提出以脾胃为中心的脏腑辨证,研制新方,活人无数。并著《内外伤辨惑论》,丰富了中医理论。

至清代,叶天士面对江南一带出现的新发传染病,提出了温病学的"卫、气、营、血"理论,进一步完善了中医学的感染/传染性疾病治疗体系。

这些医家无一不是在应对突发大灾大疫时,根据中医理论,分析临床新问题,总结实践经验,提出自己的创见,使中医学术发生了革命性的飞跃,对后世产生深远影响。

近百年来西方医学传入,中医药学一度有逐渐退出急诊急救领域的趋势。随着有关部门的重视,新一代中医人不断努力,近年中医又活跃在灾难救援的现场,并发挥了重要作用。

灾难医学是研究在各种自然灾难和人为事故所造成的灾难性损伤条件下实施紧急医学救治、疾病防治、和卫生保障的一门科学;是为受灾伤病员提供预防、救治、康复等卫生服务的科学,是介于灾难学与医学之间的学科。需要多学科介入,需要相关学科在灾难医学方面的融合与应用,而中医药在这方面有独到之处。

灾难发生的原因是多种多样的,对人民生命财产的危害是直接的,由于其发生的隐蔽性和突然性,灾难发生时往往使人猝不及防。即使有完备的应急预案,当灾难发生时,从预案的启动到资源人力调配到位,也需要一定的时间。但在灾难现场,时间又是极其宝贵的,有资料显示,在灾难发生的早期会产生大量伤员,救治措施的延后会造成重伤员的致残率和死亡率增加。因此,灾区尽早开展自救互救已是共识,而自救互救的方法必须具有简单实用,就地取材的特征。这就给以"简、便、廉、验"著称的中医药技术提供了发挥的舞台。

据四川省中医药管理局统计,四川省中医医疗机构运用中医中药治疗重伤员 1970 人,占住院伤员的 16.6%。北京、天津等 16 个省区市中医药局共向四川灾区派出 167 支医疗队,救治伤员近 8 万人次。2010 年玉树地震,甘肃省中医院派往灾区的医疗队,从 4 月 15～21 日的 1 周期间,共诊治伤病员 1100 多例。

一、手法和夹板外固定技术

手法是中医骨伤科的重要治疗手段,是中医骨伤科四大治疗方法(手法、固定、药物、练功)之一。《医宗金鉴·正骨心法要旨》说:"夫手法者,谓以两手安置所伤之筋骨,使仍复于旧也。"按其功用,骨伤科手法可分为正骨手法与理筋手法两大类。手法复位是施术者用指、掌、腕、臂的劲力,结合或辅以器械,随症运用各种技巧,作用于筋骨,起到整复疗伤作用的中医治疗方法。对于灾难所致的外伤其适应证:①大部分的骨折(闭合性骨折);②各部位关节脱位;③周身各处软组织不同程度的损伤。禁忌证:①诊断不明的急性脊柱损伤或者伴有脊髓压迫症状,不稳定性脊柱骨折和脊柱重度滑脱者;②肌腱、韧带完全断裂或者部分断裂;③施行手法后疼痛加剧或者出现异常反应者,不能继续手法治疗,应进一步查明原因。常与小夹板外固定技术联合使用。

骨折复位后选用不同的材料,如柳木板、竹板、杉树皮、纸板等,根据肢体的形态加以塑形,制成适用于各部位的夹板,并用系带扎缚,以固定垫配合保持复位后的位置,这种固定方法称为夹板固定。夹板外固定技术,最早记载于晋代葛洪的《肘后方》中"用竹片夹裹之,勿令转动"是用竹片固定骨折的治疗方法。夹板固定是从肢体功能出发,通过扎带对夹板的约束力,固定垫对骨折端防止或矫正成角畸形和侧方移位的效应力,并充分利用肢体肌肉收缩活动时所产生的内在动力,克服移位因素,使骨折断端复位后保持稳定。因此,夹板固定是治疗骨折的良好固定方法。

20 世纪六七十年代小夹板技术向全国推广,几十年以来得到长足发展,目前,夹板固定的适应证有:①四肢闭合性骨折,下肢骨折因大腿肌肉有较大的收缩力,常需结合持续皮牵引或骨牵引;②四肢开放性骨折,创面小或经处理后创口已愈合者;③陈旧性四肢骨折适合于手法复位者。禁忌证是:①较严重的开放性骨折;②感染或软组织损伤,肿胀严重,甚至有水疱的四肢骨折;③难以整复的关节内骨折;④躯干骨折;⑤固定不易稳定的骨折。

小夹板技术在灾难救援时的优势:①灾难现场损伤四肢伤为主,符合小夹板的适应证。以汶川地震为例,有作者回顾性调查 719 家医院 371 160 例地震住院伤员:地震伤最常见的创伤部位是四肢(45.28%)、头部(18.63%)、胸部(9.32%)、体表(8.79%)、脊柱(6.61%)、腹部(1.78%)、其他(10.04%)。②灾难现场有时物资短缺,停水停电,手术无法开展,甚至连石膏外固定、牵引都难以实现。此时夹板技术优势更加凸显:①取材方便:在灾难现场,纸壳、薄木片、树皮、塑料瓶等物品皆可制成小夹板,对伤员进行现场救治,转运。②对设备、器材、无菌条件等均无特殊要求。③操作技术相对简单,节约人力物力。有经验的骨科医生在 10～20 分钟左右即可完成一例骨折伤员的治疗。④可结合多种方法治疗骨折:手法、牵引、石膏,围术期都可以应用。⑤骨折愈合快、肢体功能恢复早,小夹板固定避免了手术对骨膜和骨折局部血液循环的进一步破坏,不限制骨折纵向的微动,有促进骨折愈合的作用。同时,夹板外固定骨折不像石膏固定一样超过关节,不会造成关节僵硬,不影响关节功能锻炼,患者肢体功能恢复早。

2008 年汶川特大地震后,四川省中医医疗机构门、急诊和现场共救治地震伤员 133 114 人,其中运用中医手法复位者 7159 人(5.37%),采用小夹板固定者 6642 人(4.98%)。住院伤员中,使用中医手法复位的占住院救治伤员的 17.4%。小夹板固定者占 17.6%。

2010 年玉树地震,甘肃省中医院收治的 35 名伤员中,保守治疗 23 人,急诊手术 9 人。在保守治疗方法中,手法复位 5 人,牵引治疗 5 人,小夹板及石膏固定 8 人,针灸治疗 10 人,中医药治疗率 100%。

二、针灸治疗

针灸是最古老的中医治疗技术,在《黄帝内经》里面就有大量论述。针灸疗法包括:毫针、耳针、电针、艾灸等相关技术。是通过针刺或艾火熏灼等方法刺激穴位,调理气血运行、调整脏腑功能,从而起到防病治病的作用。灾后医疗救援工作中,针灸疗法以其安全有效、便捷低廉、主治广泛而独具优势。尤其适用于经济条件相对落后、医疗资源稀少的基层及偏远地区。

目前,在灾难救援领域,针灸技术有三方面作用:

1. 镇痛　现代研究证实,针刺可促进内源性镇痛物质的产生,其镇痛作用为世公认,在世界卫生组织1979年推荐的43种针灸治疗适应证中,约半数为疼痛性疾病或与疼痛相关的疾病。有资料表明针灸不仅对急性软组织损伤、骨关节损伤所致的疼痛有缓解作用,还能促进其痊愈。在外伤所致的急性疼痛期,使用毫针或电针,可以根据受伤部位循经取穴,也可取阿是穴,并可配合三棱针或皮肤针加拔罐放血祛瘀。

2. 治疗创伤后应激障碍　创伤后应激障碍(PTSD)是指由异乎寻常的威胁性或灾难性心理创伤导致延迟出现和/或长期持续的一种精神障碍。PTSD在重大灾变事件后发病率高、病程长且病愈率低。有数据显示,2008年汶川震区PTSD发生率37.8%,2010年4月玉树震区住院伤员中PTSD发生率为60%,2010年8月8日舟曲泥石流住院患者中PTSD患病率达70.16%。而常规的心理干预和药物治疗有耗时长,价格贵等缺点。

动物实验发现电针能很好地改善PTSD模型大鼠的焦虑情绪,提高记忆力。大量临床及实验数据也证明针灸能对PTSD相关脑区的脑功能产生持久而良好的影响,并调节相关患者神经内分泌系统,改善神经递质与受体表达,有效缓解患者焦虑、抑郁、失眠、健忘等症状。目前临床研究以电针治疗为主,国外一些研究者选用耳针。常用穴位有百会、四神聪、神庭、风池、足三里等。

3. 康复　针灸技术在脑血管病的康复中有着重要地位,近年一些研究证实,针灸能促进骨折愈合,针灸与药物/物理疗法联合可以明显提高脑外伤瘫痪患者疗效,改善患者的日常生活能力和感觉、运动功能。

三、中药

从2003年起,中医药加入"SARS"救治队伍,并取得良好效果之后,近十年来中医药积极参与应对在新发突发传染病,每当出现疫情时,国家中医药管理局及时成立专门针对该传染病多领域专家共同组成的专家委员会。遵循中医学辨证论治、三因制宜等治疗原则,制定临床诊疗方案并指导相应科学研究的开展。同时,中医专家迅速赶赴疫区参与救治,调研收集疫情特征等临床一手资料;根据获得的临床信息及循证医学等相关证据进行充分讨论、分析以达成共识,制定治疗方案。并开展相关临床与基础研究,结合疫情特征对方案进行修订、更新与优化,为相关传染病的治疗提供借鉴。

1. 麻杏石甘汤加银翘散(汤剂)　循证医学确证麻杏石甘汤加银翘散(汤剂)组方可显著缩短新甲型流感发热时间。此研究在 *Ann Intern Med* 发表,被5个国际权威循证医学数据库收录,标志着中药疗效获国际认同。

2. 防暑降温饮　国外有作者研究了自然灾难后常见传染病及其危险因素,认为自然灾难后主要的传染病是经水传播的疾病以及与临时集中居住相关的疾病。汶川大地震后,由于条件艰苦,工作环境恶劣,同时随着气温的升高,逐渐出现了呼吸、消化、皮肤方面的疾病。四川省中医专家,充分发挥中医药防疫防病的特点,研制中药"防暑降温饮"。从6月初至8月20日,共提供防暑降温中药12余万人份。

3. 中药汤剂　在对地震后绵阳市居民的问卷(n=922)调查分析显示,地震后运用中医药的灾民,发生上呼吸道疾病、肠道疾病、皮肤病低于未运用中医药的灾民($P<0.001$),其差异有统计学意义。

2010年8月8日,舟曲特大泥石流灾难发生后,县城几个医疗点上报的数字中反映出胃肠道疾病和呼吸道疾病呈高发病趋势。甘肃省卫生厅组织人员,煎煮防疫保健中药汤剂免费发放,服药人数从最初的每天几百人增加到后来的每天近2万人。在一项对舟曲县某中学初中496名学生进行分组(服药组278人,对照组218人),观察的报告中显示服药组感冒、腹泻发病率均低于对照组,两组间率的比较有显著性差异($P<0.01$)。服药组与对照组比较,CD4/CD8比值、血红蛋白升高,两组间比较有统计学意义。提示中药汤剂降低感冒、腹泻发病的机制可能与细胞免疫力的提高和血红蛋白的增加有关。

四川省中医医疗机构住院治疗地震伤员中,服用中药汤剂"院内制剂"中成药者占53.4%。使用中药外敷,熏洗的伤员占34.1%。

4. 传统成药　在救灾中也发挥了重要作用,如藿香正气、十滴水治疗中暑、腹泻。云南白药用于外伤止血。季德胜蛇药治疗虫蛇咬伤。单方草药如马齿苋、鱼腥草治疗灾区感染性疾病,也有良好的作用。此外还有一些关于中医药参与灾后防疫的报道。

总之,中医药在灾难救援中发挥了积极有益的作用,在伤员救治、卫生防疫、接收转运、系统宣传等各方面都做出了贡献。但是也应看到,中医灾难医学应急体系尚不完善,快速灾难反应能力欠缺,影响了中医灾难医学救治水平。

因此,充分发挥我国中西医结合的特色和优势,开辟中西医结合灾难医学理论和技术应用研究,使中医药学在应对突发公共卫生事件中的发挥更重要作用。设立中医灾难医学应急救治常设机构,完善具有中医特点的灾难应急预案,储备中医应急救治专业技术人才和必要的中医应急救治物资和设备,定期进行统一培训和应急演练。提高中医医护人员应对灾难及突发事件应急能力,保障在灾难条件下人民群众的身体健康和生命安全,以及灾难预防、监测和伤病救治的组织与技术措施的有效实施,展对灾难的防治研究,降低灾难伤的发生率、伤残率和病死率是对中医人的新挑战与机遇。相信在中西医同道的共同努力下,一定能为我国的灾难医学事业创建出一个全新的平台。

(姚卫海)

参 考 文 献

[1] Challen K, Walter D. Major incident triage: Comparative validation using data from 7th July bombings. Injury, 2013, 44 (5): 629-633.

[2] Meaney PA, Bobrow BJ, Mancini ME, et al. CPR Quality Summit Investigators, the American Heart Association Emergency Cardiovascular Care Committee, and the Council on Cardiopulmonary, Critical Care, Perioperative and Resuscitation. Cardiopulmonary resuscitation quality: [corrected] improving cardiac resuscitation outcomes both inside and outside the hospital: aconsensus statement from the American Heart Association. Circulation, 2013, 128 (4): 417-435.

[3] Idris AH, Guffey D, Pepe PE, et al. Resuscitation Outcomes Consortium Investigators. Chest compression rates and survival following out-of-hospital cardiac arrest. Crit Care Med, 2015, 43: 840-848.

[4] Cheng A, Eppich W, Grant V, et al. Debriefing for technology-enhanced simulation: a systematic review and meta-analysis. Med Educ, 2014, 48: 657-666.

[5] Hunt EA, Duval-Arnould JM, Nelson-McMillan KL, et al. Pediatric resident resuscitation skills improve after "rapid cycle deliberate practice" training. Resuscitation, 2014, 85: 945-951.

[6] Eppich W, Cheng A. Promoting Excellence and Reflective Learning in Simulation (PEARLS): development and rationale for a blended approach to health care simulation debriefing. Simul Healthc, 2015, 10 (2): 106-115.

[7] Cheng A, Overly F, Kessler D, et al. International Network for Simulation-based Pediatric Innovation, Research, Education (INSPIRE) CPR Investigators. Perception of CPR quality: influenceof CPR feedback, just-in-time CPR training and provider role. Resuscitation, 2015, 87: 44-50.

[8] Yeung J, Davies R, Gao F, et al. Arandomised control trial of prompt and feedback devices and their impact on quality of chest compressions-a simulation study. Resuscitation, 2014, 85: 553-559.

[9] 中国腹部提压心肺复苏协作组. 腹部提压心肺复苏专家共识. 中华急诊医学杂志, 2013, 22 (9): 957-959.

[10] Zimmermann S, Rohde D, Marwan M, et al. Complete recovery after out-of-hospital cardiac arrest with prolonged (59 min) mechanical cardiopulmonary resuscitation, mild therapeutic hypothermia and complex percutaneous coronary intervention for ST-elevation myocardial infarction. Heart & Lung: The Journal of Acute and Critical Care, 2014, 43 (1): 62-65.

[11] 葛坚, 王宁利. 眼科学. 第3版. 北京: 人民卫生出版社, 2015.

[12] Yeh DD, Schecter WP: Primary blast injuries—an updated concise review. World J Surg, 2012, 36 (5): 966-972.

[13] 常留栓, 李蓉, 张婷婷, 等. 生物恐怖袭击的救援策略. 中国急救复苏与灾害医学杂志, 2015, 10 (12): 1117-1119.

[14] Edrissi A, Poorzahedy H, Nassiri H, et al. A multi-agent optimization formulation of earthquake disaster prevention and management. EuropeanJournal of Operational Research, 2013, 229 (1): 261-275.

[15] 李薇, 符林梅, 郭敏, 等. 创伤后应激障碍的国内外干预方法概述. 中国健康心理学杂志, 2015, 23 (12): 1902-1906.

[16] Bandino Justin P, Hang Anna, Norton Scott A. The Infectious and Noninfectious Dermatological Consequences of Flooding: A Field Manual for the Responding Provider. Am J Clin Dermatol, 2015, 16 (5): 399-424.

[17] 丁凡, 刘国云, 张文娟. 森林灭火烧伤救援. 灾难医学与救援 (电子版), 2014, 34 (2): 128-131.

[18] 周晓冰, 张永领. 大型社会活动拥挤踩踏事故机理分析及应对策略研究. 灾难学, 2015, 30 (4): 156-162.

[19] Ciottone Gregory R. Ciottone's Disaster Medicine. 2nd ed. Elsevier, 2016: 607-611.

[20] Böttiger BW. The new European Resuscitation Council guidelines on cardiopulmonary resuscitation and post-resuscitation care: great opportunities for anaesthesiologists: Focus on lay people, hospitals and prognostication. Eur J Anaesthesiol, 2016, 33 (10): 701-704.

[21] Acarturk C, Konuk E, Cetinkaya M, et al. The efficacy of eye movement desensitization and reprocessing for post-traumatic stress disorder and depression among Syrian refugees: results of a randomized controlled trial. Psychol Med, 2016, 46 (12): 2583-2593.

第四章

特殊环境下的灾难医学救援

第一节　高原高海拔地区的医学救援

一、高原高海拔地区特点

"高原"一词无明确定义,根据地质学概念:广义上以海拔500m(有些文献为1000m)以上的面积广大、地域辽阔、边缘以陡坡为界、地壳运动不断抬升而形成的比较完整的大面积隆起地区为高原;而医学有关意义上的概念是:出现高原反应的高原高度,因人而异,有些人可在海拔1500m就开始出现症状,而另一些人在4700m也无明显感觉,大部分高原医学学者认为海拔高于1500m可能是划分平原和有医学意义的中度高原的最佳界碑,据中华医学会高原医学分会前主委、中国人民解放军第三军医大学高原军事医学系主任高钰琪教授研究小组研究:海拔在2700m(国内)至2900m(国际)以上,人类机体会因低氧出现一系列生理、生化、病理变化、并出现相应临床症状,故这一阶高原我们称之为"高海拔地区"。

(一)高海拔环境影响机体的主要因素

1. 高海拔环境缺氧

(1)高海拔环境缺氧的特点:低张性缺氧、动脉血氧分压(PaO_2)、氧含量及氧饱和度均降低。

(2)高海拔环境缺氧对机体的影响

1)对生命过程的影响:高海拔环境缺氧可对从受精卵开始到衰老、死亡的生命全过程产生不良影响。

2)高海拔环境缺氧引起特发性疾病:高海拔环境低氧除了广泛影响机体的功能、代谢以外,还可以直接引起一类高海拔环境特发性疾病—高原病(high altitude disease)。高原病的特点是在高海拔环境地区发病,高海拔环境低压性缺氧是致病的主要因素,低压性缺氧病理生理改变是发病的基础和临床表现的根据,脱离低氧环境则病情一般均呈好转。

3)高海拔环境缺氧对其他疾病的影响:①对心血管系统疾病的影响:高海拔环境低氧环境影响到许多心血管系统疾病的发生发展,其中以先天性心脏病动脉导管未闭(patent ductus arteriosus,PDA)最为典型;②对呼吸系统疾病的影响:a. 上呼吸道感染:高海拔环境由于寒冷、昼夜温差大、免疫功能降低、呼吸道黏膜干燥等原因,上呼吸道感染的发病率明显增高,对药物等治疗措施的反应性降低,病程较平原地区显著延长,通常需要2~3周才能痊愈;b. 慢性阻塞性肺疾患(chronic obstructive pulmonary disease,COPD)高海拔地区COPD患病率高,病程进展快,病死率高。COPD的主要病理生理学变化是呼吸性缺氧,在高海拔低压性缺氧的基础上再发生COPD,必然使病情进一步加重,易于发生肺源性心脏病;c. 急性呼吸窘迫综合征(acute respiratory distress syndrome,ARDS)是呼吸系统的危重病症,病死率高达50%,其主要病理改变是肺毛细血管炎症性损害,通透性增高导致肺水肿和进行性缺氧性呼吸衰竭(Ⅰ型呼衰)。高海拔低压性缺氧本身即可引起低氧血症,以及内分泌和免疫系统改变,肺血管通透性增高等,致使高海拔地区ARDS的病理生理学变化、临床症状体征、血气参数较平原更为严重,这种差异在海拔1500m即可出现,海拔越高,差异越显著。

4)高海拔环境缺氧创伤的影响

①失血性休克:以往的大量研究表明,高海拔环境中发生失血性休克时,机体受低压性缺氧和失血两种因素的影响,与平原相比,病情重,发展快,救治困难,病死率高。其主要特点有:

a. 进入高海拔环境后,机体存在着不同程度的低氧反应,对创伤失血的应激能力极差,以致有时出血量很少如300~500ml时,也可发生休克,在伤情和失血量相近的情况下,高海拔环境创伤失血性休克比平原地区重。而高海拔环境世居人群对低血容量性休克耐受力强,治疗效果好,并发症发生率低,病死率不高,预后较好。b. 在平原地区,给创伤失血性休克病人输注3~4倍失血量的平衡盐溶液,不致引起肺水肿和肺功能不全。但在高海拔环境,输注3倍失血量的平衡盐溶液很容易导致肺水肿、脑水肿和右心衰竭。这一特点与输液量和速度有关,输液的量越大、速度越快,越易发生;同时与休克的程度和发生时间也有关,休克的程度越重、发生的时间越长,越易发生。c. 初上高海拔环境者心肺功能储备较久居高海拔环境者为低,遭受较严重的创伤时易发生多器官功能衰竭。平原地区多器官功能衰竭一般于伤后一周发生,最早可发生在伤后36小时,而高海拔环境器官功能衰竭发病更早,可在伤后24小时发生且较平原地区复杂。d. 高海拔环境失血性休克时代谢性酸中毒严重,同时发生一系列血管活性物质和细胞因子分泌紊乱,加重休克时组织、细胞的代谢和功能障碍。e. 高海拔环境低氧环境导致机体的低氧血症,而创伤休克又加重了机体的缺氧,对机体产生更大的危害,故在救治过程中需较长时间给氧。如果发生肺水肿、ARDS等并发症,给氧时间应延长,以利于纠正低氧血症,保证组织、器官对氧的需求。

②烧伤:研究表明,犬在高海拔环境中烧伤后肺血管通透性和肺、肾组织含水量显著高于平原组,伤后血清 PAL_2、CK-MB 活性显著升高,氧利用发生障碍。说明移居高海拔环境者在缺氧性损害的基础上,烧伤后机体发生的应激反应较平原更为剧烈,除了交感神经兴奋性增高引起肺血管及全身小动脉收缩外,ADH 分泌增多引起水潴留,PAL_2 激活引起肺损伤,内皮细胞损伤引起血管舒缩功能失衡和血管通透性增高均可导致组织水肿和氧弥散及利用障碍,可能是高海拔环境烧伤重要的病理学基础。

③火器伤:a. 高海拔环境空气稀薄,投射物的飞行阻力减小,弹头等投射物飞行速度较平原快,撞击时的动能较平原火器伤大。高速、小质量弹头进入组织后,更易失稳、急剧减速、翻转、大量释放能量,从而造成较平原火器伤更为严重的组织损伤。b. 有报告高海拔环境创面愈合时间较平原延迟3~7天,骨折愈合较平原延迟1个月。c. 高海拔环境火器伤伤口化脓性感染发生率和气性坏疽的发生率高。伤口局部损伤重,伤员的全身抵抗力低是气性坏疽发生率高的重要原因。

（二）高海拔环境寒冷

1. 高海拔环境寒冷的特点　我国的青藏高原平均海拔4500m,是低压缺氧与寒冷的并存的自然环境地区。气温常年较低,风大且气候多变,因此该地区一年四季均可发生冷伤,一旦发生往往伤情较重。又因该地区地形复杂、交通不便,使得伤员就诊时间晚、致残率高。

2. 高海拔环境寒冷条件下人体与环境热交换的特点

（1）代谢产物减少:高海拔环境低氧条件下代谢率减低,产热减少。在高海拔环境下人体最大氧耗量降低,产热量减少,少于向环境散失的热量。

（2）蒸发散热增加:在高海拔环境,缺氧引起肺通气量明显增大,呼吸道蒸发散热量明显增加,每日经呼吸道不感蒸发丢失的水分可高达近4L,同时消耗大量热量。水和热的大量丢失可引起脱水和热债,这是造成冷伤的重要诱因。

（3）辐射热交换增强:高海拔环境空气稀薄透明度好、晴天多、云量少、日照时间长,太阳辐射量较同纬度的平原地区大。高海拔环境白昼太阳辐射强有利于人体保温;但大风及低温足以抵消这种保温作用。高海拔环境夜间晴空时,辐射强度比海平面大、散热多。

（4）对流与传导散热增多:在风速和气温相同的条件下,高海拔环境的对流散热作用比平原弱。但高海拔环境风大且日照增多,边界层的隔热保温作用显著减弱,使对流散热成为机体丢失热量的主要方式之一。高海拔环境露宿时,在被褥下铺垫干草及脱下的衣服,可减少传导散热加强保温。总之,在高海拔环境人体代谢产热减少,以各种形式散失的热量增多,因此人体在与环境的热交换中更易出现热量的负平衡。

3. 低氧与寒冷对人体的交互影响

（1）冷习服后机体缺氧耐力减低:寒冷诱导机体对去甲肾上腺素的敏感性增高,去甲肾上腺素作用更强,加剧了需氧与供氧间的矛盾,导致缺氧耐力减低。

（2）低氧习服减低机体耐寒力:低氧习服后甲状腺功能减低,棕色脂肪组织解耦联蛋白含量减少,非寒战产热减少,室温下安静时耗氧量明显减少,冷暴露时直肠温度降低加快。低氧习服后外周组织循环血量减少,通气过度引起的低碳酸血症使皮肤血管收缩,外周组织温度降低,抗冻力减弱。血红蛋白和红细胞比积增高使血黏稠度升高,加之低氧习服后凝血倾向增高使微循环灌流发生障碍,使受冻部位血液循环更加恶化,皮肤温度降低,损伤加重。

(3) 冷习服同时低氧习服对耐寒力和缺氧耐力的影响:高海拔环境人在海平面高度作全身冷暴露时,能保持较高的平均体温、寒战较少,诱导血管舒张反应较强,耐寒力比平原人好。这是由于高海拔环境当地人副交感神经兴奋性较高、外周血管舒张、血流量较高所致。这表明寒冷和低氧习服后,无论在高海拔环境或平原耐寒力都较强。

4. 高原寒冷对机体的影响

(1) 温调节:冷暴露刺激机体增加产热,以对抗热量散失、维持热体平衡。但在缺氧条件下,大部分哺乳动物的冷诱导产热反应均减弱。

(2) 水交换:低氧和寒冷均可引起机体失水,使血浆渗透压、氯化物浓度不断增高。寒冷引起失水可能与抗利尿激素生成减少及不感蒸发增加有关;低氧暴露引起失水可能系肾血流量减少、肾小管对水分重吸收减弱及不感蒸发增加所致。

(3) 心血管系统:心血管系统对低氧与寒冷刺激的反应有许多相似之处,主要表现为交感神经系统兴奋,血液儿茶酚胺含量升高,心率加快,产热增多。寒冷和缺氧均引起皮肤血管收缩,同时寒冷性利尿作用引起失水增多、血液浓缩使血液黏度增高。这些改变均使血液循环阻力增高、血压升高、心脏负荷增大。冷暴露时心排出量增高64%,血压及心率增加25%,血中儿茶酚胺浓度亦升高。冷暴露还可以引起血液流变学性能的恶化,在低氧与寒冷复合因素的作用下,上述改变对心血管系统的影响可相互增强,进一步增加心脏负担,造成心功能失常。

(4) 呼吸系统:在高海拔环境,由于严寒及低氧引起肺通气量增大,吸入的干冷空气未经完全加温和湿化即进入支气管深部,易造成呼吸道上皮组织损伤;吸入干冷空气还可增加气道阻力,通气量增大使之加剧,更易诱发支气管痉挛;吸入干燥或(和)寒冷的空气能抑制纤毛运动,肺通气量增大可加重对纤毛运动的抑制。因此冬季野外现场急救时常见伤员呼吸道分泌物增多且不易排出,甚至诱发支气管黏液溢(bronchorrhea),类似肺水肿的症状。另外,寒冷可增强缺氧引起的肺血管收缩反应和肺动脉高压。

(5) 运动系统:低氧及寒冷影响皮肤、肌肉、关节及神经系统的功能,进而影响肢体功能。

(6) 脑功能:严寒暴露或长时间持续冷暴露可引起机体温度降低,即使尚未发生低体温也会出现神经精神活动异常,如冷漠、易激动、注意力不集中、幻觉等,使人体的操作及工作能力降低。由于中枢神经系统对低氧很敏感,人体低氧暴露后亦常出现精神神经方面的变化甚至功能障碍。高海拔环境寒冷暴露时,两种环境因素的共同作用可加重对人体脑功能的影响。

(7) 冻伤:寒冷引起机体的损伤,统称寒冷损伤(cold injury),简称冷伤,分为全身性冷伤和局部性冷伤两类。体温过低(hypothermia)即属全身性冷伤。局部性冷伤又可分为冻结性冷伤和非冻结性冷伤两类。习惯上人们常把非冻结性冷伤也广义地称为冻伤,但严格来说,冻伤应只限于冻结性冷伤。

5. 太阳辐射、电离辐射和干燥

(1) 太阳辐射是地球表面热能的主要来源。在高海拔环境,人体接受的太阳辐射能量增多。紫外线是太阳辐射射线的组成成分之一。在高海拔环境,每单位时间内照射在暴露的皮肤上的总的紫外线剂量是在平原时的好几倍。其中波长290~320nm的紫外线过多照射可损伤皮肤组织,轻者皮肤发红、轻度肿胀,重者引起水疱和疼痛;波长320~400nm的紫外线照射主要引起皮肤色素增加,变暗。强烈持久的太阳辐射可损伤皮肤、眼结膜和角膜,引起日射病、皮肤烧伤、光照性皮炎、皮肤瘙痒、水疱、水肿,眼结膜和角膜损伤,可出现充血流泪,即所谓"雪盲",并可发生"白内障",这也是高海拔环境为"白内障"高发地区的原因。

(2) 气候干燥是高原环境的另一特点,这是由于随着海拔高度增加,空气中的水汽含量减少。海拔越高,大气中水蒸气绝对含量越低,空气越干燥,使体表散失的水分明显高于平原,经肺的失水量就增加3~4倍,劳动或剧烈活动时呼吸加深加快及出汗使体内水分散发更多。同时由于高海拔环境缺氧及寒冷等利尿因素的影响,使机体水分含量减少,致使呼吸黏膜和全身皮肤异常干燥,防御功能降低,容易发生咽炎、干咳、干性萎缩性支气管炎、鼻出血和手足皲裂等。

二、高原反应及高原高海拔环境医疗救援特点

高海拔地区医学救援不同于低海拔地区,因为高海拔地区存在海拔高、高寒、高紫外线、低氧等特点,且高海拔地区多地广人稀,人员居住分散,交通不十分畅通都为医学救援增加困难,大灾时大批长期居住低海拔地区的救援者赶赴高海拔地区救援,往往在救人前自身就已出现各种不适,出现高原反应,有些出现严重急性重症高原病,救不了人反被他人救,少数人甚至付出生命代价,不禁让人扼腕叹息,以下就高原反应、高原救援特点及救生技术做一些讨论。

(一) 高原反应概念

由平原进入高海拔地区或由高原进入更高海拔地区后,机体在短时期发生的一系列缺氧表现称为急性高原反应。可分为急性高原反应和慢性高原反应。

高原反应的症状:头痛、心慌、气促、食欲减退、倦怠、乏力、头晕、恶心、呕吐、腹胀、腹泻、胸闷痛、失眠、眼花、嗜睡、眩晕、手足麻木、抽搐等。

高原反应的体征:心率加快、呼吸加深、血压轻度异常、颜面或四肢水肿,口唇发绀等。

(二) 高原反应的预防

1. 保持良好的心态,消除对高海拔环境不必要的恐惧心理,避免精神过度紧张,让机体充分休息。

2. 避免受凉。高海拔环境气候寒冷,日夜温差大,机体受凉后易患呼吸道感染,并易诱发急性高原病。

3. 进入高海拔环境前两天避免剧烈活动及重体力劳动,登高需缓慢进行,有利于机体逐渐适应。

4. 不可暴饮暴食,以免加重消化器官负担。

5. 饮食宜多吃高糖、优质蛋白食物,有利于克服低氧的不良作用。

6. 禁烟,不饮或少饮酒,以减轻对氧的依赖。

7. 进高海拔环境后最好服3~5天抗高原反应保健品。

(三) 高海拔环境医疗救援特点

灾难救援的任务是:灾难发生前做到"3P",即对灾难进行预测(prediction)、预防(prevention)和预先(人员物资等)准备(pre-preparedness)。灾难发生后,在上级统一指挥下,救援人员尽快赶赴第一线,一方面查询灾难发生的原因、破坏情况,特别是受难人员的情况,另一方面争取时间,积极开展救援工作,在现场对伤员进行搜寻和医疗急救。重大灾难后要做好卫生防疫工作,包括饮水卫生、营养和适时的心理干预。针对高海拔地区的灾难救援首先需了解以下几点内容:

1. 对严重的高原反应做好充分准备。

2. 针对高海拔环境地广人稀、环境恶劣、交通条件差、缺乏基本生活物质、救援难度大的特点,要完善以下工作:

(1) 受灾地区基本资料的收集。

(2) 救援医疗队必须要由能适应高海拔环境的队员组成,最好有一名熟悉高原病的内科急救人员。遇到特大灾难时,外地增援的紧急医疗救援队伍应包括医疗指挥、医疗安全人员、医疗救护人员、卫生应急组、行动联络人员、通信工程师、后勤保障人员、司机、媒体记者等。

(3) 在配备交通和通信工具时,要考虑到高海拔环境地理、气候等实际情况。

(4) 切实做好高海拔环境极端条件下的后勤保障、各类装备应有计划的储备,分门别类的配备,列出清单备查,有专人负责,定期更换,应急调用。

3. 要建立统一的医疗救援指挥系统。

(1) 组织指挥医疗救治:灾后第1时间内迅速成立组织指挥中心和救灾网络,统一领导、科学分工、合理配置医疗力量和救灾物资,使其效能最大化。

(2) 现场和后期救治:现场救护时间可分为三个阶段(图4-1-1)。

1) 第一阶段:灾后数分钟至数小时。此时灾区常与外界"隔绝",主要靠自救互救,对肢体出血者可作暂时性压迫止血,尽可能使部分伤员脱离险境。

2) 第二阶段:灾后数小时至3天。部分救援人员可进入灾区,会同当地或附近的医务人员共同对灾民

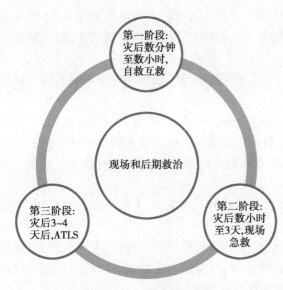

第一阶段:
灾后数分钟
至数小时,
自救互救

现场和后期救治

第三阶段:
灾后3~4
天后,ATLS

第二阶段:
灾后数小时
至3天,现场
急救

图 4-1-1　现场和后期救治

实施紧急救治,包括通气、止血、包扎、固定、胸部按压等,有生命危险者在有条件的地方(如帐篷、或未被破坏的较安全房屋内)做损害控制手术。

3)第三阶段:灾后 3~4 天后。主要对伤员进行高级生命支持(ATLS),由专业人员进行气管内插管、胸腔引流、止痛、除颤、心脑复苏等,伤势稳定后向后继医院转运。

(3)灾区防疫:救灾工作常常是重急救和外科治疗而忽视卫生防疫。发生严重灾难后,水电设施常遭到破坏,粪便污物得不到及时处理,大量人畜死亡,尸体清理困难,蚊蝇滋生,因而可能发生痢疾、肠炎、腹泻、肝炎等肠道传染病和其他虫媒疾病暴发流行。为此,从救灾开始就应做好卫生防疫工作。特别是抢救伤员工作告一段落后,防疫队就应组织和动员群众,分片包干,防止水源污染,饮用水要消毒,对人畜尸体要及时清除(深埋或转移他处焚烧),积极管理好粪便垃圾,大力消灭蚊蝇,加强消毒杀虫措施等,确保灾后不发生传染病流行。

(4)做好心理辅导:大灾后灾民中有约 1/3 的人患有创伤后应激障碍(PTSD)或其他心理问题,表现为恐慌、颤抖、幻觉、呆滞或过敏等,对此要有专业人员进行心理疏导,必要时更换环境。

4. 针对高海拔环境地广人稀、急救半径大、急救力量薄弱的现状,要建立区域性医疗应急救援中心并发挥其应有作用。

5. 针对高海拔环境多民族的特点,紧急医疗救援中双语急救人员的作用不容忽视。

6. 现代灾难医疗救援的发展趋势是"急救社会化、结构网络化、抢救现场化、知识普及化"。如何将现代科技发展的新技术新设备应用到院前院内急救中,是一个值得重视的课题。院前急救作为现代急救网络中一个重要组成部分,怎样合理使用院前急救现有的装备,提高院前急救的工作效率,缩短院前院内无缝衔接的时间,是提高院前急救效能,充分发挥院内急救资源效能,为危重伤病员赢得抢救时间的关键。"信息化、网络化、整体化救治"新模式能满足城乡居民日益增长的对农村急诊救治及城市社区卫生服务的需求,为全民健康水平的提高提供科技支撑。大的灾难不仅突然发生,而且伤亡严重。这实际上就是灾难医学需要研究的课题。

(四)高海拔地区救生技术

常见的救生技术在高原环境下要经受缺氧、干燥的气候、寒冷、紫外线辐射强、昼夜温差大等因素的影响,其中缺氧尤为严重。在缺氧条件下,患者或伤员更易出现头痛、眩晕、发绀,意识低下直至丧失,或并发脑水肿、肺水肿而死亡。因此,突发灾难事件中,除了根据患者或伤员的实际情况,还要考虑以上因素综合处理。

1. 处置前,对现场的评估是第一要务　在大多数的突发事件中,我们面临的急危重症病员,都是处在医院外的各种环境中,甚至发生在动荡不安全的现场。因此,评估现场情况成为医疗救护员首要任务。若事件发生地是高海拔地区,缺氧可能引起人员的很多不适应,所以要提前配备足够的氧气设备,另外海拔高温度低,对人员的生存也是一大威胁,还有配备足够的取、保暖设施等。医疗救护员到达现场后,要通过实地感受、眼睛观察、耳朵听声、鼻子闻味等来对异常情况做出判断,对伤病员所处的状态进行判定,分清病情的轻重缓急,遵循救援行动的程序,利用现场的人力、物力实施救护。需要注意如下几点:

(1)评估时必须迅速。检查现场安全、事故原因、受伤人数等,以及自身、伤病员及旁观者是否身处险境,伤病员是否仍有生命危险,判断现场可以利用的资源及需要何种支援,可能采取的救护行动等。

(2)保障安全。在进行现场救护时,造成意外的原因可能会对参与者救护人员产生危险,所以应首先确保自身安全,如对触电者现场救护,必须切断电源,然后才能采取救护等措施以保障安全。在救护中,要清楚自己能力的极限,在不能清除存在的危险情况下,应尽量确保伤病员与自身的距离,安全救护。

（3）现场救护时,医疗救护员要配备个人防护用品,阻止病原体进入身体。在可能的情况下,用呼吸面罩、呼吸膜等实施人工呼吸,还应戴上医用手套、眼罩、口罩等个人防护用品。要严格遵循消毒、隔离的基本原则,保护自身机体不受病毒或细菌入侵。

2. 处置过程中要正确判断病情　通过检查病员的意识、气道、呼吸、循环体征等在现场对病人进行最初的评估,及时确认并立即处理威胁生命的情况。

（1）意识:先判断病员神志是否清醒。在呼唤、轻拍、推动时病员会睁眼或有肢体运动等其他反应,表明病员有意识,如病员对上述刺激无反应,则表明意识丧失,正陷入危重状态。病员突然倒地,然后呼之不应,情况多为很严重。在缺氧条件下,患者或伤员更易出现意识低下甚至意识丧失的情况,应注意及时给氧。对昏迷伤员应保持呼吸道通畅,防止因舌后坠引起窒息。

（2）气道:保持气道通畅对于呼吸是必要的条件。如病员有反应但不能说话、不能咳嗽,可能存在气道梗阻,必须立即检查并畅通气道,必要时行环甲膜穿刺术等。

（3）呼吸:评估呼吸活动。正常人每分钟呼吸 12~18 次,危重病员呼吸变快、变浅乃至不规则,呈叹息样。在畅通气道后,对无反应的病员进行呼吸的检查,如病员呼吸停止,保持气道通畅,立即施行人工呼吸、胸外心脏按压,同时快速建立输液通路,必要时行气管插管或气管切开术等。

（4）循环体征:在检查病员意识、气道、呼吸之后,应对病员的循环状态进行检查。可以通过检查循环体征如呼吸、咳嗽、运动、皮肤颜色、脉搏等情况来进行判断。正常人心搏每分钟 60~80 次,儿童每分钟 110~120 次。呼吸停止,心搏随之停止;或者心搏停止,呼吸也随之停止;心搏呼吸几乎同时停止也是常见的。心搏反应在手腕处的桡动脉、颈部的颈动脉较易触到。严重的心脏急症如心肌梗死、心律失常,以及严重的创伤、大失血等危及生命时,心搏或加快,超过每分钟 100 次;或减慢,每分钟 40~50 次;或不规则,忽快忽慢,忽强忽弱,均为心脏呼救的信号,都应引起重视。然后,迅速地对病员皮肤的温度、颜色进行检查,可以知道皮肤循环和氧代谢情况,如病员面色苍白或青紫,口唇、指甲发绀,皮肤发冷等,注意高原地区的病员更易出现发绀等情形。

（5）瞳孔反应:当病人脑部受伤、脑出血、严重药物中毒时,瞳孔可能缩小为针尖大小,也可能扩大到边缘,对光反射消失或迟钝。有时因为出现脑水肿或脑疝,双侧瞳孔不等大。瞳孔的变化揭示了脑部病变的严重性。

（6）全身检查:完成病员现场初步评估后,再对病员进行全身检查:①头部、颈部、胸部、腰部、盆腔和脊柱、四肢进行检查,看有无开放性损伤、骨折畸形、触痛、肿胀等体征,有助于对病员的病情判断;②要注意病员的总体情况,如表情淡漠不语、冷汗口渴,呼吸急促、肢体不能活动等变化为病情危重的表现;③对外伤病员还应观察神志不清程度,呼吸次数和强弱,脉搏次数和强弱;④注意检查有无活动性出血,如有出血立即止血,可采取加压包扎止血,四肢大出血时,可用止血带止血;⑤对开放性气胸者应做封闭包扎,对张力性气胸者应在锁骨中线第二、三肋间穿刺排气;⑥若有肠脱出、脑膨出者进行保护性包扎;⑦对烧伤,用纱布、敷料或干净衣物保护创面;对骨折者,存在关节损伤、肢体挤压伤和大块软组织损伤时,可用夹板固定,如同时伴有生物、化学及放射损伤,需作体表毒物清除,防止扩散,并将伤员分类送往指定医疗机构。

3. 处置时要规范救护步骤　在经过现场评估、伤病员危重病情判断及发出各种紧急呼救后,专业人员到达现场总需要若干分钟、十多分钟,甚至更长时间。现场初步救护步骤一定要规范地紧急展开。有效地、及时地紧急救护措施,可使一些生命得以挽救,伤病情得以控制,病员痛苦可减轻,伤残得以减轻,神志清醒病员的心理得以抚慰,为日后伤病员身心全面康复打下良好基础。

（1）伤病员分检:现场伤病员分检为:重伤病员、中度伤病员、轻伤病员及死亡的伤病者,分检后,将病员送到有明显标志的划区内,分别为红色、黄色、绿色(蓝色)、黑色区域。

（2）及时抢救危重伤病员:现场的危重伤病员,尤其是灾难事故中医疗救护的首要任务是抢救病员生命,在经过判断发现危重伤病员后,要立即在现场采取紧急救治措施,切勿盲目将遇难者后送,否则将可能造成严重后果。

（3）防止或减轻后遗症:医疗救护的重要工作目标之一就是防止或减轻伤病员后遗症的发生,把灾难事故、疾病等给伤病员带来的损失减到最小。

（4）及时运送疏散伤员：经现场救护处置后，将伤员安全运送到指定医院，伤员量大还需要异地疏散，以缓解当地医疗单位的压力，使其保持一定的应急应变能力。对严重伤员必须经过手术等决定性治疗还难挽救生命时，不应过于强调安全运送，而在没有决定性治疗条件的现场，则需即时转运以免延误挽救时机。

高海拔环境下的突发事件，现场的正确救治、早期救治及快速后送，对提高伤病员的救治成功率、降低伤残率极为有利，因此医疗救护员要根据其特点提前做到充分准备，规范实施，进而使更多的生命获救。

三、高原高海拔地区医学救援

（一）高海拔地区传染病的应急医疗救援

高海拔地区地域幅员辽阔，各区域因种族、文化、生活水平以及医疗资源的分布而参差不齐，极易导致传染病的延迟确诊或误诊，各级卫生医疗机构若不及时转诊或确诊及采取相应的应对措施，可能出现威胁群体健康的公共卫生事件暴发。高海拔地区传染病的应急处理流程如下：

1. 紧急上报　发生可疑传染病或能确诊时，应及时通过各种通讯方式积极向当地卫生行政部门报告，便于上级相关部门采取措施控制和隔绝传染病暴发和流行。

2. 现场急救　目的是维持病人的生命体征，争分夺秒，抢救及转运可同时进行。尽量使患者处于自然舒适体位以利于诊治，如松衣、通风、吸氧等。现场急救结束后，救护人员应进行自身及器械的严格清洁或彻底消毒，以便处理后续事件。

3. 导向诊疗　一般情况下，凡明确诊断传染病患者或疑似传染病患者，均可向市（县）或区传染病院转送。据不同类型传染病，应采取相应医疗机构转诊。如因化学毒气如氯气、硫化氢中毒等，应向职业病防治院转送。

4. 消毒措施　采取常用物理或化学消毒方法。

（1）煮沸：用于衣服、被单、食具和残留食物的消毒。

（2）含氯石灰（0.2%～1%）：喷洒或湿抹地面、墙壁、家具。

（3）含氯石灰（干粉）：喷洒粪便、尿、痰。

（4）苯扎溴铵（0.1%）或氯己定（0.2%）：洗手。

（5）紫外线或乳酸熏蒸：空气消毒。

5. 救护车/直升机　要求专车、专机专用，车内、机内设专门的污染物品放置区域，并配备消毒设备，若呼吸道传染病病人，则驾驶室与车厢严格密封隔离。

（二）高海拔地区地震震区的应急医疗救援

地震是由于地壳运动，岩石受到力的作用发生形状改变或断裂所产生。它是危及社会的最为突然、最为致命的一种灾难，可在顷刻之间摧毁整座城市，造成成千上万人的死亡。高海拔地区地处地壳板块接缝处，近年来频繁发生，严重干扰和威胁人民的生活和健康。

1. 个人防护　保持平静，不要恐慌，强烈地震发生时，室内人员应该待在建筑整体的中间部分并远离台阶。室外人员应远离建筑和电缆，避免倒塌的墙壁伤人或触电，使用交通工具的人员应停车并远离桥梁和建筑物。如遇到火或者管道爆炸，需马上救人，并紧急通知应急服务部门。

2. 现场救援　灾后需立即抢救伤员，进行分类和后送，其现场救援和救护有极其重要的意义。现场救护主要使用心肺复苏、止血、包扎、固定和搬运等技术对机械性创伤和挤压伤进行初步处理。对于困于废墟中人员的饥饿，继发海啸或因水管破裂等所致的淹溺，电器、煤气等酿成的烧伤，寒冷地区的冻伤等伤病员，应采取相应的救护措施。

3. 心理干预　危机干预的时间一般在危机发生后的数个小时、数天，或是数星期。需要心理干预的人群范围很广泛，既包括身体有创伤的人，又包括与患者有密切接触的一线医护人员、应急服务人员、志愿人员，他们容易出现心理问题。危机干预的方法有多种形式，需要使用立即性、灵活性、方便性、短期性的咨询策略来协助人们适应与渡过危机，尽快恢复正常功能。

（三）高海拔地区食品安全的应急医疗救援

高海拔地区特殊于高海拔、低氧、低气压、气候干燥、紫外线强烈等因素，因此不同食物沸点均不同于平原地区。不同民族间饮食及风俗习惯不同,极易出现未经或未彻底煮熟食物,或某些食物仅仅通过风干等简单处理,甚至局部区域缺水而生饮牛奶等,可能导致机体某些致病微生物的寄宿,甚至可能导致急性传染病发生可能。常见高海拔地区食品中毒类型包括细菌性食物中毒、寄生虫性食物中毒、有毒动植物食品中毒以及化学性食物中毒等。

1. 积极通报　发现食物中毒事故,立即通知医疗卫生机构做好抢救准备,事故严重的报急救电话120,同时报卫生行政部门有关领导。

2. 紧急处理　立即停止食用可疑食品,饮用大量洁净水以稀释毒素,用筷子或手指向喉咙深处刺激咽后壁、舌根进行催吐并及时就医。使用洁净袋包装分泌物以备送检。出现抽搐、痉挛症状时,采取硬质棍让患者横向咬住,以防止舌咬伤。若症状进行性加重,甚至出现重度脱水,四肢寒冷,腹痛腹泻加重,面色苍白,大汗,心慌,意识障碍,以至休克,应立即送医院救治。

3. 原因调查　保护现场,对可疑食物或有毒食物取样封存;留样的食物和现场取到样品送防疫部门进行技术鉴定;分析原因,根据现场调查和技术鉴定的情况进行综合分析,确定事故原因,吸取教训。

4. 情况汇报　根据事故的大小情况,及时在规定时间内报上级医疗卫生单位或行政部门。

(四)高海拔地区职业病的应急医疗救援

不同于低海拔地区居民,高海拔地区人群的健康因自然环境因素而或多或少受到不同影响,以改革开放后青藏铁路建设和钢铁等重工业职业人员为著,此类人群多由平原地域移居高原,在强负荷劳力及长期慢性缺氧条件下,可能会出现粉尘或金属物质的慢性吸入。因不同机构涉及职业病种类不同,以下仅限讲述职业病防治总原则。

1. 依法诊病　要根据《职业病防治》的立法宗旨,正确处理职业病防治责任制与经济责任制的关系,以保护劳动者健康及相关权益为目标,落实职业病防治工作管理人员、工作人员的责、权、利,力戒形式主义。

2. 以责定权　以控制效果定奖,体现奖优罚劣的原则。劳动机构需在应急领导小组统一领导下,健全分类管理、分级负责、条块结合的应急管理体制,落实行政领导责任制,切实履行劳动机关的管理、监督、协调、服务职能,充分发挥专业应急机构的作用。

3. 防治措施　要根据职业病防治目标与计划,明确职责范围、基本任务、工作标准、实施程序、协作要求和奖罚办法等内容。

4. 评估指标　指标分解和考核要有针对性,抓住影响职业病防治控制效果的关键,达到责任指标化、考核数据化、分配差额化(即职业病防治工作绩效的大小与奖惩挂钩)。

四、高原高海拔地区医学救援的有关问题及思考

由于地震等自然灾难属于灾难损失大、预报难度大、社会影响严重的突发性公共事件,需要我们应该充分认识灾难医学救援的重要性。随着社会的发展,人类对提供健康保障的需要和能力提出了越来越高的要求,特别是在生命受到威胁时,更是渴望得到及时、高效的紧急救助。因此提高医学救援效率具有十分重要的现实意义。从高海拔地区的特殊地理环境分析,自然条件与同纬度其他地区差别很大,空气比较干燥、稀薄,太阳辐射很强,气温较低,而且由于高海拔地区地形复杂多变,气候变化剧烈,自然灾难频繁。青藏高原特殊的地理环境,对中国、亚洲甚至全球的大气环流形式和气候都产生了巨大影响,引起了人们广泛关注,高海拔地区常见的自然灾难包括:雪灾、干旱、洪涝、地震、大风、雷电、冰雹等,同时还受到许多其他自然灾难的影响,如强降温、草原鼠害、病虫害、滑坡、崩塌、泥石流等。高海拔地区的公共卫生应急能力:高海拔地区地理位置偏僻、地广人稀、交通条件差以及严重的高原反应,给院外急救带来困难;根据以上分析需谨慎思考高海拔地区频发自然灾难种类及高海拔地区公共卫生事件应急能力是否相平衡,怎样改善或者完善应急救援能力,值得深思。2010年4月14日7时49分,青海玉树发生了7.1级大地震(图4-1-2),此次地震强度大、人员伤亡大、破坏性强、社会关注度高,故此次地震引发了我们对高海拔地区灾难事故后医学救援的思考。

青海玉树地震灾难是自2008年汶川强烈地震以来,国内最为严重的自然灾难之一。由于玉树地震医疗救援工作迅速有力,最大程度上减少了死亡率和致残率,尤其在转诊过程中创造了零死亡的纪录。但在应对

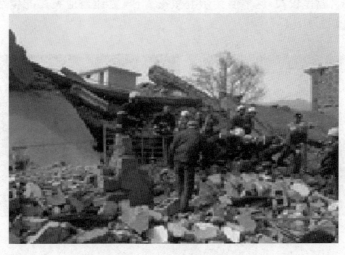

图 4-1-2 青海玉树地震灾难

高原条件下的特殊地理及人为因素,极端性自然灾难的过程中也暴露出我们紧急医疗救援体系中存在很多不足,尚需完善、提高及改进,以便在今后遇到诸如此类的自然灾难及突发事件过程中提高我们的救援能力,从而将人员、财产等的损害减少到最低程度。

(一) 青海玉树地震灾难医疗救援的特点

1. 地理位置偏僻、地广人稀、救援难度大 青海省玉树藏族自治州玉树县,位于省境南部、州境东部,东与四川省和西藏自治区毗邻,地理位置比较偏僻(图 4-1-3)。且由于玉树县面积很大,地广人稀。6.7 万人居住在 1.3 万多平方公里的范围内。这个地方群众居住比较分散,距离县城比较远,有些可能居住在高山上面,有些可能居住在峡谷里面。在救援过程中很容易分散救援资源,以及生活救援物资及时送达困难。当地救援物资缺乏、救援力量难以及时、准确到达,加之与当地藏区人民语言交流障碍,存在种种困难,给救援工作带来了很大不便,不能达到有效的救援目的。

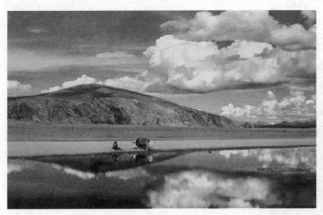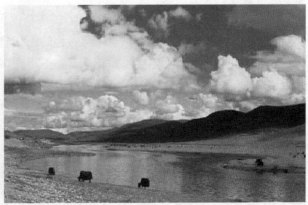

图 4-1-3 青海玉树

2. 地震的特殊性造成伤亡严重 地震发生的地点靠近城镇,此次地震的震中位于玉树县城附近,震害是沿着活动断裂呈带状分布,灾区居民点的分布与发震构造的方向比较一致,灾难沿江、沿河谷地带房屋震害的破坏性严重且穿过了州政府所在地的结古镇,裂度达到了Ⅸ度,对城镇的房屋基础设施和生命线工程系统造成了比较大的破坏,供电、通信一度中断。

3. 灾区环境恶劣,严重的高原反应给救援带来困难 玉树位于青藏高原腹地,平均海拔 4000m 以上,最高点可达 6621m,地理位置特殊,高寒缺氧,空气稀薄,在紧急进入该区后短时间内对人体造成缺氧引起的一系列生理反应,甚至生命危险。震区 17 个点,海拔 3750~4400m,高原反应是抗震救灾医务人员的另一大障碍,抢险救援人员很多出现不同程度的高原反应,加大了救灾的难度。玉树灾区 4 月份正是雨夹雪的时节,夜间气温降至-12～-15℃,温差较大,这不但会影响救灾工作,更让当地灾民的生活变得困难,严重的是会影响受灾民众的生存问题(图4-1-4)。

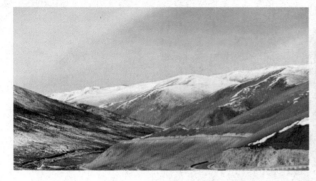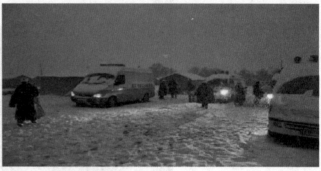

图4-1-4　青海玉树地震灾难救援

4. 当地交通条件差　玉树地区由于地处高原、地理位置复杂、气候等原因使得公路建设困难重重。因此到玉树的交通非常不便,从西宁到玉树路上车程需要10余小时左右。而且地震对公路破坏很大,加上灾后到玉树的公私救援车辆增加,包括救援物资、救援人员、媒体……让交通十分拥堵,运输压力很大。目前玉树航运是进入灾区唯一的快速、便利途径,由于玉树自然环境恶劣,气候多变,玉树机场作为高原机场,进离场程序非常复杂,加之运载能力有限,因此空中航线困难重重。

5. 经济落后,缺乏基本生活物质。

6. 地震灾区基本全民信教,灾后心理干预不同于汶川地震。

（二）青海玉树地震救援中发现的问题

1. 急救力量薄弱　由于青海省经济相对落后,医疗急救事业发展严重不均衡,灾区医疗急救体系基础薄弱,专业急救人员缺乏,基层医疗机构的基本急救设备和技术匮乏严重,基层医师缺乏基本的急救技能培训,全省没有开展系统、规范的灾难紧急医疗救援培训和演练,加之中心城市与灾区路途遥远,衔接困难,大大增加了救援难度。

2. 缺乏统一的医疗救援指挥系统　地震等自然灾难没有先兆,发生突然,信息缺乏,应急能力差,受灾后群众的生命、财产、物资受损严重。来自各地的医疗救护人员,志愿者人数虽然众多,但救灾人员出发前后缺乏专业及应急培训、组织和辅导,救护能力参差不齐,由于来不及迅速建立一个高度统一、执行有效的医疗救援指挥系统,难免出现多头领导,现场混乱,常出现轻伤员常成批最先到达,造成救援流程拥堵、阻断或混乱,影响后续重伤员的救治,同时也不免造成医疗人员、资源的浪费。在救灾中,志愿者数量众多,发挥了重要作用,但很多志愿者没有专业知识,语言障碍,生活习性不了解,仅凭一腔热血也给灾区救援带来了很多不便或者无用。

3. 缺乏检伤分类标准及统计　地震现场伤员众多,轻伤员、重伤员混杂,现场缺乏监测生命体征的各种仪器,而且在地震等大规模灾难时,传统的"一对一"的医患关系被打破,医生同时面对十几个甚至几十个伤员,伤员轻重不一,很难处理好正确检伤分类和现场急救的关系。

4. 对严重的高原反应缺乏准备　青海玉树海拔3900m,参与抗震救灾的十几万大军很多来自低海拔或海平面地区,出发前没有过筛性体检,未能排除不宜进入高海拔的疾病,参救人员由低海拔急速(8～24小时)进入高海拔,无阶梯习服过程;而抢救工作是强体力劳动,常通宵达旦,耗氧量极大;同时高度精神紧张,高度神经应激;加上初期缺水和食品,特别是水,造成失水和血液浓缩状态;很多人出现了程度不一的高原反应,甚至有人为此失去生命,不禁让人叹息。

5. 卫生应急专业队伍的装备及技术水平差　卫生应急专业队伍缺乏系统的训练手段和条件,难以适应特大灾难时的应急需要,缺乏极端条件下卫生应急快速反应能力。主要表现在:通讯、信息手段落后;上下级、平级协调困难;现场混乱;交通运输工具落后,难以适应快速、机动的需要,当伤员无法转出时,现场缺少野战医院的设备、设施;救援人员缺少自身安全防护用品,生活保障设施、设备以及补给机制存在不足,开展卫生应急工作的基本生活条件难以保障,救援人员的免疫力和战斗力难以支持。

6. 缺乏区域性医疗应急救援中心　在特大地震灾难的医疗救治中,需要区域性医疗应急救援中心发挥重要作用。由于管理体制和其他原因,目前还缺乏能够承担大批重症患者医疗救治的区域性医疗应急救援中心。

7. 卫生应急救援物资储备不足　目前卫生应急救援战略物资储备模式难以适应应急需要。卫生应急储备中,门类多而复杂。抢救设备和器械的储备主要依靠医院自身资源,平时依赖度很高,应急时很难迅速调动。

8. 应急预案不够完善,实用性不强　应急预案要从实际出发,从应急程序、人员、物资、通信、车辆等方面作周密、科学的修订。但地震时情况紧急,现场突发情况较多,救援人员来自不同单位,彼此信息不畅,很难在惊恐、慌乱中完成统一指挥和协调。

9. 监护型急救车配备不够　救护车车载设备尚需完善,有的救护车内仅有一副担架,缺少脊柱板、夹板、颈托等设备和器械,很多救护车只能是转运型救护车,不能在车上开展救治。

10. 救灾人员出发前缺乏培训和辅导　由于事件的突发性和救援的紧急性,几乎所有的救援人员在出发前都没有进行过急救培训,许多专科医师面对成批伤员束手无策。

11. 当地群众缺乏急救知识　青海玉树地处偏远,再加上存在文化和语言方面的障碍,向当地群众普及急救知识有限。在救援队到达前开展自救时,由于没有专业知识,又造成了一些伤亡,从而失去了"第一目击者"的作用。

（三）对高海拔地区灾难医疗救援工作的建议

参见第十章第二节"玉树地区灾难事件回顾与分析"。

（公保才旦）

第二节　高寒环境下的灾难救援

高寒山地环境恶劣,空气稀薄,缺氧严重,寒期长,日照辐射强,海拔高,气温低,以及昼夜温差大,空气中氧含量低。四季外界气温常零下摄氏 25℃ 左右,且寒流多,冬季长的特点,在此情况下极易造成冻伤。目前公认在海拔 3000m 以上地区多数人会出现症状和体征。所以了解高寒环境下的灾难特点,为在高寒地区实现救援人员、救援设备、救援方案最佳结合和有效地开展救援工作,具有非常重要的意义。

一、高寒环境下的灾难特点（高寒的气象定义）

地理学意义上的高寒是指的一种气候特征,它一般用来描述由于海拔高或者因为纬度高而形成的特别寒冷的气候区。海拔高而气候寒冷是因为人类主要生活在地球表层的对流层大气圈内,在本圈内,气温的高低变化与海拔高低呈一定关系,即海拔平均每升高 100m,气温要下降约 0.6℃。按照这个道理,海拔超高的地方,气候就越来越寒冷。此所谓的"高处不胜寒"就是这个意思。例如在中国的青藏高原地区,其中一个最为显著的自然地理特征就是高寒。另外,因纬度高而寒冷的地区,大致遵循这样一个事实:由于地球是一个不发光的倾斜的不规则球体,太阳光线从遥远的地方射来,会导致在整个地球表面所得光热不均匀,赤道地区太阳光线的直射效应,太阳辐射强烈,所得光热多,而越往南北两极地区,太阳高度角越来越小,所得光热也很少,就导致到了高纬度地区,气候也变得相当寒冷。例如南极大陆地区和北冰洋沿岸地区。无论是海拔高,还是纬度高,寒冷的气候造就了特殊的地理环境。这对于人类的生存活动是起非常重要的影响。

1. 低压缺氧　大气压随高度而变化,组成大气的各种气体的分压,亦随高度而变化,即随高度增加而递减。氧气分压也是如此。高原地区大气压降低。大气中的含氧量和氧分压降低,人体肺泡内氧分压也降低,弥散入肺毛细血管血液中的氧将降低,动脉血氧分压和饱和度也随之降低,当血氧饱和度降低到一定程度,即可引起各器官组织供氧不足,从而产生功能或器质性变化,进而出现缺氧症状,如头痛、头晕、记忆力下降、心慌、气短、发绀、恶心、呕吐、食欲下降、腹胀、疲乏、失眠、血压改变等。这也是各种高原病发生的根本原因。

2. 寒冷干燥 气温随着海拔高度的升高而逐渐下降,一般每升高1000m,气温下降约6℃。高原大部分地区空气稀薄、干燥少云,白天地面接收大量的太阳辐射能量,近地面层的气温上升迅速。夜晚地面散热极快,地面气温急剧下降。高原一天当中的最高气温和最低气温之差很大,有时一日之内,历尽寒暑,白天烈日当空,有时气温高达20~30℃,而晚上及清晨气温有时可降至0℃以下,这亦是高原气候一大特点。由于高原大气压低,水蒸气压亦低,空气中水分随着海拔高度的增加而递减,故海拔愈高气候愈干燥。高原风速大,体表散失的水分明显高于平原,尤以劳动或剧烈活动时呼吸加深加快及出汗使体内水分散发更甚。同时由于高原缺氧及寒冷等利尿因素的影响,使机体水分含量减少,致使呼吸道黏膜和全身皮肤异常干燥,防御能力降低,容易发生咽炎、干咳、鼻出血和手足皲裂等。

3. 日照长辐射强 高原地区的高寒环境空气稀薄清洁,尘埃和水蒸气含量少,大气透明度比平原地带高,太阳辐射透过率随海拔高度增加而增大,强紫外线和太阳辐射的影响主要是暴露的皮肤、眼睛容易发生损伤,皮肤损伤表现为晒斑、水肿、色素沉着,皮肤增厚及皱纹增多形成等。高原地区太阳光中的强紫外线辐射容易引起眼睛的急性损伤,主要是引起急性角膜炎、白内障、视力障碍及雪盲症。其他因素如,高原缺氧常致胃肠蠕动减弱,唾液、肠液及胆汁分泌减少,食欲减退,消化吸收不良。

二、高寒环境下的救生技术

1. 搜救犬 搜救犬在工作犬的所有类别中,搜索与救援是仅次于警犬的、最受人们尊敬和赞扬的犬的热门职业之一。经过专业培训后,它们成了百发百中的搜索行家。犬对气味的辨别能力比人高出百万倍,听力是人的18倍,视野广阔,有在光线微弱条件下视物的能力,是国际上普遍认为搜救效果最好的"设备"。用犬搜索是现场搜索最为行之有效的方法之一。因为搜索与救援工作往往直接关系到挽救人类的生命或财产安全,因此搜索与救援犬(以下简称搜救犬)的工作就显得意义重大,在突发性灾难救援工作中发挥着突出作用。搜救犬的工作范围非常广泛,包括在自然灾难现场搜索与救援失踪人,比如地震废墟、建筑物倒塌、雪崩、山上及水面等各种现场。根据救援环境又可分为山地救援和水上救援及陆地救援。

2. 高原搜救直升机的应急医疗救护系统 该系统主要用于平战时搜救直升机对高原危重伤员的医疗急救。方法:根据M17B-7直升机的特点,研制了直升机高原应急医疗救护系统,系统由呼吸复苏与监护设备箱、急救背囊、保温袋和转运担架等组成。结果:研制的复苏与监护设备符合人体工效要求,高原急救背囊和保温袋的功能可满足对重症伤员综合急救复苏处理和复温、保温的要求。该系统能独立完成复合伤、多发伤的包扎、止血、固定等紧急处置,能保持呼吸道畅通以及有效的呼吸支持,可维持重症伤员生命体征检测和进行冻伤复温救治。因此,直升机高原应急医疗救护系统能独立开展对重症伤员的急救监护,具备良好的救治能力、野战生存能力,能够按勤务要求和部队建制体制编配,将为高原遇险人员的搜索和紧急救治提供方便。

3. 可用于高原环境、便于携带和使用的固体化学氧气发生器(简称固氧) 供氧量为120L,供氧流量>1.5L/min,供氧时间30分钟,使用环境温度为-40~50℃。方法:根据氯酸盐燃烧分解产氧原理设计高原救生固氧的结构,设计4种不同配方的固氧药柱。①配方1:91%产氧剂+3%金属粉+2%催化剂+4%抑氯剂;②配方2:91%产氧剂+5%金属粉+4%抑氯剂;③配方3:前部91%产氧剂+5%金属粉+4%抑氯剂,后部91.5%产氧剂+4.5%金属粉+4%抑氯剂;④配方4:前部88%产氧剂+5%金属粉+4%抑氯剂+3%稳定剂,后部88.5%产氧剂+4.5%金属粉+4%抑氯剂+3%稳定剂。在高、低、常温3种不同状态下对4种配方的供氧时间、流量等性能进行测试,并对固氧所产氧气质量进行净化研究。选取2名健康志愿者作为高原环境实际应用试验对象,观察其在不同高度使用固氧后血氧饱和度的变化。结果:配方3和配方4的产氧性能均能满足指标要求,配方4供氧性能更稳定,温度敏感系数更低,固氧所产气体成分均能满足标准和规范。2名受试者在4939m高原使用固氧产品后血氧饱和度均达到了90%以上。结论:40~50℃环境条件下能正常工作30分钟的固氧,可满足高原救生供氧使用要求。降低催化剂含量,提高金属粉用量,药柱中加入稳定剂有助于稳定固氧的产氧速度。1支30分钟固氧可同时满足2人吸氧并保证吸氧效果,达到了高原缺氧防护的目的。

4. 航空救生 指航空器在飞行中发生严重故障、损毁或飞行人员身体发生意外等情况时,飞行人员离机、降落、求生和营救的全过程。目的是保障飞行人员安全,保持部队战斗能力,对鼓舞部队士气具有重要作用。由于高原环境恶劣、人烟稀少以及地形复杂,给遇险飞行人员的生存、搜索和营救带来了更大的困难。为迅速营救,提高航空救生的成功率,必须根据高原航空救生的特点及需求,建设和完善高原航空救生体系,包括:高效的组织指挥、合理的救生流程、优良的救生装备、专业的施救人员以及针对性的训练等。

5. 高海拔救生舱 由国家安全生产监督管理总局、国家矿用产品安全标志中心主办的高原矿井设备安全技术专家研讨会曾在北京召开,辽宁卓异装备制造有限公司生产的高海拔救生舱经过与会专家评估和论证,确定卓异救生舱是目前国内首套专业高海拔救生舱,可适应海拔4000m正常使用。

6. 测试工作背景 地震应急救援行动中时常遭遇极端天气,应急救援装备在"三高"(高寒、高热、高原)地区的运行能力直接影响救援进程。国家地震灾难紧急救援队一直对"三高"地区应急救援装备的性能高度重视,为提高应急救援装备在"三高"地区的适应能力,着手"三高"地区应急救援装备的测试工作尤为重要。

青藏高原地区处于欧亚地震带上,地壳活动较为频繁,地震灾难时有发生。及时有效组织抗震救灾医疗救援,对于降低人员病死率和伤残率,保障群众生命安全尤为重要。认真研究青藏高原地区抗震救灾卫勤保障,加强卫勤应急保障准备,提升医疗救援能力具有重要意义。在青藏地区执行抗震救灾医疗救援任务,必须准确把握卫勤保障特点及规律,才能增加医学救援的科学性和有效性。青藏高原地区高寒缺氧,气候恶劣,必须做好高原防病治病准备。加强卫生防病宣传教育,提高医务人员高原病认知水平;制定好高原病防治计划,提高临床救治水平;开展适应性抗缺氧锻炼,逐步提高高原环境适应能力。强烈地震瞬间造成大批伤员,拯救生命必须分秒必争,必须预先有准备,建立具有快速反应能力和综合保障能力的卫勤机动力量,快速反应,及时应对。灾情出现后,军队和地方将派出大批医疗队支援灾区,卫勤协同复杂。军地领导部门要协同配合,统筹安排抗震救灾各项事宜,提高整体救灾效率和质量水平。地震灾难多造成机械创伤,伤情复杂,且危重伤员伤情危急,救治工作要连续进行,严密组织多方保障,确保救援质量效果。

三、高寒环境下的灾难医学救援

(一) 高寒环境下医学救援概述

当今世界自然灾难频发,几乎所有灾难均有人员伤亡,这就涉及医学救援。灾难救援医学是用于社会生产生活中意外灾难事件时伤员救治的一门实践性很强的新兴、交叉、综合性学科。由于其高海拔的特殊条件,从远距离或低海拔地区调动救援队可能是不现实的,有必要建立一个整体的灾难救援反应体系,以及能够专门应对各种特殊地理环境的灾难救援快速反应小组,在高海拔地区灾难救援的处置中,制定国家级高原救灾计划和建立反应迅速的专业救援队极具重要性。此外,高海拔灾难救援需要更好地规划和研究,并预防救援人员发生高海拔相关疾病。

灾难一般可以分为两类:一类是自然灾难,另一类是人为灾难。自然灾难包括天文灾难、气象灾难、地质灾难、地貌灾难、水文灾难、生物灾难、环境灾难等。人为灾难主要包括有火灾、爆炸、交通事故、工伤事故、卫生灾难、矿山事故、科技事故、战争及恐怖爆炸等。当前的灾难形势给医务工作者带来了巨大的挑战。同时也给灾难医学的快速发展带来了前所未有的机遇。应急医学救援的分类,一般可以分为四类:①第一类:自然灾难的应急医学救援;②第二类:突发公共卫生事件的应急医学救援;③第三类:社会安全事件的应急医学救援;④第四类:事故灾难应急医学救援。

应急医学救援的分级可分四级,这四级包括:①1级:特别重大突发事件;②2级:重大突发事件;③3级:较大的突发事件;④4级:一般的突发事件。上述四类突发事件,并不是相互促进的,而是相互影响甚至关系也是非常密切的,如地震、海啸、风暴等自然灾难,可能直接引发装置的倒塌、火灾、爆炸等重大事故,自然灾难发生以后也可以生成各种各样的次生灾难。

"青藏高原地震区"包括兴都库什山、西昆仑山、阿尔金山、祁连山、贺兰山-六盘山、龙门山、喜马拉雅山及横断山脉东翼诸山系所围成的广大高原地域。涉及青海、西藏、新疆、甘肃、宁夏、四川、云南全部或部分地区,以及原苏联、阿富汗、巴基斯坦、印度、孟加拉、缅甸、老挝等国的部分地区。本地震区是我国最大的一个地震区,也是地震活动最强烈、大地震频繁发生的地区。据统计,这里8级以上地震发生过9次;7~7.9级地震发生过78次,均居全国之首。国家应急医疗救援队是国家、军队针对突发事件组织成立的非战争军事行动医疗救治力量。

(二)高寒医疗救援

1. 救援策略与要求

(1)高度重视,选配精兵强将:在队员选拔上,依据预案和灾区的特殊高原环境,年龄超过40岁者不选;各种心脏病、慢性肺功能不全、癫痫、严重神经衰弱、严重胃肠道疾病、肝肾功能不全、上呼吸道感染、严重内分泌系统疾病患者及感冒患者不选;参加过卫勤演习、参加过救援任务的人员优先抽组;灾区急需的专科人员优先抽组。

(2)兵分两路,快速机动驰援:第一路由先遣指挥组、医务人员组成,携带指挥器材、部分医疗装备、野营器材、7日自我保障物资,先到达灾区;第二路主要由特种装备车辆和后勤保障物资组成,以摩托化方式机动,到达灾区。

(3)科学施救,提高救治质量:高原地区人的劳动能力下降,伤员受伤后救治所需要的时间比平原要长,再者由于高原缺氧,受伤肢体因供血不足容易发生坏死,休克伤员在抗休克治疗的同时还要注意高原肺水肿等疾病的发生,医疗队按照先到先工作、到达多少、展开多少的原则争分夺秒展开救治工作。到达配属地域后,根据伤病员分布情况,采取进灾民安置点巡诊和营区救治相结合的方式进行搜救,并利用技术优势,派专家加强到其他医疗队提供技术支援。

(4)甘于奉献,弘扬抗震精神:医疗队员大多数会出现高原反应,头痛、胸闷气短、恶心呕吐、手脸肿胀、心搏加快、血压升高。大家相互鼓励、相互扶持、甘于奉献,克服自身强烈的高原反应。

2. 高寒缺氧对人体影响

(1)高寒缺氧对心肺复苏操作的影响:①医务人员心肺复苏术操作评分内陆与高原差别不显著。②不同地域心肺复苏术操作前后医务人员心率、呼吸频率、心率恢复时间、血压和氧饱和度变化差别显著。③医务人员在高原地域实施心肺复苏术后心率恢复至操作前状态的时间明显延长。由此可见,高寒缺氧对执行灾难救援任务的医务人员生理产生明显影响,导致工作能力下降,因此要完成与平原地区相同救治工作量,就必须对医务人员进行合理配置。

(2)高寒缺氧对手术操作影响:大气中的含氧量和氧分压降低,人体肺泡内氧分压也降低,弥散入肺毛细血管血液中的氧将降低,动脉血氧分压和饱和度也随之降低,当血氧饱和度降低到一定程度,即可引起各器官组织供氧不足,从而产生功能或器质性变化,进而出现缺氧症状,如头痛、头晕、记忆力下降、心慌、气短、发绀、恶心、呕吐、食欲下降、腹胀、疲乏、失眠、血压改变等。这也是各种高原病发生的根本原因。因为高寒缺氧对医学救援人员生理、心理产生明显影响,导致其工作能力下降,必须对医学救援人员进行合理配置。

(3)负压型救护车:救护车转运患者的病种复杂,车内空气中携带各类病原菌,易造成交叉感染,对患者和医务人员的健康有潜在危害。使用具有负压隔离功能的负压救护车可以有效减小传染性生物因子的扩散,使其对内部、外部环境的危害降至最低。负压型救护车是目前最先进的,具有安全、可靠、简便、经济等优势的机动医疗救治平台。

(4)综合评价高海拔地区高原习服后的缺氧性右心重构情况:由于右心衰竭常伴随死亡率增加,近年来逐渐受到重视,右心室与左心室解剖和生理均有不同,右心重构是右心衰竭的基础,包括结构重构、代谢重构、电重构和全身及局部免疫激活,延缓或逆转右心重构是改善预后的关键,目前的治疗手段包括传统心血管药物、选择性肺血管扩张剂、新型潜力药物、免疫调节和非药物治疗等。因此,移居高海拔地区后右心重构主要表现为右室、右房增大,右室壁增厚,三尖瓣反流程度增加,肺动脉主干及分支增宽($P<0.01$)等。随着海拔高度增加,右心重构更加明显,移居海拔 4000m 以上者的右心重构程度明显高于 4000m 以下者($P<0.01$),4500m 以上者尤甚。随着移居时间延长,右心重构亦更加明显,移居时间 2 年以上的受试者右心重构程度明显高于 2 年以下者($P<0.01$),5 年以上者尤甚。所以,海拔高度和时间是影响缺氧性右心重构的主要因素,高原习服仅仅是机体对高原低氧环境的一种调节性适应,应用便携式多功能超声技术能早期、及时地评价缺氧性右心重构情况,对保障移居高原部队官兵的身体健康具有重要意义。

(5)流动便携式重症监护病房(ICU)急救车:为提高突发灾难事故伤员现场救护的水平,我国研制了流动便携式重症监护病房(ICU)急救车,流动便携式 ICU 急救车上增加了救命性的手术功能及可移动的自动心肺复苏功能,即使在城市交通阻塞的情况下,伤病员也能在车上得到有效的救治。在突发灾难事故中得到了应用,能达到快速反应、有效救护的目的,能够降低突发灾难及局部战争中伤员的伤残率和病死率。提倡和实施灾难现场救治新理念、新模式、新装备、新疗法势在必行,实施信息化、网络化、整体化、环环相扣无缝隙连接的灾难现场救治新模式,采用"流动便携式 ICU 急救车"、乡村医师急救包、急救箱、瞬锋急救切割器等现场救治关键新技术应用,在综合治疗基础上,应用大剂量维生素 B$_6$ 联用 20AA 复方氨基酸注射液(丰诺安)新疗法,配合柴黄参祛毒固本汤等适合治疗灾难伤与成批伤伤员简便、实用、廉价的中西医结合疗法等。这种灾难伤与成批伤伤员的现场施救、现场救治关键新技术应用、信息网络告知、途中救护到院内抢救、手术住院治疗等连续性急救方式,从根本上打破了传统的急诊救治模式,赢得了抢救伤病员的黄金时间。构建起一条环环相扣、高效快捷的"现场伤员救治链",能够降低灾难伤与成批伤伤员的伤残率和死亡率。

四、高寒环境下的灾难救援特点与注意事项

现场医疗急救至关重要,包括气道管理、现场的心肺复苏等,为后面的救治机会提供一个良好的保证。

1. 抢救伤员时机紧迫,被困人员的"生命窗"很窄。根据地区、气候、季节的不同,"生命窗"会有很大区别,一般 48～72 小时以后寻获幸存者的概率大大减少。

2. 灾民伤情复杂多变　因为地域、气候、灾难后继发伤害等因素的影响,每一次灾难的伤情都存在很大变数。

3. 救援队不熟悉环境,队员自身防护难度较大。

4. 灾难救援医学不同于传统的急救医学,灾难救援医学内涵较急救医学更为广泛,包括灾难伤员搜救、分类及救治、伤员转运、移动医院的建立和运作、灾区医院重建和灾区防疫等内容。

5. 短时间内需要大量医护人员和医疗资源进入灾区。灾后出现的大量伤员导致医疗需求急剧增加,同时,灾区卫生机构和卫生设施遭到损失和破坏,不同程度地丧失救援能力,需要大量的医护人员和医疗资源进入灾区参与灾难应急救援。

6. 卫生防疫是灾难医学的重要部分。为防止灾后疫病流行,防疫工作已成为灾难救援的重要组成部分,贯穿于灾难医学救援的全过程。

7. 心理救援是灾难医学不可缺少的重要部分。灾难救护中不仅要救治伤员的身体创伤,还需关注伤员的心理健康;不仅要关注伤员的心理问题,也要关注救护人员的心理健康。

总之,灾难医学救援的特点,主要有以下几种,因为突发事件事发突然,任务非常紧急,而伤情又十分复杂,救治任务相当重,有大批量的伤员。医学救援的方式要根据不同的情况灵活多样,心理问题非常普遍,工作环境非常艰苦,医疗物资、药品保障十分困难,疫情防治的任务非常艰巨,指挥保障协同也很困难。

8. 注意事项

(1)加强救援人员在恶劣气候条件下救援的适应性训练,增强实战能力,针对冰冻灾难等恶劣气候条件

的特点,加强应对恶劣天气灭火救援的理论学习,提高理论知识,同时救援人员要针对严寒条件下救援的不利因素,组织开展体能、技能、战术训练,不断提高应对恶劣气候的救援能力。

(2)开展针对性训练,针对寒冷条件下救援的不利因素,因地制宜地组织救援人员开展体能、技能、战术等适应性训练,以提高耐寒能力,掌握冰上、暴风雪、大风等恶劣情况下的救援方法。

(3)结合雨雪冰冻灾难气候特点和救援人员身体状况等特点,着重做好以下四项后勤保障工作:一是要科学安排伙食。二是积极做好卫生和防病工作。三是要准备足够的物资。四是救援归队后要及时做好人、车、装备的安全防护,及时更换补充救援人员,做好车辆油料、物资的检修补充,及时检修各类装备器材,迅速恢复应急状态,为下次救援做好充分准备。

(4)建立有效管理机制,提高快速反应能力:因为救援现场往往有多个部门,甚至多个国家的队伍,这就要求医疗救援要服从全局计划,把握不同救援时段的重点,分清救援的轻重缓急,合理分配和调遣人员,更有效地使用力量。针对灾后不同时期的医疗需求,有针对性地使用力量,能够起到更好的救援效果,做到有的放矢,合理安排,将有限的医疗资源的效果最大化。

(5)广泛制定多种医疗救援预案:要充分利用新技术、新手段。建立地质灾难多发地区的信息管理数据库,完善信息采集、分析、决策系统,设定预警机制,按照灾难的类别和等级启动相应的救援预案。信息管理数据库的内容应包括灾区的地质情况、气候条件、水源水质情况、房屋一般类型、常见的流行病和传染病、地区多发病情况,以及人口状况、宗教信仰、风俗习惯等。目前中国地震局已经把这种数据库作为一项科研项目进入了预研阶段。救援预案应针对不同的损害程度和灾难类型而设立,包括人员组成,药品和器材的配备。生活保障物资的准备,预防接种药物的注射等,并具有多种规格和强度的组合。预案要力求全面,科学。并且应具有一定的开放性,可以随时根据不断变化的情况进行修订和补充。只有未雨绸缪,防患于未然,才能避免措手不及。

(6)对于常规和特殊需求的药品、器材要有储备:为应对灾难发生的突然性,必须建立救援药品和器材的战备库制度。通常救援队从接到命令到出发只有几个到十几个小时的准备时间,而且救援队执行的不仅仅是现场急救,还承担中后期的相当数量的普通医疗工作。因此,对于药品和器材有着更高的要求,既要有常有药品,也要有特殊药品,既包括外科用药,也包括了内科用药。有了合理的预案及相应的药品和器材储备,才能做到快速反应,不影响救援效果及后期相当数量的普通医疗工作。

7)平时常抓不懈,做好随时出动的准备:为了更好地承担救援任务,救援队定期进行科目训练以及贴近实战的演习。人员在思想上处于待命状态,随时可以抽得走,装备保持优良工作状态,电池、备件按时更新,这样才能保证反应的快速。

(李　杰)

第三节　高温环境下的灾难救援

高温环境是指温度超过人体舒适程度的环境。一般取21±3℃为人体舒适的温度范围,因此24℃以上的温度即可以为是高温。但是对人的工作效率有影响的温度,通常是在29℃以上。造成高温环境的热,主要来自太阳辐射所散发的热、燃烧所散发的热、化学反应过程所散发的热、机械运转所散发的热、人体所散发的热等。高温给人体带来高温烫伤和全身性高温反应,如头晕、头痛、胸闷、心悸、恶心、虚脱、昏迷等。高温环境主要见于热带、沙漠地带,以及一些高温作业、某些军事活动和空间活动场所。

一、高温环境下的灾难特点（高温的气象定义）

世界气象组织建议高温热浪的标准为:日最高气温高于32℃,且持续3天以上。中国气象学上一般把日最高气温达到或超过35℃时称为高温。一般来说,高温通常有两种情况,一种是气温高而湿度小的干热性高温;另一种是气温高、湿度大的闷热性高温,称为"桑拿天"。高温天气能使人体感到不适,工作效率降低,中暑、患肠道疾病和心脑血管等病症的发病率增多。高温预警信号分为三级,分别以黄色、橙色、红色表示。其中,高温黄色预警信号的标准是:连续3天日最高气温在35℃以上;高温橙色预警信号的标准是:24小时内最高气温升至37℃以上;高温红色预警信号的标准是:24小时内最高气温升至40℃以上。中国除青藏高原等部分地区以外,几乎绝大多数地方都出现过高温天气,包括最北端的漠河(2010年6月还5次出现高温天气)。中国的高温天气主要集中在5~10月份。从地理位置上看,江南,华南,西南及新疆都是高温的频发地。据1951—2013年的资料统计,在中国省级以上城市中,除拉萨,昆明没有高温天气外,其余均出现过高温天气,重庆出现的次数最多,达2050天;西宁最少,只有6天。新疆盆地也是高温的频发地,像吐鲁番多次出现全月(6、7、8月份)所有天都为高温的情况。持续高温也是自然灾难,长期以来,社会上是比较忽视的。持续高温,当高温出现持续性和极端性时,便成了自然灾难,它对于人体健康、国民经济都会有严重影响。

1. 高温的特点 自然高温环境系由日光辐射引起,主要出现于夏季(每年7~8月份),这种自然高温的特点是作用面广,从工农业环境到一般居民住室均可受到影响,其中受影响最大的是露天作业者。

2. 高温的危害 高温天气,对人体健康的主要影响是产生中暑以及诱发心、脑血管疾病导致死亡。人体在过高环境温度作用下,体温调节机制暂时发生障碍,而发生体内热蓄积,导致中暑。中暑按发病症状与程度,可分为:热虚脱,是中暑最轻度表现,也最常见;热辐射,是长期在高温环境中工作,导致下肢血管扩张,血液淤积,而发生昏倒;热射病是由于长时间暴晒,导致排汗功能障碍所致。对于患有高血压、心脑血管疾病,在高温潮湿无风低气压的环境里,人体排汗受到抑制,体内蓄热量不断增加,心肌耗氧量增加,使心血管处于紧张状态,闷热还可导致人体血管扩张,血液黏稠度增加,易发生脑出血、脑梗死、心肌梗死等,严重的可能导致死亡。高温对人们日常生活和健康以及国民经济各部门都有一定的影响。高温天气使人体感到不适,工作效率降低,中暑、患肠道疾病和心脑血管等病症的发病率增多;因用于防暑降温的水电需求量猛增,造成水电供应紧张,故障频发;旅游、交通、建筑等行业也会受到不同程度的影响。

3. 社会危害 持续高温给人民生命财产造成很大损失,上海2013年7月以来,截至7月30日17时,上海闵行区中心医院已有3名患者因热射病死亡。据统计,2013年上海非职业性中暑死亡患者已有10余人,其中室内中暑患者占三成以上。事实说明,热射病的死亡率高达90%,而一般都在发病后24小时内死亡。持续高温也给人民财产造成很大损失。在江苏盐徐高速,一辆轿车在行驶过程中起火,不到5分钟车辆就被烧成空壳。起火原因是打火机在高温状态下发生爆炸。在杭州,持续40多摄氏度的高温让九溪十八涧溪流几近干涸。持续高温也给多个地区带来了旱情,湖南中西部、重庆南部等地都存在中度到重度气象干旱。贵州全省88个县(市、区)中已有78个出现不同程度干旱。浙江一些地方的农业特别是无灌溉设施农作物和高山农业已经受灾,预计部分地区将减产二到三成。

4. 应急预案 首先,要有预案。要建立和完善应急预案,政府、企业都应该进一步地完善相关的应急预案。其次,政府要持续地对高温天气进行监测,发布预警。提高公众预防认识。再次,要采取一些防范和保护性的措施。第四,政府能否采取一些必要应急处置措施。

5. 公共服务 持续高温,政府要提高到抵御自然灾难的高度来认识。如当高温酷热成为自然灾难的时候,水、电等公共产品应被视为一种抗热救灾必需物资。在持续高温天气下,居民用水、用电量势必大幅上升,考验着各地政府部门的公共服务水平,解决民生问题的能力。

二、高热环境下的救生技术

急救技术就是旁观者能够使用的、不需要或很少需要医疗设备的、对急危重症患者采取的急救措施。例如,脑出血者应减少搬运;为防止误吸(入气管),在呕吐时应侧头;断肢需冷藏以备再植等。急救技术包括:创伤的急救、非创伤性疾病的急救、心肺复苏。

1. 救生舱 为提高救生舱热防护能力,延长救援时间,在空载状态下救生舱热载荷研究的基础上,提出救援状态下救生舱外部传热热负荷的量化方法。已知救援状态下救生舱内、外温度随时间变化曲线,拟合温度函数。依据温度变化特点划分区间,积分求取各区间上温度平均值,计算温差,由传热方程计算救援状态下救生舱的热载荷。以某型号救生舱载人综合防护试验为例,根据模拟灾变环境的温度变化特点,运用该方法计算最高温度与常态温度下外部高温空气向舱体及其内部空间传热的热载荷,得到救生舱的总热负荷,外部传热最大传热功率及救生舱热载荷负荷范围。

2. 救生缓降器　救生缓降器由挂钩(或吊环)、吊带、绳索及速度控制等组成,是一种可使人沿(随)绳(带)缓慢下降的安全营救装置。它可用专用安装器具安装在建筑物窗口、阳台或楼房平顶等处,也可安装在举高消防车上,营救处于高层建筑物火场上的受难人员。但目前我国消防应急救援装备能力与高层建筑的快速发展严重失衡,一是装备的举高和远射能力远远落后于高层建筑的高度发展,现有的消防水罐车喷水灭火能力仅仅为 8 层楼高,最高的云梯车举高能力也只有 15 层左右,对于更高的高层建筑火灾来说,这些应急救援装备只能是"望楼兴叹";二是装备的体积庞大、机动性差,受道路交通、建筑周边环境影响严重,经常因复杂的地形、障碍阻挡而延误时机,三是装备的救援能力差,现有云梯车一次升降只能营救 2～3 人,一旦遇上高楼火灾,不能满足现场实际救援需要。

三、高热环境下的灾难医学救援

伤后 1 小时是决定生死的关键,评估是指将有生命危险和短期内无生命危险的伤员分开,按先重后轻、先救命后诊断的原则进行重点施救,要求人员有独到的急诊意识、敏锐的思维,评估分类快速、准确。

1. 气道的早期评估　通气是第一位,首先判断病人的呼吸性质、循环灌注和控制出血,接着要判断可能的四肢损伤。病人是否出现呼吸浅促、喘鸣、费力、呼吸抑制;评估皮肤、口腔黏膜、甲床颜色决定是否有足够的氧合,要检查口腔的咽喉有无呕吐物、血液或异物梗阻。

2. 按 DRABC 程序检查　D(danger)指危险,即存在的危险因素,如肠腔外溢、伤口继续出血、呼吸道阻塞、颈椎骨折等,需要立即采取措施。R(reaction)指反应,即检查伤员对刺激的反应。A(airway)指呼吸道,即检查呼吸道是否通畅,口腔有分泌物时,立即吸出,保持呼吸道通畅。B(breath)指呼吸,即观察伤员的胸廓运动情况或用于感觉伤员的通气情况。最常影响通气的三个条件是张力性气胸、开放性气胸、大面积肺挫伤和连枷胸。可见矛盾呼吸,可及捻发音、骨擦音并伴肋骨骨折。听诊浊音示胸腔积液,鼓音示胸腔大量积气。C(circulation)指循环,即触及颈动脉或股动脉判断循环情况。在病情危重的伤员多时,只能进行血压评估,如能触及桡动脉、股动脉、颈内动脉搏动时收缩压至少为 80、70、60mmHg。事故现场评估休克有三点很实用的方法:一是监测脉搏估计血压评价心输出量。轻度休克,脉搏 100～120 次/分,估计收缩压 90～100mmHg 心输出量降低。中度休克,脉搏>120～140 次/分,估计收缩压 60～90mmHg 心输出量明显降低。重度休克,脉搏难触及或>140 次/分,估计收缩压 40～60mmHg。二是毛细血管再充盈试验(用手轻压伤员指甲甲床末端或以玻片轻压其口唇黏膜,如果由红转白的时间在 2 秒内为正常,如果>2秒为毛细血管再充盈速度迟缓)、充盈速度迟缓是组织灌注不足最早的指征之一。三是评估意识状态,在无脑部外伤的情况下,意识水平是脑血流灌注不足的可靠指征。如有明显意识水平改变,可考虑有严重组织灌注不足和低氧血症。

3. 紧急救治　首先处理危及生命的病变,通畅气道,维持呼吸、循环功能。

(1) 保持呼吸道通畅:①可利用物品去除口腔内出血、呕吐物和其他分泌物,可抬起双颏使呼吸道通畅(可不使颈椎受到弯曲);多发伤或单独头、颈部损伤时,脊髓必须给予固定保护。如颈髓损伤应保持头颈部的中立位及纵向牵引、固定。②意识丧失者、头面颈部创伤者、无自主呼吸或呼吸困难者,应早期进行院外气管插管、人工呼吸及高流量吸氧。③在不影响急救处理的情况下,协助伤员平卧、头偏一侧,或者施以恢复体位,以防止误吸。

(2) 人工呼吸:如果呼吸消失或不足(浅或慢),必须予以辅助通气。当用面罩等装置通气时,头部、脊柱必须固定。若通气时胸部无扩张,则可能产生了张力性气胸或血胸,应减慢呼吸,手术治疗。连枷胸者应控制反常呼吸,可用厚棉垫或沙袋覆于浮动区域,然后用胶布加压固定,后位型者尚可取伤侧卧位来控制胸壁浮动。开放性气胸应密闭伤口,急救时可使用敷料覆盖伤口;单纯张力性气胸立即用粗针头在锁骨中线第二肋间刺入排气,在粗针头尾端拴一带侧口的橡胶指套,能立即排气减压。

(3)循环:斟酌使用心脏按压或电除颤,针对休克的病因抢救,如张力性气胸、大量出血、窒息、多根肋骨骨折、心包压塞等。休克病人应取休克卧位即头和腿部各抬高约30℃立即开放(两条)静脉通道,补充血容量,多巴胺静滴。有活动性出血病人除积极快速输液、输血、补充血容量外,还应尽快止血;镇痛,但严重颅脑外伤、呼吸困难、急腹症病人诊断未明确者禁用;对面色苍白、四肢湿冷、出冷汗者应及时加棉被保温。

4. 中暑急救 为了避免中暑,在高温天气,应做到对年老体弱等重点人群应重点保护,营造一个舒适的小环境,室内要通风,尽可能把室温降至26~28℃,室内外温差在8℃以内。要保持情绪稳定,注意膳食的调配,饮食宜清淡,多饮水。提高对先兆中暑的认识,一旦出现头昏、头痛、口渴、出汗、全身疲乏、心慌等症状,应立即脱离中暑环境,及时采取纳凉措施。

中暑急救措施:

(1)立即将病人移到通风、阴凉、干燥的地方,如走廊、树荫下。

(2)使病人仰卧,解开衣领,脱去或松开外套。若衣服被汗水湿透,应更换干衣服,同时开电扇或开空调(应避免直接吹风),以尽快散热。

(3)用湿毛巾冷敷头部、腋下以及腹股沟等处,有条件的话用温水擦拭全身,同时进行皮肤、肌肉按摩,加速血液循环,促进散热。

(4)意识清醒的病人或经过降温清醒的病人可饮服绿豆汤、淡盐水,或服用人丹、十滴水和藿香正气水(胶囊)等解暑。

(5)一旦出现高热、昏迷、抽搐等症状,应让病人侧卧,头向后仰,保持呼吸道通畅,同时立即拨打120电话,求助医务人员给予紧急救治。当呼吸心搏停止时,立即心肺复苏。

四、高热环境下的灾难救援特点与注意事项

人体在过高温度下,体温调节机制会发生障碍,而使体内热蓄积,导致中暑。严重时,高温天气还可以诱发心脑血管疾病并导致死亡。高温环境下人体代谢旺盛,能量消耗大,闷热使人睡眠不足食欲不振,人体免疫力下降。易出现热伤风、腹泻和皮肤过敏等病。炎热天气下人体会大量出汗,极易发生中暑或虚脱现象。因此,要注意多饮水以补充身体水分,但补充水分把握量少次多的原则,除了补水外,还要补适当的盐。夏季,人们除把电扇、空调作为纳凉消暑的工具外,还可以用健康合理的膳食来消暑,比如喝茶、各类清淡的粥制品、新鲜水果汁等。

再者,高温引起的干旱现象可能导致大规模地质灾难,例如岩土体失稳滑坡、水土流失等,以及继而可能出现的疫病。

(李 杰)

第四节 有限空间的医学救援

有限空间作业危险性大,有害因素多,易发生事故。事故一旦发生,救援难度大,若盲目施救或救援方法不当,又易造成伤亡扩大。目前,有限空间作业事故越来越突出。据统计,2001—2009年,我国在有限空间中作业中毒、窒息导致的一次死亡3人及以上的事故总数近700起,死亡近2700人。

一、有限空间的概念

(一)有限空间(confined space)

又称受限空间、密闭空间、局限空间。有限空间需同时满足以下三个条件:

1. 体积足够大到人能够完全进入,并可以从事某种特定工作。

2. 进出口有限或者受到限制,通常直径<18in(1in=2.54cm),或携带自给式呼吸器或弯腰进出时有困难。

3. 未被设计成固定工作场所的空间。有限空间自然通风不良,极易积聚有毒、有害、易燃、易爆气体而导致中毒、火灾爆炸事故,或者由于氧含量不足而导致窒息事故发生。

（二）有限空间形式

形式多样,广泛存在于工业生产和城市公共服务领域,包括:

1. 密闭设备　船舱、贮罐、车载槽罐、反应塔(釜)、冷藏箱、压力容器、管道、烟道、锅炉等。其中贮罐是最常见的有限空间。

2. 地下有限空间　地下管道、地下室、地下仓库、地下工程、暗沟、隧道、涵洞、地坑、废井、地窖、集水井、电缆井、污水池(井)、沼气池、化粪池、下水道等。

3. 地上有限空间　储藏室、酒糟池、发酵池、垃圾站、温室、冷库、粮仓、料仓等。

4. 冶金企业非标设备　高炉、转炉、电炉、矿热炉、电渣炉、中频炉、混铁炉、煤气柜、重力除尘器、电除尘器、排水器、煤气水封等。

在上述空间内作业,统称为有限空间作业(图4-4-1)。

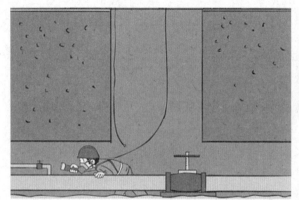
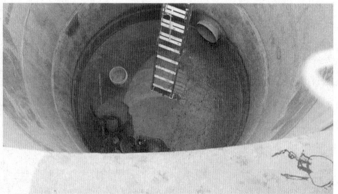
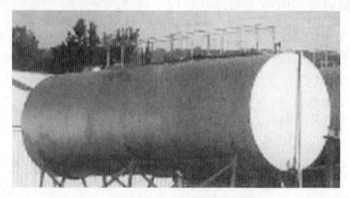

图 4-4-1　有限空间作业

二、有限空间的特点与事故特征

有限空间工作主要有中毒危害、乏氧/富氧危害、易燃环境、极高/极低温度、吞噬危害、噪声、潮湿及光滑地面、物体跌落及机械危险等。有限空间环境复杂,空间狭小,通风不畅,不利于气体交换和扩散,长时间积聚高浓度有毒有害气体和易燃易爆气体,引发气体中毒和爆炸。某些有毒有害气体,无色无味,容易使作业人员放松警惕,引发中毒窒息事故,通风不良时容易缺氧。不同的有限空间危害性质不同。

1. 中毒危害　有毒有害物质可能原存于有限空间内,也可能是在作业过程中逐渐积聚。有毒有害气体浓度升高,引起急性中毒。中毒是造成有限空间死亡事故的主要原因。常见的有毒有害气体包括硫化氢(hydrogen sulfide,H_2S)、一氧化碳(carbon monoxide,CO)、氨气、氯气、氰化氢、一氧化氮、二氧化硫、苯、甲苯、二甲苯、2-硝基丙烷和煤焦油沥青蒸汽等,其中以 H_2S 和 CO 为常见。

（1）硫化氢：具有臭鸡蛋味、无色的神经毒剂。进行清理、疏通下水道、化粪池、窨井、污水池、地窖等作业时易产生 H_2S 气体。H_2S 轻度中毒时表现为头晕，头昏，呼吸困难；中度中毒时则可能出现意识丧失；高浓度 H_2S 可作用于颈动脉窦及主动脉的化学感受器，引起反射性呼吸抑制，且可直接作用于延髓的呼吸及血管运动中枢，使呼吸麻痹，造成"电击样"死亡。中毒病死率高达 60.9%。

中毒程度与暴露浓度和时间有关，暴露浓度的危害更大。暴露在 50～100ppm 1 小时，可出现眼睛、咽喉的轻度刺激症状；200～300ppm 1 小时，上述刺激症状明显加重；500～700ppm 30 分钟～1 小时，可致死；>1000ppm 数分钟即可昏迷甚至死亡。

H_2S 中毒的主要原因有：①生产设备损坏、输送硫化氢管道和阀门漏气、违反操作规程、生产故障及各种原因引起 H_2S 泄漏。②H_2S 废气、废液排放不当，在疏通阴沟、下水道、沟渠或开挖和整治沼泽地及清除垃圾、污物、粪便时意外接触。③有限空间中有机物腐败分解产生 H_2S。

（2）一氧化碳：CO 无色无味，多为燃烧的副产物。在市政建设、道路施工时，不慎损坏煤气管道，煤气渗漏到有限空间内或附近民居内，会造成 CO 积聚。暴露在 200ppm，3 小时，可出现轻微头痛等不适；600ppm，1 小时，头痛症状加重；1000～2000ppm 30 分钟～2 小时，可出现恶心、心悸和意识混乱；2000～2500ppm，30 分钟出现意识丧失。

此外，在有限空间内进行防腐涂层作业时，涂料中含有的苯、甲苯、二甲苯等有机溶剂挥发，造成苯、甲苯、二甲苯在有限空间中浓度增加，发生气体中毒。

有限空间内常见有毒气体危害浓度（表 4-4-1）。

表 4-4-1　常见中毒气体危害浓度

中毒气体	TWA(ppm)	STEL(ppm)	中毒气体	TWA(ppm)	STEL(ppm)
氨气(ammonia)	25	35	氰化氢(hydrogen cyanide)	–	–
一氧化碳(carbon monoxide)	25	–	硫化氢(hydrogen sulfide)	10	15
氯气(chlorine)	0.5	1	一氧化氮(nitric oxide)	25	–

注：TWA：time weighted average；STEL：short-term exposure limit；IDL：immediately dangerous to life；ppm：parts-per million

2. 氧危害　空气中氧浓度过低（<19.5%）时可影响机体功能。氧气含量 15%～19% 时，机体出现工作能力下降，行动不协调；12%～14% 时呼吸增快，判断力下降；10%～12% 时，出现口唇可变为蓝色；8%～10% 时，出现精神错乱，晕厥，有恶心呕吐甚至意识丧失；在氧气 6%～8% 环境中 6 分钟时，50% 患者死亡，8 分钟以上几乎全部死亡；4%～6% 40 秒即死亡。有限空间虽与大气有部分相通，但是气体成分却不完全一样。

有限空间发生缺氧的原因有：

（1）化学性耗氧：有限空间内某些物质与氧气发生化学反应及电焊操作，消耗氧气。

（2）空间被挤占：在长期通风不良的各种矿井、地窖、船舱、冷库等场所内部或密闭空间内发生化学反应生成二氧化碳，因其比重大于空气，挤占空间，造成空间内氧气浓度降低。

（3）惰性气体取代：工业上常用惰性气体（如氩气、氦气）对反应釜、贮罐、钢瓶等容器进行冲洗，如容器内残留的惰性气体过多。

此外，甲烷、丙烷浓度过高也可能引起缺氧。有限空间内氧气含量>23.5% 时称为富氧状态，燃爆风险明显增加。

3. 爆炸　有限空间发生爆炸的关键条件（图 4-4-2）包括：

（1）氧气。

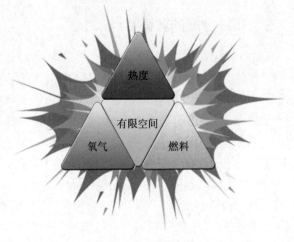

图 4-4-2　爆炸条件

（2）存在易燃气体或蒸汽、有灰尘颗粒、空气与可燃气体以适当比例混合。

（3）有火源（火花/电动工具、焊接/切割作业、吸烟）。

（4）有限空间。

常见的易燃气体有氢气、CO、甲烷等。一般情况下密闭空间发生爆炸产生的危害远远高于开放空间。

4. 其他损伤　有限空间作业尚存在以下危险因素：吞噬危害（谷、沙、煤、水等）、触电（未保护的带电电线）、机械伤害、噪声、坠落、滑倒、绊倒及跌倒、坠物伤害、能见度低等。此外，还包括灼伤与腐蚀；高温作业引起中暑，低温时引起冻僵；尖锐锋利物体引起的物理伤害，感染试剂、有毒动植物等引起的生物伤害等（表4-4-2）。

表 4-4-2　有限空间种类、名称、主要危害因素及后果一览表

种类	名　　称	主要危害因素与后果
密闭设备	船舱、储罐、车载槽罐、反应塔、压力容器	缺氧、CO 与挥发性溶剂中毒、爆炸
	冷藏箱、管道	缺氧
	烟道、锅炉	缺氧和 CO 中毒
地下有限空间	地下室、地下仓库、隧道、地窖	缺氧
	地下工程和管道、暗沟、涵洞、地坑、废井、污水池（井）、沼气池、化粪池、下水道	缺氧、H_2S 中毒与可燃性气体爆炸
地上有限空间	储藏室、温室、冷库	缺氧

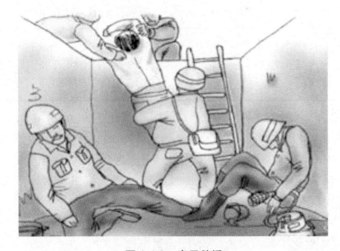

图 4-4-3　盲目救援

有限空间内伤害类型主要是中毒和窒息，多呈季节性特点，每年的 3 ~ 10 月份为事故易发期，春夏两季尤为突出。盲目施救造成的事故扩大现象尤为严重。

（1）对有限空间概念陌生，无法认清潜在的巨大危害，是有限空间事故发生率高的根本原因。

（2）监护、救援人员知识匮乏，是导致事故死亡人数高的主要原因，经常是一人在有限空间内作业发生意外，多名救援人员进行营救时死亡的事故（图4-4-3）。

（3）适当救援设备的缺失，也是导致相应作业人员高死亡率的原因。

三、有限空间的救援特点

有限空间场地狭小、通风不畅、照明不良、人员进出困难且与外界联系不便，有其特殊的救援的特点。

1. 气体监测　通常先测氧含量，然后测定易燃易爆性气体，最后有针对性的测定有毒气体。每次监测必须持续30秒以上或仪器显示稳定的数值。由于有限空间内的情况可能不断改变，整个救援过程需持续气体监测（图4-4-4）。由于毒物比重不一（甲烷比空气低，CO 与空气相同，H_2S 比空气重），需要测试有限空间内的所有区域，包括顶部、中部、底部和每个端部。抢救工作中断超过30分钟，人员再次进入有限空间时，需重新进行监测分析。有限空间内情况不明时，可首先使用机器人进行环境检测（图4-4-5），若无检测设备时，可将小动物首先放入有限空间内，观察其反应。

2. 严格清洗或置换　有限空间救援前，应根据其内物质的特性，进行清洗或者置换。采取水蒸气清洁（针对水蒸气挥发性物质）、惰性气体清洗（针对含有易燃气体或蒸发液在开启时形成有爆炸性的混合物）。清洗或置换后，要进行严格的取样分析。

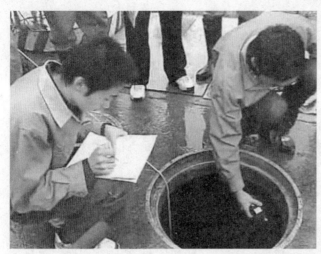
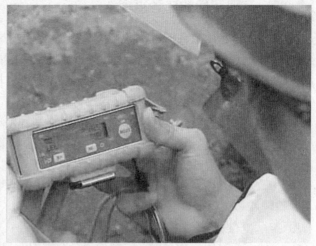

图 4-4-4　气体监测(仪器)

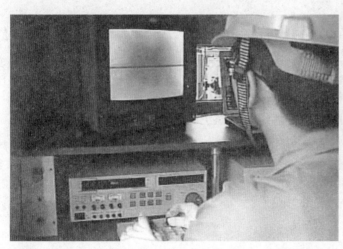
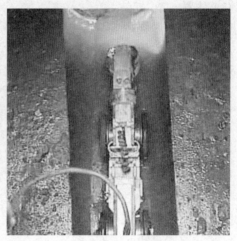

图 4-4-5　环境检测(机器人)

3. 通风　进入有限空间救援前,应当采用新鲜空气通风,保证空间内有足够维持生命的氧气,但禁用纯氧通风。

在救援过程中应持续保持强制性通风,保持氧气含量≥18%,二氧化碳含量≤2%,保证能稀释救援过程中释放出的有害物质,并满足呼吸需要,强制通风时应把通风管道延伸至有限空间底部。

4. 救援者防护　救援人员必须经过专门培训,了解紧急救援程序。

根据有限空间中存在的有害物质的类型和数量,选择佩戴匹配的空气呼吸器、携带报警器的氧气呼吸器或软管送气面罩等呼吸防护用品,过滤空气中的危险物质。呼吸器能够显示氧气含量及剩余工作时间。时刻关注救生器材管路的完整性,尤其是在救援过程中,防止因外力导致管路打折、断开而发生救援人员伤亡事件。

穿戴合适的个人防护设备,在酸碱性介质的空间作业时,应穿戴好防酸碱的工作服和工作鞋、手套等防护用品。在产生噪声的有限空间内,应佩戴耳塞、耳罩等防噪声设备。救援人员必须拴带救生绳。在易燃易爆的受限空间内作业时,应穿防静电的工作服和工作鞋,使用防爆型低压灯具及不发生火花的工具。

营救伤员注意保护伤者脊椎,禁止生拉硬拽造成二次伤害。在营救过程中,要与被困人员进行沟通,了解伤情和被埋压情况,针对性开展心理安慰。

四、有限空间的注意事项

1. 禁止盲目施救　近年来,发生人员伤亡加重的过程,都是抢救的过程。有限空间死亡事故中,一半是救援人员。救援前必须认真进行危害辨识,是否存在可燃液体、气体,有毒、有害气体? 是否存在极端的温度和湿滑的作业面? 因固体坍塌而引起的正在作业人员掩埋或窒息的危险? 是否存在腐蚀性化学品? 是否存在带电等因素导致正在作业人员受到伤害? 发生危害,抢救工作一定要有组织,有指挥,不能仅凭一时的冲动和勇气,多用科学常识,加强此方面的知识培训和定期演练。

2. 防护器材不到位或配备防护器材应与救援现场情况不匹配　如在检修高浓度硫化氢管路时,佩戴普通的防护口罩。

3. 做好个人防护　救援人员穿戴好安全帽、防护服、手套、安全带,佩戴正压式空气呼吸器。快速检查面罩、背托、腰带组等部件是否完好,检查气瓶压力是否充足;背好正压式空气呼吸器,扣紧腰带;打开气源保证呼吸通畅;携带救生索、应急通信设备及照明设备进入有限空间。

4. 地震后有限空间救援　需制作简易余震探测器,瓶子装满水,倒立在砖块四角,平放在倒塌的建筑物边,有限空间外救援人员观察瓶子,一旦其中一只水瓶晃动或倒下,提示余震来临,救援人员应停止救援,撤离到安全位置。

5. 保证照明及用电安全　有限空间照明电压应≤36V。在潮湿容器或狭小容器内作业时,电压应≤12V。否则易引发触电,造成伤亡。使用手持电动工具应配备漏电保护器。

6. 做好安全监护　救援现场应明确抢救人员和监护人员,监护人员不得进入有限空间,不同人员各司其职,在救援期间,监护人员不能离岗,时刻与救援人员进行安全警报、撤离等信息交流。

7. 制订应急预案　在实施有限空间作业前,针对本次作业,制定严密的、有针对性的救治计划。明确紧急情况下,作业人员的逃生、自救和互救方法,并且配备必要的应急救援器材,防止因救治不当导致的伤亡事故扩大。

一旦发生缺氧窒息、中毒等事故而专业救援人员未到达前,工人在得到作业负责人准许后,穿戴符合要求的呼吸防护用品,迅速将窒息者或中毒者抬到有限空间外、空气新鲜、地势坚硬平坦的地面上。施以人工呼吸或其他急救措施,同时尽快送往医院救治。

8. 确定有限空间内作业人数。

(王力军　柴艳芬)

参 考 文 献

[1] 公保才旦. 高原地区院外急救现状及对策. 实用医院临床杂志,2012,9(1):33-35.

[2] 沈洪,刘中民. 急诊与灾难医学. 第2版. 北京:人民卫生出版社,2015.

[3] 王陇德. 突发公共卫生事件应急管理——理论与实践. 北京:人民卫生出版社,2008.

[4] 李维民. 高原军事医学地理学. 北京:人民卫生出版社,2006.

[5] 张世范,吴天一. 危重病急症与多脏器功能衰竭-高原与平原. 北京:人民卫生出版社,2004.

[6] 张彦博,汪源,刘学良,等. 人与高原——青海高原医学研究. 青海:青海人民卫生出版社,1996.

[7] 王一镗,刘中民. 灾难医学. 镇江:江苏大学出版社,2009.

[8] 刘治民,杨昌南,潘三强. 现场急救教程. 北京:人民卫生出版社,2007.

[9] 王一镗,茅志诚. 现场急救常用技术. 北京:中国医药科技出版社,2003.

[10] 黄俊辉,刘保平. 常见急症救治程序与医院急诊管理规范. 长沙:中南大学出版社,2004.

[11] 郭春杰,王凤章,司海运,等. 灾难救治. 北京:军事医学科学出版社,1997.

[12] 张世范,吴天一. 危重病急救与多脏器功能衰竭-高原与平原. 北京:人民军医出版社,2004.

[13] 倪军,王锦波,汤寅,等. 高寒缺氧对执行灾难救援任务医务人员心肺复苏术操作的影响. 中华灾难救援医学,2014,2(4):194-196.

[14] 王慧杰,刘德熙,倪军,等. 高寒缺氧对医学救援人员手术操作的影响. 中华灾难救援医学,2016,4(1):6-8.

[15] 赖小今,肖欣荣,郭进春,等. 高海拔地区高原习服后缺氧性右心重构情况评价. 解放军医学杂志,2012,37(8):819-822.

［16］蒋国钦,李明,邢超,等.2008 至 2014 年绍兴市高温中暑流行病学特征.中华劳动卫生职业病杂志,2016,34(2):131-133.

［17］秦妍,刘艳,陈娅,等。浅析有限空间作业事故应急救援对策.职业卫生与应急救援,2016,34(1):63-67.

［18］Zara R,Koyfman A. Blast injuries. J Emerg Med. 2015,49(4):573-587.

［19］Kotora JG,Westrol MS,Merlin MA. Use of a fiber optic camera to perform a trauma assessment during a confined space rescue. Am J Disaster Med,2014,9(2):151-156.

［20］Wilson MP,Madison HN,Healy SB. Confined space emergency response:assessing employer and fire department practices. J Occup Environ Hyg,2012,9(2):120-128.

第五章

灾难事件的特殊损伤处置

第一节 爆 炸 伤

爆炸伤(blast injury)指由于爆炸造成的人体损伤。爆炸伤遍布全球。美国近20年间发生爆炸事件36 110例,其中受伤5931例,死亡699例,且爆炸事件发生率逐渐增加。国内近15年发生爆炸所致群体伤亡的公共突发事件达200余起,伤亡近万人(图5-1-1)。

爆炸的类型有机械性爆炸、化学性爆炸和核爆炸(图5-1-2),其中化学性爆炸最为常见,核爆炸危害性最强。

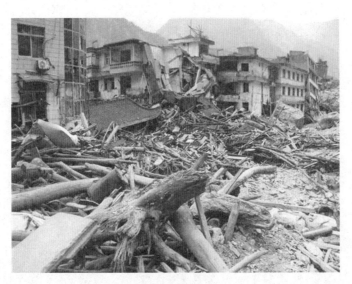

图 5-1-1　灾难事件

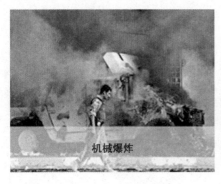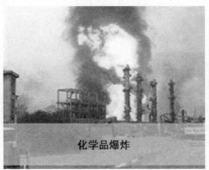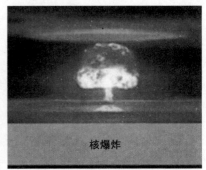

机械爆炸　　　　　　　　化学品爆炸　　　　　　　　核爆炸

图 5-1-2　爆炸的不同类型

爆炸物种类繁多。危险化学品如乙烯、酒精、丙烯、电石(碳化钙)、氰化钠、氨水、二甲苯、乙炔、甲醇、醋酸乙烯、雷管、火药等,易发生爆炸;局部空气中有较高浓度的金属类、煤粉类、硫黄类、硬脂酸类等粉尘,在一定条件下也能引起爆炸;瓦斯、油料、燃气、烟花爆竹及临时爆炸装置也是引起爆炸的常见原因。此外,手机电池爆炸事件屡见不鲜,应当引起足够重视。

一、爆炸伤损伤机制

爆炸伤可引起冲击波损伤、飞行碎片损伤、钝性伤及其他损伤等(图5-1-3),其损伤机制(图5-1-4)如下:

1. 高压冲击波损伤(Ⅰ型爆炸伤)　爆炸瞬间产生的巨大能量迅速向周围传播,形成高压冲击波。主要影响"含气"器官,如肺部、耳膜和肠道等。体表常仅见波浪状挫伤和表皮剥脱,体内见多发性内脏破裂、出血和骨折,即"外轻内重"。冲击波致人损伤的大小取决于爆炸的强度和爆炸地的距离:爆炸强度越大,损伤越严重,压力超过80磅/每平方英寸(pound per square inch,PSI)时,超过半数患者死亡;离爆炸中心越近,爆炸伤越严重。冲击波还可使人体抛掷很远,落地时再形成坠落伤。

2. 爆炸碎片引发的损伤(Ⅱ型爆炸伤)　爆炸产生的高速气体将爆炸物本身碎屑(原发性Ⅱ型爆炸伤)及周围碎片和瓦砾(继发性Ⅱ型爆炸伤)等向四周扩散。这些物质撞击人体,形成各种创口或贯通伤,并伴严重骨质和内脏损伤。

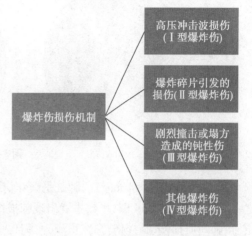

图5-1-3　爆炸伤损伤机制分类

(图中文字:爆炸伤损伤机制 → 高压冲击波损伤(Ⅰ型爆炸伤)；爆炸碎片引发的损伤(Ⅱ型爆炸伤)；剧烈撞击或塌方造成的钝性伤(Ⅲ型爆炸伤)；其他爆炸伤(Ⅳ型爆炸伤))

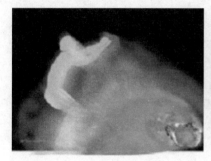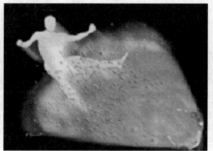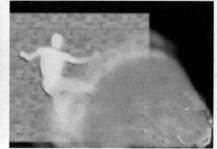

图 5-1-4　爆炸伤损伤机制

3. 剧烈撞击或塌方造成的钝性伤(Ⅲ型爆炸伤)　由于冲击波将身体推向固定物(例如墙),经剧烈撞击导致挤压伤,或建筑塌方造成间接钝性伤。多出现头部创伤、骨折(脊柱和背部)甚至肢体离断。

4. 其他爆炸伤(Ⅳ型爆炸伤)　除以上三型爆炸伤以外的损伤,也称混合型爆炸伤。通常包括烧伤(烫伤)、放射性物质暴露伤、化学品泄漏致中毒综合征、吸入伤、窒息、心绞痛、高血压及心理损伤等。烧伤是导致爆炸伤患者死亡常见原因。诊治化学性烧伤时易掩盖冲击波损伤。化学品成分多样、损伤威力巨大,患者伤情千差万别。爆炸伤与烧伤、挤压伤、吸入伤等同时存在,病情复杂。

二、爆炸伤特点及表现

影响爆炸伤患者病情严重程度的因素包括爆炸物质的种类和数量、爆炸位置、患者既往体质、距离爆炸现场远近等。

爆炸发生在汽车内、高楼中间的狭窄街道、封闭半封闭的大厅中等密闭空间的危害程度远超开放空间(反弹波原理),在水中发生爆炸的危害亦高于地面上,快速爆炸(冲击波传播速度高于声速,如TNT)的危害远大于慢速(火药)爆炸。距离爆炸现场越近,损伤越严重。此外,患者与爆炸中心空间位置(包括高度和角度)关系也影响损伤的严重程度。爆炸目击者损伤程度远高于非目击者。

爆炸多伴烧伤、钝器或锐器损伤。爆炸中心和其附近者,烧伤较重;稍远者,损伤主要分布于朝向爆炸中心身体一侧,炸裂爆炸物外壳、爆炸击碎物质形成的各种创口,周围常有程度较轻的烧伤,可伴严重骨折和内脏损伤;再远者,可出现挫裂伤和撕脱伤。爆炸伤常见表现有:

1. **听觉冲击波伤(auditory blast injury)**　高压冲击波最常损伤耳功能,症状包括耳聋、耳鸣和眩晕,中耳骨可能发生脱位,部分患者可能出现永久耳聋。损伤程度与爆炸压力有关,在压力>2psi 时即可出现听力损伤,表现为耳痛、眩晕及耳鸣;15 ~ 50psi 时,半数患者出现鼓膜穿孔,致耳内出血或急性听力丧失(图 5-1-5)。

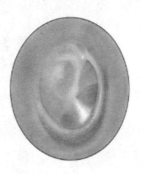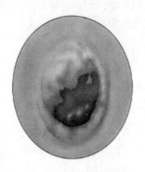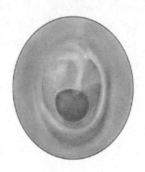

图 5-1-5　耳内出血和鼓膜穿孔

2. **肺爆炸伤(blast lung)**　肺脏是爆炸伤最易受损的靶器官,肺损伤导致呼吸衰竭是患者病死的主要原因之一。压力超过 70psi 时,半数患者出现肺损伤。在高压冲击波引起的"内爆与过牵效应",导致肺血管壁撕裂、出血、肺间质损伤、肺挫伤、胸腔积液(血胸)、气胸(张力性气胸)及肺水肿,出现动脉气体栓塞时可危及生命。

3. **胃肠道爆炸伤(gastrointestinal blast injury)**　肠道(多为结肠)牵拉和缺血致肠壁损伤破裂,多伴肝、脾等器官钝挫或穿透伤,常出现恶心、呕吐、腹痛及腹泻等非特异的症状和体征。

4. **眼冲击伤(ocular blast injury)**　多为二级和三级爆炸伤,表现为异物感、疼痛和视觉丧失,损伤多较重,可出现眼球破裂及穿透性损伤。

5. **脑损伤(brain blast injury)**　颅脑容易遭受多种爆炸类型的损伤脑损伤,程度轻重不一,重者可死亡。大部分损伤包括出血(蛛网膜下腔出血、硬膜下出血、脑及脑膜充血)、脑震荡、脑水肿、弥漫性轴突损伤、继发于气体栓塞的脑梗死等。症状有头晕、头痛、恶心、呕吐、耳鸣、记忆及视觉障碍、对噪声敏感、言语模糊、肢体虚弱或麻木、易怒、顺行/逆行性遗忘、癫痫及意识丧失。部分患者被误诊为创伤后应激障碍。爆炸脑损伤具体原因尚未明确,可能与皮质血管破裂,脑内、硬膜外及硬膜下出血有关。

6. **创伤性窒息(traumatic asphyxiation)**　胸廓压缩阻止静脉血回流入心脏,临床表现为面部水肿或发绀、结膜下出血、呼吸窘迫、头颈部、胸部及胸壁皮下瘀斑。

7. **光辐射烧伤(flash burns)**　短时间强烈热灼伤造所致,多为浅表性损伤,仅限身体暴露部位,最常见于脸部及手部。

8. **挤压伤和挤压综合征(crush injury and crush syndrome)**　挤压伤指大面积骨骼肌持续受到压迫致组织缺血、横纹肌溶解,造成细胞破裂毒素释放。部分患者出现筋膜室综合征,表现为挤压部位严重的疼痛、红斑、水疱、肿胀及脉搏减弱。严重者导致急性肾衰竭。挤压综合征指横纹肌溶解与缺血再灌注造成的全身并发症,包括威胁生命的高钾血症、低容量等造成心律失常、休克等。

9. **穿透伤(penetrating ballistic injuries)**　子弹穿透伤多见,损伤严重程度与受损组织有关,伤口通常有出口和入口,污染面积大。

10. **钝弹道伤(blunt ballistic injuries)**　常见损伤部位为心脏、肝脏、脾脏、肺脏和脊柱。身着防弹背心者仍可能受钝弹道伤,出现迟发型损伤。

11. **复合伤**　其中烧冲复合伤最常见。伤员同时或相继受到热能和冲击波直接/间接作用,发生烧伤和冲击伤的复合伤。烧冲复合伤包括体表烧伤、创伤,易造成机体器官损伤,病情演变迅猛,救治过程困难。

三、爆炸伤后的特殊医疗处置

(一) 危险评估(assess hazards)

对灾难现场进行危险评估,保证所有救援者安全,防止次生灾难发生。处理大规模人员伤亡事件时,随时可再次发生危险情况。如伤亡出现扩大时应充分考虑到应对策略,包括临床干预措施和决策的制定、潜在危险的处理、资源受限情况下伤亡人员的转运等。现场情况未明或考虑进入现场风险很高时,可首先使用无人侦察机或机器人到达现场拍照及采集空气、水、土壤样本等进行危险评估。进入现场后应注意观察是否有下列情况:

- 是否有掉落的电线?
- 是否有瓦砾和碎片?
- 是否有起火?
- 是否存在可疑的威胁或危险物品?
- 是否有烟雾或有毒物质泄漏?
- 是否有建筑物倒塌的危险?
- 是否有可能发生次生灾难?
- 是否为恐怖袭击,罪犯是否藏匿于幸存者中?
- 现场是否有辐射风险及何种措施可减少幸存人员或施救者暴露辐射量?
- 被抢救人员是否需要洗消?

（二）防护设备的选择和使用

爆炸现场尤其注意有毒有害气体损伤。有毒有害气体常损伤眼睛、呼吸道和皮肤等部位。进入现场需穿戴护目镜、头盔、口罩、手套、靴子、防护服等,有条件者穿戴专业防护装备。脱离现场后及时洗消救援者及染毒服装。

个人防护设备(personal protective equipment,PPE)分四级,各个级别的 PPE 的优缺点及应用范围(图 5-1-6),可根据爆炸具体情况选择 PPE 后方可进入爆炸现场实施救援。

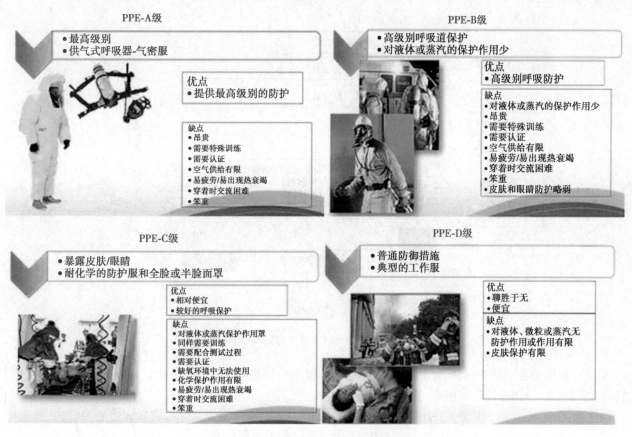

图 5-1-6　PPE 设备选择和优缺点

（三）爆炸伤患者洗消

由受过训练和配有适当装备人员进行,清除或灭活有害污染物,防止二次污染。任何爆炸事件发生危险物质释放或个人可能已暴露于放射性物质情况时,均应考虑洗消。疑似污染伤患者如未得到洗消,不允许进入医疗机构。

（四）医学救援

1. 政府主导灾难救援　爆炸伤多为突发事件，伤亡人数多。国家或地方政府主导灾难救援，负责协调急救资源，维持现场秩序。交通、公安、消防、救援、医疗急救等各部门密切合作，最大限度地减少人员伤亡。同时向公众发布信息，通报灾难救援进展情况。

公共卫生健康部门在爆炸伤救治中的职责有：实施环境控制和隔离检疫，及时接种疫苗，防止传染病传播；加强流行病学监测，收集健康数据并提供给相关人员；促进庇护场所健康和卫生；制定政策和计划，为再次发生灾难做准备。

2. 检伤分类

（1）目的：爆炸事故发生后，伤亡患者数量极可能超出医疗机构救治负荷。面对大批伤员救治，最主要的不是技术，而是高效组织。医学救援人员在面对群体伤害时，首先分清轻重缓急，即哪些伤者必须立即急救，哪些可稍后处理。这种"分清"，即为检伤分类（triage）。其目的是在资源有限时，尽可能救治最多幸存者。

检伤分类方法很多，如 CareFlight 分类法、CESIRA 分类法、Homebush 分类法、JumpSTART 分类法、Military triage 分类法、Pediatric Triage Tape（PTT）分类法、SALT Triage 分类法、Simple Triage and Rapid Treatment（START）分类法和 Triage SIEVE 分类法等。目前尚未发现哪一种检伤分类方法更优越。况且检伤分类受当时环境和条件的影响很大，例如混乱的现场、嘈杂的声音、伤者的不依从性、现场设备不能使用等均影响检伤效果。美国国家灾难生命支持（National Disaster Life Support，NDLS）培训课程推荐 SALT 检伤分类法，其标准见图 5-1-7。

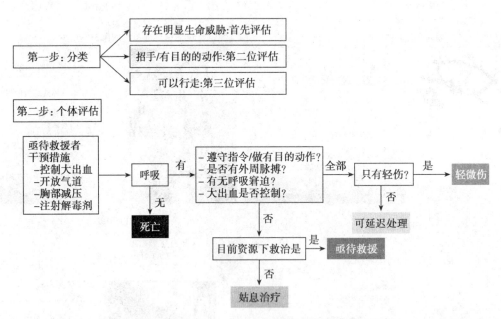

图 5-1-7　SALT 检伤分类步骤

（2）检伤分类的标签：检伤分类标签应醒目统一，既表明该患者病情严重程度，又代表其应该获得救护、转运先后与否。NDLS 推荐采用红、黄、绿、灰、黑五种颜色标签（图 5-1-8）。

红色：急需抢救者。病情十分严重，随时有生命危险，也称"第一优先"。如突发呼吸心搏骤停、气道阻塞、中毒窒息、活动性大出血、严重多发性创伤、大面积烧烫伤及重度休克等。

黄色：可延迟处理者，病情严重，需尽早抢救，也称"第二优先"。如各种创伤、多处骨折、急性中毒、中度烧烫伤、昏迷及休克等。

绿色：轻微伤者，患者神志清醒，有外伤但不严重，疾病发作已有所缓解，可稍后处理，等待转送，也称"第三优先"。

急需抢救者	通过紧急处理可以存活
可延迟处理者	需要治疗,但可延迟处理而不影响生存率
轻微伤者	轻微受伤或者生病,无须治疗也可存活
姑息治疗者	目前存活但现有医疗资源下存活概率低

图 5-1-8　检伤分类标签

灰色:姑息治疗者,目前存活,但现有医疗资源下存活概率低,也称"濒临死亡者"。是限于环境、资源及后送条件等不得不做出的艰难抉择,最常见于严重颅脑创伤及大面积烧伤。

黑色:确认已经死亡,不作抢救。

抢救小组立即对患者配置不同颜色标签并置于明显部位,以清晰告知现场救护人员,避免因现场混乱,抢救人员及装备不足的情况下,遗漏"第一优先"患者的积极抢救;或者有限医疗资源抢救力量用于非紧急抢救患者,而真正急需者得不到优先。

应该注意检伤分类是动态变化的,根据现场情况的变化,可能需要多次检伤分类。

(3)检伤分类的组织及运行:专门小组负责,原则上由当时、当地救护经验最丰富的人进行初步检伤分类。当专业急救队伍到达后,复核初步检伤分类,积极抢救"第一优先"患者。

在检伤分类同时或分类后,如情况十分严重,在分配现有急救资源时,应迅速统筹就近资源并提出请求支援。

3. 分级救治

(1)一级救治(现场急救):同其他灾难相同,爆炸伤现场的救生干预措施(life saving interventions,LSI)包括:控制大出血、开放气道、胸腔穿刺减压和注射解毒剂。

1)控制大出血:大出血是大多数创伤患者死亡原因,控制大出血是创伤现场急救首要任务。可用毛巾或手帕直接压到伤口上,有条件可加压包扎。也可通过指压动脉搏动点来止血,并及时送医院进行抢救。四肢大出血可用止血带,但时间不宜超过 1 小时。止血带可在大腿、上臂的上 1/3 和下 1/3 处。捆绑在上臂中段会损伤桡神经。止血带材料可选择布带、领带等。上止血带后要标明时间。表浅的伤口,小的出血或者大面积挫伤,需清水冲掉伤口及周边的泥土、砂石,6 小时内到医院清创。

2)开放气道:及时清理昏迷患者呕吐物,迅速清除口鼻异物,防止窒息。昏迷者肌肉张力变弱,舌肌松弛,舌根下坠而造成上呼吸道梗阻,故施救者一手将患者颈部托起,另一手压住前额使头向后仰,间接将舌根拉起。怀疑颈椎损伤时,应用手或厚纸卷等固定颈椎。

3)胸腔减压:明显的呼吸困难伴有胸痛的患者应考虑到张力性气胸。需紧急胸腔减压:用粗针头在伤侧第 2 肋间锁骨中线刺入胸膜腔,若见有高压气向外冲出,可证实诊断。需要外接单向活瓣装置,危及时可在针柄处外接剪有小口的塑料袋、气球等,防止外界空气进入胸腔。若爆炸伤患者胸部有开放性伤口时,为维持有效呼吸,用不透气材料封闭伤口,以免空气进入。

4)注射解毒剂:爆炸事故现场怀疑危险化学品泄漏时,应针对性地准备毒物快速检测仪器设备(检气管、气体检测仪、化学毒物快速检测箱等)、采样器材(空气采样器、采气袋、采样瓶等)和样品储藏运输器材,有条件时可使用傅立叶红外气体分析仪、便携式气相色谱质谱仪等设备。确有毒物泄漏时,早期使用解毒剂。常见毒物及解毒剂(表 5-1-1)。

表 5-1-1　常用的特效解毒剂

毒物名称	解毒剂	注意事项
有机磷杀虫剂	阿托品 碘解磷定/氯解磷定	同类解毒剂:东莨菪碱、654-2 及长托宁 中、重度中毒合用阿托品类药物
亚硝酸盐	亚甲蓝	小剂量使用(1~2mg/kg)
氰化物	亚甲蓝 亚硝酸钠/4-二甲氨基苯酚/亚硝酸异戊酯 硫代硫酸钠	大剂量使用(5~10mg/kg),硫代硫酸钠合用 与硫代硫酸钠合用 在亚甲蓝、亚硝酸钠/4-二甲氨基苯酚/亚硝酸异戊酯等药物使用后应用
肼类化合物	维生素 B_6	

（2）二级救治（灾区附近医院的早期治疗）：爆炸发生后十几分钟，大量受伤者由120或自行到达离爆炸中心较近的医疗机构。邻近医院成为接诊患者的主力，其主要职责是处理危及生命的损伤，防止并发症发生。救治过程分为资源准备、再次检伤和信息登记。应当注意的是，来医院早的患者不一定是最重的患者。

1）资源准备：资源准备包括空间、抢救物资及医护人员准备。医院应立即开通绿色通道，紧急开放门诊大厅和诊室等一切可以利用的空间，调集缝合包、换药包、敷料、麻醉药品、转运车椅、破伤风抗毒素血清等物资，通知其他相关科室医护、行政、后勤人员迅速来医院支援急诊，开放空间、协调物资分配。

2）再次检伤：急诊科应承担起调配救治力量，再次进行检伤分类，对成批爆炸伤患者的有序救治和及时、合理分流。对濒危伤者复苏抢救，安排重伤者手术或住院，协调轻伤员向较远医院分流工作。患者有以下情况时，应尽快住院治疗：①严重烧伤；②怀疑气体栓塞；③暴露辐射物质；④生命体征异常；⑤肺异常检查结果（肺挫伤或气胸）；⑥腹部疼痛或呕吐；⑦胸部、腹部、颈部或颅腔穿透伤。

对于个体患者而言，首先检查气道，呼吸和循环状态，然后观察头、胸部、腹部以及四肢有无严重的爆炸伤（如头/颈部损伤、血胸及张力性气胸、腹腔内器官破裂、骨盆骨折和严重烧伤等）。此外，患者检查听力亦非常重要。因为一旦听力受损，则意味着肺泡也可能受到高压冲击波出现弥漫性肺损伤，进展为急性呼吸窘迫综合征，甚至需要呼吸机支持治疗，检伤医生应特别关注此类患者。此外，如果听力患者障碍伴有明显喘息，警惕张力性气胸的可能。

对于吸入性肺损伤患者，应予以高流量吸氧气道管理。怀疑吸入（烧伤）损伤者优选气管内插管。怀疑气体栓塞时，需进行高压氧治疗，并置患者于左侧卧位。

用干净或无菌的敷料包扎伤口控制出血，不要尝试移除刺入患者体内的物体。疑似骨折时应进行固定，如有颈椎损伤表现时可采取颈椎固定。

冲击波引起的心脏挫伤可产生心律失常，需要监测 ECG，SpO_2 和 $EtCO_2$（如有可能）。

创伤性损伤患者使用生理盐水，烧伤性损伤患者则首选乳酸林格液（如当时无此种液体时候可使用生理盐水替代），结合患者的临床表现，积极进行液体复苏治疗。

如无潜在的脑损伤，使用吗啡（2mg，如不缓解，可间隔5分钟再给予）控制烧伤或骨折引起的疼痛。

对于严重创伤患者应，尽快使用合适的方式转运至创伤中心或烧伤中心进一步治疗。颅脑外伤有耳鼻流血者不要堵塞，胸部伤口随呼吸出现血性泡沫时，尽快封住伤口。腹部内脏流出时，用湿的消毒无菌敷料覆盖后，用碗等容器罩住保护，免受挤压。严重爆炸伤患者，尽量保存皮损和肢体（包括离断肢体），避免和减轻伤残。

爆炸物质不明时，应尽可能提取患者的体液标本进行检测，除外有无毒物泄漏引发群体中毒。

3）信息登记：诊治患者同时做好爆炸伤患者的登记工作，包括姓名、性别、年龄、家庭住址、爆炸时所处位置、暴露时间、处于上/下风向等。

以天津港大爆炸为例，爆炸伤员主要为玻璃碴划伤、坠落物体砸伤和爆炸冲击波扑倒、灼伤。爆炸发生后，附近医院迅速开放门诊，建立就诊的绿色通道。安排经验丰富的急诊医师、护士负责快速检伤分类。对休克患者，立即建立静脉通路，快速输液。对重伤员医生进行检伤的同时，护士测量生命体征并将数据用碳素笔写在患者胸部皮肤上。对行动自如的轻伤员，直接引导到临时开放的门诊进行清创缝合、止血、包扎，并安排24小时内注射破伤风抗毒素。医生检伤后提出影像检查（如头颅/胸部/腹部CT、骨骼X线片等），护士即用碳素笔标写在患者胸部皮肤上并即刻安排检查。损伤部位和性质明确后，快速将伤员转送到手术室或收住院。部分严重烧伤、严重眼外伤伤员转运天津市内相关医院。离爆炸中心较远的医院也迅速开放空间、调集物资，准备接诊患者，同时承担自行来诊患者的治疗。

（3）三级救治（后方医院的专科治疗）：随着时间推移，事故患者救治的针对性逐步加强。卫生行政部门应根据各医院救治专家团队（创伤中心、中毒、烧伤、急诊和重症医学）、医院硬件条件（手术室、手术器具、技术能力），确定能力医院（综合、特殊专科-烧伤、中毒，传染性疾病），个体化救治每位患者。

（4）四级救治（康复治疗）：康复治疗应早期进行。

经过全力救治，大部分危重症患者转危为安，出院后转入属地社区卫生服务中心进行康复训练，以尽量减少伤残率，提高生活质量。

卫生行政部门指定专人作为医疗卫生服务协调人，负责与收治患者医疗机构对接，确定后续治疗的社区卫生服务中心，传递医疗信息，保证治疗连续性，对后续医疗卫生服务进行管理。社区卫生服务中心提供伤者信息建档、责任医生、家庭随访、拆线、换药、健康指导工作。

4. 感染预防、防疫工作和心理干预同期开始

（1）预防破伤风：爆炸伤患者应注意预防破伤风。破伤风是由破伤风梭菌侵入人体伤口后，在厌氧环境下生长繁殖，产生嗜神经外毒素，引起全身肌肉强直性痉挛的急性传染病。严重者引起喉痉挛，甚至死亡。

爆炸伤口一般小而深，易造成缺氧环境，利于破伤风杆菌繁殖。早期彻底清洗伤口非常重要，对于"口小肚大"伤口，需扩大伤口充分引流。注射破伤风疫苗对预防疾病非常有效，因此，只要爆炸患者皮肤有破损，就应注射疫苗。

（2）防疫工作：预防传染病传播措施包括控制传染源、切断传播途径和保护易感人群。在积极抢救爆炸伤患者的同时，还需组织防疫人员对灾区进行喷药消毒，以切断传播途径，控制传染病传播。若爆炸发生在高温季节，暴雨过后常常伴随着细菌滋生，极易引起肠道传染病、介水传染病、食源性疾病等疾病的流行。卫生防疫人员负责定期对临时安置点进行消毒，对生活饮用水卫生进行监测，规范供餐管理。宣传灾后防疫，提高灾民防范意识，维护自身健康。

（3）心理干预：与医治躯体疾病一样，心理干预同等重要。爆炸伤事发突然，后果严重，危害性大，甚至导致截肢、眼球摘除而致残，致盲等，给患者带来极大心理创伤，可发生各种各样的心理反应，主要表现如下：①冷静、表情淡漠、少言；②害怕、食欲不振；③孤独、无助感、自卑；④嗜睡、疲劳、困惑；⑤紧张、恐惧；⑥焦虑不安、心神不宁、注意力难以集中；⑦抑郁、悲观和绝望；⑧怨天尤人、容易激怒。

建立有效的心理干预方法对患者疾病恢复有举足轻重的作用。医护人员应进行有效的心理疏导训练，减轻患者心理压力，增强战胜疾病的信心和能力，积极主动配合医护工作，促进身心康复。

此外，心理学专家与患者交流沟通，评估其心理状态，针对患者出现的急性应激反应，早期制订出个性化干预方案，开展相应治疗。

天津港爆炸发生后，心理专家组编写《致家属》《致伤员》《面对伤员及家属，工作人员可以做些什么》等宣传品，对重症患者采取一对一、点对点进行心理援助（图5-1-9）。医务社工专家和心理危机干预队伍对患者进行心理危机筛查和跟进随访，对伤难者亲属和参与伤员救治的医务人员也进行心理干预。发挥心理热线作用，设置固定心理咨询点，为咨询者提供及时的心理健康咨询服务。

5. 重视志愿者的作用　志愿者是应对灾难时不可忽视的社会力量，可提供政府之外的全方位补充，如帮助安置群众、运送并发放物品、维持现场秩序、运送受伤群众、宣传防护和灾难急救常识。

目前我国尚未建立完善的志愿者管理机制和工作体系。志愿者多为自发，来源各异，缺乏统一管理和协调，致使服务松散、随意，工作不规范，甚至触及法律问题。许多工作重复进行，资源分配不均衡。

6. 关注现场救援人员　由于现场救援人员（主要是消防官兵）身着厚重防护服，致大量出汗；高强度工作、无食欲及大量饮用不含电解质的水，容易发生出现低钾血。应注意现场救援人员电解质配方液体的供应。此外，长时间高温、高湿环境中工作，应警惕中暑的发生。

灾难救援者同样容易出现心理创伤。要求心理团队关注患者心理疾患的同时，应严密监测灾难救援者的心理状态，进行个体化的心理治疗。

（五）培训及演练

近年来，全球范围内各种自然和人为灾难频发不断，建立适应现代急救和灾难救援需要的医疗"特种部队"势在必行。与发达国家相比，我国无论在灾难预防和公众教育，还是灾难救援和危机处置机制方面均显示明显弱点，有时搜救人员千辛万苦将伤者从废墟中挖出，医疗救援却没到现场，或对特殊伤情处置经验不足，让成功获救的伤者死亡。而某些医生，由于习惯于护士分诊、患者排队、无菌手术室里做手术的环境。一旦处于瓦砾废墟上，常常束手无策。建设一支综合性的应急救援队伍是应对多样化的自然灾难和突发公共事件的基本要求。

规范灾难事件发生时处置流程是演练的重要目的，包括如何快速有效检伤分类、培养应急救治队伍素质和能力，建立高效通信指挥、各方协调联络机制等，培训专业急救团队、探索多样服务模式。灾难不可预测，

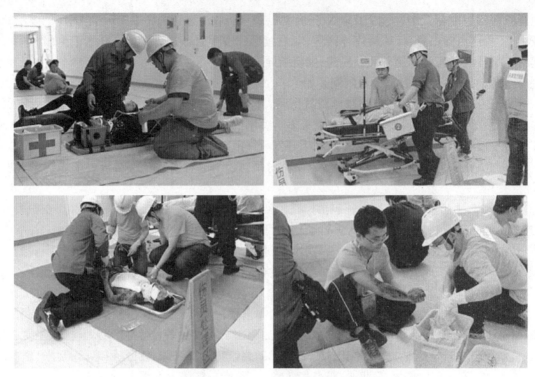

图 5-1-9 天津港医学救援演练现场

但要有应对的准备。演练和培训应定期进行,且需当地政府应急办及卫生行政相关人员参加。

除培训和演练外,应该加强创伤中心和烧伤中心建设。

（王力军 柴艳芬）

第二节 挤压综合征

挤压综合征是肌肉肥厚的肢体或躯干受到重物长时间挤压,受压肌肉发生缺血改变,继而引起肌红蛋白血症、肌红蛋白尿、高钾血症和急性肾衰竭表现的症候群(图 5-2-1)。

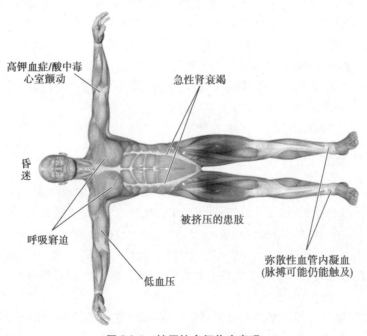

图 5-2-1 挤压综合征临床表现

（一）病因

挤压综合征多发生在地震等灾难性事故时,由于房屋倒塌,四肢或肌肉肥厚的躯干被重物长时间挤压所致。此外,矿井、建筑工地的各种塌方事故,也易产生此征。神志不清或昏迷状态中的病人,由于长时间的被动体位也会发生自压,从而引发挤压综合征。

（二）临床表现

1. 局部表现　肌肉受到长时间挤压后,受压肌肉发生变性、缺血、坏死和血管通透性增加。当压力解除后,血液重新流入伤处,但由于局部小血管和毛细血管破裂,微血管通透性增强,使肌肉水肿,体积增大,必然造成筋膜间隙区内压上升。当间隙内压升到一定程度,肌肉组织的局部循环发生障碍,使静脉回流受阻和小动脉灌注压降低,造成血液和血浆渗入到肌肉内的组织间隙。导致受压部位高度肿胀,皮肤发硬,可见皮下淤血,受压皮肤周围有水疱形成。受压肢体麻木、运动障碍,甚至有肢体远端苍白、发凉、动脉搏动减弱或消失。但也有少数病人局部改变不重,也不能排除挤压综合征。要特别注意局部压痛、皮肤感觉障碍,肢体主动和被动活动时引起疼痛等体征。

2. 全身表现　大部分伤员因强烈的神经刺激,大量血浆渗入到组织间隙,使有效循环血量减少,从而发生休克。由于休克使肾脏灌流血量减少,肾脏缺血时,近端肾小管功能受损,影响钠的再吸收,使远端肾小管内钠浓度增加,导致肾素释放增加。通过肾素-血管紧张素系统作用于肾小球的入球动脉和出球动脉而发生收缩,一方面使肾小球滤过率下降,同时又使肾脏缺血加重。加之坏死肌肉释放出大量有害物质和酸性代谢产物,从而引起肾脏功能障碍。大量肌红蛋白不能从受损的肾小管滤过,形成肌红蛋白血症和肌红蛋白尿,表现为茶褐色尿或血尿。其浓度在伤后 3～12 小时达到高峰,1～2 天后逐渐转清。

挤压综合征时,因有大量肌肉坏死,向血中释放大量钾,加上肾功能障碍时的排钾困难,使病人在 24 小时内血钾会升到致命的水平。伤员表现有严重的心律失常。在高血钾的同时还会有高血磷、高血镁及低血钙,这些电解质紊乱又会加重钾对心肌的抑制和毒性作用。

（三）诊断

这类病人都有肢体或肌肉肥厚的躯干长时间受压病史。加之典型的局部和全身表现,诊断挤压综合征并不困难。但是,对临床表现不典型者,必须进行辅助检查,以帮助确诊。

血液 pH 呈酸性,二氧化碳结合力下降,高血钾,肌酐、尿素氮和非蛋白氮升高。尿呈酸性,内含红细胞、血红蛋白、肌红蛋白、色素颗粒和管型。尿比重升高而尿量减少,并呈茶褐色。

（四）治疗

1. 现场急救　尽快把伤员从重压下解脱出来,然后使伤员平卧休息,将伤肢加以制动。禁忌抬高患肢、按摩和热敷。可使伤肢暴露于凉爽的空气中,或用凉水降低伤肢的温度,但应避免冻伤。有开放性伤口和活动性出血者应给予止血,但不能用止血带和加压包扎。伤肢处理后给伤员口服碱性饮料,在 1000～2000ml 水中加入 8g 碳酸氢钠,再加入适量糖和食盐。

2. 伤肢处理　伤员入院后要在无菌手术室内行切开减压,彻底切开深筋膜。早期切开减压可减轻肌肉继续坏死,防止病情进一步恶化。清除掉失活的组织,减少有害物质进入血液循环,减轻中毒反应。若坏死肌肉广泛,一次切除对机体损伤过大,可分期切除。伤口要在严格无菌条件下换药,全身病情好转后可行伤口二期缝合。伤肢肌肉严重广泛坏死,而且有早期肾衰和肌红蛋白尿者。或者伤肢合并有特异性感染者,可考虑作截肢术,以挽救伤员生命。

3. 全身治疗　早期补充血容量,液体包括等渗盐水、平衡盐液、血浆和低分子右旋糖酐。输液量不宜过多,基本保持出入平衡。休克纠正后,每日总入量维持在 1000ml 左右。在早期补充血容量的同时应及时补充碱性药物,以碱化尿液,防止肌红蛋白在肾小管内沉积。休克纠正后就开始用 20% 甘露醇利尿,每日用量为 1～2g/kg。快速滴入甘露醇可使肾血液量增加,促进肌红蛋白排泄,保护肾脏功能。亦可用呋塞米和利尿合剂利尿。另外,要及时纠正酸中毒和电解质紊乱,使用对肾脏无毒性作用的抗生素。

对高血钾的处理要采取综合措施,包括不输库血,不摄入含钾食物（牛奶、水果）,用 25% 山梨醇悬液 200ml 保留灌肠。胰岛素 20U 加入高渗葡萄糖 60g 中静滴,有利于钾离子进入细胞内。10% 葡萄糖酸钙

10～20g 静注可拮抗高血钾对心肌的损害。一旦急性肾衰诊断成立,要早期行血液透析治疗。

(五)预后

1. 挤压综合征病人的伤口要在严格无菌条件下换药,而且要用对肾脏无毒性作用的抗生素预防感染。一旦伤口和全身发生感染,伤肢会发生湿性坏疽。后果将会很严重,甚至危及到病人的生命。

2. 挤压综合征引起急性肾衰时,血中尿素氮和钾离子浓度上升速度快。因此要加强对心脏功能的监护,防止引起心功能衰竭。

(王振杰)

第三节　腹腔室隔综合征

腹腔室隔综合征(abdominal compartment syndrome,ACS),又称腹腔间隔室综合征、是由不同原因导致腹腔内压力(intra-abdominal pressure,IAP)非生理性、进行性、急剧升高(又称腹腔内高压,intra-abdominal hypertension,IAH)而导致多个器官功能障碍的一种综合征(图5-3-1)。文献报道 ACS 的发生率差别很大,一般为 1%～14%,最高达52%,这可能是由于各家报道的病例不同,病情严重程度不同,或诊断标准不同所致。ACS 对全身病理生理有严重影响,治疗不及时常导致患者死亡,病死率高达 62.5%～75.0%。由于 ACS 诊断和治疗的诸多方面尚未被临床医师充分认识,即使当病人发生呼吸、循环障碍时,临床医师常常认为是原发疾病所致,而很少考虑是 ACS 所致。目前虽然国内不少医生已经对 ACS 有所认识,但尚未充分重视及普及。在诊断和治疗上也还存在许多争论。

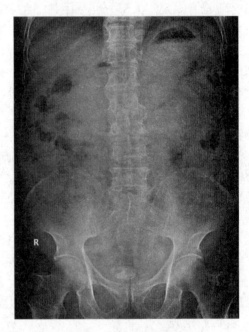

图 5-3-1　腹腔室隔综合征

(一)病因及高危因素

1. 腹腔是个有限可变的腔室,正常 IAP 为零左右。当腹腔内容物体积增加超过腹腔的变化能力时,将会引起 IAP 增高。引起腹腔内容物体积增加或腹腔容积相对减少的因素即为 ACS 的病因。可分为创伤性(如骨盆骨折、腹腔内大出血、大面积烧伤)和非创伤性损伤(如腹主动脉瘤破裂、腹膜炎、急性重症胰腺炎、肠梗阻、急性胃扩张、腹腔内棉垫填塞、气腹、腹壁张力缝合等)。

2. 临床研究表明,24 小时液体输入量与 ACS 的发生关系密切,是 ACS 发生的独立危险因素,已经成为腹腔室隔综合征的主要原因之一。当 24 小时液体输入量为 8L 时,ACS 发生率仅为 0.7%;当 24 小时液体输入量为 15L 时,ACS 发生率为 70%;当 24 小时液体输入量为 18L,ACS 发生率高达 99%。也有研究认为体质指数(body mass index,BMI)是 ACS 发生的唯一危险因素。

(二)发病机制

ACS 的发病机制尚未阐明,目前研究认为与直接压迫、血管渗漏、缺血再灌注损伤、血管活性物质释放及氧自由基等综合作用引起受损脏器水肿、细胞外液大量增加有关。

(三)病理生理变化

IAH 能引起肺、心血管、肾、内脏、骨骼肌、腹壁及中枢神经系统等全身器官的功能障碍,甚至引起 MODS。

1. 呼吸系统　升高的 IAP 能导致胸腔内压增高、肺血管阻力增加,引起肺容量、功能残气量和残气量进行性减少,从而导致肺顺应性下降、肺泡氧张力下降、肺换气不足,进而引起呼吸功能衰竭。临床表现主要为低氧血症、高碳酸血症和气道峰压不断增高;X 线胸片上见横膈上升,肺容量下降。一些研究发现,呼吸功能障碍可以作为 ACS 的首发表现。

2. 心血管系统 当 IAP 高于 20mmHg 时,心输出量下降,且随 IAP 升高,心输出量进行性下降。心输出量的下降主要是由于 IAP 增高引起全身血管阻力增加,导致心脏后负荷增加;下腔静脉和门静脉受压导致静脉回心血量下降;IAP 增高使横膈向上抬高,进而引起胸腔内压、中心静脉压和肺动脉楔压增高,引起上、下腔静脉回心血流量下降、心脏受压和心脏舒张末容积的下降。

3. 肾脏 有研究发现,随 IAP 的增高,肾静脉压力进行性增高,而肾血流量和肾小球滤过率的进行性下降,导致尿量下降。当 IAP 为 15~20mmHg 时,即可引起少尿,高于 30mmHg 时能引起无尿。IAH 通过多种机制导致肾功能受损:①全身动脉血管阻力增加致心脏后负荷增加,下腔静脉和门静脉受压致静脉回心血量下降引起心脏前负荷减少,从而使心输出量减少、肾脏血液灌注下降,导致肾前性少尿;②肾动脉受压,导致肾脏血液灌注不足;③肾实质受压引起所谓的"肾室隔综合征";④肾静脉受压阻碍肾血液回流;⑤IAH 导致血浆抗利尿激素和醛固酮分泌增加。主要表现为少尿-无尿-氮质血症的进行性加重过程,且液体复苏不能或只能部分逆转 IAH 导致的肾功能不全。不伴有呼吸功能不全的肾衰竭一般不是 IAH 的并发症。

4. 门脉系统、腹腔内脏器 随 IAP 的增高,肠系膜血流量进行性减少。当 IAP 高于 10mmHg 时,肠系膜血流灌注即开始下降;当 IAP 为 20mmHg 时,血流量为正常的 70%;而当 IAP 为 40mmHg 时,肠系膜血流量下降为正常值的 30%。肠道缺血-再灌注损伤模型发现,尽管平均动脉压维持正常,维持 IAP 25mmHg 约 60 分钟,24 小时后回肠黏膜血流量下降 63%。IAP 是产生肠系膜血管阻力、调控肝动脉和门脉等器官血流灌注的决定性因素,当血容量不足和出血时,这一作用更加显著。如 IAP 高于 20mmHg 时,即使心输出量增高,循环血压维持正常水平,肝动脉、门静脉等腹腔脏器的血流灌注仍进行性下降。出血性休克 ACS 动物模型发现,ACS 导致肠系膜上动脉血流量、胃黏膜 pH 显著下降,24 小时后脾脏、淋巴结和门静脉血液培养见肠道细菌移位。

5. 中枢神经系统 实验发现,IAH 能引起颅内压(intracranial pressure,ICP)升高、脑灌注压下降,其机制尚未明确,多认为与胸腔内压和中心静脉压升高导致颅内静脉回流受阻有关,临床上可有精神症状。

6. 腹壁 IAH 时腹壁紧张度增加、顺应性降低,当 IAP 增高到一定限度后,较小的腹腔内容物的增量就会引起 IAP 的显著增高;反之,部分减压也可以明显降低 IAP。

(四)临床表现

1. 临床症状 ACS 的主要临床表现为高度腹胀、腹部明显膨隆,呼吸窘迫,呼吸道阻力增加,缺氧,心率增快,浅静脉怒张,少尿或无尿。病情进一步发展则可引起心、肺、肾为主的多脏器功能障碍综合征表现。

2. 辅助检查

(1)实验室检查:为正确诊断及监测对其治疗效果,应测定下列指标:①循环指标:动脉压、心率、中心静脉压、肺动脉楔压,右心室舒张末期容积指数;②呼吸指标:呼吸频率、动脉血氧分压、动脉血二氧化碳分压、气道压力峰值及平均气道压;③肾功能指标:尿量、血清尿素氮和肌酐,必要时可测定肾小球滤过率;④其他指标:胃黏膜值、血清乳酸浓度,还可使用近红外线分光镜测定胃及肌肉组织中的氧饱和度。

(2)影像学检查:X 线胸片、B 超可以见到膈肌上抬、胸腔变小、腹水等征象。心脏彩超或经食管超声心动图可提示心室舒张末充盈不足,心输出量减少。CT 扫描圆腹征阳性(腹部前后径/横径比例大于 0.8),腹腔和后腹膜大量渗液,胃肠道严重扩张,肠壁增厚,肾脏、肾静脉及下腔静脉受压,肾脏受压或移位。

(3)腹内压测定:IAP 的测定对的诊断具有极其重要的意义,有学者指出:"在 ICU,不测量腹内压甚至未想到它是不明智的,就像人们如果不测量体温就不能发现发热一样。"

测腹内压方法:分为直接法和间接法两种。前者是指直接置导管于腹腔内,然后连接压力传感器实施测压。后者可通过测量下腔静脉压力、直肠内压力、胃内压力和膀胱内压力来间接反映。膀胱内压力测定方法简便,易在床边施行,侵入性小,被视为测量腹内压的金标准。具体操作如下:患者取仰卧位,将 50~100ml 无菌生理盐水经 Foley 尿管注入排空的膀胱内,夹住尿管,用 Y 型管或三通接头连接尿管、尿袋和压力计,以耻骨联合为零点,此点上的水柱高度则表示 IAP(1mmHg=1.36cmH$_2$O)。

（五）诊断

1. IAH 诊断标准 每 4~6 小时测量一次 IAP，连续 3 次≥12mmHg；每 1~6 小时测量一次 APP，连续两次<60mmHg。注：腹腔灌注压 APP=平均动脉压（MAP）−腹内压（IAP）

2. IAH 分级 Ⅰ级 12≤IAH≤15mmHg，Ⅱ级 15<IAH≤20mmHg，Ⅲ级 20<IAH≤25mmHg，Ⅳ级 IAH>25mmHg。

3. ACS 诊断标准 ACS 的诊断主要依靠病史和临床表现：①有严重腹部创伤或手术史等 ACS 的病因、诱因存在；②腹部膨隆和腹壁紧张，腹腔前后径/横径等于或大于 0.8；③心率加快，心输出量下降，外周血管阻力增加；④气道压峰值大于 40，低氧血症和高碳酸血症；⑤少尿或无尿，对液体复苏及应用多巴胺和襻利尿剂反应欠佳；⑥一般 IAP≥20mmHg（每 1~6 小时测量一次 IAP，连续 3 次）伴有或不伴有 APP<50mmHg；⑦并发与 IAH 有关的单一或多器官系统衰竭。ACS 诊断并不很困难，关键在于临床医师对易发患者有高度警惕性。

4. ACS 分类 根据腹腔内压力升高的原因和方式，将 ACS 分为原发性 ACS、继发性 ACS 和复发性 ACS。原发性 ACS 是指由腹腔或盆腔的创伤、手术或疾病引起，多需要早期手术或介入治疗。继发性 ACS：是指由非腹部或盆腔创伤、疾病引起，如败血症、大面积烧伤、大量液体复苏等情况。复发性 ACS：是指原发性 ACS 或继发性 ACS 经外科或内科治疗后发生的 ACS，如剖腹减压后 ACS 持续状态。

（六）鉴别诊断

ACS 的诊断虽不甚困难，但常常易与 MODS、成人型呼吸窘迫综合征及休克相混淆，应予鉴别：①MODS：ACS 是继发于 IAP 增高的心、肺、肾等器官功能不全，腹部膨隆和腹壁紧张在前，器官功能不全在后，且 ACS 时动脉血氧分压下降，而二氧化碳分压升高；MODS 则是器官功能不全在前，腹部膨隆和腹壁紧张在后，而动脉血氧分压和二氧化碳分压均下降。②ARDS：ARDS 是一种继发的、以急性呼吸窘迫和进行性低氧血症为特征的综合征，其主要病理生理改变为弥散性肺损伤、微血管通透性增高和肺泡群萎缩，导致肺内血液分流增加、通气/血流比例失衡。而 ACS 则是纯机械性压迫所致的呼吸困难，在气道压正常或增高的情况下出现低氧血症。③休克：休克时患者中心静脉压和外周血管阻力下降，而 ACS 时中心静脉压和外周血管阻力明显增加，且血压可能反而增高。

（七）治疗

ACS 的治疗原则是在治疗基础疾病的同时，以最简捷的方式，迅速减轻或缓解腹内高压，以达到有效地保护或恢复重要脏器功能、抑制 MODS 发展的目的，其迫切性甚至比治疗基础疾病还重要。

1. 治疗方法选择 一般而言，对尚未发展为 ACS 的Ⅰ级、Ⅱ级 IAH 患者可进行非手术治疗，如鼻胃管减压、脱水利尿、血液滤过、导泻、镇静、吸氧、机械通气（模式首选 PEEP）等措施。而对 ACS 则多主张施行各种减压术，其中对Ⅲ级 IAH 患者可先试行腹腔穿刺或经腹腔镜减压，对Ⅳ级 IAH 患者则多主张剖腹手术减压。有研究报道，ACS 患者行保守治疗的生存率为 37.5%，而行腹腔减压术治疗的生存率为 71%。

2. 手术时机 应灵活掌握，不能仅仅依赖某一确定的 IAH 阈值而一成不变，因为对个体而言可能存在腹内压尚未达到需手术的临界点而实际又有严重器官功能受损的情况，如果迟迟不予干预，只会加重病情，并使之进入多器官功能不全的恶性循环。相反腹内高压若只是暂时现象，则未必会造成严重后果。

3. 手术治疗原理及适应证 手术治疗原理就是给腹腔进行机械减压，解决 IAH 发展为 ACS 的单向病理生理过程，但只能对简单的原发性 ACS 有效，对继发性及复杂性 ACS 很难奏效。

4. 术前准备 为预防在减压过程中出现血流动力学的失代偿及术后大量无氧代谢产物进入血液循环所引起的再灌注综合征，术前应做好充分的准备工作，主要包括：适量补充体液，给予高流量供氧，加强保暖和监护，预防性应用少量碳酸氢钠和甘露醇等。在减压过程中，可使用血管收缩剂来防止血压突然下降及其引起的心搏呼吸骤停。

5. 腹腔减压术 目前有 3 种腹腔减压法：腹腔穿刺减压、经腹腔镜减压及剖腹手术减压。腹腔穿刺减压简便易行，创伤小，但减压效果往往欠佳，临床应用较少，但在患者 IAP 升高程度尚未达到急需手术减压时，可谨慎采用。经腹腔镜减压近年来已应用于临床，确切疗效尚有待进一步观察。绝大多数患者只有通过剖腹手术确切减压，处理原发病。特别强调腹壁切口应避免在高张力下强行缝合，以免再次发生 IAH 甚至

ACS。尽管腹腔敞开可达到最大程度减压，但却易并发腹内脏器膨出及肠瘘。因此，近年来，临床开展了一系列处置腹壁切口方法。

（1）暂时性闭合腹壁：在出现以下情况时应暂时闭合腹壁，避免强行关腹：①严重的腹部创伤或手术后，可能再发生 ACS 或采用一期关腹后因发生 ACS 而再次手术；②需要多次腹部手术，如重症急性胰腺炎患者；③大段肠坏死；④腹壁创伤等原因使切口有较大缺损而无法一期缝合者。目前可以选择的暂时性关腹法包括筋膜开放法、巾钳夹闭法、塑料膜或人造网片等关闭法、自体皮片移植及无菌包装的 3L 静脉营养输液袋缝合法等。其中 3L 静脉营养输液袋无菌、表面光滑、牢固可靠、容量大以及透明可观察腹腔内情况、价廉易得、使用方便，在临床上应用较多。

（2）再手术关闭腹壁：通常在 IAP 降至正常水平、血流动力学稳定之后、尿量增多、水肿开始消退、凝血障碍得到纠正、缺氧改善、止血彻底的情况下关腹。一般在暂时性关腹术后 3~4 天内（一般不超过 2 周）正式关腹。如果使用替代物 2 周后仍不能关闭腹腔，则腹壁切口会有较大缺损，此时可以像腹壁疝修补一样留待二期手术。

（3）延迟腹壁再造术：一般在 6~12 个月后进行，手术时去除植皮，游离出筋膜缘，松弛两侧腹直肌，必要时加作皮肤松弛切口而予以缝合。

（王振杰）

第四节　紧　急　截　肢

离断伤是灾难事件中常见的肢体损伤，作为一名医疗救援人员，应当熟练掌握相关基础解剖知识、伤员评估原则以及正确救治方法。这样才能够防止伤员出现伤情的进一步加重，最终能够防止患者发生终身残疾或死亡。准确评估和治疗离断伤是灾难事件中进行特殊医疗处置的关键。

离断伤是指由外伤等因素导致的患者肢体断裂、缺失，是一种常见的外伤急症。其主要处理原则是：

一、评估

（一）周围环境评估

首先需要对周围环境进行评估，大多数情况下肢体离断伤都发生在特定的灾难现场，我们首先需要对灾难发生的现场情况进行评估，了解周围发生次生灾难的风险，例如地震现场是否存在余震，车祸现场是否可能出现进一步的爆炸等，只有快速评估周围环境安全后再进行下一步的救治。在整个救治过程中医疗救治人员都需要对自我进行适当的保护，在没有确认手段的情况下，应当假设所有伤员的血液、体液都是存在感染风险的，因此医疗救治人员应当佩戴防护设备。

（二）伤员初步评估

当确认现场安全后应当立即进一步对所有患者进行全面、快速的初步评估。评估的目的是要了解所有伤员病情的轻重，并按照伤员病情轻重顺序排序，评估过程中随时需要确定是否存在或出现导致伤员立即死亡的伤情。如果有，则应当立即给予干预，如气道阻塞或心搏骤停，否则不要中断初步评估。

初步评估就是通过对灾难现场的观察，患者体位、反应能力等的观察，初步了解所有伤员的受伤原因和严重程度，其内容包括：

1. 伤员年龄、性别和大致体重。

2. 是否存在明显的严重损伤。

3. 是否存在明显的严重出血。

4. 伤员的意识水平。

5. 伤员的情绪状态。

6. 伤员的躯体活动情况。

7. 若伤员为女性，还需要考虑是否妊娠。

完成初步评估后按照伤员严重程度进行排序，按照由重到轻的顺序进行处理。

（三）评估最重要的内容

1. 意识水平　评估伤员意识水平非常重要，因为意识水平反映人脑的功能。通常可以通过两种检查在数秒钟内就可以评估患者的精神状态和意识水平：反应情况和定向力。

反应情况可以用来评估伤员对外界刺激的反应，包括言语（声音）刺激、疼痛（触摸，例如捏伤员的耳垂）刺激。应用意识清醒程度来描述患者的反应情况：例如清楚、嗜睡、朦胧、昏迷等。

当发现伤员反应性尚可时，要接着做定向力评估。通过测定伤员对人物、地点、时间和事件的记忆来评定其精神状态。所提问题包括对长时记忆（名字、地点）、中时记忆（地点、时间）和短时记忆（事件）的评估。如果伤员对所有问题都能准确回答，说明伤员很警觉且定向力正常，如果不能准确回答所有问题，考虑存在定向力障碍。通常长时记忆和中时记忆丧失比短时记忆丧失问题要严重。

2. 气道评估　如果伤员不能说话或意识丧失，应立即进一步评估气道。一旦发现存在气道问题，应立即停止患者一般情况评估，根据病情选用仰头抬颏法或托举下颌法开放气道。对于意识丧失或者意识水平下降的伤员来说，立即评估气道是否开放成功最重要的事情。如果气道已经开放，继续进行下一步评估。如果气道内有异物，用合适的方法清除它，之后可以尝试给伤员通气。如果通气失败，调整头部位置，再次通气。观察伤员气道有无明显气道阻塞。必要时应用吸引器或橡胶球注射器吸引。有条件的情况下可以考虑开放高级气道。

3. 呼吸评估　观察伤员呼吸时，使用看、听和感觉的方法来评估意识不清伤员的呼吸状态。评估患者呼吸是否存在困难。例如，患者出现皮肤黏膜青紫，呼吸频率不规则，呼吸时辅助呼吸肌参与呼吸，双侧呼吸动度不一致。如果是，则代表呼吸困难。考虑给予辅助呼吸，如果无呼吸，应当立即检查脉搏，考虑实施心肺复苏。

4. 评估循环　评估伤员是否有脉搏，如果有则继续评估脉搏性质、全身皮肤情况、是否有显性出血。触诊颈动脉和桡动脉搏动，同时再次评估是否有足够的呼吸来维持氧合。

如果桡动脉搏动存在，观察其频率和性质。如果出现脉搏过缓，要考虑是否存在脊髓休克或颅脑损伤。如果出现脉搏过速，要考虑是否有休克。如果桡动脉搏动消失，立即检查颈动脉搏动。

如果颈动脉搏动存在，观察其频率和性质。如果脉搏少于 60 次/分，要考虑是否有脊髓休克或颅脑损伤。如果脉搏高于 120 次/分，要考虑是否有休克。如果颈动脉搏动消失，立刻给予心肺复苏、球囊面罩通气、必要时除颤等抢救措施。

5. 暴露伤口　寻找并充分暴露伤员的各处伤口，如果患者存在持续出血则应用各种止血措施给予止血，具体详见一般处理。

（四）离断伤伤员的评估

离断伤会出现严重的组织损伤伴血管神经损伤和继发的出血、休克，有危及生命的可能，因此发生离断伤后需要首先评估患者的一般情况，是否存在失血性休克，如果存在，应当立即建立静脉通路，给予输液、抗休克治疗。若伤员无休克以及其他危及生命的表现，只有肢体离断情况则可以进一步针对离断伤情进行评估。

二、离断伤现场的救治

离断伤会出现大量失血，一般情况下断端人体自身大血管会回缩，进而通过断端加压包扎后出血会停止。如果伤员持续大量出血，则要立即使用止血带止血。如果条件允许，应当处理好断肢，并随伤员一起转运到有断肢再植能力的医院，注意在整个救治过程中不要让离断伤影响你对其他有死亡风险情况的处理，例如伤员同时合并有呼吸通路不畅、心搏骤停等问题。

（一）一般处理

首先需要对出血部位进行止血，通常采用止血带止血和伤口包扎止血，包扎过程中需要严密观察患者的一般情况，从现场初步判断患者的失血量，有条件的话尽早建立输液通路，同时需要监测患者的一般生命体征，例如心律、脉搏、呼吸、血压、指脉氧浓度等，如果患者出现心率快，血压低等休克表现，需要立即给予大量输液、抗休克治疗，需要时可以给予患者止痛药物进行止痛治疗。

急救止血的方法：

1. 加压包扎法　多用于四肢血管损伤，用大量棉垫或者无菌纱布覆盖伤口，敷料环绕受伤段周径，外用弹力绷带加压包扎，理想的加压力量是能够止血，且不影响远端肢体血供。

2. 指压法　为止血的短暂方便的应急措施，通常压迫相应部位的供血动脉。

3. 止血带法　止血带是控制四肢出血的有效工具，一般缚于出血部位近端，使用止血带的部位应使用衬垫，防止局部组织压力过大导致坏死。止血带压力不宜过大，以刚好能够阻断动脉出血为度，也不能过松，否则只能组织静脉回流，反而加重局部肿胀，使用止血带后应当争取在 1~1.5 小时内得到进一步止血处理，如果在 2 小时内未能得到进一步止血处理，则需要放松止血带 15 分钟，同时观察伤口是否继续出血。如果仍有出血，则需要再次止血带止血，同时积极寻求进一步止血措施。

4. 钳夹止血法　在伤口内使用止血钳夹住出血的大血管断端，同时连同止血钳一起包扎后进一步转运伤员，但应当注意不可盲目钳夹，以免进一步损伤临近的神经或血管，影响下一步手术修复。

5. 血管结扎法　无修复血管条件而需要长途后送的患者，可现场进行初步清创，结扎血管断端，缝合皮肤，包扎后立即转运。这样可以减少感染机会，防止出血和长时间使用止血带造成的不良后果。

（二）残端处理

首先立即使用止血带在残端加压止血，然后用湿润的无菌敷料覆盖残端，最后使用弹力绷带加压包扎。绷带包扎时应用力均匀，松紧压力适当，包扎的无菌敷料应当完全覆盖残肢。使用湿润的无菌敷料包扎是为了避免内部组织因接触到空气而变干，导致残端表面过早失去活性。一般可以使用 $10cm×10cm$ 无菌纱布，之后在其上覆盖敷料，最后再用弹力绷带包扎。

（三）断肢处理

如果现场能够找到断肢，则应当将断肢收集，放入塑料袋中，之后再将塑料袋放入盛有冰块或者冰水的更大的塑料袋或者容器内。因为低温可以延缓肢体离断后发生的进一步化学反应，延长肢体存活时间，通常可以保持断肢活力超过 4 个小时。为下一步的断肢再植创造条件。不能将断肢直接放进冰块或冰水中，更不能使用干冰保存断肢。

三、离断伤的后续治疗

离断的肢体如果经过妥善保存，在短时间内可以通过手术再植。

（一）手术指征

1. 患者一般情况可，无休克、心脏骤停等危及生命的病症。

2. 离断肢体完整，血管床无严重破坏。

3. 残肢低温保存，肢体缺血不超过 6~7 小时伤员再植成功率高，超过 10~20 小时后患肢发生不可逆转的坏死，通常无法再植。

（二）断肢再植术

1. 术前准备和麻醉。

2. 清创。

3. 再植手术，包括骨支架的重建、血循环的重建、肌肉与肌腱修复、神经修复、皮肤覆盖。

4. 术后处理

（1）全身情况观察与处理：经过断肢再植的患者病房应当严格消毒隔离，监测患者一般生命体征，预防出现血容量不足、急性肾衰竭、脂肪栓塞、低蛋白血症、水、电解质平衡紊乱、继发感染等。

（2）再植肢体循环危象：一旦发生，需要迅速判断是动脉还是静脉危象，进一步判断是血管痉挛还是血栓形成，同时给予相应治疗。

（3）再植后伤口感染：术前伤口污染的患者应当对伤口彻底清创，术后伤口感染应当给予充分伤口切开引流，同时根据培养结果给予抗感染治疗。

（4）术后抗凝：常规不需要肝素等抗凝治疗，可给予扩容治疗。

（5）高压氧：有条件的情况下可以考虑给予高压氧治疗。高压氧可以改善细胞微循环，促进组织生长、恢复。

5. 术后功能恢复 再植术后，经过观察，再植肢体血液循环情况良好，伤口愈合，可以认为肢体基本存活，进一步等待骨折愈合，周围血管再生。可以考虑进行功能恢复锻炼。

（三）截肢

若离断的肢体无保肢条件，则应行截肢术。截肢术是指将四肢某平面远端肢体用手术方法切除。该手术会对伤员造成终生残疾，因此会对患者造成精神和躯体上极大的痛苦，必须慎重选择，不可轻易施行。

1. 适应证

（1）肢体遭受严重损毁、发生坏死、无法找到残端。

（2）肢体广泛挤压伤，已经发生筋膜室综合征，同时并发急性肾衰竭。

（3）肢体严重感染，可能危及患者生命。

（4）冻伤或者烧伤致肢体坏死。

2. 一般原则

（1）截肢平面的确定：一般来说，在达到截肢原有目的的情况下，尽量保留残肢的长度，但并非盲目追求保留残端长度，应根据部位，肢体血管情况以及后续义肢佩戴的要求选择合适的长度。

1）手指截指长度应当尽量保留，尤其是拇指，因为拇指对手的功能具有最重要的作用。

2）前臂截肢的残端长度，最长为18cm，最短8cm，8～18cm之间为较理想的长度。

3）上臂截肢的残端长度，最长为20cm，最短12cm，12～20cm之间为较理想的长度。

4）小腿截肢的残端长度，最长为15cm，最短5cm，5～15cm之间为较理想的长度。

5）大腿截肢的残端长度，最长为25cm，最短15cm，15～25cm之间为较理想的长度。

6）Syme截肢：截肢平面为双踝关节稍上方，皮瓣为马蹄形。

7）Pirogoff截肢：为保留跟骨后部，切除距骨和胫骨关节，皮瓣为双马蹄形。

8）当行足趾截趾手术时，应尽量保留跖趾关节或者第一、第五跖骨，以维持足负重平衡，有利于功能恢复。

（2）止血带的应用：术中一般使用止血带止血，但严重感染的肢体禁用驱血带驱血，可抬高患肢数分钟后，再用止血带在肢体根部止血。

（3）引流：伤口关闭前应当放松止血带观察出血情况，并根据截肢平面高低和伤口大小选择不同的引流方式。术后24～48小时取出引流物。

（四）注意事项

1. 皮肤 覆盖肢体残端的皮肤，要求松紧适度，血运良好，感觉正常，与筋膜之间有一定滑动度。一般前皮瓣与后皮瓣长度之和应略长于截肢平面的直径，皮瓣呈弧形，前后皮瓣的焦点在肢体的内外侧，缝合后呈鱼嘴状。上下肢功能与安装义肢（假肢）的要求不一样，所以瘢痕落在残端的位置有所不同。在以活动为主的上肢，义肢着力于残肢的周围，多采用前后等长皮瓣，使瘢痕位于残端的正中，不受压力的影响。而以负重与行走为主的下肢，在行走时残肢的着力点位于残端的前下方，故应采取前长、后短的皮瓣，使瘢痕位于残端的后侧，行走时瘢痕区受压力较小，避免疼痛。手掌和足底的皮肤较坚韧，耐压、耐磨性能好，感觉灵敏，故掌、跖侧皮瓣应较长于背侧，使瘢痕位于残端的背侧。

2. 肌肉 在预定截骨面下1～1.5cm截断所有的肌肉，浅层肌肉回缩较多，而深层肌肉因与骨及筋膜相连回缩较小，残端自然形成圆锥状。现代截肢不再需要利用圆锥形瓶塞机制承受体重，一般主张将伸肌群与屈肌群对应缝合，肌肉丰富的大腿，可以将肌肉按照内外，前后对应缝合，固定于骨残端上，可以防止肌肉在骨残端表面滑动，使残端更有力地带动义肢运动，这种方法叫做肌瓣固定截肢术。

3. 骨膜与截骨端 在预定机制平面上环形切开骨膜后向近端剥离，不可切成锯齿状或不整齐的小条，以致日后形成骨刺，引起疼痛。对于胫骨或尺骨嵴的皮下缘，应在锯断该骨前斜形锯去一块并锉圆，以免皮肤受到骨缘的压迫，发生坏死、穿孔。小腿截肢时，腓骨截骨平面应当较胫骨短1～2cm左右，前臂截肢时，尺桡骨应在同一平面截肢。骨断端应当锉圆，骨髓腔内不主张使用骨蜡或者其他腐蚀性止血剂，以免影响伤口愈合。

4. 血管 术者应当熟悉四肢主要血管的解剖位置,在处理肌肉的同时,应当游离肌肉间隙疏松结缔组织中游离的较大的血管,双重结扎主要动、静脉,较大的动脉在结扎的远端贯穿缝扎,之后将血管断端包埋在肌肉间隙软组织中,防止外露。术中严格止血。

5. 神经 分离相应肌间隙当中的主要神经干。切断神经干前先用 1%~2% 普鲁卡因封闭,结扎伴行的营养血管,切断神经,使其回缩到截骨平面以上。

6. 开放性截肢术 适用于感染肢体的截肢,其截肢平面较其他截肢高一些,在比较健康的组织上进行,不剥离骨膜,防止形成骨髓炎或死骨。切断神经时避免牵拉过多,以免神经被污染,回缩后带入深部组织导致感染。可采用环状或鱼口状皮瓣,术后环状皮瓣用四条胶布黏住,鱼口状皮瓣用丝线缝吊皮瓣边缘牵引,牵引重量 1.5kg,伤口开放,不予以缝合,创面使用凡士林纱布和干纱布覆盖,保持引流通畅,5~7 天后感染控制,创面肉芽长出后行二期缝合或者二次截肢关闭伤口。

（尹 文）

第五节 创伤后应激障碍

创伤后应激障碍(post-traumatic stress disorder,PTSD)又称为创伤后症候群、延迟性心因性反应,是指对创伤等严重应激因素的一种异常的精神反应。它是一种延迟性、持续性的心身疾病。是由于受到异乎寻常的威胁性、灾难性心理创伤,导致延迟出现和长期持续的心理障碍。历史经验表明,大多数出现创伤后应激障碍的患者如果可以早期被发现并给予正确治疗,就可以尽快恢复并继续回归社会进行正常的社会生活。然而,历史经验也同时告诉我们,这些患者如果没有得到有效的治疗,会导致终身残疾甚至自杀。

在美国每 16.6 分钟,就有 1 人自杀死亡。此外,据估计每一个自杀死亡的患者都曾经出现过 100 次以上自杀企图。因此,作为一名医务人员除了救治伤员的躯体疾病外,还应当积极发现并救治创伤患者可能出现的创伤后应激障碍。

据 Roca 等报道,对 129 名主诉记忆障碍的创伤后应激障碍的士兵(DSM-Ⅳ 诊断标准)用临床心理测验量表(韦氏智力量表)以及症状自评量表(贝克抑郁量表、简明症状量表以及分离体验量表)分别检验患者的智能、记忆以及主观记忆方面的能力下降情况。结果发现:患者的记忆评分与智商、语言记忆指数等无相关,而与抑郁量表及简明症状量表等显著相关。提示创伤后应激障碍患者主诉记忆障碍并不能真正反映记忆损害,相反它提示了共病情绪障碍的危险性。Engel 等研究参加海湾战争的 21 224 名美国士兵,其中诊断为创伤后应激障碍的患者平均每人有 6.7 项躯体主诉,非创伤后应激障碍患者仅 1.2 项主诉。

Barry 研究指出,约 60% 的创伤后应激障碍患者至少共病国际睡眠障碍分类(the International Classification of Sleep Disorder)中的 1 种,或 DSM-Ⅳ 中的 3 种睡眠障碍。Mayou 等研究交通事故幸存者发现,创伤后应激障碍还增加了高血压、支气管哮喘、消化性溃疡、肥胖、肿瘤及其他心身疾病的患病危险性;并且,幼年有创伤经历的创伤后应激障碍患者更易发生共病问题。如前述 Brimes 对 8 名空难幸存者的研究支持此观点,研究发现,有 2 名患者幼年期曾有过创伤体验。

Herman 等经过研究指出,战争所致创伤后应激障碍可持续 50 年,并且共病抑郁的患者自杀危险性亦增加。简而言之,创伤后应激障碍会给个人、家庭、社会带来沉重的心理、生理和经济等方面的负担。

一、简介

人的生活中会遇到各种各样的生活事件,这些因素主要分为家庭、社会心理因素(如性别、年龄、种族、婚姻状况、经济状况、社会地位、工作状况、受教育水平、应激性生活事件、个性特征、防御方式、童年期创伤、家庭暴力、战争、社会支持等)和生物学因素(如遗传因素、神经内分泌因素、神经生化因素等)。这些事件会对人的思想、精神产生相应的影响,正常人可以通过各种方法减少这些事件对自身的影响,但当个体无法承受这些影响因素后就会出现功能障碍、残疾甚至自杀、死亡。

创伤后应激障碍患者的自杀危险性远远高于普通人群,高达 19%。这是因为创伤后应激障碍患者不但具有自身的独特的症状学特征,还常常伴有不同程度的焦虑、抑郁情绪,某些患者其严重程度甚至达到合并诊断情绪障碍的标准:包括抑郁症、焦虑症等。此外,由于创伤后应激障碍患者警觉水平的提高,使得患者对自身躯体健康状况的关注加强,并伴发严重的睡眠障碍,相关研究表面,约60%的创伤后应激障碍患者至少共病国际睡眠障碍分类中的1种,或DSM-Ⅳ中的3种睡眠障碍。同时长期的精神紧张和失眠也会加重机体的生理负荷,增加了诸如高血压、冠心病、消化性溃疡、肿瘤和其他心身疾病的发病风险。这些躯体因素与心理因素相互作用的结果,往往会进一步降低PTSD患者对心理创伤和社会生活压力的应对能力,加深他们的主观绝望感,从而提高他们的自杀风险。

二、病因

创伤后应激障碍产生的病因主要包括:

(一) 疲劳

疲劳是指由于辛苦工作或者长时间工作引起的劳累和行为能力下降,当人体面对危险和困境时会进行的频繁的脑力活动和情感活动,这些活动会自然导致人体产生一系列生理、精神和情感表现。

(二) 压力

压力是指对某个系统产生的"负担"。是指躯体应对不确定改变和危险的过程。压力涉及生理、心理、自主感知和认知的过程并伴随有对不确定或威胁进行评估的情感反应。压力是导致疲劳的主要因素。

(三) 应激源和应激

应激源是一个生活事件或者情况,这个生活事件或者情况会给人造成冲突或构成威胁,人体需要适应或者改变来解决。人体做出的反应、行为称之为应激。

创伤后应激源往往具有异常惊恐或灾难性质,如残酷的战争、被强暴、地震、凶杀等,常引起个体极度恐惧、害怕、无助之感。导致产生创伤后应激障碍的事件,是发生在一个人经历或目睹威胁生命的事件。这类事件包括战争、地震、严重灾难、严重事故、被强暴、受酷刑、被抢劫等。几乎所有经这类事件的人都会感到巨大的痛苦,常引起个体极度恐惧、害怕、无助感。这类事件称为创伤性事件。

三、创伤后应激障碍的危险因素

精神障碍的家族史与既往史,童年时代的心理创伤(如遭受性虐待、10岁前父母离异),性格内向及有神经质倾向,创伤性事件前后有其他负性生活事件,家境不好,躯体健康状态欠佳。由个体人格特征,教育程度,智力水平,信念和生活态度等形成个体易患性的影响等。上述因素影响了对精神性创伤经历的反应强度,包括控制力、预见性和觉察威胁的程度。尝试对自身或其他人最小损伤的能力以及现实的困惑。如果患者被伤害或出现疼痛、发热或感冒,能够加剧生物和心理的体验

四、创伤后应激障碍的症状和临床表现

创伤后表现有明显的生理和心理症状,它的复杂性表现在常与相关的精神失调合并发展,如抑郁、药物滥用、记忆和认知问题,以及其他的生理和精神健康问题。这类失调也会伴随损害个人在社交及家庭生活中发挥作用的能力,包括职业不稳定性,婚姻问题和离异,家庭失调和子女教养困难。

(一) 创伤后应激障碍发病

多数在遭受创伤后数日至半年内出现,主要症状如下:

1. 再体验 即个体会产生闯入性的创伤情景再现,而且再现的内容非常清晰、具体。梦境中亦经常出现。有时会出现"重演"性发作,再度恍如身临险境,出现错觉、幻觉、意识分离性障碍等。有时发生"触景生情"式的精神痛苦。尤其生活中与创伤可能产生联系的任何事物,都可能引起个体对创伤情境的再体验。并且这种体验会给个体带来极大的痛苦,并有可能进一步恶化,产生一些创伤后应激障碍相关的共病(如焦虑、恐惧、自责、失望、抱怨等)。

2. 回避反应 个别患者对创伤性情境出现心因性遗忘,经历的事件被排除于记忆之外,即使经过提醒亦予以否认。对周围环境普通刺激反应迟钝,情感麻木,社会性退缩。对以往爱好失去兴趣,疏远周围人物,尽量避免接触与创伤情境有关的人和事。对前途感到渺茫,失望,抑郁心境占优势。出于对再体验的痛苦,个

体会主动回避一些可能引发创伤体验的事、物。这种回避反应一方面对个体是一种保护机制;但另一方面他会延缓个体创伤后应激障碍相关障碍的复原。

3. 高警觉　就是对许多小的细节件都引起比较强烈的反应。不少患者则出现难以入睡、易惊醒等睡眠障碍,表现出易激惹或易发怒、容易受惊吓、注意力不集中等警觉性增高的症状。病程持续一月以上,可长达数月或数年,症状严重程度有波动性,多年之后仍可触景生情,出现应激性体验。甚至觉得万念俱灰,生不如死,严重的则采取自杀行为。

(二) 儿童创伤后应激障碍

尽管创伤后应激障碍的核心症状是重新体验症状、回避症状和警觉性增高症状。但是,儿童与成人的临床表现不完全相同。年龄愈大,重现创伤体验和警觉性增高症状越明显;年龄越小,其临床表现就有其特殊性。成人大多主诉与创伤有关的噩梦、梦魇;儿童因为大脑语言表达、词汇等功能发育尚不成熟的限制常常描述不清噩梦的内容,时常从噩梦中惊醒、在梦中尖叫,也可主诉头痛、胃肠不适等躯体症状。研究指出:儿童重复玩某种游戏是回闪或闯入性思维的表现之一。值得注意的是,创伤后应激障碍会阻碍儿童日后独立性和自主性等健康心理的发展。

1. 重新体验儿童行动、使用或者感觉事件再发生。常有噩梦,且噩梦的内容不清晰。有事件的回放(回忆过去)或脑中反复跳出图像。

2. 回避儿童也会避免谈论创伤事件。因为活动和接触可能会提醒他创伤事件的地方或者人。在面对令人愉快的事上可能也不能很好地与朋友和家庭相处,或者丧失兴趣。这类儿童在感觉上与他年轻的年龄不相适应。因为他认为自己将来没有希望,也担心在童年死去。

3. 应激增加儿童容易受到情感伤害。有突然的悲伤、恐惧或者愤怒的感觉。感到紧张,跳动,慌张或者急躁。在学校有问题或麻烦,要被注意。有睡眠问题。

五、诊断标准

1. 此人曾目击、经验、或被迫面对一种或多种事件,牵涉实际发生或未发生,但构成威胁至死亡或身体伤害等。此人的反应包括:强烈之害怕、无助感、或恐怖感受。儿童可能有混乱或激动的行为表达。

2. 此创伤事件,可以下列方式被再度体验:反复的痛苦回忆或梦境,类似情境引发的强烈心理痛苦或生理反应。

3. 持续逃避与此创伤有关的刺激,并有着一般反应性麻木。如避开话题、创伤地点,无法记起事件重要部分,减少重要活动与兴趣,对前途悲观,无法再爱,不期待再能有事业、婚姻、小孩或者正常寿命。

4. 持续过度警醒。如难以入睡或保持睡着,易怒,注意力不集中,易受惊吓等。

5. 此障碍总期间超过 1 个月。

6. 造成临床上重大痛苦,或功能损害。在有其他压力事件后 6 个月才出现者属延迟发作型。

六、治疗原则

所有治疗计划都应该根据 PIE 原则来制定,这些原则可以帮助预防永久性的功能障碍。PIE 代表:接近(proximity):治疗时尽可能在士兵的战斗分队和战场边进行。直接(immediacy):战斗疲劳需要立即治疗。期待(expectancy):给战斗疲劳伤员提供一个完可以全康复并及早回归部队的积极期望。简单(simplicity):使用简单、简洁、直观的方法恢复机体健康和自信,避免使用医学术语和技术。

具体内容包括:

1. 透过救难现场军警人员、义工及第一线紧急医疗人员,即时介入处理最佳。让个案在有限之时间与空间下,能宣泄其害怕、生气、哀恸等情绪。给予情绪支持与鼓励情绪宣泄,避免"节哀顺变,还能重来"等说辞,以免阻断情绪。可能须让个案反复多谈几次。

2. 可透过医师处方,用低剂量镇静催眠药来处理严重的焦虑,或反复的失眠。注意镇静催眠类药物的成瘾性及耐药性,避免药物滥用。

3. 安排心理咨询或心理治疗:仍鼓励个案多谈,处理其不当的自我责备,与存活者的罪恶感(家人死亡,我却存活）。另外,个案多会产生对生存意义之质疑,以及对死生之迷惘,或有自杀意念,须以坚定及陪伴倾听态度,助其走过哀伤,可运用个别或团体心理治疗模式来处理。

4. 持续在精神科医师协助下,使用抗郁剂/抗焦虑剂治疗,此时须注意个案以酒精使用或滥用镇静安眠药,来自我处理情绪。

5. 如果是因为犯罪事件受害的当事人,急需要一个安全的环境,并且安排规律的生活步调（如运动）等有助于早日复原。

七、预防

创伤后应激障碍一般在精神创伤性事件发生后数天至 6 个月内发病,病程至少持续 1 个月以上,可长达数月或数年,个别甚至达数十年之久。其中病期在 3 个月之内的称为急性创伤后应激障碍,病期在 3 个月以上的称为慢性创伤后应激障碍,而若症状在创伤事件后至少 6 个月才发生则称为延迟性创伤后应激障碍。若在创伤事件发生后能通过一些心理评定工具来初步评定个体的心理健康状况,将有助于筛选出创伤后应激障碍高危人群,从而有针对性地对高危人群提供有效的干预策略。

（尹　文）

第六节　微粒吸入的伤害事件医疗处置

一、定义

可吸入微粒又称可吸入尘或飘尘。空气中飘浮的空气动力学直径小于 $10\mu m$ 的液体或固体微粒。可进入上、下呼吸道。其来源有人类的生产和生活活动,如火力发电、钢铁、有色金属、化工、水泥、交通运输和生活中取暖、炊事等排放出的烟尘。它也部分来自风沙、火山爆发、海水弥漫等自然过程。可吸入微粒的测试方法,有重量法、β 射线吸收法、压电石英晶体法和光散射法等。一般可用带有阻留大于 $10\mu m$ 颗粒装置（称为采样切割器或切割采样头）进行采集。有多段平板沉降、旋风分离和冲击式惯性碰撞等类型。在细颗粒上（小于 $2\mu m$）一些有害物质,如铅、锰、镉、锑、铬、砷、镍、硫以及多环芳烃等的含量显著增高,在空气中的持留时间也较长,并吸入人体,因而近年来较多国家将可吸入微粒定位为空气质量监测的一个重要指标。

二、微粒吸入伤害事件的回顾

1. 马斯河谷烟雾事件　比利时马斯河谷烟雾事件是世界有名的公害事件之一。

2. 伦敦烟雾事件　1952 年的烟雾事件并非伦敦历史上第一次严重的烟雾事件,据史料记载伦敦最早的有毒烟雾事件可以追溯到 1837 年 2 月,那次事件造成至少 200 名伦敦市民死亡。而在 1952 年之后,伦敦也多次发生烟雾事件（图 5-6-1）。

1952 年伦敦烟雾事件被环保主义者看作 20 世纪重大环境灾难事件之一,并且作为煤烟型空气污染的典型案例出现在多部环境科学教科书中。

3. 四日市哮喘事件　日本四日市哮喘事件是世界有名的公害事件之一,于 1961 年发生在日本东部海岸的四日市。由于日本各大城市普遍烧用高硫重油,致使四日市哮喘病蔓延全国。如千叶、川崎、横滨、名古屋、水岛、岩国、大分等几十个城市都有哮喘病在蔓延。据日本环境厅统计,到 1972 年为止,日本全国患四日市哮喘病的患者多达 6376 人。

4. 洛杉矶光化学烟雾事件　美国洛杉矶光化学烟雾事件是世界有名的公害事件之一,40 年代初期发生在美国洛杉矶市。光化学烟雾是大量碳氢化合物在阳光作用下,与空气中其他成分起化学作用而产生的。这种烟雾中含有臭氧、氧化氮、乙醛和其他氧化剂,滞留市区久久不散。在 1952 年 12 月的一次光化学烟雾事件中,洛杉矶市 65 岁以上的老人死亡 400 多人。1955 年 9 月,由于大气污染和高温,短短 2 天之内,65 岁以上的老人又死亡 400 余人,许多人出现眼睛痛、头痛、呼吸困难等症状。直到 20 世纪 70 年代,洛杉矶市还

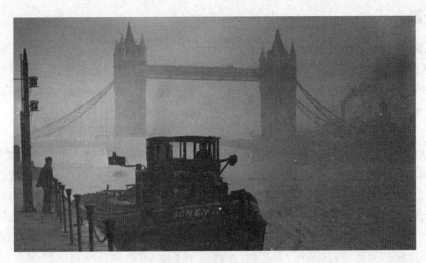

图 5-6-1　伦敦烟雾事件

被称为"美国的烟雾城"。

饱受光化学烟雾折磨的洛杉矶市民于 1947 年划定了一个空气污染控制区,专门研究污染物的性质和它们的来源,探讨如何才能改变现状。

洛杉矶光化学污染事件是美国环境管理的转折点,其不仅催生了著名的《清洁空气法》,也始终起到了环境管理的先头示范作用。在洛杉矶,环境管理措施的核心包括:

（1）设立空气质量管理区,加大区域环境管理部门的自主权,以期环境政策能够以最有效的方式落实。

（2）设立排放许可证制度,严格控制排放源。

（3）为交通污染源(从内燃机、汽油到排放)设立了严格环境标准。

（4）开放环境交易市场,将市场化手段引入环境减排中。

（5）投入很强的科研及管理力量,开发通用的环评软件及有效的污染控制技术。

经过近 40 年的治理,尽管洛杉矶的人口增长了 3 倍、机动车增长了 4 倍多,但该地区发布健康警告的天数却从 1977 年的 184 天下降到了 2004 年的 4 天。

5. 美国多诺拉事件　多诺拉烟雾事件和 1930 年 12 月的比利时马斯河谷烟雾事件,及多次发生的伦敦烟雾事件、1959 年墨西哥的波萨里卡事件一样,都是由于工业排放烟雾造成的大气污染公害事件。

大气中的污染物主要来自煤、石油等燃料的燃烧,以及汽车等交通工具在行驶中排放的有害物质。全世界每年排入大气的有害气体总量为 5.6 亿吨,其中一氧化碳(CO)2.7 亿吨,二氧化碳(CO_2)1.46 亿吨,碳氢化合物(CH)0.88 亿吨,二氧化氮(NO_2)0.53 亿吨。大气污染能引起各种呼吸系统疾病,由于城市燃煤煤烟的排放,城市居民肺部煤粉尘沉积程度比农村居民严重得多。

6. 军事应用　随着毒气的发展与运用,在早期被投放于战场。

历史上大规模使用毒气武器,是在 1914 年的第一次世界大战。使用榴弹炮发射毒气炮弹,当时使用的是催泪瓦斯乙基溴,后来因为材料稀少改为了氯丙酮。

1915 年 1 月 31 日,德国在 Bolimov 战役中首次大量使用了催泪毒气弹(数千枚毒气弹被发射到俄军阵地),但由于当地的天气,并未产生预期影响。

1915 年光气与氯气的混合化学武器在实战中被使用。

1917 年芥子气被引入协约国和同盟国的冲突中

第二次世界大战中,违反海牙国际公约,大规模使用生化武器的只有日本,据不完全统计,日军先后在中国 14 个省市,77 个县区,使用化学武器 1731 次,日军使用毒气伤害了 36 968 人(其中 2086 人死亡),日军毒气战在中国军队中造成的死亡率平均每年为 8.5%,最高年份达到 28.6%(1937)。现代战争中,没有大规模使用生化武器的范例,只在小规模地区冲突和镇暴中有催泪弹等武器使用的事件。

三、医疗处置

（一）有毒气体

常见的有毒气体有一氧化碳、二氧化硫、氯气、化学毒气、光气、双光气、氰化氢、芥子气、路易斯毒气、维克斯毒气（VX）、沙林（甲氟磷异丙酯）、毕兹毒气（BZ）、塔崩（tabun）、梭曼（soman）等。有毒气体有神经性麻痹毒气，呼吸系统麻痹毒气，肌肉麻痹毒气三种。

1. 分类

（1）刺激性气体：是指对眼和呼吸道黏膜有刺激作用的气体。它是化学工业常遇到的有毒气体。刺激性气体的种类甚多，最常见的有氯、氨、氮氧化物、光气、氟化氢、二氧化硫、三氧化硫和硫酸二甲酯等。

（2）窒息性气体：是指能造成机体缺氧的有毒气体。窒息性气体可分为单纯窒息性气体、血液窒息性气体和细胞窒息性气体。如氮气、甲烷、乙烷、乙烯、一氧化碳、硝基苯的蒸气、氰化氢、硫化氢等。

2. 中毒反应 人们在中毒时表现出来的反应，为头晕，恶心，呕吐，昏迷，也有一些毒气使人皮肤溃烂，气管黏膜溃烂。深中毒状态为休克，甚至死亡。同时也被用于杀虫剂，各种药剂等领域。

（1）呼吸系统：在工业生产中，呼吸道最易接触毒物，特别是刺激性毒物，一旦吸入，轻者引起呼吸困难，重者发生化学性肺炎或肺水肿。引起呼吸系统损害的毒物有氯气、氨、二氧化硫、光气、氮氧化物。

1）急性呼吸道炎症：刺激性毒物可引起鼻炎、喉炎、声门、水肿、气管支气管炎等，症状有流涕、喷嚏、咽痛、人、咯痰、胸痛、气急、呼吸困难等。

2）化学性肺炎：肺脏发生炎症，比急性呼吸道炎更严重。患者有剧咳嗽、咳痰（有时痰中带血丝）、胸闷、胸痛、气急、呼吸困难、发热等。

3）化学性肺水肿：患者肺泡内和肺泡间充满液体，多为大量吸入刺激性气体引起，是最严重的呼吸道病变，抢救不及时可造成死亡。患者有明显的呼吸困难，皮肤、黏膜青紫（发绀），剧咳，带有大量粉红色沫痰，烦躁不安等。长期低浓度吸入刺激性气体或粉尘，可引起慢性支气管炎，重得可发生肺气肿。

（2）神经系统：神经系统由中枢神经（包括脑和脊髓）和周围神经（由脑和脊髓发出，分布于全身皮肤、肌肉、内脏等处）组成。有毒物质可损害中枢神经和周围神经。主要侵犯神经系统的毒物称为"亲神经性毒物"。

1）神经衰弱综合征：这是许多毒物慢性中毒的早期表现。患者出现头痛、头晕、乏力、情绪不稳、记忆力减退、睡眠不好、自主神经功能紊乱等。

2）中毒性脑病：中毒性脑病多是由能引起组织缺氧的毒物和直接对神经系统有选择性毒性的毒物引起。前者如一氧化碳、硫化氢、氰化物、氮气、甲烷等；后者如铅、四乙基铅、汞、猛、二硫化碳等。急性中毒性脑病是急性中毒中最严重的病变之一，常见症状有头痛、头晕、嗜睡、视力模糊、步态蹒跚，甚至烦躁等，严重者可发生脑疝而死亡。慢性中毒性脑病可有痴呆型、精神分裂症型、震颤麻痹型、共济失调型等。

3. 毒气分布 由于有毒气体本身的物理化学特性，以及人体内组织生理、生化等特点，被人体吸收后的有毒气体会聚集在人体某些组织或器官中，而表现出毒气对这些组织或器官的"选择性"和"亲和力"。铅、汞、砷等金属或类金属有毒气体被人体吸收后，主要分布在骨骼、肝脏、肾脏、肠、肺、肌肉等部位。苯、二硫化碳等有机溶剂类有毒气体，易分布于骨髓、脑髓和富脂肪的组织中。

4. 毒气转化 被人体吸收后的有毒气体，在体内会产生多种化学变化，称为有毒气体在体内的代谢，也称为毒气的转化。毒气在体内的代谢过程分为氧化、还原、水解和合成四类。如乙醇氧化成为二氧化碳和水；醛类还原成醇类，再逐渐氧化成二氧化碳和水；乙酸乙酯水解成乙醇和乙酸，再氧化成二氧化碳；体内葡萄糖醛酸、甘氨酸等可与有毒气体或其代谢产物结合。

大多数有毒气体经代谢或转化后，其毒性下降，所以，代谢或转化具有解毒作用。但有少数有毒气体在转化过程中的某一阶段可能其毒性反而增大，经体内进一步代谢后，其毒性又下降。所以，毒气在体内代谢或转化的最终结果仍是解毒作用。

人体各部位组织都具有一定的转化作用，但大部分是通过肝脏进行代谢和转化的。必须清楚的是，人体各部位组织的解毒能力是有限的，因此，不能因为人体组织具有解毒能力而忽视了对有毒气体的防护。

5. 中毒急救

（1）硫化氢中毒 尽速将患者抬离中毒现场,移至空气新鲜通风良好处,解开衣服、裤带等,注意保暖。吸入氧气,对呼吸停止者行人工呼吸,应用呼吸兴奋剂。必要时行胸外心脏按压。

10% 硫代硫酸钠 20～40ml 静注,维生素 C 加入高渗葡萄糖中静注。亚甲蓝(美蓝)10mg/kg,加入 50% 葡萄糖液中静注。

（2）氯气中毒

1）迅速将伤员脱离现场,移至通风良好处,脱下中毒时所着衣服鞋袜,注意给病人保暖,并让其安静休息。

2）为解除病人呼吸困难,可给其吸入 2%～3% 的温湿碳酸氢钠溶液或 1% 硫酸钠溶液,可减轻氯气对上呼吸道黏膜的刺激作用。

3）抢救中应当注意,氯中毒病人有呼吸困难时,不应采用徒手式的压胸等人工呼吸方法。这是因为氯对上呼吸道黏膜具有强烈刺激,引起支气管肺炎甚至肺水肿,这种压式的人工呼吸方法会使炎症、肺水肿加重,有害无益。

4）酌情使用强心剂如毛花苷 C(西地兰)等。

5）鼻部可滴入 1%～2% 麻黄碱,或 2%～3% 普鲁卡因加 0.1% 肾上腺素溶液。

（3）一氧化碳中毒的救治

1）迅速将伤员脱离现场,移至通风良好处,氧疗,注意给病人保暖,并让其安静休息。

2）高压氧疗,小剂量激素,东莨菪碱减轻肺水肿,必要时呼吸机辅助通气。

（二）可蒸发的液态有毒物

全身中毒性毒剂(systemic agents)主要包括氢氰酸(hydrogen cyanide,HCN)和氯化氰(cyanogen chloride, CICN)。化合物分子中含 CN-,故属氰类毒剂(cyanide agents)。施放后呈蒸气态,经呼吸道吸入,作用于细胞呼吸链末端细胞色素氧化酶,使细胞能量代谢受阻,供能失调,迅速导致机体功能障碍,是一类速杀性毒剂。

氢氰酸及其盐类,平时广泛用于化纤,电镀,合成橡胶,有机玻璃、制药、肥料、冶金、灭鼠及杀虫等。在生产和使用时违反操作规程或不注意安全防护,常有中毒发生。自然界以苦扁桃仁苷(Amygdalin)形式存在于苦杏仁,樱桃、李、杏以及木薯块和根等。食后在体内酶催化作用下分解,放出氢氰酸。如 100g 苦杏仁分解释放氢氰酸 100～250mg。氢氰酸致死剂量为 60mg,故口服十几颗苦杏仁即可引起儿童中毒。

全身中毒性剂施放时呈蒸气态,有效浓度维持时间短,已居次要地位。但作为化学战剂,氢氰酸具有较强隐蔽的性和速杀作用、易透过防毒面具、平时作为化工原料有大量生产和贮存、来源丰富、战时可直接转化为化学战剂,外军仍较重视。

1. 毒性 氯化氰对眼和呼吸道有强烈刺激,浓度 1.00mg/m³ 时,有刺激感;2.5mg/m³ 时,暴露数分钟即大量流泪。其毒性约为氢氰酸的 4/5,光气的 1/2,沙林的 1/36。

氢氰酸的毒性作用与浓度关系甚为密切,其 LCt 值随浓度降低、暴露时间延长而增大,或随浓度增高、暴露时间缩短而减少。

液体氢氰酸经口中毒的半数致死剂量为 0.9mg/kg,氰化钠和氰化钾经口中毒的致死剂量分别为 100mg 和 144mg。

氢氰酸液滴落入眼内,除有局部刺激作用外,吸收后可危及生命,其半数致死剂量为 1～2mg/kg。

液态氢氰酸经皮肤吸收的半数致死剂量约为 100mg/kg。野战情况下氢氰酸蒸气通过皮肤吸收中毒的可能性极小,高温和出汗能促进皮肤对氢氰酸蒸气的吸收。

2. 体内代谢 氢氰酸在水溶液中的离解常数很小($K = 7.2 \times 10^{-10}$,25℃),有利于透过细胞膜,故易通过肺泡壁、肠黏膜、眼睛和伤口吸收,大剂量也可通过皮肤吸收。

氢氰酸及其盐类在体内的分布因中毒途径而异。除直接接触的组织氰含量较高外,CN⁻ 易与红细胞结合,故血液氰含量最高,依次为脑和心脏,其他组织则较少。人、狗吸入氢氰酸,死后各组织氰含量肺最高,依次是血、脑、心和肾、肝、肌肉和胃壁较少。狗 KCN 胃肠道中毒,CN⁻ 含量以胃肠道最高,血液、肺、肝、脑、肾、心、肌肉等依次递减。

　　氢氰酸进入体内后,通过多种代谢途径失去毒性,其中绝大部分(80%以上)在硫氰酸生成酶(rhodanese)的催化下与体内供硫化合物(胱氨酸、半胱氨酸和 β-巯基丙酮酸)作用形成硫氰酸盐(thiocyanate)从肾脏排出。硫氰酸生成酶主要分布在细胞线粒体内,酶活性在肝、肾最高,脑次之,肺、脾、肌肉和血液甚微。此解毒作用因体内供硫化物不足而受到限制。此外,体内的硫氰酸氧化酶会使硫氰酸盐释放出 CN⁻,致使血液和组织中常有微量 CN⁻ 存在。

　　剩余氢氰酸可呈原形由呼吸道和分泌腺排出,经氰酸盐变成 CO_2 或参与单碳代谢。此外,HCN 还可与维生素 B_{12}(羟钴胺素,hydroxocobalamin)结合形成维生素 B_{12}(氰钴胺,cyanocobalamin)、与葡萄糖结合形成无毒的腈醇化合物。

　　3. 毒理作用

　　(1) 中枢神经系统:中枢神经系统对氰离子十分敏感,急性氰化物中毒可引起某些脑区和髓磷脂的退行性变。同时氰离子抑制细胞内多种酶系统,改变介质的代谢、Ca^+ 浓度明显增高和膜酯的过氧化作用增强、抗氧化防护系统破坏、氧化磷酸化阻滞及组织不能利用氧等。呈现中毒性缺氧功能改变。首先皮质中枢功能受到影响。小剂量氢氰酸即可引起皮质抑制,条件反射消失。严重中毒时,中枢神经系统呈现自上而下进行性抑制。脑电活动与中枢活动改变一致,如给猴、猫静脉注射 NaCN,首先大脑皮质运动区域活动减弱或消失,继之下丘脑各神经核、中脑、网状结构和脑髓电活动相继抑制。脑电活动恢复时,则先从较低部位开始,自下而上逆行恢复。

　　(2) 呼吸系统:小剂量引起呼吸兴奋;大剂量,呼吸先兴奋后抑制。呼吸先中深加快,接着呼吸暂停,而后再次出现不规则呼吸和第二次呼吸停止。呼吸中枢麻痹是氢氰酸中毒死亡的主要原因。氰化物引起呼吸功能变化的因素有:

　　1) 对呼吸中枢的直接作用。

　　2) 兴奋颈动脉体和主动脉体化学感受器反射性兴奋呼吸中枢。切断神经通路呼吸兴奋则明显降低。

　　3) 缺氧、能量代谢等障碍,血液 pH 的改变。

　　4) 呼吸肌痉挛和麻痹。

　　(3) 循环系统:小剂量氰化物对心血管有兴奋作用,表现心搏加快、心搏出量增大、血压升高,随后逐渐恢复正常。若中毒剂量较大,继兴奋之后,可出现抑制,心搏缓慢、心搏出量减少、血压下降,直至心搏停止。心搏在呼吸停止后可维持数分钟。循环衰竭亦是导致氰化物中毒死亡的原因之一。引起上述变化的因素有:

　　1) 氰离子对心血管运动和中枢的直接作用。

　　2) 主动脉体和颈动脉体化学感受器的反射性作用。

　　3) 对心脏的直接作用。实验证明,人静脉注射小剂量 NaCN(0.11~0.2mg/kg),心电图有窦性停搏、窦性心律不齐、心率减慢至逐渐加快,3 分钟内恢复正常。人吸入致死剂量氢氰酸,出现心率变慢、窦性心律不齐、P 波消失、房室传导阻滞、心室纤维性颤动;QRS 波可有电压和形态改变,T 波振幅增大,S-T 段缩短以至消失。中毒后发生心电图异常的机制是复杂的,早期的变化可能是神经源性,是毒物反射性或中枢性效应结果,后期的变化可能是氰离子对心脏的直接损害和缺氧所致。

　　4) 对外周血管的直接扩张作用和组织中毒性缺氧等。

　　(4) 生化代谢:氰化物所致组织中毒性缺氧和细胞内生化代谢改变包括:有氧代谢受阻、无氧代谢增强、氧化磷酸化减少、ATP/ADP 比值缩小甚至倒置;血糖、乳酸以及无机磷机盐、二磷酸己糖、磷酸甘油、磷酸丙酮酸等明显增加。血液中因酸性产物增加、酸碱平衡失调、pH 下降,发生代谢性酸中毒。因血氧不能充分利用,静脉血氧含量增高,静脉血氧差明显缩小、静脉血似动脉血呈鲜红色。

　　实验证明,大白鼠腹腔注射 KCN 发生痉挛时,脑组织 γ-氨基丁酸明显降低、谷氧酸含量明显增加、细胞内 Ca^{2+} 浓度增高和神经递质释放;血液氧化型谷胱甘肽含量急剧减少、谷胱甘肽总量却增加;凝血酶原和凝血第Ⅶ因子缺乏,使血液凝固性降低;血液和尿中硫氰酸盐含量明显增加。体温下降与中毒剂量有关,剂量越大,降低愈甚。

　　4. 氢氰酸中毒临床表现　　氢氰酸中毒的临床表现与其进入体内的剂量和途径以及个体对毒剂的耐受性

而异,临床上可分为轻、中、重和闪电型四种。

(1) 闪电型:吸入高浓度氢氰酸蒸气时,中毒者突然倒地、呼吸困难、强烈惊厥、眼球突出、瞳孔散大、意识丧失、反射消失、肌肉麻痹、数分钟内呼吸心搏停止死亡。

(2) 重度中毒:中毒症状和体征发展迅速,典型临床表现可分为四期,但各期往往不易区分。

1) 刺激期:中毒当量可闻及苦杏仁味、舌尖麻木、口内有金属味、眼刺痛、流泪、流涎、喉部有烧灼感、胸闷、呼吸深快、心悸、恶心、头痛、眩晕、耳鸣、无力、焦虑、精神混乱、甚至恐怖感。

2) 呼吸困难期:胸部压迫感、喘息性呼吸困难、心前区疼痛、听力减退、视力模糊、头痛剧烈、神志不清、步态不稳、心搏变慢、血压稍上升、皮肤黏膜呈鲜红色。

3) 惊厥期:意识丧失、无意识尖叫;全身阵发性、强直性痉挛,角弓反张,呼吸暂停,牙关紧闭,眼球突出,瞳孔扩大,角膜反射迟钝;痉挛间歇期,呼吸慢而深,或不规则,脉搏变慢,血压正常或升高,发绀。此期一般持续时间较短,很快进入麻痹期。

4) 麻痹期:全身肌肉松弛、反射消失、脉搏微弱不规则、血压急剧下降;呼吸减弱、潮式呼吸;表皮血管收缩、体温下降、皮肤冰冷、苍白、大小便失禁;呼吸停止后,心搏仍可持续 3~5 分钟。

(3) 中度中毒:患者仅出现上述刺激期和呼吸困难期的临床症状和体征。有明显的组织缺氧表现,皮肤黏膜呈鲜红色。临床表现持续时间较长,一般在 30~60 分钟后逐渐消失。但疲倦、乏力、衰弱、头痛、步态不稳、心前区不适和食欲不振等症状可持续 1~3 天。

(4) 轻度中毒:仅出现中枢和呼吸道刺激症状,如头痛、头晕、乏力、不适、口内有金属味、眼轻度刺痛、流泪、鼻和胸部有发热感、胸闷和呼吸紧迫感。离开染毒区或戴上防毒面具后,中毒症状很快减轻或者消失。

氰化物中毒时,血气变化明显,氧利用率降低,静脉氧饱和度显著增高,动静脉血氧分压差缩小,静脉血呈鲜红色。中毒早期因呼吸加强,换气过度,二氧化碳排出过多,血液中二氧化碳分压下降,呈现呼吸性碱中毒。细胞窒息严重时,无氧代谢加强,大量氧化不全产物积蓄、血液乳酸含量高于正常 5~8 倍,酸碱平衡代偿失调、碱储备减少,中毒后期出现代谢性酸中毒。此外,血糖升高 3~4 倍。无机磷酸盐明显增加。心电图检查可见各种心律失常和传导阻滞,T 波和 ST 段异常。

5. 氯化氰中毒的临床特点 低浓度氯化氰对眼和上呼吸道黏膜有刺激作用(刺激阈为 $1.00mg/m^3$)。高浓度中毒时,临床表现与氢氰酸中毒类似。局部刺激强烈,很快引起眼刺痛、流泪、咳嗽、胸闷和全身中毒症状:头晕、呼吸困难、惊厥、意识丧失、大小便失禁、呼吸衰竭,数分钟左右死亡。若不发生急性死亡,则可出现肺水肿和肺炎:持续性咳嗽、大量泡沫痰、肺部有水泡音、严重呼吸困难和明显发绀等。

6. 诊断 氰化物中毒发病突然,病程发展迅速,应及时论据中毒史和临床特点作出诊断,迅速救治。

(1) 中毒史:化学袭击时,空气中有苦杏仁味,呼吸道无防护或防护不严,有类似中毒伤员发生;平时工业生产中,因管道密封不严有毒气泄漏、检修时违反操作规程或个人误服等接触史。

(2) 临床特点:发病急骤,症状按上述四期顺序迅速发展。最初有中枢及上呼吸道刺激症状。继之喘息性呼吸困难,呼出气中可闻及苦杏仁味,皮肤黏膜呈鲜红色,随后全身强直性惊厥、角弓反张、意识丧失、反射消失、瞳孔散大、全身肌肉松弛、麻痹、终至死亡。

(3) 实验室检查:正常人全血 CN^- 浓度为 1.5μmol/L 以下。据报道,全血 CN^- 浓度于 7.4μmol/L 时,通常不出现症状;19~37μmol/L 时有面部潮红、脉快和头痛等轻度症状;浓度为 37~93μmol/L 时,刺激反应增强,心动过速,呼吸急促等症状为中等中毒;浓度超过 93μmol/L 时,出现重度中毒症状。如昏迷、血压降低、呼吸缓慢而喘息、瞳孔扩大等,若不及时救治,有致命危险。

正常人尿中硫氰酸盐含量为 108μmol/L,唾液中为 2.2μmol/L,血清中为 183μmol/L,中毒者尿、唾液和血清中硫氰酸盐均明显增加。

(4) 毒剂侦检:染毒空气、水或食物可检出氰化物。

7. 预防、急救和治疗

(1) 预防:在进入毒区前戴好防毒面具。防毒面具对氰类毒剂防护时间较短,一般为数十分钟。

(2) 急救和治疗

1) 急救要迅速、及时、准确。毒区内迅速戴好防毒面具,条件允许应及时离开染毒区。

2）立即吸入亚硝酸异戊酯。在毒区内,置防毒面具内吸入。毒区外,用纱布包好安瓿,捏破安瓿置鼻孔前吸入,每2分钟1支,一次吸30秒,依病情需要可反复吸3～5支,并密切注意血压变化,收缩压降低至10.7kPa时,立即停止吸入。有条件时,应立即肌内注射10% 4-二甲氨基苯酚(4-DMAP)2ml,或静脉注射3% $NaNO_2$ 10ml和25% $Na_2S_2O_3$ 25～50ml。

3）呼吸微弱或停止时施行人工呼吸,给氧、心搏停止时,进行胸外心脏按压。

4）皮肤染毒迅速用清水冲洗。口服中毒,应用1∶5000高锰酸钾溶液或3%过氧化氢溶液洗胃。

5）治疗时常用药物

①亚硝酸盐类药物:常用的有亚硝酸异戊酯和亚硝酸钠。前者为吸入剂型、显效快、使用方便,但影响吸入因素较多、剂量不易掌握、效果不稳定。亚硝酸钠形成高铁血红蛋白的能力不强、速度较慢,但维持时间较长,效果确实。缺点有:仅供静脉注射用,不适于现场和大批伤员抢救;有扩张血管和降压作用,对脑血管损伤和休克病人不宜使用;静脉注射宜慢,切忌过快。

②4-二甲氨基苯酚(4-dimethylaminophenol,4-DMAP):是近年来新发现的高铁血红蛋白形成剂。形成高铁血红蛋白能力强、效果好、无扩张血管和降压等副作用、使用方便、肌肉或静脉注射均可。形成高铁血红蛋白半峰值(15%)期:静脉注射3.25mg/kg为1分钟;肌内注射为5～10分钟;峰值时间均为30分钟,形成高铁血红蛋白的速度较亚硝酸钠快。同时具有降低血液乳酸浓度、改善血液pH以及兴奋心血管功能。抗氰效果优于亚硝酸钠。缺点:肌内注射局部有胀痛、低热和疲乏,一天后即可消失。

③亚甲蓝(methylene blue):此药是一种氧化还原剂,对血红蛋白有双重作用:小剂量(1～2mg/kg)在体内先接受还原型辅酶Ⅰ的氢被还原成无色亚甲蓝后,可使高铁血红蛋白还原成血红蛋白,所以可用于治疗高铁血红蛋白血症;大剂量(5～10mg/kg)使体内辅酶Ⅰ耗尽后,又可将血红蛋白氧化成高铁血红蛋白,起到治疗氰化物中毒的作用。

亚甲蓝形成高铁血红蛋白的速度较快,消失也快,维持作用时间较短,抗氰作用不及亚硝酸钠。静脉注射亚甲蓝500mg(7～10mg/kg),5～30分钟形成高铁血红蛋白只有0.4%～8.3%。亚甲蓝的副作用一般较小,大剂量(15mg/kg)会引起恶心、腹痛、心前区痛、头痛、头晕、多汗等,甚至有溶血和中枢神经系统抑制。注入的亚甲蓝由胆汁和尿排出,因此可出现胃肠道和尿道的刺激症状。

④对-氨基苯丙酮(p-aminopropiophenone,PAPP):形成高铁血红蛋白强、维持时间长,抗氰作用与亚硝酸钠相同,副作用小。但形成高铁血红蛋白的速度慢,不宜用于急救。可用作氰化物中毒的预防药。

⑤供硫药物:供硫药物的硫烷硫原子(sulfane sulfur)在硫氰酸生成酶的催化下,与氰离子结合转变为毒性甚微的硫氰酸盐从肾排出。

近年来的研究证明,硫氰酸生成酶催化氰离子的解毒是一个复杂的过程。Westley等首先提出了硫烷硫代谢池(sulfane sulfur pool)的概念,认为氰化物的解毒是由多种硫烷硫化合物、多种转硫酶参与的复杂生化过程。生物体内含有多种硫烷硫化合物,如硫代硫酸钠(thiosulfate)、连多硫酸盐(polythionate)、硫代亚硫酸盐(thiosulfinate),过硫化物(persulfide)以及拐折的8环硫原子等,这些硫烷硫是从巯基丙酮酸(mercaptopyruvate)经过巯基丙酮酸盐硫转移酶(mercaptopyruvate sulfurtransferase)的作用衍生而来,然后由硫氰酸生成酶催化作用转变为各种形式的硫烷硫、以血清白蛋白作为传递硫的硫烷载体,形成硫烷硫白蛋白复合物与氰化物反应,使氰离子转变为毒性甚微的硫氰酸盐。

目前临床实际应用的供硫剂只有硫代硫酸钠,该药的优点是解毒彻底、毒性小,但用量大、作用慢、与其他抗毒剂伍用,可提高抗毒效果。

⑥钴化合物(cobalt compounds):钴与氰离子生成无毒的氰钴化物,且钴与氰的亲合力大于细胞色素氧化酶与氰的亲合力,所以含钴的化合物如羟钴胺(与氰生成氰钴胺即维生素B_{12})、依地酸二钴(Co_2EDTA)、氯化钴是氰酸中毒的有效解毒剂。钴离子能与氰迅速形成稳定的金属复合物并从尿中排出。其中Co_2-EDTA曾用于临床治疗氰化物中毒。

硫代硫酸钠能显著增强钴化合物的抗氰作用,所以应用Co_2EDTA时可配伍用硫代硫酸钠,但应注意用钴制剂治疗时,加氧会给病人带来很大危险。小剂量Co_2EDTA能兴奋呼吸,大剂量抑制和麻痹呼吸中枢。此外有扩张血管、损害心脏,心搏加快,血压下降和使血流缓慢等,严重时出现心力衰竭;胃肠道的作用有呕吐、腹痛、腹泻、以至便血或代谢性酸中毒、血液乳酸、丙酮酸、尿素氮和血钾增加,呈现细胞中毒性反应。Co_2EDTA 毒性作用,可用依地酸二钠钙消除。

⑦醛、酮类化合物:氰化物与醛、酮化合物反应生成无毒的腈醇化合物。故葡萄糖有一定的抗毒作用,但作用较慢。通常配成亚甲蓝葡萄糖溶液(亚甲蓝 1g,葡萄糖 25g 加水至 100ml)静脉注射。

丙酮酸钠(sodiumpyruvate)能对抗小白鼠氰化物的致死作用,单独使用抗毒效果差,如与亚硝酸钠伍用则可提高抗氰效果。

α-酮戊二酸(α-ketoglutaric acid)也具有抗氰作用,与亚硝酸钠、硫代硫酸钠伍用可提高小白鼠的抗氰能力,且有抗惊厥作用。

⑧氧(oxygen):实验证明,氧能改善中毒反应,减轻脑组织损伤。单独使用或与 $Na_2S_2O_3$、$NaNO_2$-$Na_2S_2O_3$ 伍用均能改善脑和心脏功能。氧浓度增加,作用随之提高。增至 4 个大气压,效果不再提高。

6)抗毒治疗:尽快静脉注射 3% 亚硝酸钠溶液 10ml,儿童按体表面积 6~8ml/m² 或按体重 0.33ml/kg 或 10mg/kg,注射速度为 2.5~5ml/min,接着用同一针头静脉注射 25% 硫代硫酸钠 25~50ml,注射速度2.5~5ml/min,同时吸氧以提高治疗效果。为了防止亚硝酸钠引起血压下降,可预先皮下注射麻黄碱。若给亚硝酸钠后收缩压降至 10.7kPa,应暂停给药,头放低位,活动四肢。

对-二甲氨基苯酚(4-DMAP)作用迅速、副作用小,可按 3.25mg/kg 静脉注射或肌内注射,以替代亚硝酸钠,但有效时间较短,必要时需重复给药,剂量减半。

严重中毒出现呼吸衰竭、脑血管损伤不能使用亚硝酸钠时,可给予 Co_2EDTA,一般用量为 5~10mg/kg(即成人首量 300~500mg),以 20% 葡萄糖溶液配制成 1.5% Co_2EDTA 溶液,静脉注射 20~40ml,接着静脉注射 20% 葡萄糖液 50ml。观察几分钟内如未见好转,可再次注射 300mg。为加强疗效,可伍用 25% 硫代硫酸钠 50ml。应用 Co_2EDTA 出现恶心、呕吐、血压下降、心搏过速及稀便时,静脉注射依地酸二钠钙 100mg 可消除之。

7)对症处理:呼吸循环功能衰竭时,应用强心、升压、兴奋呼吸循环中枢等药物。如皮下注射 25% 安钠咖 1ml,静脉注射高渗葡萄糖液,吸氧及施行人工呼吸等。

重度中毒病人应注意对脑缺氧和脑水肿的防治,及时给予能量合剂和细胞色素 C 等(ATP 20~40mg、辅酶 A50IU、胰岛素 8IU 氯化钾 1g、10% 葡萄糖液 500ml、维生素 C 1000mg、维生素 B₆ 100IU、地塞米松 5mg 及细胞色素 C 15~30mg,为一次静脉滴入量),以改善脑细胞和心肌代谢、促进恢复。对抽搐、烦躁不安者可使用亚冬眠疗法或抗惊厥药物。

病人在治疗过程中应注意安静保温。中毒症状完全消失后,仍应继续观察 2~3 天。

8)氯化氰中毒的急救和治疗:与氢氰酸中毒治疗相同,但应同时治疗眼和呼吸道损伤。对眼和呼吸道刺激症状的治疗见刺激剂中毒的处理;对肺水肿的治疗见窒息性毒剂中毒的救治措施。

(三)可升华的固态有毒物

在细颗粒上(小于 2μm)一些有害物质,如铅、锰、镉、锑、铬、砷、镍、硫以及多环芳烃等的含量显著增高,在空气中的持留时间也较长,并吸入人体,因而近年来较多国家将可吸入微粒定位为空气质量监测的一个重要指标。

(四)过敏性肺炎

过敏性肺炎(hypersensitivity pneumonitis)是一组由不同致敏原引起的非哮喘性变应性肺疾患,以弥漫性间质炎为其病理特征。系由于吸入含有真菌孢子、细菌产物、动物蛋白质或昆虫抗原的有机物尘埃微粒(直径<10μm)所引起的过敏反应,因此又称为外源性变应性肺泡炎。

1. **发病机制** 一般认为是Ⅲ型变态反应(由于免疫复合物的沉着),但肺活检未发现Ⅱ型变态反应的组织损害所特有的肺血管炎,因此,有人支持Ⅳ型变态反应(迟缓反应)观点,因为它的组织学损害在急性期是以肺泡壁为主的淋巴细胞浸润,继而是单核细胞浸润和散在的非干酪化性巨细胞肉芽肿,后期是肺组织纤维化和机化的阻塞性细支气管炎,与Ⅳ型变态反应一致。但亦有报告指出Ⅱ型变态反应及非免疫学机制均参与此症的发病。本病多见于吸入抗原 3~6 小时后开始出现症状,6~8 小时达高峰,24 小时左右消失,如接触含真菌之稻草引起的"农民肺",对鸟粪中动物蛋白过敏的"饲鸽者肺"等。有人报告患者组织相容性抗原

（HLA）系统和过敏性肺炎的发生有一定关联，提示有一个与组织相容抗原系统有关联的免疫反应基因存在。

2. 病理改变　显示亚急性肉芽肿样炎症，有淋巴细胞、浆细胞、上皮样细胞及朗格汉斯巨细胞浸润等，以致间质加宽。经过慢性病程后出现间质纤维化及肺实质破坏，毛细支气管为胶原沉着及肉芽组织堵塞而闭锁。持续接触致敏抗原后可发生肺纤维性变，严重时肺呈囊性蜂窝状。

3. 临床表现　过敏性肺炎第一次发作易与病毒肺炎相混淆，于接触抗原数小时后出现症状：有发热、干咳、呼吸困难、胸痛及发绀。少数特异质患者接触抗原后可先出现喘息、流涕等速发过敏反应，4～6小时后呈Ⅲ型变态反应表现为过敏性肺炎。体格检查肺部有湿啰音，多无喘鸣音，无实化或气道梗阻表现。X线胸片显示弥漫性间质性浸润和粟粒或小结节状阴影，在双肺中部及底部较明显，以后扩展为斑片状致密阴影。

急性发作时，末梢血象呈白细胞升高（15～25）×10^9/L（15 000～25 000/mm^3）伴中性粒细胞增高，但多无嗜酸性粒细胞升高，丙种球蛋白升高到20～30g/L（2～3g/dl），伴IgG、IgM及IgA升高，血清补体正常，类风湿因子可为阳性。肺功能检查显示限制性通气障碍有肺活量下降，弥散功能降低，局部通气血流比例失调，无明显气道阻塞及血管阻力增加。

有赖于病史（包括环境因素、生活习惯及爱好）、症状、体征及肺功能改变。X线变化及免疫学检查，特别是血清中发现有致敏抗原的特异抗体，对于诊断有助。

4. 治疗　应立即避免与致敏原接触。如肺部病变广泛，激素治疗［泼尼松1～2mg/（kg·d），继续1～2个月］可使症状、体征及X线改变迅速消失。

（孙雪芙　马刿芳）

第七节　辐射灾难的医疗处置

核能，作为一种特殊的能源，广泛应用于国防、医学、工业、农业等多个领域，为增强国家综合国力，促进科学技术发展，提高人民生活水平发挥了积极的作用。随着各种辐射领域的不断扩大，辐射事故也时有发生。近年来，辐射事故有增加的趋势，造成了严重的环境污染，人员的伤亡。

核辐射事故，是指在核设施（如核电站、反应堆）或核活动（如核技术应用、放射性物质运输）中发生的重大事故，导致放射性物质外逸污染环境或使工作人员、公众受到过量的照射。事故发生后所释放出的α、β、γ射线，如果不借助专用测试仪器，是很难发现的。一旦照射到人员，则会使人产生各种各样的辐射病。如果人员受辐射照射过量，还会导致死亡。

一、核辐射事故的分类

核辐射事故可概括为核事故和辐射事故，根据事故的性质分为四种：①临界事故；②反应堆污染环境事故；③外照射事故；④内照射事故。具体类型可包括：核反应堆事故、辐射装置事故、核材料临界事故、核武器事故、放射性废物储存事故、放射源丢失事故以及医疗照射事故等。下面举几个典型的放射事故。

（一）核反应堆事故

核能是一种最新式、最干净且单位成本最低的电力资源；它稳定性高、寿命长、低污染，在解决资源紧缺、改善环境质量方面具有明显的优势；它可促进经济发展并协调经济发展与环境建设的关系，是可持续发展的重要能源。但不可回避的是，在过去近半个世纪中，核能也给人类带来过巨大的伤害。1986年4月26日，位于前苏联乌克兰境内的切尔诺贝利核电厂发生的事故是人类迄今为止最为严重的核事故。这次事故引起燃烧爆炸，又因为没有安全壳，大量放射性物质释放到环境中，造成134人得急性放射病，其中30人在6个月内死亡。2012年3月11日的日本强震导致福岛两座核电站反应堆发生故障（图5-7-1），其中第一核电站多个机组出现险情，1号反应堆发生氢气爆炸，2号反应堆发生反应堆爆炸，3号反应堆发生两次氢气爆炸，并释放出具有放射性的水蒸气，而4号机组遭受两次火灾。核燃料暴露在外，包括东京在内的日本关东地区，已检测到比通常更高的放射性物质。核泄漏事件已经导致多人遭过量辐射，日本三分之一的自来水被污染，多个周边国家包括我国都深受其影响。

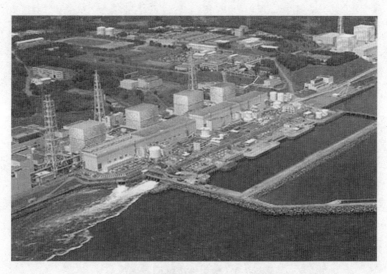

图 5-7-1 日本福岛核电站事故,核反应堆发生泄漏

（二）放射源丢失事故

随着放射源在工业、农业、医学、教育等各个领域的广泛应用,放射源不仅已是可以合法购买与使用的工业产品,而且其数量也不断大幅度增加。如果不加强放射源管理,造成放射源泄漏(图 5-7-2),则可能造成重大的核事故,对社会和民众产生较大的负面影响。1992 年 11 月 19 日,山西忻州一男子在拆除一口废井时,拾到一枚钴-60 放射源,并将其放入上衣口袋,随后感到恶心、呕吐,被送往医院检查治疗,其家人及周围很多人都受到了不同程度的辐射,致使护理他的哥哥和父亲在 8 天内先后死于急性放射病,另有 90 余人受到不同程度的照射,对当地社会和民众造成了不小的恐慌。

（三）放射性废物储存事故

含有放射性核素的废气、废水和固体称为放射性废物,主要来源于各种核设施的生产活动。因核技术和放射性核素应用(如医院)也会产生

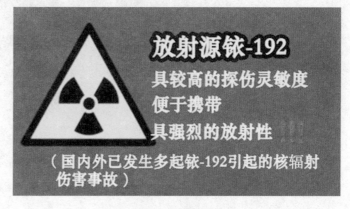

图 5-7-2 放射源丢失

少量放射性废物,但他们的活度一般较低。如果对放射性废物从产生到处置不实施全过程、严格的安全管理,致使放射性废气、废水流入民众生活区域,固体放射性废物暴露在人类居住区,则会使民众受到放射性伤害(图 5-7-3)。20 世纪 40 年代,在前苏联乌拉尔南部的克什特姆镇附近,建有一个密封混凝土结构的放射性废物库和液体乏燃料储存场。1957 年 8 月 29 日,因废物储存罐冷却系统失灵,液体废弃物逐渐干化,最后只剩下易爆的混合物存留底部,失控的物理化学反应引起了一场严重的爆炸事故,混凝土废物罐顶盖被炸开,大量放射性物质外流,严重污染了周围环境。

（四）医疗照射事故

目前,随着 X 射线诊断、临床核医学、放射治疗等电离辐射技术在医学领域越来越广泛的应用,使众多人群受到辐射的影响,医用辐射成为人类受电离辐射的最大来源(图 5-7-4)。当前大约 15% 的公众电离辐射来源于人工辐射源,几乎均由诊断 X 线产生。研究表明,接受 X 射线检查的病人,若照射剂量比较高,其患白血病、腮腺癌的可能性也增加。1968 年 8 月,美国某医疗单位为一名病人治疗过程中放射性物质错误流入,导致病人不同组织器官受到了大剂量辐射的照射,致使其肝、脾缩小,持续性血小板减少,间歇性血尿及结膜出血等,最终导致其死亡。

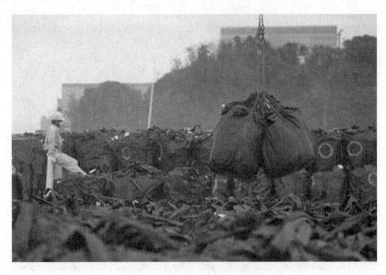

图 5-7-3　放射性废物储存事故

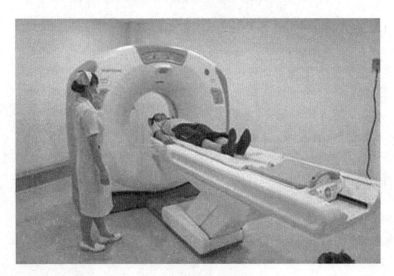

图 5-7-4　医疗照射事故

二、核辐射事故的特点

与其他突发事件相比,核辐射事故具有其本身特有的一些特性,既造成一定的经济损失,也带来巨大的社会影响,其主要特点有以下几点:

1. 核事故突发性和发展迅速性　核事故的发生常常是突发的,并且发展迅速。

2. 照射的来源和途径多样　核事故发生后,尤其是反应堆事故发生后,大量的放射性物质释放到大气中,可以漂浮于空气中,也可以沉降于地面和物体表面、水源中,造成放射性污染。

核辐射事故的种类多,因此,人们受到辐射照射的来源和途径也各有不同。通常情况下,照射的来源和途径可分为两类:体外辐射源对人体的照射称为外照射,它主要来源于职业照射(从事与放射性有关的工作员)、医疗照射(如 X 射线检查、放射性治疗等)。人工放射性污染环境造成的照射(如核爆炸、核能生产、核技术应用等)。进入体内的放射素作为辐射源对人体的照射称为内照射,它主要是由于放射性核素经空气吸入、食品或饮水食入,或经皮肤吸收并存留体内,对周围组织或器官造成照射,使人体受到伤害。

3. 影响人类身心健康,具有遗传效应　放射性物质可通过呼吸吸入、皮肤伤口及消化道吸收进入体内,引起内照射,体外辐射源可穿透一定距离被人体吸收,使人体受到外照射伤害。民众受到辐射后,通常会产生机体不适症状,甚至诱导基因突变。孕妇受到照射时,胚胎或胎儿也会受到照射,胎儿受照的主要效应包括:胚胎死亡;胎儿畸形和其他的生长或结构改变(胎儿器官形成期受照);智力迟钝,其发生率随受照剂量而增大。儿童受照后可能影响生长和发育,引起激素缺乏,器官功能障碍,影响智力和认知功能。未成年人受到辐射后,其癌症发生率大大增加。

4. 产生恐慌心理　核辐射事故,它可以造成很大的社会心理效应,引起民众心理紊乱焦虑,甚至引起恐慌和灾难性疲劳。这种不良的社会心理效应,其危害比辐射本身导致的更严重。由于恐慌心理,很多人会出现精神、消化及泌尿等系统的紊乱由于出现辐射恐惧症,害怕摄入含有放射性的食品,限制饮食,导致营养不良及健康状况恶化;由于怕辐射对胎儿的不利影响,人工流产数量明显增多;对自身和家人尤其是婴儿的健康多疑,总认为健康状况恶化,担心长肿瘤;受核辐射事故伤害人群中有很多人借助酒、镇静剂或麻醉剂等摆脱不安情绪。受核辐射伤害地区还会出现严重的社会动乱。日本核辐射后,民众争先抢购饮用水和其他食品,盲目使用碘剂和抗辐射药,使正常的生产和生活秩序受到严重的破坏。

5. 影响范围广,涉及人数多,作用时间长　核反应堆事故特别是大量放射性物质释放的情况下,由于烟羽飘移,辐射影响的范围往往较为广泛。前苏联切尔诺贝利事故造成古达耕地受到核辐射污染,同时邻近的乌克兰的森林也受到了污染,还有周边多个国家受到影响。由于核辐射的范围广,因此,受照射的民众也较多,如美国的三里岛核事故发生后,受影响的居民达 21.6 万人。由于很多放射性核素(如 ^{90}Sr、^{137}Cs、^{239}Pu等)半衰期长,因此一旦这些核物质泄漏,便会造成长时间的核污染。同时核辐射的远期效应,特别是致癌和遗传效应,要进行数十年甚至终身观察才能做出科学评价。因而核反应堆严重事故的善后处理,非短时间内可结束,有时需几年、几十年,甚至时间更长。因此,事故发生后,需要动用的救援力量大,需要大量的军队、医务工作者、工程技术人员、甚至社会各界人士、国际组织提供援助。

三、核辐射突发事件的分类

战争、报复和恐怖活动等人为事件,核泄漏、核电站事故等意外事件,以及核爆炸和低水平放射性废物污染等各种核辐射突发事件,按其现场医学救援的具体任务和需要处置的技术和力量可分为小规模核辐射突发事件、中等规模核辐射突发事件和大规模核辐射突发事件。

(一) 小规模核辐射突发事件

此类事件主要指各种人为的或意外的涉及封闭性或开放性放射源,或者被放射物质污染(不含爆炸性撒播)事件。该类事件对人员造成的危害主要是辐射损伤,只需专业救援力量即可完成现场的处置。按其危害方式及其处置技术可分为密封源的照射事件和放射性物质的非爆炸性散布。

1. 照射事件发生原因

(1) 封闭性放射源的照射事件发生在生产、研究、医疗、运输等过程中,因操作不慎或设备故障,造成放射源的意外照射。

(2) 无人看护的放射源造成的误照射。

(3) 使用非法途径获得的放射源实施犯罪或恐怖活动等。

2. 危害此类事件造成的主要危害　造成人员的外照射损伤,严重时会造成急性放射病,甚至死亡。一般不存在放射性污染和内照射的问题。

3. 医疗救援　医学救援的主要任务:①迅速封控现场;②搜索、迅速屏蔽并转移放射源;③对受照射人员或可疑受照射人员的受照射剂量和急性放射病症状进行初步评估;④尽早给予抗辐射药物治疗和/或对症治疗,并及时将需要进行住院治疗的病人后送到指定专科医院。

4. 放射性物质的非爆炸性散布发生原因

(1) 在生产、研究、医疗等过程中使用放射性核素时操作不慎,或放射性物质转运过程中发生意外等造成的环境和人体放射性污染。

(2) 使用非法途径获得的放射性物质实施犯罪(如投毒)或恐怖活动等。

5. 危害　此类事件除非涉及强穿透性辐射体或污染水平极高,一般不会造成人员的急性伤害,但可能造成环境和或人员的较严重放射性污染和内照射问题。

6. 医学救援　医学救援的主要任务:①迅速赶到事故现场,控制放射性污染的扩散;②甄别放射性污染核素的种类和水平,收集污染物样品(包括生物样品);③对污染人员进行初步去污处理和进入体内水平的初步估算;④尽早采取合理有效的阻吸收和或促排措施,将需要进行住院治疗的病人后送到指定专科医院。

(二) 中等规模核辐射突发事件

1. 发生原因　此类事件主要是恐怖分子利用非法途径获得的核材料或放射性物质,通过爆炸的方式制造的核或放射性物质大范围扩散事件,也就是通常所说的"脏弹"恐怖袭击事件。

2. 危害　该类事件造成的影响大,范围广,人群多,伤情复杂,后果严重,不仅会造成人员的多种辐射和或非辐射的急性伤害,甚至死亡,还会导致较大范围放射性污染和大规模人群的内照射问题等。加之事件发生的时间、地点不定,难以防范,因此医学应急的难度高。

3. 医学救援的主要任务　①需要迅速赶到事故现场,建立临时医疗站;②第一时间进入事发区抢救伤员,快速对伤员进行分类;③对污染者进行去污处理,对重伤员进行紧急医学救治,对放射性伤害病人进行初步诊断;④尽早采取有效的救治措施,并将伤员及时后送到各相关指定医院进行专科治疗;⑤做好临时医疗站和应急人员的辐射安全防护,以及环境、生物样品的采集或收集等多项工作。

(三) 大规模核辐射突发事件

1. 发生原因　这类事件主要指各种涉及核反应的事件,如核战争、核攻击、各种核电站事故以及核恐怖事件(如恐怖分子攻击核设施和使用小型核武器进行恐怖袭击等)。

2. 危害　该类事件影响的范围广大,人群众多,伤亡惨重,伤情极其复杂(辐射和/或非辐射的多种急性伤亡,多种复合伤,大面积环境和大规模人群的放射性污染等)

3. 医学救援　该类事件的医学处置的技术流程与中等规模核辐射突发事件相似,但是,由于大规模核辐射突发事件发生时,其医学应急的难度高,任务重,时间长,因此,其工作量绝非某一支医学救援队能够完成,往往需要动用数百,乃至数十万应急人员。

四、核辐射防护的基本原则

核辐射防护应遵从"可合理达到尽量低"剂量的原则,即采用辐射优化的方法,综合考虑社会、经济和其他相关条件,使机体可能遭受的核辐射保持在"可合理达到尽量低"的水平。首先应论证核辐射实践的正当性。产生核辐射的任何实践均应经过论证,或确认该项实践是否值得进行,其所致的核辐射危害同社会和个人从中获得的利益相比是可以接受的。如果不能带来超过代价的净利益,则不能进行实践。也就是说,有关审批机构不应该准许任何对人类产生或可能产生核辐射的实践,除非该实践对受辐射个人或社会带来的利益足以补偿其可能引起的核辐射危害,包括健康与非健康的危害(图5-7-5)。

核辐射事故发生后,积极的应对,科学的组织指挥也是决定核辐射突发事件现场医学救援任务完成好坏的关键所在。

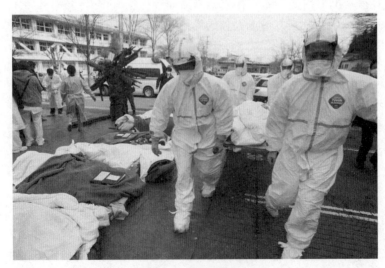

图 5-7-5　核辐射事故

1. 快速反应原则 快速反应是任何突发事件应急响应的基本和通用要求,是行动的标志和具体体现,也是核心的任务和目标。核辐射突发事件的现场医学救援需要第一时间赶赴现场,对伤员进行紧急抢救和救护,因此,对快速反应有更高的要求。为此,必须在处置预案、行动方案、指挥通信联络、应急装备、物质器材、医疗药品和器械等多方面做好充分的准备,并不断加强队伍的实战培训和演练,提高应急机动能力和水平。

2. 剂量限值原则 与其他公共突发事件的应急处置相比,核辐射突发事件有其特殊性,如现场核辐射对应急人员的伤害不可避免,核辐射的危害程度与辐射剂量直接相关等。因此,在更好地完成现场医学救援任务的同时,应最大限度地减少核辐射对应急工作人员可能造成的伤害。国际原子能机构(IAEA),以及国家有关法律、法规对参与核辐射事件应急工作的人员规定了剂量限值,具体如下:

(1)一般情况下,应急工作人员受到的有效剂量不得超过 0.05Sv。

(2)在控制严重事故时,工作人员受到的有效剂量不得超过 0.1Sv。

(3)在抢救生命时,工作人员受到的有效剂量应尽一切努力控制,不超过 0.5Sv。

(4)特殊情况下,为执行事故救援或在次生核灾难条件下执行任务,按《战时参战人员的核辐射控制量》进行控制,即:一次或数日内受照剂量不得超过 0.5Gy。一次或数日内受 0.5Gy 照射后的 1 个月内,不得再次接受照射;一次或数日内受 0.5~1.0Gy 照射后的两个月内不得再次接受照射;分次或迁延受到照射的年累积剂量不得超过 1.5Gy;终生累积剂量不得超过 2.5Gy。

3. 防护最优化原则 防护是核辐射事件应急的基本要求、行动保障和主要任务,但是又与救援要求的快速反应和行动相矛盾,要达到越好的防护效果,其对应急工作人员行动和操作能力的影响也越大,因此,必须坚持防护最优化的原则。最适当的防护措施是,既能最大限度地保护应急工作人员受到尽可能少的核辐射伤害,又能保证应急工作人员有更快的反应速度和更好的操作能力。如在冷区对洗消去污染后的伤员进行医学诊断和处理的应急人员,只需采取通用的卫生级防护(D 级)即可;在温区负责伤情分类分流、洗消去污、污染检查控制等的应急工作人员,可采取防沾染和防吸入的防护措施(C 级),既能满足辐射防护的要求,又能保证对工作人员行动和操作能力的影响最小;对必须进入热区的应急工作人员,也可视事故的具体情况和具体任务,采用最适当防护措施,而非必须都使用最高级别的防护标准。

4. 权衡利弊原则 权衡利弊是任何决策必须遵守的原则和基础,核辐射医学应急救援的组织指挥也不例外。这里主要讨论的是在现场伤员医学救援的过程中需要权衡利弊的一些问题,如视伤情和污染的程度、部位等,决定是先救治,还是先洗消去污? 是初步去污,还是彻底去污? 是污染后送,还是去污染后送? 等等,都需要在权衡利弊的基础上,快速决断。

其基本原则如下:①抢救生命始终是第一位的;②干预的正当性和最优化,如去污染的代价应低于污染扩散可能造成的不良影响;剩余污染可能导致的辐射危害应低于非辐射的损伤等。

5. 辐射监测、去污控污、伤员救治的全流程贯穿原则 为便于组织和行动,并充分发挥应急工作人员的技术特长和专业优势,现场医学救援通常分为若干任务组,按规定的技术流程展开救援工作。如侦检组主要负责污染检查与控制;抢救组负责现场伤员紧急抢救;分类组负责对各种辐射和非辐射伤进行快速诊断和分类;洗消去污组负责伤员体表和伤口的去污染;急救组负责放射性复合伤伤员的急救处理等。为防止交叉污染,各任务组相隔一定距离,在各自站点执行救援任务,一般情况下只负责完成本组的工作,很少或没有注意到一些重要任务环节需要全流程贯穿的原则,在此着重强调:

(1)辐射监测是核辐射医学应急救援的基本任务,对于保护应急工作人员的自身安全,为辐射损伤病人提供诊断和治疗依据,以及控制污染的扩散等,都具有重要意义。在仪器设备和专业技术人员都能满足的条件下,每个任务组最好都能开展辐射监测工作。

(2)去污控污是核辐射事故应急的最主要任务,也是现场医学救援必须遵从的重要原则。虽然由洗消去污组具体执行此项任务,但是,其他各任务组也应及时对明确的污染物进行收集和处理,尽可能减少污染向下一任务组的转移和扩散。

(3)伤员救治是医学救援的核心任务,本着抢救生命是第一位,以及尽早治疗的原则,在救援流程的每个任务环节都必须配备专业的医护人员,随时了解和观察伤情,一旦发现异常,保证第一时间进行有效的医学处置。

五、核辐射防护的基本措施

（一）核辐射发生后应对的措施

1. 隐蔽 早期停留于室内是一种简单有效的防护措施，可降低全身及皮肤外照射剂量。人员隐蔽于室内，可使来自放射性烟云的外辐射剂量减少到 1/10～1/2。关闭门窗和通风系统就可减少因吸入放射性核素污染所致的剂量。隐蔽也可降低由沉降于地面的放射性核素所致的外辐射剂量，一般预计可降低 1/5～1/10。隐蔽方法简单、有效，隐蔽时间较短时，其风险和代价较小。隐蔽的另一好处是，隐蔽过程中人群已受到控制，有利于疏散人群等。但隐蔽时间较长，可能会引起社会和医学心理学方面的问题。

2. 个人防护 空气中有放射性核素污染的情况下，可采用手帕、毛巾、纸等捂住口鼻进行呼吸道防护。体表防护可用日常服装，包括帽子、头巾、雨衣、手套和靴子等。公众采取简易的个人防护措施，一般不会引起伤害，且代价小。

3. 服用稳定性碘 放射性核素具有参与体内稳定性核素代谢特点，在事故早期，适当服用稳定性核素化合物，可以阻止或减少放射性核素在体内器官的沉积。服用碘化钾或碘酸钾可减少放射性碘核素进入甲状腺。一次服用 100mg 碘，一般在 5～30 分钟内就可阻止甲状腺对放射性碘的吸收，约 1 周后对碘的吸收恢复正常。服用碘的时间对防护效果有较大影响，在摄入放射性前及摄入后立即服用碘效果最好，摄入后 6 小时服用碘可使甲状腺吸收剂量减少约 50%；摄入后 12 小时服用碘防护效果很小，24 小时后服用碘已基本无效。

4. 撤离 是最有效的防护措施，可使人们避免或减少受到来自各种途径的辐射。但它也是各种措施中难度最大的一种，特别是在事故发生的早期。因此，应事先制定应急计划，必须考虑多方面的因素，如事故大小和特点，撤离人员的多少及具体情况，还应考虑撤离的道路、运输工具和所需时间，可利用的收容中心、设施及气象条件等。

5. 搬迁 与撤离的区别主要是采取行动的时间不同。如果辐射量没有高到需及时撤离，但长时间辐射的累积剂量又比较大时，应考虑将人群从受污区搬迁。这种措施可避免人们遭受已沉降的放射性核素的慢性辐射。搬迁时间没有撤离那样紧急，居民的搬迁可预先周密计划，故风险一般比撤离时小。如果受污染的地区人口众多，代价和困难较大时，主管部门应及时告知公众为什么要搬迁，认真做好组织和思想工作。

6. 控制出入 采取此措施可减少放射性核素由污染区向外扩散，并避免进入污染区而受到辐射。主要困难在于长时间控制出入后，人们会急着要离开或返回自己家中，以便照料生产或生活等。

7. 控制好食物和水 放射性核素释放到环境中，会直接或间接地转移到食物和水中。控制食物和水，目的是减少放射性物质经消化道进入体内，减少内照射的损伤。牛奶中的碘-131 峰值一般在放射性核素释放后 48 小时出现，因此，对牛奶的控制较其他食物尤为重要。事故发生后，越早将奶牛和其他牲畜撤离受污染的牧场，牛奶及其他肉食的污染水平就越低。受污染的牛奶、水果、蔬菜和谷物等可采用加工、洗消、去皮等方法去除污染，也可在低温下保存，使短寿命的放射性核素自行蜕变，以达到可食用的水平。

8. 人员去除污染 对已受到或怀疑受到污染的人员去除污染。

9. 污染区去除污染 即对受放射性物质污染的地区消除污染。道路和建筑物表面可用水冲或真空抽吸法；设备可用水和适当的清洗剂清洗；耕种的农田和牧场可去掉表层土移往贮存点深埋，也可深耕而使受污染的表层移向深层。

10. 医学处理 只有发生严重核事故，早期措施无效，对工作人员和公众造成危害时，才需进行医学处理。

（二）救援过程中应对放射性污染的防护

1. 缩短在污染区的停留时间 在保证完成任务的前提下，应尽可能缩短在污染区停留的时间。必要时采取轮流作业法，控制个人受辐射的剂量。当需要通过污染区时，应选择道路平坦、辐射水平低的地段通过，缩短通过时间。

2. 推迟进入污染区的时间 进入污染区越迟地面辐射水平越低，人员所受外辐射剂量就越小，所以，人员应推迟进入污染区。

3. 利用屏蔽防护 人员在污染区工作,应尽可能进入工事、民房、车辆、大型兵器内或利用地形地物屏蔽防护,减少辐射剂量。

4. 清除地表污染物 在需要停留处及其周围,铲除 5～10cm 厚的表层土壤,或用水冲、扫除等措施去除表层尘土,可降低所在位置的辐射水平。

5. 应用抗放射药物 因任务需要进入污染区的工作人员,有可能受到超过战时控制的辐射量,尤其有可能超过 1Gy 剂量时,应事先服用抗放射药物。

6. 使用防护器材 人员通过污染区,或在污染区内作业时,应根据污染程度和当时条件,采取防护措施,或穿戴制式的个人防护服装,或利用就便器材,凡能挡灰或滤灰的器材均有防护作用,如戴口罩或用毛巾等掩盖口鼻、扎紧领口、袖口和裤口、戴上手套、穿上雨衣或披上斗篷、塑料布、床单等,穿高筒靴,对于阻止落下的灰尘进入体内和沾染皮肤具有良好的效果。

六、核辐射事故的分级医疗救治

核辐射事故的后果和出现的医学问题,主要取决于事故的性质和严重程度。事故早期发生的危及生命的急症属于需要紧急处理的人员,如无危及生命的急症的人员可以延迟处理,正确处理急症和非急症人员之间的关系,处理急症的早期救治和后续治疗的关系,急症人员的抢救等都是事故救治的重要问题。

（一）一级医疗救治即现场救护或场内救治

主要由营运单位的卫生机构 组织实施,必要时可请求场外支援。一级医疗救治的主要任务是发现和救出伤员,对伤员进行一级分类诊断(即现场紧急分类诊断),抢救需紧急处理的伤员。一级医疗救治可在组织自救的基础上,由经过专门训练的卫生人员、放射防护人员、剂量人员及医护人员进行。

（二）二级医疗救治即地区救治或当地救治

由核设施所在省市自治区的应急医疗救治单位组织实施。二级医疗救治的主要任务是对中度以下放射损伤和放射复合伤伤员、有明显体表和体内放射性污染的人员,以及重度以上各种非放射损伤伤员进行确定诊断与治疗;并及时将重度以上放射损伤和放射复合伤伤员,以及难以确诊和处理的伤员后送到三级医疗救治单位。

（三）三级医疗救治即专科医治

由设有放射损伤治疗专科的综合医院组织实施。三级医疗救治的主要任务是收治重度以上急性放射病、放射复合伤和严重放射性核素内污染的人员。进一步明确诊断,并给予良好的专科治疗。必要时对一、二级医疗救治给予支援和指导。我国国家卫生计生委成立了核事故医学应急中心,承担我国的三级医疗救治工作。应急中心下设两个临床部和一个监测评价部,两个临床部共同承担现场后送的严重内污染、重度放射损伤及严重复合伤病员的救治工作,以及现场医疗救治的技术支援和技术指导工作。监测评价部承担核事故受照病人的剂量估算工作,以及核事故现场监测的支援任务。

七、核辐射损伤的医学救治

（一）内辐射损伤的医学救治

主要采取综合措施,以防止或减少放射性核素在体内的沉积、减轻或防止内辐射损伤。具体措施包括:

1. 消除体表沾染 放射性核素沾染体表又未进行彻底消除者,应尽早进行局部、全身洗消和伤口清除沾染,以减少或阻止放射性核素进入体内。

2. 减少吸收 ①催吐和洗胃,在食入放射性核素的最初 1～2 小时内,可进行催吐和洗胃,可用清洁钝器刺激咽部,或口服催吐药物,如吐根剂等,或皮下注射阿扑吗啡等。催吐应及早实施,可使刚进入胃内的放射性物质排出 80%～90%。在催吐效果不佳时,可采用温生理盐水或弱碱性溶液洗胃。②口服吸附剂及沉淀剂。对残留在胃内和肠道内的放射性物质,通过吸附剂、沉淀剂的作用将其吸附、沉淀下来。吸附剂有药用炭、磷酸钙、骨粉、硫酸钡等;沉淀剂有褐藻酸钠、凝胶磷酸铝用于锶、钡等元素;鸡蛋清用于重金属元素,抗酸药用于能溶于酸性液体的元素等。③服用缓泻药。放射性核素摄入后超过 4 小时,服用缓泻药,可加速放射性核素在胃肠道内运行,缩短停留时间,减少吸收。由呼吸道吸入的放射性核素,应清洗鼻腔、在鼻咽部喷入血管收缩药,如1%麻黄碱或0.1%的肾上腺素;然后口服祛痰药,如氯化铵、碘化钾,促使其随痰咳出。

3. 加速排出　①口服碘化钾片:口服碘化钾片可阻止食入或吸入的放射性碘在甲状腺内的蓄积。并提高放射性碘的排出速率。其效果一般在摄入放射性碘的同时或摄入前24小时内服用效果最佳,4小时后阻滞效果已显著下降。另外,还可服用过氯酸钾和促甲状腺素等。服用新甲巯咪唑,其促排效果良好,和过氯酸钾联合使用效果更佳。②应用络合剂:络合剂在体内能与金属离子形成溶解度大、离解度小、扩散力强的络合物,加速金属离子自体内经肾排出。络合剂已成为促排放射性核素的重要方法之一,如依地酸钙钠、胺酸、喷替酸钠钙(促排灵)对钚、钍、钇和稀土元素都具有显著的促排作用;二巯丙醇、二巯丁二钠和二巯基丙磺酸钠对钋-212具有较好的促排作用。③服用影响代谢的药物:服用大剂量的氯化铵,造成代谢性酸中毒,使骨质脱钙,促进钙的排出增加,同时促进体内亲骨性放射性核素锶、钡及镭等排出。采用甲状旁腺素动员骨钙进入血液从而增加尿钙的排出,同时锶的排出亦增加。

(二) 急性放射病的治疗原则

1. 骨髓型急性放射病的治疗原则　早期应采用有治疗作用的抗放射药,减轻损伤,促进和改善造血功能,针对病程各期的发病特点,采用抗感染、抗出血和纠正代谢紊乱为主的综合性治疗措施。对极重度病例,如估计造血功能不能自行恢复,宜尽早进行造血干细胞移植。

2. 肠型急性放射病救治原则　早期应采用减轻肠道损伤的药物;纠正脱水和电解质紊乱,矫正酸碱平衡失调;加强抗感染和抗出血治疗;尽早实施造血干细胞移植以重建造血功能;积极给予综合对症治疗。

3. 脑型急性放射病急救要点　早期镇静解痉、输液、抗休克、强心、改善循环等对症治疗,抗休克和控制抽搐尤为重要。

(三) 骨髓型急性放射病的治疗

1. 轻度骨髓型急性放射病治疗　轻度患者病情较轻,临床症状不多,仅有轻度的外周血血细胞计数减少。一般不需要住院治疗,可给予数月的医学随访观察。注意休息和加强营养,必要时给予滋补类中药。此度患者预后良好。

2. 中度和重度骨髓型急性放射病治疗　中度或更重的患者需要住院治疗,以期得到规范的专业治疗。中、重度患者的临床表现和治疗原则基本相同,只是程度上存在差异。两者的临床表现具有典型的阶段性,即临床病程分期明显,治疗宜按临床分期实施。①初期治疗重点:应及早采用治疗辐射损伤药,积极对症治疗,注意调节自主神经系统功能,防治胃肠道反应,改善微循环和造血功能;②假愈期治疗重点:利用症状缓解的时机,抓紧补充营养、增强体力,清除潜在的感染灶,保护和促进造血功能,预防感染和出血;③极期治疗重点:及时有力地采取抗感染措施,积极抗出血,维持水和电解质平衡,纠正酸中毒和代谢紊乱,保护和促进造血功能恢复,重度患者应注意防治多器官衰竭和感染性休克;④恢复期治疗重点:注意稳妥地调整治疗措施,巩固治疗效果并防止病情恶化和反复,防治贫血,促进和巩固造血功能,调整胃肠功能,促进机体康复。

3. 极重度骨髓型急性放射病的治疗　极重度骨髓型急性放射病的治疗,可参考重度的治疗重点和措施,加强综合对症治疗的力度,如加强早期治疗措施、采用造血生长因子和造血干细胞移植、加强抗感染治疗、提早采用抗出血药物、放宽输血的指征、定期使用大剂量人血丙种球蛋白、加强胃肠道症状的对症处理、加强局部感染灶的防治和卫生护理等。

(四) 肠型急性放射病的救治措施

1. 对症治疗　受到辐射后应尽快给予镇静止吐、改善微循环等治疗,可肌内注射地西泮,静脉滴注昂丹司琼(枢复宁);输注低分子右旋糖酐和复方丹参注射液,酌情给予少量地塞米松。口服肠道灭菌药物和保护胃肠黏膜药物。受到辐射后应禁食,以静脉输液维持营养。可根据临床化验检查结果,补给葡萄糖注射液、氨基酸注射液、清蛋白、脂肪乳剂等,酌情给予碳酸氢钠、氯化钾注射液。应尽早给予抗感染和抗出血治疗。从受到辐射后2～3天起,肌内注射或静脉注射抗生素,用量宜大。提早给予维生素C、维生素K、注射用蛇毒巴曲酶(立止血)等止血药物。从3～5天起,视病情需要小量多次输注全血。血液浓缩时,宜输注粒细胞或血小板悬液,全血或其有形成分血。注意强心、改善循环和抗休克治疗。注意输液速度,防止诱发肺水肿。呕吐、腹泻严重时,输液宜加入少量强心药物等。

2. 尽早实施骨髓等造血干细胞移植　肠型患者如估计肠道损伤可以恢复,应尽早实施骨髓等造血干细胞移植。最好有 HLA 相合的同胞供髓者,同时应注意防止发生间质性肺炎等并发症。移植后使用造血生长因子加快造血功能的重建。

（五）脑型急性放射病的急救要点

1. 早期镇静、止吐和输液　脑型患者在受到辐射后数分钟就会发生严重的呕吐和腹泻,体液失去多而摄入量少,宜尽早给予地西泮、昂丹司琼,以镇静止吐。同时及时输液治疗,注意晶体溶液和胶体溶液的配伍使用。应用糖皮质激素类药物,有助于改善脑水肿和全身状况。

2. 抽搐治疗　脑型患者发生抽搐后,全身状况会很快恶化。及时给予镇静解痉药物,如氯丙嗪、苯巴比妥等,对抽搐有一定治疗作用,可延长患者的存活时间。

3. 抗休克治疗　脑型患者受到辐射后 1 小时就可能发生休克,并很快转为全身衰竭和神志丧失。此时,给予抗休克治疗,在加强输液的同时使用升压药物,如多巴胺等。部分患者出现剧痛,可给予吗啡等镇痛。

4. 其他对症治疗　在认真观察病情变化的同时,给予积极对症治疗,如适量输血、输液等。上述对症治疗只能稍延长存活时间,多在 1～2 天内死亡。

（六）放射复合伤的急救与治疗

1. 以放射为主的复合伤的治疗

（1）防治休克。

（2）早期使用抗放药:对急性放射病有效的抗放药对放射复合伤也基本有效的,伤后应尽早给予。疑有放射性物质进入体内者,应尽早服用碘化钾 100mg。必要时还可采用加速排出措施。

（3）防治感染:早期、适量和交替使用抗菌药物,积极防治感染。中度以上复合伤,初期可选用长效磺胺,发热或白细胞明显降低时,可换用青霉素或链霉素,极期改用广谱抗菌素。除全身使用抗菌药物外,应加强对创面局部感染的控制,以防止和减少细菌入血。当存在严重感染时,可少量多次输注新鲜全血,以增强机体防御功能。应注意对厌氧菌感染的防治,如注射破伤风抗毒素,配合使用抗生素、早期扩创等。

（4）防治出血、促进造血和纠正水电解质紊乱:辐射剂量超过 6Gy 的极重度放射复合伤,有条件时应尽早进行骨髓移植。输血输液时要注意总量及速度,防止发生或加重肺水肿。

（5）手术处理:争取创伤在极期前愈合,尽量使沾染的创伤转为清洁的创伤,多处伤转为少处伤、开放伤转为闭合伤,重伤转为轻伤。因手术可能加重病情,故术前要周密计划、充分准备。麻醉充分、严格无菌、手术操作熟练、尽量缩短麻醉和手术时间。清创应彻底,但注意保护健康组织。严密止血,伤口一般延期愈合。骨折应及早复位,骨折固定时间应根据临床及 X 线检查结果适当延长。

2. 以烧伤、冲击伤为主的复合伤的治疗

（1）积极抗休克,同时注意保护心肺功能,肺部损伤的伤员要适当控制输液速度和总量。对于丢失大量液体,血容量不足,低血压和少尿伤员。要及早补液,给氧。

（2）加强抗感染:重度以上复合伤感染并发症多,开始亦早,因此抗感染要及早实施。同时加强创面处理,改善营养,增强机体抵抗力。

（3）保护心肺和肾等脏器功能:及早补液、避免长时间低血压和缺氧。对少尿者酌情给予扩张肾脏血管的药物,以增加肾血流量。同时应严密保护心肺和胃脏等脏器功能。

（4）外科处理:有呼吸道烧伤或肺冲击伤者,不宜用乙醚麻醉。深度烧伤创面位于长骨骨折处时,可早期切痂植自体皮。骨折可用加压钢板或石膏托固定。手术切口如不能避开烧伤创面,则手术应在烧伤创面发生感染之前尽早进行。手术操作要轻,逐层严密缝合切口,局部创面加用抗菌药物。

（七）核辐射事故心理损伤的处理

核辐射事故发生后,适当的社会心理疏导可以帮助大多数人尽快消除不理的心理影响,同时尽快分辨少数有严重心理创伤的个人,及时的治疗。引导公众正确面对已发的突发核事故,心理上接受事故带来的危害,并积极配合政府应对措施,运用自救自助能力降低自身受危害程度,避免心理恐惧、焦虑的传播蔓延,造成不必要的社会恐慌。

1. 让公众充分了解事故的真实情况,正确引导新闻舆论,防止歪曲事实、恶意炒作。

2. 让公众及时掌握救援信息,主要包括政府采取的救援措施,到哪里寻求救助以及如何配合政府开展救援等,明确告知公众情况会很快好转,最大限度的稳定公众情绪。

3. 给予公众充足的休息和营养。

4. 引导情感的发泄,开展心理减压。针对公众可能出现心理压力过高,心理负担重的实际情况,有针对性的实施心理疏导和心理干预,使他们始终保持在较为健康的心理状态,使公众学会采取情绪的自我调节,适宜的放松和休息,与外界的有效沟通交流等方式,消除不良心理的后遗效应,重树安全信心。

(张忠臣 菅向东)

第八节　生物危害的医疗处置

恐怖威胁是目前威胁社会安全的国际性问题。2001 年美国发生"9·11"恐怖袭击事件以来,美国境内相继出现与生物恐怖有关的多例炭疽病患者,炭疽芽胞邮件事件引起了人们对生物战剂恐怖威胁的关注,也对生物恐怖剂的医学防范和流行病学的科学认识提出了挑战。

所谓"生物恐怖",即是利用致病性细菌、病毒,企图造成传染病的暴发、流行,导致人群失能和死亡,以期引起人们的恐慌和社会动荡。其使用方式包括散布生物剂气溶胶、污染水源和食品、散布带菌昆虫等。生物恐怖活动不仅严重破坏世界和平,影响人们正常安宁的生活,而且对人类的健康和生命安全构成巨大的威胁。加强防护,建立预警机制,提高对生物毒剂危害的应急救治水平,对保证国家安全和社会稳定是不可缺少的方面。

一、生物袭击的分类

(一) 依据生物剂生物学种类

分为病毒、细菌、衣原体、立克次体、真菌、毒素(微生物毒素、植物毒素和动物毒素)等(图 5-8-1)。主要包括:

1. 病毒类　刚果-克里米亚出血热病毒、基孔肯亚病毒、东部马脑炎病毒、埃博拉病毒、汉坦病毒、乙型脑炎病毒、胡宁病毒、拉沙热病毒、马丘波病毒、马尔堡病毒、裂谷热病毒、森林脑炎病毒、天花病毒、委内瑞拉马脑炎病毒、西部马脑炎病毒、黄热病毒、SARS 冠状病毒、高致病性禽流感病毒。

2. 细菌类　炭疽芽胞杆菌、布鲁司菌、肉毒梭菌、土拉弗朗西斯菌、鼻疽伯克霍尔德菌、类鼻疽伯克霍尔德菌、鼠疫杆菌、大肠埃希菌 O157。

3. 衣原体类　鹦鹉热衣原体。

4. 立克次体类　贝氏柯克斯体、普氏立克次体、立氏立克次体。

5. 真菌类　粗球孢子菌、荚膜组织胞浆菌。

6. 毒素类　肉毒毒素、产气荚膜梭菌毒素、白喉杆菌毒素、葡萄球菌肠毒素、志贺神经毒素、破伤风毒素、真菌毒素、海洋生物毒素、植物毒。

(二) 依据袭击事件察觉发现迹象分类

1. 公开的恐怖袭击　指发现了明显的袭击行为或袭击遗留物的证据、迹象。如恐怖分子公然宣布实施生物袭击或发现恐怖分子正在施放生物剂,找到可疑的容器、粉末,发现夹带生物剂邮件;环境大气监测到生物气溶胶浓度和种类;公共场所或重要场所发现含有异常生物剂的液体、喷雾(撒)装置、包裹、物品等,无论是否有生物剂引发的疫情发生,均为此类。

2. 隐匿的恐怖袭击　指袭击行为隐蔽、隐匿,没有被及时发现,但却因其危害结果逐渐显

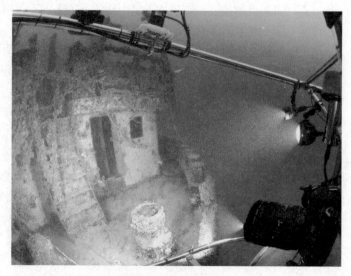

图 5-8-1　生物袭击

现而被察觉,即因出现异常疫情(疾病或死亡)而受到怀疑,这时受害者有可能分布很广。公认的依据包括:疾病种类异常、疾病临床表现突然异常严重、感染途径或疾病流行规律异常。特别是当指示病例追查到异常的暴露环节和场所,在疫区(点)环境、物体表面或可疑邮件(包)标本中查见生物剂的情况(属于明确的袭击)。

3. 收到恐吓、威胁警告或得到有关生物恐怖活动的情报,但袭击尚未真正发生。这类情况出现时,要根据情报和信息的提示进行核实及现场调查,很可能转化为前两种情况。

二、生物恐怖袭击的特点

(一) 具有易行性

尽管许多国家对生物恐怖剂的监控相当重视,但任何一个国家都不敢说对这些可危害人类生命和健康的生物恐怖剂有绝对的监控能力,不能保证生物恐怖剂不向社会流失。这种易行性还表现在,掌握生物恐怖剂,只需要以小量的菌种即可,在适宜的条件下,可在短时间里大量地扩增和繁殖。

(二) 具有隐蔽性

作为恐怖手段,生物恐怖剂不需要复杂的专业外包装,可以冻干或制成胶囊,也可以直接放在瓶子里随身携带投入使用。使用生物恐怖剂也不需要其他相关的设备和装置,使用后表面一般都没有什么痕迹。

(三) 有多样性

生物恐怖剂种类多样,目标有人群、动物、植物等,感染途径以及散布生物武器的手段和方式也多种多样。生物恐怖剂的使用与常规武器、核化武器也有明显的不同。生物恐怖剂不但可以抛撒、散布,也可以随手丢弃、放置等,还可以用飞机进行更大规模的撒播,这是最为严重、可怕和必须警惕的恐怖袭击手段。

(四) 具有突然性

生物恐怖袭击与其他传统的袭击方式具有很大不同,前者本身具有散发式的突然性,不需要事先进行许多方面的物质准备。

(五) 具有威胁性

生物恐怖剂的病原体感染一旦发生,尤其是人口集中的大都市里发生生物恐怖袭击,除将对人的机体造成不可避免的严重伤害外,还将对人的心理造成长期而巨大的伤害,造成全社会大范围的精神恐惧,同时,对农作物或牲畜也能造成极大的威胁。

(六) 后果严重

生物恐怖剂作为武器被使用后,特别是在人口集中的大城市使用后,将不可避免地造成大规模的原发感染区和二次以上的再感染区,这种感染区随着人员的生活流动而扩散,人们很难不使原发感染区和再感染区继续扩大。

(七) 难以侦检和救治

长期以来,对生物恐怖剂致病的救治,虽然许多国家都在研究中,但却难以随着生物恐怖剂出现而同步发展。现代生物技术的发展,可以改变生物恐怖剂的致病性、抗原性,可以改变其抗生素的抗性,难以侦检,传统的治疗手段难以生效。

三、实施生物恐怖剂恐怖袭击的选择条件和可能方式

为了使研制的生物武器能满足使用者的要求,一般会选择符合下列条件的病原微生物为生物恐怖剂:

1. 毒性大,传染力强,感染后发病快,症状严重、病死率高、且不易诊断和治疗。

2. 最好能使人、畜均感染发病。

3. 有多种传播途径,传播速度快。

4. 耐热、耐日光、耐干燥,施放后能在外环境中存活较久,且能维持较高的致病力。

5. 便于大量生产、运输和长期保存。

6. 在施放地区内,有能长期保存这些生物恐怖剂的昆虫或小动物。

7. 使用者已有预防和治疗方法,而对方暂时没有。

生物恐怖剂在使用时间上经常选择拂晓、黄昏、夜间、阴天、多雾、风速较小和有计划撤退时；在使用地点上多选择山沟、盆地、丛林地区、大建筑群间等避风的地方，以减少自然因素对其效果之负面影响；在使用谋略上常玩弄真真假假、虚虚实实之手法，以达到麻痹对方，使其丧失警惕性之目的；在使用场所上常出现许多难以解释的反常现象，如生物种别的反常、时间的反常、地区的反常、出现场所与栖居情况的反常、高度集中的反常、疾病季节的反常等。

四、生物袭击事件处置面临的问题

（一）需要有效的公共卫生监测基础和本底资料

对比分析指疾病监测、症状监测、食源性和水源性疾病监测，以及空气质量、饮用水和食品卫生监测；突发公共卫生事件监测；社会日常卫生用品和常用非处方自购药消耗种类及数量的监测。

（二）需要灵敏、可靠的标本采收和检验能力

生物气溶胶监测、可疑物及环境标本、可疑邮件、可疑病媒昆虫动物标本和伤病员的临床标本的采集，以及致病微生物或毒素本身或其抗原、核酸，或伤病员血清特异抗体的查出，或敏感动物致病力和毒力检验都是事件判断的有力证据。检验能力由筛检、确认性检验和系统检验鉴定 3 个阶梯式能力构成，检验结果需经 2 个实验室、2 种以上检验方法验证（称"2×2 准则"）。其中最有效、最可靠的当属分离出病原微生物并获得生物学溯源证据。当然确认检验和系统检验鉴定需要三级以上生物安全实验室条件（BSL-3）及相应的技术能力、试剂和生物信息。

（三）需要系统配套的生物医学防护能力

1. 事件判断取决于生物剂检验。生物剂的检验，既是确认生物学种类、危害的依据，也是人为蓄意施用生物剂的证据。生物剂检出的重要基础是可疑物、环境和临床标本的采集方法、种类、时机、保存、专用试剂条件以及微生物检验能力。

2. 后果处置取决于疫情控制。生物剂造成的感染或中毒需要有针对性的医学措施和药物救治；污染范围和污染物需要医学消毒手段杀灭和污染消除效果评价。

3. 疫苗药物可提供针对防护效能。天花、黄热等疫苗，炭疽、鼠疫等减毒菌苗等疫苗可对接种人群提供相应生物剂的保护力；天花疫苗还可在事件发生后紧急实施环状或普遍接种以遏制天花蔓延传播；肉毒抗血清是肉毒毒素中毒治愈的特效药。一些抗生素和抗病毒药物，分别在暴露某些细菌和病毒后紧急服用以控制感染或减轻临床发病。

4. 常态公共卫生监测是发现、察觉生物袭击的基础。环境卫生、饮用水、食品卫生监测，以及传染病监测、食源性疾病监测、自然疫源地疾病监测等多种部门、环节管理的多个监测系统信息整合，建立专家评估与咨询工作机制，形成以及时发现生物袭击可能迹象，分辨非自然疫情等袭击迹象的机制、组织、机构和技术基础。

五、生物袭击事件的医学处置

（一）处置原则

生物袭击事件医学处置的基本原则与其他突发公共事件处置的危机管理一致，即是统一领导，分类处置；快速反应，分级处置；各司其职，密切协作；就地就近，减少污染，最大限度地减少恐怖袭击的影响和生物剂的危害；维护民众生命财产安全、社会稳定和国家利益。重点：①准确判断（事件/性质）；②快速评估（状况/趋势）；③有效医学措施（救治/防控）；④科学处置（总结/改进）。

1. 及时判断，初步控制　接到疫情报告后，"三防"医学救援人员应以最快速度到达现场，采取流行病学调查与实验室检测相结合的方法，得到初步结果后，马上向上级领导报告，以便得到各部门的参与，以控制事态，遏制危害蔓延，具体指导民众的防护，疏导心理恐慌，维护社会秩序。

2. 作好防护，积极救治　参加"三防"医学救援的人员，在进入疫区之前，首先把防护用品准备好。进入疫区尽快采集样本送检，同时控制人员出入，对污染物品要就近无害化处理。对伤病员采取隔离措施，切断传播途径，并根据症状体征实施对症治疗或实验性治疗。作好个人防护，避免染毒患病以及

扩散污染。

3. 加强宣传教育,消除心理恐慌　在遭受生物袭击以及怀疑受到生物袭击后,公众心理主要表现为紧张、焦虑、恐慌和沮丧的情绪。在发达国家,心理干预已成为突发事件救援中必不可少的主要内容,并已建成比较完善的心理干预体系。我国于2004年9月国务院颁发了《关于进一步加强精神卫生工作的指导意见》明确规定:重大灾难后要积极开展对受灾人群的心理干预,以降低灾后精神心理疾病的患病率。因此,救援人员要及时向人们宣传生物危害的基本知识与防护技能并随时告知事件的基本状况,危害程度及政府采取的有效措施,消除民众的疑虑、猜疑和顾忌,使人们能积极主动地配合政府的各种处置措施。

4. 采样检测,调查取证　利用生物技术检查环境中的可疑物品及患者排泄物中的微生物和毒素,或是通过检出感染机体的特异性抗体来确认,取样要注意时间性和代表性,检测方法要可靠。

5. 彻底消毒,防止疾病扩散　生物恐怖袭击,多以气溶胶的方式污染环境,由于受污染的面积广,且污染的范围不易确定,全面洗消人力、物力与时间耗费太大,为此洗消应遵守以下原则。

(1) 消毒与封锁自净相结合:对人员生活密集和人员出入频繁的地区和场所应立即消毒处理。而对人员稀少或很少有人进入的地区,可将其封锁,待其自净。

(2) 选择适宜的消毒方法:消毒处理需在确定生物制剂的种类之前进行,但由于用做生物恐怖袭击的病原微生物对外界的抵抗力都比较强,且污染对象又相当复杂。所以一般情况下应按细菌芽胞污染来处理。选择高效、快速的消毒方法和消毒剂对各污染对象进行消毒处理。为了避免耐消毒剂菌株的产生,也可采用多种消毒剂交叉消毒。

(3) 做好个人防护:在消毒作业时,工作人员条件允许时应穿戴全套防护服装,尽可能避免直接接触污染的物品与表面。消毒作业完毕后,人员应进行全面的卫生处理,防止再次污染。

(二) 各类生物袭击事件的现场医学处置

1. 袭击事件的医学处置　医学处置力量接到报告或通知后,了解事件的基本信息,做好准备的同时,指导事发地进行必要的先期处置,保护、遮盖"污染源",包括可疑物和中心现场;人员采取遮掩口鼻,与"污染源"保持3~5m安全隔离距离,并尽快移至上风或侧风向位置。医学处置力量到达现场后,立即与现场指挥组联系,并分组开展工作。

(1) 调查与初检组:询问知情者,核实情况;查找、控制可疑物;接收标本或补充采样;对标本进行筛检,第1步排除非生物源性物质,第2步筛查是否为重要细菌和毒素种类,并将标本转送到指定实验室确认检验结果。

(2) 污染消除组:收集事发时风力风向数据,查看当地地形地貌;划定污染中心区、消毒区和清洁区;根据筛检结果和实地勘察确定消毒措施及是否需要杀虫灭鼠。

(3) 人员分类处置组:伤病员分类救治;查找暴露者、确定高危人群、组织医学观察和检疫。

(4) 信息汇集分析组:掌握动态信息、评估危险和处置措施效果,提出对策建议。

(5) 配合公安系统调查罪犯和提供生物剂的生物学溯源信息。

2. 袭击隐匿事件(即发生非自然疫情)的医学处置　继续疫情处置,边处置边深入调查、溯源确认。重点是:

(1) 确定诊断。查清指示病例的感染途径及感染来源;编制流行曲线;确认与当地既往同期疾病种类、临床特征、流行强度等流行规律对比结果。

(2) 核查感染来源和感染途径。对病例的暴露场所环境进行现场核实和补充调查,重点查明指示病例暴露环节和状况。补充采集标本及共同暴露其他人员的临床标本,检查验证生物剂的存在。

(3) 确认病原微生物种类和性质。对病人急性期临床标本、尸检标本查生物剂核酸和/或特异抗原,进行微生物分离培养,必要时做动物试验查验致病力。急性期血清、恢复期血清分别查到特异 IgM、IgG 抗体或双份血清抗体滴度呈4倍以上增高等情况,可作为病原体认定。

(4) 综合分析评估。整合病原学检验、临床特征分析、流行病学调查和相关情报信息,排除自然输入性,判断是否人为故意。

（5）配合公安系统调查罪犯和提供生物剂的生物学溯源信息。

六、几种重要情况和场所遭受袭击时的处置

（一）施放生物气溶胶进行袭击时的医学处置

1. 室外环境

（1）污染范围划定　根据气候、风向和当时气流情况、病原体种类及当地环境综合估算,划定污染区。

（2）处置措施

1）野外:人员尽快转移到上风向方向的开放处,避开下风向低凹、植被茂密处。

2）住宅区:除采取1)的措施外,根据查明的病原体情况,由专业人员指导实施自然净化和喷洒消毒药剂相结合的方式消除污染。

2. 室内环境

（1）污染区划定

1）中央空调系统或局部空调服务范围的房间、走廊等室内及与之相连的通道均划为污染区。

2）没有空调的建筑物,以事发房间和所连过道为中心,适当考虑与之相通的房间和通道,酌情将一个单元(门洞)或一个楼层划为污染区。

（2）处置措施

1）立即停用空调,采样。

2）用化学消毒剂,对空调系统和室内所有表面及空气实施彻底消毒,可以采用熏蒸或微粒子气溶胶喷洒方式进行。污染物种类和性质不清时,选用高效消毒剂严格处置。尽可能加强向室外的通风。

3）人员立即撤离有空调服务的建筑物。撤离时尽量遮掩口鼻(戴口罩、湿毛巾),行动时尽量动作轻,避免剧烈呼吸和可生成二次气溶胶的动作。

4）撤离污染区的人在指定停留区暂停,实施体表消毒、卫生整顿。必要时实施预防用药、开展医学观察。

5）消毒后采样、检验,评定污染消除效果。

（二）交通枢纽及公共场所遭受生物袭击时的控制与处置

1. 污染区划定　污染区划定的原则和范围,同室外和室内污染。但要根据人员流动特点适当扩大范围。

2. 处理措施

（1）发现明显的袭击行为和可疑迹象、物证,初步判断有生物恐怖袭击的可能性时,保护现场,局部封锁,限制人员靠近和出入。必要时封锁站点及交通;车辆不得停留,但可在门窗关闭情况下通行。

（2）现场调查、取证,采样查明是否有生物剂。

（3）设立临时场所,供暴露者暂时停留、消毒和卫生整顿,开展针对性的宣传教育,普及防治知识,消除恐慌,指导防治。

（4）根据气象条件和周围环境、生物剂初步检验结果判断污染范围。对采样后的污染区进行消毒。在暂时难以查清生物剂种类的情况下,采取严格消毒处理措施。消毒处理后,设点再次采样,判断消除效果,必要时重复处理,直至确认污染已经消除。

（5）根据生物剂检验结果,通告查找暴露人员。对暴露人群进行必要的医学观察和随访,实施紧急免疫接种或预防用药。

（6）调查确认或专家咨询组评估处置效果后,经批准解除封锁。

（三）饮用水系统遭受生物恐怖袭击的控制与处置

1. 污染范围划定

（1）水库、江河、湖泊等大水体受污染时,以可能造成危害的流域为污染区。

（2）水厂、蓄水池受到污染时,以受污染的水池、可能涉及的水池和管网为污染区,严重时将整个供水区都划为污染区。

（3）水井受到污染时,该井和被该井井水污染的范围及用水范围划为污染区。

2. 处置原则

（1）立即封锁该水源，停止供水，通告所有使用者停止使用，进行检测和必要的消毒处理。

（2）根据检查结果，对水源采取无害化处理措施。水库、江河、湖泊等大水体封锁一段时间，自然净化。水厂、蓄水池、水井，采用化学消毒剂消毒。饮用水用煮沸法消毒。

（3）封锁净化以及消毒处置的水，采用检验，直至确认符合饮用水卫生标准后方可恢复使用。

3. 处置措施

（1）水库、江河、湖泊等大水体标定污染范围（特别是下游地区），明确警示暂停饮用，并在用水的范围内通告，指导消毒洁治。方法为自然净化为主，直至水质检验符合饮用水卫生标准。

（2）受污染的水厂、蓄水池立即停止使用，实施消毒洁治，一般采用混凝沉淀、超氯消毒，直至符合卫生标准，或煮沸 15 分钟以上。

（3）受污染的水井，投放消毒药剂。一般采用超氯消毒，并且最好煮沸后再饮用。

（四）食品及食品加工场所遭受生物恐怖袭击的应对处置

1. 污染区划定

（1）食品及存放场所受到污染时，以污染的食品及存放场所划为污染区。

（2）食品生产场所受到污染时，以污染食品可能涉及的范围划定污染区。

2. 处置原则

（1）污染及可疑污染食品和存放场所立即封存或封锁，进行检验。

（2）根据检验结果，对食品和食品加工场所进行无害化处理。

（3）处理后再检验，符合食物卫生标准方可加工食用。

3. 处置措施

（1）严密包装的食品，包装消毒后，再食用。没有严密包装的食品，销毁。

（2）被污染的食品加工场所应停产彻底消毒，经采样检验，符合卫生标准后，经过审核批准，方可恢复食品加工。

（五）重要封闭式建筑受到生物恐怖袭击的应对处置

1. 污染区划定　将整个建筑或空调控制系统涉及的相关建筑物范围划为污染区。

2. 处置措施

（1）整个建筑物（群）封锁，限制人员进入，建筑物内人员撤离到临时观察场所。

（2）现场调查、采样取证查明是否有生物剂。

（3）在暴露者的临时停留场所开展宣传教育，公众防护要点等基本知识。设置临时观察点，可能的暴露人员撤到临时观察点，进行防治基本知识宣传教育，必要时进行检疫及医学随访、应急免疫接种或服药。

（4）根据生物剂检验结果对污染区进行消除处理。生物剂种类难以明确时，采取严格消除措施，待生物剂种类明确后根据需要补充消毒。采取措施后再布点采样，检测、评定措施效果，直至确认达到无害化标准，或经专家咨询组评估后终止处置措施。

（六）重要部门、驻地受到生物恐怖袭击的应对处置

1. 污染区划定　按重要封闭式建筑受到袭击时污染区划定的原则，划定污染区。

2. 处置措施

（1）事发地建筑及区域实施管制，由着防护服及相关用品的人员负责限制人员进出。

（2）现场采样、检验。

（3）设置临时观察点，可能暴露人员撤到临时观察点，进行防治基本知识宣传教育，必要时进行检疫及医学随访、应急免疫接种或服药。

（4）根据生物剂检验结果，对污染区进行消除处理。在生物剂种类难以明确时，采取严格消除处理。在生物剂种类难以明确时，采取严格消除措施。生物剂种类明确后，补充污染消除措施。采取措施后，布点采样，评定措施实施效果，直至检验确认达到无害化标准，或经专家咨询组评估后终止所采取的措施。

（七）投放媒介动物或媒介物方式进行袭击的应对处置

1. 污染区划定

（1）以蚊、蚤、鼠类等生物媒介释放生物剂时，以媒介生物种类的最大活动范围为污染区，如蚊为1km，蚤数十米，鼠类约500m。具体划定时，还应结合当地的环境。

（2）通过信件等其他非生物媒介物投放时，污染区应包括发现地、容器及转运工具、停留场所。

2. 处置措施

（1）以蚊、蚤、鼠类等媒介生物释放生物剂时，采取综合措施消毒、杀虫、灭鼠，以化学方法为主。杀虫和灭鼠时，杀灭动物要采用化学消毒剂消毒或焚烧处理。

（2）通过信件等其他非生物媒介投放时，对可能污染的范围消毒，接触者医学观察。

（3）消毒、杀虫和灭鼠人员都要着防护用品，作业结束后实施个人体表消毒和卫生整顿，必要时，使用预防药物或接种疫苗。

（任英莉　菅向东）

参 考 文 献

［1］柴艳芬,寿松涛,幺颖,等.“8·12”天津港危化品库特大爆炸事故医学救援的经验与反思.中华急诊医学杂志,2015,24（10）:1065-1069.

［2］寿松涛,柴艳芬.“8·12”天津港爆炸事件医学救援实践.中国急救复苏与灾害医学杂志,2015,10（9）:839-840.

［3］杨策,蒋建新,杜鹃,等.2000年至2015年国内174起爆炸事故冲击伤诊治分析.中华诊断学电子杂志,2016,4（1）:36-40.

［4］Bhalla MC,Frey J,Rider C,et al. Simple triage algorithm and rapid treatment and sort,assess,lifesaving,interventions,treatment,and transportation mass casualty triage methods for sensitivity,specificity,and predictive values. Am J Emerg Med,2015.33（11）:1687-1691.

［5］Signh AK,Ditkofsky NG,York JD,et al. Blast injuries:from improved explosive device blasts to Boston Marathon Bombing. Radiographics,2016,36（1）:296-307.

［6］Zara R,Koyfman A. Blast injuries. The Journal of Emergency Medicine. 2015,49（4）:573-587.

［7］李贵生,王莉,何强,等.5·12汶川大地震挤压综合征伤员电解质紊乱特点分析.实用医院临床杂志,2010,7（1）:44-46.

［8］Gibney RT,Sever MS,Vanholder RC. Disaster nephrology:crush injury and beyond. Kidney Int,2014,85（5）:1049-1057.

［9］Rizoli S,Mamtani A,Scarpelini S,et al. Abdominal compartment syndrome in trauma resuscitation. Curt Opin Anaesthesiol,2010,23（2）:251-257.

［10］Balogh ZJ,Martin A ,van Wessem K P,et al. Mission to eliminate postinjury abdominalcompartment syndrome. Arch Surg,2011,146（8）:938-143.

［11］American Psychiatric Association. Posttraumatic Stress Disorder. Diagnostic and Statistical Manual of Mental Disorders,5th ed（DSM-5）. Arlington,VA:American Psychiatric Publishing,2013:271-280.

［12］Fuentenebro de Diego F,Valiente Ots C. Nostalgia:a conceptual history. Hist Psychiatry,2014,25（4）:404-411.

［13］Erickson HJ,Hurley RA,Taber K. Psychotherapy for PTSD:Neuroimaging of recovery processes. J Neuropsychiatry Clin Neurosci,2014,26（3）:193-195.

［14］Cloitre M. Alternative intensive therapy for PTSD. Am J Psychiatry,2014,171（3）:249-251.

［15］Bar-Shai A,Alcalay Y,Sagiv A,et al. Fingerprint of Lung Fluid Ultrafine Particles,a Novel Marker of Acute Lung Inflammation. Respiration,2015,90（1）:74-84.

［16］Bass VL,Schladweiler MC,Nyska A,et al. Comparative cardiopulmonary toxicity of exhausts from soy-based biofuels and diesel in healthy and hypertensive rats. Inhal Toxicol,2015,27（11）:545-556.

［17］Frank J,Gündel D,Drescher S,et al. Injectable LiNc-BuO loaded microspheres as in vivo EPR oxygen sensors after co-implantation with tumor cells. Free Radic Biol Med,2015,89:741-749.

［18］Wei J,Li F,Yang J,et al. MicroRNAs as regulators of airborne pollution-induced lung inflammation and carcinogenesis. Arch Toxicol,2015,89（5）:677-685.

［19］徐书显,赵进沛,李秀芹.生物恐怖袭击与医学应对要点.公共卫生与预防医学,2007,18（4）:139-140.

［20］李宗浩.中国灾难救援医学.天津:天津科学技术出版社,2014:2722-2724.

第六章

灾难现场生存与防护

第一节　人体对灾难现场的耐受能力

当灾难降临时,将会造成人类巨大的伤亡,给人们带来各种身体和精神上的伤害,同时这些伤害造成的创伤大小与我们自身对其的耐受能力的强弱直接关联。因此,想要在灾难来临时及时脱离险境,除了要有坚强的生存信念以外,还要分析各种生理耐受的极限。每个人的耐受能力会因所处的环境因素(周围的空气湿度、最高气温、最低气温、平均辐射温度、海拔、风速、空气相对湿度、穿着的衣服)以及个体因素(身体的健康状况和对环境的适应性、既往损伤病史、肥胖程度、年龄、疲劳程度、饮水量、工作量、工作习惯)的不同而有所改变,虽然我们无法预测所处的灾难环境,但是在灾难时,理性地分析求生行动的能力十分重要。只有了解人体的耐受的极限和潜在的能力,才能有效制定出符合自我生理限度的求生计划,以达到保存体力,争取时间,确定优先行动,尽快脱离危险的目的。

333 生存法则是一个快速生存指南,说明在生存紧急情况下,普通人一般可以活多久,是一种简洁的判读人体耐受能力的方法,同时这些生存规则在紧急情况下对于确定救援的优先顺序也非常有用(表 6-1-1)。

表 6-1-1　333 生存法则

333 生存法则	灾　　　难	学会逃生自救法则
3 分钟没有呼吸	溺水,窒息	快速逃离火场、下沉的船
3 分钟动脉失血	动脉失血,大出血	止血、包扎
3 小时没有庇护	暴露在极热或极冷的环境下	营地建设、取暖、抗寒冷
3 天没有饮水	饥渴	寻找水源、净化水、海水淡化
3 周没有进食	饥饿,无法找到食物	识别食物、野外烹饪
3 个月没有希望	心理伤害	寻求帮助、心理干预

下面将详细讨论人体的各种耐受能力。

一、耐热能力

(一)体温

人体内部的温度称体温。健康人的体温是相对恒定的,人体的正常体温为 37℃(36.5～37.5℃之间),腋窝温度下限通常为 36.5℃,也有人是低于 36℃的,但是极为少见。当体温超过正常体温的最高限度时人就会发热,通常 <35.0℃ 为低温,>37.5℃ 为发热。38℃ 为中烧,此时多脏器参与降温,为二级警报温度;39℃为高热,此时汗腺濒临衰竭,为三级警报温度;>40.0℃ 为高热症,40℃时大脑顾此失彼,四级警报温度;41℃为超高热,严重危及生命,42℃达到正常人体的生理极限。有记录的人体最高体温极限大约 46.5℃,1980年,美国佐治亚州亚特兰大的气温为 32.2℃,52 岁的威利·琼斯因中暑住进了亚特兰大的格拉迪纪念医院,当时他的体温达到的最高纪录为 46.5℃,经过 24 天后治疗后才完全退热。

（二）气温

人体对外界气温的变化有很强的适应能力,特别是经过锻炼或习服以后。据研究,裸体的人处在气温为15.6～54.5℃范围内时,仍能将体温保持在36.7～37.8℃。热带地区终年酷热,那里的居民能忍受气温的最高极限要远远高于其他地区居民不能忍受的温度。夏季的澳大利亚中部,即使阴影处的气温也有46℃,有些地方气温甚至高达55℃。地球上气温最高的地方,是在美国加利福尼亚州的死谷,最高可达57℃。前苏联中亚细亚地区也很酷热,气温可达50℃。据研究,当气温低于15℃时,人体代谢就会增强,15～25℃时,代谢保持基础水平,高于25℃时略有降低;高于35℃时,代谢又随气温而升高。人体的散热,在气温为20℃以下时,以传导、对流和辐射的形式为主;当气温达到26℃时,蒸发散热就会显著增加;气温升到32℃时,蒸发散热已成为主要形式;当气温升高到38℃时,蒸发散热就成为了散热的唯一形式。科学家们对人体在干燥空气环境中能忍受的最高温度作过试验,人体在干燥的空气中可以耐受的温度是:71℃的环境里可以坚持60分钟,82℃的环境里可以坚持49℃分钟,93℃的环境里可以坚持33分钟,104℃的环境里可以坚持26分钟,如果以人体在热环境中还能呼吸为标准,则承受极限为116℃(表6-1-2)。

表6-1-2　人体耐热能力

环境温度 （℃）	人 体 感 觉
30	凉热适中,是人体最舒适不过的,这样的温度人体会感到凉热适中
33	散发体温,人体汗腺系统如同空调一般,如果在33℃这样的温度下连续工作两三个小时,作为人体"空调"的汗腺就会开始启动,并通过微微渗汗散发体温
35	开始排汗,皮肤开始出汗,心跳会加快,血液循环加速。老弱病残及婴幼儿,需要降温处理,否则可能出现不良症状
36	拉响警报,人体会通过蒸发汗水,散发热量进行"自我冷却",此时身体已拉响报警。一般情况下,人体每天大约排出5L汗液,可带走15g钠,50mg维生素C及其他矿物质,血容量也随之减少。因此人体需要及时补充含盐、维生素及矿物质的饮料,以防电解质出现紊乱现象
38	人体的多个脏器将参与降温活动,此时,排汗已难以保持正常体温,肺部会急促"喘气"呼出热量,心跳速度随之加快,输出比平时多60%的血液至体表,参与散热。此时,体质较弱者可能中暑。因此,各种降温措施、心脏药物保健及治疗等措施务必要到位
39	汗腺衰竭,如果人体长时间在这个温度环境里,汗腺系统将濒临衰竭,由于汗腺系统拼命工作,心脏病猝发、心力衰竭等险情将会随时发生
40	大脑调节功能将开始瘫痪,这样的高温已经直逼生命中枢,以致出现人头晕眼花、站立不稳等现象。这时,必须要立即转至阴凉的地方或借助较好的降温措施进行降温
41～42	这是人体承受的最高极限,如果长期处于这样的温度下,生命将受到严重威胁,人体的排汗、呼吸、血液循环等一切脏器及代谢系统,都可能失灵,体质差的人随时可能发生意外

（三）灾难极端温度

火灾时火焰表面的温度可达800℃以上(不同燃烧物因材料不同温度不一,此处取一般值),火山喷发时,溢出地表的岩浆,据测定其温度一般在900～1200℃之间,最高可达1300℃。据文献记载,人体的耐热极限为:1764年法国学者蒂勒特在给巴黎科学院的报告中称,曾有个妇女在132℃的高热炉子里待了12分钟。1828年时,曾有个男人在温度高达170℃的炉子里熬过了14分钟。英国物理学家布拉格坚和琴特里,曾自我试验在面包炉里体验了160℃的高温。1958年在比利时,曾有人在200℃的酷热环境中坚持了5分钟。美国航空医学界的专家指出,人体耐热的时间,受到痛觉的限制,且与所穿的衣服有关。当室温在1分钟内由20℃骤升至55℃时,就会出现这样的情况:当皮肤温度达到42～44℃时,人体就会产生痛觉,当体表温度继续升至45℃时,痛觉会使人几乎无法忍受;在裸体的情况下,人体能忍受的上述快速升温极限为210℃;而如果穿上厚实的冬季飞行服,则人体能忍受的骤然升温极限可达270℃。

（四）耐热的原理

人体为什么具有这样的耐热能力呢？首先，人体的汗腺满布全身，平均每平方厘米就有约 410 个汗腺，全身的汗腺大约有 200 万～500 万个。当人体为无感觉出汗时，每天的出汗量平均约为 0.6L；有感觉出汗（显性出汗）时，一般出汗量为每小时约 0.95L。当汗腺分泌大量的汗液时，可以将体内的热能带到体表，并通过汗液的挥发使紧贴皮肤的空气热能散去，使体表空气温度明显地下降；体温每升高 1.5℃，从皮肤蒸发的汗液量可增加 500m/d，如大汗淋漓一小时，可失水 3000ml，使体温显著下降。国外人体耐热试验表明：人体可以耐受自身体温达到 40.3℃，失水 10% 的限度，所以说，汗液具有自我制冷的特殊作用。

（五）耐热的技巧

1. 盛夏季节要防止阳光直射，做好防暑降温的工作相关。但也要避免在空调房里停留时间过长的情况，要主动地去适应较热的外界环境，通过发汗来维护和强化机体的散热功能。

2. 低热量的素食有助于提高人的耐热性，以免体内代谢所产生的热量过多而不易排出。居住在撒哈拉沙漠腹地的少数民族图布人非常耐热，经研究，原因在于图布人的饮食中含有大量的低热量素食：浓草汁，海枣，煮熟的黍，棕榈油，粉状根做的调料剂。

3. 穿着长袖衣裤，以避免躯体皮肤直接接触到热源，并防止体内水分大量丧失。衣服的厚度与耐热效果有着密切的联系，较厚的衣服可以起到相对好的隔热效果。

4. 如果环境中空气的湿度较大，人体的耐热能力就会相对减弱，在空气干燥时能维持较强的耐热能力。

5. 及时补充水分，避免失水过多，引起虚脱。

6. 保持冷静的心理，尽量联想在冰天雪地里的情景，当皮肤温度达到 45℃时，会产生难以忍受的疼痛。此时，转移注意力和倚靠坚强的意志，将成为提高自身痛阈的主要方法。

二、耐寒能力

从遗传学角度来分析，人体对寒冷的适应能力存在天然的差异。有的人天生是"放热型"，其身体能迅速产生和释放大量的热量，但寒冷的环境却又很快地带走了这些热量，因而他们适应寒冷的能力就很有限；有的人则天生就是"吸热型"，使得他们的身体，能长时间地保持较高的体温。由于人体适应寒冷的能力是有限的，所以，热传导作用可使人体受到低温的威胁，特别是人体温度与环境温度相差较大时。当处于温度为 31℃ 的水中时，人体只有保持不动才不会使体温迅速下降，人体温度在水中的降低速度相当于在空气中体降低速度的 27 倍。如大西洋南部冬天的水温为 23℃，人体在这样的海水中 10 小时内可下降 6℃，而人体能存活的体温差幅度是很小的。

但是，居住在北极的爱斯基摩人和澳大利亚火地岛的土著民族，是地球上最不怕冷的人，美国生理学家在 1958 年对澳大利亚土著民族的抗冷能力进行考查时发现，他们能在气温为 5～0℃ 的野外篝火间的旷野上，赤身露体地安稳酣睡，且无丝毫的寒战表现；此时，尽管其体表温度会降到 10～15℃，但体内温度仍保持正常水平。而普通人则难以耐受此温度，如果裸体置身于气温 10℃ 的环境中，会有明显的全身寒战，皮肤出现鸡皮疙瘩等御寒反应，此时，体内可产生约 2 倍于平常的补偿热量，以维持体内的各种代谢；在 -40℃ 的严寒里，任何健康的人都难以赤身裸体的情况下维持 15 分钟。人体正常的体温是 36.8℃，当人体温度为 35℃ 时，人体会打寒战（又称防御性寒战）；在 32～28℃ 时，仍可有起码的行走和交谈能力；当体温为 30～26℃ 时，对各种事物的感觉还基本存在；当体温为 24℃ 时，说话时会有词不达意、交流困难的现象，心肌将出现纤维性颤动，导致死亡；如果体温达到 0℃ 时，因体内细胞已形成冰晶体，即使得到缓和的解冻，其细胞功能也难以恢复，故其生命是难以挽回的。尽管有报道，在野外 -26～-18℃ 的环境中僵卧了 11 个小时仍被救活，但这很大程度上取决于发现后的抢救质量及人体的潜力。在 1994 年，一个名叫卡裹·科索洛夫斯基的 2 岁的加拿大女孩被锁在门外 6 小时之久，据说，当时户外气温是 -22℃。最后小女孩除了一条左腿因冻伤不得不截去外，幸运地保全了生命。

（一）耐寒的原理

人体之所以能耐受寒冷，是因为人体体表的毛细血管管径变化，通过自身收缩，使体表温度因局部血液循环减少而下降，进而达到限制机体热能散发的效果。

（二）耐寒的技巧

1. 为避免全身冻透，不要在寒冷的环境中时间过长。一旦冻透了，除了会引起感冒等病症，还会对人体造成巨大的损害。如果感觉室外的低温难以忍受，要及时到室内温暖的环境中，让身体慢慢暖和起来。注意不要立即烤火或用热水擦拭身体，要使身体逐渐适应温度的变化。

2. 注意穿戴保暖衣物。在外出的时候要穿得暖和一些，如穿着羽绒服或棉大衣，戴上帽子和手套。注意衣物不要过紧，而应宽松透气，达到既保暖又舒适的效果。

3. 坚持用冷水洗手洗脸。这样可以加快血液流动，促进血液循环，产生热量，是提高抗寒能力的有效方法。

4. 在饥饿时，体内分解代谢加剧，使产热量增加，但散热的生理过程仍维持原状，甚至还有所减少。所以，通过定时定量的"三分饥饿"的适应性锻炼，可以提高机体的耐寒能力。

5. 平时可通过进行空气浴、冷水浴及光脚行走等适应性锻炼，提高机体的耐寒能力。

6. 保持积极的心理，尽量联想在烈日炎炎的夏天里的情景，通过自我暗示，可以使自身的能量代谢提高 $33\% \sim 50\%$。

三、耐饿能力

人体的耐饿试验表明，身体健康的志愿挨饿者，一般都可以坚持约 15 个昼夜。如果在安静及水分充足的状态下，人体则可耐饿 50 个昼夜，减轻体重约 $27\% \sim 30\%$ 而没有生命危险。在前苏联卫国战争期间，有 4 名水兵在黑海里漂泊了 $19 \sim 36$ 天，他们每天饮用海水两水壶（注：黑海的水比世界各大洋的海水淡两倍），当被救起时，体重已经减轻 22kg，占原来体重的 32%。

在人体开始断食开始的 $1 \sim 4$ 天内，为食物兴奋期，饥饿感特别强烈，体内分解代谢的速度加快；第 $5 \sim 14$ 天为酸中毒期，即体内分解代谢增加，酸性代谢中间产物增多，有酸中毒的表现；到第 15 天后为代偿期，即机体已经完全适应了动用体内能量储备（脂肪分解）的代谢情况，已无明显的饥饿感，此时躯体已消耗了体内 82% 的脂肪、15% 的蛋白质和 3% 的碳水化合物，并已有部分次要组织产生自体溶解（自我消化）。如果不及时补充水分，体内会因脂肪分解代谢更加剧烈而产生大量的内源水，以弥补外界水分的不足，这样反而加重了代谢产物的堆积，容易出现明显的机体酸中毒现象。如人体达到丧失原有体重的 $45\% \sim 50\%$ 的极限时，体内各种代谢及代偿机制就会出现严重的障碍，使体内蛋白质代谢进一步地紊乱而发生饿死现象。有趣的是，在饥饿的情况下，人体的体温不会下降，且大脑的工作能力不仅不会减退，反而会有所改善。

人体耐饿的技巧：

1. 饥饿期间必须保证饮水量（成人每天最少需要 3000ml，儿童每天至少需要 2000ml，婴儿每天最少需要 1000ml），以促进体内代谢酸性产物的排出，避免发生酸中毒的现象。

2. 如果没有充足的食物供给，在绝食的中间不宜进食，否则机体将会因此而停止分解自体的脂肪，终止细胞内为适应饥饿状况而产生的应激变化，使机体耐饿的时间反而比完全不沾米粒的要短得多。

3. 尽可能地减少活动量，但需要新鲜的空气，增加休息时间，以减少体内能量的消耗。

4. 勒紧裤腰带，以缓解胃痉挛所造成的疼痛，或通过每次饮水 500ml 来稀释胃酸，以缓解饥饿感。

5. 树立坚强的信心，通过积极的心理状态来影响机体行为，尽量转移对饥饿的注意力。

6. 平时可通过饥饿疗法、呼吸操、气功及瑜伽等方法来建立起对饥饿的适应机制。

四、耐渴能力

在人体的体重中，约 $60\% \sim 70\%$ 为液体，水对人体的生命代谢有着相当重要的作用，当体内缺水量占到人体体重的 1% 时，人就会感到口渴，同时会影响体温调节功能；占 2% 时，会产生压抑感、食欲减低；占 3% 以上时，可能引起注意力不集中、头痛、烦躁，甚至导致晕厥；超过体重的 $9\% \sim 12\%$，就可致命。年轻人感到口渴，机体已经缺水 $1\% \sim 2\%$ 了，而年老时如果感觉到口渴、口干，缺水的程度则更加严重。人体因缺水而失去生命速度，比因为缺乏食物而死亡的速度快得多。

美国生理学家耶·费·阿道夫通过研究发现:在安静和阴凉处,气温为16~23℃时,人体可以坚持10天不喝水;当气温为26℃时,人体的耐渴期限为9天;当气温为29℃时,耐渴期限为7天;当气温为33℃时,耐渴期限为5天;当气温为36℃时为3天;当气温为39℃时,难以维持2天。如果在缺水期间从事体力劳动的话,上述期限均会相应地缩短。如果在理想的人造气候环境里,有的志愿试验者可以14天不沾水。

人体每天最少需要2500ml的水,以保证体内各种代谢的顺利进行。这2500ml水里面包括主食中的300ml水,水果和蔬菜中的400ml水,汤和茶中的1500ml水,其余则需要靠饮水来补足。在夏季,因出汗增加,饮水量会相应地增加。而正常人体每天排泄的液体量为:1500ml的尿液,从呼吸道挥发300ml水分,从肠道排泄的粪便中约有200ml的水分,从皮肤排泄的汗液为600ml左右。所以,人体每天的水代谢是基本处于动态平衡的,每天所摄入的水分,是为了及时补充因大小便、出汗和呼吸等排出体外的水分。如果在缺食又缺水的情况下,而体重失去10%,便会出现各种脏器的功能障碍;当体重失去20%时,十分容易危及生命。在气温高于30℃时,人体只要脱水15%就会引起死亡。值得一提的是,脂肪丰富的人体内的液体较少,对水分丢失的耐受性较差,也就是说,肥胖者对缺水的耐受力较差。

人体耐渴及解渴的技巧

1. 在手边随时放个水杯,随时补充水分,即使在不感到口渴的情况下也要按时饮水。

2. 选择清淡的饮食,避免摄入过多的盐分,尽量避开可能会引起口渴的诱因。

3. 当感到缺水的时候不要一次大量地饮水,而要少量多次地饮用,最好让水在口腔里多停留些时间,以便有尽可能多的时间来刺激口腔内的感受器,进而能反射性地起到良好的止渴效果。

4. 在口中含一枚橄榄、槟榔、薄荷等清凉果类,可以缓解口渴的感觉;如含甘草及茅草根等也可起到类似的效果。

5. 在夏季里,尽量减少在烈日下的剧烈活动,避免机体内水分的流失;对于那些必须要进行的救灾行动,排在清晨或黄昏等较为凉快的时候进行。

6. 心理解渴。通过转移对口渴的注意力,或"望梅止渴",来缓解因口渴所造成的焦虑情绪。

第二节　野外基本生存技能

一、概述

(一) 基本含义

野外生存,主要是指参与者在饮食、住宿都得不到保证且暂时无法获得外界帮助的山林野外地区进行的求生活动。野外生存的主体主要包括深入敌后的特种部队、侦察兵和空降兵、海军陆战队,以及在战斗中与部队失去联系的战士和失事的空勤人员,同时,随着2008年北京奥运会的召开,我国掀起了全民健身的热潮,普通民众对野外生存的健身休闲功能越来越重视。野外生存能力训练包含的内容较为广泛,要求参与者在野外生存活动过程中自主寻求生存饮食,并自行解决野外住宿,同时也要求参与者掌握野外仪器如地图、指南针等的实际应用能力,并培养参与者决策能力和顽强的毅力。

(二) 原则

1. 镇定对待　很多情况下采取野外生存方法为求生手段是迫不得已,也许在此之前会遇到许多意想不到的突发情况,如果遇事就慌张有可能连采取野外生存的机会都没有。

2. 冷静思考　在野外生存阶段中有可能会遇到各种情况,例如迷路,如果这时不能冷静下来做出判断,那样会有可能更严重的身陷困境。

3. 细致分析　在野外中求生时已经是困境连连,如果每次行动前后能都仔细分析权衡利弊的话,那将大大增加求生概率。

4. 果断行事　很多情况下都存在着机会概率,当你面临着灾难的到来,你是选择等待救援还是主动求生,如果是其二,那就马上行动起来。

5. 充分准备 这里的准备不仅仅指的是物质还包含心理和身体,充分的准备永远都不过分。即人在非生活环境下,最大限度地维持生命力的行为(图6-2-1)。

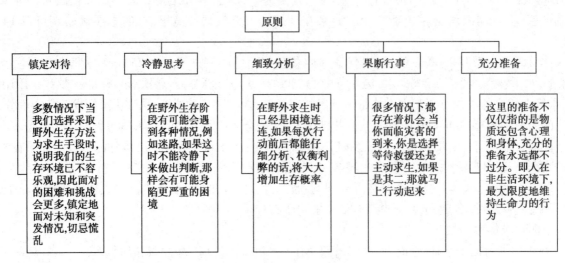

图 6-2-1 野外生存的原则

(三)野外生存的所涉及的范围

野外生存行为一般分为主动性和被动性两种:主动性的野外生存活动是指一些爱好者有准备、有计划地开展这项活动。他们背起背包就走,饿了就找东西吃,困了就找地方睡是其显著特征;被动性的野外生存,往往是一些意外所致,如迷路、自然灾难、战争、飞机失事等。虽不常见,但不能完全避免。谁也不敢断定自己的一生中不会发生意外。所以,学习和掌握一些野外生存的知识和技能是很有必要的。

二、基本生存装备

一件合适的装备往往能最大程度地降低事故或危险发生的可能,应对较为严峻的生存环境。下面介绍如何选择合适的装备以及在没有条件的情况下如何制作装备。

1. 刀 刀是野外生存最重要的装备,缺少了刀,很多生存上的问题就难以解决,生存就会变得更加困难。刀的主要用于求生过程中砍劈、切削和穿刺。通常大家所了解的求生刀或生存刀是一个很宽泛的概念,任何一把有助于生存的刀都可成为求生刀。因此,在有条件的情况下,根据所去生存的地形携带合适的刀是很重要的。通常建议携带两把刀。一把主刀长度约为30~35cm,偏向于砍劈功能,刀柄可以用救生绳编结一个腕带,套在手腕上防止大力砍劈时脱手伤人,紧急时刻也可以拆掉腕带作为绳索。副刀偏向切削功能,约20~25cm,要求刀刃锋利,刀背尽量宽厚可用于敲击。

2. 火种 火是野外求生中最重要的需求之一,熟练地使用火是野外生存必备的技能。火也是希望的来源,有火则代表着有希望。因此火种是极其重要的求生装备。同时在火种的选择方面应优先选择防高温、严寒、潮湿等功能的火种,保证在恶劣的环境下可以顺利取火。通常选择防风打火机、火柴和蜡烛等火种。有条件的情况下可以多备几种火种。需要注意的是,无论你带了多少个火种,都要尽量节省你的火种,这也是求生的重要准则之一。

3. 衣服 合适衣服是抵抗野外恶劣条件的重要助力,通常我们所穿的衣服很少与自然环境相匹配,作为现代人的我们相对于保持身体温度更在意衣服的流行性和舒适性。

(1)穿衣层次原则:多件薄层的衣服可以把空气圈在这些夹层中,而这样比穿那些单层厚重的衣服更暖和。如果穿着感到热,则可以去掉几层或者通过"排气"(拉开拉链或者解开扣子使热空气出去而冷空气进来)来控制身体温度。这样的原则即适用于天气热的时候也适用于天气冷的时候。

1)最里层:也就是紧贴皮肤的那一层,应该是棉背心、长袖保暖衣等,总之最合身的,但不能太紧。材料应该能吸汗,而且能够依靠毛细作用"带走"皮肤上的汗(将汗水移到这种材料的外面)。这层必须尽可能地保持干净,阻止污物堵塞毛孔。

2) 第二层:第二层应该穿的比较宽松,但要能使颈部和腰部血管温暖。这一层应该是带拉链的套头圆领衣,或者是有领子的衬衫,袖子能被挽起来,袖口能用扣子扣上。天气热的时候,这一层可以在外面穿,或外面加一件防风服即可。

衬裤:又长又保暖的衬裤只有在气温下降到零下的时候才有必要。在北极,一件防水的"鼠蹊罩"可以阻挡寒风的侵袭,尤其在滑雪的时候。虽然穿着衬裤会使湿掉的外层长裤干燥时间变长,但可以穿防水长裤来解决这个问题。天气温暖的时候,这一层也可以是棉质的短内裤。

3) 第三层:应该是毛衫或者轻羊毛夹克。如果正在运动,即使在北极,这层也最好脱下,以免太热。如果还是觉得热,可以脱掉防风防水外套。如果停下来休息,再感到冷之前就要穿上。这层衣服在天气比较温暖的地区可以当外套来穿。

4) 外层:最外一层应该是能防风或者防雨的夹克,或者既能防风又能防水的夹克,但选择哪种夹克就要根据所去地方的气候来决定。在北极,需要一件有装填垫料的防风皮质大衣来抵御寒风,但也要穿脱方便以免太热。在温带,下雨仍然是最主要的问题,可以在夹克外面穿一层雨衣。

5) 长裤:必须穿那种能让腿自由活动的速干裤。在特别潮湿的环境下,使用背带以阻止皮带摩擦腰部。防水的长裤会保护双腿不受大雨的伤害,但会很热。在非常冷的环境下,夹棉的裤子应该套在裤子和鞋子外面,作为额外保护。

（2）衣服布料的特点:见表6-2-1。

表 6-2-1　衣服布料的特点

布料	优　点	缺　点
羊毛	这种天然纤维即使湿了也具有绝缘属性,能够保持舒适性,除非湿透。这种材料遇火只会闷烧,而不是燃烧	羊毛湿了之后很重,而且很难晾干。紧贴着皮肤穿的话,会发痒。洗了之后会缩水
棉布	棉布质地经久耐穿,通透性强,而且吸汗,所以很适合当内衣穿,或者紧贴皮肤穿	湿了之后很重,而且高温晾干的话会缩水。此外,还很容易撕破。不妨风,而且容易燃烧
绒头织物	用于第三层,可帮助排汗。虽然轻,但经久耐穿,不吸汗	这种人造纤维是不防风的。不容易压缩,在外面穿久了容易起球
合成纤维、透气布	汗水容易蒸发,还能防水。通常还能防风,所以一般用于做外穿的防风衣	这种质地的缝合线处会渗进水来。在非常湿的环境下,衣料上的孔会被堵住,而在寒冷的环境下内部会形成冷凝。汗的蒸发会导致热量的流失

在遵循上述穿衣层次原则的情况下,在面对穿衣问题上就拥有了更加多样性的选择,同时也了解了在什么样的天气下应到穿什么样的衣服以及如何搭配。在突发情况下,即便缺乏专业的衣服依旧可以通过穿衣层次原则,并配合遮蔽物和火形成一个保护层以对抗外界环境。在极端恶劣的气候和地形条件下,身上的衣物必须能够保护你不受伤害或避免死亡。

4. 鞋　人体在行进的过程中大多数情况下完全依赖于双脚,双脚需要负担人体全部的体重以及背负的物资行李,因此作为保护双脚的装备(鞋)就显得非常的重要。鞋的种类很多,在选择的过程中,保护性一定是最为优先的选项(见表6-2-2)。

三、确定方向和识图

(一) 确定方向

确定方向是野外生存中最重要的技能之一,明确的方向会减缓人们在恶劣环境下紧张、迷路等带来的痛苦的情绪,增强人们的希望。确定方向不仅仅应用于野外生存,也跟人们的日常生活息息相关。从古至今,人民从未曾停止对方向判定的实践和研究,总结出了许多传统的定位方法,这些传统的方法对于突发事件下缺少科技产品帮助的受难者是非常有用的,详见图6-2-1。

表 6-2-2　不同种类鞋对比表

种类	优　势	劣　势
布鞋	舒适性强,鞋子湿了之后容易干。鞋体较为轻便	保护功能和支撑功能较弱
运动鞋	适合露营、骑行和划船,发泡橡胶鞋底可提供有力的支撑并且可以减震	保护功能不足,在湿地上行走容易进水和滑倒
沙漠靴	适合在沙漠行走,通透性强,高帮的设计可以保护脚踝,防止热带旱生灌丛中受伤害。可以给予双脚一定的支撑	在潮湿的环境下,鞋面容易吸水,并且不宜干
登山靴	集重量、耐用性和保护性于一体的靴子,在各方面都比较好	重量相对较重
丛林靴	适用于雨林地带,保护性强,支撑性好,防水,透气性强且抓地力强	重量相对较重
塑胶雪地靴	适用于雪地中行走,特别是极端寒冷气候下使用。由于特意设计了鞋底钉,故而抓地力极强	极其沉重,且行走不适

全球导航定位系统(GNSS)是一套很不错的设备,具备了许多导航、定位和定向的功能(图 6-2-2)。GNSS 靠接受卫星信号来确定你当前的位置,在世界上任何地方,都很容易使用。但是,要想使其有效发挥作用,卫星传送信号不能受到任何阻碍如山区或者移动。因此,想清楚地接收信号,需要静止不动,并且在室外的开阔地才行。此外,如果仅依赖现代的高科技设备,野外生存的基本技能就会生疏,一旦设备出了问题、电量不足或者丢失,就会陷入恐慌之中。因此基本技能才是最根本的。图 6-2-3 总结了除 GNSS 以外其他常见的野外定向、定位和测量设备。

（二）认知地图

地图是历久弥新的野外生存的纸上向导,在开始野外生存以前,首先可通过地图掌握有关目标区域的相关信息。在前进的途中,可通过地图确定位置、规则路线、距离和依据地形图前进,等高线地形图是野外救援的必备工具。图 6-2-4 总结了地图相关的内容和图上要素。

1. 地图的比例　比例尺就是图上距离/实地距离,万分之一地形图上 1cm = 100m。比例尺决定了地图的精度和使用范围,在野外救援中尽量选择大比例尺的地图。因此,在利用地图之前必须首先了解它的比例尺大小。

2. 地图上距离的测量　测量出地图上所在地到目的地距离,可以用细绳沿着地图上所示要行走的路线摆放,用尺子量出此绳长度,以比例尺换算就知道实际的距离了。没有尺子就用自己的手宽、指宽(要事先知道)等量出长度,然后通过地图上的比例尺计算就能得出距离,注意要留有余地。

3. 地图的方向　大部分的地图是按上北、下南、左西、右东的方位绘制,少数地图是按特定要求绘制,由方向标-注明方向。

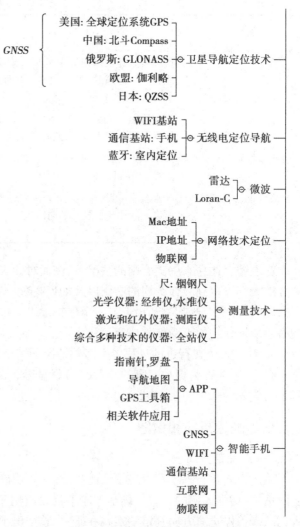

图 6-2-2　现代常用导航定位技术

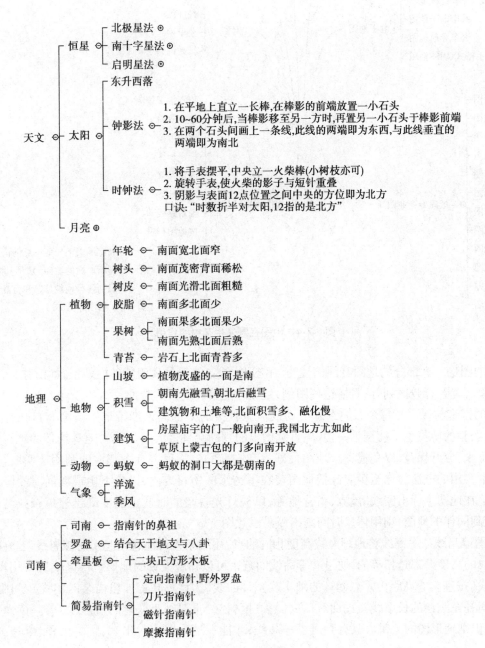

图 6-2-3 野外常见方向

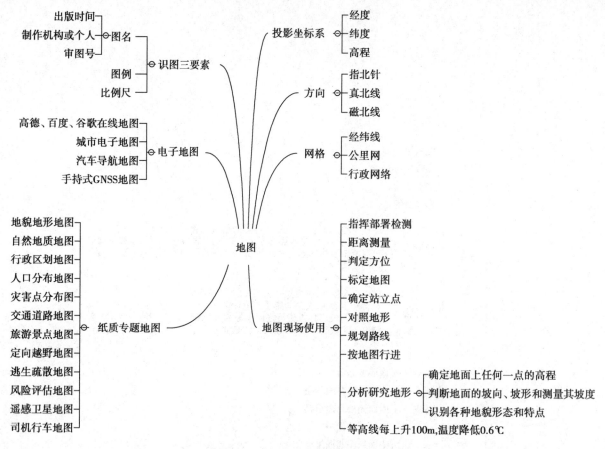

图 6-2-4　地图在野外生存中的作用

4. 地图的图例　大部分的地图有图例说明,用图形、线条等符号表明特殊的地形,如山脉、公路、桥梁、湖泊、草原、沙漠、河流、行政区划等,看懂这些图例,地图才能给你更大的帮助。

5. 地图的携带与保存　每个参加野外活动或应急救援的人都应该携带地图。因为自然是界变化万千的,即使最有经验的队员也不能洞悉一切,凭直觉做出的判断会冒极大的危险。随身携带的地图可以把重要的部分复印下来,分开保存,以免遗失。地图最好放在胸前的口袋里。有人把地图利用透明胶带封存起来,这是一个非常实用的办法。你至少应该把地图装在不透水的塑料袋内,以免下雨或渡河时浸湿。利用不同颜色的荧光笔在地图上标出路线、溪流、宿营地等,以便灯光昏暗的时候也能准确迅速地查找到。地图遗失后,要尽快借到同伴的地图,利用休息时间画出简易示意图。

6. 地形图等高线　等高线将地理海拔高度相同的点,用线条人为地连接起来的假想线条,在一张地形图上所有等高线的高度差都是相等的,通过看等高线的疏密可以知晓大致的地形。等高线通常用褐色印刷,其中包括首曲线(按基本等高距由零点起算的细实线)、计曲线(为计算高程加粗描绘的实线)、间曲线(相邻两条等高线之间补充测绘的长虚线)、助曲线(在任意高度,描绘重要细小变化的短虚线)等。读懂等高线很重要,它是我们识别地形图的关键。只有看懂了等高线,才能在地形图上看出来,哪是山顶、哪是山脊、哪是山沟(图 6-2-5)。

1)等高线的特性:①在同一条等高线上的各点高程均相等;②相邻等高线之间的高差相等。等高线的水平间距的大小,表示地形的缓或陡;③等高线都是连续、闭合的曲线;④不同高程的等高线不能相交和合并;⑤等高线一般都不相交、不重叠(悬崖处除外);⑥等高线在图纸上不能直穿横过河谷堤岸和道路等。等高线穿过河流时,在将近河岸处渐渐折向上游,交于河岸线上中断,再从彼岸逐渐折向下游;⑦等高线与分水线(山脊线)、合水线(山谷线)正交,即曲线的转弯点在山脊线和山谷线上;⑧两条等高线间的垂直距离称为平距。平距的大小与地面坡度的大小成反比。

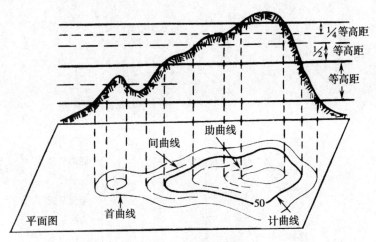

图 6-2-5　等高线实例

2）等高线图的判读（图 6-2-6）：①数值大小：平原：海拔 200m 以下；丘陵：海拔 500m 以下，相对高度小于 100m；山地：海拔 500m 以上，相对高度大于 100m；高原：海拔高度大，相对高度小，等高线在边缘十分密集，而顶部明显稀疏。②疏密程度：密集：坡度陡；稀疏：坡度缓。③明显地形点的地貌形状特征（图 6-2-7）：a. 山顶：等高线闭合，且数值从中心向四周逐渐降低。b. 盆地或洼地：等高线闭合，且数值从中心向四周逐渐升高。c. 山脊：等高线凸出部分指向海拔较低处。等高线从高往低突，就是山脊。d. 山谷：等高线凸出部分指向海拔较高处。等高线从低往高突，就是山谷。e. 鞍部：正对的两山脊或山谷等高线之间的空白部分。f. 缓坡与陡坡及陡崖：等高线重合处为悬崖。等高线越密集处，地形越陡峭；等高线越稀疏处，坡度越舒缓。g. 台地是指四周有陡崖的、直立于邻近低地、顶面基本平坦似台状的地貌。由于构造的间歇性抬升，使其多分布于山地边缘或山间。

7. 根据地图设计路线　设计路线时要考虑的因素很多，主要有：同伴的身体状况（要考虑身体最弱的）、行走目标、撤退路线、地貌、障碍物、水源、宿营地等。包括最初目标路线、调整的路线以及最后执行的路线，仔细分析它们的变化。

8. 按地形图行进

（1）行进前要认真做好图上准备。图上准备包括：一标、二量、三熟记。

1）一标：就是根据任务在图上研究选定行进路线，并将沿途方位物，如岔路口、转弯点、居民地进口或出口的方位物等都在图上标绘出来，以便行进中发现对照。

2）二量：就是量测行进路线上各段里程，计算行进时间，并注记在图上。

3）三熟记：就是熟记行进路线。熟记时，一般按行进的顺序，把每段的里程、两侧的方位物、地形特征和经过的村庄等都熟记在脑子里。这样，走起路来，心中就有数了。

（2）行进时要做到三明。即方向明，路线明，位置明。

1）方向明：就是在出发点上，必须标定地图，对照地形，明确前进的道路和方向，防止开脚一步走错，造成以后的全程大错。

2）路线明：就是在行进中，根据记忆，边走、边回忆、边对照地形，对行进的路线、里程心中始终明确，切实做到"人在路上走，心在图中移"。

3）位置明：就是行进中，特别是经过每个岔路口、转弯点等，随时明了自己在图上的位置。

（3）遇到有变化的地形时，能根据变化规律，进行正确地分析判断。

由于社会发展建设突飞猛进，引起地形变化较快，而地图的测制和更新，需要一定的周期，地图总是落后于实地地形的变化。所以，现地用图时，经常碰到地图与现地有不一致的地方，致使判定站立点困难。这时要根据地形变化的规律，经过仔细对照，认真分析，然后判定站立点。地形变化有哪些规律呢？根据我国的特点，一般是：地物变化大，地貌变化小；交通道路变化大，山区变化小；城市集镇扩大，偏僻山村减小；城市周围变化大，城市变化小。根据这些规律，仔细分析对照，找出哪些是变化的地形，哪些是不变的地形，从而得

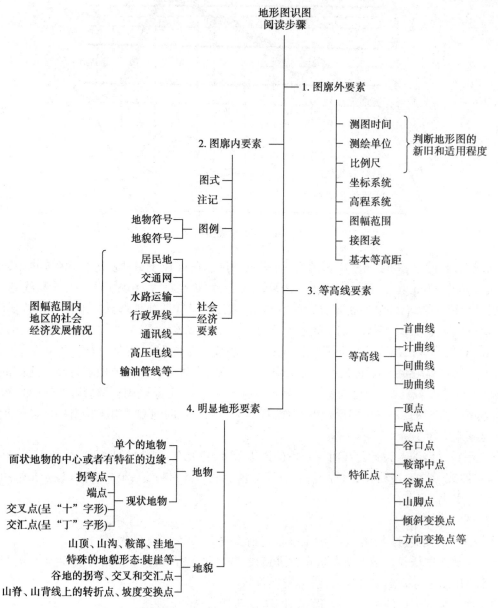

图 6-2-6 等高线地形图的阅读步骤

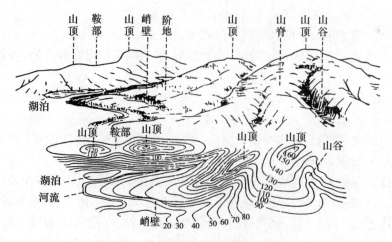

图 6-2-7 地形图等高线与实际地形的对比

出正确地结论。

（4）坐车行进时,应根据速度快的特点,随时标定地图,不间断对照方位物,掌握行车里程和速度,遇到转弯处,应停车判读。

四、寻找水源

（一）成年人维持基本生存的用水需求

水是生命之源,获得安全饮用水是人类的基本需求,人体的60%～70%是由水组成的。水使人体维持恒温,使肾脏行使排泄功能,使人拥有清醒的头脑,使心脏正常跳动成年人。

但是体液是有限的,身体消耗的水分必须及时得到补充,否则健康和工作效率都无从言及。正常呼吸会从人体带走水分,随着工作强度加大和气温的升高,深度呼吸和出汗也会促使人体失去水分。病人的呕吐和腹泻更会增加水分丧失。必须不断补充水分以维持正常水分平衡。通过饮水和食用含水食品可以补充水分。水分流失将引发眼干、口鼻干、皮肤干、便秘等症状。

（二）寻找水源

在户外,寻找水源的时候要准备好户外专用水壶,明矾或消毒片,塑料袋、帆布或衣料、户外刀具。

1. 带足饮用水　在登山过程中体能的消耗无疑是很大的,尤其是在气候炎热的区,由于体能消耗带来的出汗,结果就是身体内水分的大量流失。购买专用的户外水壶容量大材质结实,密封性好。到融雪的山上露营时,由于早晚温度比较低,因此要留意储存用水,以免水被冻结而缺水。

2. 调动感官　首先要会听,随时留意耳边是否有溪流,山涧等的流水声,有没有青蛙的叫声,如果出现上述声音,那么生命之源就离你不远了;然后要会闻,充分动用你的嗅觉,如果嗅到潮湿的味道或者泥土混合着青草的湿润气息,就循着气味去寻找。

3. 学会通过动物及昆虫来寻找水源　如果附近有动物的行踪,便可顺着动物的行踪去寻找了水源了。像蚊子通常喜欢在水面聚成团来回飞行。一些软体动物和地表的昆虫的巢穴和聚居处通常是泥土湿润,地下水埋藏丰富之处,也可留意寻找。

绝大多数哺乳动物定期补水。草食性动物通常永不会离水源太远——尽管有些种类为了避开旱季可能会长途迁徙上千公里——因为它们早晚都需饮水。留意跟踪动物的足迹经常会找到水源;下山时可以跟随其后。肉食性动物饮水一次可以维持较长时间,它们可以在捕食其他动物时获取水分。所以哪里出现肉食性动物,并不一定在附近就有水源。谷食性鸟类,如雀类和鸽类,是不会远离水源的,它们也早晚饮水。当它们径直低飞时,那一定是渴求水源。饮足水后它们会停在那里,从一棵树飞到另一棵,经常性歇息。密切留意它们的飞行方向,可能会找到水。水鸟即便不停下来吃喝也能坚持长时间远距离飞行。它们的出现也不一定预示周围就有水。隼、鹰以及其他肉食性鸟类能从捕获物中得到水分,所以也不能作为有水的信号。爬行类动物可以吮吸露水,也可从捕获的小动物中获取水分,从而即便无水也能生存很长时间。昆虫是很不错的水源指示者。尤其是蜜蜂:它们通常远离蜂巢或蜂房至多不超过6500m。但是饮水时间没有规律。蚂蚁也离不开水,一队向着一棵树行军的蚁群很可能是去地下蓄水池饮水。这样的蓄水之地即便在不毛之地也有可能找到。大多数昆虫会在水源半径90m范围内不停地飞行,尤其那种飞行时露出明晃晃绿身体的欧洲石蜂。人的脚印常能带你导向一口井或水坑。为了减少蒸发,它们上面可能会覆盖着灌木或石板。用后应重新盖好。

4. 运用地理地貌常识寻找水源　如果能够充分的研究地图与勘察地形,不难在接近棱线的地方找到水源。尤其在长满植物的山峰上,沿着沼泽走,一定可以找到水源。冬季下雪量多的地方,即使到了仲夏时分,棱线上仍然留有残雪。棱线下方滴下来的水是生津止渴的好东西。露营时,万一找不到可以补充水源的地方,这就是最佳的水源。

（三）收集水源

1. 收集地表水

（1）河流、小溪、岩缝里流出的山泉等之类的水源。

如果找到此类水源,一定不能贸然饮用,首先要判断水源是否受到污染。一些矿物有毒可能会污染水源,辨别的办法就是观察水底的岩石,看看是否呈现异样鲜艳的颜色,如果水里没有任何鱼类及水生动植物,也是一个危险的信号。还可以通过观察水的颜色和闻水是否有异味。如果判断无毒,在饮用前一定还要记得消毒,这就要求我们要携带消毒片,明矾等消毒用的物品了。如果时间和条件允许,最好是把水煮沸再饮用。

(2)雨水收集:下雨时,在大的树干上挖一孔,插入竹筒,雨水及沿此筒聚流,底部以容器盛接即可。如无利器挖孔,可用长布条沿树干缠绕,约留尺许于容器内,雨水即沿雨布条引入。

(3)露水收集:利用金属板,夜间露天放置,待水珠凝结成时收集之。或可用收集:在地上挖一直径100cm 左右的浅坑,在坑内正中间放置一个容器(杯子或水壶),其上铺一塑料袋(或纸张、帆布、衣料、山芋叶等品)代再用石头在上面上压着使帆布向下形成 V 字形,使其正对着容器口,则帆布上面露水沿石头而下积聚于帆布内,帆布反面由坑内地表或地下植被蒸发的水分沿帆布下流,滴入容器中,次日去除石头,帆布上面的水消毒即可饮用,容器中水可直接饮用。

2. 从植物上取水 如果遇到干燥的气候或天气,没有雨水或露水收集,就要学会在植物上取水。凡枝繁叶茂的,树叶阔大的粗壮乔木等木本植物的树干中都蕴藏丰富的水分,只需在树上凿开洞即可获得水分,但是需要注意的是在黄昏之后树内才有水。水藤是含水量很高的植物,主要分布于海拔 800m 以下溪畔,潮湿地带。将其茎割切一段,即有水汩汩流出,待流尽后,在其上约 1 尺(33.33cm)处切割一段,水再源源流出。仙人掌类植物也是含水甚丰,切去顶部,汁液即自切口流出,然后捣碎果壳、果肉,以吸管吸取汁液。但如发现其汁液为乳白色时,则切勿饮用,因可能有毒性。野生蔗,只要在树干上挖洞,水则流出。亦可砍去枝叶,以切口对嘴饮之,其味生涩,如果无其他方法,则野生蔗亦为最佳植物代用水。粗大的竹类、麻竹、桂竹、孟宗竹等,茎中均含少许水分,干裁的竹茎内含更多量水分,趁其雨后采取方便,唯须注意筒内水是否清洁。

3. 冰雪化水 融冰比融雪容易——只需较少热能,可以更快更多地化出水来:同样的热能,前者能产生双倍的水量。如果只能用雪,应先融化小块的雪在罐子里,然后逐渐加多,一次性放入大量雪块的弊端在于,底部雪先融化成的水会被上部的雪浸吸,这样会产生中空,不利于进一步传热甚至会把锅烧坏。从雪层的底部取出的雪颗粒结构比表层多,易于产生更多的水。

4. 海上冰块化水 海上的冰块含盐高——化成水也无法饮用,除非年代很古老的冰,含盐量较少。年代越近的冰块,含盐量也就越高,这些冰轮廓粗糙,一般呈乳白色。古老的冰块由于气候交替的影响,边缘会不那么光滑,一般呈天蓝色。

5. 动物中取水 动物的眼眶里贮含水,通过吮吸就可得到。所有鱼类,体内都有可饮的流汁。尤其是大鱼,沿鱼刺延伸,贮有许多新鲜流汁。将鱼解剖并取出内脏,保留脂肪并除去骨架。沙漠动物也可成为流汁的来源。在澳洲西北部地区的旱季里,当地人经常挖开干黏土层,寻找沙漠青蛙。这些蛙通常在旱季钻入土层夏眠以求生存。蛙体内贮有水分,可以榨取饮用。

(四)净化水源

在户外运动中,找到的水不一定都是干净的,看起来比较干净的水,也有可能被污染,例如动物的尸体、粪便、寄生虫和重金属离子等。有些水里还可能有大量的细菌和变形虫等原生动物。在找到水源后,最好不要急于饮用,应就当时的条件,对水源进行必要的净化消毒处理,以免因饮水而中毒或传染疾病。在野外,即没有可靠的饮用水又无检验设备时,可以根据水的色、味、温度、水迹大概地鉴别水质的好坏。

纯净的水在水层浅时无色透明,深时呈浅蓝色。可以用玻璃杯或白瓷碗盛水观察,通常水越清水质越好;水越浑则说明水里含杂质多。水色随含污不同而变化,如含有腐殖质呈黄色,含低价化合物呈淡绿色,含高价铁或锰呈黄棕色,含硫化氢呈浅蓝色。

一般清洁的水是无味的,而被污染的水则常有一些异味,如合硫化氢的水有臭鸡蛋味,含盐的水则带咸味,含铁较高的水带金属锈味,含硫酸镁的水有苦味,含有机物质的水有腐败、臭、霉、腥、药味。为了准确地辨别水的气味,可以用一只干净的小瓶,装半瓶水,摇荡数下,打开瓶塞后立即用鼻子闻,也可把盛水的瓶子放在约 60℃的热水中,闻到水里有怪味,就不能饮用。当然,在一般情况下,流动的或者有鱼类活动的山泉或小溪的水导致染病的概率并不大。在野外找到后一定要净化处理后再饮用。

1. **煮沸法**　煮沸法是常见也是行之有效地方法。在海拔 2500m 以下,把水煮沸,是对水进行消毒的很好的方法,且简便实用。在平原郊游或野炊时,多采用这种方法对河水、湖水、溪水、雨水、露水、雪水进行消毒以保证饮水和做饭的需求。如果在海拔 3000m 以上,煮沸的时间应加长。因为高海拔状态下,水的沸点会降低,不利于灭菌。海拔 5000m 左右,煮沸 10 分钟。

2. **沉淀法**　将水收集到盆或壶等存水容器中,放入少量的明矾并充分搅拌,沉淀约 1 小时后就会得到清澈的饮用水。牙膏对水里的悬浮物有较强的沉降作用。在水中挤少量牙膏,搅拌后沉淀也有同样的效果。沉淀法也可以与煮沸法合起来使用,煮沸消灭病原体,沉淀清除悬浮物。

3. **吸附法**　活性炭对水中的悬浮物和重金属有很强的吸附作用,在水中放入活性炭能有效地净化水质。也可以利用点篝火剩下的木炭。注意选择木炭时要选择相对坚固的,否则净化后的水还要过滤才能饮用。因条件限制,也可以用一些含有黏液质的野生植物净化浑浊的饮用水。如灌丛的根和茎,榆树的皮、叶、根,木棉的枝和皮,仙人掌和霸王鞭的全株,水芙蓉的皮和叶,都含有黏液质,都含有糖类高分子化合物。这些植物与钙、铁、铅、镁等二价以上的金属盐溶液化合,形成絮状物,在沉淀过程中能吸附悬浮物质沉底,起到净化浑水的作用。用野生植物净水,最好挑选新鲜的植物,将其捣烂磨碎。

4. **过滤法**　在水源比较混浊,有悬浮物、虫卵、蠕虫及昆虫幼虫等生物时,可以选择过滤法来净化水质。可以用长袜、手绢等制造一个过滤器。重复几次后,就能得到相对干净的水。最好做一个过滤器:用一个矿泉水瓶,把瓶底割掉,瓶口向下,在瓶里依次加入木炭、干净细砂,将不清洁的水倒入自制的简易过滤器中,等过滤器下面有水溢出时,即可用盆或水壶等将过滤后的干净水收集起来。如果过滤后的水还不令你满意,可以重复进行。没有矿泉水瓶,也可以用其他的类似容器。关键是砂、炭要交替放置,压紧,这也是户外运动中常用的方法。同样的原理,用竹筒、树皮也可以制作这样的过滤器。

5. **渗滤法**　发现水源里有悬浮物或水质混浊不清或饮用河流或湖泊中的水时,可以在离水源 2~3m 处下挖一个井,让水自然渗到坑里,坑里渗出的水较之从河湖池地中直接提取的水清洁许多。

6. **药物法**　对野外的水源不放心,又没有时间进行其他方法净化时,最简单省事的办法是药物消毒。现在有商品"水药片",一片就可以对 2L 水进行消毒。另外,碘、碘酒、漂白粉、漂白剂也可以起到消毒的作用。在每升水中加入碘 2 滴或者漂白粉 4 勺,充分混匀,半小时就可饮用了,不过,这样消毒的水会有一点不太舒服的味道。以上的方法,往往可以交叉使用,效果更好。

在一般情况下,泉水、井水、暗流水、雨水、原始河水可以直接饮用。水库水、湖水、溪水、池水、雪水等应该处理一下再饮用。对于煮饭来说,水库水、溪水、雪水和一般有鱼的河水都可以直接使用。在原始森林中,许多小溪、河流表面看起来清澈干净,实际往往含有多种有害的病菌。人一旦喝下去就会染上像痢疾、疟疾这样严重的疾病。切记,无论多么口渴,都不要饮用不洁净的水,以防病菌通过饮水进入体内。这在热带丛林地区尤其重要。万不得已,一定要将水煮开再喝。无论你用什么样的方法净化饮用水,在喝下后的几个小时里都要留意自己的身体反应。如果发现发生腹痛、腹胀、腹泻的现象,一方面要着手治疗,一方面要修正你的水处理方法,或者重新寻找水源。

(五) 科学饮水方法

1. **喝足够的水**　每天要喝 6 杯(约 2000~3000ml),不包括其他饮料、汤水。

2. **要主动喝水**　不要等口干才喝,有空就喝。

3. **喝水要细、长**　不要一次性喝水过量,最好像茶道之人喝水一样。

4. **清晨起床喝水**　经过一个晚上的休息后,血液的黏稠度增加,血容量不足,微循环淤滞,很容易造成血流不畅,血压增高,这时最需要补水。在刷牙前喝水可以把清晨口腔内浓度最高具有很好杀菌消毒作用的唾液喝进肚里,给整个消化道进行杀菌消毒。

5. **把握时辰喝水**　建议每天把握三个时辰喝水,保证病痛至少好一半以上,即:早上起床后喝 500ml,午休后喝 500ml,晚 7~9 点再喝 500ml。这是最重要的喝水的时间,其他的时间,可以陆陆续续再喝大约 1000ml。特别注意,不要等到口渴才喝,要养成有空就喝水的习惯。

五、获取食物

（一）人体能量需求

1. 人体不同行为的能量消耗　不同的行为活动需要不同数量的能量,这取决于气候、身体状况或特定工作所需的力气。表6-2-3中的数据是"一般"男性和女性在进行各项活动时需要的大概能量。但应该考虑到的是,人体需要的能量和在进行各种活动时消耗的能量会随天气以及地形而改变。

表6-2-3　人体在不同运动方式每小时能量消耗表

活动	每小时消耗的能量（kcal）	活动	每小时消耗的能量（kcal）
休息	70	伐木	360
坐	90	疾跑	360
生火	135	跑步	400
行走	180	游泳	500
骑行	240		

2. 不同性别、年龄段每天的能量需求（表6-2-4 ~ 表6-2-6）

表6-2-4　男性每天能量需求表

男性	劳作型（kcal）	微动型（kcal）	静止型（kcal）
小型骨架	1900 ~ 2100	1700 ~ 1900	1500 ~ 1700
普通骨架	2100 ~ 2300	1800 ~ 2100	1600 ~ 1800
大型骨架	2200 ~ 2400	2000 ~ 2200	1800 ~ 2000

表6-2-5　女性每天能量需求表

女性	劳作型（kcal）	微动型（kcal）	静止型（kcal）
小型骨架	1500 ~ 1800	1200 ~ 1500	1000 ~ 1200
普通骨架	1600 ~ 1900	1400 ~ 1600	1200 ~ 1400
大型骨架	1800 ~ 2000	1600 ~ 1800	1400 ~ 1600

注:劳动型:运动员、记者、清洁工人等;微动型:写作、售货员、发育中青少年等;静止型:学生、文职人士、老人等。

表6-2-6　不同年龄段人体每天能量需求表

年龄（岁）	男（kcal）	女（kcal）
10	2200	2100
13	2700	2400
16 ~ 18	3100	2200
18 ~ 35	2800	2000
35 ~ 55	2500	1800
55 ~ 75	2100	1500

（二）可食用测试

在紧急情况下,可以用以下这些办法来排除有害植物。任何含有白汁的植物都很有可能有毒。把测试过的植物在笔记本上画个草图。

掰开或压碎植物的叶子闻味儿。舍弃任何味道难闻、散发桃味或杏味的植物。

将样本植物的汁水涂于肘部内侧敏感皮肤处轻轻摩擦。静待 20 分钟,检查是否有灼痛感或刺激感,是否出现皮疹。

拿一小块放到嘴唇上,停留 5 秒钟,再静等 20 分钟。如果没有灼痛感、刺激感和麻木感,就分别在嘴角、舌尖、舌下重复上述做法。

如果舌头没有不适感,就咽下一小片再等 5 小时。不要吃其他任何东西。如果没有不良反应,这种食物就是可食用的。

（三）常见可食用植物

蕨类植物:蕨俗称蕨菜,它的植物孢子体非常发达,有根、茎、叶之分,但是不开花,以孢子繁殖。是分布最广的可食用植物之一。全世界的蕨类有 10 000 多种,其中中国有 2000 多种。蕨类植物是最容易分辨的可食用植物,其叶片和被子植物的叶片不一样,若干叶片呈对称状生长在茎上。通常蕨类植物包含三个特征:像拳头卷曲的幼叶、叶背上附着许多棕色虫卵状的结构、叶背特别是叶柄根基生有一些棕色披针形的毛状结构。野生蕨类多生长于山地草坡,稀疏的阔针叶林混交林地,丛林的边缘或空地上。

菊科植物:菊科植物是双子叶植物纲菊亚纲最大的一科。也是遍布较为广泛的一类植物,菊科植物的辨别主要在于花朵的样式,大多为小花结构,花瓣呈辐射状散开且多数小花密集排列。菊科植物大多数无毒,可以作为食物使用。

具有典型代表的有下面几种,见表 6-2-7。

表 6-2-7　常见菊科植物

名称	描　述
野菊花	又称作油菊、疟疾草(江苏)、苦薏、路边黄、山菊花(福建)、黄菊仔(广西)、菊花脑(南京),是菊花的一种,亦是菊属的模式种
雏菊	是菊科植物的一种,别名长命菊、延命菊,原产于欧洲,原种被视为丛生的杂草,开花期在春季
蒲公英	又称黄花地丁、婆婆丁、华花郎、蒲公草、食用蒲公英、尿床草、西洋蒲公英。是温带至亚热带常见的一种植物。蒲公英采孤雌生殖,叶边的形状像一嘴尖牙
马兰	马兰别名红梗菜、鸡儿肠、田边菊、紫菊、鱼鳅串、螃蜞头草等,菊科马兰属多年生草本植物
一点红	又名红背叶、羊蹄草、野木耳菜、花古帽(贵州)、牛奶奶、红头草(云南)、叶下红、片红青、红背果(海南)、紫背草(台湾),是菊科一点红属的植物
地胆草	是菊科地胆草属的植物。分布于非洲、美洲、亚洲以及中国台湾、贵州、湖南、福建、云南、广西、浙江、广东、江西等地,生长于海拔 300～1500m 的地区,见于路旁、开旷山坡或山谷林缘
菊苣	又称苦苣、苦菜,(学名:Cichorium intybus),是一种灌木丛生的多年生草本植物,长出蓝色或薰衣草色的小花
山莴苣	为菊属乳苣属的植物。分布于蒙古、日本、欧洲、俄罗斯以及中国的辽宁、河北、青海、内蒙古、山西、陕西、黑龙江、吉林、甘肃、新疆等地,生长于海拔380m 的地区,常生于草甸、林缘、林下、河岸及湖地水湿地
马齿苋	又名马生菜、马齿菜、五行草、酸苋、猪母菜、猪母乳、地马菜、马蛇子菜、长寿菜、老鼠耳、宝钏菜、蚂蚱菜,是马齿苋科马齿苋属植物
苋属	苋属植物是一类分布广泛的草本植物,包含了大约 70 个种,常统称为野苋菜。其普遍特征是花序和叶子会呈现出不同程度的紫红色到金色
龙葵	又称乌籽菜、天茄子、牛酸浆、乌甜菜,是茄科茄属植物
紫苏	是唇形科紫苏属下唯一种,一年生草本植物,主产于东南亚、中国台湾地区、湖南、江西等中南部地区、喜马拉雅地区,日本、缅甸、朝鲜半岛、印度、尼泊尔也引进此种,而北美洲也有生长

名称	描 述
薄荷	唇形科薄荷属植物薄荷,别名水薄荷、人丹草、土薄荷、夜息香、南薄荷等。大部分均为多年生植物,植株具匍匐性,叶形状为椭圆,有清凉的香味,花为淡紫色
枸杞	是茄科枸杞属的一种,果实称枸杞子,嫩叶称枸杞头。落叶灌木,高 1.5~2m;枝条细长,先端常弯曲,茎丛生有短刺;叶卵状披针形,互生或数片丛生;夏秋开淡紫色花,一二朵簇生;卵圆形红浆果;扁肾形种子
狗肝菜	是爵床科狗肝菜属的植物。一年生或二年生草本。卵形或卵状长椭圆形叶,全缘对生,具柄;秋季开花,花为腋生的花束或短的聚伞花序,唇形花冠,淡粉红色。分布在印度、孟加拉国、中国台湾、四川、云南、贵州、广西、广东、海南、福建等地,生长于海拔 500~1800m 的地区,多生长在溪旁、疏林下或路旁
藜属	藜属是一种藜科的植物,包含约 150 种一年生或多年生草本开花植物,几乎在全世界均有生长,而且是现时世上多个山区民族的主粮
狗尾草	又名绿狗尾草、谷莠子、狗尾巴草。一年生草本植物;秆直立或基部膝曲,高 30~100cm;叶片扁平,狭披针形或线状披针形;圆锥花序紧密呈圆柱形,刚毛粗糙,通常绿色或褐黄色
蔷薇	又称野蔷薇,是一种蔓藤爬篱笆的小花,耐寒,有野生的,可以药用。蔷薇属约有 150 个原种和数千个品种,原产于整个北半球的各种生存环境,除少数种类外,多数栽培种类都耐寒
桔梗	别名包袱花、铃铛花、僧帽花,为桔梗科桔梗属植物,生长在中国、朝鲜半岛、日本和西伯利亚东部

事实上,大多数的植物都是可以使用的,有的可食用部分为根、茎、叶、花,例如山药、竹笋、香椿、山豌豆、槐、野牡丹等。有的可食用为果实,例如山里红、山葡萄、山杏、野山梨、野生猕猴桃、地捻等。有的可食用为种子,例如山核桃、板栗、松子、山绿豆、野大豆、皂角、荞麦等。需要注意的是不要食用以长老的植物、枝芽和叶子,他们含有大量纤维,又硬又韧,不仅味道不佳口感也很差。因此在选择的时候,要优先选择嫩芽,并且在嫩芽中含有大量的植物精华。

(四) 常见菌类食物

菌类营养丰富,美味可口,并且含有多重矿物质和维生素,也是我们日常生活中随时可以吃到的美味。但几乎所有人都知道有很多美丽菌类是有毒的,甚至很多有毒的菌类与可食用菌类非常相似,因此在选择菌类的时候一定要非常小心,确认无毒之后才可食用。以下介绍几种可食用的野生菌类(表 6-2-8)。

表 6-2-8 常见菌类食物

名称	描 述
羊肚菌	多在春天常见于树下或野外的沙地或黏土中
马勃菌	夏天和秋天常见于田野和草地,马勃菌肉色白,在幼时食用最佳
贝叶多孔菌	又名栗蘑,灰树花,可食用,有轻微毒性。是一种产于北美和日本东北部的食用菌。它的顶端类似于波纹而没有菌伞,通常集簇长在橡树的根部,看起来像一群飞舞的蝴蝶。最重可达到 20kg,因此有"蘑菇之王"之称
牛舌菌	又称为肝色牛排菌,此菌因形状和颜色似牛舌而得名。暗红色至红褐色,子实体中等大。夏秋季生板栗树桩上及其他阔叶树腐木上。生食时味苦,因此食用之前必须浸泡并火炖

虽然菌类非常美味,但菌类种类过多,且较难分辨,甚至拥有丰富经验的老手也会失误,因此在野外通常不建议采食菌类食物。

(五) 鱼类

鱼类是野外常见的美味,无路是淡水鱼还是海鱼,绝大多数都是可以食用,值得一提的是河豚,这种鱼肉质鲜美,但含有毒素,特别是其血液、肝脏和卵巢有剧毒,在处理的过程中工序繁杂,风险性较高,不建议没有基础的人捕食食用。

在野外鱼类的保质期很短,除非通过一些特殊方法,例如晒干、熏烤、腌渍等。否则所有鱼类一旦死亡,便会因细菌的大量繁殖而在食用时导致危险。因此在野外,无论你觉得鱼肉多么新鲜都不要去食用非亲手杀掉的死鱼。

(六) 烹饪方法

野外烹饪的基本形式是煮、炖、蒸和烤,通常会将炙叉置于火焰或余烬之上。在野外,不到万不得已,一般不要采取生吃的行为,因为食材会包含大量的细菌、寄生虫或其他什么有害物质,通过烹饪可以最大限度地保证食材的安全性同时提高食材的口感度,同时试想在野外的恶劣条件下吃上一顿热乎乎的饭菜是一件多么令人兴奋的事情。以下提供几种常见的烹饪方式以供选择。

1. 在篝火上烹饪

(1) 简易灶台:将一根叉形木棍插到地里,找另外一根长木棍放到叉口处,将一端插入地里,另一端就可以用来把锅悬挂于火上了(图 6-2-8)。

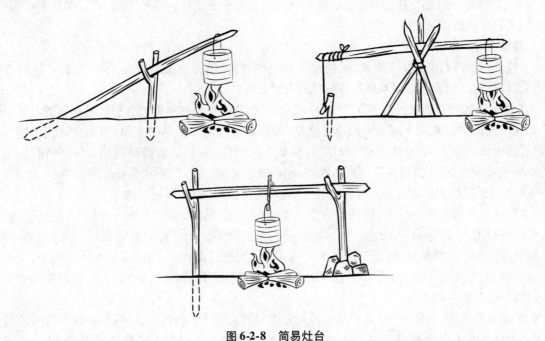

图 6-2-8　简易灶台

三脚架十分稳定,食用方便。

(2) 炙叉:将两根叉形木棍分别立于火堆两侧,在它们之间放上一根木棍,这样炙叉就制成了。通过用另外一根木棍左右波动锅具,调节温度。

2. 在热石上烹饪　寻找许多平坦的石头,并将其紧密排列,不要用板岩或其他种类的层状岩石,因为它们受热会裂开。在岩石上放置一定量的木材,点燃木材使之燃尽,并用一束绿色树枝将灰烬和余烬从石头表面拂去。

将要烹饪的食物放于石头上,需要长时间慢烤的食物应放在边缘,那里的石头比中间的石头冷却的快。不断放上食物,直到石头冷却。

3. 裹泥烘烤　采集大量的长草和长叶,将需要烘烤的食物用叶子包裹起来并用草绳捆绑好,将整个包裹放入泥中,确保食物全部被均匀覆盖、密封。最后将包裹放到热的余烬之上,并在顶部点火。

六、寻找火源与取火

(一) 寻找火源

首先是要寻找到易燃的引火物:如枯草、干叶、桦树皮、松针、松脂、细树枝、纸、棉花等。好的火种燃点很低,只需一个火星即可引燃。事先将布料加热,直到其变成黑色但又未燃烧时,可制作出上好的火种随身携带。当然,也可利用棉衣里的棉絮、药箱里的绷带、口袋里积聚的绒毛等作火种。如果事先来不及准备,行军途中注意沿途收集合适的火种以备后用。如森林中的枯草、落叶、桦树皮、松针、松脂以及鸟巢、羽毛等。针叶松的干果和落果通常是多树脂的,是极好的火种。无论用什么做火种,一定要保持干燥,最好密封储存。

其次是捡拾薪材:薪材要选择干燥、未腐朽的树干或枝条。要尽可能选择松树、栎树、柞树、桦树、槐树、山樱桃、山杏之类的硬木,燃烧时间长,火势大,木炭多。薪材是燃点较高的材料,但是一旦点燃,就可以稳定地慢慢燃烧。薪材要选择干燥、未腐朽的树干或枝条,它们燃烧时间长、火势大、木炭多。树林中桦树皮就是上佳的薪材,它的含油量达20%～30%,燃烧后发烟少,即使在雨中仍可燃烧。在缺乏树木的地区,枯死的灌木、煤泥干、油页岩、含油的沙土、干动物粪便和动物油都是不错的薪材。不要捡拾贴近地面的木柴,贴近地面的木柴湿度大,不易燃烧,且烟多熏人。

接下来是要清理出一块避风、平坦、远离枯草和干柴的空地。将引火物放置中间,上面轻轻放上细松枝、细干柴等,再架起较大较长的木柴,然后点燃引火物(图6-2-9)。火堆的设置要因地制宜,可设计成锥形、星形、"井"字形、并排形、屋顶形、牧场形等。也可利用石块支起干柴或在岩石壁下面,把干柴斜靠在岩壁上,在下面放置引火物后点燃即可。

(二) 取火方法

对一个经常与野外打交道的人来说,无论是否有火柴、打火机等方便的取火工具,你都必须能在需要火的时候把火点着,这就要求你必须掌握各种野外取火的方法。

1. 敲击法　金属和石头敲击时,可以产生许多火花,火花落在易燃物上就有引燃易燃物的可能。在自然界,由于火花引发的火灾屡见不鲜。引火物应该是容易燃烧的,例如干燥的木粉、朽木、棉花、木髓等。如果找不到现成的引火物,可以把干燥的多纤维植物(例如麻类植物)在石头上捣碎制成火绒。将石头放在干燥的地方,周围用火绒围好,不断敲击直至火绒冒烟,轻轻吹起火苗,并点燃事先准备好的细柴。

2. 聚焦法　凸透镜能聚集太阳光线,并在焦点处产生高温,从而点燃易燃物。

主动去野外工作或者探险的人,应该在带上火柴、打火机的同时,带上一块凸透镜。凸透镜只要不损坏或丢失,可以一直用下去,这是它比火柴、打火机具有的最大优势。如果身上没有携带凸透镜,老花镜、照相机镜头、玻璃瓶底也可以拿来试试,说不定也能聚焦取火。用凸透镜取火,同样需要火绒和细柴,找一个干燥的地方,放好细柴,在细柴上放上火绒,对准太阳,调整好凸透镜的焦距,在火绒冒烟时,轻轻吹起火苗。如果凸透镜选择得当,很容易取火。

3. 锯竹(木)取火法(火锯)　这是印度土著人发明的取火方法。具体方法是:用一块带锐缘的竹子在另一块竹子凸起的地方来回摩擦,下面放些易燃的引火物,锯屑落在引火物上很快就会冒烟,然后轻轻吹起火苗。如果没有竹子,坚硬的木头也可以利用,只是比较费力而已。

4. 摩擦取火法　这是火柴发明以前佤族人使用的方法。劈开木头的一端,并在裂口里夹上细木棍,在裂缝里放进火绒(纤维捣碎),用结实绳子(如动物筋腱等)来回摩擦,里面的火绒就会逐渐发热、冒烟,最后起火。

5. 钻木取火法　根据资料记载,这是黎族最擅长的取火方法。用一根硬木棒,下面削成尖,两手夹住,在一个边缘钻有开放性小孔的木板上来回搓转。同样,木版开口处要放好火绒。这种方法不易成功,如果给木棒配上更快速的转动装置,应该可以成功。

6. 火弓取火法　是钻木取火法的延伸,在用手直接钻木取火的同样工具上增加了一个加速木杆转动速度的弓。这是我们祖先最常用的取火方法,也是成功率比较高的取火手段。在野外,制作火弓的方法很简单:找一个弹性较好的木杆,两端分别削去将近一半,使木杆更容易弯曲并且保持弹性,拴上一根耐摩擦的细绳即可。可以用植物纤维搓成细绳子。使用时,把绳子在木杆上绕上一周,来回拉送火弓,木杆便会高速转动。为了增加木杆的压力,防止木杆伤手,可以在木杆上方加盖一个有凹槽的木片或者石片。此法较费力,但可行。

7. 火犁法　一个木棒在具有沟槽的木板上来回摩擦,最后生热起火。火绒放在沟槽的前方,并有部分散落在沟槽内。根据资料记载,此方法曾经广泛应用于波利尼西亚、非洲、太平洋各岛屿。

8. 燧石法　取火方法类似于"敲击法",只不过是普通石头换成了燧石。此法是火地岛居民最钟爱的取

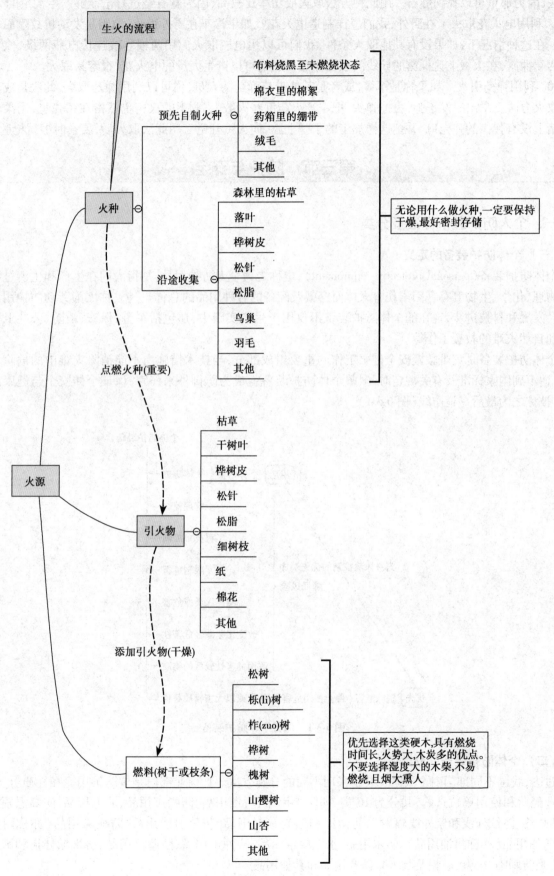

图 6-2-9 生火的流程

火方法,因为那里可以找到燧石。用此种方法取火成功率比较高,因为燧石经过打击能够产生大量的火花。

9. 利用电火花取火　在野外,我们怎样制造电火花? 如果汽车在野外熄火,原因是发动机故障而非电瓶损坏。在这种情况下,如果没有其他取火条件,我们可以用电瓶取火。用两根导线连接电瓶两极,使导线的另外两端裸露,在火绒上让裸露的导线间歇性靠近、接触,可以产生大量的电火花,很容易取火。

10. 利用弹药引火　如果你是军警,或者是其他带有弹药的人员,你可以利用弹药取火,此法是成功率最高的取火方法。拿出一发子弹,去掉弹头,把一半火药倒在火绒上,剩下的火药仍然留在弹壳里,用柔软的纸轻轻堵上没有弹头的弹壳口,并把这样加工的子弹上膛,向火绒开枪。用此法取火后,要及时擦拭枪膛。

第三节　防护与安全

一、个人防护装备标准及分类

(一)个体防护装备的定义

个体防护装备(personal protective equipment),也称之为个人防护用品,是指人们在生产和生活过程中为防御物理、化学、生物等有害因素伤害人体而穿戴及配备的各种用品的总称。过去称之为劳动防护用品。随着社会发展和科技进步,现在的个体防护装备不仅用于生产实践中,还包括军警、保安、消防、公共卫生突发事件和自然灾难的救援工作等。

个体防护装备是灾难救援安全健康工作的重要组成部分,当技术措施尚不能消除灾难中的危险和有害因素,达不到国家标准及有关规定时,佩戴个体防护装备就成为防御外来伤害,保证个体安全与健康的唯一手段,被称之为最后一道防线(图6-3-1)。

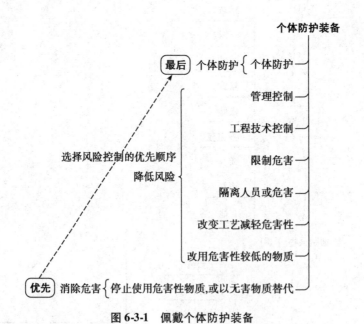

图 6-3-1　佩戴个体防护装备

(二)个体防护装备的分类

过去,我国不同部门对个人防护装备采用不同的分类方法。如商业部门是按防护用途和性质分类,以便于商业经营和使用单位选购,共分为16类:即防尘用品、防毒用品、防噪声用品、防电用品、防高温辐射用品(包括烧灼、防红外线和紫外线辐射)、防微波和激光辐射用品、防放射线用品、防酸碱用品(亦称耐酸碱用品)、防油用品(亦称耐油用品)、防水用品、水上救生用品、防冲击用品、防坠落用品、防机械外伤和脏污用品(主要是防刺割、绞碾、磨损及肮脏)、防寒用品和其他用品。

现在,根据《劳动防护用品标准体系表》(于1988年9月由全国劳动防护用品标准化技术委员会组织审定通过,1991年该体系表又再次修订审定通过),劳动防护用品可以分为一般劳动保护用品和特种劳动防护用品(根据其特性列入国家监管许可目录的七大类共28种产品为特种劳动保护用品※矿用安全产品单列专属监管),按人体防护部位将用品划分为10个大类,这种划分方法与国际标准化组织中的个人防护装备标准化技术分委员会(ISO/TC94)的下设机构(SC)基本一致。按防护部位分为以下10大类:

(1) 头部护具类:头部护具是用于保护头部、防撞击、挤压伤害的护具。主要产品有塑料安全帽、橡胶矿工安全帽、玻璃钢安全帽、胶纸安全帽、防寒安全帽、竹编安全帽等。

(2) 呼吸护具类:呼吸护具按防护用途分为防尘、防毒和供氧三类;按作用原理分为净化式、隔绝式两类。呼吸防护用品是预防肺尘埃沉着病和职业中毒等职业病的重要产品,主要产品有自吸过滤式防尘口罩、过滤式防毒面具、氧气呼吸器、自救器、空气呼吸器、防微粒口罩等。

(3) 眼(面)护具类:眼(面)护具是保护作业人员的眼(面)部,防止异物、紫外光、电磁辐射、酸碱溶液的伤害。主要产品有焊接护目镜和面具、炉窑护目镜和面具、防冲击眼护具、防微波眼镜、防X射线眼镜、防化学(酸碱)眼罩、防尘眼镜等。

(4) 听力护具类:听力护具是降低噪声保护听力的有效措施。主要产品有耳塞、耳罩和防噪声帽等品种。

(5) 防护手套类:防护手套是保护手和臂。主要产品有耐酸碱手套、电工绝缘手套、焊工手套、防X射线手套、耐温防火手套及各种套袖等。

(6) 防护鞋类:防护鞋是保护足部免受各种伤害。目前我国防护鞋的产品有耐高温鞋、绝缘鞋、防静电鞋、导电鞋、耐酸碱鞋、耐油鞋、工矿防水鞋、防刺穿鞋等品种用于保护足部免受各种伤害。

(7) 防护服:防护服是保护生产者免受作业环境的物理、化学和生物因素的伤害防护服分为特殊防护服和一般作业服两类。特殊防护服产品有阻燃防护服、防静电工作服、防酸工作服、带电作业屏蔽服、防X射线工作服、防寒服、防水服、防微波服、潜水服、防尘服等。

(8) 护肤用品类:护肤用品是对劳动者裸露皮肤的保护。这类产品分为护肤膏和洗涤剂,前者在整个劳动过程中使用,后者在皮肤受到污染后使用。

(9) 防坠落护具类:防坠落护具是保护高处作业人员,防止坠落事故的发生。这类护具分为安全带和安全网两类。安全带产品分为围杆作业安全带、悬挂安全带和攀登安全带三类。安全网产品分为平网,立网两类。

(10) 其他防护装备类:有些产品尚不能归于防护部位的原因而设立的门类,例如水上救生圈、救生衣等。

个人防护技术主要是在详细阅读各类防护装备说明书的基础上进行熟悉的操作和演练,并在日程工作中严格执行。

二、安营扎寨的安全保障

(一) 充足的准备

安营扎寨,前一定要做好充足的准备,这点可以算是提高活动安全系数最重要的一条。对活动目的地可能发生的一切情况做好计划是最有效抵御风险的手段。最好对露营场地做一些调查,了解那个地方是否适合露营。确认场地不属于或靠近疾病暴发地区,检查天气预报保证你们不会因为当地的暴风雨而遇到水患。收集好当地的气候气象信息,时刻关注天气预报,并预留足够的时间在天黑之前一定要扎营。

准备一个救生背包(包含瑞士军刀、防水火柴、急救包、无菌绷带、伤口清洁剂、医用手套、冰袋、镊子、求救信号枪、手电筒、LED发光器、备用电池、净化水的药品、水净化器、金属杯、地图、指南针等。

条件允许的情况下还应当派出先遣部队出先头部队考察露营地并清理现场消除安全隐患。这些隐患包括尖利物体,有毒植物,蚁穴和蜂巢。特别是在第一批露营者抵达之前,探路者的安全保障作用尤显重要。

(二) 安全选址

在野外宿营应选在视野宽阔、通路顺畅、避风阴凉、地面平坦干燥、并且离水源较近的地方。但是,绝对不可以在峡谷的中央宿营,避免山洪爆发而遭不测。安全选址的基本原则包括:一安全,二方便,三舒适的原则;"近水、背风、远崖、背阴、防雷"原则和季节气候变化因地制宜,随机应变原则。具体包括:

1. 防水防潮

1）不在河滩、山谷中等离水太近的区域扎营。

2）不在历史潮位最高点加 3 米近海区域扎营。

3）不宜在山腰的平地,因为此处多接纳雨水,很潮湿。

2. 防火防风

1）帐篷门统一不要迎着风,并扎在上风处。

2）不要选择山顶的开阔凸地,这里风会很大,宿营难以入眠。

3. 防雷防晒

1）雷雨季节不宜在突出高地上或孤立平地上,以免遭遇雷电。

2）雷雨季节不要去树下宿营,以免遭遇雷电。

4. 防地质灾难

1）选址应远离易发生滚石、崩塌和飞石的悬崖下。

2）选址应远离滑坡、巨浪、洪水等容易发生自然灾难的区域。

3）选址应远离大石头的地方。

5. 防虫防兽

1）在无草、无树或离草、树木 2.5m 以外为最佳。

2）用硫黄（防蛇）或杀虫剂在营地四周进行喷撒。

3）不宜在蜂巢处。

4）不宜在野生动物饮水的必经之路上。

5）不要靠近倒下的大树附近,以防蛇窝或兽窝。

6. 防疫防病

1）避开疾病暴发地区。

2）避开存在环境污染的区域,选址的环境空气质量、声环境质量、生活饮用水水源水质等都应该达到相关标准的规定要求。

（三）清除隐患

1. 平整土地。

2. 清除尖利物体。

3. 清除有毒植物。

4. 避开蚁穴和蜂巢。

（四）食物安全

1. 带上足够的水,只饮用安全的水　水生疾病能让有趣的行程变成灾难。四到五个露营者至少要带上十加仑的饮用水。如果开了车,那就最好带上更多额外的饮用水,保证没人会遇到脱水的麻烦。户外活动时缺水必须会导致压力和焦虑,最后让露营休闲的目的适得其反。

2. 食物存放在冷的金属容器中,以延长它们的保质期。

3. 不留下哪怕一点面包渣,否则鼠辈晚上会循味而至。

（五）卫生安全

1. 垃圾,一定要打扫干净。装袋,挖坑深埋或扔到远处,否则引来寻食动物的动物,带来被袭击的危险。

2. 自挖厕所,厕所应当建在营地的下风处稍低一些。

野外宿营需要自挖厕所,厕所应当建在营地的下风处稍低一些,通常是挖一个宽 30cm 左右、长 50cm 左右、深约半米的长方形土坑,里面放些石块和杉树叶（消除臭味）。三面用塑料布或包装箱围住,固定好,开口一面应背风。准备一些沙土和一把铁锹以及一块纸板。便后用一些沙土将排泄物及卫生纸掩埋,并用板将便坑盖住以消除异味。在厕所外立一较明显的标志牌,使别人在较远处即可看到是否有人正在使用。露营结束时,用沙土将便坑掩埋好,并做好标记,告诉其他参加野外活动的人。

（六）防虫防兽

1. 帐篷口时刻处于关闭状态,以防止蚊虫进入。

2. 夜间出入帐篷要预先制造一定的声响,惊动帐篷周围的有害物质,防止被突袭。

3. 点蚊香要注意放火,最好是采用铁盒将蚊香装于里面,用透气孔来散发蚊烟,不要留火种于外。

4. 夜间出入帐篷是要先用灯光进行检查,防止危险。

5. 绝不要与野生动物玩耍,别去喂野生动物,否则它们会跟踪你,攻击你。

6. 撒上石灰雄黄混合粉,无雨可防蛇虫。

（七）定时巡查

帐篷内要保持空气流通,绝对不可以在帐篷内生火做饭。夜晚睡前要检查周围是否熄灭了所有火源,帐篷是否固定结实了。

（八）应急预案

营地建设之前,按照"安全第一,预防为主"的原则,制定应急预案,万一遇到突发安全事件,要根据应急预案沉着应对,首先确保在场人员的生命安全,及时上报,营地安全事故应急的领导和成员闻讯后迅速赶赴现场组织指挥、抢险求助。

（田兵伟　许成哲）

参 考 文 献

[1] 姚伟民. 人体的潜力. 上海:上海翻译,1988.

[2] 张建福,闫长栋. 人体生理学(高等医学院校教材). 北京:高等教育出版社,2007.

[3] 麻晓林,张连阳. 灾难医学. 北京:人民卫生出版社,2016.

[4] 廖皓磊. 中国灾难研究丛书:灾难医学. 湖南出版社,1998.

[5] 休·麦克曼纳斯. DK 野外求生百科. 北京:电子工业出版社,2015.

[6] 胡允达,金明野. 军事地形学与定向越野. 第 2 版. 武汉:武汉大学出版社,2015.

[7] 猎鹰. 特种兵教你户外生存:中国户外生存手册. 北京:东方出版社,2012.

第七章

灾难救援中的基本搜救技术

"你永远不能选择灾难发生的时间和地点"——美国 CERT 学员基础材料

灾难总是伴随着各种的不确定性,因此,搜索并营救灾难遇难者也总是伴随着各种的不确定性。这种不确定一方面来自于外界环境,比如目标地点,是户外还是市区,是水域还是沙漠;另一方面,也取决于执行搜救行动的队伍,是轻型救援队还是中型、中型,以及有着什么样的技术人员和装备。

根据本教材面向的灾难医疗队定位,我们将以民政部紧急救援促进中心制定的国家应急救援员的实操技术为基础,结合联合国 INSARAG 救援队标准和美国 CERT 指导手册,以常见灾难情景和救援队最低应对要求来阐述灾难救援的基本搜救技术。

第一节 搜索与营救行动概述

搜索与营救的定义:通常我们把在灾难救援中,搜救人员在保证自身安全的前提下发现伤员,保护伤员,将伤员安全带出危险环境并转运给高级生命支持机构的行动称作搜索与营救。

一、搜救行动的安全准则

基于长期以来影视作品的戏剧性宣传,在灾难救援时,我们经常强调"不惜一切代价抢救人民群众的生命和财产"。很多人会容易将它解读成——可以惜牺牲自己的安全,乃至生命去进行救援。然而,近年来在我国应急救援理论界不断吸收国外先进理念和技术的发展背景下,无论是中国红十字会的基础急救培训还是民政部紧急救援促进中心(PCEA)的国家应急救援员职业资格考试,都已经明确提出,抢险救援人员的生命安全才是救援行动的前提,不允许有危害救援人员本身安全的操作。因此,基于这样的要求和认识,当作为抢险救援人员个体时,救援人员的安全要求级别是高于被救助者的。而当我们考虑到整个救援队集体时,根据人员分工的不同,安全优先级也有了更进一步的排列。简单而言,就是:救援队员>救援队长>被救助者。

这个排列的逻辑关系表明,救援队长除了要负责自身的安全外,还要将队员的安全作为第一优先考虑,要在绝不允许牺牲自己的安全的同时,还要保证同等危险隐患下,队员比自身面对的隐患更小,甚至没有。这也就是身为救援队长的首要责任,和身为队员应该遵从的行动准则,即:

1. 队员不得采用有损自身安全的方式进行救援行动。
2. 队长不得采用牺牲队员安全的方式进行救援行动。
3. 若遇安全隐患,队长需比队员承担更大的风险,或让队员无风险。
4. 被救助者的安全优先级低于救助者全体。

二、安全隐患评估

以美国 911 恐怖事件现场搜救行动为例,在现场就有 403 名第一时间进入建筑物的消防人员遇难,而据不完全统计,截至 2016 年 9 月,在当时参加地面营救的警察、消防人员、医护人员和环卫工人中已有 3700 余名罹患癌症,其中 2110 名为消防员。由此可见,灾难现场是复杂多变的,因而对人的安全影响也是复杂多样的,当我们强调搜救队伍安全准则时,我们也必须注意到这些安全隐患的短期和长期影响,对其进行评估和管理。

搜救行动的安全隐患评估是贯穿整个搜救行动全过程的,它主要包含以下几个方面:

1. 生命安全——直接威胁生命存在的隐患因素。

2. 健康安全——足以影响健康品质的隐患因素。

3. 心理安全——足以影响心理健康品质的隐患因素。

4. 心理生理长期影响监控——可能会造成长期影响的因素。

搜救行动组织者有义务将已知的安全隐患告知全体人员,并采用长期监控机制保证行动人员的心理生理健康。

第二节　搜救行动的组织步骤

从接到搜救指示到完成全部搜救工作,一个完整的搜索营救行动应该包括十个步骤,见图 7-2-1。

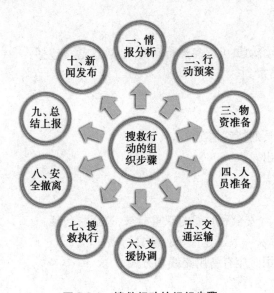

图 7-2-1　搜救行动的组织步骤

一、情报分析

情报分析是搜救行动的第一个重要工作,当我们接到搜救请求或者指示时,首先需要对掌握的情况进行分析和评估,为后续工作的开展打下基础。其主要工作内容是:

1. 确定灾难信息,即毁伤情况,需救助者情况和可能的次生灾难及影响。

2. 确定灾难区环境,如地理信息、建筑结构、民俗情况、治安情况、天气情况。

3. 从本队驻地前往搜救区的交通情况和时间预估。

4. 本队在沿途及当地可能得到的支援力量。

5. 本队在沿途及当地可能得到的相关帮助资源。

二、行动预案

在有了一定的情报后,即刻根据预估判断开始制作行动方案,其主要内容包括:

1. 可动员的物资。

2. 可动员的人员。

3. 出发及抵达的时间。

4. 可执行行动的时间。

5. 人员调配计划。

6. 行动预算。

7. 耗损和意外情况预估。

8. 支援及协调力量联络。

9. 被救助者可能出现的情况及后续预估。

这样的方案通常以常备预案为基础,针对具体情况进行调整。

三、物资准备

依据制定好的行动预案,开始筹备所需的物资,这通常包括:

1. 行动人员生活物资。

2. 行动需要的技术物资和耗损物资。

3. 需要为被救助者准备的必需品。

4. 建立行动站、指挥部、生活区等所需物资。

四、人员准备

依据制定好的行动预案,开始动员可以参加行动的人员,这通常包括:

1. 发布行动要求,召集队员报到。

2. 人员分工部署。

3. 梯队分工部署。

4. 需要注意的参加行动人员的特殊情况。

5. 按计划同批或分批集结出发。

五、交通运输

在搜救行动中,交通运输有着安全和时间的双重要求,这通常包括:

1. 合理安排交通工具和路线,一般不建议单独载具行动。

2. 在遇到既定路线无法使用时应有备用路线和方式。

3. 将载具安全、驾驶安全放在首位。

六、支援协调

在面对中大型灾难搜救时,各个搜救力量往往会被当地应急管理机构整合形成配合协同关系,这通常包括:

1. 取得与应急管理机构的联系,纳入协调体系。

2. 取得与任务相关的各个搜救力量的联系,建立配合关系。

3. 建立互相通报的机制,指定联络人。

4. 建立工作记录和汇报机制。

5. 周期较长的搜救行动应有定期协调会机制。

七、搜救执行

这是搜索与营救的具体执行部分,这通常包括:

1. 发现并定位被救助者。

2. 确认被救助者健康状况,制定解救方案。

3. 实施解救,避免二次伤害;

4. 为被救助者提供初级生命支持。(BLS)

5. 将被救助者安全转运至高级生命支持。

6. 及时向各相关单位通报工作进展。

7. 记录搜救工作,提供给必要的单位。

八、安全撤离

当搜救工作告一段路后，需要组织行动人员进行撤离工作，这通常包括：

1. 检查行动人员健康状态，及时进行处理。
2. 完成完善所有现场记录工作，准备移交给相关单位。
3. 检查物资耗损情况，并作记录和清理。
4. 检查撤离路线和载具，排除安全隐患。
5. 撤除搜救行动中建立的各种站点和营地，或移交给相关单位。
6. 人员集结，物资整备后出发。

九、总结上报

总结上报是一个完整搜救行动的最后一步工作，特别是一些特定情境的搜救工作，只有通过对所有必要信息进行整理、分析后才能找到灾难或事故的成因以及对被救助者或遇难者的科学处理方法，这通常包括：

1. 行动工作总结，起于行动开始，终于行动结束，以描述整个行动为目的，提交给各相关机构备案。
2. 灾难或事故总结，通过搜集和分析必要信息得出灾难或事故的成因，为避免再次发生提供依据。
3. 个人行动总结，记录行动参与者个人的工作情况。

十、新闻发布

灾难事故的发生通常也会成为新闻媒体追逐的热点，因此媒体应对一直就是西方发达国家应急救援机构的基本能力要求，而根据我国的新闻法和舆情，应急救援机构也应重视这一环节，它通常包括：

1. 建立新闻发言人制度，由经过选拔和培训的专人负责媒体应对。
2. 了解该地区的新闻法律法规，保证新闻发布的合法性。
3. 成功的新闻发布会大大加强搜救行动的效率，得到充分的支援力量。
4. 失败的新闻发布会造成求助者无法挽回的损失，甚至严重影响行动。
5. 根据灾难事件的影响范围和程度，新闻发布有不同的级别，救援机构需明确自己能够发布消息的程度，或者交由上级主管部门处理。

第三节 搜救队伍的构成和目标

中国现代应急救援力量的发展主要有两个体系，一个体系，是自建国以来由部队系统，政府系统组建的消防、医疗、地震、矿业、海事、电力和体育等部门和单位的专项技术救援组织，如武警消防队、中国国际救援队、煤矿救援队、海事救援队、电力救援队以及登山、游泳、急流等运动救援组织；第二个体系是自512地震起，由志愿者和公益组织发起成立的民间救援组织。这两个体系，前者积累了大量的救援经验和技术资源，后者发展迅猛，朝气蓬勃，已经成为了我国应急救援体系中的重要补充。然而，在快速发展的同时，我们也应该看到，无论那个体系，截至2017年6月，中国通过联合国INSARAG认证的也仅有中国国际救援队CISAR一支。

因此，借鉴学习国外先进经验，取长补短的提高我国救援队伍业务水平，有着紧迫和重要的意义。联合国INSARAG的USAR轻、中、重型救援队的任务和组织结构见图7-3-1。

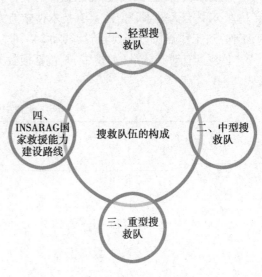

图7-3-1 搜救队伍的构成

一、轻型搜救队

1. 轻型搜救队的任务
（1）灾区侦检和调查。
（2）危险鉴别和降低危险级别。
（3）控制公用设施。
（4）在安全的情况下完成危险品的隔离和鉴定。
（5）表面搜救。
（6）初级医疗护理和救援受困者。
（7）建立伤亡人员收集点。
（8）协助后支援融入地方应急管理安排。

2. 队伍结构　轻型队伍结构是基于队伍在一个场地拥有表面救援的能力这一概念（图7-3-2）。该队伍应该能够在木质结构或轻金属组成的建筑,无钢筋混凝土的建筑,土坯或是泥质房屋或是竹子搭建的房屋内开展救援。后勤部分应该能够建立行动基地,包括帐篷、洗消区、工具维修点、进餐区和卫生区域等。搜索部分应该具有建筑物标识用品,且具备进行表面/人工搜索的能力。队伍的救援部分应该具有手持操作的切割工具,绳索,用于稳定受损结构支撑和支护。医疗部分应该具有保障全队（包括每只搜救犬）以及治疗所救伤员,包括固定和包扎所需的生命支持装备。

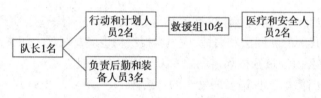

图7-3-2　轻型搜救队伍结构

二、中型搜救队伍

按照 INSARAG 指南要求,中型 USAR 队伍由 5 个部分组成,即管理,后勤,搜索,救援和医疗。中型 USAR 队伍具有在倒塌或失效的重型木和/或钢混结构,包括结构钢加固建筑中执行技术搜索和救援行动的能力。中型 USAR 队伍还必须能够进行绳索和顶升操作。中型队伍和重型队伍的不同之处主要在于,一支中型队伍:

1. 仅要求具备在一个单独场地工作的能力。

2. 要求具有犬搜索,和/或具有技术搜索能力,且必须配置足够的人员,能够在一个场地（可以不必是同一个工作点;工作点可以变换）持续行动 24 小时,并最多可以持续 7 天。

3. 必须具有对其队员（如携带,则包括搜救犬）和发现的伤员（如果受灾国政府允许）实施医疗救助的能力（表7-3-1）。

表 7-3-1　组建中型 USAR 队伍的可行结构示例

USAR 队伍构成	任　　务	人员配置建议	建议人数 （共计 40 人）
管理	指挥	队长	1
	协调	副队长	1
	计划/跟踪	计划官	1
	联络/媒体/报告	联络官	1
	评估/分析	结构工程师	1

续表

USAR 队伍构成	任　务	人员配置建议	建议人数 （共计 40 人）
	安全保卫	安全官	1
	RDC/OSOCC/UCC	协调官	2
搜索	技术搜索	技术搜索专家	2
	犬搜索	训犬员	2
	危险品评估	危险品处理专家	2
救援	破拆、切割、支撑、绳索救援	救援组长、救援专家	14(2 支队伍各包括 1 名队长和 6 名救援人员)
	顶升和搬运	重型吊装专家	2
医疗	医疗队管理：医疗队管理和协调；与当地医疗基础设施整合；为救援队（包括搜救犬）以及发现的受害者提供医疗救助	医生	1
		内科医生、护理人员、护士	3
后勤	BoO	后勤主管	1
	水供给	运输专家	1
	食物供给	后勤人员	1
	运输能力和油料供应	基地人员	2
	通信	通信专家	1

注：建议的人员配置水平能够使 USAR 队伍在一个场地持续行动 24 小时

三、重型救援队

按照 INSARAG 指南要求，重型 USAR 队伍由 5 部分组成：管理，后勤，搜索，救援和医疗。重型 USAR 队伍具备在倒塌或失效的结构的建筑物中，开展复杂的技术搜索和救援行动的能力，需具备切割和破拆钢筋混凝土结构，并使用起重索具技术移除这些结构。重型队伍和中型队伍的不同之处主要在于，一支重型 USAR 队伍：

1. 要求重型 USAR 队伍具备重型技术能力，能够在两个独立的工作场地同时工作所需的装备和人力。一个独立工作场地是指需要 USAR 队伍重新调配人员和装备前往工作的任何一个不同地点，需要单独的后勤支持。一般来说，这种行动将持续超过 24 小时。

2. 要求既具有犬搜索能力又具有技术搜索能力。

3. 要求应具备切割用于建造和加固多层建筑的典型钢结构的技术能力。

4. 必须具备适当的人员和充足的后勤补给，以便在两个独立场地（可以不必在两个相同的现场；现场可变化）持续行动 24 小时，并最多可以连续工作 10 天。

5. 必须具备对其队员（包括搜救犬，如携带）和发现的伤员（在受灾国政府许可的情况下）予以医疗救助的能力（表 7-3-2）。

四、USAR 队伍岗位

为了提高效率，USAR 队伍要求队伍结构中不同职能整体运作。USAR 队伍内部不同岗位以及职责描述请参见表 7-3-3。这些职责描述适用于各级 USAR 队伍，因级别不同救援队的知识和技能要求有所不同。表 7-3-3 是 USAR 队伍内部 5 个部分的 17 个岗位的明确分工。

表 7-3-2　组建重型 USAR 队伍的可行结构示例

USAR 队伍构成	任　务	人员配置建议	建议人数（共计 59 人）
管理	指挥	队长	1
	协调	副队长	1
	计划	计划官	1
	联络/跟踪	联络官	1
	媒体/报告	副联络官	1
	评估/分析	结构工程师	1
	安全保卫	安全官	1
	RDC/OSOCC/UCC	协调官	2
搜索	技术搜索	技术搜索专家	2
	犬搜索	训犬员	4
	危险评估	危险品处理专家	2
救援	破拆、切割、支撑、救援绳索	救援组组长 救援专家	28(4 个小组，各包括 1 名组长和 6 名救援队员)
	顶升和搬运	重型吊装专家	2
医疗	队伍医疗保障（人员和搜救犬）	医生	2
	病人护理	医护人员/护士	4
后勤	BoO	后勤主管	1
	水供应	运输专家	1
	食物供给	后勤人员	1
	运输能力和燃料供应	基地人员	2
	通信保障	通信专家	1

表 7-3-3　重型救援队分工

USAR 组成部门	岗　位	职　责
管理	队长	指挥
	副队长/行动指挥官	协调/行动控制
	计划官	计划
	联络官/副联络官	联络/媒体/报告/RDC/OSOCC/UCC
	结构工程师	结构评估/分析
	安全官	安全/保卫
搜索	技术搜索专家	技术搜索
	训犬员	犬搜索
	危险品专家	危险品评估
救援	救援队长	破拆/切割/支撑/绳索救援
	救援人员	破拆/切割/支撑/绳索救援
	重载吊装专家	顶升/搬运
医疗	医疗队负责人（医生）	医疗（工作人员/搜救犬）

续表

USAR 组成部门	岗　位	职　责
	护理人员/护士	护理病人
后勤	后勤主管	行动基地管理
	后勤专家	食物/水/基地运营/运输能力/燃料供给
	通讯专家	通讯

五、INSARAG 国家救援能力建设路线

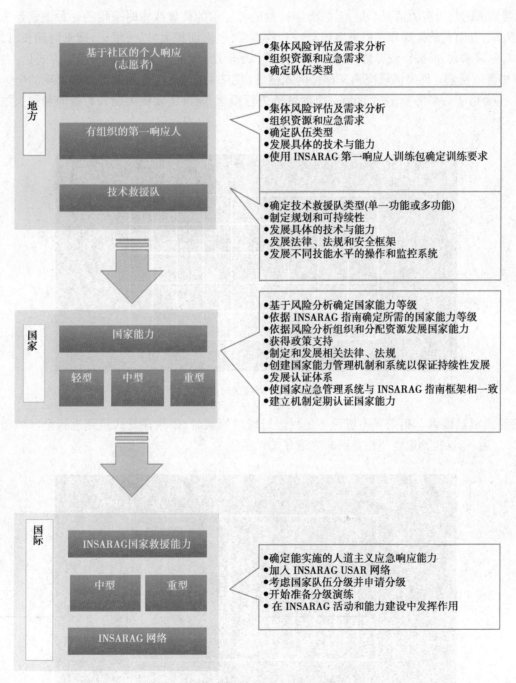

图7-3-3　INSARAG 国家救援能力建设路线

注:以上是 INSARAG 划分的救援能力认证,国家或公益组织救援队均可申请

第四节　基本搜索技术

　　通过前一节的学习,我们了解了搜救行动的安全准则,搜救行动的步骤和搜救队伍应该具备的任务和结构定位。这一节,我们将以 PCEA 国家应急救援员实操技术为基础,结合 INSARAG 初级技术救援队和美国 CERT 社区救援队的指导标准,初步学习搜索的形态和基本营救技术。

　　搜索行动是救援队定位被救助者精确位置,并发现救助者的行动。根据地理环境的不同,和时间周期、人力物力的具体情况,我们可以把搜索行动大致归纳成点、面、线三种形态。

一、区域搜索

　　区域搜索指的是当搜救情报不足,无法确定被救助者可信的位置线索时采用的一种搜索形态。常见于户外人员失踪,登山人员失踪和飞机失事搜救。其特点是,搜索面积大,以公里记;搜索时间长,以星期甚至月、年记;人力需求大,以数百或万记;资金耗费大,以十万至数十亿记。常用的两种搜索方式是:

　　1. 网格区域搜索　网格区域搜索又称拉网式搜索(图 7-4-1),指在被救助者可能出现的全区域内进行排查式的,一个格子一个格子,一个区域一个区域地进行检索,通常需要庞大的人力资源和强大的组织协调力量。

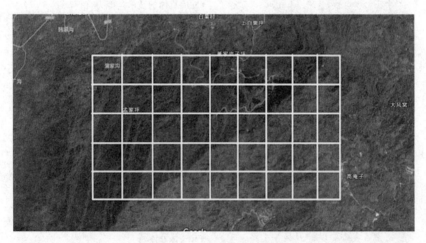

图 7-4-1　网格区域搜索

　　2. 往复式覆盖搜索　指当人力资源不足以进行网格搜索时,采用往复式线路进行全区域覆盖的搜索(图 7-4-2)。通常,这也是航空搜救常用的线路方式。

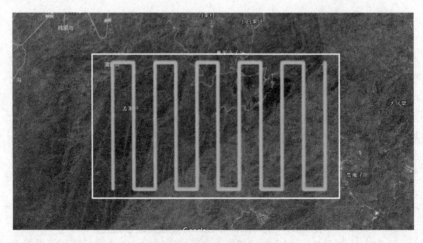

图 7-4-2　往复式覆盖搜索

3. 螺旋式覆盖搜索　一般指在遇到山体环境时,根据山路盘旋形态自下往上的单路或多路进行覆盖搜索(图7-4-3)。这种情况要求盘旋山路有一定的通行条件,若有断崖、断面则不宜选择。

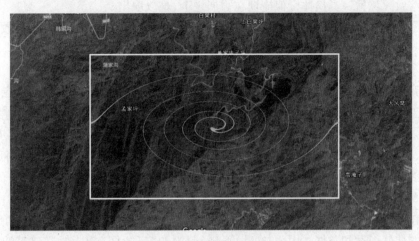

图 7-4-3　螺旋式覆盖搜索

二、线路搜索

线路搜索一般应用于掌握被救助者的行动路线信息,且行动路线自由度低,但无法确定具体位置的搜索形式。常见应用于户外徒步人员、登山人员和河道漂流人员的搜寻。

其特点是,搜索线路明确,路段不明,需要极高的线路经验和对被救助者行动能力的判断,往往最后目击者的情报有决定性价值。

常用的搜索方法有:

1. 寻线法　即从被救助者可能的最近点位切入线路,同向和相向追寻被救助者行迹,并巡查沿途可能的藏身处。

2. 分段法　一般用于河道搜索,即根据河道水文特点,将河道划分出几个被救助者可能会出现的位置分段,用多段拦截或者分段搜寻的方法进行寻找。

在线路搜索中,当我们发现有可能的求助者避难区时,我们可采用平行搜索的方式

1)搜救人员平行站位,两辆相隔4m。

2)同时往同一方向进行地毯式检索。

3)注意可能的避难或隐藏点,以及人类活动痕迹:①壕沟;②水渠;③草堆或石堆后;④洞穴或大型动物废弃的巢穴;⑤水源的必经之路;⑥河道转弯处的水流回旋区;⑦河道中的树枝格栅区;⑧在野外的人类垃圾、粪便、用火痕迹、营地痕迹、足迹等(图7-4-4)。

案例:

2009 年 6 月 5 日,四川省海螺沟景区管理局接报,美国爱德加登山队 3 名成员于 4 月底进入贡嘎山海螺沟地区攀登海拔 6618m 的大雪山爱德加峰,未归至今,疑似失踪。

当日,四川省登山协会和当地景区管理局即刻组织了上百人的群众开始了区域搜索,截至晚 11 时,未能发现失踪人员。

6 日,在川参加灾区爱心活动的 2 名中国国家登山队的教练汇同四川省登山协会山地救援队一起抵达景区,展开搜救。

7 日,根据当地村民反馈,判断 3 人是用新的线路挑战爱德加峰,遂救援队改变原来的传统路线计划,沿可能的新路线开始寻线查找。

8 日,先头救援队在爱德加峰海拔 4200m 附近,发现了 3 名登山者的空置营地,遂展开区域搜索,跟踪人类行迹。考虑到该地域前不久刚

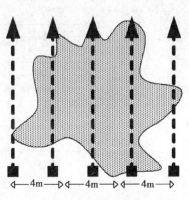

图 7-4-4　分段法

发生过雪崩,救援指挥部判断情况已不乐观。

9 日,在营地外 800m 处,发现了 2 名登山者的遗体。初步检查判断,疑似在攀登过程中突遇雪崩夹击,被强气流抛出,坠落致死。另一具遗体疑似掩埋在雪崩之下,难以取出。

（案例来源　成都新青年山地救援队　蒋峻）

三、点位搜索

点位搜索是指,当已经明确了被救助者的点位情报,如某个建筑房间内,某个坠落地点下,某个现场附近时,进行最后定位工作的搜索行动。其特点是时间紧迫,需用尽可能少的时间尽可能多的搜寻到被救助者。

1. 地表搜索　根据 INSARAG 的统计,随着灾难发生时间的增长,人员的生存率将逐步的降低。从图 7-4-5 可以看出,在大概 72 小时的节点上,幸存者生存率将显著降低,至 120 小时节点时降低至 10% 以下。通常,有 50% 的被救助者可以在地表附近被发现,有 30% 的幸存者只是轻度被困,约有 15% 的幸存者被困于狭窄空间内（图 7-4-6）。

请注意,通常在发现幸存者的地方确实存在类似"生命三角区"的结构空间,但"三角区"的形成是难以预见的,有着诸多的偶然因素和条件。因而,在我们选择坚固的"三角区"用于躲避建筑的结构性损毁时,并不意味着这个"三角区"就必然能形成最终的保护。"三角区"是幸存的必要但不充分条件。

在搜索时,我们应该特别注意这些地方:①地下室;②盥洗间;③内门厅;④承重墙;⑤楼梯井、电梯井;⑥厨房。

2. 地表扩展搜索　当已经没有明显的幸存者迹象时,我们可以开始用扩展搜索的方式去寻找不易发现的位置。

三角搜索:

（1）在搜索时搜救队员需呼唤可能的幸存者,如:"我们是救援队,请发出些声音让我们听到你!"

（2）保持现场环境安静是非常必要的。

（3）以四人搜救小组为例,当在复杂环境下有疑似幸存者时,应采用互相垂直站位分布在 12、3、6、9 点方向,形成交叉视野确定幸存者位置（图 7-4-7）。

3. 室内搜索　一般用于火灾和地震后,需要进入室内搜寻幸存者的情况。

一般而言,当建筑损毁发生后,会形成一些狭窄空间,这些地方幸存者的生还概率较高（图 7-4-8）。

（1）室内搜索的步骤

1）队伍组成:①对于小型建筑,如单一房屋公寓等,一般要求至少 2 人组成小组进行搜救行动;②两人小组中,一人负责搜寻,一人负责环境安全,并协助;③对于大型建筑物时,则按此两人组一间房的配置组织搜救力量,必要时可组织搜寻梯队。

2）标识方法:当搜救人员要进入建筑物进行搜寻时,需要在入口显著位置进行标示,以提高后续搜救效率,一般的标示方法有:①CERT 标识（图 7-4-9）;②CERT 标识的操作方法（图 7-4-10）:选择门边或门上视线高度位置,用喷涂或贴纸的方式进行标识工作。进入房屋前,先画一根单线,在上方和左方标明进入时

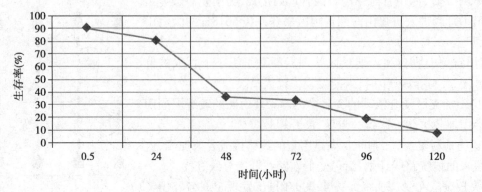

图 7-4-5　生存率与掩埋时间的关系

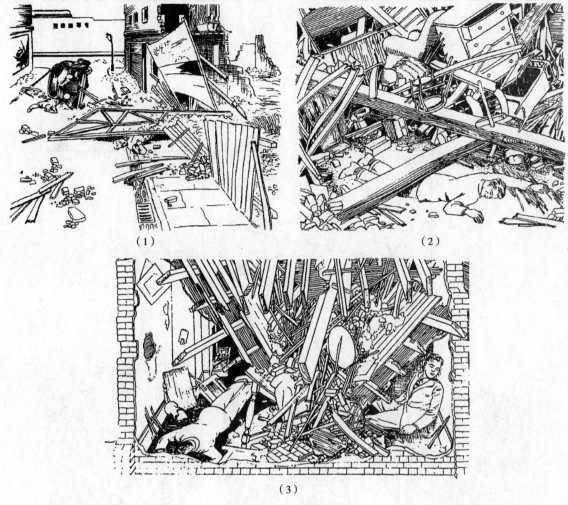

（1）

（2）

（3）

图 7-4-6　地表搜索

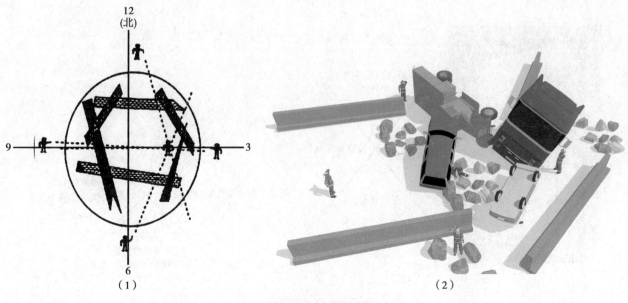

（1）

（2）

图 7-4-7　三角搜索

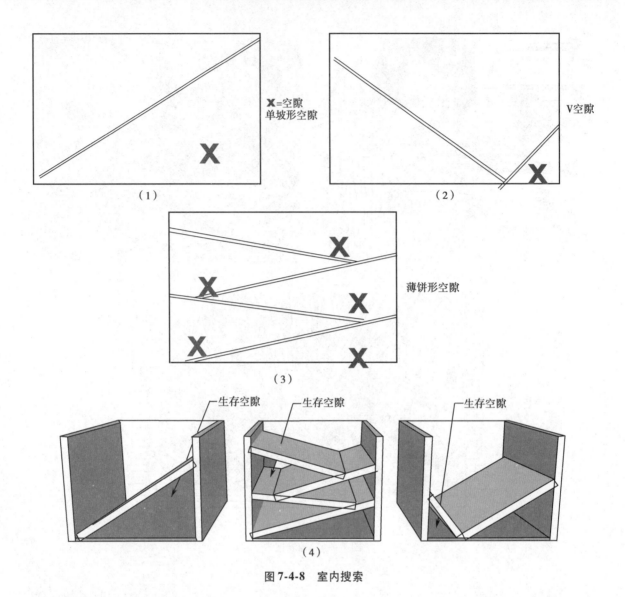

（1）

X=空隙
单坡形空隙

V空隙

（2）

薄饼形空隙

（3）

生存空隙　生存空隙　生存空隙

（4）

图 7-4-8　室内搜索

（1）

进入和离开的
日期和时间

社区应急响
应队信息

搜索的区域

受困者人数

示例：

2/15/08
进入：1430
离开：1515

搜索1~2楼
通往3楼的楼梯不安全

社区应急响应队-23

2名受困者
移至
"社区应急响应队"-
23的医学治疗区

（2）

图 7-4-9　CERT 标识

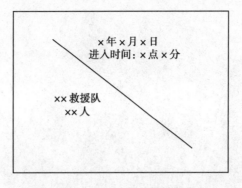

图 7-4-10　CERT 标识的操作方法

间和队名,说明有人已经进入,正在搜索。完成室内搜索后完成标识的其他内容;③INSARAG 标识法(图 7-4-11)

说明	示例
用大写的V来表示有受困者可能的位置—幸存或遇难	V
在需要的情况下可以用箭头标明方位	V
在V下面可以: – 用L表明幸存者,后接数字表明在这个位置的幸存者人数—L-2、L-3等 – 用D表明已确认的遇难者,后接数字表明在这个位置的遇难者人数—D-3、D-4等	V L-1 V D-1
在救出或移出任一伤亡人员后,用斜线划去相关标记,并在其下方进行更新(如需要)。例如:划去L-2,并标记L-1表明只有一名幸存者未被救出	V L-2 D-1 L-1
当所有的L和D标记被划去后,代表所有已知的伤亡人员都已被救出或移出	V L-1 D-1

图 7-4-11　INSARAG 标识法

(2)室内搜索的主要目标:①未损毁的大型坚固家具内,如橱柜、衣柜,搜寻生命和可用物资;②床边、盥洗间、地下室;③未损毁的承重墙边。

(3)搜索的实操:如图 7-4-12 所示房屋平面,三角箭头代表行进路线。①进屋后首先观察有无次生灾难的可能,如电气隐患;②在同一平面内,沿安全的墙体单侧进行寻线搜索;③遇多楼层时,先搜索相对不稳定的楼层和区域;④搜索时需要不断的呼唤可能的幸存者,要求他们做出声音回应;⑤每到一处线路节点,都需观察:上、下、左、右、前、后六个方向的情况。

(4)搜寻的记录:在完成一处房屋的搜索后,除了在门上或显著位置留下标识记录外还应制作备案用的搜寻报告,以及区域搜寻报告,提交与相关单位共享。

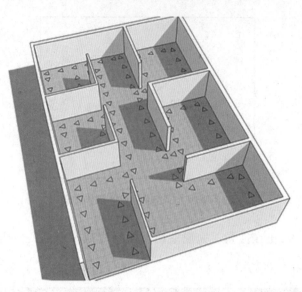

图 7-4-12　搜索的实操

第五节　基础营救技术

营救是指在发现求助者后进行的保护、解困、止损并转运给高级生命支持机构的过程。本课程中将重点叙述保护和解困的基础技术。

营救中的保护，一方面是对搜救人员自身的保护，即搜救的安全准则。另一方面则是指要在后续的整个过程中对求助者进行有效的保护，避免造成二次伤害。这包括向求助者提供必需的护具，如头盔、眼镜、服装等装备，还包括提供必需的生命维持物料，如水、食物、医疗急救(包括心理)等。这是救助者一方必须要考虑的因素，而当求助者被困于危害环境中，无法得到必需的保护，进而阻碍营救时，则需要对其进行解困的操作。

一、保护的规则

1. 对救助者的保护应优先于求助者，不允许救助者在保护不足的情况下进行操作。

2. 在发现求助者后应第一时间对其实行护具和医疗保护(包括心理)。

3. 保护标准是相对的，要结合后续营救方法和时间综合考量。

二、解困的规则

1. 当求助者有清醒意识时，解困操作应征得求助者同意。若意识不清，则应征求家属同意。若求助者意识不清，且没有法律责任人在场，则救助者可自主行动。(同时要尊重宗教信仰)

2. 需用专业技术解困的操作者，需要有相应技术操作的合法认证。

3. 解困方案以不造成二次伤害为优先考虑，以保证预后生活质量为准则。

三、营救实操

(一) 个人防护

在营救现场，特别是城际灾难营救，救助者需按相应的标准穿着个人防护用具，并监督他人执行。在本课程内容中，我们要求做到轻度防护，即：

1. 穿着安全头盔。

2. 佩戴护目镜。

3. 佩戴 FFP3 级口罩，遇生物污染隐患，需佩戴医用防菌口罩。

4. 佩戴厚手套。

5. 穿着耐磨的长袖长裤。

6. 穿着有防穿刺和护头的工作靴。

（二）应急救援九步评估法

应急救援的评估是自灾难或求助发生一开始即刻开始，并持续全过程的简易思维评估方法，用以指导救助者或求助者的救援行动（图7-5-1）。

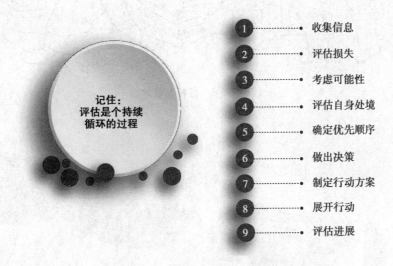

1	收集信息
2	评估损失
3	考虑可能性
4	评估自身处境
5	确定优先顺序
6	做出决策
7	制定行动方案
8	展开行动
9	评估进展

记住：评估是个持续循环的过程

图7-5-1　应急救援九步评估法

（三）移除覆盖物

在建筑损毁救援中经常会见到表面幸存者被重物覆盖无法脱困的情况。我们可以用顶撑、杠杆和叠木的方法进行移除。

1. 顶撑（图7-5-2）　使用这种方法时，要注意：①后背伸直；②膝盖弯曲；③保持移动的物体的重心尽可能的接近自己的发力支撑点；④用腿推。

2. 杠杆与叠木　杠杆与叠木顶撑法是一种简易的，利用现场物料顶撑覆盖物的方法（图7-5-3）。

（1）在使用杠杆顶撑时，需注意：①选择的支点要足够坚固，且不易滑动；②撬杆要足够坚固，不得使用有断裂隐患的材料；③杠杆操作者必须双脚着地，不允许出现重心不稳定的隐患。

（2）叠木：叠木支撑是指用一定尺寸的木条交错叠加在杠杆顶撑撬动后垫入覆盖物形成稳定支撑结构的方法。它可分散负重，并将荷载传递至表面（图7-5-4）。

（3）叠木的选材和制作方法（图7-5-5，图7-5-6）

1）用于叠木支撑的叠木建议选取较为紧密的硬质木材，若为压制木料，可用水淋湿进行加固。

2）选做支架的木材必须坚固笔直，没有节疤戒开裂等明显缺陷。

3）支架表面须无油漆或打磨，因为这会使木材打滑，特别是潮湿

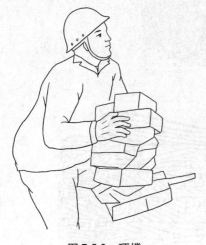

图7-5-2　顶撑

的时候。

4）建议木材的最小长度为45cm，厚度可为5cm或7.5cm。

5）在进行交错叠加时需注意，不得同时平行叠加两块支木（图7-5-6）。

6）当将叠木做成井字支架时，其宽度和高度视比例而定，高度不应超过宽度的3倍（图7-5-7）。

7）以500PSI（磅/平方英尺）为限度的斜纹木支架（3447.5kPa）。4×4枕木承重量 = 24 000磅

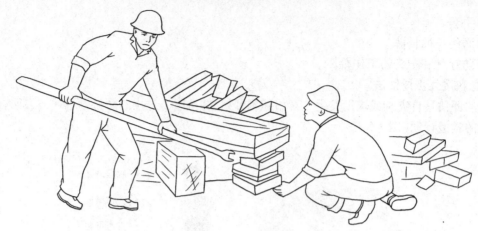

图 7-5-3　杠杆与叠木

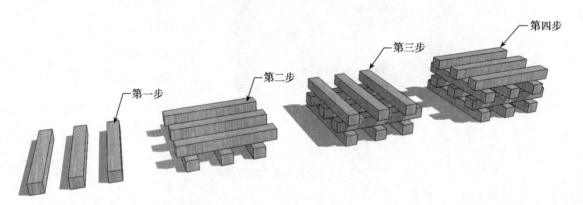

图 7-5-4　叠木

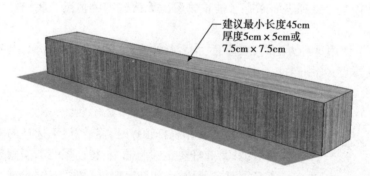

建议最小长度45cm
厚度5cm×5cm或
7.5cm×7.5cm

图 7-5-5　叠木的选材

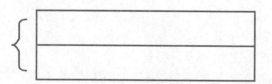

图 7-5-6　不得在同边重叠放置两条叠木

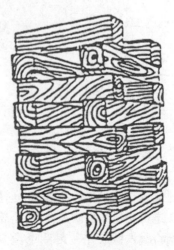

图 7-5-7　叠木的制作方法

416

（10 886kg）。6×6 枕木承重量=60 000 磅（27 215.5kg）。每层使用 3 根可使承重量加倍。

3. 支护工作的操作方法（图 7-5-8）

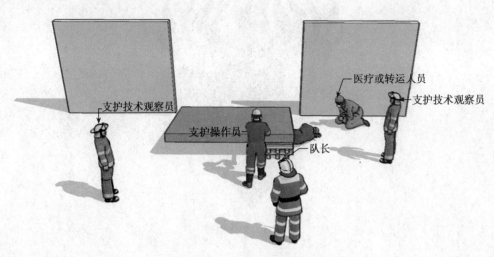

图 7-5-8　支护工作的操作方法

（1）队伍配置：一个支护工作小队的典型配置是队长 1 名、操作观察员一名、整体观察员一名、医疗人员一名和支护操作员一名。

（2）人员分工

1）队长：负责制定行动方案，指挥行动并负责全队安全。

2）操作员：进行杠杆或破拆操作。

3）医疗员：负责维持求助者心理生理状态，并准备转运。

4）操作观察员：负责近距离观察操作员、求助者和医疗员的操作和安全。

5）整体观察员：负责观察现场全体人员的安全状态。

（3）行动方法

1）队长发布口令开始行动，操作员将覆盖物撬起一个叠木高度。

2）其他队员立刻垫入一块或一层叠木。

3）完成上述操作后，操作员保持支撑状态，所有人把手退出，并举手示意完成。

4）队长及两个观察员确认所有人无安全威胁后示意操作员缓慢撤销支撑，将覆盖物重力转移到叠木上。

5）待平稳后开始下一轮操作，直至把求助者解救出。

（四）手持灭火

当遇到小火以及火灾初期时，熟练使用手持式灭火器对于争取逃生时间和营救时间有着重要的意义。

1. 灭火原理　起火燃烧是一个由氧气、引火源、可燃物三个条件因素引发并持续产生热量的链式反应过程（图 7-5-9），也由此而知，只要终止链式反应中的一环，即可达到灭火的目的。

三个条件与起火燃烧的因果关系见表 7-5-1。

表 7-5-1　起火的条件

必要条件	充分条件	必要条件	充分条件
引火源	足够的点火能量	氧气	足够的氧气浓度
可燃物	足够的可燃物浓度	链式反应	未受抑制的链式反应

2. 火灾的类型　根据维持链式燃烧的主要可燃物，火灾可以大致分为六类（图 7-5-10）：

（1）A 类：固体物质。

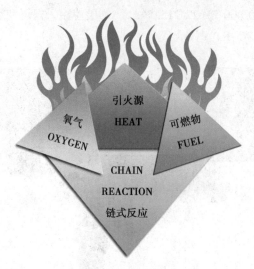

图 7-5-9 灭火原理

（2）B 类:液体和可熔化固体。

（3）C 类:气体。

（4）D 类:金属。

（5）E 类:带电。

（6）F 类:烹饪器具内的烹饪物。

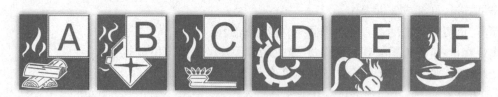

图 7-5-10 火灾的类型

3. 灭火器种类 在遇到火情后,首先需要明确火灾的类型,再据此选择正确的灭火器(表7-5-2)。

表 7-5-2 灭火器种类

灭火器的种类	
清水灭火器	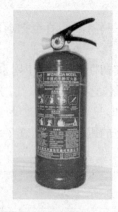
泡沫灭火器	
干粉灭火器	
二氧化碳灭火器	
特殊灭火器	

4. 器材检查 一般而言,ABC 类干粉式灭火器最为常见,即可针对 A、B、C 类火灾进行扑灭(表 7-5-3)。

5. 器材性能 一般 ABC 类干粉式灭火器的性能是:

（1）容量:约能喷射 10 ~ 15 秒。

（2）灭火距离:3 ~5m。

表 7-5-3　器材检查

使用前请检查灭火器的压力表	
红色—压力过低	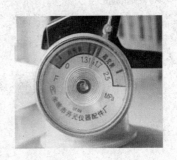
绿色—压力正常	
黄色—压力过高	
绝不要使用压力表显示为红色的灭火器	

（3）压力:1.2~1.7MPa。

6. 手持式灭火器的操作方法

（1）手持式灭火器的基本操作方法(图 7-5-11)

1）拔掉灭火器提把上的安全栓。

2）手持喷头瞄准火焰根部。

3）手压提把释放瓶内高压。

4）在火焰外围 2m 处左右开始持续喷灭,直至一罐用完。

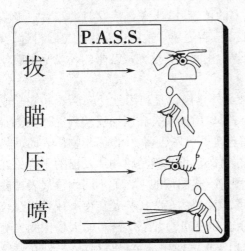

图 7-5-11　手持式灭火器的操作方法

（2）放弃灭火的条件

1）现场不具备两条能快速安全逃离的路线。

2）没有找到正确的灭火器。

3）现场没有足够的灭火器。

4）灭火时间超过 5 秒后仍未熄灭。

5）现场有其他易燃易爆物品。

（3）灭火的组织

1）对于非专业灭火人员来说,安全的灭火操作至少要两人共同完成。

2）当两人成组时,一人负责操作灭火器,视为战斗员,一人负责战斗员安全并协助,视为安全员。

3）完整的一个基础灭火小队应该有 5 人。其中包括两个操作小组和一个指挥员。

4）指挥员负责两个小组的协调工作,并监督整体安全。

7. 灭火的实操

1）战斗员在前,安全员在后。

2）战斗员成战斗姿势,侧身对向燃烧物,两脚一前一后呈丁字稳固站位。

3）安全员随后同侧站位,两脚与战斗员相应平行。

4）安全员一手拉住战斗员肩膀,一手抓腰,呈随时可将战斗员拉出危险区的保护姿势。

5）两人同时采用单边步单侧行进,同进同退。

6）行进时战斗员注意观察燃烧物,安全员注意观察四周环境安全,并持续向战斗员做出语言报告,提示战斗员可安全前进。

7）若安全员无声音发出,战斗员可视为安全员遇险,必须马上撤离。

8）若安全员观察到有放弃灭火的条件,或其他危险,即可将战斗员拉回,并撤离。

9）战斗员灭火过程中,安全员继续呈保护状态。

10）若灭火成功,则战斗员继续保持战斗姿势,安全员上前检查燃烧物余熄,若有星火战斗员即刻扑灭。

11）撤退时，无论灭火成功与否，两人组都必须继续保持侧面正对燃烧处，原样单边退步返回。任何时候都不得背对燃烧物。

12）当以5人小组操作时，指挥员负责指挥两个小组的交替灭火和安全行进。

13）无论灭火成功与否，都要向当地消防部门进行报告和备案。

第六节　灾难搜救常见装备操作

一、生命侦测器材

生命侦测器材一般有望远镜、热成像探测仪、激光测距仪、音频探测仪、蛇眼探测仪等（图7-6-1）。

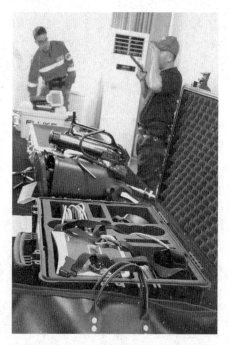

图7-6-1　灾难搜救常见装备

1. 望远镜　望远镜是一种利用透镜或反射镜以及其他光学器件观测遥远物体的光学仪器。利用通过透镜的光线折射或光线被凹镜反射使之进入小孔并会聚成像，再经过一个放大目镜而被看到。又称"千里镜"。望远镜的第一个作用是放大远处物体的张角，使人眼能看清角距更小的细节。望远镜第二个作用是把物镜收集到的比瞳孔直径（最大8mm）粗得多的光束，送入人眼，使观测者能看到原来看不到的暗弱物体。搜救工作中，救援人员使用望远镜观察远处肉眼观察不到的目标或者距离不远但是不容易靠近且需要非常细致观察的位置，以此来直接寻获失踪者或者获得一些关键性的证据、线索。普通望远镜的主要优点是看得远，看的细致，缺点是视距范围窄，夜间或其他光线较暗的环境下影响使用效果。

2. 热成像探测仪　红外热像仪是利用红外探测器和光学成像物镜接受被测目标的红外辐射能量分布图形反映到红外探测器的光敏元件上，从而获得红外热像图，这种热像图与物体表面的热分布场相对应。通俗地讲红外热像仪就是将物体发出的不可见红外能量转变为可见的热图像。热图像的上面的不同颜色代表被测物体的不同温度。热成像探测仪的最大优势是在夜间或者光线较暗的环境中能够清晰地看见有热辐射的人或者物体，搜救人员利用它在夜间或者浓烟密布的火场探测失踪者或者起火点的具体位置。它的最大缺点是受强光刺激后短时间无法正常使用甚至直接损坏，另外在遮蔽物（如树叶、草丛、玻璃窗、山石墙体等障碍物）覆盖的区域搜寻效果较差。

3. 激光测距仪　激光测距仪是利用调制激光的某个参数实现对目标的距离测量的仪器。按照测距方法分为相位法测距仪和脉冲法测距仪，脉冲式激光测距仪是在工作时向目标射出一束或一序列短暂的脉冲激光束，由光电元件接收目标反射的激光束，计时器测定激光束从发射到接收的时间，计算出从观测者到目标的距离。相位法激光测距仪是利用检测发射光和反射光在空间中传播时发生的相位差来检测距离的。激光测距仪重量轻、体积小、操作简单速度快而准确，其误差仅为其他光学测距仪的五分之一到数百分之一。目前搜救人员使用的激光测距仪大多是脉冲式激光测距仪，主要用来探测搜索区域的距离、坡度，以及需要架设绳索通道的精确距离等。

4. 音频探测仪　音频生命探测仪是一个声学探测仪，主要用于地震、坍塌、建筑物倒塌下的废墟救援，以及有限空间及常规方法救援人员难以接近的救援工作，如反馈塌陷的建筑物、深井、矿井等有限空间里被困受害者的情况；变形的汽车里、飞机、轮船、火车的失事及肉眼难以看到的地方、下水管线、矿井及地下位置寻找失踪人员。音频生命探测仪可以通过特殊的感应细微震动的感应器探测到这些生命信号。音频生命探测仪采用特殊的微电子处理器，能够识别在空气或固体中传播的微小震动，适合搜寻被困在混凝土、瓦砾或其他固体下的幸存者，能准确识别来自幸存者的声音如呼喊、拍打、刻划或敲击等。与此同时，还可以将周围的背景噪声做过滤处理。灾难过后,搜索幸存者的过程是一个与时间的赛跑。音频生命探测仪可以帮助救助人员定位那些通过移动,敲击或者呼叫求救的幸存者。经验表明,掩埋在倒塌的建筑物下面的幸存者常常可以听到救援人员的声音,但是救援人员却无法听到他们。混凝土和碎石会把所有的声波挡住。但是,如果幸存者可以敲击,刮擦,或者移动,倒塌的结构仍然可以有效地传递这些声音。这些声音人的耳朵不能够听到,但是他们可以被电子听觉设备听到。音频生命探测仪最大的优势在于能够听见非常细微的声响,理论上甚至能够听见人的呼吸和心搏。但是它的弱点也较为明显,一旦搜救现场的环境变得嘈杂,那么音频探测仪的使用效果就会大打折扣,而救援现场最难以做到的就是现场保持安静。

5. 蛇眼探测仪　蛇眼生命探测仪是一种成本低,坚固耐用,手持式,远距离视频监测系统,特别适用于对难以到达的地方进行快速的定性检查,广泛应用于矿山、地震、塌方救援中。采用模块式结构和轻小便携的蛇眼生命探测仪使您的眼睛能看到原来不能看到的地方。这种镜头可以安装在直杆内镜或光纤内镜上,灵活的鹅颈弯管上,延伸线缆上,可伸缩的套筒上,或者机械手接头上,高清晰度的全彩色的液晶视频图像帮助您进行快速的定性检查。它还可直接连到一台标准的 VCR,进行录像和回放。它主要用于矿难时埋在废墟下的矿工搜救、地震塌方埋压下搜索、狭窄空间救援等环境。

二、破拆器材

破拆工具是救援人员在灭火或救人时强行地开启门窗、拆毁建筑物,开辟救援通道,清除阴燃余火及清理火场时的常用装备。破拆器具有手动、液压、机动和化学切割等类型。常见的破拆器材有撬棍、工兵铲、油动链锯、斧头、手动破拆工具组、液压破拆工具组等装备器材。

1. 撬棍　是利用杠杆原理让重物克服地心引力,将重物从地面掀起并发生位移的做法。撬棍分为六棱棍,圆棍和扁撬。六棱棍和圆棍可以加工为:两头圆,两头扁或者一头圆一头扁。救援人员在破拆作业时使用撬棍撬起关键部位的预制板、垮塌物或受挤压变形的车辆、防盗门窗,及时开辟救援通道或为后续的顶撑救援创造使用空间。撬棍经济实惠,作用强悍,是救援人员在破拆作业时随身携带的重要工具。

2. 工兵铲　又名工兵锹,最初是德国人在一战期间为步兵设计的挖战壕的专用工具,后来被全世界的军队广泛采用。如今的工兵铲在设计上已经改良了很多代,具备锹、镘、虎钳、剪刀、锯、拖钩、飞锚、开桶器、起钉器、启瓶器、测量尺、管夹、锤子、抠断器、紧固器、扳手、撬断器等作用,甚至还能作为临时炊具制作烙饼和煎鸡蛋、炒菜。工兵铲在救援破拆作业中也是必不可少的犀利武器。

3. 油动链锯　链锯是破拆器材的一种,根据功能和带动方式可分为轻型链锯,和重型链锯。救援中轻型链锯主要用来快速切割锯断木头、塑料板等物体,也在顶撑作业中承担快速制作顶撑支护材料的任务。重型链锯一般多为特殊用途的链锯,能够切割混凝土等坚硬物体。救援人员使用的链锯一般为燃油动力的油动链锯,较少使用电动链锯,这是因为在救援现场,大多数时候是没有足够的电力供应的。

4. 斧头　斧头是一种用于砍削的工具。斧是利用杠杆原理和冲量等于动量的改变量原理来运作的。分为两个部分:斧头和斧柄。斧头为金属所制(一般为坚硬的金属,如钢铁)。斧柄一般为木质(也有金属的)。刀口形状一般为弧形(有时也为直线形)形或扁形。值得一提的是,救援人员使用斧头时,除了一般性的砍削木头等相对软的材料外,更多的时候是用它迅速的砍断钢筋,砍开变形或阻碍救援的障碍物,其造型也与一般斧头有所区别,通常会将斧头背部用于敲击的锤头换成横向的刃口,这样在狭窄空间的破拆救援中,如果遇到纵向的钢筋等坚硬物体阻挡,也可以直接使用横向的刃口砍断或者挖断障碍物。

5. 手动破拆工具组　手动破拆工具组能伸能缩,能大能小,能拆能装,被誉为"百变金刚"。它综合了世界普遍使用的救援破拆工具功能,具有撬、砍、扭、剪、凿、拔、切、撞、冲、顶、撕、铲、敲、拉、劈等功能。它体积小,重量轻,无须额外动力,噪声小,效率高,操作灵活、安全、功能强大,是救援破拆作业中不可缺少的组合器材(图7-6-2)。

6. 液压破拆工具组　是现代破拆救援中较为重要的工具之一,其采用超高强度轻质合金等材料制作而成。在破拆作业中,救援人员经常遇见非常难以破坏的金属、钢混结构等障碍物,严重的阻碍了救援工作的顺利开展。液压破拆工具组能够提供强大的液压动力驱动各种功能的工具头来实施扩张、剪切、剪断、顶撑来破拆各种金属或非金属结构(图7-6-3)。

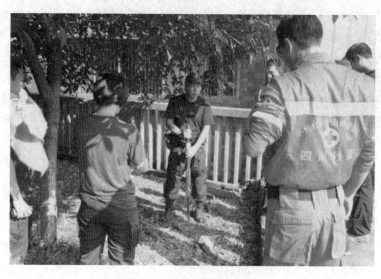

图 7-6-2　手动破拆工具组

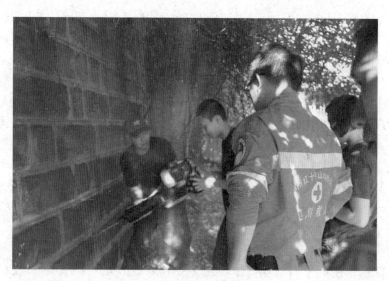

图 7-6-3　液压破拆工具组

三、顶撑与支护器材

常见的顶撑与支护器材有液压千斤顶/液压顶杆、支撑方木、抓钉等器材。主要用于在容易坍塌的危险废墟结构中加固支撑物，形成安全的救援通道，为救援工作的展开奠定基础。

1. 液压千斤顶/液压顶杆　液压千斤顶根据其作业强度分为各种不同的类型，大小也不尽相同，顶撑能力从 1 吨至数十吨不等。常见有手动液压千斤顶和燃油动力液压千斤顶，手动液压千斤顶体积小，使用灵活方便，适合于顶撑力需求不是太重的场合，燃油动力的液压千斤顶/液压顶杆能够提供较大的顶撑能力，在大型坍塌废墟顶撑、易倒塌墙面支撑等方面应用广泛。

2. 支护方木与抓钉支护　方木与抓钉主要用于废墟或坍塌建筑物救援中建立安全稳固的救援通道和救援作业面时使用。在使用时，救援人员会根据需要支护的空间大小使用链锯切割出相应长短的方木，再用抓钉钉在方木上使其结构更加牢固。需要注意的是，在危险的环境中，支撑方木与抓钉制作的临时支护结构并不能只是做做样子摆在那里不受力，而是应该切实的顶住撑紧，否则在遭遇垮塌时临时支护不能发挥作用。不管是平行堆叠还是竖立支撑，临时支护都必须受力，以保证简易的支撑结构不至于变形，从而在发生危险时起到关键的保护作用。所谓立木承千斤的道理大家都能理解。

第七节　搜救犬技术与应用

一、搜救犬概述

搜救犬的历史可以追溯到公元 950 年,在瑞士和意大利边境的一个修道院,一个修道士训练了一条狗,帮助救护了很多在该山区遭遇雪灾的人们,该狗成为历史上的第一只搜救犬。修道院在 16 世纪被毁于火灾,因此失去了所有记录,其后 300 年间,有记载搜救犬们仅在该地区就挽救了 2500 多人的性命。

现代灾难及突发事件中搜救犬的应用更加广泛,美国 911 事件中的垮塌建筑废墟搜索,"5.12"汶川大地震中的废墟搜索,山野游客迷途失踪案件中的山地搜索,大量来自救援一线的案例证实了搜救犬在搜索救援中的重要作用。事实上,目前的各种生命探测仪也有各自的局限性,而搜救犬的搜索本领至今为止也是没有仪器能够替代的,因此,各国将都非常重视搜救犬的培养和训练,我国于 2001 年组建国家地震救援队开始,就将搜救犬列为一个单独编制的分队来加以强化。同时,这也是中国从政府及专职救援力量的层面首次开始有了搜救犬的正式编制。

现代搜救犬的应用主要分为废墟搜救、山地搜救、雪崩搜救、水域搜救等几个重要的搜救类别,我们常见的搜救犬主要是废墟搜救和山地搜救这两类(图 7-7-1)。

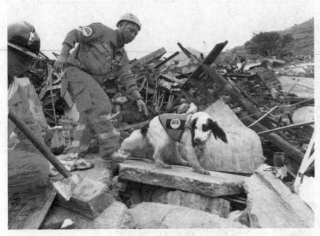 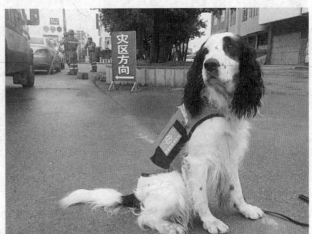

图 7-7-1　搜救犬

二、搜救犬身体语言与指令

搜救犬不会使用人类的语言与人进行沟通,它只能使用自己特有的声音和肢体语言表达自己的想法,这就需要训导员充分理解自己犬的任何细微反应和动作并准确判断搜救犬想要表达的意思,因此,训导员也被称之为"犬语者"。当然,犬在一定程度上是可以理解并执行人类训犬员的指令的,比如说我们常听见人说自己家里的狗狗很聪明,都成精了,会察言观色,知道主人开心或者不开心,能听懂主人说的很多的话。这样的例子在生活中很多,我们需要了解的是,犬并不是仅仅依赖它们的眼睛去观察,它们用自己的方式对人类的各种变化进行准确的判断。比如说人在情绪激动时会心搏加速,呼吸急促,肾上腺素分泌加快等,这都会给犬留下足够的气味能,再辅以眼睛观察主人的表情、语气语调、行为动作等,因此犬总是能够准确地理解到主人内心的活动。

同理,我们要想理解搜救犬所表达的意思,也必须要了解犬的身体语言以及一切能够表达他们情感的方式。

搜救犬都经过严格的训练,每名训导员训练搜救犬的方式和思路不同,但最终的目的都相同,因此搜救犬的基本语言还是有一定规律可循的。训导员为强化搜救犬的搜索效果,会在训练中刻意引导犬在发现线索时用固定的肢体语言和声音等方式作出明确的示警提示,以帮助训导员作出判断。而训导员也会使用固定的一些口令手势来命令搜救犬作出相应的动作响应。

（一）训导员在搜索中的主要指令

1．"搜"（或者"去"）　这个口令是一个相对大范围的口令,伴随着这个口令,训导员会举起手臂为搜救犬作出一个大致的搜索方向,搜救犬根据训导员的指令在此区域内进行快速搜索(图7-7-2)。

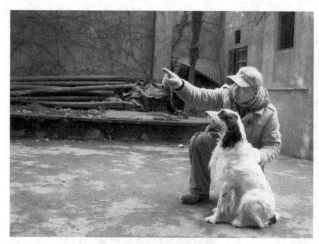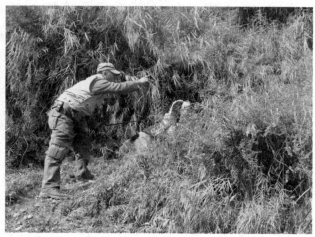

图 7-7-2　搜索中的主要指令

2．"嗅"（或者"嗅嗅"）　这个指令是一个相对小范围的口令,伴随着这个口令,训导员会用手指或专用的夹子之类的物品指向某些搜救犬没有明确反应,或没有搜索到位,但是训导员认为应该重点检查的点位。

3．"在哪里"（或者"带我去"）　搜救犬的奔跑速度很多时候是训导员无法赶上的,搜救犬在远处发现目标后,会回到训导员的身边进行示警,此时训导员发出这个口令,就是要求搜救犬把自己带到可疑的目标点位(图7-7-3)。

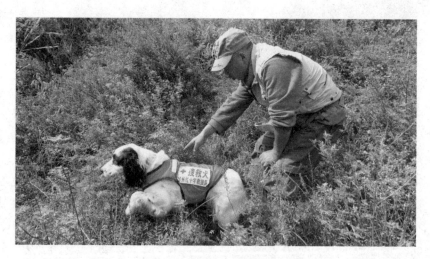

图 7-7-3　搜索中的主要指令

4．"来"　这个口令是训导员发现可疑点位或者认为搜救犬离自己过远无法及时沟通或者发现线索时的口令,口令下达后犬会回到训导员身边。

5．"好狗"　这个口令是对犬行为的一种鼓励和肯定的口令,在搜救过程中训导员通过不断的鼓励自己的犬,给犬建立信心,随时保持愉悦的心情去工作。

6. 其他口令 搜救犬和训导员在工作中还有很多其他的口令,例如"坐"、"卧"、"非"、"靠"等,在此不做详述(图7-7-4)。

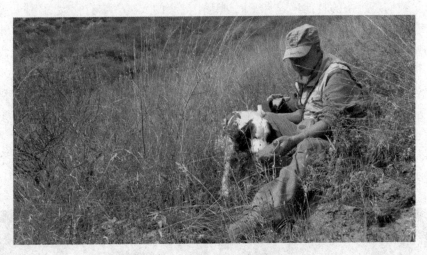

图7-7-4 搜索中的主要指令

(二)搜救犬的肢体语言、声音及情绪表达:

1. 吠叫 吠叫是犬的基本生理功能,有经验的训导员能够通过自己犬吠叫的声音判断出犬的各类情绪,欢快的、哀怨的、虚张声势的、恐惧的等,在搜救犬的使用中,搜救犬发现线索后的吠叫是训导员做出判断的重要提示。犬在搜索中寻找到幸存者后的报警非常明显,按照FEMA(美国联邦紧急事务署)的标准,搜救犬发现幸存者后会在目标位置进行连续的吠叫九声以上。

2. 坐、卧 搜救犬在发现目标时需要有明显的肢体动作,搜救犬在某处废墟卧下或坐下时,是在明确的提示训导员此处发现重要的目标。

3. 刨、转圈 搜救犬在某处不停的作出这类动作时,表示非常着急,意味着目标就在此处并且情况很紧急。

4. 综合判断 一只搜救犬对寻找到的目标是人或者物,甚至是幸存者还是遇难者,伤情程度等均是有所表述的,主要是训犬员需要根据犬的提示而做出综合的判断,人犬的亲和默契程度越高,做出的判断就越准确(图7-7-5)。比如:一只搜救犬在废墟某处连续高声吠叫,声音洪亮有力而充满自信,伴随着不断的坐卧或者转圈、刨地等动作,其实就是在非常肯定地告诉训导员"这里有人,他还活着"。再比如,搜救犬在此处发出的吠叫声尖利短促,伴随的动作也非常局促,这就有可能是埋压在废墟下的幸存者有可能受伤严重,有出血或是已经生命体征相对微弱了,它在请求训导员召唤救援人员迅速实施救援行动。最后,如果搜救犬在此处发出的吠叫呜咽、低声长鸣,动作犹豫不定,非常沮丧,甚至出现恐惧害怕,不断地向训导员投以求助的眼神。这种情况,多半是埋压者已经遇难。

综上所述,搜救犬在搜索过程中的神奇表现其实是有依据的。首先,身体无恙的幸存者身体散发的气味和平时生活中的人没有太多不同,而我们平时训练中绝大多数的助训员也是藏在废墟中与搜救犬玩这样类似升级版的捉迷藏游戏,因此搜救犬会非常兴奋愉快告诉你,"嗨,我找到这家伙了,把他弄出来和我一起玩吧!"这是搜救犬最喜欢的游戏。而如果埋压人员受伤或生命体征微弱,人体的气味就会改变,血的气味对犬来说是比较敏感的,再

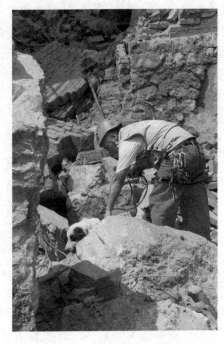

图7-7-5 搜救犬在灾区搜寻

加上人体的生理功能在逐步的恶化,被埋压的伤肢或受创的躯体开始发炎、感染腐烂、生命体征在消退,此时人体的气味就会有不同的改变,搜救犬捕捉到这种气味时会明显地表现出焦急的反应,是要告诉训导员,"这个人的状态很糟糕,我们要赶快的救他!"这和平时训练中健康的人类气味有很大的不同,搜救犬此时的心理活动由轻松的游戏状态转化为焦虑状态。最后,人类死亡后尸体散发的气味与活人的气味更是有着巨大的差别,训练有素的搜救犬,在人类死亡十几分钟后就可以敏锐地觉察到(图7-7-6)。此时,搜救犬的反应是忧伤、恐惧、不确定、沮丧等情绪反应综合在一起的,这是在告诉训导员"我已经尽力了,但这不是我们想要的结果,但是我还是要告诉你,这里有人已经死了。"这种反应与搜救犬的训练有直接的关系,目前国内搜救犬训练中还极少有专门训练的搜尸犬,这种犬的主要工作就是寻找尸体,以前公安系统中用于刑侦的警犬有搜尸犬这个专业,现在也基本没有看到了。而搜救犬平时的训练主要是针对活人的搜索,绝大多数的搜救犬很少甚至根本没有进行过人类尸体气味的专项训练。所以,搜救犬在现场发现搜索的结果完全不在意料范围之内,甚至是人已经死亡了,出现恐惧、不确定、沮丧等反应是正常的。

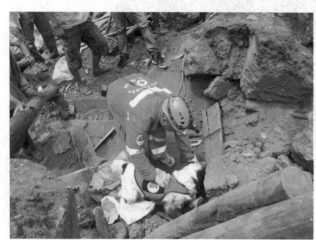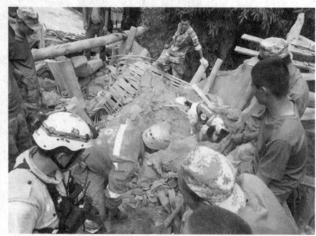

图7-7-6　搜救犬在灾区搜寻

我们需要特别注意的是,搜救犬是有智慧的生命体,它的工作会受各种现场情况的影响。如果废墟现场搜寻到的全部是尸体,那么,随着搜救犬寻找到的尸体越来越多,犬的心情就会越来越差,工作效率、准确率也会不断地下降,甚至最后拒绝进行搜索。训导员此时应该为犬及时重建信心,最好的办法就是让别的助训员藏身废墟中扮演幸存者,故意让犬找到,这样犬的压抑情绪会因为找到幸存者而被冲淡减缓。

三、搜救犬的搜索方式

搜救犬主要靠嗅觉和听觉工作,视力较人而言稍差,因此大多数的搜救工作是以犬的嗅觉和听觉作为主要搜索手段,视觉及其他触觉为辅助手段。

搜救犬是一种有一定智慧和判断能力的生物,有别于其他的搜救器材,它的搜救过程主要是训导员和犬的交流沟通及相互协作下完成的,因此搜救犬需要专职的训导员才能最大化的发挥其作用,如果一只受过训练的搜救犬和一名完全陌生的训导员在一起,那他们的工作效率和准确率都会大打折扣。

搜救犬的出动时机:气味是搜救犬搜索工作的主要依据,搜救犬搜索的目标一般情况下不会是指定的某个人的气味,而是搜索人类的气味,这是一个大的范围,这要搜救犬在目标区域寻找到陌生人,对犬来说这个游戏就是它胜利了。因此,任何人员位置不确定的现场都需要尽可能地把搜救犬搜索小组安排在第一波的搜索救援小组中,或者安排携带搜救犬的搜索小组前往还没有被其他救援人员进入搜索过的区域。如果前期已经被搜救人员进入过甚至反复搜寻过,搜救犬可能会效果甚微甚至完全没有效果。这在山野迷途失踪事件的搜救中尤为明显,除非是失踪人员濒临死亡或死亡初期,人类的嗅觉无法捕捉到这样的气味,一旦死亡时间过长,尸体腐烂散发的气味普通人也很容易闻到。

（一）自由搜索

自由搜索是指在一定的区域内,让犬凭借自己的意愿自由的搜索与发现。这样的搜索方式一般会限定在一定的小范围内,如果范围过大,犬容易造成漏搜的情况。

（二）Z字形搜索

搜救犬在进行区块作业搜索时,通常在训导员需要将犬带到下风口,在划定区域内做"Z"字形搜索。这是因为目标从上风口散发的气味,会顺着风向形成一个锥形或者是扇形的气味扇面(图7-7-7),犬在搜索中一旦捕捉到扇面中的目标气味分子,就会不断地修正自己的位置直到找到目标。如果训导员带错了位置,气味扇区不在迎风方向,则搜索的效率会大打折扣。

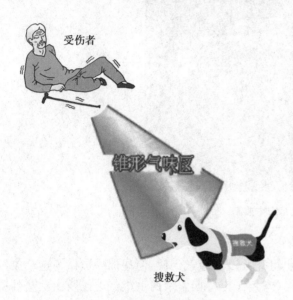

图 7-7-7　搜救犬的搜索方式

例如:山野游客迷途失踪案件搜索中,在应对大面积的搜索范围时,如果无法进行小区块划分需要循步道搜索,那么一般采用普通道路由训导员及搜索小组人工搜索,关键节点和可以地段搜救犬搜索的方法进行。大量的道路两边布满杂草或植物,救援人员可以轻易发现有人为践踏或者经过的痕迹,这类的道路没有发现异常情况就不需要搜救犬进行搜索,在关键节点或可疑位置时,再指令搜救犬搜索,这样既能节省搜救犬的体力,又能快速高效的搜索。

例如:坍塌废墟中搜救犬搜索作业时,大量的粉尘会严重缩短搜救犬的工作时间,且搜救犬初次定位后,最好再用其他搜救犬再次定位,以免出现误报情况。另外搜救犬定位的位置也需要不断的修正,因为在废墟中,人体的气味会顺着废墟的缝隙向外扩散,但是废墟的缝隙并不是垂直的,它较多的时候都是杂乱无序的,废墟缝隙的走向确定了搜救犬的报警位置,所以在搜索时应该随着掘进的深入不断地进行重新修正,直至到达目标位置(图7-7-8)。

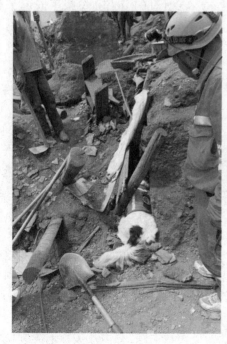
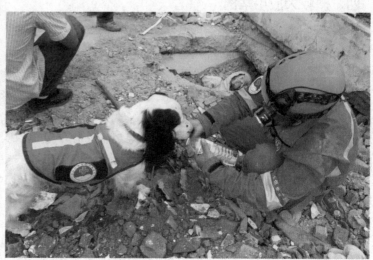

图 7-7-8　搜救犬在废墟中搜索

例如:水域搜救犬在嗅探水下尸体时,通常尸体也不会在报警点的原地或垂直下方。这是因为水有可能是流动的,气味分子顺着水流的方向向上方扩散,另外加上风向、温度、船艇的速度等原因,都会造成报警点与实际位置有偏差的现象。这类的搜索,除了犬的报警外,更多的时候需要训导员根据现场的情况作出更加严谨细致的推算,最后才能得到相对满意的结果(图7-7-9)。

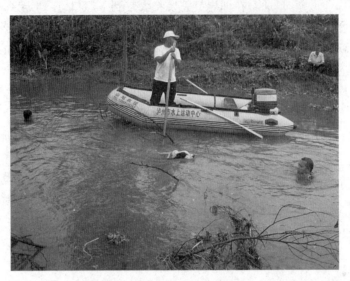

图7-7-9　搜救犬在水域中搜索

(三)指嗅搜索

在某些关键性的节点或部位,搜救犬可能没有反应,也可能并没有搜索到位,但是训导员认为这个位置应该强化检查,会呼唤搜救犬前来进行反复确认。这种方式常用于废墟搜索中的关键点位以及山地丛林中的路口等位置。

(四)点线搜索

这种搜索方式主要用于山地丛林长距离搜索中的沿道路搜索。训导员在明显没有任何异常的道路上直接带犬快速通过,不下达搜索口令,在路口、道路两侧有踩踏痕迹等目测有异常现象的关键节点位置指令搜救犬进行搜索,如果搜救犬有所反应再继续指挥搜救犬深入搜索。将所有的节点和短线串联起来就形成了完整的搜索线路。这几类方法最大的优点在于可以最大程度的节省搜救犬的体力消耗,好钢用在刀刃上。

四、搜救犬应用案例

(一)天坑坠落事件中的痕迹确认

2011年2月8日,中国传统新年初五,四川叙永县某地村民在一自然天坑边沿发现一辆倒地的摩托车,周围明显有交通事故痕迹,但没有找到驾驶员。村民搜寻无果后推测摩托车驾驶员可能坠入天坑,遂报警。由于此天坑属于自然形成的喀斯特地形天坑,具体深度不详,警方组织数次下到天坑调查的尝试失败后请求泸州市红十字山地救援队支援,救援队携带绳索救援装备及搜救犬出发,下到天坑底部后发现面积巨大且地形过于复杂,无法定位目标位置。遂命令训导员在摩托车上提取嗅源,后将搜救犬引导至天坑边沿嗅探,以确认目标究竟是沿抛物线抛出还是顺天坑边沿滑下坠落。这是一个非常关键的问题,直接影响到天坑下搜救工作的部署和展开。搜救犬嗅探天坑边沿无反应,确认目标是抛出而不是滑坠后,再由交警及刑警部门根据现场物证痕迹计算出摩托车事发时的速度与抛物线弧度,最后根据此线索,天坑下的救援人员顺利找到目标遗体。这是一起非常典型的搜救犬对现场无法目视痕迹证据进行确认的案例(图7-7-10)。

(二)鲁甸废墟搜救

2014年8月3日,云南昭通市鲁甸县发生6.5级地震,造成大量人员伤亡失踪,急需救援。地震废墟的搜救定位工作非常艰难,有无人员被埋压不详,埋压人员数量不详,人员埋压位置不详,这给营救工作带来了

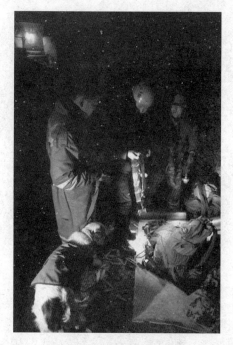

图 7-7-10　搜救犬痕迹确认

极大的困难。救援队根据幸存群众提供的线索进行摸排搜索，但由于废墟体量巨大，救援人员为了寻找埋压人员不得不在堆成山一般的废墟中采用可疑点打点探测、整片区域地毯式清理等方式展开搜救工作，进展速度极其缓慢，救援人员体力消耗巨大。泸州市红十字山地救援队携带的一头搜救犬到达现场后，根据幸存者及救援人员提供的线索，对可疑建筑物废墟进行搜索，仅仅 2014 年 8 月 4 日上午，就对 7 个现场进行了有效搜索，7 个现场全部得到确认，其中 6 个现场有埋压人员，1 个现场废墟内无埋压人员，并且准确地定位了埋压人员的具体位置，给救援人员节约了大量宝贵时间和体力。2014 年 8 月 5 日上午，搜救犬小组从龙头山镇长途奔袭 25km，在观音村的一处大约篮球场大小，沿山坡修建的土木结构建筑废墟中，仅用 15 分钟就准确定位了被埋压的一名 12 岁小女孩的具体位置。此处废墟为人工搜救较为困难的现场，房屋结构完全毁坏，救援的解放军战士在多次对可疑点进行打点探测无果的情况下，不得已只能进行地毯式的彻底挖掘搜寻，连续工作一天一夜尚无结果，整支部队体力消耗已经到达极限。搜救犬的到来，为搜救工作带来了令人振奋的关键性消息（图 7-7-11）。

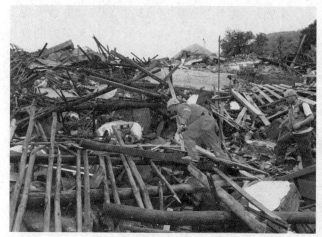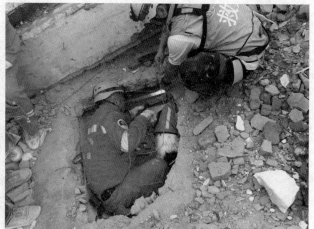

图 7-7-11　搜救犬废墟搜救

（三）水域搜救（失败案例）

　　2009 年 6 月 3 日，泸县某镇一小女孩在村边小河涨水期间在河边玩耍，不慎落入水中失踪，当地组织大量人力进行搜寻打捞无果，泸州市红十字山地救援队的搜救犬在橡皮艇搜寻的过程中发出明确报警信号（图 7-7-12），救援队遂下水对该点进行摸排探测，但无果，训导员认为是搜救犬误报，结束摸排工作，搜救工作失败。但第二天小女孩的尸体在搜救犬报警点上游约 15m 处浮出水面，事后救援队组织训导员进行案例分析时发现，该处小河底部地形情况相对复杂，下层有一股较快水流，而上层则非常平缓，尸体气味分子在上游顺快速水流冲到下游较远的地方才漂出水面，加之当天风向频繁变化，给训导员的判断增加了较大的难度，最终导致定位失败。

五、搜救犬的饲养管理

　　搜救犬平时的饲养和一般军犬警犬有所不同，因为其工作的时间较长，范围较大，所以搜救犬一般情况下建议配备一定的活动空间中散养，而不是将其长期关闭在狭小的犬笼中饲养。这样的饲养方式会给训练

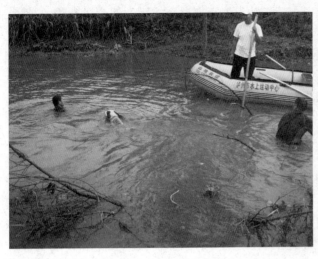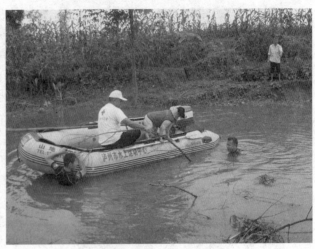

图 7-7-12　搜救犬水域搜救

造成一定的难度,即犬的兴奋性调节相对困难。由于长期散养,不会像笼养的犬那样一出犬笼就特别兴奋,而是需要训导员根据平时与犬的亲和与搜索工作的需要来适时调整犬的兴奋度,做到平时外出或者随行时保持平和状态,训导员口令下达之后立即转入兴奋状态。搜救犬的食物一般以狗粮为主,这样对执行任务外出时的补给相对容易,但是同时也要注意尝试喂食不同的食物,以免造成犬只食物依赖单一,一旦主要狗粮得不到补充,搜救犬的身体状态迅速变差的后果。

另外,搜救犬日常的饲养管理中,一定要注意一些行为习惯的及时纠正(图 7-7-13)。例如大多数犬类都有捕猎玩耍的天性,这是我们需要尽量避免的。搜救犬在工作中只能对人类的气味有反应,如果平时的饲养管理中不注意这些细节,任由犬去捕捉鸟类或者鼠类等动物,那么一旦形成了捕猎的固化反应,训导员在现场就很难分辨搜救犬找到的究竟是什么。所以如果发现搜救犬有类似的反应,一定要及时严格制止,消除不良反应。

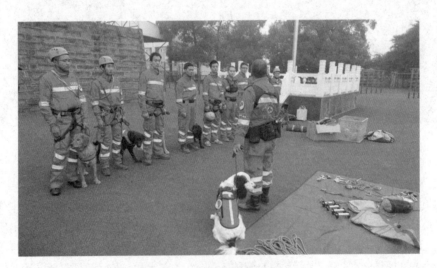

图 7-7-13　搜救犬的饲养管理

（彭勃　肖兵　田兵伟）

灾难事件的卫生防疫

  自然灾难和事故性灾难发生后,大量房屋倒塌、道路受阻、人员伤亡、停水、停电、水源污染、食品供应短缺、人口密集、垃圾、媒介生物的滋生、灾民卫生状况恶化等,造成了人与其生活环境间生态平衡的破坏,构成了疾病易于流行的条件,成为突发性公共卫生事件和传染病发生的隐患,再加上灾区卫生机构受损,如不加以预防控制,短时间内很容易形成疾病的暴发流行。因此,预防控制疾病的暴发和流行,做好灾后卫生防疫工作,保障灾民生命安全与健康,是灾后救援工作中十分重要的工作任务。

  做好灾难卫生防疫工作,首先要做好疾病风险评估,迅速地明确灾难事件对疾病的影响,掌握灾难相关影响健康的危险因素和面临的疾病威胁;其次,要尽快地建立灾区疾病监测和报告系统,做好法定传染病、重点疾病以及突发公共卫生事件的监测和报告工作;第三,强化灾区疾病预防干预措施,有针对性地做好饮水卫生、食品卫生、环境卫生综合治理等工作,迅速改善灾区群众生存环境和卫生设施;第四,迅速开展疑似病例和聚集性病例的流行病学调查,查明病因,采取有效措施控制疫情。

第一节　严重急性呼吸道传染病的防控

  急性呼吸道疾病指上呼吸道或下呼吸道疾病,从病因学而言通常具有传染性,根据致病原、环境和宿主因素,可能导致从无临床症状或轻度感染到严重及致死性疾病等一系列疾病。根据本书目的,将重点关注可能引发流行或大流行的,可构成国际社会关注的公共卫生突发事件的急性呼吸道疾病。主要包括严重急性呼吸道综合征;新亚型流感病毒导致的人流感,包括禽流感病毒导致的人类感染;新型病原体引起的可导致大规模暴发或暴发时具有高发病率和死亡率的急性呼吸道疾病。

一、严重急性呼吸道传染病的传播特点

（一）严重急性呼吸道综合征（又称"传染性非典型肺炎",英文缩写 SARS）

  由于该病相关的冠状病毒引起,该病毒能够感染动物和人。目前还不知道是否还将出现严重急性呼吸道综合征的人际间传播;但是,它仍在动物宿主之间传播,存在重新引发人际间传播的可能。尽管可以通过大小不一的传染性呼吸道气溶胶在短距离内传播,但是严重急性呼吸道综合征主要通过飞沫或接触方式在人与人之间传播。

（二）造成人类感染的新型流感病毒

  人感染高致病性禽流感（以下称"人禽流感"）是由禽甲型流感病毒某些亚型中的一些毒株引起的急性呼吸道传染病（图 8-1-1）。早在 1981 年,美国即有禽流感病毒 H7N7 感染人类引起结膜炎的报道。1997 年,中国香港特别行政区发生 H5N1 型人禽流感,在世界范围内引起了广泛关注。近年来,人们又先后获得了H9N2、H7N2、H7N3 亚型禽流感病毒感染人类的证据,荷兰、越南、泰国、柬埔寨、印尼及中国相继出现了人禽流感病例。尽管目前人禽流感只是在局部地区出现,但是,考虑到人类对禽流感病毒普遍缺乏免疫力、人类感染 H5N1 型禽流感病毒后的高病死率以及可能出现的病毒变异等,世界卫生组织（WHO）认为该疾病可能是对人类存在潜在威胁最大的疾病之一。

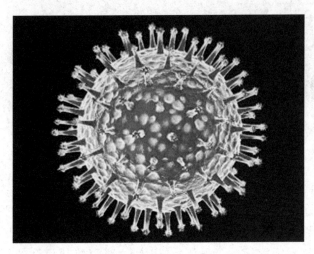

图 8-1-1　新型流感病毒

当一种新型流感病毒在其他物种中初现时,它并不一定适合在人类传播,但可以在动物宿主中流传并导致散发的感染人类的病例。在疑似人间传播的案例中,传播方式都与广泛、密切无保护的接触有关,提示其主要经呼吸道飞沫或经接触传播。迄今为止,还没有报道人感染高致病性禽流感在人与人之间有效或持续传播的事件。它有可能最终进化为可以在人际间传播的病毒。

(三)对公共卫生具有潜在严重影响的新型急性呼吸道疾病

中东呼吸综合征(MERS)是由一种新型冠状病毒(MERS-CoV)而引起的病毒性呼吸道疾病,该病毒于 2012 年在沙特阿拉伯首次被发现。病例多集中在沙特阿拉伯、阿联酋等中东地区。中国有输入性病例报告。

历史上各个地区和各类人种都发生过传染病的流行,很可能还会不断出现新型传染病。当发现一种新型传染病时,传播方式可能还未明确。可能要到晚些时候,流行病学和微生物学研究才能帮助确定传播方式和预防控制的措施。在一个新病原体初现和引起暴发期间,对卫生保健工作者进行密切监测非常重要,因为它可能是传播方式相关信息的重要来源。由于缺乏传播方式的信息,为了降低新发病原体的传播风险,应尽可能在常规标准预防的基础上增加预防经空气和接触传播的措施。

二、严重急性呼吸道传染病感染控制的基本要点

在急性呼吸道传染病患者医疗过程中,总体的感染控制措施包括围绕管理传染源、切断传播途径和保护易感人群这三个方面来开展相关工作。在医学灾难救援中重点强调要达到早期发现和快速诊断患者、个人防护、病人转运或建立临时救治点的要求。

(一)个人防护

在急性呼吸道疾病的感染控制措施中,个人防护极为重要。个人防护分为基础防护、加强防护和严密防护。医务人员应当根据导致感染的风险程度、停留区域和工作内容等采取相应的防护措施。

个人防护的有效与防护物资的供应、人员培训、手卫生操作有关,特别是人们是否采取正确的行为。培训有关人员,确保采取最新防控措施并对执行情况进行监督;采用循证的方法,包括多种策略来提高医务人员的可依从性。

(二)患者转运

在隔离区域向外移动和转运患者最好尽量避免,除非隔离和医疗救治需要。转运患者的工具必须符合特定疾病的相关要求,参与转运的卫生工作者应当穿戴适当的个人防护装置。采用的路线应尽可能地减少工作人员、其他患者和探视者的暴露机会。转运过程中应尽量避免使用确定与某种病原体传播有关的引发气溶胶的操作。在患者到达前,应尽早将患者的诊断告知接收机构,并告知需要采取的防控措施。在院外救治或转运之后,按照推荐的程序处置废弃物,清洁和消毒急救车辆及可重复使用的医疗设备。

(三)环境和工程学控制:正确隔离经空气传播疾病的患者,需要将患者安置在机械通风的负压病房中。针对传染性呼吸道气溶胶的基本工程学控制措施包括足够的环境通风(每小时换气次数≥12 次)和患者间隔距离(>1 米),所以临时救治点的分诊候诊区设计必须考虑。对于通过接触传播的传染性病原体,清洁和消毒被污染的物品和表面是重要的环境控制措施。

三、防控工作遵循的基本法规

在开展与严重急性呼吸道传染病有关的紧急救援的工作中,医疗救治人员必须遵循《中华人民共和国传

染病防治法》、《传染病信息报告管理规范》、《突发公共卫生事件应急条例》、《国家突发公共卫生事件相关信息报告管理工作规范》、《传染性非典型肺炎防治管理办法》、《医疗机构传染病预检分诊管理办法》、《消毒管理办法》、《医疗机构消毒技术规范》、《医院隔离技术规范》等，并关注国家卫生计生委或/和国家疾病预防控制机构针对某一疾病的医院感染预防与控制技术指南等。

四、关注世界卫生组织和国家对特定的严重呼吸道传染病管理要求或调整

在新发和再发传染病威胁人类健康的时代，传染性疾病/病原体的传播是一个日新月异的话题，导致急性呼吸道疾病的病原体的传播也不例外。大部分急性呼吸道疾病病原体的主要传播方式是经飞沫传播，但一些病原体还可以经接触传播以及不同大小的呼吸道气溶胶近距离传播。对于新发的急性呼吸道传染病，由于早期症状多是非特异性的，早期快速诊断也较难获得，因此通常无法迅速明确病因。可能要到晚些时候，流行病学和微生物学研究才能帮助确定传播方式和预防控制的措施。由于缺乏传播方式的信息，为了降低新发病原体的传播风险，应尽可能在常规标准预防的基础上增加预防经空气和接触传播的措施。

但随着对疾病传播途径和疾病对患者健康的危害，以及公众认知的增加和循证防护的证据，世界卫生组织和国家会适时更新对严重呼吸道传染病管理及报告要求，如我国甲型 H1N1 流感由乙类传染病调整为丙类，归为季节性流感；人感染高致病性禽流感由乙类传染病甲类管理调整为乙类传染病乙类管理；人感染 H7N9 禽流感则纳入国家法定乙类传染病进行管理。

（金荣华）

第二节　灾难事件卫生防疫与相关法律法规

一、灾难事件卫生防疫

地震、海啸和洪灾等灾难事件对经济发展、人们身心健康造成了严重的影响，导致人员伤亡、房屋受损、设施破坏、食品饮水污染、垃圾无序堆放、厕所管理不当、有害昆虫滋生、鼠害猖獗，为疾病的发生与流行提供了条件，灾难事件容易引发多种疾病；加上人群密度的增大、卫生防疫力量受损等，形成了灾后突发公共卫生事件的众多隐患。此外，还有化学污染和蚊虫叮咬、生物污染的威胁以及居民和工厂房屋倒塌后导致化学品、煤气罐爆炸和泄漏的安全隐患等，会产生严重的公共卫生后果。为此，灾后卫生防疫工作要从全方位的角度去识别、评价各类致病危险因素，要用高效的公共卫生措施来控制和预防疾病的发生与流行。

1. 传染病

（1）水源污染相关传染病：灾难事件后，自来水厂、饮用水井等供水设施和污水排放条件遭到不同程度的破坏，出现供水中断，地表水受粪便、污水以及腐烂尸体严重污染，导致饮用水水质恶化，引起饮用水水源污染，造成灾区霍乱、伤寒、菌痢、甲肝及感染性腹泻病等疾病暴发的风险增加，易造成肠道传染病的暴发和流行。

（2）食品污染相关传染病：灾难事件后，正常的食品安全保障体系陷于瘫痪，很容易造成食品霉变和腐败，出现死亡的畜、禽、鱼类以及厂房倒塌造成的有毒有害物质扩散而污染食物等，加上基本生活条件破坏，蚊蝇滋生以及缺少用水、洗手不便、饮水不洁等，造成食物中毒事故和痢疾、霍乱、甲肝等食源性疾病的暴发。

（3）灾区居住条件恶化导致相关传染病：灾后大量灾民会被临时安置在安置点，居住环境拥挤，卫生条件较差，空气流通不畅，流动人口多、人群密切接触的机会增加，直接接触传播和经呼吸道传播的传染病的发生风险加大，易造成如麻疹、流感、肺结核、流行性脑膜炎、流行性腮腺炎、风疹、急性呼吸道感染及急性出血性结膜炎、登革热等传染病的多发。

（4）媒介生物相关传染病：灾难后水体污染，特别是生活污水在地面上滞留，为蚊类滋生提供了生存环境，导致蚊虫密度迅速增加，加之人们居住的条件环境恶化，人群密度大、人畜混杂，防护条件差，被蚊虫叮咬的机会增加而导致蚊媒传染病的发生。灾区人、禽、畜密度大，粪便、垃圾不能及时清运，有机物腐烂，生活环境恶化，为蝇类滋生提供了良好的繁殖场所；蝇密度较大，与人群接触频繁，蝇媒介传染病发生的可能性增多。鼠类接触机会增多，导致家鼠、野鼠混杂接触，鼠与人接触机会增多，为鼠源性疾病暴发和流行提供了

机会。

（5）其他相关传染病：灾难事件造成外伤人群居多，容易引发破伤风、钩端螺旋体病等疾病，还容易引发皮肤传染病；

2. 其他相关疾病

（1）非传染性疾病和慢性传染病：灾难事件发生，加上受灾群众的居住条件拥挤、简陋，极易造成心情焦虑，情绪不安，精神紧张和心理压抑，影响机体的调节功能，易导致一些非传染性疾病和慢性传染病增加发作机会，如肺结核、高血压、冠心病及贫血等都可因此而复发或加重。

（2）放射性疾病：灾难事件可造成房屋倒塌，使许多医院、科研机构等民用或工业用放射源被埋，形成辐射安全隐患。放射源如有泄漏，会对灾民和救援人员的生命和健康带来极大的危害，导致急性放射性疾病的发生。

（3）化学中毒：企业生产使用的化工原料、辅料以及"三废"物品等未能及时搬运和处理，灾后可导致环境受到化学污染；个别地区储存有毒化学品的仓库，化学品外泄造成较大范围的化学物质污染；还有农药、鼠药等误食发生意外中毒事故；取暖不当发生一氧化碳中毒事故等。

（4）其他健康影响：意外伤害如溺水、触电、中暑、外伤及破伤风、毒虫咬螫伤、毒蛇咬伤等；也可发生浸渍性皮炎、日光性皮炎、虫咬性皮炎、尾蚴性皮炎等皮肤病。

二、相关法律法规

2003 年 SARS 疫情暴发，2003 年 5 月 7 日国务院第 7 次常务会审议通过了《突发公共卫生事件应急条例》，这是第一部明确针对突发公共卫生事件的行政法规，标志着卫生应急法制建设进入新的历史阶段；2004 年 8 月《中华人民共和国传染病防治法》的修订以及一系列相关法律法规、部令规章的出台，更加明确地细化了突发公共卫生事件的处置，卫生应急法制进入了全面发展阶段。2005 年 1 月 26 日，国务院第 79 次常务会讨论通过了《国家突发公共事件总体应急预案》；2007 年 8 月 30 日，第十届全国人大常委会第 29 次会议通过了《中华人民共和国突发事件应对法》，11 月 1 日该法作为应急管理基本法的正式施行，对突发事件的预防与应急准备、监测与预警、应急处置与救援、事后恢复与重建等应对活动进行了规范，标志着我国的应急法制体系框架基本建立，实现了应急管理体制、机制的法治化。

1. 宪法和法律法规

（1）宪法：宪法是一个国家的根本大法，它规定了应急法制的基本原则。如"国家尊重和保障人权"，列举了公民的权利和义务，确立了应急管理权利保障原则的宪法依据；2004 年宪法修正案将"戒严"改为"紧急状态"，标志着对各种不确定因素所引起的危机事件进入全面的法律治理阶段。

（2）突发事件应对法：《突发事件应对法》于 2007 年 8 月 30 日第十届全国人大常委会第二十九次会议上获得通过，并于 2007 年 11 月 1 日开始实施。《突发事件应对法》立法目的和基本功能就是预防和减少突发事件的发生，控制、减轻和消除突发事件引起的严重社会危害，规范突发事件的应对活动，保护人民生命财产安全，维护国家安全、公共安全、环境安全和社会秩序。全文共 7 章 70 条，主要规定了突发事件应急管理体制，涵盖了预防与应急准备、监测与预警、应急处置与救援、事后恢复与重建等方面的基本制度，同时标志着中国突发事件应对工作全面进入了法制化轨道，也标志着中国依法行政进入了更宽广的领域。这部法律的颁布与实施对中国预防和控制突发事件的发生以及减轻突发事件给人民群众生命健康和财产造成的各种危害和损失具有非常重要的意义。

（3）专项法律法规体系：专项法律法规较多，如《中华人民共和国传染病防治法》、《中华人民共和国动物防疫法》、《中华人民共和国食品安全法》、《突发公共卫生事件应急条例》、《医疗废物管理条例》、《疫苗流通和预防接种管理条例》、《病原微生物实验室生物安全管理条例》等法律法规，主要针对传染病疫情、群体性不明原因疾病、食品安全等突发公共卫生事件等。

1）突发公共卫生事件应急条例：2003 年 5 月 9 日发布实施的《突发公共卫生事件应急条例》共有六章五十四条，六章分别为总则、预防与应急准备、报告与信息发布、应急处理、法律责任、附则。对突发公共卫生事件发生前的预防与准备、事件发生时的报告与信息发布以及事件的预防与处置行动做出了明确的规定；对突发公共卫生事件处置应遵循的"预防为主、常备不懈"的方针和"统一领导、分级负责、反应及时、措施果断、依靠科学、加强合作"的原则做出了规定,提出了编制突发公共卫生事件应急预案,确立了突发公共卫生事件的监测预警、信息报告,以及公布突发公共卫生事件处置中人、财、物方面的保障等多项制度,明确了突发公共卫生事件处置行动的组织指挥和突发公共卫生事件的应急处置措施等;同时,还规定了严格的法律责任。

2)传染病防治法:1989年出台的《传染病防治法》对预防、控制和消除传染病的发生与流行,保障公众健康,发挥了重要作用。全文共有9章80条,9章分别为总则、传染病预防、疫情报告、通报和公告、疫情控制、医疗救治、监督管理、保障措施、法律责任和附则。《传染病防治法》明确了传染病防治工作在经济社会发展中的地位和作用,明确了传染病防治工作是全面建设小康社会的重要内容,以及传染病防治工作是政府履行社会管理和市场监管职能的基本任务,进一步完善了传染病防治的法律制度。主要包括:①突出对传染病的预防和预警;②完善疫情报告、通报和公布制度;③细化传染病暴发、流行时的控制措施;④明确传染病的医疗救治内容和要求;⑤强化传染病防治的保障措施等。

2. 部门规章、地方性常见法律法规 针对突发事件,制定了许多规章制度:《突发公共卫生事件与传染病疫情监测信息报告管理办法》《突发公共卫生事件交通应急规定》《可感染人类的高致病性病原微生物菌(毒)种或样本运输管理规定》《传染病病人或疑似传染病病人尸体解剖查验规定》《医疗机构传染病预检分诊管理办法》《人间传染的高致病性原微生物实验和实验活动生物安全审批管理办法》《高致病性病原微生物实验室资格审批工作程序》《突发公共卫生事件交通应急规定》《人间传染的病原微生物菌(毒)种保藏机构管理办法》《医疗机构传染病预检分诊管理办法》等共同构成了分类清晰、内容全面的突发公共卫生事件应对的部门规章体系。此外,各省、自治区、直辖市根据本行政区域的具体情况和实际需要,按照程序制定了有关突发公共卫生事件的地方性法规规章。

3. 应急预案 为做好突发公共事件应对准备,国家和相关部门制定下发了应急预案,通过法定程序成为我国应急法制的基础部分。主要包括《国家突发公共事件总体应急预案》《国家突发公共卫生事件应急预案》《国家突发公共事件医疗卫生救援应急预案》和自然灾难、事故灾难、公共卫生事件、社会安全事件等国家专项应急预案。公共卫生类专项应急预案包括:《国家突发公共卫生事件应急预案》《国家突发公共事件医疗卫生救援应急预案》《国家突发重大动物疫情应急预案》《国家重大食品安全事故应急预案》等;此外,还有省、自治区、直辖市的总体应急预案和省及省以下的其他各级、各类应急预案,形成了一个宝塔形的应急预案体系。

4. 技术方案、标准、规范 为更好地执行有关法律规范,明确具体地将突发公共卫生事件应对各项工作的规定落到实处,卫生行政部门制定了数量众多的技术方案、标准等规范性文件。如为明确各级卫生行政部门和各级各类医疗卫生机构在突发公共卫生事件应对工作中的职责,建立健全突发公共卫生事件应急机制,依法、科学、规范、有序、高效地处置各类突发公共卫生事件,制定下发了《全国卫生部门卫生应急管理工作规范》《全国疾病预防控制机构卫生应急工作规范》《全国医疗机构卫生应急工作规范》等;为做好卫生应急中的联防联控工作,出台了若干有关建立合作机制的相关文件,如《卫生部办公厅关于建立多部门突发公共卫生事件应急协调机制的通知》《卫生部农业部关于人畜共患传染病防治合作机制》《卫生部、中国气象局应对气象条件引发公共卫生安全问题的合作机制》《军地突发公共卫生事件应急处置合作机制》等。针对卫生应急工作中的物资储备、人员培训、信息报告以及新闻宣传等环节,制定了《卫生应急队伍装备参考目录(试行)》《全国卫生应急工作培训大纲》《国家救灾防病信息报告管理规范(试行)》等规范性文件。按照不同类别的突发公共卫生事件,制定了一系列防控应对工作的规范、方案和标准,制定了各类突发公共卫生事件应急处理标准流程,为推动和加强各项工作也发布了很多通知文件,如《突发急性传染病预防控制战略》、《群体性不明原因疾病应急处置方案》等。

5. 国际卫生条例(2005) 2005年5月23日第58届世界卫生大会通过了《国际卫生条例(2005)》,2007年6月15日《国际卫生条例(2005)》开始对包括中国在内的191个缔约国生效。中国政府决定,《国际卫生条例(2005)》适用于包括香港特别行政区、澳门特别行政区、台湾省在内的中华人民共和国全境。《国际卫生条例(2005)》对国际关注的突发公共卫生事件进行了阐述。《国际卫生条例》中关于"国际关注的突发公共卫生事件"的定义包括:①通过疾病在国际传播构成对其他国家的公共卫生危害;②可能需要采取协调一致的国际应对措施。其中"公共卫生危害"是指具有损及人群健康可能性的事件,特别是可在国际传播或构成严重和直接危险(害)的事件,如天花、由野毒株引起的脊髓灰质炎、新亚型病毒引起的人禽流感、SARS等。要求各缔约国评估本国领土内发生的事件,如符合通报标准,需在评估后24小时内,以现有最有效的通讯方式,通过《国际卫生条例》国家归口单位向世界卫生组织通报。

第三节　灾难事件的卫生防疫措施

一、疾病风险评估

水灾、地震、台风、海啸等不同的灾难事件条件下的疾病预防控制具有不同的特征,及时了解灾区居民的居住、食品、饮用水、环境卫生、既往疾病及相关危险因素、媒介生物、医疗和公共卫生服务、灾民健康需求等方面的信息并分析其需求,尽快确定灾区最主要的公共卫生威胁和隐患,采取有针对性的卫生防疫的控制策略和措施,是避免有限资源浪费的必要技术措施和手段。灾难发生后的各阶段,应采取适当方式不断开展卫生学评估工作,为决策部门确定卫生防疫工作的策略和措施提供参考依据。风险评估应关注以麻疹、流感、风疹、流行性腮腺炎、流行性脑脊髓膜炎、肺结核、水痘等为主的呼吸道传染病,以腹泻、霍乱、伤寒、甲肝、戊肝等为主的消化道传染病,以疟疾、乙脑、肾综合征出血热、登革热等为主的虫媒传染病,以及炭疽、狂犬病、破伤风、鼠疫、钩体病等其他相关疾病的发病风险。

二、公共卫生状况与需求快速评估

利用现有信息、现场观察、个人深入访谈、现场定量调查、现场检测等形式,对不同时间段的灾区疾病与健康危险因素、健康教育与健康促进等方面的现状与需求进行快速评估,及时评估灾区基本的卫生防疫工作状况、居民的健康需求,以便使采取的卫生防疫行动与需求相一致。

三、疾病监测

为了对可能发生的疾病暴发和流行提出预警并采取控制措施,必须尽快对灾区疾病监测和报告系统进行评估,包括如下程序:①启动传染病与突发公共卫生事件监测和报告系统,加强对灾区疾病监测和报告的管理。②运用多种方法开展对法定传染病、重点疾病症状监测、重点目标人群的主动监测和疑似病例、聚集性病例的流行病学调查与实验室分析,包括病媒生物、宿主动物的实地实时监测等。③监测和报告系统应覆盖所有临时医疗急救点、卫生机构、临时居民安置点。④明确监测的疾病及其症状以及信息报告的途径、方法和人员。⑤对重大疾病及可疑病例要实行个案即时报告制度。⑥重点疾病要开展哨点监测,作为对常规监测的补充和加强。⑦要建立疫情分析会商机制,及时对疫情信息、实验室检测数据、现场调查处置及疫情报告情况进行通报、交流和研判。⑧及时做好灾区疫情监测日报、周报、月报、阶段性分析和应急疫情分析报告等。

四、饮水卫生

饮水系统的破坏容易引起肠道传染病等疾病,对人群健康构成最严重的威胁,应将饮用水安全作为灾后卫生防疫工作重点,重建安全饮水系统,确保饮用水干净卫生,有效控制介水传染病的发生。重点是开展饮用水卫生学监测,指导居民饮用水消毒;参与水源选择和提出保护水源的措施,预防肠道传染病的发生;指导做好供水设施的卫生处置,参与水污染事件的调查处置等。

1. 需要重点预防的传染病　肠道传染病是病原体经口侵入肠道而发病,包括霍乱、伤寒和副伤寒、细菌性痢疾和阿米巴痢疾、脊髓灰质炎、甲型和戊型病毒性肝炎、感染性腹泻等。钩端螺旋体病是由致病性钩端螺旋体引起的一种人畜共患病。

(1) 霍乱:表现特点:①霍乱是由O1群和O139霍乱弧菌引起的急性肠道传染病。②发病急、传播快、波及面广、危害严重的甲类传染病。③起病突然,剧烈腹泻。④一般为无痛性腹泻,偶有腹痛。腹泻每日几次至几十次,大便呈黄水样或米泔样,可出现不同程度的脱水,小腿等部位肌肉痉挛。⑤应按甲类传染病隔离治疗,危重病人应先就地抢救,待病情稳定后在医护人员陪同下送往指定的隔离病房。⑥确诊与疑似病例应分开隔离。⑦治疗原则:轻度脱水,以口服补液为主,中、重型脱水者,立即进行静脉输液抢救,症状减轻后改为口服补液。同时给予抗菌药物治疗,以减少腹泻量和缩短排菌期,可选用四环素、强力霉素与氟哌酸。

（2）伤寒:表现特点:①伤寒、副伤寒是由伤寒杆菌和副伤寒杆菌引起的急性消化道传染病。②以持续高热、脾肿大、玫瑰疹与白细胞减少等症状为特征。③肠出血、肠穿孔为主要并发症。④治疗原则:首选药物为氟喹诺酮类,儿童、孕妇可用头孢曲松、氯霉素等。肠出血者应暂禁食,大量出血者应输血,肠穿孔时应及早手术治疗。

（3）痢疾:表现特点:①痢疾是由痢疾杆菌引起的急、慢性肠道传染病。②表现为腹泻、腹痛、里急后重、可伴有发热。③脓血便或黏液便,左下腹压痛,中毒型可急性发作,高热,并有感染性休克症状,有时出现脑水肿,甚至出现呼吸衰竭。④治疗原则:要注意水电解质平衡,可给予口服补液盐,必要时可输液,其他如对症治疗,降温、止腹痛。药物治疗可用吡哌酸、诺氟沙星,中毒型菌痢用环丙沙星。

（4）感染性腹泻:表现特点:①感染性腹泻是由侵袭性大肠埃希菌、肠产毒大肠埃希菌和空肠弯曲菌等引起的炎症性或分泌性腹泻。②腹泻为稀便、水样便、脓血便等,伴恶心、呕吐、食欲不振、发热、腹痛。③重症者因大量失水引起脱水甚至休克等。④治疗原则:对症治疗,改善并纠正水电解质平衡失调,同时对不同的病原体给予相应抗生素治疗。

（5）病毒性腹泻:表现特点:①感染性腹泻主要通过水源、食物传播。引起人类腹泻的病毒有很多种,但最值得注意的是轮状病毒（B组）腹泻。②潜伏期约52小时,病程为2.5~6天。③黄色水样便,伴有腹胀、恶心、呕吐等临床症状。④治疗:无针对成人腹泻轮状病毒的特效药物,主要是对症治疗,口服补液加静脉补液。

（6）甲肝和戊肝:表现特点:①甲肝和戊肝主要经粪口途径传播,传染性强、传播途径复杂。②患者可出现乏力、食欲减退、厌腻、恶心、腹胀、稀便、肝区疼痛、肝肿大及肝功能损害等,部分病人可有黄疸和发热等。③有的病程迁延或反复发作成为慢性。④少数人发展成为重症肝炎,重症肝炎病情凶险。⑤死亡率高,死亡原因主要为肝性脑病,肝衰竭,电解质紊乱及继发性感染。一般采取综合疗法,绝大多数肝炎病人都可恢复健康。⑥治疗原则以适当休息,合理营养为主,适当辅以药物,避免饮酒,过度劳累和使用对肝脏有损害的药物。重症病人因病死率较高,必须住院抢救治疗。在急性黄疸型肝炎中,如果黄疸继续加重,就要预防发展成重症型肝炎的可能性,尽量就地住院隔离治疗。

2. 卫生防疫措施（图8-3-1）

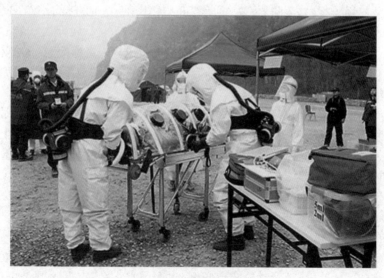

图 8-3-1　卫生防疫措施

（1）迅速开展寻找、评估和控制水源的工作:①对原有水源卫生状况进行评估,集中式供水的水源地受到破坏或污染严重时,应立即选择新的水源地,建立新的取水点,并进行严格的水质检验,做好必要的投药消毒和澄清处理,确保饮用安全。水源的选择要综合考虑垃圾堆、厕所、水源流向等因素,合理选址,确保水量充足、水质良好、便于防护、经济技术合理;②应优先选择泉水、深井水、浅井水,其次河水、湖水、塘水等。制定水源保护制度,设专人值班防护,防止水源污染;③应划定水源保护区,水源周围的尸体在腐烂后会污染周边水源,要彻底清理,进行必要的消毒处理,预防中毒的发生;④禁止在水源周围设置厕所、垃圾、圈舍、工业污染源以及其他可能污染水源的设施,取水应有专用的取水桶;⑤对于河水、湖水等,应在污染较少的水域选择饮用水作为水源取水点,并划出一定范围,严禁在此区域内排放粪便、污水与垃圾;⑥此外,采取有效措施,要防止周边有毒有害的化学物品和含放射性的固体废弃物与废液污染水体。

(2) 加强对临时性供水(如用消防水龙带输水、水车送水、自备的取水工具分散取水、使用瓶装水等)的卫生监督;严控二次供水的污染,严禁饮用生水,科学投放消毒片,保持水中余氯浓度,保证饮用水卫生安全。

(3) 在血吸虫病和钩端螺旋体病流行地区不要接触疫水,做好涉水安全工作。

(4) 加强供水设施消毒:灾后的水源或供水设施重新启用前必须清理、冲洗与消毒,经卫生学指标检验合格后才能正常使用。

五、环境卫生综合治理

做好环境卫生综合治理,改善灾后临时住地的卫生条件,是灾后减少疾病发生的重要环节。灾后卫生防疫工作应尽快地开展灾后灾区环境卫生状况评价,提出环境卫生改善建议;并参与和指导对污染源控制,包括对生活污染源、工业污染源、畜牧业污染源和医院污染源、农药和其他污染源的控制,以及对如临时厕所、垃圾处理场所和设备等公共卫生设施建设工作的控制。环境卫生综合治理关键是加强安置点的管理,做好水源保护,设置临时场所、垃圾堆积点,做好人类排泄物、生活垃圾、医疗垃圾、尸体的正确处理,以减少环境因素对人类健康的危害。

1. 对灾民住所的卫生要求

(1) 要选择安全和地势较高的地点,采取应急措施,搭建帐篷、窝棚、简易住房等临时住所,做到先安置、后完善。

(2) 应尽量选用轻质建筑材料,以防棚子倒塌伤人。

(3) 棚屋等临时住所要能遮风防雨,同时应满足通风换气和夜间照明的要求。夏季要设法降低室温,防止中暑;冬季取暖要预防一氧化碳中毒和火灾。

(4) 注意居住环境卫生,不随地大小便和乱倒垃圾污水,不要在临时安置点内饲养畜禽。

(5) 为群众提供必要的洗衣洗澡区域和设施,避开污染饮用水源。

(6) 临时住所应防蚊蝇袭扰,并监测鼠、蚊、蝇等媒介生物密度,适时进行消杀工作。

2. 修建临时厕所,加强粪便处理

(1) 在灾民聚集点选择合适地点、合理布局、因地制宜、就地取材,搭建应急临时厕所,设专人负责对厕所和粪便进行管理和消毒处理。要选用陶缸、塑料桶等作为粪池,确保粪池不渗漏,避免粪便直接污染水源。有条件时可使用商品化的移动性厕所。

(2) 尽量利用现有的储粪设施储存粪便,如无储粪设施,可将粪便与泥土混合后泥封堆存,或用塑料膜覆盖,四周挖排水沟以防雨水浸泡、冲刷。在应急情况下,于适宜的稍高地点挖一圆形土坑,用防水塑料膜作为土地的衬里,用土压住,粪便倒入池内储存,加盖密封,发酵处理。也可采用较大容量的塑料桶、木桶等容器收集粪便,装满后加盖,送至指定地点暂存灾后运出处理。有条件时用机动粪车及时运走。

(3) 集中治疗的传染病病人粪便必须用专用容器收集,然后消毒处理。散居病人的粪便处理:粪便与漂白粉的比为5:1,充分搅合后,集中掩埋;粪便内加入等量的石灰粉,搅拌后再集中掩埋。

3. 垃圾的收集和处理方法

(1) 根据灾民聚集点的实际情况,合理布设垃圾收集站点收集生活垃圾,有专人负责,及时收集、清运。

(2) 临时住所要修建污水沟,生活污水应定点倾倒,远离饮水水源,定期喷洒杀虫药以降低蚊、蝇密度,必要时进行灭鼠。

(3) 及时将垃圾粪便运出,采用高温堆肥、坑式堆肥和密封发酵法进行无害化处理。周围挖排水沟,同时用药物消毒杀虫,控制苍蝇滋生。

(4) 明确收集、处理医疗废弃物的责任单位和人员,进行集中收集、处理。对因患有高度感染性疾病的尸体,应及时消毒,尽快对尸体进行处理。

4. 妥善处理人和动物尸体

（1）对正常死亡者尸体,应尽快运出进行火化处理。

（2）对甲乙类传染病死亡者,应做好卫生消毒,以最快速度运出火化。与传染病尸体接触人员要采取严格的卫生防护措施。使用的车辆、工具均要消毒。

（3）对环境清理中清出的家畜家禽和其他动物尸体应用漂白粉或生石灰处理后进行深埋。

六、消毒与媒介生物控制

1. 需要重点预防的传染病

（1）疟疾:疟疾是经蚊虫叮咬而感染疟原虫所引起的虫媒传染病。①前驱症状为头痛、全身酸痛、乏力、畏寒等,继而手脚发冷、寒战、发抖、面色苍白、口唇指甲发绀、体温迅速上升,高热后大汗淋漓;②病人或无症状带虫者为传染源,通过按蚊媒介传播,除高疟区外居民普遍易感。③蚊虫滋生地扩大,居民露宿或住在简陋的棚屋,缺少防蚊设施,蚊虫叮咬机会增加。④居民迁移流动,使传染源输入,人群免疫力下降等原因,极易引起疟疾流行。⑤灾区应采取灭蚊防蚊、预防性服药、改善环境卫生、及时发现和根治传染源等综合措施,预防疟疾的发生。

（2）鼠疫:鼠疫是由鼠疫耶尔森氏菌引起的自然疫源性疾病,是危害人类最严重的一种烈性传染病。①急性起病,淋巴结迅速肿大、坚硬、极度疼痛,高热。②病情进展迅速发展的全身内毒素中毒症状,中毒性休克,咳嗽,咯带血的泡沫样痰,有肺部炎症体征。③鼠疫的主要传播方式为"鼠-蚤-人",即鼠蚤吸吮病鼠血液后叮咬人,可将鼠疫杆菌注入人体。④鼠蚤粪中含有的细菌及被人打死的鼠蚤体内逸出的细菌,也可通过被叮咬的创面或其他破损处进入人体。⑤另外,剥食感染鼠疫的旱獭等啮齿类动物也是致人感染的常见原因。⑥肺鼠疫患者痰中含有的大量鼠疫杆菌,可以通过飞沫形成"人-人"间传播,这是酿成人间鼠疫大流行的重要原因。⑦抗菌治疗首选链霉素或大环内酯类抗菌药物。⑧一旦发现可疑的鼠疫病人时,在最短的时间内立即进行报告;立即对病人进行隔离,尽可能减少与病人接触的人数,并开始相应的疫区处理。

（3）炭疽:炭疽是由炭疽杆菌引起的一种人与动物共患的急性传染病。①炭疽芽孢具有对外界环境极强的抵抗力。主要通过接触患病的牲畜、污染的皮毛、土壤、水源以及食死于该病的牲畜肉类、吸入含有该菌的气溶胶或尘埃而感染。②对炭疽疑似病例应隔离治疗,首选药物为青霉素,青霉素和链霉素合用效果更好。③炭疽的防制措施:防止水源污染,加强饮食、饮水监督和宣传教育活动。④对疑似和确诊病人,应及时治理、隔离和严格的消毒管理。⑤做好疫点和病人环境的消毒措施的落实等。

（4）流行性出血热:流行性出血热由汉坦病毒引起以鼠类为主要传染源的自然疫源性疾病。①起病急、发冷、高热,全身酸痛,患者常极度疲乏。②剧烈头疼,腰痛,眼眶痛,同时患者有面、颈、上胸部充血潮红,眼睑水肿,结膜充血,水肿,有点状或片状出血。③典型病例有发热期、低血压休克期、少尿期、多尿期和恢复期五期。④预防流行性出血热要做好早发现、早休息、早治疗和就近治疗。⑤采取综合性抢救治疗措施,特别应早期采用抗病毒治疗及液体疗法。⑥对重症患者要及时进行抗低血压休克、预防出血及肾衰竭的治疗。

（5）流行性乙型脑炎:流行性乙型脑炎是由乙脑病毒引起的自然疫源性疾病,以侵犯中枢神经系统为主要表现的急性传染病。①传染源主要是家畜和家禽,经蚊媒传播。②出现不同程度的头痛、呕吐、意识障碍、抽搐等症状,重症者病后常留有后遗症。③预防措施:消灭蚊虫的滋生地;应使用蚊帐、搽用防蚊剂及蚊香、灭蚊器等防蚊措施;采取预防接种保护易感人群;动物宿主的管理等。

（6）血吸虫病:血吸虫病是经钉螺传播的一种寄生虫病。①潜伏期平均为40天,多数在3周至2个月之间。②急性血吸虫病半数以上病人有腹痛、腹泻,10%病人有脓血便,腹泻次数不多,或长期持续,或间歇发作,持续时间少则数天,多者数月。③腹泻多发生于与疫水接触后2个月之内。大便稀溏,水样;痢疾样腹泻者,伴里急后重,大便带血和黏液。④有发热、荨麻疹、血管神经性水肿、肝脾及淋巴结肿大、咳嗽、气喘及胸痛等肺部症状。⑤病原治疗:药物以吡喹酮为首选。预防措施要做好防护以及灾后疫情调查、暴露人群的追踪和治疗等。

（7）布鲁菌病:布鲁菌病是由布鲁菌属的细菌侵入机体,引起传染-变态反应性的人畜共患的传染病。表现为:①长期发热、多汗、关节痛、睾丸炎、肝脾肿大等。②传染源是患病的羊、牛、猪,病原菌存在于病畜的组织、尿、乳、产道分泌物、羊水、胎盘及羊羔体内。③多为接触感染,也可通过消化、呼吸道传播。人群普遍易感,并可重复感染或慢性化。④药物治疗主要是使用抗生素。

（8）钩端螺旋体病：钩端螺旋体病是由致病性钩端螺旋体引起的一种人畜共患病。①病原体可经皮肤、黏膜侵入人体。②人群对本病普遍易感，因直接或间接与带菌动物（鼠类、猪、犬和牛）的尿污染的水体接触而感染。③出现发热、头痛、全身乏力、腓肠肌压痛、浅表淋巴结肿大和眼结合膜充血等，严重者可造成肝、肺、脑、肾等重要器官受损，并危及生命。④早期就地治疗，以青霉素注射为首选疗法。⑤加强灭鼠工作，管好家畜传染源，开展宣传教育，做好病人的诊治管理等。

2. 卫生防疫措施

（1）消毒：灾难环境消毒工作科学、规范地展开，既要有效地消除生活环境中的病原微生物，又要防止消毒过度对环境产生负面影响。①消毒工作需要在专业人员的正确评估、科学指导下进行，如评估灾后的灾民集中安置点的内外环境、生活饮用水源、有关公共场所等基础设施、房屋等居住环境、厕所、垃圾场、畜禽等动物尸体、遇难者尸体以及其他需要进行环境清理的场所可作为环境消毒的主要对象。②对于不需要进行消杀的地方尽量不要进行消杀，避免对环境和生态造成不必要的破坏。③漂白粉、漂粉精等含氯消毒剂以其广谱、高效、价格便宜、供应充足、使用方便等特点，成为灾区最常用的消毒剂。④现场消毒工作人员要注意呼吸道、口腔、鼻腔黏膜的卫生和保护。⑤要做好消毒效果的评价工作。

（2）媒介生物控制：要坚持监测与控制相结合、滋生地治理与药物控制相结合、科学用药，综合治理的原则。①根据灾后灾区环境和公共卫生状况，病媒生物监测结果，确定消杀对象的范围和重点区域。②选用合适的方法做好消毒、杀虫和消灭老鼠等病虫害工作。③选择适合本地、简便易行的方法进行蚊、蝇、鼠的密度监测，及时汇总上报蚊蝇鼠密度监测数据，定期对监测结果分析总结，并根据监测结果适时调整用药频率。④当蚊、蝇、鼠数量较多时，应采取必要的控制措施。⑤在安置区的规划和建设中应考虑厕所、垃圾的有效管理，对各种滋生物进行有效的管理和控制，减少滋生物和蚊蝇的滋生（图8-3-2）

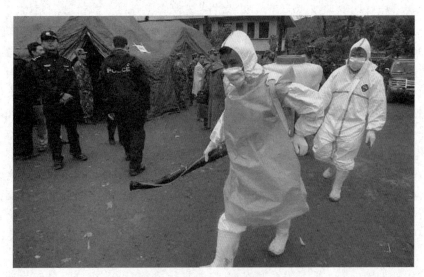

图8-3-2　消毒与媒介生物控制

1）防蚊的主要措施：①主要采取环境综合治理，消除蚊虫滋生场所。②完善纱门、纱窗、蚊帐，防止蚊虫入侵。③采用蚊香或电热蚊香和敌敌畏、奋斗钠、三氯杀虫酯等药物喷洒方法进行灭蚊。④喷洒器械是灾区实现化学防制应急处置的关键设备。

应根据病媒生物的栖息场所植被环境、防制的虫态等特点和喷雾方法来选择喷雾器械。①常量喷雾法：特点是喷雾量大，雾粒粗，杀虫剂稀释倍数高，喷雾后有一定残效，一般选用常量背负式机动喷雾器或手提式压力喷雾器，常用于室内外墙壁、物体表面滞溜喷雾和蚊蝇滋生地处理。②低容量喷雾和超低容量喷雾：喷雾量小，雾粒细，喷雾器械有超低容量背负式机动喷雾器、电动喷雾器，它主要适合于灾区快速杀灭外环境空间中的蚊、蝇成虫。③热烟雾喷雾：一般在病媒生物密度较高或在应急情况下使用，它具有分布广而均匀，穿透渗透力强，即适合在下水道、垃圾场及山地丛林环境中杀灭蚊蝇成虫。

2）防蝇措施：①及时清理垃圾、污泥和遗留物质，减少蝇类滋生场所。②重点控制厕所、粪便、垃圾等蝇类滋生地。③加强个人防护，减少与蝇类的接触。④保护好食物和水源。⑤加强完善防蝇设施，采用药物喷洒灭蝇以及粘蝇纸、粘蝇带、诱蝇笼或苍蝇拍人工捕蝇。

3）灭鼠措施：①灾后临时聚居地属于特殊环境，多使用鼠笼、鼠夹和粘鼠板等器械灭鼠。②禁止在灾区采用使用电子猫和自拉电网捕鼠，以防人、畜触电伤亡。③当鼠密度很高，或人群受到鼠源疾病严重威胁时，做好组织、宣传工作，确保人畜安全。

七、食品卫生

灾后食品安全往往是最受关注的问题之一，也容易造成广泛的影响。发生灾难时水源破坏，水质易受到污染，粮食或食品被掩埋、浸泡，食品和粮食易发生生物性污染和霉变变质，增加介水传染病和食源性传染病的发生，还可造成人畜禽粪便、生活垃圾及淹死的动物的腐败产物等污染物，引起肠道传染病病原体和寄生虫卵严重泛滥。因食用赤霉病麦、误食化学性物质、食用淹死，病死或死因不明的家畜、家禽和水产品、采食野生蘑菇，从而引发毒蕈食物中毒或劣质、变质食品充斥灾区市场等，可导致发生食物中毒。因此，重视人群的营养需求评估，保证人群的食物需求能够通过提供足够的基本定量得到满足的目标，做好食品安全工作成为灾后卫生防疫工作重点。

1. 需要重点预防的食物中毒

（1）霉变粮食引起的霉菌毒素食物中毒：主要是粮食或食品被掩埋、浸泡，食品和粮食易发生污染和变质，常由食用了霉变的大米或小麦引起。

（2）细菌性食物中毒：通常由动物性食品、已死亡的畜禽肉和没有很好冷藏（如肉、蛋类食品）和存放时间长的熟食（如米饭、蔬菜）引起。

（3）化学性食物中毒：一般由误食有毒物质引起。由于灾区环境的变化和临时居住地的条件所限，农药、亚硝酸盐及其他工业用化学物质易被误食。

（4）有毒动、植物性食物中毒：误食猪甲状腺、肾上腺和含毒的鱼类会引起有毒动物性食物中毒；食用未经充分加热的豆浆、扁豆或食用苦杏仁、发芽土豆、毒蘑菇会引起有毒植物性食物中毒。

2. 食物中毒的现场应急处理措施

（1）病人的救治与报告：病人的急救治疗主要包括催吐、洗胃、灌肠以及对症治疗和特殊解毒药物治疗。食物中毒报告的内容包括发生地点、时间、人数、典型症状和体征、治疗情况、中毒食物和采取的措施；同时应注意采集病人标本以备送检。

（2）现场调查，查明原因：组织卫生专业人员赴现场开展流行病学调查和采样分析，查明中毒原因、采取相应措施、控制事态发展。

（3）停止食用中毒食品：封存现场的中毒食品或疑似中毒食品，待排除中毒食品以后才能食用；通知追回或停止食用其他场所的中毒食品或疑似中毒食品。

（4）食物及环境的消毒处理：①对中毒食品进行无害化处理或销毁，并对中毒场所采取相应的消毒处理。②对细菌性食物中毒，固体食品可用煮沸消毒15～30分钟处理。③液体食品可用漂白粉消毒，消毒后废弃。④餐具等可煮沸15～30分钟，也可采用漂白粉消毒（1份排泄物加2份消毒液混合放置2小时）。⑤周围环境可采用过氧乙酸进行喷洒消毒。⑥化学性或有毒动植物性食物中毒就将引起中毒的有毒物进行深埋处理。

3. 卫生防疫措施

（1）开展食品安全风险因素监测，做好食品安全事故流行病学调查工作，及时发现食源性疾病的隐患，针对性开展预防和控制工作。

（2）加强对灾民及救灾人员集体食堂饮食卫生的指导和食品卫生监督管理工作，防止食品污染和使用发霉变质或来历不明的原料。

（3）加强对其食品和原料的监督，防止食品污染和使用发霉变质原料；做好救援食品的卫生监督和管理，不吃腐败变质或被污水浸泡食物、剩饭剩菜、生冷食物以及淹死、病死禽畜肉和未经卫生监督水产品等。

（4）对灾区原有食品的清挖、整理与卫生质量鉴定和处理。

（5）食品生产经营单位应做好食品设备、容器、环境的清洁消毒；对灾区在简易条件下的集体食堂和饮食行业单位进行严格卫生监督和临时的卫生措施，强调餐具清毒和生熟食分开，清洗餐具消毒管理等。

（6）做好食品卫生和预防食物中毒的宣传教育工作,提高灾民的自我保护意识和能力,帮助灾民正确地选择和加工食物,注意饮食卫生。

八、预防接种

灾后的预防接种工作。①首先要做好灾后预防接种需求评估,根据受灾地区传染病监测和风险评估结果,可分别开展群体性预防接种、应急接种和重点人群的预防接种工作。②群体性预防接种针对的是某种高发病风险的传染病。③应急接种在传染病流行开始或有流行趋势时采用。④重点人群的预防接种对象包括来自非虫媒传染病疫区的救援人员在病媒生物活跃期间驻留的、发生创伤机会较多、任何可疑接触狂犬病毒的人员等。⑤要尽快恢复和建立儿童常规免疫接种服务体系,尽早恢复常规免疫接种服务,做好重点疾病疫苗的接种工作。

九、健康教育

灾区健康教育是促进卫生防疫措施落实的重要保证。灾区健康教育应由各级卫生防疫领导小组统一领导,形成自上至下以及多部门多机构相互合作、共同参与的健康教育机制;建立健康教育专业队伍,配备健康教育的专职或兼职人员;加大宣传力度,创新宣传方式,重点宣传传染病防治、食品安全、环境卫生、饮用水卫生等知识,提高群众的卫生防病意识和自我防护能力,确保健康教育措施落到实处,从而促进卫生防疫任务的完成。

十、其他有关措施

1. 化学毒物危害预防　灾区存有的各类化学物均可通过呼吸道、消化道和皮肤进入人体造成中毒。发现人群健康状况出现异常要立即进行现场调查、检测和处理,分析中毒原因,控制可疑场所和物品,提出划分控制区域和个体防护措施建议;对中毒事件现场周围可能影响人体健康的区域进行毒物监测和人群健康状况的监控;对化学毒物泄漏场所,要尽快引导公众转移至上风向并远离化学毒物危害源。此外,教育民众不要饮用气味、味道和颜色异常的饮料或进食可能污染的食品。

2. 放射危害预防　调查可能和已经受到辐射照射和放射性污染的人员情况,协助进行分类医学处理;初步估计人员受辐射照射的剂量;开展人员放射性污染检测和污染人群的去污处理;指导公众做好个人防护;参与饮用水和食品的放射性监测和控制。

第四节　灾难事件的卫生防疫特点

灾难事件发生后,需要及时、有序、规范、高效地开展卫生防疫工作,以最大限度地减少灾区疾病和相应公共卫生问题的威胁,保障公众身心健康和生命安全。卫生防疫涉及多个部门和专业性工作,是一项十分复杂的系统工程。

一、强化防疫工作领导,认真履行部门职责

做好灾难事件卫生防疫工作,需要建立并完善由政府领导、统一指挥、属地管理、分级负责、分类处理、部门协调的工作机制。按照分级响应的原则,开展灾后风险评估,并根据风险评估的结果,作出相应级别的应急反应。加强和完善灾难卫生防疫工作领导小组,明确职责分工,认真履行各项职责,建立时效机制,充分发挥各级各类机构的作用。国家、省、市县、乡分别按照各自职责开展相应卫生应急处置、信息发布、宣传教育、应急物资与设备的调集、后勤保障以及督导检查等,确保各项措施落到实处工作,确保突发公共卫生事件应急处理工作有系统、分层次、上下一致、分工明确、职责清晰、相互协调地有序、高效地完成。

二、建立联防联控机制,密切部门沟通协调

做好灾后卫生防疫工作总体协调、区域联手、分工合作,强化部门间信息共享和协调联动,形成卫生防疫合力。军地间、各部门间应做好沟通与协作,按照各自范围和职责开展工作。国家卫生部门负责统一组织实施卫生防疫工作和各项预防控制措施,并根据预防控制工作需要依法提出隔离、封锁有关地区建议。公安部

门密切注视社会动态,依法、及时、妥善地处置与疫情有关的突发事件,查处打击违法犯罪活动,协助卫生行政部门依法落实强制隔离措施。民政部门组织做好受灾群众的紧急转移、安置工作,参与群防群治,协调做好死亡人员的火化和其他善后工作等。疾病预防控制机构负责流行病学调查和实验室检测等,提出疾病预防控制措施;卫生监督机构负责收集有关证据,追究违法者法律责任;农业、食品药品监督管理、公安、安全生产监督管理部门等有关部门在各级人民政府的领导和各级卫生行政部门的指导下,各司其职,积极配合有关业务机构开展现场的应急处置等工作。

三、制订完善专项预案,做好应对工作准备

灾难事件卫生防疫时间紧、任务重,需要快速、有计划、有步骤地落实每一项防疫措施。建立健全的灾后卫生防疫工作应急预案、应急管理体制、应急管理机制和应急管理法制是十分重要的工作任务。应结合灾后卫生防疫实际工作,完善应急预案,并结合工作经验,制订灾难卫生防疫专项预案和工作方案,确保灾后卫生防疫工作职责明确、措施有效、流程规范;同时做好人员、物资、设备等相关准备,重点加强对灾后卫生防疫专业人员的培训和演练,配合相关部门理顺并完善卫生应急物资储备调拨机制,切实提高灾难应对能力。

四、加强信息监测报告,及时开展风险评估

恢复和建立疾病监测和报告系统,做好灾区传染病疫情和突发公共卫生事件监测工作,是卫生防疫十分重要的一项工作任务,是预防灾难事件后传染病流行和暴发的重要环节。要建立健全突发公共卫生事件监测和风险评估,要立即实行每日报告和零报告制度,加强疾病和突发公共卫生事件监测工作。

五、加强应急值守,及时启动响应

明确并落实岗位职责,认真做好应急值守和信息报告工作;根据民政、水利、气象、地震等相关部门应急响应情况,及时启动相应级别的卫生应急响应,落实各项卫生防疫准备工作,确保队员、药品器械准备到位,设备设施处于良好运行状态,随时待命,根据需要及时赶赴灾区开展卫生防疫等工作。

六、科学有序调查、做好重点疾病防控

现场处置坚持调查和控制并举的原则,并根据事件的变化调整调查和控制的侧重点。对于传染源或污染来源、传播途径或暴露方式、易感人群或高危人群明确的,应以控制为重点。对于不明原因疾病,特别是新发传染病暴发时,很难在短时间内查明病原的,应以调查为重点,尽快查明传播途径及主要危险因素,立即采取针对性的控制措施,以控制疫情蔓延。

七、畅通信息交换渠道,做好及时发布

对于灾难事件卫生防疫相关工作的报告、调查、处置等相关信息应建立信息交换渠道。在调查处置过程中,发现属非本机构职能范围的,应及时将调查信息移交相应的责任机构;按规定权限,及时公布事件有关信息。

八、广泛开展健康宣教,提高公众防护意识

与新闻宣传、气象等有关部门密切配合,采取广播、电视、报刊等多种形式,滚动持续地宣传灾难可能造成的公共卫生危害和灾难期间容易发生的疾病及卫生防病知识,广泛开展宣传教育活动,引导灾区群众自觉养成良好的个人卫生习惯,传达政府对群众的关心,增强灾区群众自我保护意识和能力,正确引导群众积极参与疾病预防和控制工作。

九、规范风险评估、不断持续改进

灾难事件处置过程中,应规范、动态开展风险评估工作,发现问题,及时改进;事件结束后,应全面总结事件应对的经验和教训,为今后同类事件的应对工作提供借鉴。评估内容应涉及事件的发现、报告及响应的全过程,包括组织、调查、采样、防控措施的落实及效果评价等方面。

第五节 启动灾难事件的卫生防疫流程

根据灾难事件应急处置需求,启动相应的卫生防疫应急响应。通常情况下,在开展紧急医疗救援的同时,立即启动灾难事件的卫生防疫流程,迅速着手灾难卫生防疫工作(图8-5-1)。

一、应急准备

由于灾难事件往往突然发生,如果平时没有充分的应急准备工作,事件发生后就难以做出积极的反应。因此,做好日常的卫生应急准备是有效控制突发公共卫生事件发展的重要保证。应根据灾难事件情况,形成工作方案,并开展人员、技术、物资和后勤保障等准备。

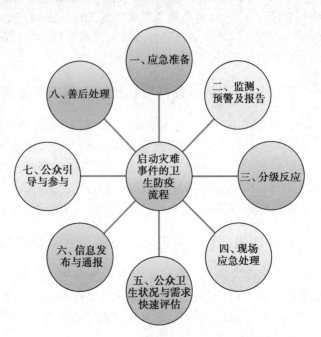

图 8-5-1　启动灾难事件的卫生防疫流程

1. 技术准备　制定应急预案,并根据灾难情况制定现场流行病学调查、采样和检测方案等。

2. 人员准备　根据事件性质,选择年富力强、具有实践经验的流行病学、疾病控制、消杀、检验、健康教育、信息网络、心理卫生和后勤保障等公共卫生人员,组成现场处置工作组,明确组长负责制,并确定人员职责和分工,做好培训和演练。

3. 物资准备　根据现场特点开展物资准备。通常需考虑个人防护用品,样本和标本采集、保存和运送,现场快速检测设备和试剂,预防和救治药物或生物制品,消杀或洗消器械,调查取证器材,调查表、参考资料、宣传资料、通讯设备、电脑、现场联系资料等。

4. 后勤保障　车辆、交通、食宿、保险等后勤保障。

5. 其他事项　确定现场工作组与本单位、与事件发生地有关部门的沟通联络的机制,与事件发生地沟通现场工作计划和实施方案等。

二、监测、预警及报告

开展法定传染病、重点疾病以及突发公共卫生事件信息的监测,在分析突发公共卫生事件的发生、发展规律和特点、危害程度、发展趋势后作出相应级别的预警,并及时进行上报。

三、分级反应

接到事件相关信息后,应当立即核实,初步证实后应当立即报告同级卫生计生行政部门和上级机构,并迅速组织进行现场调查和实施控制措施。事件达到相应级别时,应当向卫生计生行政部门提出定级和启动应急响应的建议。卫生行政部门接到关于突发灾难事件卫生应急的有关指示、通报或报告后,根据灾难严重程度确定事件级别,启动应急预案,立即启动卫生防疫领导小组工作,统一指挥,统一实施,开展灾难卫生防疫综合措施,根据需要及时派出专家和专业队伍支援,并及时向上级应急指挥机构报告和反馈有关处理情况。

四、现场应急处理

现场工作应当坚持边调查、边控制的原则。现场工作步骤和重点可根据现场性质、特点进行必要调整。

1. 疫区控制,现场封锁　突发公共卫生事件发生后,有关部门要迅速采取控制措施,适当控制现场及周围区域的人员和车辆的流动,减少聚会活动,以防止疫情扩散。达到一定级别后,可有针对性地采取疫区封锁的措施,疫区处理达标后,要及时撤销封锁。

2. 现场流行病学 包括核实事件信息,确定病例定义、制定调查方案、搜索病例,开展流行病学调查、标本采集和实验室检测,描述性分析、提出病因假设,开展应急监测,提出防控措施建议,撰写现场工作报告等。

五、公共卫生状况与需求快速评估

对灾区疾病与健康危险因素、公共卫生状况现状与需求进行快速评估,重点评价包括与污染源有关的物理、化学、生物等卫生学指标分析及潜在的危害作用的评价等,结合现场流行病学调查、实验室检测、危害性因素危险度评定等资料进行分析,现场报告,为决策者提供依据。

六、信息发布与通报

灾难事件信息发布由国务院卫生行政主管部门负责向社会发布突发事件的信息。可授权省、自治区、直辖市人民政府卫生行政主管部门向社会发布本行政区域内突发事件的信息。信息应当实事求是并在第一时间以及时主动、公开透明的方式进行说明和报道;同时,结合根据事件发生进展,宣传政府针对不同人群应采取的不同策略和措施等。

七、公众引导与参与

采取多种措施有效引导公众积极配合突发事件的处理,可采用广播、电视、网络、报刊、宣传栏等作为载体,广泛开展卫生防疫知识的宣传教育,普及卫生知识,引导公众应对突发公共卫生事件。

八、善后处理

灾难事件的终止,必须由相应级别的卫生行政部门组织有关专家进行分析论证后,提出终止应急反应建议,报应急指挥部批准后实施。灾后事件应急反应结束后,应当组织进行后期评估,依法追究相关人员的责任,对突出贡献人员和组织给予奖励,做好其他必要的抚恤、补助、补偿、安置措施等。

(黄春 王如刚)

参 考 文 献

[1] 王陇德. 突发公共卫生事件应急管理——理论与实践. 北京:人民卫生出版社,2014.

[2] 杨维中. 中国卫生应急十年(2003—2013). 北京:人民卫生出版社,2014.

[3] 冯子健. 传染病突发事件处置. 北京:人民卫生出版社,2013.

[4] 李宗浩. 紧急医学救援. 北京:人民卫生出版社,2013.

[5] 郑静晨,侯世科,樊毫军. 灾难救援医学. 北京:科学出版社,2008.

[6] 曹广文. 灾难医学. 上海:第二军医大学出版社,2011.

[7] 段小贝,陈少贤. 公共卫生应急处置与案例评析. 北京:人民卫生出版社,2010.

[8] 奚旦立. 突发性污染事件应急处置工程. 北京:化学工业出版社,2009.

[9] 陈光伟,郑然,刘锋,等. 高原地区地震灾难卫生防疫工作要点. 人民军医,2010,53(5):310-311.

[10] 王军浩,秦宏伟,张进保. 特大自然灾难后如何做好卫生防疫工作. 中国初级卫生保健,2012,26(4):61-62.

[11] 张献志,陈活良,向英,等. 地震灾难应急卫生防疫组织工作探讨. 华南国防医学杂志,2012,26(6):587-590.

[12] 刘超,陈照立,汪中明,等. 汶川地震灾难卫生防疫实践及启示. 解放军预防医学杂志,2009,27(2):132-134.

[13] 刘全斌,韦萍,南新中,等. 海啸灾区卫生防疫工作的特点与思考. 解放军预防医学杂志,2006,24(1):57-58.

[14] 周云,雷百灵,何静,等. 汶川地震绵阳极重灾区如何开展卫生防疫工作. 中国循证医学杂志,2008,8(8):602-609.

[15] 高进,张成伟,侯世科. 国际灾难救援中卫生防疫工作的做法与体会. 解放军预防医学杂志,2009,27(1):58-59.

[16] 黄若刚,于博平,邓瑛. 北京市"7·21"特大暴雨灾难后卫生防疫应急工作评估与思考. 首都公共卫生,2014,8(2):83-87.

[17] 杨兆华,吴泳,吴陈,等. 德阳地震灾难后不同阶段卫生防疫面临的挑战及应对措施. 现代预防医学,2010,37(6):1062-1078.

[18] 曹力. 从灾难医学救援实践创新主动卫生防疫策略思路. 中华医院感染学杂志,2011,21(18):3906-3907.

[19] 庞振清,高亮,张明. 地震灾难后做好山区农村卫生防疫工作的体会. 医学动物制,2009,25(7):549.

[20] 姜广启,隋宏. 自然灾难引发传染病的对策和研究进展. 职业与健康,2010,26(11):1298-1300.

[21] 王忠灿,贾德胜. 地震灾难应急救援中的疾病预防控制. 解放军预防医学杂志,2009,27(1):1-4.

第九章

灾难救援的伦理与法理的探讨

第一节 人文救助

一、医学人文的概念

人作为一个具有自组、自稳、自生能力的生命复杂体,精神心理、社会、环境因素等对疾病的转归和健康的恢复具有重要意义,传统的生物医学模式向生物—心理—社会医学模式的转变成为必然,而人文社会医学作为向生物-心理-社会新的医学模式转变的承担者,必然成为医学的重要组成部分。近百年来形成的医学哲学、医学社会学、医学人类学、医学心理学、医学伦理学,从多个侧面揭示了医学人文的相关问题,形成了一个较为完整的医学人文学的学科群。医学人文学与基础医学、技术医学、应用医学并列而成为现代医学的四大支柱。

医学人文是体现医学对生命的终极关怀,属于医学哲学范畴,包含着医学人文信仰、医学人文属性、医学人文精神、医学人文价值、医学人文素质、医学人文关怀、医学人文知识等医学人文子范畴系列。医学人文关怀的主体不仅是医务人员,还包括医院决策者、社会支持系统和政府。医学人文关怀涉及范围甚广,包括生理、心理、社会、情感、道德、经济、法律等各个方面;对医学人文关怀的理解不能只停留在抽象的概念这一层面,医学人文关怀是具体的、真实生动的、可感知的,体现在每一项卫生政策的制定和措施中,体现在医院的每一个场景中,体现在诊疗过程的每一个环节中,否则将流之空洞、失之无力。医学人文关怀的内容不仅为患者提供优秀的技术服务,还要为患者提供心理的、精神的、情感的各方面的安慰和援助。

概要地说,医学人文是凝结在医学技术中的对人类生命关爱与尊重的精神,它涉及医学服务的终极价值目标的定位,因而可以认为医学人文是医学的灵魂。

二、灾难医学的人文属性

从医学人类学的角度来看,灾难对人类的生命与健康最具杀伤力,对社会的安定与发展最具破坏性,对国际间的政治、经济的走向最具制约性,因此,灾难在其本质属性上具有对人类生命和人类社会构成危害性的特点,它对整个人类而言具有悲剧性色彩,这也决定了灾难医学具有了与生俱来的崇高人文色彩。无论对个人、群体、社会乃至全球,在经历、应对、咀嚼之后引领人们穿越精神的隧道回到生命的原点重新反思生命与危机、生命与死亡、健康与生命质量、生活质量与环境、环境与人的幸福的原始而又全新的生命哲学问题。单就这个过程来看,它带给人们的已经大大超出了医学的范畴而上升到哲学的层次。这便是灾难医学具有的一种超越与升华的人文境界。

健康所系,性命相托。医学不同于其他任何学科,卫生行业不同于其他任何行业。医学不仅是诊断、治疗和护理的技术,医学是关爱人的艺术。医学的人文属性昭示医学使命和职责。医学的人文属性决定了:医学的职责不等于医疗,医疗服务不等于医疗技术服务。

三、灾难的特点及影响

由于国际间工业、贸易、政治、军事、文化、宗教信仰等方面的矛盾因素,以及全球生态环境遭到不同程度的破坏,灾难发生具有以下特点:

1. 灾难发生突发性强、频率高。
2. 灾难破坏力强,造成的危害性大。
3. 灾难造成的伤害性涉及面广、人员伤亡大。
4. 灾后救援难度大、对人的身心创伤不仅持久且难治愈等。

尤其是缺乏或无预警性、人身安全受到严重威胁、具有潜在未知的健康影响的灾难;灾难的持续时间不定;人为和(或)蓄意造成的灾难;恐怖袭击等将造成严重的心理创伤。

四、人文医学在灾难医学中的重要地位

灾难医学是一门快速发展的新兴学科,灾难医学贯穿减灾、准备、救援和恢复的灾难全过程;灾难医学不但重视紧急救援,而且重视灾后的卫生防疫、心理救援和康复。灾难医学的发展正在经由从医学紧急救援向灾难综合预防与灾中、灾后的中长期医学的、社会的、人文的一系列系统方法与手段的防控与干预体系,体现了对人生命与身心健康在人文关怀方面的进步。自1994年新疆克拉玛依大火后,我国开展了第一次正式的灾后心理创伤的干预工作,随后,在1998年长江流域的洪灾、2003年"非典"、2012年汶川大地震,都开展了心理干预工作。

近年来,国际上在灾难医学学科建设方面也出现了焦点转向:从将人的生命作为一个完整性的系统的角度上实施医学救助,对受灾人员的负性情绪、紧张、焦虑恐惧以及由此导致的心理障碍等给予关注与医学支持。例如,关于对受灾人员实施"创伤后应急障碍"(post traumatic stress disorder,PTSD)的诊断、分析、预防与社会支持的研究。上述转向也很好地体现了灾难医学开始加强和重视社会人文方面的理论与实践。因此在灾难救援中,强调人文救助应贯穿始终。

五、人文救助在灾难救援中的具体措施

(一) 精神抚慰

医务人员和救援人员在搜救、现场诊治、转运等任何医疗处置过程中,尽可能地为患者提供精神心理以及情感上的安慰和援助。

(二) 有心理医生参与的心理危机干预

心理危机是指个体面临创伤性事件的心理崩溃状态,即由于突然遭受严重灾难、重大生活事件或精神压力,生活状况发生明显的变化,尤其是出现了用现有的生活条件和经验难以克服的困难,以致使当事人陷于痛苦、不安的状态,常伴有绝望、麻木不仁、焦虑以及自主神经系统症状和行为障碍。心理危机干预是指对处于心理危机状态下的个人或团体及时给予适当的心理援助,使之尽快摆脱困难。心理危机干预就是及时帮助处于心理危机境遇的人恢复心理平衡,减少或预防应激事件引起的心理失衡或心理障碍。心理危机干预的主要目的是避免自伤或伤及他人,恢复心理平衡与动力。

突发事件引发的心理恐慌造成的社会危害,可能比突发事件本身更大,突发事件出现时就往往会伴随着恐慌现象的发生。比如"非典"疫情的突然到来,病毒似乎无孔不入,危险似乎无处不在,曾经造成了一定程度的社会心理恐慌。此时,心理医生的介入异常必要,他们可以通过心理辅导,帮助当事人缓解紧张情绪,减轻心理压力;同时有意识地成为"紧急防范"的领导者,进行群体性的心理干预,引导当事人走出群体恐慌。如在大地震发生后,有效的危机干预就是帮助人们获得生理心理上的安全感,缓解乃至稳定由地震危机引发的强烈的恐惧、震惊或悲伤的情绪,恢复心理的平衡状态,对自己近期的生活有所调整,并学习到应对危机有效的策略与健康的行为,增进心理健康。许多经历了灾难的幸存者,很难自己摆脱灾难经历带来的困扰,可以通过心理干预帮助他们度过这段人生中最痛苦、最恐惧、最黑暗的时刻。把这段灾难的记忆控制在受害者心理承受范围之内,这是现代社会人文关怀的重要体现。

(三) 困难救助

从医学人类学的角度看,重大自然灾难导致精神健康受损的机制主要是原有社会、经济、文化和心理基础的破坏,以及被动移民和难民的增加,灾民所需要面对经济困难、价值观冲突等因素导致的社会隔离、不安

全感和适应性焦虑等。因此,单靠心理援助是远远不够的,政府、社会团体、民间机构、企业与个人,可通过各种方式募捐钱物,解决灾后群众的基本物质保障,提供后续重建的物资支持。以政府的政策和社会的关怀帮助他们坚定战胜疾病和克服困难的决心;以社会的保障机制、当地党和政府的支持,鼓励他们开创新的生活。

(四) 心理及社会调适

灾后心理变化随着时间而产生变化,依时间先后,将心理应激反应分为急性心因性反应、延迟心因性反应、持久心因性反应三个阶段,这是一个连续的、动态的发展过程。灾难对人心理的影响可能持续 1 年,甚至更长时间,所以灾后心理重建必须要有连续而且长期的计划。许多专家警告,只提供灾后立即而短促的心理治疗,却没有继续且长期的精神建议,反而会事与愿违。

国外学者曾提出的生命模式认为,人们会寻找可以用来应对问题的措施和帮助自己所需的资源。这些资源不仅指外在的物质与环境,比如基本的衣食住行的保障,比如社区内的社会支持网络和人际氛围,而且包括个体内在的用以应对困难的资源,如自身具备的相关能力,与他人建立关系的能力以及对自身能力的信心(自我效能感)、自我价值感和自我控制感等。其核心内涵是强调将个人置于其生活的场域中,并从生活变迁、环境特征与调和度三个层面的互动关系来引导社会工作的实施。从这一层面看,心理援助服务更应该是激发灾区民众自己应对问题措施的能力,激发灾民的自我效能感、自我价值感和自我控制感,最终适应社会、回归社会。

(五) 新闻媒体的人文关怀

新闻媒体作为了解灾情、救援进度的窗口,应充分及时地向受众报道灾情,充分尊重受众的知情权、以平视的姿态、平等的心态来对待灾民、表达对生命的怜悯和珍视,突出对弱势群体的关注、重视受众的心理感受。

在医学灾难救援的实践中,坚持一切医学科学与技术、一切医学手段与治疗、一切医学效果与评价、一切医学制度与政策,都要以人的身心健康和生命质量的考量为出发点和目的;在观念上,应本着医学科学精神与医学人文精神有机统一的理念对待人的生命健康与自然、人的生命健康与社会、人的生命健康与人的和谐互动和可持续发展。

（张　红）

第二节　民族与宗教问题

一、灾难救援的民族问题

民族是人类社会发展到一定阶段的必然产物。经过长期的思索与实践,2005 年 5 月,中国共产党在关于民族问题的基本理论和政策的阐述中提出:民族是在一定的历史发展阶段形成的稳定的人群共同体。一般来说,民族在历史渊源、生产方式、语言、文化、风俗习惯以及心理认同等方面具有共同的特征。有的民族在形成和发展的过程中,宗教起着重要作用。不同民族具有不同的民族特征,因此,在灾难救援过程中民族性问题不容忽视,尤其是少数民族。

(一) 民族地域性限制

民族是客观存在的实体,地源是必不可少的前提和基础。地源是指组成一个民族的人们共同居住生活的地区,它是民族的生产、生活、繁衍的空间场所,是形成民族的物质条件之一,它对民族的语言文化、生产方式等其他特征有制约影响作用。以汉族为主体的各民族"大杂居"、"小聚居"和"普遍散居"的互相插花、交错分布,是我国民族地理分布的基本格局。55 个少数民族分布广泛,呈"C"字型地分布在从东北、内蒙到新疆、西藏至云、贵、川、两广、海南、台湾这一占中国国土总面积 62.5% 的广阔地带,其主要部分在中国的西部地区,重心在西北和西南。相对于汉族而言,我国各少数民族主要居住在山川阻隔、交通不便、远离中原的地区。民族地区的地貌类型复杂多样,有被内力推移而高高抬升的高原和山地,有低洼的盆地、平原和起伏和缓的丘陵,且各种形态的地貌往往交错分布,地势高度相差悬殊,造成了崇山峻岭、丘陵峰峦、密林深箐、戈壁草滩等复杂的自然地理景观。也由此导致少数民族地区自然灾难频发,地域性的复杂性又造成重大灾难后医学救援的各种困难。

1. 灾难救援道路艰险由于民族地区地理位置偏远、地貌类型复杂多样，各个地区交通发展不均衡，边远山区道路更是崎岖难行，艰险异常，医疗物资及救援人员的运输存在重大问题，物资和医疗人员不能及时到达，病重人员不能及时向灾区后方转运。但灾情发生后时间就是生命，这种情况严重影响了医疗救援的质量；而且运输过程中还存在安全隐患，甚至危及救援者人身安全。

2. 特殊地貌及生态环境恶劣民族地区地貌复杂，高原、丘陵地带交错，常常伴有气候干燥寒冷，昼夜温差大，甚至出现严寒，暴风骤雨，暴风雪，海啸等极端气候，在这样的气候环境下，造成医疗救援的难度加大。首先，对于参加医疗救援的医务工作者，加上极度紧张的超强度、超负荷的工作，更容易出现不适应的情况。例如在高原地区容易出现不同程度的高原反应，严重者甚至出现肺水肿、脑水肿，不得不终止救援工作；而其他医护人员不仅要继续分担他们留下的工作，同时还要救治他们直到他们被安全的转往灾后地区，大大地加重了这部分人员的工作量。其次，对于受灾人员容易造成身体和心理上的二次损伤，增加救援的难度。

3. 民族区域医学救援存在先天不足由于受各地经济发展水平制约，加上交通、信息不便，民族区域及边远山区卫生资源本身较为匮乏，灾难医学救援组织机构不健全，相关部门的组织指挥能力较弱，政府投入不足，设备陈旧短缺，医疗救援人员缺乏应有的培训，综合急救处理能力不强，预警机制和动员机制不完善，灾难信息不能及时快速整合。以上种种原因导致救援行动迟缓。

（二）语言沟通障碍

随着民族关系的改善和民族交往的加强，民族语言彼此吸收、借用词汇等现象逐渐增多。虽然这是历史发展的必然趋势，但是民族语言作为一个民族的人们在生产生活中彼此联系、交往、交流思想和感情所使用的工具，具有民族统一性和继承性，因此它对民族强迫同化具有非常强的抗拒力，在偏远地区和少数民族聚居地，汉语的普及明显受限，民族语言仍是主体语言。在灾难救援过程中，灾区缺乏相应医学检查手段，良好的医患沟通对疾病的诊断就显得尤为重要，如玉树灾区大多数灾民为藏族，仅能用藏语交流，但参加救援的医护人员有很大一部分来自内地的汉族，与当地群众语言沟通较为困难，常常不能正确采集病史，严重影响疾病的诊断，而一些藏族医护人员在救治病员的同时，还要承担临时翻译工作，无形当中增加了工作量。因此，这种情况下，医患之间语言障碍常常是影响救援工作进度的重要因素。

（三）民族文化的差异

民族文化指一个民族的人们在长期的社会实践中创造和发展起来的具有自己形式和特点的文化，包括文学、艺术、教育、建筑科技等各个方面。民族文化是民族生存的自然环境、社会政治和经济在观念形态的反映。民族文化是把组成一个民族的人们联系在一起的精神纽带。由于不同民族间的文化差异，使得不同民族即使是面对同样的灾难也会产生不一样的认知、反应和应对方式。Perilla 等在 1992 年安德鲁飓风的研究中发现，具有集体主义和宿命论文化属性的拉丁裔和非裔在对灾难的认知和反应模式上，与个人主义盛行的白人决然不同。汶川地震后，陈正根对羌汉民族幸存者的应激反应模式的研究发现羌族幸存者的应激反应模式更倾向于直接的"外显化"，应对模式"消极化"；汉族由于长期受儒家文化的熏陶，不鼓励人们公开表达强烈的或者负向的情绪，因而于应激事件的反应模式上也是相对"内敛化"的，而应对模式"积极化"。对于羌族而言，这种"外显化"的反应模式也决定了其 PTSD 的症状在应激事件初期会相对严重，症状随时间会有所缓解；而恰恰相反，汉族幸存者的 PTSD 症状初期相对较轻，可能随时间发展越来越严重。有研究者从资源保存理论（conservation of resources theory，COR）的角度对应激给予解释，他们认为，应激是资源（包括物质的和心理的，如住房、社会支持等）受到威胁或实际丧失的结果。由于少数民族资源本来就有限，因此在遇到灾难后，相对损失就更多，应激也相对更严重，从而也导致其"创伤后应急障碍"（post traumatic stress disorder，PTSD）症状相对更严重。

（四）风俗习惯的差异

风俗习惯是指一个民族的人们在物质生活和精神生活方面广泛流行的风尚、习俗、惯例，是在普遍流行的价值观念支配下，在生产生活领域的实践活动中长期传承的行为心理和行为方式，具体表现为衣、食、住、行、婚姻、丧葬、节庆、娱乐、礼仪等物质生活和文化生活等方面。民族风俗习惯具有群众性特点，是区别民族的明显的标志。在灾难救援过程中，医务人员的衣、食、住、行与当地受灾人员的密切联系，要积极了解当地的民族风俗习惯,表现出对当地民族风俗习惯的尊重,并努力去适应,融入受灾群众,了解不同民族、文化背景下各自的禁忌,从语言、饮食、治疗方式、生活习惯等各方面给予受灾人员充分尊重。

例如:在藏族地区,多信佛教,无论到寺院的大殿经堂,还是到佛塔、转经亭、烧香台、玛尼堆等处,都必须顺时针方向即从左到右绕行;进寺院大殿前,要脱帽,忌携带刀枪及大蒜;忌摸寺院内的各种佛像、经书、法器;在神湖和神泉不能乱抛东西,更不能洗衣服等不洁之物;忌用食指指点佛像,应五指并拢,掌心向上,以示崇敬;进寺院大殿经堂或家里经堂时,不得吸烟。在蒙古族中如果门前有火堆或挂有红布条等记号,表示这家有病人或产妇,忌外人进入;客人不能坐西炕,因为西是供佛的方位;忌食自死动物的肉和驴肉、狗肉、白马肉;忌在火盆上烘烤脚、鞋、袜和裤子等;禁止在参观寺院经堂、供殿时吸烟、吐痰和乱摸法器、经典、佛像以及高声喧哗,也不得在寺院附近打猎。回族人民在饮食方面,禁食猪、狗、驴、骡、马、猫及一切凶猛禽兽,自死的牲畜、动物以及非伊斯兰教徒宰的牲畜;禁止抽烟、喝酒,禁止用食物开玩笑,不能用禁忌的东西作比喻(如不能说某某东西像血一样红)等,甚至在谈话中也忌带"猪"字或同音字;在信仰方面,禁止崇拜偶像等。黎族禁忌跨过男人的衣服、身体,尤其是头部,等等。

(五) 民族心理认同的差异

民族心理认同主要是指组成一个民族的人们相同的心理特质,主要表现为他们对同一民族的自觉的归属感,包括民族成员对民族整体的认同心理和民族成员之间的认同心理,是团结本民族成员的重要的精神心理纽带。民族心理认同对于一个民族与属于它的成员的关系来说,具有内聚性、向心性、自识性等特点;民族心理对民族同化具有非常的抗拒力,对本民族的生存和发展起着一定的护卫作用。我们经常看到,两个互不相识的人,一旦发现同为某一民族,使用本民族的语言交谈之后,很快就熟悉起来,这就是相同民族成员之间,通过民族语言达到的心理认同。在医疗救援过程中,可以充分利用民族的心理认同,帮助受灾人员找到归属感,安全感,例如将同一民族受灾人员聚集在一起,相互给予帮助;情况允许下,同一民族的医疗救援工作者针对性地服务该一民族受灾人员。同时,遵从不同民族的心理认同的差异,不强迫民族同化。

(六) 民族性灾难

民族性灾难是指各民族之间由于宗教信仰、风俗习惯、生活方式等方面的不同,不可避免地产生一些突发公共事件,突发公共事件如果不能及时化解和妥善处置,就有可能诱发更大的灾难性事件。

各民族之间这种差异主要体现在语言、宗教和文化上,而这些差异致使各个民族之间缺乏相互了解和尊重,造成一些误解、纠纷和突发事件。在语言方面,民族地区有很多不同的语言,多样化的语言文字维系了不同民族的文化共识和族际交往,但却阻碍了其与多数民族及主流社会对话沟通;在宗教方面,高海拔民族地区佛教、伊斯兰教以及一些原始宗教仍有着较大的影响力,由于宗教信仰的不同导致的突发事件也时有发生;从文化角度看,我国少数民族由于所处的环境不同、所经历的历史条件不同,民族习俗差异十分明显,这些不同的多元文化在民族交往活动中常常会引发一些冲突。例如:边疆民族地区公共危机事件除具有群体性、破坏性、公开性、违法性等与内地公共危机事件相同的特征,还具有潜在的跨国性、强烈的宗教性、敏感的民族性、极强的隐蔽性和偶然的敌对性等特点。这些特性,使得突发公共事件变得更为复杂,医学救援难度更大。

二、灾难救援中的宗教问题

(一) 宗教的定义

宗教是人类社会发展到一定水平出现的一种社会意识形态和社会文化历史现象,其特点是相信现实世界之外存在超自然,超人间的神秘力量或实体。信仰者相信这种神秘力量超越一切并统摄万物,拥有绝对权威,主宰着自然和社会的进程,决定着人世的命运及祸福,从而使人对这一神秘境界产生敬畏和崇拜的思想感情,并由此引申出与之相关的信仰认知和礼仪活动。

(二) 宗教的两面性

宗教信仰作为人把握世界和生命的一种独特的方式,充分体现了人的主观能动性和精神对物质的反作用,它对人生具有重大影响。又因为宗教信仰是一种集体社会意识,它对社会和谐稳定也具有重大影响。

1. 宗教信仰追求终极关怀,给人注入神圣的目标,引导人去反省自我、超越自我、塑造自我、完善自我、实现自我,并从中获得宽慰感、宁静感和神圣感;宗教信仰推动人去从事德行,使自己在道德践行中体悟到人生的尊严和神圣;宗教信仰给人生带来无限的希望,对生命的希望,对爱的希望,或是对正义的希望,或是对和平、和谐、同情以及真、善、美的希望。宗教信仰使实现真正的自我,获得真正的自由。宗教信仰具有维系社会稳定,道德教化、心灵慰藉的功能。

2. 不同宗教的人群之间,由于信仰不同和教义有别产生的相互戒备、提防和排斥,教派之间权利、利益冲突所引发的战乱给当今世界带来了太多的灾难,严重危害社会的和平稳定。

（三）灾难救援时注意事项

医务工作者及救援人员对于宗教观念、宗教行为和宗教体制要有基本的了解,能够在实施救援行动时注意避免出现违反宗教禁忌、伤害宗教感情的事情,有效地结合好宗教功能作用,顺利实施救援行动。

1. 宗教信仰包括许多禁忌规定,包括语言禁忌、行为禁忌、饮食禁忌等。在神圣对象、神圣场所、神圣时间内禁说污秽不净、亵渎神明的言辞,或不吉利的话,非说不可的术语常用隐语代之。从事某项事务时要在行为上严守一系列禁忌。例如西南地区某些少数民族每寨皆有"神林",被视为神圣禁地,禁止砍伐、拾柴以及任何破坏森林的行为。例如伊斯兰教在睡前、饭前都要跪在毡垫上做祷告,毡垫不允许用脚踩及跨越。救援人员应允许他们默经诵佛及做祷告,并保护其在祷告期间避免遭受打扰。例如基督教病人忌讳星期五和十三,因此给病人做标注时,应加以考虑。充分了解宗教饮食禁忌,避免出现伤害宗教感情的情况。

2. 医疗救援时往往会只注重人员的安危而忽略了其精神信仰,只注重物质满足而忽略了精神需要,尤其在进行舆论宣传和群众动员时,如果不考虑该民族的宗教信仰问题,往往会达不到效果甚至起了反作用。例如在无意进入了宗教的神圣禁地,使用了不恰当的语言曲解了宗教信仰,或言语冒犯了受灾人员所信仰的神圣物品,就会招致民族情绪的对立,产生不良后果。

3. 宗教活动及场所问题。宗教活动包括庆典仪式、祭祀、祈祷、法会、礼拜等许多形式,都表达了信仰者对信仰主体的崇拜和尊敬,也表达了信仰者对未来的期望和祈求。宗教场所是宗教信仰者进行宗教活动的地点,在信仰者心目中有着神圣的地位,对它的尊重与否影响着宗教信仰者的感情。对宗教活动要做到不干涉、不围观、不歧视并提供便利和保护;对于宗教场所要做到不擅自闯入或在宗教场所进行违反宗教信仰的行为;不损坏和破坏宗教设施和物品,并尽量保护和抢救。

4. 宗教视野下的临终关怀及精神救助。灾难来临,生命无常,死者需要永恒的安宁,生者需要心灵抚慰。宗教以高度的精神力量超越死亡,消解人们对死亡的恐惧,合理利用宗教面对死亡从容态度和来世观念有助于临终病人对死亡采取从容平和的心态。宗教的神圣性给人精神上的慰藉,例如汶川、玉树两次地震后,五大宗教团体都举行了各种消灾、祈福、超度活动,对于稳定受灾群众情绪发挥了积极作用。宗教团体的社会救助有其宗教信仰作为基础,实践救助的整个过程都受到宗教信仰的指导,并由信徒参与和操作。但是个别宗教组织借着援助非法传教,发表一些不负责任的言论等,这些都对宗教团体的救灾产生负面作用。针对这种情况应该注意识别并保护受灾人员。

宗教的神圣性和向善性使它能向人们提供人生的价值观和善恶观,不同宗教信仰都赋予了其团体服务他人、救死扶伤和奉献社会的责任和义务,并形成了社会服务的优势,特别是危机救助中,宗教有其不可替代的优势。边疆民族地区宗教文化发达,宗教意识强烈。特别在全民基本信仰一种宗教的民族里,宗教在民族文化和日常生活中居于精神导向的核心地位。只要善于引导,宗教信仰的精神力量、慈悲力量、大爱力量及其终极关怀可以为遇难者及其家人起到的有效治愈作用,在灾难救援中提供有力的支持。

（张　红）

第三节　宗教与心理危机干预

随着近年来人们对灾难事件后产生的心理危机越发地关注,心理危机干预在灾难救援中成为不可或缺的救援方式。美国的吉利兰(Gilliland B. E)和詹姆斯(James R. K)这样界定心理危机干预概念:指对处在心理危机状态下的个人采取明确有效的措施,使之恢复心理平衡,最终战胜危机,重新适应生活的过程。目前心理危机救援主要是以心理学干预为主,而宗教学的干预是继汶川尤其是玉树地震以后被逐渐认知。

一、宗教学与心理学

宗教一直以来都在影响着人类活动,宗教学与心理学原本就有异曲同工之妙。可以说,宗教自从产生的那一刻起就直接指向人的心理需求,所以从一般意义上说,宗教与心理本身就有天然的密不可分的关系。当人类认可了除自身之外还存在着超自然和超社会的力量,宗教就成为信仰社会中人与自然、人与社会之间的最高调节者,它甚至调节和支配着人与自然、人与人、人与社会之间的关系,从社会科学而非神学的角度来看待宗教,是人类特有的认知现象。在这种关系中,人作为有限生命的存在者,不可回避灾难与死亡,宗教便是拯救和超越人生的苦难和死亡,是一种终极关怀。马克思曾在《黑格尔法哲学批判》这样论述宗教:"宗教的苦难既是现实苦难的表现,又是对这种现实苦难的抗议。宗教是被压迫生灵的叹息,是无情世界的感情,正像它是无精神活力的制度的精神一样。宗教是人民的鸦片(马克思生活的那个年代,鸦片是止痛药,是一种正面的东西,只有病人做手术疼痛得受不了了才把它作为一种止痛剂使用)。

事实上,宗教的心理调节已经被宗教学和心理学界广泛认可。在 1997 年,美国的宗教社会学家斯达克曾指出宗教与心理健康之间存在相关。在后来的西方宗教心理学中,学者们不断对宗教与健康特别是心理健康之间的关系展开研究。斯达克、马特林等人研究发现,宗教有助于人们克服失去亲人的悲伤,让生活变得更加可忍受。埃利森和泰勒曾对 1344 名非洲裔美国人进行了调查,发现有许多人求助于祈祷,其中丧失亲人的人、自己或家人生病的人祈祷的频率比其他人高很多。当人们遇到环境压力时,会以自己的一套行为和思维方式加以应对,它能够帮助人们避免或减少压力的影响及由此产生的消极情绪。人们借助于宗教思想和行为可以减轻心理压力,这叫"宗教应对"。帕格门特等人发现,选择宗教应对的通常是信教者、女性、老人、贫困者、未受过教育的人或失去亲人或者患重病的特殊时刻等相对比较弱势的群体。帕格门曾分析过130 个相关研究,其中 34% 的研究发现,宗教应对有助于情绪稳定,对于沮丧、焦虑等情绪有明显的积极影响。科尼格等人曾对 1200 多项研究进行分析,发现其中 2/3 的研究显示了宗教活动与健康水平(包括身体与心理)之间有显著的积极相关。在 93 个关于宗教与抑郁的研究中,有 60 个研究报告说宗教信仰有利于减少抑郁情绪,86% 的临床研究发现,宗教信仰有助于减少焦虑和恐惧。

二、我国宗教学与心理学

国内学者在这方面的系统研究几乎没有。从 2008 年的汶川大地震,再到 2010 年的玉树地震以及同年 8 月甘肃舟曲的泥石流灾难,国内的心理学界和社会工作者针对地震灾区人群开展了心理危机干预工作,心理危机干预开始逐渐被国内很多人认同。作为一种专门的心理治疗技术,危机干预有其基本的理论模式,如贝尔金等人提出的平衡模式、认知模式和心理社会转变模式。在从事危机干预中,值得关注的问题是我们生活在一个多元文化的社会,需秉承多元文化的观点,这就意味着在提供心理危机干预服务时,必须要考虑到跨文化的因素,如民族、语言、宗教、社会、经济、教育等。我国社会虽然是以无神论为主体的主流意识形态,但同时又是一个多民族、多宗教共存的国家,所以在进行灾后心理危机干预的时候,民族、宗教的跨文化因素是不可回避的。

在我国的宗教学领域,以藏传佛教尤为盛行,其人生价值观主要包括"四圣谛"和"三法印"两个方面的内容。前者是对人生的价值和意义作出判断,即一切皆苦,并且揭示出产生痛苦的原因,后者指出人生应当追求的理想价值,如何生活才有价值以及达到理想境界的道路和方法。世间的一切,不管是有形还是无形的东西,不管是众生的欢乐还是痛苦,都是不断无常变化的,对于众生来说,也是难以驾驭和支配的,即"无我"。如果众生能够洞察这个道理,就能从痛苦和生死中超脱,获得精神上的解脱,从而进入涅槃境界。

三、宗教信仰在心理危机干预中的作用

大部分学者认为心理危机干预时机分三阶段。①第一阶段即应激阶段,发生在灾难后的两三天内,这时大家面对突发的灾难,精神都比较紧张,生存的本能使人们积极自救和救人。②第二阶段—灾后反应阶段,这一阶段可持续数周或数月,这时受灾人群的生存条件基本得到保障,有时间感受内心的恐惧和丧亲的悲痛,个体的心理问题开始表现出来,幸存者出现生理、情绪、认知、心理和行为上的反应,如疲乏、失眠、焦虑、

恐惧、孤独、内疚自责等情况，这一阶段主要是进行关注和陪伴，采取措施降低上述反应。③第三阶段，即恢复重建阶段，通常要经历数月甚至数年的时间，由专业的心理专家对受灾人群进行心理健康的评估和筛查后，对有严重心理障碍者进行治疗，帮助个体尽快适应环境。从玉树地震中僧人直接参与的救援和丧葬仪式中看到，宗教组织和相关仪式确实能够在赈灾和灾民的心理疏导中起到积极的作用。

有专家曾经从社会心理刺激和个体心理健康的关系角度来界定社会支持的概念，认为社会支持是"一个人通过社会联系所获得的能减轻心理应激反应，缓解精神紧张状态、提高社会适应能力的影响"。一般说来，人们的社会支持主要来源于家人、邻居、朋友、同事以及各种次级的组织和其他各类社会关系网络，对于信教者而言，宗教组织和神职人员也是其重要的社会支持来源。面对各种突发的灾难性事件，幸存者若得不到足够的社会支持，创伤后应激障碍的发生概率会大为增加。因此，把寺庙和僧人也纳入到灾区民众的社会支持系统中去，与他们的亲友、心理工作者、社会工作者以及包括政府在内的各级援助机构一起，全面推动灾后重建工作，使受助者感到被理解、被尊重、被支持，极大地缓解受灾民众的心理压力。佛教在帮助人们面对人生苦难的轮回和现实生命的有限性时，给人提供了一种精神上的内在平衡以及超越有限达到无限的心理满足。

综上所述，宗教与人的心理需求、心理状态有着密不可分的关系，是特定人群对待环境变化的心理防御，它甚至作为一种文化传统影响和塑造着一定族群的性格特征。在任何时候运用任何西方的心理学理论或者危机干预的模式时，都不能忽略服务对象本身所处的文化、环境与宗教，否则，心理危机干预将变得无力。因此，在灾后心理危机干预中，了解当地的文化、习俗和宗教变得尤为重要。不仅是佛教，所有的世界性宗教在心理调适方面都有其特殊的价值。宗教，作为信徒重要的精神上的社会支持来源，能够为个体减轻压力、缓冲刺激性事件对于个体的消极影响。同时，宗教又作为一种世界观和人生观，为个体提供信念支撑，促进个体在突发的灾难事件后调整认知，平和对待生死。当然，我们也要正确的看待宗教的地位与功能。在这个多元化社会中，很多事情需要多方资源合力才能完成，人与人、人与社会以及各类社会组织之间的彼此理解、相互认同，也是灾后心理危机有效干预的重要保障。

（曾　红）

第四节　非医护人员第一响应者的医疗救援培训

一、第一响应者概述

"第一响应者(first responder)"是指灾难事件发生后，在第一时间内赶到现场，具有快速组织、指挥协调、专业处置能力，能够指挥现场民众徒手或利用简单工具开展抢险救灾的人员。如灾区当地的居民、警察、官员、消防人员、医护人员、志愿者等。也可以说第一响应者是经过训练、取得资质的，在地震等灾难事件发生最先(12小时内)抵达现场开展应急和救援的人员。

早期的第一响应者是指在医疗领域，通过培训能够在医疗应急救援中提供基本生命救助的人员。随着经济社会的发展，第一响应者的含义扩展为首先到达灾难现场、拥有救援证书的个人，是应急救治服务系统的组成部分，是急救服务系统中不可或缺的一部分，他们使用有限的设备进行最初的事故现场判断和急救干预，是专业急救服务的辅助力量。

科学研究表明，灾难发生后，灾民存活率的高低与时间长短成负相关，即灾难响应间隔的时间越短，灾民的存活率越高，救援的效果更好。如果能够在灾难发生后的第一时间进行应急响应和救援，存活率能高达50%或更高。汶川地震救援经验也证明灾区公众的自救互救是在破坏性地震发生后及时拯救生命、减轻灾难损失的有效措施。

第一响应者的主要职责包括现场组织管理、安全评估、搜寻伤者、信息上报、现场急救和请求援助等。

我国目前还没有明确建立灾难救援第一响应者制度，有些地区建立了自然灾难信息员制度，应急救援的第一响应者目前还处于探索的初期阶段。

灾难救援具有专业性强和危险或风险高等特点，这有可能导致第一响应者在行动中对被救援者造成伤害，或对第一响应者自身造成伤害。因此，需要建立有效的应急管理第一响应者培训制度，提高第一响应者的能力。

近年来,我国为提高公民参与应急管理的能力,加强了相关的科普宣教工作,主要形式为宣传资料、音像教材、演练演习等,但由于缺乏制度约束和技能要求,科普宣教工作常常流于形式,效果不理想。

制度化的培训将使第一响应者具备徒手或者利用简单工具参与现场救援活动的能力,这种培训实践性强、技能操作多,能有效提高灾难救援互动中的安全意识和自救互救的能力。通过严格的制度化培训、考核和资质证书制度,建立一支有组织、有能力、有资质,在灾难救援中起关键作用的第一响应者队伍。

近年来,国内少数地区开始了第一响应者培训的国际合作。2010 年开始的第一响应者培训合作项目是中德政府合作项目,项目支持单位是德国联邦政府技术救援署,项目执行单位是中国地震应急搜救中心及国内各地方政府。培训课程包括灾情形势评估及信息处理、灾情现场管理、搜索技巧及现场实践、基本救援技能及现场实践、医疗急救基础、国际城市搜索和救援概论、现场实地综合演练等。合格者由中国地震应急搜救中心(NERSS)和德国联邦政府技术救援署(THW)颁发中德政府"第一响应人"培训教官证书。

"第一响应人"培训是联合国城市搜索救援顾问团(INSARAG)专门为灾难发生后,第一时间在灾区开展应急响应的应急和救援人员而设计,不仅有助于提高当地应急响应人员的防灾救灾意识和应急救援能力,还将有利于加强政府、社会和公众三位一体的综合防灾减灾和应对突发公共事件能力建设,对于发挥整体优势,形成防灾减灾联防合力,减轻地震等自然灾难损失具有重要的意义。

谁是第一响应者? 这个问题在中国还不十分明确,国际上不同国度和地区也有所区别。一般认为,第一响应者包括特定职业中的人群和志愿者,二者之中又都包括医务人员和非医务人员。法定第一响应者应由政府和单位确定;志愿第一响应者应经过自愿申请、单位批准、政府注册,二者均应经过培训、考核并取得资质。社区医务人员是否为法定的第一响应者,目前尚不明确(见表 9-4-1)

表 9-4-1　第一响应者概述

	法定第一响应者	志愿者
非医务人员	LNF. 消防员、警察、保安等	VNF. 任何职业的公民
医务人员	LMF. 院前急救、急诊科、卫生防疫等	VMF. 任何医学专业

如表中所示,第一响应者按照是否医务人员、法定第一响应者和志愿者分为 4 类,其中 LNF 最有可能率先到达灾难现场、灾难救援经历最丰富、现场组织能力最强;LMF 现场医学救治技术最高、掌握专业医疗设备、医学救援理论知识最丰富、教学能力最强;VNF 和 VMF 虽然不是法定或专职救援人员,但在较先进、文明的社会有很大的人员储备和潜力,组织和培训良好的 VNF 和 VMF 队伍作用是不可忽视的,VMF 中包括有各种特殊医学技能的医务人员,在灾难医学救援中起到特别的作用。

本节主要讨论法定非医务人员第一响应者(LNF)的培训,VNF 培训一般是短期的培训,涵盖的内容并不明显少于 LNF 培训,但难度和要求相对较低,课时较短,目前没有统一的标准,如授课课时、模拟训练课时和复训周期等。

二、培训内容

第一响应者医学救援培训的主要内容是创伤和灾难损伤理论、现场医学救援基本技能,其具体要求是掌握进入灾难现场的注意事项和作为第一响应者到达现场的工作流程,掌握心肺复苏术、止血、包扎、固定、搬运、静脉通道建立等外伤处置技能。其中非医务人员掌握的理论和技能在深度上与医务人员有所不同,如心肺复苏技术只要求掌握 BLS。本节主要讨论法定的非医务人员第一响应者(LNF)培训。

1. 创伤和灾难损伤理论　尽管要求掌握的主要是实践技能,对于当今社会人群的普遍文化程度而言,必要的理论知识讲解有利于理解和更好地掌握相关技术,因此,应该有一定课时的理论知识授课和自学时间,自学可以通过光盘、网络等媒体。创伤和灾难损伤理论知识要以简明、通俗、实用为原则做必要的介绍,目的是有利于理解和掌握现场急救的技术。

2. 心肺复苏　心肺复苏技术是一套重要的综合性抢救技术,有经典的模式,也在不断改进,因此要求培训者(导师,教师)要不断地学习,教案要及时更新,学员要按计划复训。目前国内尚无统一的标准化心肺复苏培训课程,美国 AHA 的心肺复苏 BLS 和 ACLS 课程在中国有一定程度的推广,在国内较大城市建立了一些培训点,并建立了相应的导师队伍。笔者认为,有必要在我国灾难医学救援培训中建立标准化心肺复苏课程,可以借鉴 AHA 心肺复苏 BLS 培训课程的模式和经验。

3. 现场的检伤分类和止血、包扎、固定、搬运技术　是经典的创伤急救技术,也是灾难救援医学培训中的重点内容,具体要求请参考相应章节。

4. 静脉通道建立和补液　在现场急救中也是重要环节。在我国,是否可以让非医务人员第一响应者学习、掌握、实施此项技术尚待商榷。此外,随着相关的科学技术进展,一些特殊的抢救药物可以借助预充装置使用,使得这些药物的(肌肉、皮下)注射非常简单易行,这有待于我国第一响应者制度的建立和充实,目前在国内暂无条件实行。

5. 自动体外除颤仪(AED)　已有证据说明,经过培训的非医务人员可以安全使用 AED,对此有些国家地区已经立法。应该强调,在现场急救中采用 AED 是非常重要的。我国引进 AED 已经近 20 年,国内很多地区在非医务人员心肺复苏培训中都有 AED 培训,目前亟待在制度上、法律上解决其使用问题。

三、培训方法

(一) 传统的授课方式

用一定的课时(如 2～4 个学时)讲解创伤和灾难损伤理论知识及救治方法,讲解心肺复苏、拣伤分类的理论基础等是有必要的。可以是大课,如 100 人以上的课堂,其代价较低;也可以是小课,如 10～20 人,有利于教学互动。

(二) 多种方式的自学

课程统一教材中可以包括光盘、网上学习程序等。

授课和自学是进入模拟培训阶段之前的学习,也是必要的基础。

(三) 模拟培训

1. 单项技术的模拟培训　使用简单的模拟器具或模拟伤员做单项技术训练,如胸部按压,口对口人工通气,止血,包扎等。此方法已经非常普及。目前的问题在于模拟设施简单,不能很好地反映操作的质量,多数依靠培训者一对一的检查和纠正,限制了教学工作的效率。

2. 综合模拟培训　用综合模拟人或模拟病人(模拟伤员)进行综合模拟训练,不但可以训练和提高学员的各种技术性能力,更重要的是提高非技术能力,如现场及时判断、决策、指挥、沟通、响应、合作、应变等能力,对于团队的能力提高是非常重要的。综合模拟培训的关键是情景化设计,因此也叫情景化训练,而情景化的素材来源于临床实践,因此有赖于较好的师资条件。对于区域化的较大规模医学救援培训,首先应培养和建立一个强大的师资队伍。

(四) 模拟演练

这里所指的是大规模的综合模拟训练,是模拟灾难现场场景的群体化演练,也是检验医学救援体系建设、培训效果和组织能力的重要方法。在整个救援系统中,模拟演练多数是高层管理机构策划,但具体的情景设计多由培训部门负责,其考察的对象不仅是第一响应者,而是整个救援体系。

(五) 序列化、标准化的课程及考核

如前所述,医学救援培训包括一系列的教学活动,举例说,一个区域的第一响应者培训可能有以下几个部分:4 学时的理论知识讲座,8 学时的光盘或网上自学教程,8 学时心肺复苏和创伤急救单项技能模拟培训,8 学时综合模拟培训。

标准化的特征是统一性和权威性,目前普遍的做法是按照权威机构的专业指南制定标准,如 AHA 的 BLS、ACLS 培训标准主要依据最新发布的 AHA 心肺复苏和心血管急救指南。区域化医学救援培训课程应由专家组制定培训大纲,并依据指南或专家共识制定标准。标准化具体体现在训练要求和考核中,其中最重要的是学员的技术操作质量指标。目前的问题是很多技术在质量上的要求没有很好的量化指标,其评价只能是描述性的,这有待于在教学实践中解决。

四、相关管理制度和法律问题

（一）区域化的管理——建立区域化的灾难救援培训基地

自然灾难大多是区域化的，很少局限在某一个公司、农场、学校等单位。即使是局限在某一个单位范围内，也大多需要区域内的支援。救援的组织体系也多是区域性的，救援培训各自为政不利于统一指挥调动，不利于大规模救援及演练。

灾难具有区域性特征，取决于地貌、气候等自然条件，也取决于工业生产、发达程度、人口密集度、卫生条件等其他特点。因此，不同区域的灾难救援培训可能有不同的侧重。随着一个地区灾难救援工作的进步，其救援培训的质量和深度都会有显著的提高。

可见，灾难救援培训应该是区域化管理，具体体现在区域化培训基地（或者称为中心）的建设，由区域政府主办，或政府委托民间组织承办，基地装备必要的培训设施，组织专家组，制定培训大纲和计划、标准，组织宣传、培训、演练等活动。

（二）师资培训

"培训培训者（Train the trainer）"是做好医学技能培训的前提。问题是在建设培训体系的初步阶段，"老师的老师"由谁担当？一般的做法是先由具有教学经验同时又有丰富的医学实践经历的人组成专家组，通过学习前人的经验和成果（目前多数成熟的课程在国外）制定初步的培训计划，从"培训培训者"开始启动本区域的医学救援培训。由此也可以看出，培养师资的老师主要来自医务界，而师资并不要求是医务人员，尤其是在法定第一响应者集中的单位，如消防队，在消防员中培养救援师资（教官）是合理的，有利于进一步的教学工作。应该指出的是，教官也应该有严格、规范的教材，且有更明确的考核标准，取得资质证书后方可执教。在此，笔者建议借鉴 AHA 心肺复苏培训项目中的分级导师制度，以保证灾难救援培训的质量。

（三）培训的时间分布及复训

规范化的培训不仅仅体现于培训内容。不同层次的第一响应者，由于其本质工作不同，可以接受救援培训的时间或者最佳时间也不同。如对于消防员，在一些国家或地区属于法定的救援人员，或者说他们就是专职的救援人员。法定第一响应者除了参加初步训练，取得资质外，应安排相对较多的复训，并安排响应的演习，以保证其能力和素质。这些活动在时间分布、内容和形式上都应该是制度化的，也就是说，对于法定第一响应者，每年应该接受规定时间、内容的培训和演练，才能延续其资质。对于志愿第一响应者，其培训的时间、内容和复训周期也应该制度化，但应相对宽松。

（四）关于考核和资质及资质的延续

目前大部分技能培训的考核都安排在培训课程中，也就是说学完了马上就考。课后考核是有意义的，能立即反馈培训效果，考核也是学习的一部分。但这种方法并不十分完美。从实用的观点看，学以致用，最好的办法是全部培训结束后一定时间内接受综合性考核，而且是理论知识、单项技能和综合能力考核相结合。笔者认为应该在保留课后考核的前提下建立专门的资质考核体系。

任何专业资质都应该有一定的期限。资质延续的条件是参加规定的复训和重复考核。各国对灾难救援第一响应者资质的期限没有统一规定，也没有明确的资料证实规定多长的期限是合理的。规定 2 年期限可能是一种可以接受的尝试，但必须有配套的复训和重复考核制度出台，以保证资质的延续。

重复考核制度也有待出台。按照国际上的惯例，重复考核可以采取对应分级资质的分级考核，比如将第一响应者资质分为 1、2、3 级，有利于区别能力的强弱和资质的深浅，这对于救援工作的组织和分配也是十分有利的。分级考核应该有明确的分级标准和说明，以便于考生按照自我评估的能力和导师的推荐选择合适的级别。同时要强调的是复训的意义不仅在于克服遗忘，更有学习新进展的意图，这一点也同样要体现在考核内容中。

（秦　俭）

第五节　公众的自救互救的普及培训

进入 21 世纪后，人类在享受全球化带来的各种便利的同时，各类突发公共事件频发，有的甚至在全球范围内迅速蔓延,对人类的健康生存和发展提出了巨大的挑战。前联合国秘书长科菲·安南曾说:"我们的世界,比以往任何时候更容易受到伤害"。有数据表明,每年约有 350 万人死于各类意外突发事故,受伤人数为上述人数的 100~150 倍,其中约有 200 万名受害者成为终生残疾,医疗保健费用和生产能力丧失每年造成的经济损失估计达到 5000 亿美元。

目前,中国正在加快推进城镇化建设,密集的居民社区和聚集的活动场所已成为社会发展的必然现象和发展趋势。社区和公共场所是大多数突发急、危、重和意外伤害发生的地点,有调查发现,97% 的事件是"第一目击者"先于专业急救队伍到达现场。因此,具备了急救技能的"第一目击者"在灾难现场对受害者实施初步急救措施,能极大地降低突发事件造成的人员伤亡。在我国应对突发事件的救援人员主要来自警察、消防员和急救人员三部分,作为突发事件"第一目击者"和灾难救援的生力军,这三支队伍通常成为生命与时间赛跑的直接践行者。但无论是警察、消防人员和专业急救医护人员同时包括公众社会人群采取的自救互救等措施在发生重大突发事件时,现阶段都存在救援人员不足,现场人员急救意识及基本知识缺乏,急救技能不规范甚至缺失等现象,由此造成救援应对不及时、急救措施跟不上,严重影响了应急救护的速度与质量。开展对公共人群自救互救的急救技能的普及培训以及能力培训建设,对于提高应急救援团队的整体素质,公众自救互救能力,建设和谐社会具有重要的现实意义。

一、国内外自救互救培训现状

(一)国外公众应急教育的特点

美国、日本、德国等一些发达国家在公众应急培训、自救互救的实践中积累了宝贵经验,其中培训制度法制化、密切的组织合作、规范培训内容及普及应急教育是各国应急教育的重要因素。

美国《灾难救助和紧急援助法》和《国家地震灾难减轻法》等法律对美国减灾机构的职责、计划的目标和目的作了详尽规定。并通过制定社区版的"可持续减灾计划",推行以社区为基础的全新灾难减缓计划。把风险及风险规避决策纳入到社区日常决策之中。在美国形成了以州、郡、地方应急管理机构和社区应急反应小组为主的合作模式,组建以社区应急反应小组为核心的市民组织,在危机状态和非危机状态都发挥着重要作用。由国家应急管理培训办公室或应急管理研究所开展教员培训课程,到各个社区对居民开展应急教育培训。培训面向社区居民以及企业,采用广播、电视传播、录像、防灾手册、演讲、宣传单等方式,宣传适合本社区的防灾知识与技能,培训的内容涉及灾难准备、灭火、急救医疗基础知识、风险识别、家庭和社区应急计划、家庭逃生包准备以及自然灾难、人为灾难发生前、发生时和发生后如何应对等措施。培训结束并考试合格以后,参与者可以获得结业证书和徽章。

《灾难对策基本法》是当今日本突发事件防范与应对的"根本大法"。《灾难对策基本法》明确规定:灾难应对不只是国家的职责,地方公共团体、防灾重要设施的管理者以及居民皆有共同达成防灾任务与参加自主性防灾活动的义务。日本以政府-城市防灾中心-社区公众为主要的自救培训模式,使市民防灾训练制度化和规范化,提高全民防灾意识和协作精神。防灾中心在市民和单位中树立"自己的生命自己保护"和"自己的社区自己保护"的防灾理念,不断加强市民防灾意识和自救互救技能教育,对居民以"基础能力培养"为主,传授防灾的基础知识,内容包括防灾演习、初期灭火训练、应急救护、避难诱导训练、炊事训练、信息传达训练以及综合训练等。日本在小学阶段设立逃生课,中学阶段设立自救互救课,大学则开设有"危机管理"专业,专门培养高层次的防灾救灾、应急管理等方面的人才。

德国联邦政府法律规定普通民众参加 7 年的志愿者服务工作即可免除 10 个月服兵役的义务。为免除志愿者的后顾之忧,政府规定志愿者享有为其购买法定义务保险和给予相应伤亡补偿;在考取一般驾照、卡车驾照、参加运动协会和获取猎人证前,公民必须接受学时不等的急救知识技能培训课程;要求消防员每年必须参加 30 个学时的急救培训。

德国主要以政府-地方技术救援小组-志愿者为主要特色。强调公民自身能力的培养,以技术救援协会、德国汽车俱乐部、工会等社会组织形式开展公民教育。德国志愿者培训一般分为基本理论培训和模拟演练两个模块,以及基础培训、专业技术培训和指挥培训三个阶段。志愿者可利用业余时间学习公民保护、安全保障、危险物品、救援常识、常规救援行动、急救、极端天气下的行动、媒体简介等知识。

通过现场的体验增加应对灾难的常识和措施,训练人们在危难时刻实施自救互救,以加深全民防灾意识,提高家庭自助自救的能力。

（二）我国应急培训相关政策与实施现状

我国有关公众现场急救培训的相关政策从2006年开始逐步完善。2006年11月《道路运输从业人员管理规定》要求驾驶人员应掌握交通急救技术,包括心肺复苏技能;2007年《未成年人保护法》要求各教育行政部门和学校制定应急预案、配备相应设施并进行必要的演练;《公安部关于进一步加强思想政治工作落实从优待警的若干意见》要求基层和一线民警接受现场急救技术培训;2007年《中华人民共和国突发事件应对法》指出各社区应对居民开展应急知识宣传活动和必要的应急演练,并指出各级各类学校应把应急知识教育纳入教学内容;2008年,卫生部(现国家卫生计生委)将掌握现场急救知识列为公民健康素养之一;同年,中国红十字会总会、公安部、交通部三部门联合发布的《关于深入开展救护培训工作的通知》强调了在高危行业中开展现场急救培训工作的重要意义。随着我国现场急救培训相关政策的逐步完善,公众现场急救培训也得到广泛关注和大力发展。我国主要以红十字会为首,协同各地市医院急救中心开展现场急救培训,通过不同的培训方式,对导游、机动车驾驶员、警务人员及其他特殊人群等进行以五项基本技术为主(止血、包扎、固定、搬运、心肺复苏)的急救知识现场培训与演练取得一定成效。实践证明,"第一目击者"能在现场急救中发挥重要作用,提高急救水平。但在实施过程中,诸如应急教育培训缺乏相关立法、缺乏完善的急救培训体系、社区公众应急救护培训的广度和力度不足、经费不足等问题影响了政策的落实和应急救援工作的顺利开展。

二、完善我国公众应急普及培训教育体系

面对我国公众在接受宣教和应急救援培训覆盖面不足,应急救护培训的培训频率和深度有限,复训率低。急救知识培训理论多,实际操作少,缺乏反复连续性的培训和实际的演练,导致公众普及率和实际掌握率差距悬殊,培训效果不佳,面对突发公共事件仍显心有余而力不足等局面。我国要尽快完善相关法律和培训制度,开展公众对医学救援知识、技能的普及教育,规范社会培训工作;增强公众应对突发灾难事件的安全防范意识,在全社会广泛开展以"自救互救"为基础的医学救援知识、技能的普及教育。重点做好以下几方面的工作:

1. 善相关立法　在灾难应对中,我国应加大立法,制定法律、法规依据及相应的政策规定、约束机制及奖惩制度,消除普及公众急救知识的瓶颈问题,如出台相关法律、法规,对施救者可以对伤病者采取那些急救措施、不可以采取那些急救措施进行相应规定,对施救行为可能产生的不良后果予以法律保护;将急救课程作为特殊职业的岗前培训必考科目,如对司机、警察、消防员、导游等进行急救培训,并进行定期复训;规定每个单位和社区要有一定比例的人员具备初级急救员资格。

2. 善公众培训体系　为了社区公众应急救护培训工作有效开展并形成长效机制,当地政府和社区基层组织要重视与配合。建立志愿者队伍,统一培训方案和培训标准,在社区内逐步开展社区公众的应急救护培训,强化公众的应急救援意识,普及突发事件的医疗卫生救护知识,提高社区公众自救互救能力,形成以家庭自救和单位自救、社区互救为核心,社区卫生救援人员、公安干警、企事业单位救护员和志愿者为骨干的群众性应急医学救援网络。

3. 培训教材　制定全国统一的社区公众应急救护培训教材,除了五项基本技术的普及教育,还应该包括危机意识和防灾观念教育以及各种常见急症的家庭急救方法,如酒后窒息、一氧化碳中毒、中暑、误服药物中毒等,适当增加常见急症、意外伤害、火灾地震逃生及灾难的现场急救知识以及简单的病情判断、急救原则等。

4. 普及公众应急教育　通过多种方式普及公众应急教育,平时通过广播、电视、报刊等媒体对公众普及急救知识,在社区进行设摊宣传、分发相关资料、开设讲座、进行现场模拟与演练活动。建立政府急救专业网站。加强学校应急教育,把相关急救知识编入教材,使之成为国民义务教育、职业教育和高等教育的基本内容。

同时政府应该加大财政和政策支持,在教学场所的提供、师资队伍的建设、辅助性教学设备与工具等方

面提供支持,更好地履行宣传急救知识的技能培训的基本职能。

三、培训实施与策略

在社区内增强"安全社区,自救互救"的意识,开展社区公众的应急救护培训,提高社区公众自救互救能力。

1. 培训内容

（1）危机意识和防灾观念教育。

（2）五项基本技术为主(止血、包扎、固定、搬运、心肺复苏)的急救知识现场培训。

（3）常见急症的家庭急救方法。

（4）常见急症、意外伤害、火灾地震逃生及灾难的现场急救知识以及简单的病情判断、急救原则等。

2. 培训方法　培训方法可采用基础理论培训和模拟演练两部分,培训老师来自医疗单位的医务人员、红十字会会员及志愿者,需接受过正规培训并具有培训合格证。

公众普及培训包括骨干培训(师资)和居民培训,运用图像、声音、动画等直观方式讲解急救知识和技能。通过现场演示、练习、考核等步骤,进行有计划、系统、连续的培训,达到理想的培训效果。让社区居民对社区急救从概念转化为技能。

四、常见意外伤害及急症的识别与处置

（一）切割伤

首要的问题是止血,当看到伤口出血,应大致进行诊断,动脉出血为喷射样,随心脏搏动涌出,鲜红色。静脉出血较缓慢为暗红色,毛细血管出血像浸湿的海绵样,慢慢渗出。其中动脉出血比较凶险。

1. 止血方法

（1）手压止血法:动脉出血用手迅速压迫损伤血管的近端(靠近心脏的一端),非专业人员,不清楚血管走行时,应压迫伤口的近心一侧,压力向背面。

（2）加压包扎止血法:用无菌或干净的纱布盖住伤口,再用带子紧紧包扎起来,各种出血均可以加压包扎止血,动脉出血可在手压止血的基础上加压包扎。

（3）止血带止血法:止血带应用以止血为目的时,压力要超过动脉压,当低于动脉压则动脉不断输出,而静脉血不能返回心脏,伤口会出血更多,止血带加压止血时间不应超过1个小时,以免带来并发症。

2. 伤口的早期处理

（1）伤口较小,可以挤出伤口内少量血液,防止伤口内的污染,注意手不要触摸伤口,然后用70%的酒精消毒,用创可贴包扎,注意包扎的方向,应使伤口闭合。

（2）切割伤口多数创口边缘整齐污染轻。遇伤口污染较重者,应用纱布搓去污染物,伤口内异物不要轻易取出,用0.9%盐水冲洗伤口,然后包扎(用无菌或干净纱布、手绢、毛巾,外用布带、绷带)。注意不要用一般水来冲洗,也不要乱敷外用药。

（3）对于伤口较大、较深,怀疑深部神经、血管等器官损伤的,除止血处理外,应注意肢体制动,避免加重损伤。

3. 注意事项　除了较小较浅的切割、损伤可以自己处理外,均需要到医院处理。

（1）应当进行破伤风抗血清注射,以防破伤风杆菌感染;应用抗菌药,防止伤口化脓感染。如果需要去医院进一步处理,最好在6~8小时以内到医院,否则易感染加重。

（2）伤口加压包扎只是应急措施,根据伤口情况进行血管结扎或吻合止血,伤口较大应清创缝合。

（3）专科医生到现场后,进一步检查确定有无肌腱、神经、骨骼损伤,防止漏诊,还要注意排除内脏损伤。

（二）烧伤

由于火焰、灼热的气液、固体损伤皮肤及更深的组织所致。特殊的烧伤如电击、化学性及其他物理化学形式等。烧伤的深浅及面积,决定了病情的严重程度。面积愈大愈深,病情越严重。我们简单的计算可以自己的手为单位,一个手掌大小面积(手指并拢),约为自己体表面积的百分之一。烧伤皮肤仅为红肿,即为 I

度烧伤;如果已起水疱,水疱去表皮后底为湿润红色,即为浅Ⅱ度烧伤;其他更为严重的烧伤,就是深Ⅱ度和Ⅲ度烧伤。烫伤通常指液气体所致的烧伤。

1. 急救原则:

(1) 应迅速脱离热源现场,脱去身上燃烧和灼烫的衣服。

(2) 初步判断受伤面积,不超过9%的Ⅰ度、浅Ⅱ度烧伤,视为轻度烧伤;总面积超过10%,为中重度烧伤。

(3) 如果有窒息、中毒、损伤及吸入性呼吸道损伤,应先行通气及吸氧等抢救措施。轻度烧伤,可以对烧伤面进行处理,用0.9%盐水冲洗伤面,清除污垢及异物,干净纱布擦拭干净。浅Ⅱ度水疱可以保留,烫伤部外涂獾油,烧伤膏等,无菌包扎。

(三) 骨折

1. 各种原因所致骨折均有其特有的体征

(1) 骨折后发生移位,局部形成了畸形。

(2) 在没有关节的地方发生活动——异常活动。

(3) 在骨折端可触到骨擦音或骨擦感。

三种情况的一种就可以断定发生了骨折,但有时这三种情况都没出现,仅表现为直接压痛或间接压痛及叩击痛,这是因为骨折可为一道裂纹,或嵌插没有移位。

2. 急救原则

(1) 根据以上所述可断定有骨折或怀疑有骨折,均应按骨折处理。

1) 首先了解一下有无骨折同时是否伴有休克和昏迷。

2) 保持伤者呼吸道通畅,骨折外衣物不必脱去,以避免搬动引起的疼痛和再损伤,确实肿胀严重者可以剪开衣裤。

3) 骨折有时断端可刺破皮肤,形成开放性骨折,要用清洁的布类包扎伤口。

(2) 固定:固定的目的是防止骨折端移动刺伤神经、血管及内脏,并且有止痛作用。通常畸形明显的骨折,先沿肢体纵轴轻轻揉捏牵引,使畸形大概纠正,然后就地取材,可用木板、木棍,塑料板等固定肢体,固定范围最好包括骨折上下两关节,上肢可在夹板固定基础上,用三角巾或皮带悬吊。固定松紧适当,过松无效,过紧影响肢体末端循环,实在不便时,上肢可绑于胸前,双下肢可固定在一起。固定四肢时,要露出指(趾)尖,以便观察血液循环,如发现指(趾)苍白、麻木、疼痛、肿胀及青紫时,应及时松解,并重新固定。

3. 注意事项　注意搬运应保持患肢的整体运动,维持骨折处制动状态。脊柱骨折多发生胸腰段局部压痛后凸,可有截瘫,搬运时注意躯干的整体运动,既滚轴式搬动,不要腰部弯曲和旋转加重损伤或人为造成脊髓损伤,颈部除上述要求外,还应轻轻用手牵引下颌及枕部。无论病人用何种工具车抬送均应置于硬板床上。

(四) 溺水

溺水常因呼吸道梗阻、窒息、喉头痉挛、水电解质紊乱和肺水肿导致死亡,后果是严重的。而溺水过程只有几分钟,所以,及时自救互救至关重要。

1. 落水自救　首先不能惊慌,胡乱挣扎,保持镇静。可采取头向后仰面部向上,使口鼻露出水面进行呼吸。吸气要深,呼气要浅,使身体浮于水面,呼叫待救。举手挣扎反使身体下沉、呛水而淹溺。如有肌肉痉挛,勿慌张,吸气后仰面浮于水面,用手将痉挛肢体的远端做反复屈伸运动,痉挛可以缓解,同时呼人援救。

2. 救助他人　他人落水,救护者应尽可能脱去外衣和鞋子,游到落水者附近,从背后接近,从其左腋下握其右手,也可拖头,仰游拖向岸边,也可以在其背后拖拉腋窝推进。水性不熟练者,用救生圈、木板、绳索、竹杆等救护,溺水者握住拖到岸上,并高喊救援。不要迎面接近,以免溺水者缠抱,累及自身。如果发生抱住,应放手自沉,溺者便离开,再救。

3. 注意事项　控水处理:主要利用头低脚高位,倒出呼吸道内的积水,以解除呼吸道阻塞。最简便的方法是,术者一腿跪地,另一腿屈膝,将溺水者的腿部放在膝盖上,使头部下垂,然后按压其背后部。也可就地取木凳、石头等,使溺水者置于上述体位下,按压背腹部。

(五) 电击

触电可能有三种方式:①单相触电　身体一个部位接触电线,另一部位接触地或墙壁,形成供电线到地面的电流通路。②双相触电　人体两个部位按触同一电路中的两根线,电流从一端到另一端接触部形成电流通路。③跨步触电　若带电的电线断落在地,在落地处(20cm 内),可以带电,而且从远到近电压依次增高,两脚迈动产生电位差电流从一脚流到另一脚触电。

电击可使组织烧伤,甚至达骨骼,可引起心室纤维颤动而停搏,可引起中枢神经损害,呼吸麻痹。

急救原则:①电流在人体通过时间越长,后果越严重。②抢救的关键,首先脱离电源。在屋内触电,电源开关多在附近,赶快关闭,简便安全。野外触电多为垂下或刮断的电线,电源开关远离现场,可用干燥的木棒、竹杆、手杖等绝缘工具,挑开与人接触的电线。挑开法不便时,可用干燥带木柄的刀、斧斩断电线或用包有绝缘套的钳子剪断电线。以上方法都无效时,可用木棒将人推开,或用绳子、衣服拧成带子套在触电人肢体上将其拉开,使触电者脱离电源,这个过程中注意抢救者的安全,万不可直接接触触电人,使救护者触电。③触电人脱离电源后,呼吸不规则或已停止,脉搏触摸不到或心音听不到,应争分夺秒进行心肺复苏。

（六）心肺复苏术

心脏骤停(cardiac arrest)指心脏泵血功能的突然停止,致全身血供中断,引起组织严重缺血、缺氧的症候群,是临床最紧急的危险情况,若不及时处理,会造成全身组织器官尤其是脑的不可逆损害而导致死亡。早期识别成人心脏骤停是基于评估患者的反应和呼吸。当发现成人突然倒下且无反应、无呼吸或无正常呼吸(如仅有叹息样呼吸)时,应推定发生了心脏骤停,应立即实施心肺复苏术(cardiac pulmonary resuscitation,CPR)。

基本治疗原则:采取及时有效的急救措施和技术,在事发现场对心脏骤停患者立即开始 CPR,强调 CPR 操作方法正确,并连续不停顿有效的胸外按压,为进一步高级生命支持抢救打好基础,创造条件,从而最大限度地降低致残率,减少死亡率。

1. 基础生命支持(basic life support,BLS)　识别心脏骤停,确定急救现场的安全性,立即检查患者的反应(注意做到轻拍重唤),观察患者呼吸,是否有呼吸或仅有叹息,检查大动脉搏动,一旦判定心脏骤停,立即开始 CPR。

2. 启动急诊医疗服务体系

(1) 2 名或以上的急救人员在场,一名急救人员立即胸外按压,另外 1 名急救人员启动急诊医疗服务体系并取得 AED。

(2) 当单个急救人员在场,立即呼救并请他人拨打电话启动急诊医疗服务体系。同时进行现场心肺复苏。

3. 胸外按压　急救人员触摸患者颈动脉,如 10 秒内未触及搏动立即胸外按压。

(1) 按压部位:胸骨下半部,即乳头连线与胸骨交界处。

(2) 按压方法:将患者置于复苏体位(平卧位),急救人员一个手掌根部置于乳头连线与胸骨交界处,另一手掌根部平行放于第一手掌之上,手指翘起脱离胸壁,也可双手手指交叉抬手指。急救人员双肘关节伸直,双肩在患者胸骨上方正中,肩手保持垂直用力向下按压,按压方向与胸骨垂直。

(3) 成人按压幅度为 5~6cm,婴儿和儿童按压幅度至少为胸部前后径的三分之一(婴儿约为 4cm,儿童约为 5cm)。

(4) 按压速率至少为 100~120 次/分,保证每次按压后胸廓回弹,按压与放松的时间相等。

(5) 每进行 5 轮 CPR 循环才可对患者进行一次评估,尽可能减少胸外按压的中断。

4. 开放气道　使用仰头抬颏法,当怀疑有颈椎受伤时,使用托颌法,避免牵拉头部,去除口腔内异物。

5. 人工呼吸　不管是口对口人工呼吸、气囊面罩辅助呼吸,还是建立人工气道的辅助呼吸,急救人员每次人工呼吸应持续大于 1 秒,并产生明显的胸廓起伏,避免过度通气。

6. 按压与呼吸比例　成人、儿童、婴儿 1 人法与成人 2 人法为 30:2,婴幼儿 2 人法为 15:2。

7. 电击除颤　当院外心脏骤停事件被目击或发生院内心脏骤停事件,假如有 AED 或人工除颤器在现场可以立刻获得的话,急救人员应立即进行胸外按压并尽早除颤。当心室颤动或无脉性室性心动过速发生时,应予电除颤一次,然后立刻进行 5 轮 CPR 后再进行检查心律和脉搏。推荐双相方波除颤能量 150~200J,依具体除颤器推荐应用。儿童可以使用 2~4J/kg 剂量作为初始除颤能量,不应超过 10J/kg 或成人最大剂量。

经过基础生命支持恢复循环(ROSC)的患者,需将患者尽快转至合适的医院或具有心脏骤停后综合处理能力的危重监护室进行高级生命支持。根据具体情况建立高级人工气道,进行机械通气。

(赵　丽)

第六节　责任豁免在紧急医疗救助中的作用

一、紧急医疗救助面临的困惑

当人们遭遇地震、车祸等灾难或突发事件时,伤病者渴望旁人的相助。我国幅员辽阔,医疗和社会急救体系不完备,对好人救助尤有需求。飞机、火车等公共交通基于空间和成本考虑,一般不配备医护人员或配置条件有限。景区、村庄因为地处偏远,交通不便,城市交通拥堵普遍存在,这些因素常常会影响救护人员的及时到达,再加我国院外急救资源短缺,而一些心脑血管疾病、灾难创伤、猝死等的黄金救护时间很短,使院外救援的现状使人堪忧。现实中,最方便救助人是公众。然而,他们定会出手相救吗?有心理学家分析了施援的决策过程。心理分析揭示施援决策尽管时间短暂,但经历了多个阶段:注意到周围有异常;意识到有救助需求;权衡施救的利弊;作出决断。该过程会比较纠结。即使意识到有救助需求,行为人会权衡风险和代价做出施救决断。拖动伤者会造成截瘫,搀扶老人会被诬为肇事者,送至医院要奉献时间等,如果结论是代价过高,则会选择消极不作为,结果就是我们所谴责的"见死不救"。

在道德谴责之余,有必要冷静思考法律的作用。行为模式的改变不能仅靠苦心劝谕,"道德风尚的形成与巩固,既要靠教育,也要靠法制"。免责制度是解除阻碍救助心魔的有力工具。因此,建立紧急救助免责制度在当今社会尤显重要,我们呼唤"好人法"的出台。

二、各国"好人法"概况

1. 美国《好撒玛利亚人法》　主要目的是通过豁免见义勇为者在一些特定情况下的责任,鼓励见义勇为,保护的是采取"合适的措施"的救助者。如果因救助过程中有严重的疏忽导致被救助者伤情加重或死亡,救助者仍要承担民事伤害责任。美国多数州的法律规定,虽然这种救助是自愿的、非强制的,但是一旦实施救助,就不能中途停止,必须是如下三种情况方可停止:被救助者康复或脱离危险,有专职救护人员到达,救助者过度劳累已无法持续下去。如果不是这三个原因停止救助,都被视为"不合适的措施"而要承担民事责任。

2. 加拿大《魁北克人权宪章》　"任何人必须救助处于危险中的人,通过亲自救助或联系急救机构,为危险中的人提供必要的急救,认为救助过程会给自身或第三方身体造成伤害或有其他法律认可的理由除外。"

《2001年安大略省好撒玛利亚人法案》第2章规定,如果救助者不收取任何报酬或奖赏而志愿提供救助,则不对救助中的疏忽造成的伤害担责,但严重疏忽除外。

《加拿大航空法》规定,如果一个人拥有飞机,在收到或发现救援信号后,必须立即驾机飞抵事故现场实施救援。

3. 德国《刑法》规定　"意外事故、公共危险或困境发生时需要救助,行为人当时的情况有急救可能,尤其对自己无重大危险且又不违背其他重要义务而不进行急救的,处1年以下自由刑或罚金。"

德国《刑法》还规定,公民有义务为发生意外事故或处于危险中的人提供必要帮助,如果出于善意在救助过程中造成进一步危害,救助者免于承担民事侵权责任。

4. 意大利《刑法》规定　对见死不救者处以最高1年的有期徒刑或相当于2.26万元人民币的罚款。《意大利公路法》规定,发生交通事故,司机必须马上停车对公路上的受伤者实施必要的救助或通知警察,如果没有履行救助义务使受伤者伤势加重或死亡,则吊销驾照1~3年,并给予刑罚制裁。

5. 新加坡　新加坡的法律完全站在保护施救者权益的立场上。惩罚机制规定,被援助者如若事后反咬一口,则须亲自上门向救助者赔礼道歉,并施以其本人医药费1-3倍的处罚。影响恶劣、行为严重者,则以污蔑罪论处。

6. 塞尔维亚《刑法》规定　公民有义务对任何处于危险中的人提供救助,但如果提供救助会危及自身安全除外。如果一个人遗弃需要救助的人或对一个危险中的人没有提供救助,则可被判处最高1年的有期徒刑,如果被救助人由于没有被及时救助而死亡,则可被判处最高8年的有期徒刑。

7. 巴西《刑法》规定　公民有义务救助任何处于危险中的人、伤员、残疾人和流浪儿。如果没有履行救助义务,会被判处6~12个月的有期徒刑。如果因为没有履行救助义务而导致被救助者受到严重伤害或死亡,加倍处罚。

8. 我国"好人法"现状　我国在民法典制定过程中,曾有学者建议规定紧急无因管理的免责,但此建议最终未能形成法条。各省市颁布的《见义勇为条例》只是满足于对见义勇为的表彰和奖励,没有涉及责任豁免问题。

三、责任豁免在紧急救助中的价值

可以预测,出手相救会有三种结果:①施救成功,好人变恩人;②施救无效,虽无功,也无过;③施救不当,加重伤害,好人成罪人。因此,法律应提供好人免责。在一个救助人担惊受怕的社会,在一个救助时还想着"我会因此赔偿吗"的社会,见义勇为变得何其的难。

当道德力不从心时,法律的介入更为必要。免责制度是撬动社会冷漠之石的重要支点,是解除妨碍救助者心魔的利剑。为鼓励无义务施救或见义勇为,法律应该提供责任豁免,对于救助时的相对合理性、利益与责任之平衡、社会公共利益的维护等均应支持和免责。为防止豁免过度,需要界定条件:包括无在先义务、急难背景、急难现场和不索要报酬。好人豁免只免除普通过失责任,重大过失和故意不能免责。

1. 责任豁免是对现场救助措施相对合理性的宽容　责任豁免与现场救助措施只能基于相对合理的认识上。救助人并非全能,他们只能在有限的时间内、有限的资源、有限的力量下作出判断,并依据判断实施救助,判断的客观性和准确性是相对的。紧急救助不同于普通救助,其特殊性在于救助人具有偶遇性。最方便救助人,是碰巧在现场遇上,称之为"第一目击者",他可能是任何人,但不一定是医师。即使碰巧救助人是医师,也不一定专业对口,加上现场救助条件简陋,在极度的紧张和焦虑情况下,难顾周全。实验显示,即使是优秀医生,如未经额外训练,路边急救的表现也不尽理想。其结果是,失败的概率增高,服务质量下降。只要救助人尽到了责任,即使发生了差错,也不应轻易追究。法律对艰难背景下的救助应展现宽容。

2. 责任豁免特定情况下的倾斜保护　在救助人和被救人之关系上,责权利的平衡需要倾斜保护。首先,救助行为的性质确定是救助人责任的基础。在紧急救助中,救助是紧急状态下的好意施惠,是行为人单方付出而为他人谋利益。该行为的特点:①行为人出于好意;②行为人无法律上义务;③行为能给他人带来一定好处;④行为没有违反被救助人的意愿;⑤行为人并未从中得到任何利益,处于单方施救,被救助人无偿受惠,不承担任何责任。对这种不以获得报酬为目的的好人施救、单方付出,是不宜适用民法上的"等价有偿"或"平等保护"原则的,而应适用"倾斜保护"原则。因在,所涉当事人之间并无等价交换、对等付出,在利益的天平上也是不平等的。倾斜保护是对原有不平等关系的矫正。从救助人角度看,对其施加倾斜保护,对责任作出限制,是因为其有无酬谢的付出,责任豁免是对单方付出的一种弥补。从被救者来看,其是救助行为的直接获益人,被救人对部分索赔权的放弃,是其无偿受惠的代价和对价。因此,责任豁免是对单方付出好人行为的倾斜保护。

3. 责任豁免是维护社会最高位公共利益　在救助当事人(救助人和被救人)和社会的关系中,存在着个体利益和社会利益的冲突和取舍问题。法律对社会的控制离不开对利益的调和。美国法学家庞德认为,法的功能在于调节、调和各种错杂和冲突的利益……以便使各种利益中大部分的或我们文化中最重要的利益得到满足,而使其他的利益最少牺牲。在协调相互冲突的利益时,必然会有利益的牺牲和让位,有利益之间的优先关系。法律须借助制度设计,使冲突的利益实现恰当平衡,从而使社会发展达到最大程度的良性化。

紧急救助责任的设定,涉及被救者的个人利益和推动社会救助的公共利益,这两种利益之间存有冲突。赋予救助人责任豁免,肯定会有损受救人的个人利益,但不予豁免,则会损害救助的动力,伤及公共利益。责任豁免能激发救助热情,保护善意施救人,更多的是保护社会公共利益。

豁免规则固然会使不当救助的受助者的个人利益受损,不能获得赔偿,但如果不予豁免,受损失的将是整个社会,使社会趋于冷漠,其代价远比不当救助受害者所带来的损失要大。在利益权衡的天平上,规则无疑应倒向社会利益这一边。责任豁免属于典型的社会本位法律规则,是为了保护公共利益而设置的规则。

法律赋予紧急救助人责任豁免，是以牺牲被救人的个体利益为代价，换取重要的公共利益。紧急救助涉及个体利益和公共利益的竞合，其选择也一样得以个人利益的代价维护公共利益。任何权利的行使都不能超越社会公共利益的界限。当然，对救助人利益的保护必须限定在实现公共利益的必要限度内。因此，责任豁免仅及于一般过失，对于由于故意或严重过失行为引起的责任，对于对被救者权利和安全的明显漠视，还是不该予豁免。该规则实际上是用一般过失的责任豁免换取救助事业的发展，并最终保护潜在受救人的利益，因为任何人都可能成为需要救助的对象。

4. 责任豁免对紧急救助行为的鼓励作用　在没有法律义务施压的情况下，紧急救助就只能依赖鼓励，责任豁免正是最重要的法律鼓励。救助人有对责任的担忧，紧急救助的责任又无法通过事先的保险来预防，因为救助是规划外的偶发行为，施救人不可能像律师、医师那样为其职业行为投保。美国颁布了《志愿者保护法》，规定了免责待遇，提供公益的激励，毕竟，人与人之间危难时的互相救助是义举。责任豁免的作用是让能救之人愿救、敢救，是对紧急救助行为的激励。

当然，责任豁免需要在一定的条件下，恰当界定范围十分必要，豁免范围过窄，会打击救助热情；范围过宽，又会放纵草率鲁莽行为。对好人行为倾斜保护需要把握倾斜的"度"。保护不足会伤及社会道德与公共利益，但矫枉过正也会损害个体利益，两者均有违规则设立的初衷。

综上所述，在我国，建立紧急救助的免责制度，为好人救助提供助推力，很有必要。如果好人遭受被救者追诉，将会摧毁脆弱的救助意愿。法律应该保护奉献爱心的每位社会成员，法律唯对爱心的小心呵护才能培育更多的爱心，出现更多的好人。好人豁免制度符合法律规则所追求的公平、效率、和谐、正义价值，是构建和谐社会的基础，是追求最大正义的社会正义。

（曾　红）

参 考 文 献

[1] 刘虹, 任元鹏. 医学人文若干概念的诠释——结构主义哲学的视角. 医学与哲学(人文社会医学版), 2010, 31(11): 53-55.

[2] 赵美娟. 从灾难医学的发展看生命的生态文化性——关于医学的"人学"本质的追问. 医学与哲学(人文社会医学版), 2006, 27(2): 31-34.

[3] 陈仁芳. 我国危机心理干预现状及"重大创伤后压力症候群"之探讨. 重庆师范大学学报(哲学社会科学版), 2008(6): 94-99.

[4] 周文华. 心理应激与心理干预. 医学与哲学, 2004, 25(3): 55.

[5] 冯毅翀, 余冰, 王静, 肖瑶. 汶川地震后心理援助服务的人类学思考. 医学与哲学(人文社会医学版), 2010, 31(2): 40-41.

[6] 陈正根, 张雨青, 刘寅, 等. 不同民族创伤后应激反应模式比较的质性研究——汶川地震后对羌汉幸存者的访谈分析. 中国临床心理学杂志, 2011, 19(4): 503-511.

[7] 马克思恩格斯全集: 北京: 人民出版社, 1956: 452-453.

[8] 麦克. 阿盖尔. 宗教心理学导论. 陈彪, 译. 北京: 中国人民大学出版社, 2005: 132-173.

[9] 方立天. 佛教哲学. 长春: 长春出版社, 2006: 48-70.

[10] 陈麟书, 陈霞. 宗教学原理. 北京: 宗教文化出版社, 2003: 116-117.

[11] 拉·阿莫卡宁. 荣格心理学与西藏佛教-东西方精神的对话. 北京: 商务印书馆, 1999: 153-154.

[12] 李强. 社会支持与个体心理健康. 天津: 天津社会科学院出版社, 1998: 67-70.

[13] 宋劲松, 刘红霞, 王诗剑. 应急管理第一响应者制度综述. 中国安全生产科学技术, 2011, 7(2): 14-21.

[14] 刘晓亮, 蒋宇, 邹联洪, 等. "现场救护—第一目击者行动"急救科普活动实践. 中国急救复苏与灾害医学杂志, 2016, 10(6): 634-636.

[15] 罗斯科·庞德. 通过法律的社会控制法律的任务. 沈宗灵, 董世忠, 译. 北京: 商务印书馆, 1984: 40-41.

[16] 陈卫佐, 译注. 德国民法典. 北京: 法律出版社, 2010: 273-274.

[17] 克雷斯蒂安·冯·巴尔. 欧洲比较侵权行为法: 上卷. 张新宝, 译. 北京: 法律出版社, 2001: 633-634.

[18] 张力民. 急难救助的责任豁免. 江海学刊, 2014(6): 133-142.

[19] 罗结珍, 译. 法国民法典. 北京: 中国法制出版社, 1999: 328-329.

第十章

近年灾难事件回顾与分析

灾难可分成自然灾难,非故意的人为灾难及故意性人为灾难三个类别。

全球暖化直接反映于更加频繁及人类将要疏于面对的极端天气及自然灾难(表 10-1-1)。

表 10-1-1   2006—2016 年亚洲自然灾难事件回顾列表

年份	亚洲自然灾难事件	死亡人数
2006	印度尼西亚爪哇地震海啸	6592
2008	中国汶川地震	87 654
2008	缅甸特强气旋风暴纳尔吉斯	138 366
2010	中国玉树地震	2977
2011	日本东北关东地震海啸核泄漏	19 846
2013	菲律宾特强气旋风暴海燕	7415
2013	印度北方地区暴雨洪水山崩	6453
2015	尼泊尔喜马拉雅山地震	8000
2016	中国南方水灾	450

根据联合国报告,2015 年东南亚发生 52 特大灾难,死亡人数多于 14 000 人。中国自然灾难尤其频繁,现特别邀请专家探讨中国不同地区的自然灾难,介绍灾难事故、分析医疗抢救过程及作出深度经验分享(表 10-1-2)。

表 10-1-2   中国自然灾难事件回顾列表

自然灾难事件簿	地区	专题探讨
第一节	四川地区	四川地区灾难事件回顾与分析
第二节	青海地区	地区灾难事件回顾与分析
第三节	广东地区	广东地区灾难事件回顾与分析
第四节	湖北地区	湖北地区灾难事件回顾与分析

亚洲地区人口多,经济活动强劲,从而衍生不同类型的"人为灾难"。本章节邀请亲历不同灾难的专家,撰写回顾论文,深入探讨最近 10 年(2006—2016 年)亚洲灾难事件,对事件作出介绍、医疗抢救及经验分享(表 10-1-3)。

表 10-1-3　中国近年人为灾难事件回顾列表

人为灾难事件	地区	专题探讨
第五节	天津和上海	天津港危险化学品仓库特大爆炸 上海外滩人行通道踩踏事件
第六节	台湾	台北八仙尘爆 高雄地下石化气爆
第七节	香港	香港南丫海难 霜冻下的搜索救援

（彭继茂）

第一节　四川地区灾难事件回顾与分析

一、四川地区灾难事件总体情况

　　四川地处我国西南腹地,在大陆板块方面邻近印度洋板块和亚欧板块的交界地带,是地震的高发地区;在地质条件方面处于青藏高原和四川盆地过渡带上,同时拥有平原、丘陵、山地、峡谷、高原等不同的地质条件,也是泥石流、山体滑坡等灾难的多发区;在气候方面由于海拔和气温差异特别大,容易出现冰雹、低温冷冻、雪灾等气候性灾难;另外随着沿海工业向内陆转移较多的化工企业落户四川,也出现了不少生产意外灾难(表 10-1-4 ~ 表 10-1-6)。

表 10-1-4　四川省 2008—2014 年地质灾难发生情况(不包括地震)

	2014 年	2013 年	2012 年	2011 年	2010 年	2009 年	2008 年
发生滑坡灾难起数(次)	1855	2267	1418	1482	581	3395	4883
发生崩塌灾难起数(次)	442	403	226	273	212	2042	2368
发生泥石流灾难起数(次)	442	466	330	345	108	445	235
发生地面塌陷灾难起数(次)	9	11	15	18	17	25	138
地质灾难人员伤亡(人)	266	197	70	197	244	264	247
地质灾难死亡人数(人)	79	78	28	77	89	124	134
地质灾难直接经济损失(万元)	189 587	125 017	191 824	90 067	31 904	16 844	61 748

表 10-1-5　四川省 2008—2014 年 5.0 级以上地震灾难情况

	2014 年	2013 年	2011 年	2010 年	2008 年
地震灾难次数(次)	3	2	1	1	3
地震灾难人员伤亡(人)	79	13 217	4	17	446 062
地震灾难死亡人数(人)	5	196	—	1	69 268
地震灾难直接经济损失(万元)	438 177	6 714 639	178 580	29 405	85 679 093
地质灾难人员伤亡(人)	266	197	70	197	244
地质灾难死亡人数(人)	79	78	28	77	89

表 10-1-6　四川省 2010—2014 年气候灾难情况

	2014 年	2013 年	2012 年	2011 年	2010 年
洪涝受灾面积(千公顷)	292.5	605.1	644.4	519	1507.8
风雹灾难受灾面积(千公顷)	29.8	62.4	47.1	95.2	50.1
低温冷冻和雪灾受灾面积(千公顷)	17.5	25.5	30.4	361.2	138
自然灾难受灾人口(万人次)	1611.9	4555.5	3655.1	4652.4	4326
自然灾难受灾死亡人口(人)	63	575	222	115	245

注:1 公顷 = 10 000m²

四川省山区地质灾难隐患数量位居全国第二,仅次于云南。共发生有规模和危害程度不等的崩塌、滑坡隐患点 10 万余处,泥石流沟 3000 余条。2008 年"5·12"汶川特大地震及 2013 年的"4·20"芦山强烈地震,造成四川省地震灾区大部分山体开裂、斜坡松动,全省地质灾难隐患数量激增,一举升为全国第一。据 2013 年初步估计崩塌、滑坡、泥石流数量达到 15 万余处。全省已查明的直接威胁人员财产安全的较大规模地灾隐患点就近达 4.0814 万余处,威胁着 220 余万人的生命财产安全,占全国已查明地质灾难隐患总数 26 万处的 15.79%,占全国受威胁人数 1460 万人的 15%。

近几年来,受地质灾难易发区与强降雨区相互重叠、原有地灾隐患与地震破坏因素相互交织等多重因素影响,全省地质灾难呈现出突发性、群发性、破坏性强和规模巨大等特点。据统计,自 2008 年以来,全省发生各类地质灾难 8909 处起,发生次数占全国发生总发生次数 98 076 次起的 9.1%。

1. 地质灾难隐患点多面广、数量基数大　目前全省已查明的地质灾难隐患点为近 4.0814 万余处,是全国地质灾难隐患数量唯一超过全国总数 10% 的省份;这些隐患分布在全省 174 个地质灾难易发县(市、区)所属的 4000 余个乡镇及 15 000 余个行政村。特别是"4·20"芦山强烈地震灾区,大部分区域山高、谷深、坡陡、林密,受现有调查手段和技术条件限制及余震影响,仍有大量地质灾难隐患短时间内尚难以判识全面排查清楚,因此地震灾区隐伏的地质灾难隐患数量仍然较大。

2. 地质灾难发生具有显著的区域性　据统计,2008—2012 年,四川省地质灾难发生最为频繁的区域是川东北地区,共发生地质灾难 3939 处起,占总数的 44.2%;其次为汶川地震灾区,共发生地质灾难 2624 处起,占总数的 29.5%;川西高原非汶川地震重灾区及攀西地区虽然发生地质灾难次数仅为 1151 处起,仅占总数的 12.9%,但这一区域因灾死亡失踪人数却达到 238 人,占到了总数的 41.8%,是因灾损失最为严重的区域。由于芦山地震灾区属全国典型的降水集中区,特别是强降雨过程较多,一旦汛期到来该区域将是另一个地质灾难极的重灾高易发区。

3. 滑坡、泥石流、崩塌为主要致灾种类　从各灾种发生频率来看,最易发的是滑坡、崩塌、泥石流这三类地质灾难。尤其是泥石流灾难,其致灾频率和损失均十分巨大,特别是在地震灾区及三州地区。

4. 地质灾难发生与强降雨天气过程密切相关　据统计,2008—2012 年,四川省发生各类地质灾难 8909 次起,其中汛期(5~9 月)发生地质灾难 8697 处起,占灾难发生总数的 97.6%;汛期期间因灾死亡和失踪人数达到 546 人,占总数 570 人的 95.8%。特别是主汛期 7~8 月,区域性大范围强降雨、局地暴雨频发,极易引发群发性地质灾难。据统计,2008—2012 年,7、8 月份主汛期发生地质灾难 5456 处起,占地质灾难发生总数的 61.2%;因灾死亡和失踪人数达到 360 人,占总数的 63.2%。

5. 工程建设领域因灾伤亡占有较大比例　近年来,一次造成因灾死亡失踪 30 人以上的特大型地质灾难均发生在在建水利水电工程等的施工区。2008 年至 2012 年,发生在工程建设领域的地质灾难虽然数量不多,但造成死亡失踪人数达 292 人,占因灾死亡和失踪人数的 51.2%。

二、典型案例

从上述数据可以看到在不同类型的灾难在四川省内均有发生,但造成人员伤亡和经济损失最为严重的还是地震灾难。因此本部分以"5·12"汶川地震为例,进一步分析突发事件的特点和紧急医学救援的经验。

1. 汶川地震的基本情况　发生于北京时间 2008 年 5 月 12 日 14 时 28 分 04 秒的 5·12 汶川地震,也称 2008 年四川大地震,其震中位于我国四川省阿坝藏族羌族自治州汶川县映秀镇与漩口镇交界处,距离四川省省会成都市西北偏西方向 92km 处,震源在地壳脆韧性转换带,距离地表的深度仅 10 ～ 20km,是一次近地表的浅源地震。此次地震的面波震级达 8.0Ms、矩震级达 8.3Mw(根据美国地质调查局的数据,矩震级为 7.9Mw),严重破坏地区超过 10 万 m^2。更需关注的是此次大地震的烈度高达 9 度,使地震波及大半个中国及亚洲多个国家和地区。而且地震持续时间长约 2 分钟,因此破坏性巨大,危害极大。

汶川地震的受灾范围包括震中 50km 范围内的县城和 200km 范围内的大中城市,其中以川陕甘三省震情最为严重。由于汶川地震震中的烈度高达 11 度,所以烈度为 10 度区的受灾面积约 3144km^2,以四川省汶川县映秀镇和北川县县城两个中心,呈北东走向的狭长展布。9 度区的受灾面积约 7738km^2,同样呈北东向狭长展布。9 度以上地区破坏极其严重。

2. 汶川地震伤员伤情特点

(1) 短时间内,爆发式出现大量需救治伤员:据民政部报告,截至 2008 年 9 月 25 日 12 时,四川汶川地震已确认有 69 227 人遇难,374 643 人受伤,17 923 人失踪。据卫生部(现国家卫生计生委)报告,截至 2008 年 9 月 22 日 12 时,因地震受伤住院治疗的伤员累计 96 544 人(不包括灾区病员人数),已出院 93 518 人,仍有 352 人住院,其中四川转外省市的伤员有 153 人仍在住院治疗,全国共救治伤病员 4 273 551 人次。地震发生的突发性与危害性,导致大量伤员是在震后极短的时间内受伤,所以震后短时间内,爆发式出现大量需救治伤员。

(2) 危重病人的黄金救治窗窄,时间短:虽然在汶川地震伤员的伤情类型中,以各种类型的肢体骨折的受伤人数最高,但颅脑损伤、胸腹损伤或失血性休克伤员的比例仍不低,这在汶川地震后的芦山地震中更为明显。为挽救生命,这类伤员需要在创伤的黄金 1 小时内做出专科处理,这为本来就被受损,甚至被摧毁的本地紧急医学救援提出更大挑战;此外,即使是各种类型的肢体骨折,也需要在创伤的黄金 24 小时内处置,才能有效避免各种严重的并发症,降低致死、致残率。

(3) 地震伤员的创伤后应激心理反应普遍存在,程度不一:面对地震灾难的无情肆虐,受灾群众均有不同程度的创伤后应激心理反应。尤其是在灾难中有丧亲之痛或有不愉快甚至恐惧经历的人群的应激心理反应更大。而且,面对灾难时,救援人员也会出现不同程度的应激心理反应,这就要求我们的管理者在第一时间调集人员开展心理疏导与干预工作,以避免出现严重后果。

所以,无论是伤员短时间内爆发式的就诊,还是伤员复杂多样的危重伤情,以及创伤后应激心理反应,地震伤员的紧急医学救援都是强调分秒必争,时间就是生命。

3. 紧急医学救援的难点

(1) 现场医疗救援能力基本丧失:由于地震造成医疗用房损毁、设备损坏、大量人员伤亡,部分区域的医疗机构、医务人员也没有幸免于难,仅北川县人民医院就有 100 余名工作人员在地震中罹难,而离震中最近的汶川、北川等地医院也不同程度受损,致使现场医疗救援能力基本丧失。

(2) 前方医疗机构功能医疗资源储备能力基本丧失:震后由于不同受伤程度的伤员都立即涌向最近的医疗机构,导致尚能维持运作的前方(就近)医疗机构很快就严重超负荷——人员、医疗物资等资源短时间内超负荷。此时,前方医疗机构再处理伤情复杂、医疗资源占有率高重的重伤员的救治能力明显降低,对重伤员的医疗资源储备能力基本丧失。

(3) 后方医疗机构集中收治大量疑难危重伤员,资源紧张:灾情发生早期,由于交通中断,重灾区的伤员不能及时送达后方医疗机构。但在交通恢复或建立转运伤员机制后(如汶川地震后空军采用空运的方式将大量伤员外送),大量伤员短时间后送,导致后方医院短时间内超负荷,需再次分流,以维持持续的危重伤员救治能力。

4. 紧急医学救援中需关注的问题

（1）各种通讯设施损毁,灾情与救援信息不能互通:汶川地震后,因有线通讯线路毁损,无线通信基站受损,使各种有线、无线通信线路均无法正常使用,而复杂的地形(如汶川地区的地形复杂,山区气候多变)又导致其他如卫星、航拍等灾情评估方式执行困难,最终导致震区内灾情、人员伤亡及分布情况无法及时外传。导致医疗资源的配置及输送没有实时依据,救援工作的开展极其被动。

（2）交通道路中断,伤员后送与救援人员及物资输入均受限:汶川地震区地处高山峡谷地区,居民区多位于滑坡、泥石多发的狭窄河谷地带,公路沿山坡、河谷架设,地震发生后,震中大部分桥塌路断,交通中断:国道213线都江堰至映秀段、映秀至汶川段、国道都江堰至映秀高速公路、省道303线、省道105线等十多条公路出现震害。直到2008年5月15日18时由绵竹至北川的105省道才抢通,通往北川的救灾物资路线才增加到两条。而且在道路抢通后,由于余震及山体滑坡,道路随时可能再次中断使抢通工作难以推进。

（3）次生灾难严重:汶川大地震后的数天,均出现不同程度的各种次生灾难,包括山体滑坡、泥石流、暴雨天气、堰塞湖等。这为紧急医学救援进一步增加难度。

（4）救援物资准备不充分

1）救援队自身补给不足:由于事发突然,很多救援队是临危受命,迅速集结,物资准备时考虑的以救援物资为主,而忽略了自身的补给物资,到达现场后,出现各种问题。这在后期总结经验中得到高度重视,在此后的玉树地震、芦山地震中已得到极大改进。

2）救援物资快速配送能力不足:在灾难发生后,全国各地都伸出援助之手,大量救灾物资迅速送往灾区,早期由于很多救援物资并没有分包组合,出现物资不配套,无法使用的问题。这在开设救援物资快速配送点后,得到改进。

（曹钰　唐时元）

第二节　玉树地区灾难事件回顾与分析

2010年4月14日7点49分,青海玉树发生了7.1级大地震,此次地震强度大、人员伤亡大、破坏性强、社会关注度高,故此次地震引发了我们对高海拔地区灾难事故后医学救援的思考(图10-2-1)。

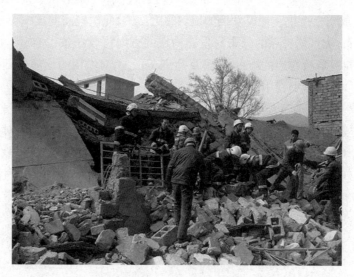

图10-2-1　青海玉树地震

这是自2008年汶川强烈地震以来,国内最为严重的自然灾难之一。这次地震共造成近1万人受伤,转运伤员3219人次(转往省内2243人、省外976人),其中重症伤员1434人,死亡2698人。由于玉树地震医疗救援工作迅速有力,最大程度上减少了死亡率和致残率,尤其在转诊过程中创造了零死亡的记录。但在应对高原条件下的特殊地理及人为因素,极端性自然灾难的过程中也暴露出我们紧急医疗救援体系中存在很多不足,尚需完善、提高及改进,以便在今后遇到诸如此类的自然灾难及突发事件过程中提高我们的救援能力,从而将人员、财产等的损害减少到最低程度。

一、青海玉树地震医疗救援的特点

1. 地理位置偏僻、地广人稀、救援难度大　青海省玉树藏族自治州玉树县,位于省境南部、州境东部,东与四川省和西藏自治区毗邻,地理位置比较偏僻。且由于玉树县面积很大,地广人稀。6.7万人居住在1.3万多平方千米的范围内。这个地方群众居住比较分散,距离县城比较远,有些可能居住在高山上面,有些可能居住在峡谷里面。在救援过程中很容易分散救援资源,生活救援物资及时送达非常困难。当地救援物资缺乏、救援力量难以及时、准确到达,加之与当地藏区人民语言交流障碍,存在种种困难,给救援工作带来了很大不便,不能达到有效的救援目的(图10-2-2)。

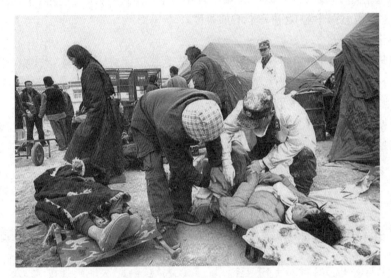

图 10-2-2　青海玉树地震医疗救援

2. 地震的特殊性造成伤亡严重　地震发生的地点靠近城镇,此次地震的震中位于玉树县城附近,震害是沿着活动断裂呈带状分布,灾区居民点的分布与发震构造的方向比较一致,灾难沿江、沿河谷地带房屋震害的破坏性严重且穿过了州政府所在地的结古镇,烈度达到了Ⅸ度,对城镇的房屋基础设施和生命线工程系统造成了比较大的破坏,供电、通信一度中断。

3. 灾区环境恶劣,严重的高原反应给救援带来困难　玉树位于青藏高原腹地,平均海拔4000m以上,最高点可达6621m,地理位置特殊,高寒缺氧,空气稀薄,在紧急进入该区后短时间内对人体造成缺氧引起的一系列生理反应,甚至生命危险。震区17个点,海拔3750~4400m,高原反应是抗震救灾医务人员的另一大障碍,抢险救援人员很多出现不同程度的高原反应,加大了救灾的难度。玉树灾区4月份正是雨夹雪的时节,夜间气温降至-12~-15℃,温差较大,这不但会影响救灾工作,也让当地灾民的生活变得困难,严重的会影响受灾民众的生存问题(图10-2-3)。

4. 当地交通条件差　玉树地区由于地处高原、地理位置复杂、气候等原因使得公路建设困难重重。因此到玉树的交通非常不便,从西宁到玉树路上车程需要10余小时左右。而且地震对公路破坏很大,加上灾后到玉树的公私救援车辆增加,包括救援物资、救援人员、媒体……让交通十分拥堵,运输压力很大。目前玉树航运是进入灾区唯一的快速、便利途径,由于玉树自然环境恶劣,气候多变,玉树机场作为高原机场,进离场程序非常复杂,加之运载能力有限,因此空中航线困难重重。

5. 经济落后,缺乏基本生活物质。

6. 地震灾区基本全民信教,灾后心理干预不同于汶川地震。

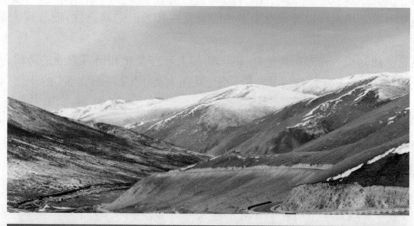

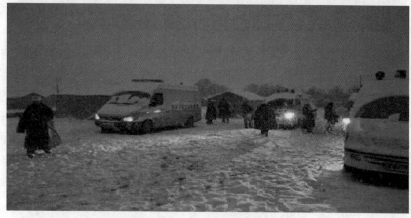

图 10-2-3　青海玉树地震救援

二、青海玉树地震救援中发现的问题

1. 急救力量薄弱　由于青海省经济相对落后,医疗急救事业发展严重不均衡,灾区医疗急救体系基础薄弱,专业急救人员缺乏,基层医疗机构的基本急救设备和技术匮乏严重,基层医师缺乏基本的急救技能培训,加之中心城市与灾区路途遥远,衔接困难,大大增加了救援难度。

2. 缺乏统一的医疗救援指挥系统　地震等自然灾难没有先兆,发生突然,信息缺乏,应急能力差,受灾后群众的生命、财产、物资受损严重。来自各地的医疗救护人员,志愿者人数虽然众多,由于来不及迅速建立一个高度统一、执行有效的医疗救援指挥系统,难免出现多头领导,现场混乱,同时也不免造成医疗人员、资源的浪费。

3. 缺乏检伤分类标准及统计　地震现场伤员众多,轻伤员、重伤员混杂,现场缺乏监测生命体征的各种仪器,而且在地震等大规模灾难时,传统的"一对一"的医患关系被打破,医生同时面对十几个甚至几十个伤员,伤员轻重不一,正确处理好检伤分类和现场急救的关系至关重要。

4. 高原反应使救援者面临巨大挑战　青海玉树海拔 3900m,参与抗震救灾的十几万大军很多来自低海拔或海平面地区,出发前没有过筛性体检,参救人员由低海拔急速(8～24 小时)进入高海拔,无阶梯习服过程;而抢救工作是强体力劳动,常通宵达旦,耗氧量极大;同时高度精神紧张,高度神经应激;加上初期缺水和食品,特别是水,造成失水和血液浓缩状态;很多人出现了程度不一的高原反应,甚至有人为此失去生命,不禁让人叹息。

5. 缺乏区域性医疗应急救援中心　在特大地震灾难的医疗救治中,需要区域性医疗应急救援中心发挥重要作用。由于管理体制和其他原因,我省目前还缺乏能够承担大批重症患者医疗救治的区域性医疗应急救援中心。

6. 救灾人员出发前缺乏培训和辅导　由于事件的突发性和救援的紧急性,使救援人员在出发前没有进行充分的培训。

7. 当地群众缺乏急救知识　青海玉树地处偏远,再加上存在文化和语言方面的障碍,当地群众的急救知识有限。在救援队到达前的自救互救常识及技能缺乏,从而失去了"第一目击者"的作用。

三、对高海拔地区灾难医疗救援工作的建议

1. 建立高海拔区域性灾难紧急医疗救援中心　由于缺乏统一和规范的建设标准,各地医疗应急救护体系建设水平不同,缺乏完善的医疗应急救护机制,各地急救中心各自为政,没有"一盘棋"的意识和机制,更缺乏大范围的医疗应急救护的指挥、协调和协作能力。因此,需要建立高原区域性灾难紧急医疗救援中心,平时主要承担区域内的医疗救援专业培训演练和重大任务的现场保障,应急时承担区域内及跨区的紧急医疗救援任务。

2. 研究和规范高海拔地区灾难紧急医疗救援工作的程序

(1) 受灾地区基本资料的收集:当灾难发生时,我们才了解有关的资料和收集当地的信息,显然为时已晚。所以,快速收集受灾地区的基本资料,做好出发前的准备,是灾难紧急医疗救援的首要准备活动。

(2) 救援医疗队的组成:紧急医疗救援队伍的组建,要根据不同灾难、伤害的特点和救援任务进行专业安排和人员调整,特别是特大灾难中死伤人数上千过万时,外地增援的紧急医疗救援队伍应包括医疗指挥、医疗安全人员、医疗救护人员、卫生应急组、行动联络人员、通讯工程师、后勤保障人员、司机、媒体记者等。

(3) 交通和通讯工具的配备:要配备急救指挥车、通讯车(装配发电机)、急救装备车、方箱式医疗急救车(可以开展外科手术的)、抢救型救护车、普通型救护车、运输型救护车等多种类型的急救车辆,还要配备后勤保障用车,装备 GPS、移动电话、海事卫星电话等。

(4) 装备与后勤保障:各类装备应有计划的储备,分门别类的配备,列出清单备查,由专人负责,定期更换,应急调用。

3. 建立应急协调机构　在救灾过程中,各系统各部门在组织协调上缺乏有力的配合。各省市医疗队之间横向联系较少,这样一方面加大了抗震救灾指挥部的工作压力,另一方面也使孤军作战的弱点凸显,因此应该建立应急协调机构,匹配资源配置,提高救灾效率。

4. 完善各种灾难事故的应急预案,平战结合,重视急救物质的储备

(1) 应急预案要从青藏高原实际出发,从应急程序、人员、物资、通信、车辆等方面作周密、科学的修订,反复演练,平战结合。

(2) 在地震发生后的紧急医疗救援中,救护车起到了现场急救、途中监护、快速转运等关键作用,此次地震伤员转运中救护车也是最重要的运输工具。但是,因为一些车辆年久失修、设备落后,在紧急状态下出现故障,难以应对突发大型灾难。因此,呼吁各级政府应重视城市急救车辆和车载急救设备的配备,重视救护车更新和储备,重视高原环境下车辆需要增添的设备,添置监护型救护车。驾驶员要重视平时救护车的保养和维修,确保应及时开得动、跑得快。

(3) 大型灾难中会出现大量伤员,所以急救物资管理的每个细节都十分重要。担架是伤员转运中必备的医用物资,担架管理不善,将造成转出的担架的严重缺乏,无法完成伤员转运。为此应充分考虑细节,做好预案并加强管理,是合理解决这一矛盾和做好安全转运的前提条件。

(4) 在应对大型灾难时,每天有数百辆救护车同时在接送伤员,救护车司机工作强度大、紧张度高、不能保证休息,极易发生交通事故。地震期间应该进行救护车司机志愿者招募,减少救护车司机的压力,保证行驶安全。平时做好急救人员战略储备,各城市"120"有必要建立救护车司机志愿者库,平时对他们进行急救知识和技能的培训,一旦遇上大型灾难,就能及时补充,保证紧急医疗救援的需要。

(5) 针对高原地区多民族的特点,培养双语急救人员是形势所需。

(公保才旦)

第三节　广东省近十年灾难事件医学救援的回顾与分析

2003年1月"非典"疫情在广东省暴发,半年时间内迅速扩散至我国大部分省份以及新加坡等东南亚地区乃至全球,引起了社会极大的恐慌,对人们的生命安全造成了极大的危害。此后,广东省加强了对突发公共卫生事件应急处理的重视程度,颁发了《广东省突发公共卫生事件应急办法》《广东省突发事件应对条例》等一系列法律法规,并专门制定了针对自然灾难、事故灾难、公共卫生、社会安全等四类突发事件的专项应急预案,率先成立了国内第一支紧急医学救援卫生应急队。事实表明,上述做法对近年来省内各类突发事件的医学应急救援都产生了极大的积极的影响。

一、灾难事件回顾

近年来,广东省虽然加强了对灾难事件的预测、筛查、判断和管理,但是由于全球不断恶化的气象形势、社会经济矛盾以及管理漏洞等多方面的因素,各类灾难事件仍然不时发生,有些甚至造成了极严重的生命财产损失。下表是近年来发生的比较重大的灾难事件(表10-3-1)。

表10-3-1　广东省内近年来重大灾难事件一览表

时间	地点	灾难事件	影响
2003年1月	广东	SARS疫情	感染1512人,死亡58人
2005年6月10日	汕头潮南区	华南宾馆特大火灾	受伤3人,死亡31人,直接经济损失849万元
2006年7月	韶关乐昌市	台风"碧利斯"致洪灾	受灾82.51万人
2008年1月中下旬	广东	低温雨雪冰冻灾难	生产生活受到严重影响
2008年9月20日	深圳龙岗区	舞王俱乐部特大火灾	受伤58人,死亡44人,直接经济损失1589.76万元
2008年11月5日	珠海斗门区	故意驾车撞人事件	受伤19人,死亡5人
2009年5月19日	广东	H1N1疫情	感染逾万人,死亡50人
2011年4月17日	广州、佛山、肇庆等	雷雨大风灾难	造成严重的经济损失和人员伤亡
2013年8月以来	广东	H7N9疫情	直接影响人们健康及畜牧业发展
2013年8月10日	广东	台风	受灾893.91万人,死亡48人,失踪8人,直接经济损失162.75亿元
2014年9~11月	广东	登革热疫情	确诊45 171例,死亡6例
2014年7月15日	广州海珠区	301公交纵火案	受伤33人,死亡2人
2015年12月20日	深圳光明新区	山体滑坡	受伤17人,死亡73人,失踪4人,直接经济损失8.81亿元

二、灾难事件应急医学救援过程

1. 生命至上,全力以赴抢救伤病员　在2003年抗击"非典"过程中,整个医疗界高度重视,广大医务人员不顾个人安危,坚持患者生命至上的传统,积极踊跃报名参加抗击一线,全力以赴救治被传染患者,涌现出了像邓练贤、叶欣、陈洪光等一大批优秀杰出的医务工作者。正是由于这么多可敬可爱的医务工作者忘小家顾大家、对人民生命安全高度负责、把安全留给他人、把危险留给自己的无私奉献精神,广东省才可以在短时间内迅速控制疫情发展,赢得了国内外同道的高度评价。

2. 快速出动,赢得抢救时机　灾难事件往往伴随着大量人员的伤、病、死亡,需要医务人员及时的给以施救。在2014年7月15日广州市海珠区301公交纵火案发生后,广州市120立即启动大型突发事件医疗急救系统,立即派出事发地附近三家医院火速前往,进行医疗急救。由于抢救及时,除两人因极重度烧伤不治身亡外,其他33位伤者均顺利度过危险期,为后期的及早康复赢得了时机。

3. 医学专家参与,保证伤病员救治质量　在灾难事件中,伤员病情往往比较严重而复杂。这就要求我们必须集中优质的医疗资源,保证伤病员的救治力量。在抗击"非典"过程中,广东省政府立即组织成立医学专家组,奔赴临床一线,指导治疗。医疗界其他相关专业的专家也都奋不顾身,努力奋战在临床一线,为疫情的及时控制发挥了极其重要的作用。在制定每一个患者治疗方案的背后,在每一个患者病情好转的背后,都凝集着医学专家的大量心血,他们是抗击"非典"的中流砥柱。

4. 以人为本,注重身体功能恢复,降低伤残率　在抢救各类伤病员过程中,始终坚持以人为本,注重身体功能最大程度的恢复,降低伤残率,为后期顺利融入社会创造条件。在深圳"12·20"特别重大滑坡事故后,共接治伤病员17人,其中不乏危重病人。为了实现"努力争取不死亡、最大限度恢复身体功能、最大限度降低伤残率"这一目标,特别成立了医疗专家组,对伤员进行全面巡查,优化治疗方案,重点保障危重病人安全,危重病人立即安排特护,重症病人要根据医嘱至少实行Ⅰ级护理;对需要进行耗时较长、技术强度大、直接涉及伤员功能康复的复杂手术,建立术前讨论制度,组织康复专家共同参与,尽最大可能减少残疾。

5. 做好心理援助工作　汶川地震后大批幸存者出现了创伤后应激障碍,严重影响了他们的生活质量,同时,这也促使我们明白了心理救援的重要性,加快了我国在灾后心理救援方面的发展。近几年来,广东省在抢救因灾难事件造成的伤员时,更加重视在心理层面给予干预。2008年,珠海斗门区故意驾车撞人事故发生后,当地卫生行政部门立即组织心理救援队,对伤者以及目击现场的小学生进行心理辅导,以免对他们造成心理创伤或者精神障碍。

6. 做好信息公开,避免公众心理恐慌　2003年2月,广州疫情扩散蔓延,无数关于"非典"的传言通过手机短信、互联网、电话铺天盖地流传,部分群众出现了恐慌情绪。针对于此,卫生行政部门通过报刊、电视、电台等新闻媒体广泛宣传"非典"防治知识,及时公布"非典"疫情信息,提高公众自我保健意识和能力,提高应对公共卫生危机的能力和意识,有效消除了因群众恐惧不安心理引发的社会恐慌。在2013年H7N9防控工作中,卫生部门采取了"日报告"、"零报告"制度,使得公众得以及时了解疫情的发展变化情况,有效缓解了社会公众的恐惧心理。

7. 加强健康教育,增强防病意识　2006年,全省卫生部门通过新闻媒体、互联网站和发放宣传单张、折页、宣传画等形式,广泛宣传流感和人禽流感防控知识,增强公众防病意识。原省卫生厅组织编写了《卫生应急实用手册》和《流感与人禽流感的预防控制》小册子,分发给基层医疗单位和社会公众,产生了良好的宣传效果。鉴于上一年登革热疫情流行情况,2015年省卫生预防部门加大宣传力度,提早动员部署灭蚊爱国卫生运动,并印制《登革热防控手册》进行宣传,取得了极佳的预防效果。

8. 充分发挥紧急医学救援卫生应急队的作用　2011年1月25日,我国第一支国家紧急医学救援卫生应急队在广东省第二人民医院成立,这标志着广东省在紧急医学救援方面走在了我国前列。应急队成立以后,定期举行野外拉练、灾难事件专项演练,并且积极参加国际紧急医学救援演练,学习先进救援理念,引进先进救援设备,缩小了同发达国家在医学救援领域的差距。在深圳"12·20"特别重大滑坡事故发生后,广东省紧急医学救援卫生应急队不忘职责,立即启动滑坡事故应急预案,组织应急队员及移动医院立即连夜前往事发现场救援,在救援过程中发挥了重要的作用,受到了国家卫生计生委、省卫生计生委以及当地政府、群众的高度评价。

9. 加强医学应急救援体系建设,实现救援力量合理调度　2012年5月28日,广东省第二人民医院挂牌广东省应急医院,统领负责我省重大灾难事件的紧急医学救援。另外,广东省根据地域分布,按区划分为粤东、粤北、粤西和珠三角四个区域,每个区域都有对应的应急医院,这四个区域各建一所市级应急医院、121个县级应急医院,县级应急医院负责级别较小程度的应急救援任务,市级应急医院负责中等程度的应急医学救援任务,广东省应急医院负责重大灾难事件的紧急医学救援并指导其他救援队伍开展救援工作。由此,全省形成了一个上下贯通、左右衔接、互联互通、信息共享、互为支撑、安全畅通的三级应急救援体系,实现了医学救援力量的合理调度。

10. 做好灾后防疫工作　受"碧利斯"外围环流和西南季风共同影响,2006年7月14～17日,广东省出现了历史上罕见的强降水过程。全省16个市75个县(市、区)遭受严重的洪涝灾难。大灾之后有大疫。然而,灾后疫情却并没有出现。灾后防疫非朝夕之功,科学防疫是重中之重。灾情发生后,我省应急救援部门未雨绸缪,及早预判灾后疫情发生发展情况,及早深入灾区进行动态观察,并采取科学的防疫措施,做好灾民的卫生保健工作,及时把疫情消灭在萌芽状态,避免了疫情的流行传播。

三、总结分析

自"非典"以来,随着经济实力的增强以及日益频发的灾难事件,广东省加快了应急医学救援的发展步伐。因此,我省的应急医学救援事业在近十余年来取得了突飞猛进的发展。然而,在抢险救灾防疫过程中,我们有成功也有失败,有进步也有遗憾。

1. 完善的医学应急预案是有效处置灾难事件的基础　广东省在应对"非典"斗争中,在执行《中华人民共和国传染病防治法》和《突发公共卫生事件应急处理条例》以及《传染性非典型肺炎防治管理办法》的基础上,根据事态发展的实际情况,及时制订了一系列应急预案和技术指引,是成功战胜"非典"的有力保证。因此,针对四大类灾难事件的医学应急预案的制定非常有必要,而且应该更加得以细化和完善。

2. 完善的应急医学救援体系是应对灾难事件的绝对保障　应急医学救援是灾难事件发生时保证公众享有卫生安全的基本基础。应急医学救援体系建设是卫生安全系统的重要方面,是有效应对灾难事件、保证公共卫生安全的绝对保障。因此完善应急医学救援体系建设非常重要,而且需要从法律角度给予保障。

3. 充足的医学应急物资储备是进行医学应急工作的物质保障　2008 年汶川地震,广东省派出紧急医学救援队奔赴灾区,开展抗震救灾,然而由于医用物资的短缺,使得许多医疗工作难以开展,影响了救援进度。得知这一情况,省相关部门立即调拨了大量的医用应急物资运往灾区,有效地缓解了部分灾区的燃眉之急。此后,广东省更加重视医用应急物资的储备工作,并且在以后多次省内抢险救灾过程中发挥了重要作用。

4. 提高公众防病减灾救灾能力是快速控制灾情的有力举措　近年来,社会公众参与救灾的热情持续高涨,在参与应急救援、心理抚慰等工作中发挥了越来越重要的作用,初步形成了卫生行政部门主导、应急医学救援队伍为主体、社会公众辅助参与的应急医学救灾格局。但社会公众参与减灾救灾工作中仍存在一些无序、不符合应急医学救援规范的现象,造成了一些不必要的伤害和损失。因此,为了更加快速而且有效地控制灾情,公众防病减灾救灾能力亟待提高。

5. 紧急医学救援队伍建设亟待加强　目前,广东省的紧急医学救援队伍建设尚不能很好地满足应对灾难事件的实际需要,并且与发达国家或地区相比,仍有一定的差距。主要表现在紧急医学救援队伍的装备保障和远程投送能力不足,海上或空中医疗救援尚处于起步探索阶段,专业的医学救援人才和学科建设仍需要加快培养和推进。

6. 加大公共投入力度,是应急医学救援发展的前提条件　应急医学救援本身属于公益性质,公共投入的力度决定了它发展的快慢。鉴于目前广东省社会经济快速发展现状,应急医学救援事业也必须在现阶段得以快速发展,方可适应和满足公共卫生安全的需要。因此,政府层面必须要把对应急医学救援的投入纳入政府财政预算,落实应急医学救援工作经费并建立长效投入保障机制。为进一步拓宽资金筹集渠道,可鼓励社会力量参与应急医学救援投入。

(叶泽兵　陈晓辉)

第四节　湖北地区灾难事件回顾与分析

湖北省地处长江中游,河流湖泊众多,历史上洪水灾难频发,损失严重。新中国成立后,湖北省共发生范围和量级大小不同的洪涝灾难数十次,重大水灾 3 次,分别在 1954 年,1998 年和 2016 年。1954 年长江水灾造成约 34 000 人死亡,其中 3000 余人被洪水直接夺走生命,而另外 3 万多人死于长期内涝而产生的瘟疫。1998 年从 6 月 12 日 ~8 月 26 日,长江全流域发生 3 次强降雨,由此引发超过 1954 年的全流域特大洪水。上游形成 8 次特大洪峰,自上而下,咆哮奔腾,下游嘉鱼县排洲湾段溃堤。全省受灾 66 个县市,受灾人口 2466.15 万人,农作物受灾面积 2914.89 万亩(1 亩=666.6m²),倒塌房屋 52.66 万间,死亡 560 人,因灾死亡大牲畜 24.67 万头,铁路中断 1 条 2 小时,公路中断 217 条,水利、交通、电力、通讯等基础设施损毁严重,全省各类直接经济损失高达 328.32 亿元。据统计,1998 年参加抗洪的干部群众,解放军和武警部队超过百万人。1998 年以后,国家采取了一系列工程和非工程减灾措施,建立了更完善的防灾减灾体系。随着三峡及长江上游一大批控制性水电枢纽工程相继建成并发挥效益,长江防洪抗旱减灾体系已初步建成。

2016 年 7 月的强降雨相对分散,未形成流域性大洪水。引发的洪涝灾难共造成湖北省受灾人口 327 万人,农田 302 千公顷,倒塌房屋 5903 间,临时转移 380 277 人。沿江城市遭遇严重内涝。救援人员在灾区进行人员搜救,人员转运及物资运输,救灾物资发放。对受灾群众开展医疗救助。对灾区进行灾情调查和医疗卫生环境调查评估,开展卫生防疫工作。

（魏捷　燕小薇）

第五节　天津和上海地区人为灾难事件回顾

一、“8·12”天津港危险化学品仓库特大爆炸事故医学救援的回顾与分析

2015 年 8 月 12 日 22 时 51 分 46 秒,位于天津市滨海新区吉运二道 95 号的瑞海公司危险化学品仓库(北纬 39°02′22.98″,东经 117°44′11.64″。地理方位示意图(图 10-5-1)运抵区最先起火,23 时 34 分 06 秒发生第一次爆炸,23 时 34 分 37 秒发生第二次更剧烈的爆炸(图 10-5-2)。

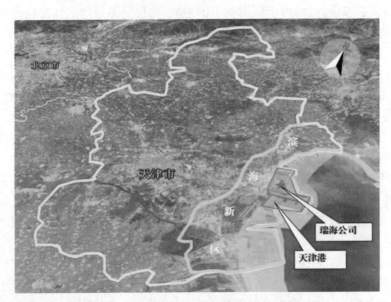

图 10-5-1　天津港“8·12”爆炸事故瑞海公司位置

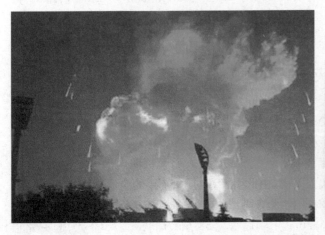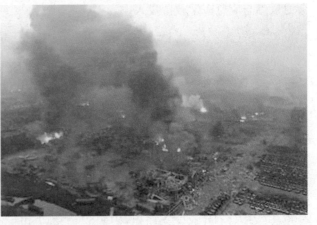

图 10-5-2　“8·12”天津港爆炸事故燃烧的现场

事故现场按受损程度,分为事故中心区、爆炸冲击波波及区(图 10-5-3、图 10-5-4)。

事故中心区:面积约为 54 万 m^2。两次爆炸分别形成一个直径 15m、深 1.1m 的月牙形小爆坑和一个直径 97m、深 2.7m 的圆形大爆坑。以大爆坑为爆炸中心,150 米范围内的建筑被摧毁;堆场内大量普通集装箱和罐式集装箱被掀翻、解体、炸飞。附近 7641 辆商品汽车和现场灭火的 30 辆消防车全部损毁。

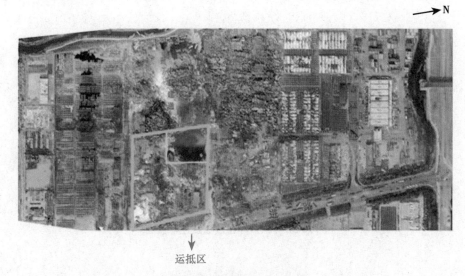

图 10-5-3　事故中心区航拍图

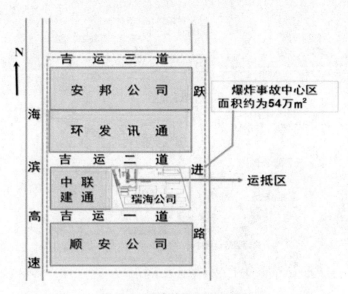

图 10-5-4　事故中心区示意图

爆炸冲击波波及区:爆炸冲击波向不同方向波及,最远 3.42～5.4km,建筑物有不同程度受损(图 10-5-5)。爆炸产生地面震动最远达 13.3km。

本次事故造成 165 人遇难,798 人受伤住院(其中,重伤员 58 人),304 幢建筑物、12 428 辆商品汽车、7533 个集装箱受损(图 10-5-6)。

经国务院调查组认定,天津港"8·12"瑞海公司危险品仓库火灾爆炸事故是一起特别重大生产安全责任事故。

(一)　事故原因

瑞海公司危险品仓库运抵区南侧集装箱内硝化棉由于湿润剂散失出现局部干燥,在高温(天气)等因素的作用下加速分解放热,积热自燃;引起相邻集装箱内的硝化棉和其他危险化学品长时间大面积燃烧,导致堆放于运抵区的硝酸铵等危险化学品发生爆炸。事发当日,在瑞海公司危险品仓库里共储存 7 大类、111 种、11 300 多吨危险货物。硝酸铵是这起事故造成重大人员伤亡的元凶。

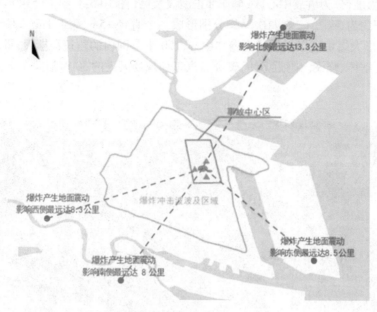

图 10-5-5　爆炸冲击波波及区示意图

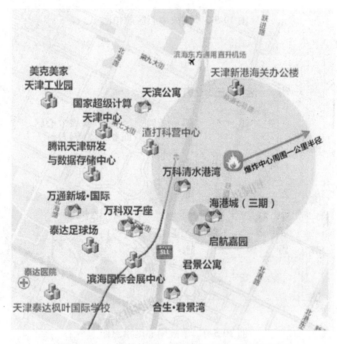

图 10-5-6　爆炸点附近居民住宅楼及其他建筑

（二）本次灾难事故人员伤亡特点

1. 爆炸威力巨大、爆炸现场救援的消防人员和民警伤亡惨重　国务院调查报告中确定本次事故中爆炸总能量约为 450 吨 TNT 当量。自 8 月 12 日事故发生至 9 月 13 日现场处置清理任务全部完成，累计搜救出有生命迹象人员 17 人，搜寻出遇难者遗体 157 具。

在爆炸发生前，天津港公安局消防支队和天津市公安消防总队共向现场调派了 3 个大队、6 个中队、36 辆消防车、200 人参与灭火救援。23 时 13 分许，消防人员在建供水线路、运抵区外围用车载炮对集装箱堆垛进行射水冷却和泡沫覆盖保护的同时，组织瑞海公司、相邻企业工作人员和附近群众 100 余人疏散。而消防人员所处的运抵区外围仍处在爆炸核心区。因此爆炸现场救援的消防人员和维持秩序的民警伤亡惨重。

2. 爆炸波及范围广、多重致伤因素并存、伤员伤情复杂　本次大爆炸波及方圆数公里，影响到 3 万居民的生活,到医院就诊的伤者达数千人。多重致伤因素并存,爆炸物冲击波和近距离高热为主体伤因,化学毒物、破片、不同规格毁损物件为协同致伤物。重伤员的伤情空前复杂受伤部位从头到脚,涵盖颅脑、颌面部、听器、眼球、颈部、胸壁、肺脏、背部、腹壁、腹腔器官(肠道、脾脏、肾脏、膀胱)、脊柱、四肢、神经血管等。损伤机制主要,致伤机制主要有三:①机械性损伤　如急性颅脑损伤、眼球穿孔伤、骨膜穿孔、血气胸、纵隔积气、肺挫伤、肺动脉栓塞、椎体错位或骨折、脾脏破裂、肠道穿孔、肾脏破裂、神经缺损、肢体缺损或骨折、动脉断裂等;②继发的生理功能损伤,如休克、呼吸功能障碍、水电解质紊乱、高肌红蛋白血症、高乳酸血、贫血、昏迷等;③热源性损伤,表现肢体、面部、眼部、躯干轻重不一的化学性烧伤。

3. 伤员伤情与爆炸时所处位置和空间地理环境有关　伤员伤情与爆炸时所处空间地理环境和连环爆时的自我防护措施不同而异。据王正国院士团队对住院伤员调查发现,幸存伤员距离爆炸核心最近距离约200m。爆炸核心200m以内的人员如无有效防护或阻隔物件,在冲击波和热力协同作用下,基本即刻致死。距爆炸核心200 ~ 1000m区域内幸存伤员,主要为烧冲复合伤、冲击破片复合伤。距爆炸核心1000 ~ 5000m区域伤员,主要为冲击破片伤。第一次爆炸后,伤者对爆炸的反应和行为直接影响二次爆炸的杀伤效应。调查发现,首次爆炸发生后,受伤倒地未站起,在二次爆炸发生时,发生继发损伤的危险大大降低。而首次爆炸倒地的轻伤员,如很快站立但未迅速躲避,或好奇观望,多产生致命后果。爆炸冲击波致墙体倾倒、飞起的门板、破碎的玻璃对伤员造成严重伤害。

(三) 医学救援面临的挑战

回顾本次重大灾难事故的应急救援处置过程,医疗救援从反应速度、指挥体系、伤员救治、感染防治、心理危机、灾后传染病预防、伤者后期康复,整个过程堪称迅速、高效、有序,未有明显失误发生。

由于事故发生在城市港口,交通便利,爆炸发生后,短时间内大批伤员涌入事故附近区域内医院,急诊科瞬时人满为患,此对医院快速、有效救治和天津市应急医疗救治体系带来极大考验。

院前救援人员不能获取准确信息、现场秩序混乱、现场检伤分类困难、信息系统落后、医疗应急空间配置和医疗物资准备、志愿者的管理、应急预案的可操作性及演练等问题和缺陷亟待改进,体系和队伍建设的长效机制应该建立。

(四) 爆炸发生后医疗应急预案启动和医学救援过程

本次医学救治天津市和全国各地共9000多名医务人员参与。

1. 院前急救系统迅速启动　2015年8月12日23:34天津市120急救指挥中心接报。迅速派出急救车赶往爆炸事故现场。23:46分位于滨海新区的第一梯队两部救护单元到现场。23:56急救中心主任赶赴现场,副主任、通讯科长达到指挥调度大厅,13日0:29急救中心主任、急救科长带领的第二梯队10部救护单元到达现场,1:05车辆科长带领第三梯队多部救护单元陆续赶赴现场。在事故现场建立临时指挥部和救援基地。第一个24小时急救中心共派出1部指挥车,救护单元64部,143名急救人员参与现场医疗救援,主要承担现场伤员救治和运送任务。24 ~ 72小时,16 ~ 22组承担现场伤员救治和救援人员伤病救治及伤员转院工作;4 ~ 7天大批伤员集中转往市内定点医院,8 ~ 18组救护单元承担转运任务,第8天后,担负起烈士和遇难者亲属救护和医疗保障工作、重伤员转院护送。整个救援过程中出动移动救护单元326次,急救转送伤员491例,保障639人,现场救治转运无二次伤害发生。

2. 第一时间,滨海新区数所医院为接诊伤员的主力　爆炸后十几分钟后,大量受伤者冲出居所,涌入离爆炸中心较近的天津市泰达医院、第五中心医院、港口医院、海洋石油医院、塘沽中医院、天津市永久医院等。爆炸现场附近的伤员或由救护车或由其他车辆送来医院,几所医院急诊科瞬时人满为患。急诊科主任及护士长在事发20分钟内赶到院,立即承担调配救治力量、指挥检伤分级、组织濒危伤者复苏抢救、安排重伤者处置去向、协调轻伤员向市内医院分流。大部分医护人员自发赶往医院。医院成立以院长或主管医疗的副院长为核心的指挥组,立即开通免费救治的急诊绿色通道,紧急开放门诊大厅和诊室等空间,调集缝合包、换药包、敷料、麻药、转运车椅、破伤风抗毒素血清等物资,通知其他相关科室医护人员、行政、后勤人员迅速来医院支援急诊、准备手术和接收伤者住院。以天津市第五中心医院为例,爆炸发生半小时内,500余伤者集中抢入急诊科。面对复杂伤情、突发大批量伤员同时就诊局面,急诊值班人员如何快速进行复杂的伤情的检伤分类、保证严重复合伤、多发伤危重者及时得到救治、正确处理其他伤员和正常诊疗,成为对医院内应急体系的极大的考验。为此医院迅速开放门诊 2、3、4、5 层。开放免挂号、免缴费的绿色通道，急诊医师、护士担负起快速检伤分类任务，对行动自如的轻伤员，直接引导到临时开放的门诊进行清创缝合、止血、包扎，并安排 24 小时内注射破伤风抗毒素。对重伤员医生进行检伤的同时，护士测量生命体征并将测得数据用碳素笔写在伤员的胸部，提示医生。对血压偏低或休克患者，立即建立静脉通路，快速输液。医生检伤后提出影像检查（如头颅 CT、胸部 CT、腹部 CT、骨 X 线片等），护士即用碳素笔写在伤者胸部皮肤上，即刻推伤者去检查。损伤部位和性质明确后，快速直接将伤员转运到手术室或收住院。部分严重烧伤、严重眼外伤伤员转入天津市内相关医院。至 13 日凌晨 4 时，急诊大批伤员在急诊处理完毕，15 例危重伤员和 118 重伤得到妥善安排。爆炸 12 小时统计：清创缝合、止血、包扎处理轻伤员 800 余人，130 例伤员住院，其中 12 人收入 ICU，手术 41 台；3 名伤员转往市内医院。其他几所医院各接诊伤员数百人，轻重伤员得到高效、妥善处置。急诊无一例伤员死亡。

3. 天津市卫生计生委医疗卫生救援应急指挥高效、有序 天津市卫生计生委在爆炸后第一时间启动医疗卫生救援应急预案，爆炸事件发生 20 分钟左右通知抵达各医院，组织医疗救援力量。负责人迅速赶赴滨海新区，在泰达心血管医院建立医疗应急指挥中心，同时调派由 29 所三甲医院普通外科、骨科、颌面外科、烧伤、儿科、重症、急诊、神经外科等学科的 110 名专家治疗组赶赴滨海新区，深入收治伤员的各医院进行支援，参与和指导医疗救治工作。并连夜动员全市各大医院迅速作好接收伤员的准备，各医院全面开通伤员救治绿色通道。

8 月 13 日，在大批伤员处理基本结束后，国家卫生计生委和天津市卫生计生委组织专家组与当地医务人员对医院收治伤员进行逐一筛查，对每位重伤员重点关注，做到医疗救治一人一案。8 月 13 日晚，组织危重伤员病情分析会，由主要经治医院向国家级专家组和天津市专家组汇报危重伤员的救治情况，再次就伤员的救治工作进行对接，及时调整救治工作方案。建立专家定点救治重症伤员制度和专家组每日巡视制度。

4. 天津市区大医院承担自行就诊伤员 市内多家医院的医务人员已自发地向各自医院集结，医院领导亲临急诊，调集治疗用物资、转运物资、开放手术室，作好接诊伤员的准备。天津市区部分医院急诊科在 8 月 13 日零点 30 分左右开始接诊伤员。凌晨 1 时后，伤员密集来到市内，天津医科大学总医院、天津市第三中心医院、武警后勤学院附属医院、天津市第一中心医院、天津市人民医院为市内接诊伤员主力医院。流向市内的伤员多自行就诊，主要为玻璃碴划扎伤、坠落物体砸伤和爆炸冲击伤、灼伤，多名伤者有眼球破裂伤。急诊大批量伤员救治体现了"大兵团作战的特点，急诊科医护迅速检伤分类、外科系统的多个临床科室、检验、放射、行政、后勤密切协作，轻伤员急诊处置，重伤员迅速检查，确定诊断后进行手术或收住院。整个救治过程紧张有序。凌晨 4 时左右，全市各大医院急诊科内大批伤员处理基本完毕。以天津医科大学总医院为例，事发至 8 月 13 日 7 时，接诊伤员 112 例，收住院 12 例、其中手术 8 例，其余均在急诊处置后离院。

5. 市血液中心设置多个流动采血点并公示，市民踊跃献血 事故发生后不久，许多市民到医院或血液中心表达献血愿望。到 13 日上午有近千人往来市血液中心。天津市血液中心抽调人员迅速在市区内设置多个流动采血点，并进行公示。截至 15 时，100 多人献出成分血，150 多人献出全血。据天津市卫生计生委通告；8 月 13 日全天接待献血者 1673 人，采集血液 1982U，近 40 万 ml，机采血小板 186 个治疗量，预约登记献血者近 1000 人，市血液中心的储血量达到饱和状态。市民的积极献血保证伤员得到及时有效治疗，提供充足安全的血液，天津市的血荒也得以缓解。

6. 注重伤者成为紧急医疗处理后的重点，"四集中"综合性医院成为后续接治重伤员的主体 8 月 12～13 日，大批伤员处理完毕，治疗及关注重点转向重伤员。8 月 14 上午，各级专家按计划对伤员开展查房指导、病例分析及手术治疗等工作。截至 8 月 14 日 15 时，住院伤员 721 人，其中危、重伤员 58 人，分别收治在天津市 45 家医院。为最大限度地降低重症伤员死亡率和致残率，天津市卫生计生委于 8 月 14 做出集中专家、集中资源、集中患者、集中救治"四集中"伤员救治决策，将伤员从最初的 45 所医院集中到 15 所三级综合医院和三甲专科医院，实行个性化救治。确定天津医科大学总医院、天津市第一中心医院、天津市第五中心医院、泰达医院四所综合医院和武警后勤学院、天津市第四医院为重伤员收治医院。伤情复杂的伤员主要集中四所综合医院。烧伤患者集中在武警医院及天津市第四医院。组建两支重症医学护理应急队，筛选各个学科专家 59 名组成 7 个专业治疗组，集中全市最优质的医疗，给予伤员更加全方位、精细化的治疗和精心护理。8月14日18时,天津医科大学总医院首先接收了由港口医院转来的8名重伤员。至8月18日,所有重症伤员和短期内不能出院伤员均已集中收治在4家大型综合医院和相关专科医院。天津医科大学总医院共收治重伤员53例,其中接收各医院转诊重伤员41例。至9月20日,大部分伤员出院回家或转往社区康复,无一例住院伤员死亡。

7. 感染预防、防疫工作和心理干预同期开始　感染预防控制人员在事故发生第二天,深入到集中收治伤员的医院进行巡查、指导。同时启动卫生防疫工作,市区两级疾病预防控制中心对临时安置点传染病防控措施落实情况进行评估。专业人员定期对临时安置点进行消毒,对生活饮用水卫生进行监测,规范供餐管理。充分利用各种媒体进行健康宣教,重点开展传染病预防、饮食饮水卫生安全和良好卫生习惯等健康教育。1个多月过去,事故现场清理完毕,伤员多处于康复期,整个过程,生活饮用水监测点的检测结果均符合国家标准,无非预期的感染和传染病疫情发生。中国疾控中心专家团队会同天津市疾控部门共同制定《"8·12"爆炸事故环境危害评估及健康保障工作方案》,指导救援人员做好个人防护。

精神心理专家组,编写了《致家属》《致伤员》《面对伤员及家属,工作人员可以做些什么》宣传品,对重症患者采取一对一、点对点进行心理援助。心理危机干预队伍对伤者进行心理危机筛查和跟进随访,同时将心理危机干预范围扩大到伤难者亲属和参与伤员救治的医务人员。发挥心理热线作用,设置固定心理咨询点,为公众提供及时的心理健康咨询服务。天津医科大学总医院于2015年8月17日,由院长办公室负责,在接待中心成立临时医务社工服务站,由医务社工专家和专业心理人员介入患者心理干预,并为有需求的伤者亲属和医护人员提供心理帮助并协调政府安置部门和志愿者组织解决患者宿食问题。据国家卫生计生委网站公布消息,截至8月22日,累计投入心理干预人员137人,针对重点人群和入院伤员开展心理干预近1700人次。

8. 康复治疗早期进行,伤员出院后后续治疗转入社区卫生服务中心　经过全力救治,随着伤员救治组工作顺利进展,在院伤员伤情总体向好,大部分危重症伤员转危为安,天津医科大学总医院康复医学科。8月22日,天津市卫生计生委调集力量加强重症伤员救治,安排伤员出院后在滨海新区等8个区县32家基层医疗机构进行康复治疗。8月25日,天津市卫生计生委发出通知,天津市卫生计生委和滨海新区卫生计生委分别指定专人作为住院伤员后续医疗卫生服务总协调人,负责与收治伤员的医疗机构对接,确定伤员后续治疗的社区卫生服务中心,传递伤员医疗信息,保证后续治疗的连续性,对后续医疗卫生服务进行管理。社区卫生服务中心提供伤者信息建档、责任医生、家庭随访、拆线、换药、健康指导等工作。

9. 志愿者服务提供政府之外的全方位补充　事故发生后不久,警车、出租车、私家车自发担负起运送伤员任务,并成为轻伤员运送的主力军。

企业、个人向医院、救援单位送来饮食、各种生活必需品、药品、医疗器械、防护用具等各种物品。

志愿者承担起伤员信息登记、引导伤员就诊、疏导交通、照护遇难者亲属等任务。部分医院有专门人员对志愿者和社会捐赠物资进行管理。

当地和附近多家酒店、宾馆通过微信发布信息,为因房屋损害无法回家的人、受伤或遇难者亲属提供免费食宿。

人间大爱在灾难中绽放,成为一道温暖的风景。

10. 关注现场救援人员,完成3000多名救援人员的体检工作　8月15日、16日,天津医科大学总医院急诊科接诊10名第一批进入事故现场救援的消防官兵,多以头晕、恶心或心悸、胸闷憋气为主,经查发现8人有低钾血。分析原因,考虑与天气炎热又身着厚重防护服致大量出汗、长时间高强度工作、无食欲、加上大量饮用不含电解质的水有关。急诊医学科在积极处理的同时逐级将此情况报告医疗救援主管部门,并写出科普短文,通过市医学会转给滨海新区科协制作科普读物,指导现场救援人员。当晚救援官兵饮用上含合理电解质配方的液体。

据中国消防在线消息:8月17日,参加事故处置的消防官兵进行了第一次换防,在一线奋战了4天4夜的开发支队、保税支队、特勤支队、津南支队、南开支队、东丽支队、滨海支队等单位的官兵被调换到后方休整。8月19日至21日,消防医院对撤下的3000余名消防官兵进行全面体检,天津医科大学总医院的专家对结果进行会诊,综合评定官兵的身体状况。有的战士出现呕吐、咽喉部不适等轻微症状,其他人并无大碍。

（五）从灾难中吸取教训，在反思中成长完善

我国是一个自然灾难和人因事故多发国家，减少灾难的发生，最大限度减少民众的伤亡是灾难处置的目的。在经历过 2008 年汶川地震、2010 年青海玉树地震、2013 年雅安芦山地震、2013 年青岛油管爆炸、2014 年江苏昆山中荣金属制品有限公司汽车轮毂抛光车间粉尘爆炸事故等灾难救援后，我国应对灾难事件的体系建设和能力、水平有了长足的进步，但我国的灾难管理以部门和地方条块分割为主的模式制约着灾难处置效率和效果。建立多系统集成的灾难处置应急系统，完善应急医疗急救体系建设十分必要。对于处置发生在城市中重大灾难事件的应急医疗体系中应包括以下要素：

1. 确定能力医院　能力医院最好为大型综合性医院，专科齐全、临床专科间有长期机协作，便于综合救治队伍建立，检查设施和能力完备。同时能力医院要有合理的区域布局。能力医院有能够迅速扩展的后备空间，有常备的队伍（包括复苏、进行多发伤/复合伤手术队伍）随时能够到位，开展规模性救治；有院内效的协调指挥机制，医务部门负责紧急协调救治队伍、救治物资、救治空间等。最好有院内动员的暗码呼叫系统，据情呼出相应代码、启动相应的相应级别和规模（代码反应事件的性质，相应的部门、人员和物资调动范围）。

2. 全市一体化的应急指挥系统　统一调度院前急救系统，最好与消防、公安有长期的联动机制。第一时间快速发布对民众的反应有指导意义的信息，减少错误反应造成的伤亡。

3. 相对固定的专家队伍　由包括地震学专家、急救医学专家、消防专家、防化和化学品专家、核辐射专家、工程技术人员和后勤保障人员等熟悉灾难救援相关知识和技术的高级专业人员组成，在灾难事件处置和医疗救援决策中提供支持、指导。

4. 常备的急救专业队伍　现代化的装备，经常性的救援演练、培训，在事发后快速反应，有效处置。

5. 强大、通畅的通信能力和完善的信息管理系统　维持救援处置的高效运转。

6. 建立安全教育和培训制度　将灾难教育纳入国民教育之中，学习先进国家的经验，序推广社会化的灾难教育，推广与普及公众急救知识和技术　提高公众的风险防范意识和有效应对灾难能力。

从以生命为代价的灾难中吸取教训，完善灾难应急处置体系建设，一切"以人为本的"的设计、建设、管理是减少灾难的根本。

（幺颖　柴艳芬　寿松涛　王力军）

二、上海地区灾难事件回顾与分析

——2014 年上海外滩踩踏事件

（一）事件经过

2014 年 12 月 31 日 23 时 35 分，上海市黄浦区外滩陈毅广场东南角通往黄浦江观景平台的人行通道阶梯处发生拥挤踩踏，造成 36 人死亡，49 人受伤（图 10-5-7）。

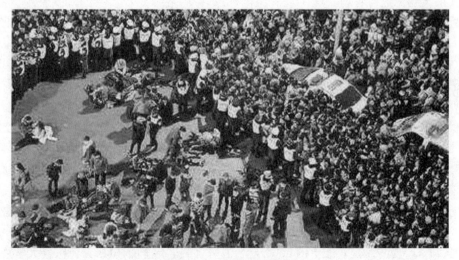

图 10-5-7　上海外滩踩踏事件

1. 事件发生地点 上海外滩陈毅广场位于外滩风景区中部(与中山东一路335号至309号段隔路相望),与南京东路东端相邻,与中山东一路相连,公共活动面积约2877m²。陈毅广场通过大阶梯及大坡道连接的黄浦江观景平台,是外滩风景区最佳观景位置。事发现场位于陈毅广场东南角通往黄浦江观景平台的上下人行通道阶梯处。阶梯自上而下分为两组共17级,两组阶梯间距2.3m,阶梯两侧有不锈钢条状扶手。阶梯宽度6.2m,最高处距地面高度3.5m,纵深8.4m。

2. 事件发生起因和经过 上海连续3年在外滩风景区举办新年倒计时活动。鉴于在安全等方面存在一定的不可控因素,2014年12月31日的新年倒计时活动另改地点,活动现场观众计划在3000人左右。且通过媒体向公众公布。但是事发当日仍有众多民众误认为会有跨年灯光秀在外滩风景区举行。

事发当晚20时起,外滩风景区人员进多出少,大量市民游客涌向外滩观景平台,呈现人员逐步聚集态势。事后,根据上海市通信管理局、上海市公安局、地铁运营企业(即申通集团)等部门单位提供的数据综合分析,事发当晚外滩风景区的人员流量,20时至21时约12万人,21时至22时约16万人,22时至23时约24万人,23时至事件发生时约31万人。

22时37分,外滩陈毅广场东南角北侧人行通道阶梯处的单向通行警戒带被冲破以后,现场值勤民警竭力维持秩序,仍有大量市民游客逆行涌上观景平台。23时23分至33分,上下人流不断对冲后在阶梯中间形成僵持,继而形成"浪涌"。23时35分,僵持人流向下的压力陡增,造成阶梯底部有人失衡跌倒,继而引发多人摔倒、叠压,致使拥挤踩踏事件发生。

23时35分拥挤踩踏事件发生后,在现场维持秩序的民警试图与市民游客一起将邻近的摔倒人员拉出,但因跌倒人员仍被上方的人流挤压,多次尝试均未成功。此后,阶梯处多位市民游客在他人帮助下翻越扶手撤离,阶梯上方人流在民警和热心的市民游客指挥下开始后退,上方人员密度逐步减小,民警和市民游客开始将被拥挤踩踏的人员移至平地进行抢救。许多市民游客自发用身体围成人墙,辟出一条宽约三米的救护通道。现场市民游客中的医生、护士都自发加入了抢救工作,对有生命体征的受伤人员进行紧急抢救。

23时41分22秒起,上海市"120"医疗急救中心陆续接到急救电话。23时49分起,先后有19辆救护车抵达陈毅广场,第一时间开展现场救治和伤员转运。上海市公安局及黄浦公安分局迅速开辟应急通道,调集警用、公交及其他社会车辆,将受伤市民游客就近送至瑞金医院、长征医院、上海市第一人民医院和黄浦区中心医院抢救。同时,迅速组织力量千方百计收集伤亡人员信息,及时联系伤亡人员所在单位和家属。

事件发生后,市委、市政府主要领导迅速赶赴现场指挥应急处置工作,并分别赶往医院看望慰问受伤人员和伤亡人员家属。同时,连夜召开紧急会议,决定成立医疗救治、善后处置等专项工作组和联合调查组,各组当即开展工作。

调动全市优质医疗资源全力以赴救治伤员,在专家会诊评估的基础上,按照"一人一方案、一人一专家"的要求,逐一明确医疗方案,尽一切可能挽救生命,截至1月20日,49名伤者中已有46人经诊治后出院(包括13名重伤员中的11人),3名伤员(2名重伤、1名轻伤)仍在院治疗。通过多种途径尽快确认伤亡人员身份,及时向社会公布遇难者名单,并对出院伤者进行随访。指派专人全力做好伤亡人员家属的接待、安抚,组织专业人士对受伤人员和伤亡人员家属进行心理疏导。通过组织集体采访、书面发布、"上海发布"政务微博及微信等形式,及时向媒体和社会发布相关信息。

(二) 事故特点

通过事件的回顾,我们发现踩踏事件的发生都有其偶然性,同时也有其必然性。形成踩踏事件的发生一定会具备以下几个要素:

1. 场所人群过于集中 事发当时事发周边聚集人数从12万人上升到31万人,且在继续增多。

2. 存在因人员拥挤而更显狭小的空间 事发地宽6.2m,纵深8.4m,楼梯落差3.5m,共17级台阶。这个特定的环境为后来上下人群的对冲,乃至形成"多米诺骨牌"一样人群的跌倒,雪崩似的坍塌创造了条件。

3. 特定情绪的释放导致人群冲撞移动 根据研究,部分踩踏事件是由于人群集中的场所突发火灾、地震、设施垮塌、恐怖袭击或突然停电等事件导致人们的惊慌恐惧,也有如宗教集会、节日庆典等导致人们兴奋激动。事发当时距离2015年新年钟声的响起只差25分钟,人群形成"浪涌",以至于事件发生后救护车呼啸而去时,现场周围回响的是新年倒计时的欢呼声。

4. 人员跌倒并受挤压 由于人群的移动导致有人员跌倒后无法立刻爬起,而后来者继续跌倒叠压在先前跌倒者身上,并使跌倒受压的面积不断扩大,造成下层人员窒息或由于挤压导致器官脏器的损害,直至死亡,这也是踩踏损伤的核心。有些校内发生踩踏事件的原因是学生出于好奇好玩将同学压倒而后有更多同学压上,在一些体育比赛中也会发生类似情况。

(三)现场救援的难点

1. 由于事发当时人群密集,从楼梯上跌落的人群层层叠叠,由于时值冬季,被挤压人员衣服相对厚重,下层人员基本被上层人员压得密不透风,同时越是下层其胸腹均受到上层人员重量的挤压使其呼吸严重受限,因此伤员和死者以窒息为主,个别合并气胸和肋骨骨折,表现为胸以上皮肤出血点,眼结膜出血。由于人群密集,上层人员即便神志清楚也很难快速离开事发现场,而中下层人员更是随着缺氧时间延长,丧失了急救的白金十分钟。

2. 急救车辆及抢救人员到达前,只能由游客中的医生、护士以及现场部分警察承担起初期的急救任务,而众多市民不敢或不会进行心肺复苏操作。因此,对于大批伤员来说,初期的急救力量远远不足。

3. 市急救中心在接到求救电话 8 分钟内就调度 19 辆救护车赶到现场,与第一个跌倒发生的 23 时 35 分只相隔 14 分钟。但在距事发地 3km 的第二军医大学附属长征医院,也是当时收治伤员最多的医院,第一个到达的伤员却是 0 时 15 分,距离事发已 40 分钟。由于现场拥挤,不能就地展开救治,只能转运到医院进行抢救,此时交通状况对于伤员救援转运至关重要。

(四)事故的经验教训

由于踩踏事件发生具备其特定的规律,且发生时救援困难,人员伤亡巨大;因此,对于踩踏事件预警、防范和干预,以及提高民众自救互救对于防止踩踏发生,减少伤亡具有积极作用。

1. 市民要提高公共场所防范踩踏的意识。主动规避人流拥挤的场所,特别是在人流拥挤时不要停留在过道、楼梯、隧道、涵洞等狭小通道内。进入陌生场所如体育馆、酒店等事先了解应急通道,避免遇见突发事件慌不择路。人群密集场所要避免奔跑、推搡、哄闹。公共活动要听从指挥,遵守秩序。

2. 公共服务部门对于大型公共活动事先做好风险评估,及时通过网络、媒体公布并提醒市民注意。特别注意预计人数和环境的匹配,特定区域设置警示标牌(如楼梯、通道等),合理控制人流量,人群疏散预案的演练。根据预案或数值化图形监控等手段,合理并及时调整区域内的安保力量,及时阻止和干预特定情绪的爆发。大型城市甚至应该建立专门的风险评估部门,对公共活动提前风险预判并提出分级预警。

3. 针对城市道路拥堵状况,开辟急救车辆和消防车辆的专用通道,其优先通行权利需要继续强化;特别是在容易拥堵的重要路段更有设立必要。

4. 加强民众的急救技能培训,提高民众参与灾难互救的信心。上海市第十四届人大常委会第三十一次会议 2016 年 7 月通过的《上海市急救医疗服务条例》。俗称"好人法"的条例,鼓励和倡导普通市民参与紧急现场救护活动,且紧急救护行为受法律保护,对患者造成损害的,依法不承担法律责任。这将促进市民积极参与社会救援行动。

5. 踩踏事件中的自我防护

(1)在身处拥挤人流中,预感有被推倒危险时要避免慌乱,尽量移到人流的边缘,若有可能抓住栏杆或扶手,但要防止被堵在狭小的楼梯或通道内,也不要停留在人流可能冲击的方向上。

(2)如被迫随人流行进,需注意前方的台阶或障碍物,尽可能同前方人员保持一定距离,防止被绊倒。一旦前方有人跌倒需立刻停止脚步,并呼喊提醒后方人员注意。行进中避免身体过于前倾而容易被推倒,有小孩的需把小孩抱起,即便鞋子被踩掉也尽量不要试图捡回。

(3)如果一旦被推或绊倒,而无法立刻站起,则尽可能将自己身体蜷曲,侧卧,双手抱头,屈膝。如果不能侧卧,则尽量俯卧,双手抱头,双肘着地使胸腹部离开地面,腰背拱起,或双膝跪卧。防止头、颈、胸、腹部直接被踩,也防止胸腹部直接贴地受压影响呼吸,给口鼻周围尽量留出足够的空间呼吸。

6. 踩踏事件救援工作中,参与现场心肺复苏的医生、护士、警察和院前急救人员对于最终危重伤员的抢救成功起到积极作用。上海市长期致力于急诊和 ICU 的一体化建设,不断提高急诊和 ICU 的救治能力,ECMO 等多种先进的生命支持技术得以有效应用,也为有效抢救和后续治疗提供了坚强保障。

(潘曙明)

第六节　台湾灾难事件回顾与分析

一、高雄石化气爆事件回顾与分析

（一）前言

2014 年 7 月 31 日深夜至 8 月 1 日凌晨,我国台湾高雄因地下石化管路丙烯外泄造成大范围的气爆。黑夜里,道路因连环爆炸而塌陷,影响范围达 3km,造成 800 多栋民宅毁损,更造成 32 人死亡、321 人受伤,堪称台湾南部地区有史以来最严重的公共安全事故。

（二）高雄石化汽爆事件

半个世纪以来高雄市是台湾石化业与重工业的重要据点,上下游的石化产业形成紧密的产业链,几乎包围整个高雄市。随着高雄市不断发展,许多维系这个城市运转的管道线路,也在城市地底密密麻麻地高度扩张。根据高雄市政府统计,高雄地底有着总长度达到 12 万 km 的管线系统,包括水电、瓦斯、排水和输油等民生所需的公共管线,以及此次高雄气爆的罪魁祸首的石化原料管线,形成一个复杂的地下管线世界。

长久以来,行政部门对这个庞大且错综复杂的地下管线系统缺乏有效且准确的掌控,终于在 2014 年 7 月 31 日晚上造成失控的地下危机。当日 20 时 46 分高雄市政府消防局接获通报前镇区有"疑似瓦斯泄漏",随即赶到现场处理,然而辖内瓦斯公司明确表示当地现场并无天然瓦斯管线。因为现场弥漫着石化气体的气味,所以高雄市转向要求高雄规模最大的石化能源公司-台湾中油公司,提供当地管线信息,但是台湾中油公司回报无该公司的管线经过该处。在无法了解何种石化气体外泄以及外泄来源的情况下消防员只能先以水雾稀释气体并管制交通。21 时 30 分,高雄市环保局稽查人员至石化气体外泄现场进行采样并请求环保署南区毒灾应变中心支持协助追查外泄物质,事后虽然证实是丙烯外泄,但为时已晚,丙烯早已经沿着市区雨水下水道系统扩散蓄积,终于在 7 月 31 日晚上 23 时 55 分,凯旋三路、二圣路、三多一路一带发生连环气爆。强烈的爆炸威力影响范围达 3km²(图 10-6-1),其中有 4.4km² 的市区道路被摧毁,瞬间造成数百人的伤亡,当时在现场处理石化气体外泄的 20 多名消防人员首当其冲,7 人当场死亡,消防车也坠入炸毁塌陷的路面(图 10-6-2)。

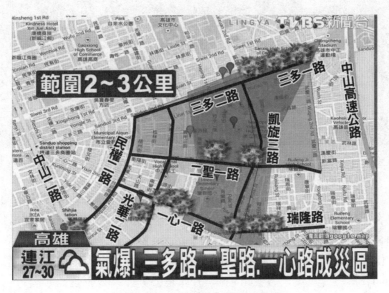

图 10-6-1　高雄石化气爆影响范围

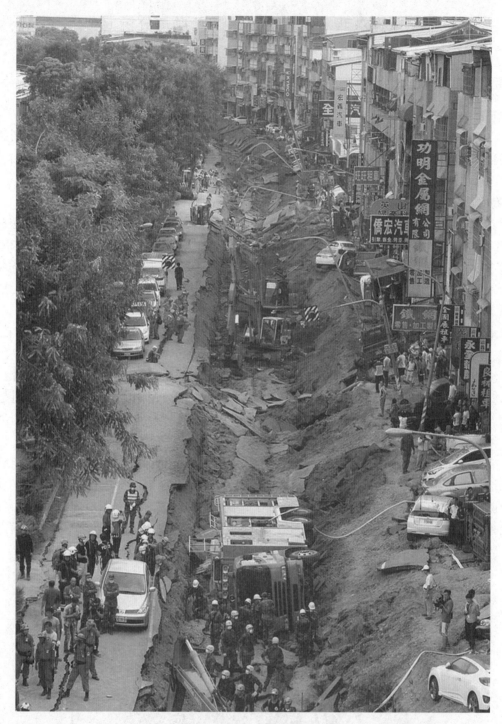

图 10-6-2　高雄气爆后凯旋三路空拍图,气爆造成消防车也坠入炸毁塌陷的路面

　　事后经调查认定为李长荣化工于 1991 年兴建的丙烯管遭后来施工的地下排水箱涵不当包覆于内,导致丙烯管管壁由外向内腐蚀并日渐减薄破损,以至于运送中的液态丙烯外泄,引起本件爆炸事故。

　　(三) 紧急救护体系参与气爆事件经验

　　台湾的紧急救护体系(emergency medical service,EMS)是以消防为基地的模式,紧急救护技术员(emergency medical technician,EMT)是隶属于各县市消防局,算是公务体系之一。碍于公务人员编制与预算,台湾的紧急救护技术员,不只专责做紧急医疗救护工作,他们还要负担救火和救灾的任务。这样的紧急救护体系运作在平时偶尔会被批评不够专业,但在大规模灾难事件发生时这样的体系运作反而凸显了其优势。优势一,现场救灾与紧急救护皆由"消防局救灾救护指挥中心"主导(图 10-6-3),事权统一有利于指挥调度。优势二,EMT 在气爆现场进行救灾搜索兼紧急救护,台湾的 EMT 因为不是专责所以平时也负责救灾任务,在这次气爆范围达 3km²,病人伤势不一,当搜索检伤组依任务表指示(表 10-6-1),遇到伤势严重者可以立即进行紧急救护,避免延误抢救时机(图 10-6-4)。

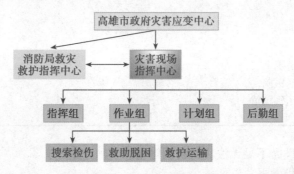

图 10-6-3　高雄气爆事件 EMS 灾难现场指挥站编组架构

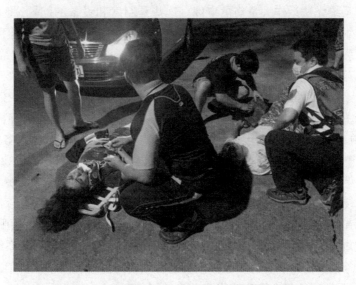

图 10-6-4　高雄市 EMT 于气爆事故现场抢救伤员

表 10-6-1　高雄市消防局救灾救护指挥中心搜索检伤组的任务

1. 依分配范围进行搜索

2. 依 START 进行检伤

3. 红牌伤员先进行紧急处置,并通知现场指挥中心派救护运输小组接手处理

4. 黄、绿、黑牌伤员只检伤不处置,请民众在旁协助照护

5. 遇受困伤员,通知救助脱困小组处理

6. 搜索回程进行第二次检伤

　　分析此次大范围的气爆事件发现所有伤亡病人使用 EMS 的比率只有 19.8%,但经由 EMS 运送的病人,有 67.7% 是送到高雄 4 家大型医院(表 10-6-2)。可能的原因如下:

　　(1) 事件发生在市中心,邻近有几家医院,因此还有自行活动能力者会自行就医,尤其是离事件地点最近的两家中型医院在 8 月 1 日凌晨 4 时以前就涌入了 103 位伤员。

　　(2) EMS 会分流伤员到适当的医院,避开邻近已经人满为患的医院。

　　高雄市的 EMS 虽然成功处理气爆事件到院前救护,但仍有几项缺失有待加强:

表 10-6-2　高雄气爆事件伤亡病患人数与使用 EMS 人数统计表

项目	人数
伤亡情况	
死亡	32
受伤	321
合计	353
EMS 运送情况	
EMS 送医院	62
EMS 送殡仪馆	8
合计	70

（1）救护车派遣中心受理席不足无法应付瞬间爆量。

（2）无法快速精准定位报案者。

（3）无法掌握救护车动向。

（4）模拟式无线电系统无法运作大量伤员事件。这些是制度和设备的问题,将来若能增加救灾救护指挥中心的派遣席并每年办理大量伤员演练、更换派遣系统整合报案定位功能与车辆卫星定位路径演算模块、采用数字式无线电通信系统,相信对大规模灾难事件时紧急救护能力提升会有实质帮助。

（四）医院参与气爆事件经验

高雄市卫生局每年皆将医院是否有应付大量伤员的机制列为每年医院督导考核项目之一（图 10-6-5）,因此高雄市所有急救责任医院每年都会举办大量伤员演习（图 10-6-6）,平时有演练,真正事件发生时才不至于慌乱失措。8 月 1 日 0 时 3 分,高雄市卫生局紧急医疗信息整合中心通知高雄市各急救责任医院预备启动大量伤病患机制。医院急诊接获讯息后有几件事情是必须准备:①了解事件规模;②院内资源调查,包括急性病床数、加护病床数、手术房间数等;③人力调度与召回;④作业区规划;⑤急诊病人疏散。以之前演习的经验医护人力召回是比较困难的一部分,特别是没有一家医院曾经在三更半夜进行演习测试院外医护人员召回状况。每家医院都有自己的召回机制,规模小的医院,可用电话通知,但若是医师有数百人的大型医院,通常会使用手机简讯通知,甚至为了能掌握回到医院的医师人数,更发展简讯回复系统（图 10-6-7）。不过这次气爆发生后高雄市各急救责任医院有许多医护人员是看到新闻报道或网络社群信息自动自发回到医院帮忙,医护人员热血救人的天性往往都会在灾难发生时自然展现。

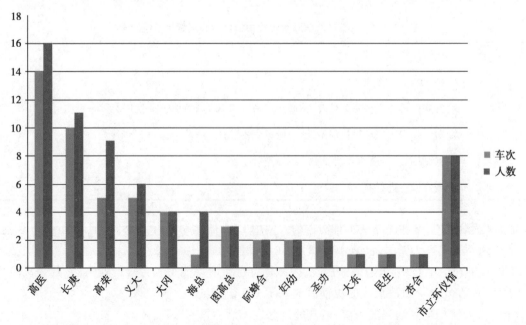

图 10-6-5　高雄市卫生局将大量伤病患运作机制和演习列为每年医院督导考核项目

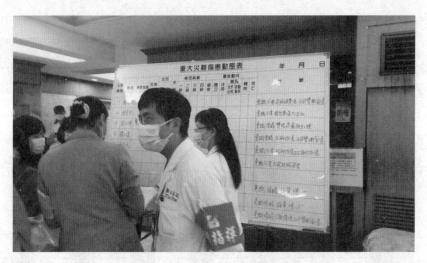

图 10-6-6　医院大量伤病患演习

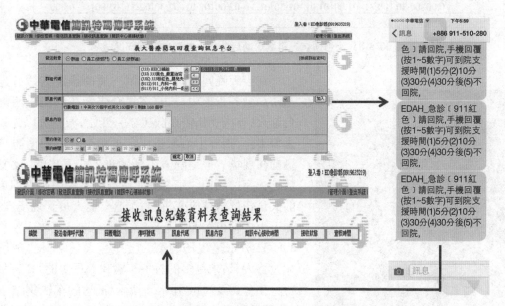

图 10-6-7　医院大量伤患事件简讯召回及回复系统

　　分析高雄气爆各医院处理的状况发现以下几个现象：①邻近气爆现场的医院最先被自行前来的病人爆满，所以最早启动大量伤病患机制（图 10-6-8）；②距离气爆现场越远的医院，接收由 EMS 运送伤员的比例越高；③大量伤病患机制启动后就诊人数随着时间而递减；④伤病的主要类型是烧烫伤、撕裂伤、骨折与钝挫伤；⑤32 位罹难者有 30 位是当场死亡，这也代表高雄市各急救责任医院在这次气爆事件展现了高超的医疗水平，323 位伤员送到医院后只有 2 位治疗失败在医院死亡。这些现象可能仅发生于医疗资源丰富的都会区，若是在偏乡地区或者该区仅有 2、3 间医院，其结果可能大不相同。

二、从八仙乐园尘暴事件学到的经验

　　2016 年 6 月 27 日，一个平静如常的仲夏夜晚，位于台湾北部最大的水上乐园——八仙水上乐园内正在举办一场号称台湾史上规模最大的彩色粉末派对（Color Play Asia）。在抽干的游泳池内，数百名穿着泳装的群众随着震耳欲聋的摇滚乐，摇摆起舞情绪沸腾。主办单位当晚准备了约 3 吨彩粉，借由 12 支经过改装的机器对着舞池和舞台疯狂喷洒玉米粉尘。这些满天飞散的彩色玉米粉尘，在触及舞台上炙热的计算机灯泡后，瞬间如同瓦斯爆燃。这突如其来的事故，造成台湾地区历史上单一火警事件最多的伤病患（499 名伤员其中 15 名不幸罹难），也改变了许多人的一生（图 10-6-9）。

就诊时序　　　　　　　　8/1　0:00~06:00就诊状况

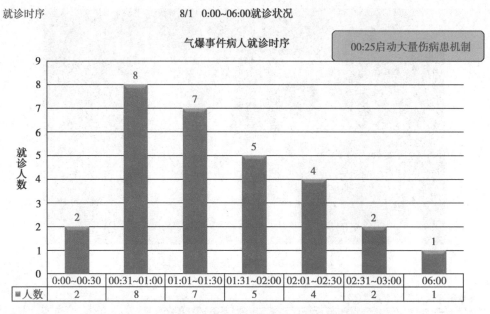

气爆事件病人就诊时序

| 00:25启动大量伤病患机制 |

图 10-6-8　大量伤病患机制启动后就诊人数随着时间而递减

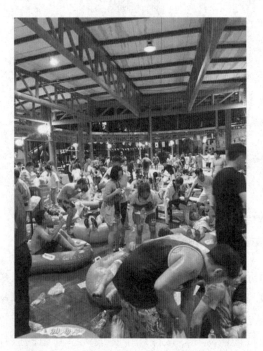

图 10-6-9　2016 年 6 月 27 日台湾八仙尘爆

在当天晚间 8 时 32 分第一通的报案电话打进了新北市消防局勤务指挥中心,报案民众告知在八仙乐园内的一处舞台起火,有人受伤需要救援。一开始,派遣员以为只是一般的火警事件,指挥中心派遣了邻近两个分队的消防车和救护车辆前往现场。但是随着不断涌进的报案电话,才发现受伤人数远远超过预期。于是新北市派遣指挥中心立即启动消防局的大量伤员事件应变机制:派遣车辆人员到现场支持、同时通知卫生主管机关及邻近医院急诊室准备接收大量伤员。根据 8 时 42 分抵达现场的第一批应变人员回报:"现场受伤人员超过百人,请求更多的救护车辆和人员协助";"现场已开始进行检伤分类及疏散引导,请后续抵达的车辆集结于乐园入口处,等候引导和派遣"。8 时 55 分,首次传出现场伤员的受伤情况:大多数的伤者为Ⅱ~Ⅲ度的灼伤,伤势大多集中在下半身(尤其是足部,导致无法自行行走疏散(图 10-6-10);许多轻伤可行走的伤员等不及现场救护人员的处置,便由亲友协助自行前往附近医院就医。但仍有许多未受伤或轻伤的游客自发性的协助搬运伤员到较为空旷的地方等候救护人员的处置。一开始抵达及后续支持的救护人员,试图在混乱及放眼望去满是伤员的现场建立指挥通讯架构、检伤治疗区域、病患

后送动线、支持人员车辆集结地点;同时还要与邻近的急救责任医院联系,显得有些分身乏术、捉襟见肘;但随着支持的人力车辆陆续增加(包括邻近县市、民间志愿者等)、指挥与行政系统的整合,现场近 500 名伤员在 1504 名救护救灾人员、114 辆救护车辆的通力合作之下,经过约 3 个半小时抢救后,全数送往台湾北部 4 县市 38 家急救责任医院接受治疗(图 10-6-11)。

　　回顾这场事故的应变过程,我们发现台湾地区的紧急医疗体系在近几年的训练以及几次事件的应变经验,对于大量伤员事件的处置已有了相当不错的基础,包括 ICS(incident command system)的建立、现场检伤分类的运用、现场的紧急处置、伤员后送分流等;但是我们也发现依然有一些值得继续再检讨改进的地方,希望借由不断的回顾修正,能够让下一次的应变更加完善。

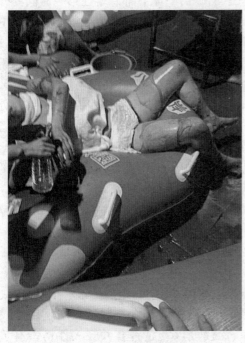

图 10-6-10 台湾八仙尘爆伤员

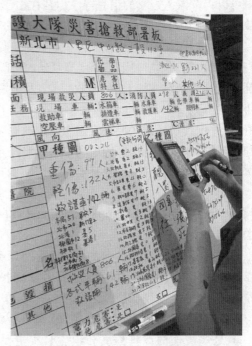

图 10-6-11 台湾八仙尘爆救援

（一）缺乏观光游乐场所或是大型群众聚集活动的医疗安全规划

根据过去国内外的经验,和大型群众集会有关的紧急医疗事件或大量伤员事故是可以也应该要事先预防和准备的。对一个预知会有超过千人的活动,主办单位应事先有完善的紧急应变计划,包括:

1. 医疗救护规划 事先设定指挥架构和职务分配、事先设定好的通信方式和备用计划、准备好灾难和大量伤员事件可能会用到的器材。

2. 预设群众疏散的动线方向与集结地点 要能引导人群避开救灾路线,依单一方向疏散;尽可能预设多个出口;明确且明显的标示紧急出口的指标,并要确保每一个疏散通道畅通。

3. 定期训练工作人员的急救技能,包括基本的检伤概念、初步的急救措施、安全有效的病患搬运、与专业人员的交接和合作,并且定期举办应变演练。

4. 与所在区域的各个相关单位(警、政、消防、卫生)协调,并建立合作的模式与定期演练的机制。

（二）现场跨单位部门以及与志愿团体的联系与指挥缺乏效率和整合

在灾难的初期应变,现场一开始会以灭灾、搜索及抢救人命为主,消防单位责无旁贷的必须担负起现场指挥协调的责任。但是往往随着事件的扩大,到场支持的单位人员越来越多,跨部门的整合常常会成为一个重要的议题。例如,伤员要在现场接受医疗处置还是送到医院在治疗?谁来决定病患后送的顺序和医院?现场缺乏清洗的水源和保暖的毛毯以及灯光照明,谁该负责调度资源?许多热心的志愿团体和个人前往现场,谁来管理并分配任务给他们?除了应变车辆和人员之外,许多伤员的亲朋好友也纷纷赶到,造成现场及进出道路的拥塞,谁该负责安抚及管控?这些问题除了一个运作良好的 ICS 架构之外,必须要适时扩大成一个联合指挥单位(unified command),包含所有应变单位中在现场的最高层级的负责人,所有的应变计划和行动都要在这个单位中被确认并彻底执行和评估。当然,这不是等到事情发生后,才匆促的把相关人员聚集在一起,而是在平时就要有这样的机制和计划,事先律定参与单位的人员和职责并且给予训练和定期的联合演练,让每位可能参与应变的人都熟悉 ICS 的架构和运作;有了共通的语言和彼此熟悉的运作流程才能在灾难应变中发挥最好的成果。当然,这不仅仅是公共部门的责任,也应该要将民间的志愿团体纳入应变计划和演练,才能更进一步提升整体的应变能力。

（三）通信流向重叠交错,信息无法被及时有效地整合

灾难发生后,会有许多的讯息需要被传递和求证确认,例如:灾难的型态、受影响的范围、受伤的人数、伤害的型态和严重度、有无其他的风险、是否需要后续或特殊的资源,要如何调度派遣,伤员被送往哪家医院,到哪里可以得知家人好友的信息等。但往往由于时间的紧迫(长官、媒体、家属都急着在第一时间要知道确切的数据)、通讯工具网络的限制(不熟悉使用的工具互相干扰、无线网络的死角等),导致通信流向重叠交错,信息无法被及时有效地整合。为了让灾难应变的沟通管道有效率,应该事先订好通信流向、通信方式(及备案)和通信内容,包括对内(现场)及对外(派遣中心、医院、其他支持单位等)。每一个应变工作小组的领导人都要有其应该对应的上游(接收信息)及下游(回报传达讯息)的对口。例如,在病患后送的部分,医疗通信协调官(medical communication coordinator)负责和卫生单位或各医疗机构(上游)联系取得医疗处置能量的资料,并依现场病患状况决定病患后送的医院;并将此信息转达给后送记录官(下游),由其调度救护车辆和随车救护人员,并将伤员的后送资料列册登录。而这些通信流向、通信方式(及备案)和通信内容必须经过各单位彼此互间讨论协议,并且实际演练和修正,以确保其可行性和效率,并且让应变者熟悉这样的通信模式。

(四)　传统的 START(simple triage and rapid treatment)检伤原则,在这次事件中无法发挥区分病患严重度的功能

以有限的资源援助最多数的伤者,是处理大量伤员的原则,所以有效快速地检伤是非常重要的一个环节。这次粉尘爆燃事件和传统的大量伤员事件,如车祸、爆炸、建筑物倒塌等不同,所有的患者都是以烧烫伤为主要表现,几乎没有合并其他的外伤。所以若单纯以 START 分类标准(可否行走、有无呼吸、呼吸速率、有无休克或大出血、意识是否清楚)来检伤,大多数患者都会被归纳在严重程度较轻的类别。但是烧烫伤的严重程度和预后其实主要与烧伤面积、深浅度以及是否合并吸入性伤害有关。所以当天现场的救护指挥官(高级救护技术员)及时改变了检伤策略,以目视伤员的烧伤面积严重程度、位置(颜面或四肢)和意识作为检伤分类的依据。随着灾难事故类型越来越多样化,在平时的灾难应对训练课程中,除了让应变人员熟悉一般性的检伤原则之外,也应该教导有关特殊情况的检伤方式,如爆炸伤、有毒化学物质灾难、雷击、烧烫伤等。

(五)　现场的医疗处置无法达到预期的效果

一来因为现场的环境光线不佳,加上被派遣到现场救护人员并未携带足够医疗物资及药材(如静脉输液、纱布、止痛药物等),另外医疗体系的医疗人员、许多受过训练的志愿者和现场的救护人员彼此不熟悉,无法有效地互相合作分工,以至于不仅无法作太多的现场处置,甚至在后送的救护人力上也无法有效运用。灾难现场的医疗处置要做到什么程度由谁执行负责,取决于现场状况(是否安全? 能否快速后送?)、现场救护人员的能力、被派遣到现场的医疗队伍的能力以及接收医疗机构的能力。如果现场的病患可以被很快地送出现场且邻近的医疗机构可以负荷大量伤员的处置,病患在到院之前除了基本的紧急处置之外,应由合适的救护或医护人员陪同尽快送往适当的医院。但是,如果现场病患无法被顺利地送出,就必须考虑在现场建立治疗救护站的可能性。由受过训练的医护/救护人员,携带适当的医疗设备和药材,依照病患的严重程度给予治疗。其目的在于稳定危急伤重的患者、照顾需要暂时留置的中度伤患者,甚至让轻伤患者在现场接受简单的处置之后可以不需要再去医院(图 10-6-12),减缓医疗机构的负担。而这样的医疗站作业,除了需要专业的医疗队伍之外,也可以善用现场受过训练的志愿者,依据个别的能力和专长分配合适的任务并加以管理,如此一来不仅可以有效运用现场人力,更可以管理这些热情的志愿者。

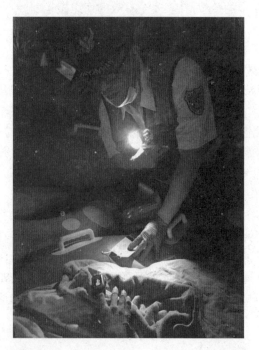

图 10-6-12　救护人员借头灯的照明为伤员进行处置

(六)　病患后送车辆与后送人员不足

当天已有许多伤员是自行前往医院就医,新北市政府也已经动员了百余辆救护车,但要把现场几百名伤员后送到医院,依然是一件浩大的工程。所以当天除了救护车辆之外,也联系调度了公交车巴士来协助运送伤员。虽然这些车辆可以一次载送多位伤势较轻的病患,但依然需要有合格的医护/救护人员随车,以便随时观察并在伤员临时发生状况时可以及时处理。而这些不足的随车的救护人力,其实是可以考虑派遣现场受过训练的志愿者协助。

许多的灾难和大量伤员事件的分析报告中,热情的志愿者的角色和对现场所造成的冲击,都是**一再被讨论**到的议题。以波士顿马拉松爆炸事件为例,正因为当时许多现场的志愿者适时伸出援手,帮忙处理搬运伤者,也让现场的应变能量大大增加。但是,这些志愿者需要被训练和管理,让他们知道如何保护自己的安全、知道自己的角色和任务,以及如何融入现场的应变体制提供协助;同时也要让现场的应变指挥者知道这些志愿者的能力和专长,习惯将这些人力纳入管理调度。为了达到这些目的,就必须推广志愿者的训练课程、建立认证机制以及在现场报到登录的流程。在平时的演习时,就设定好志愿者的角色,如协助病患搬运、协助救护处置、协助病患后送动向记录、协助运送管理后勤物资、协助后送轻伤患者等,并借由定期的演练和教育,让所有参与应变的人员了解熟悉。

最后,如何能够及时正确地掌握病患动向一直是大量伤员事件最被关注的议题。这件事情之所以困难的原因之一是,有许多的伤员是自行前往医院,甚至是在医院接获通知之前,导致在伤员的动向和人数统计上,无法在第一时间就能够百分之百地被掌握。另外,有些意识不清无法在现场辨识出确切身份的伤员,也会造成病患动向追踪上的困扰。而这些其实可以透过有效的信息管理系统、电子化的病患检伤追踪系统等方式,将医院端和现场的信息串联起来,透过数字或影像的方式提供各个应变单位实时正确的信息,也可以让伤者的家属挚友可以尽快方便地得知亲人的状况。

灾难或是大量伤员事件无论其规模大小、何种类型,对于社会大众都是一种冲击。身为应变的第一线人员更应该要随时做好面对灾难的准备。虽然从灾难事件中学习是一件残酷的事,但灾难无疑是最好的老师,而我们能不能确实的从中获取宝贵的教训,才是最重要的。从这次的八仙尘爆事件我们学到许多经验,总结来说,平时就要有完善可行的应变计划;要有确实执行的演习和训练、要能够落实跨单位部门的合作,要让参与应变的每个人,从现场到医院到小区到政府,每一个环节都能无缝的接轨,这样我们就能够把灾难所造成的冲击和伤害降到最低。

(蔡易廷　萧雅文)

第七节　香港特别行政区灾难事件回顾与分析

一、霜冻下的搜索救援

2016 年 1 月 24 日,香港特别行政区受到超强冬季寒流吹袭影响,气温急降,出现 59 年一遇的极严寒天气,气温急剧下降至 2℃,而高地的气温更低至 0℃ 以下,市区气温徘徊在 8℃。天文台除发出寒冷天气警告、强烈季候风讯号外,更发出霜冻警告。香港特别行政区民政事务总署更是在各区开放共十五间临时避寒中心,供有需要的市民避寒。

当天早上 5 时 19 分,警方接获首宗求助,指有 3 名行山人士于大帽山扶轮公园附近感到不适,要求协助。适逢有长途越野赛于早一天在北潭涌郊野公园开始,参与者须于 30 小时内完成赛事。但遇上最寒冷的天气,估计逾 2000 名选手要通宵在严寒下完成赛事,有部分参与者开始体力不支,在大帽山需要救援;故此直接增加需要拯救人士数目及难度。

清晨 6 时许,一行 23 名选手在大会最后一个检查站、大埔铅矿坳附近报警求助,称被困及感到不适。消防处派出 6 辆救护车救援,将部分人士送往那打素医院。并且同时开始接获多宗求助个案,遂将有关事件列为大量伤者事故,并派出多辆消防及救护车辆,以及配备攀山拯救工具的大批消防及救护人员,前往拯救求助人士。

　　早上7时33分,香港特别行政区飞行服务队接获消防通讯及控制中心通知,指凤凰山山顶有4名青年人因严寒天气影响出现低温症,情况十分危险。政府飞行服务队立刻派出一架超级美洲豹直升机前往拯救,现场虽然不时刮起时速超过50海里(1海里=1852m)的阵风以及下着冻雨夹杂冰粒,直升机仍于凤凰山山顶救走4名行山人士,并将他们接返政府飞行服务队总部再由消防处救护车转送邻近医院。

　　于早上9时20分,消防通讯及控制中心再次要求政府飞行服务队出动,协助撤离身处大帽山的大量行山人士。这批行山人士多为野外长跑选手,因严寒天气,加上强风,他们被困在大帽山检查站附近。政府飞行服务队立刻派出一架超级美洲豹直升机前往拯救,并吊下一名空勤主任到现场进行评估。但因为高地气温极低,冻雨夹杂冰粒及风寒效应,霜冰迅速地在部分机身凝成。基于安全考虑,直升机被迫暂时离开该处,并留下空勤主任照顾在现场患上低温症的参赛人员。在天气稍为好转时,直升机再次出动返回现场,拯救了3名人士,包括1名头部受伤的参赛人员送往东区尤德医院,及另外2名低温症的参赛人员送返政府飞行服务队总部。

　　由于陆续接获大量求助电话,以及当时现场的天气及环境转坏,消防处除加派大批消防及救护人员到场,亦调派高空拯救专队和特种救援队,参与拯救行动。由于天气迅速变坏,加上强风、低温和大雨,令山上部分地方结霜,部分消防及救护车辆更被困于山上结霜的道路及在早一夜驾车往山顶观霜冻的车龙当中,动弹不得,增加救援难度。消防处随即运送适用于结霜路面使用的装备给现场救援人员。政府飞行服务队持续地支持消防处及民安队,协助此次大帽山的救援工作。由于极端天气,而事发地点位处高山,逼令直升机多次离开现场降至低地,以避免机身结冰、危害飞行行动的安全,以及增加机组人员的风险。

　　路面结冰湿滑难行,装备不足,导致行山人士不断跌倒受伤,再加上普遍体温过低,被困大帽山的求助不断增加。搜救专队在山上协助搜索,救护人员在严寒下处理及照顾大量出现低温症状的伤者,飞行服务队亦有派出直升机协助,但救援方面出现困难,因为大帽山地面结霜,消防车及救护车未能抵达现场,消防及救护人员需要徒步走2~3km才可进入搜索范围拯救伤者。而同一时间,在九龙半岛的飞鹅山亦有逾130名市民被困。

　　直至入夜,消防处在大帽山合共救出超过200名受困人士,部分被救出后,分别送往玛嘉烈医院、仁济医院和韦尔斯亲王医院,当中1人危殆。主要涉及低温症,亦有部分人手脚受伤。政府飞行服务队共派出7架次超级美洲豹直升机前往救援,共动员14名机师,14名空勤主任及7名航空医生或护士,总飞行时数为8.79小时。政府飞行服务队机组人员共拯救了7位伤者。消防处在救援行动中共调派了53辆消防车、39辆救护车及超过300名消防及救护人员。警方亦派出交通警员、机动部队、快速应变部队等多个队伍到现场疏导交通、维持秩序及协助救援工作。

　　总结经验,香港特别行政区在过去数十年从未出现过当日的严寒天气。拯救人员亦缺乏在极端天气特别是霜冻天气之下处理涉及大量伤者的搜救、处理及撤离的经验,拯救车辆缺乏在结霜路面使用的"雪胎"、"雪链"等装备,而拯救人员特别是救护人员本身的个人防护服亦难于抵御这次的极端天气。

　　虽然消防处每年都有山岭拯救的演练,但主要是针对干燥天气下出现山火而引发的拯救;与应对极端天气特别是严寒天气下的搜救及运送伤者情况不能相提并论。

　　香港市民生活于亚热带气温下,对于偶然出现的霜冻天气大都感到新鲜、兴奋,故此当大帽山出现霜冻时,便一窝蜂地涌往观赏,导致上山道路严重挤塞,而观赏人士本身的御寒装备又不足,故此引致大量人士出现低温症状及发生不同程度的扭伤、跌伤等(图10-7-1)。

　　所谓经一事,长一智,经历此次事件后,前线拯救部队应检讨及制订处理霜冻事件,极端天气下的搜救等应急预案;加强车辆及人员装备;加强培训及演练。而市民大众亦应该汲取教训,强化安全意识,切勿事事都采取一窝蜂的态度而不顾自身安全。

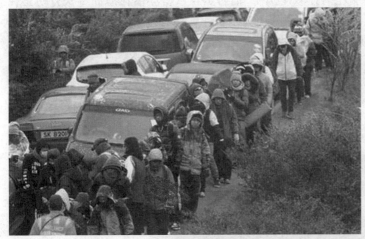
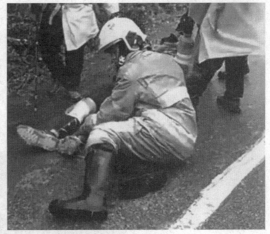

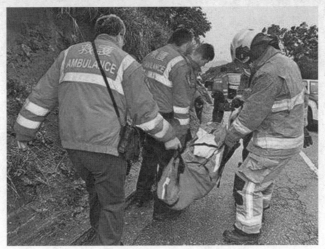

图 10-7-1　霜冻下的搜索救援

二、乐极生悲——南丫海难、黑夜潜救

2012 年 10 月 1 日约晚上 8 时 23 分。

在香港特别行政区离岛南丫岛西北的西博寮海峡上接近南丫岛榕树湾码头附近发生一宗撞船事故,涉及两艘载客船只。一艘载逾百人的香港电灯载客船南丫四号被港九小轮双体船海泰号拦腰撞击后迅速翻沉,南丫四号乘载的 127 名船员及乘客全部坠海,大量乘客因为未能够及时逃生而溺水。连同海泰号上受伤的 8 名乘客及 2 名船员,以及参与救援时受伤的 4 名警察及消防员,事故共造成 39 人死亡、92 人受伤。

南丫岛撞船事故发生于 2012 年 10 月 1 日,适逢当日举行香港特别行政区庆祝中华人民共和国国庆烟花汇演,南丫四号载有香港电灯职员及家属在参观南丫发电厂及在厂内进晚餐后,本欲前往香港岛中环对开海面欣赏烟花汇演。南丫四号从南丫岛榕树湾码头起航,于起航约 5 分钟后(晚上 8 时 23 分),南丫四号与一艘双体船海泰号发生碰撞,南丫四号被撞击后船舱迅速进水,船尾于 1~2 分钟内倾侧翻沉。船舱其他部分亦随之沉没,只余下船头露出水面;南丫四号上 127 人全部坠海。

海泰号撞击南丫四号后,船长继续航行至榕树湾码头,根据海事处转达,是因为船上有乘客担心海泰号沉没,船长根据乘客要求航行至码头;当时海泰号亦已经有进水的迹象。

香港特别行政区消防处在晚上 8 时 23 分接获报告,海事处香港海上救援协调中心随即统筹搜索及救援任务,水警总区警轮于 8 时 32 分率先到达现场展开救援行动,灭火轮于 8 时 42 分到达现场参与救援行动。

当时事发海面漆黑一片,由于同一时间有大量人员坠海及被困于正在下沉的船舱之内,因此拯救过程非常困难。消防处潜水员需要不停进出下沉中的船舱内拯救被困者,消防员及水警亦需在海面尽快打捞正在载浮载沉的伤者,救护人员忙于在水警轮、消防船及游艇的甲板上为刚救起的伤者进行急救。当中大量伤者需要进行气管切开及心肺复苏。同时,伤者在获得初步处理之时,现场拯救人员亦要忙于安排船只将伤者送往岸上。

在海面上展开抢救的同时,消防处已调派大量救护车驻扎在港岛海怡半岛的公众码头,连同医管局派出的医疗队、医疗辅助队、圣约翰救伤队等(图10-7-2),设立伤者接收站,为从海上被救起的伤者提供检伤分类、急救及分流作出准备。

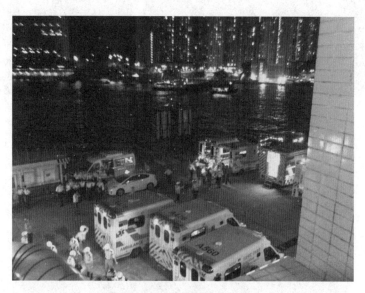

图10-7-2　海怡半岛港灯码头

直至10月2日凌晨,共有101人被拯救,8人被证实死亡,逾20人失踪,伤者分别被送往海怡半岛码头及南丫岛,再转为送往律敦治医院、玛丽医院、东区医院及伊利沙伯医院接受医疗,整个救援行动到10月2日清晨才结束。香港特别行政区消防处潜水组及香港特别行政区警务处特别任务连则通宵于沉船事故发生的位置及附近水域进行水底搜索及潜水拯救,后者则更潜进沉船搜证,并且搜索遗物,政府飞行服务队则出动直升机强力射灯照亮海面协助搜索及救援任务。

事件中,香港特别行政区警务处总共派遣合共630名警务人员、15艘警轮、数十艘快艇、小艇与水警总区的警察机动部队及特别任务连。消防处总共派遣了逾350名消防人员和救护人员、10艘灭火轮及潜水支持快艇及51部救护车,警务处及消防处均派遣了潜水员进行水底搜索及潜水拯救。海事处派出6艘船、医疗辅助队派遣了90名人员及7架救护车、圣约翰救伤队派遣了25名人员及7辆救护车、政府飞行服务队派遣了21名人员及5架直升机。跨部门多角度进行海上大型的搜索及拯救堕海人士行动,合共动员了逾1100名。医疗救治方面,医院管理局除了急症室的人手外,共调派了逾100名医护人员分别于各家医院参与抢救伤者。

事发至今,有关此次灾难的司法工作仍未完结。但从拯救角度来看,着实亦有反思之处。第一,由于大量人员堕海,在海面载浮载沉,若使用一般船只,如快艇进行打捞,船尾摩擦容易对堕海伤者造成伤害,故引入水上电单车提供海面拯救伤者之用刻不容缓。第二,香港缺乏专门处理及运载伤者的救护船;在此次灾难中,救护人员只能在各种船只的甲板上抢救伤者,无论环境及装备都极不理想,故此有必要增设救护船队以应付海上事故。第三,市民防灾意识薄弱,据数据显示,当时事发船上的大部分乘客并未穿着救生衣,而当船只被撞及开始下沉时,部分乘客未能及时找到逃生门,甚至有部分乘客根本不会游泳。

时过境迁,我们当然不希望有类似事件重演,但同时亦盼望能加强市民防灾意识,居安思危,防患于未然,避免乐极生悲。

（潘伟刚）

参 考 文 献

［1］中华医学会创伤医学分会.天津港"8·12"大爆炸伤员伤情特点与救治反思.中华创伤杂志,2015,31(9):810-812.

［2］Schwartz B,Nafziger S,Milsten A,et al.Mass Gathering Medical Care:Resource Document for the National Association of EMS Physicians Position Statement.Prehosp Emerg Care,2015,19(4):559-568.

［3］Neal DJ,Stiles KT.How to Operate and Manage the MCI Transportation Group.JEMS,2016:41(8):37-40.

［4］Atiyeh B,Gunn SW,Dibo S.Primary triage of mass burn casualties with associated severe traumatic injuries.Ann Burns Fire Disasters,2013,26(1):48-52.

［5］Callaway D,Bobko J,Smith ER,et al.Building community resilience to dynamic mass casualty incidents:A multiagency white paper in support of the first care provider.J Trauma Acute Care Surg,2016,80(4):665-669.

［6］上海市政府新闻办公室."12·31"外滩拥挤踩踏事件调查新闻发布会文字实录.(2015-01-21)［2017-06-16］.www.shio.gov.cn/shxwb/node185/u1ai10261.html.

［7］陆峰,李明华,吴德根.踩踏事故的防、避、救——上海外滩踩踏事件后的思考.中华灾难救援医学,2016,4(2):96-98.

［8］董永鹤,赵中辛,刘菲.公众大型集会的应急备灾——上海外滩"12·31"踩踏事件的经验教训.中华灾难救援医学,2016,4(2):115-119.

［9］赵中辛,刘中民.敬畏生命,原理踩踏——踩踏事件的成因与救援.中华灾难救援医学,2015,3(2):62-64.

［10］周进科,刘翠萍,靳凤彬,等.拥挤踩踏事件死亡情况和发生原因分析.中华灾难救援医学,2015,3(2):67-71.

［11］高懋芳,邱建军.青藏高原主要自然灾害特点及分布规律研究.干旱区资源与环境,2011,25(8):101-105.

［12］公保才旦.高原地区院外急救现状及对策.实用医院临床杂志,2012,9(1):33.

［13］沈洪,刘中民.急诊与灾难医学.第2版.北京:人民卫生出版社,2015.

［14］李维民.高原军事医学地理学.北京:人民卫生出版社,2006.

［15］张世范,吴天一.危重病急症与多脏器功能衰竭——高原与平原.北京:人民卫生出版社,2004.

［16］张彦博,汪源,刘学良,等.人与高原——青海高原医学研究.青海.青海人民卫生出版社,1996.

［17］王一镗,刘中民.灾难医学.镇江:江苏大学出版社,2009.

第十一章

灾难医学救援的实际操作

一、地震灾难救援实景模拟

视频 11-1

二、狭窄空间救援实景模拟

视频 11-2